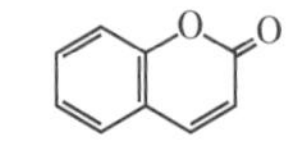

coumarin

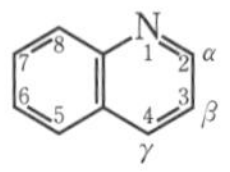

quinoline
(quinolyl－)

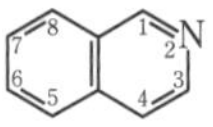

isoquinoline

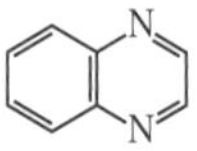

quinoxaline

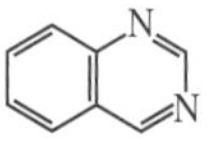

quinazoline

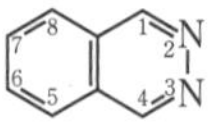

phthalazine

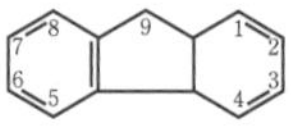

fluorene

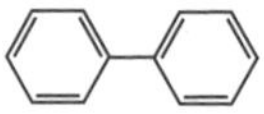

biphenyl

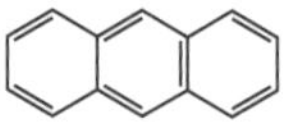

anthracene

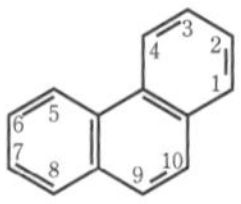

phenanthrene

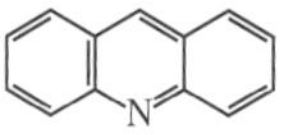

acridine

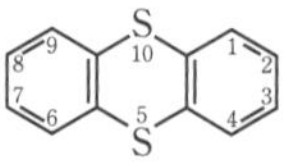

thianthrene

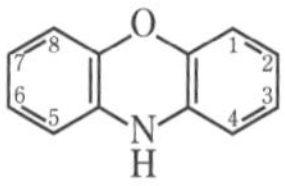

phenoxazine

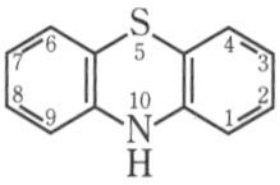

phenothiazine

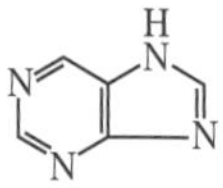

purine

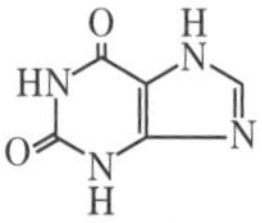

xanthine

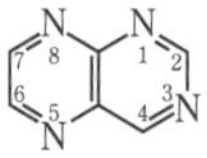

pteridine

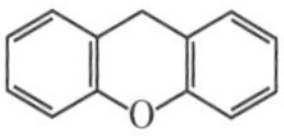

xanthene

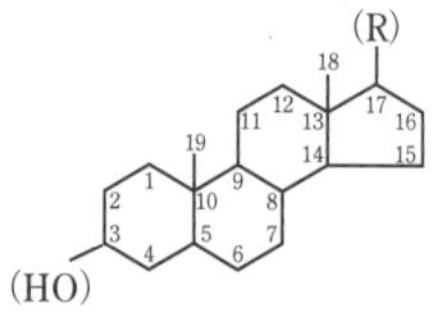

steroid

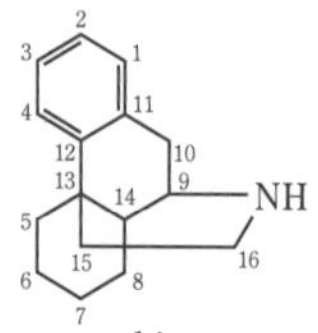

morphinan

Cに付くHは全部省略してある．カッコ内は基として化合物の中に含まれている場合のつづりを示す．

●蛋白質を構成する主なアミノ酸

名　称	3文字表示	1文字表示
中性アミノ酸		
疎水性		
グリシン	Gly	G
アラニン	Ala	A
バリン	Val	V
ロイシン	Leu	L
イソロイシン	Ile	I
フェニルアラニン	Phe	F
プロリン	Pro	P
トリプトファン	Trp	W
システイン	Cys	C
メチオニン	Met	M
アスパラギン	Asn	N
グルタミン	Gln	Q
親水性		
セリン	Ser	S
トレオニン	Thr	T
チロシン	Tyr	Y
酸性アミノ酸		
アスパラギン酸	Asp	D
グルタミン酸	Glu	E
塩基性アミノ酸		
ヒスチジン	His	H
リシン	Lys	K
アルギニン	Arg	R

●位置番号の付け方

(1)　異種原子がただ1個ある単環化合物では，その異種原子を1として位置番号を付ける．

(2)　単環中に同種の異種原子が2個以上ある場合は，これらの異種原子の一方を1とし，他方が最小の位置番号をもつようにする．

(3)　同じ環の中に2種以上の異なる異種原子があるときは，原子価が小さいもの，同一の原子価の場合には原子量の小さい異種原子に位置番号1を与え，あとは全異種原子になるべく小さい位置番号を付ける．

[例]

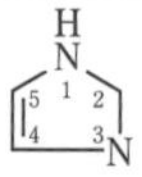

1, 3 - imidazole
(imidaza＋ole)

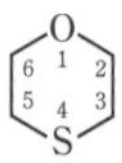

1, 4 - oxathiane
(oxa＋thia＋ane)

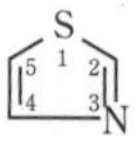

1, 3 - thiazole
(thia＋aza＋ole)

Tanaka & Kato's New Pharmacology

NEW 薬理学

改訂第8版

編集
田中千賀子
加藤　隆一
成宮　周

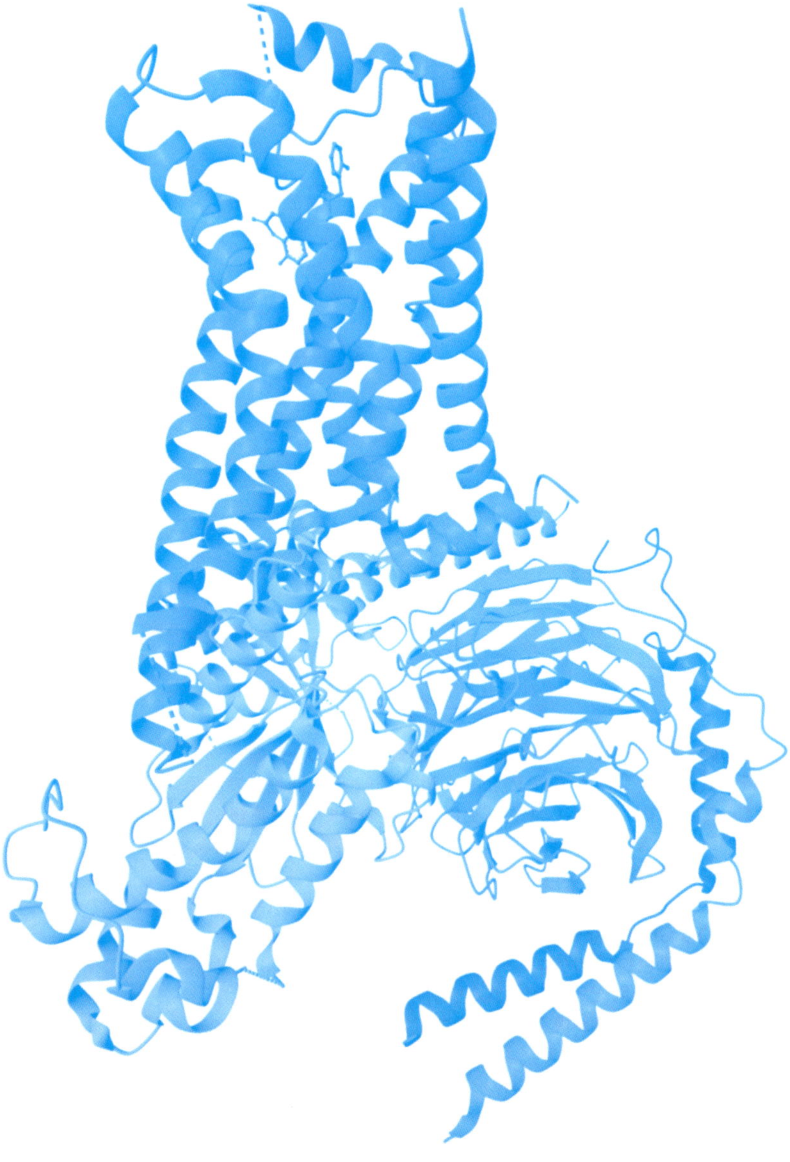

南江堂

表紙の図：β_2 アドレナリン受容体—G 蛋白質複合体の全体像

G 蛋白質共役型受容体(GPCR)は一本鎖ペプチドが 7 回細胞膜を貫通する受容体で，3 量体 G 蛋白質を介して多くのホルモンや神経伝達物質のシグナルを伝達するヒトゲノムで最大の膜蛋白質ファミリーである．低分子薬物の大多数は GPCR を標的としている．

β_2 アドレナリン受容体(β_2 AR)の G 蛋白質活性化を介する cAMP 情報伝達経路は GPCRs のモデル系とされている．G 蛋白質は α(黄色)，β(水色)，γ(青色)の 3 サブユニットから構成されている．アゴニストが結合して β_2 AR(緑色)が活性化されると GDP 結合の不活性化体($\alpha_{GDP}\beta\gamma$)は，α サブユニットが構造変化を起こし GDP を遊離し GTP 結合の活性化体(α_{GTP})となる．α サブユニットは $\beta\gamma$ 複合体を解離してアデニル酸シクラーゼを活性化し，セカンドメッセンジャーである cAMP が産生され下流の情報伝達を促進する(☞ 50～56 頁)．

(S. G. F. Rasmussen et. al.: Crystal structure of the β_2 adrenergic receptor-Gs protein complex. Nature **477**；549-555, 2011)

執筆者
（収載順）
＊編集者
★編集協力

＊加藤隆一	慶應義塾大学名誉教授
★安井正人	慶應義塾大学医学部教授
山本博一	京都大学大学院医学研究科特任教授
服部有宏	中外製薬株式会社顧問，大阪大学免疫学フロンティア研究センター招へい教授
＊成宮　周	京都大学大学院医学研究科特任教授，メディカルイノベーションセンター長
沖　真弥	熊本大学生命資源研究支援センター教授
飯野正光	東京大学特任教授
倉智嘉久	大阪大学国際医工情報センター招へい教授
古谷和春	徳島文理大学薬学部准教授
稲垣千代子	関西医科大学名誉教授
齋藤尚亮	神戸大学名誉教授
三品昌美	東京大学名誉教授
★古屋敷智之	神戸大学大学院医学研究科教授
谷内一彦	東北大学名誉教授，仙台白百合大学特任教授
前山一隆	愛媛大学名誉教授
井上和秀	九州大学高等研究院特別主幹教授
南　雅文	北海道大学大学院薬学研究院教授
佐藤公道	京都大学名誉教授
花田礼子	大分大学医学部教授
★中尾一和	京都大学大学院医学研究科特任教授
櫻井　武	筑波大学国際統合睡眠医科学研究機構教授
福井広一	兵庫医科大学教授
勝原俊亮	独立行政法人国立病院機構 九州医療センター
宮﨑瑞夫	大阪医科大学名誉教授
沢村達也	信州大学医学部教授
馬嶋正隆	神奈川工科大学健康医療科学部特任教授，北里大学名誉教授
石井邦雄	北里大学名誉教授
坂本謙司	帝京大学薬学部教授
西堀正洋	岡山大学学術研究院医歯薬学域特任・特命教授
熊谷俊一	神戸大学名誉教授，神鋼病院膠原病リウマチセンター長
小柴賢洋	兵庫医科大学名誉教授，新須磨クリニック院長
松島綱治	東京大学名誉教授，東京理科大学生命医科学研究所教授
＊田中千賀子	神戸大学名誉教授，兵庫県立高齢者脳機能研究センター名誉所長
白川　治	神戸大学客員教授
酒井規雄	広島大学大学院医系科学研究科教授
橋本　均	大阪大学大学院薬学研究科教授
福田和彦	京都大学名誉教授，大阪府済生会野江病院院長
土肥敏博	広島大学名誉教授
植田弘師	長崎大学名誉教授，台湾国防医学院教授
鈴木　勉	星薬科大学名誉教授，湘南医療大学薬学部教授・学部長
八木敬子	大阪市保健所医務主幹
山田充彦	信州大学医学部特任教授
笹栗俊之	九州大学名誉教授
★三輪聡一	北海道大学名誉教授，公立豊岡病院院長
髙折晃史	京都大学大学院医学研究科教授
★岩尾　洋	大阪市立大学名誉教授，四天王寺大学名誉教授
西山　成	香川大学医学部教授
谷山紘太郎	長崎大学名誉教授
森信暁雄	京都大学大学院医学研究科教授
今井由美子	医療法人徳洲会徳洲会野崎病院附属研究所メディカル感染システム研究部研究部長
千葉　勉	京都大学名誉教授，関西電力病院特任院長
井上俊洋	熊本大学大学院生命科学研究部教授
伊藤壽一	京都大学名誉教授
錦織千佳子	神戸大学名誉教授

須賀英隆	名古屋大学大学院医学研究科准教授
柴田洋孝	大分大学医学部教授
成　味　恵	浜松医科大学医学部
伊東宏晃	浜松医科大学医学部教授
松本俊一	群馬大学医学部附属病院病院講師
山田正信	群馬大学名誉教授
小川佳宏	九州大学大学院医学研究院教授
石田達郎	神戸大学大学院保健学研究科教授
平田健一	神戸大学名誉教授，加古川中央市民病院院長
福本誠二	たまき青空病院名誉院長
八木澤守正	北里大学大村智記念研究所客員教授
矢野聖二	金沢大学医薬保健研究域医学系教授
★安原眞人	東京医科歯科大学名誉教授，帝京大学薬学部特任教授

改訂第 8 版の序

21 世紀も 4 半世紀が過ぎようとしている．この間の医学の進展は目覚ましいものがある．一つは，医学の究極の目的であるヒトの病気によって引き起こされる構造と機能の変化，病態の分子的理解が進んだことであり，もう一つは，この進歩に対応して，病態を制御するモダリティーとして，これまでの低分子化学物質に加え，抗体などの蛋白医薬，RNA，DNA また細胞医薬などが続々と登場したことである．COVID-19 に対する mRNA ワクチンの有効性はまだ記憶に新しい．これらの知見が明らかにしたことは，多くの病態は，おのおのの疾患の場における生体内情報伝達の異常によって生じること，薬物の治療効果はこれを矯正することによってなされているということである．これは，まさに「NEW 薬理学」の初版以来の基本方針である「多くの薬の標的は疾病により何らかの異変をきたした生体内情報伝達であり，薬物治療の原理の理解には情報伝達の細胞生物学の視点が不可欠」に一致，裏付けるものである．今回の改訂は，「薬理学は，薬と生体との相互作用を解析して，ヒトの治療学の基礎となる学問である」という認識に基づき，上記の進歩を大きく取り入れ，これまでの薬理学の体系と合わせた包括的な視点とともに今後の医学とさまざまなモダリティーの進展への展望をも与えることを目的とした．

①第 I 章 総論において，生物医薬を新たな項目として加え，抗体医薬，核酸医薬，細胞医薬の原理，技術，現況を概説した．

②第 II 章 生体内情報伝達機構，第 III 章 チャネルとトランスポーター，第 IV 章 生理活性物質は本書の特徴とすべき部分である．各章で内容をアップデートするとともに，オレキシン，PAMPs/DAMPs 自然免疫を新たな項目として加えた．

③治療学につながる各論では，分子標的薬や免疫作用薬を中心に，薬物作用を，明らかになりつつある病態の分子メカニズムと関連づけることを心がけた．このような薬物の分子レベルでの臨床関連性は今後ますます明らかになっていくものと思われ，改訂のたびにアップデートする予定である．

編者らは，本書に最新の情報を盛り込むことを心がけたが，最近の医学の爆発的な進展から日々刻々と新規の医学知見，新しい薬物が誕生している．本書は，読者の皆さんがこれらをフォローできる学問基盤を与えることを目的とした．これについて読者の皆さんより忌憚のない意見をいただけば幸いである．「NEW 薬理学」は，創刊以来 35 年間，薬物治療の基礎としての薬理学に加えて，薬を通して生体の働きを探求する科学としての薬理学を学ぶ学生・研究者・臨床医にとっての標準的な教科書として成長してきた．改訂された本書が，今後ともその役割を果たしていくことができれば，編者らにとって大きな喜びである．

おわりに，改訂にあたり多忙のなか執筆の労を取って頂いた諸先生方，多大のご努力を頂いた南江堂の諸氏に心より御礼申し上げたい．

2024 年　冬

編者ら

初版の序

草根木皮などの植物成分を用いての疾患の治療はギリシャや古代中国の時代から行われてきたが，薬理学が近代科学として誕生してからいまだ100年も経っていない．

薬理学とは適正な薬物療法の基礎となる科学であり，また新しい薬の開発の基礎となる科学でもある．一方，薬を研究の手段として用いることにより，生体の調節機構をより明らかにすることも可能である．したがって薬理学は薬と生体との相互作用の結果起こる現象を研究し，その機構を明らかにすることを目的とした科学であるといえよう．それゆえ，これらの相互作用を分子レベル，細胞レベル，個体レベルで研究することが必要であり，このためには薬と生体の両面を十分に理解しておかなければならない．

本書は，学生が最新の薬理学的思考を身につけ，将来，より科学的な薬物療法，薬理学的研究の進歩発展に寄与する手助けとなるよう書かれたもので，従来の教科書と異なり，総論的な項目に多くの頁を割き，特に薬の作用を理解するうえで基礎となる生理活性物質について詳しく述べることにした．また，臨床における薬物療法に必要な臨床薬理学の基本的事項についても記述した．

個々の薬については，現在あまり使用されていない薬などはできる限り削除し，学生として知っておかねばならない最少限にとどめることにした．

多くの図表を入れ，基本的事項の整理や重要な作用機序の理解の助けとなるよう配慮した．一方，歴史的な事項は囲みで示し，参考になる生化学，生理学，解剖学的事項や最新の専門的知見は小文字で記し，基本的事項と区別してある．

なお，本書においては○○剤という言葉を用いず○○薬に統一した．本来，「剤」とは製剤されたものを示すものであり，その本体は「薬」であって，薬理学として学ぶものは薬であるからである．もちろん，臨床家が投与する薬は○○剤であるが，生体に入り作用するのは○○薬である．

本書が，我が国の薬理学の教育，研究，薬物療法の向上に少しでも貢献できれば，編者・筆者らの望外の喜びである．

終わりに，本書の校正に一方ならぬご尽力をいただいた慶應義塾大学医学部薬理学教室中館映夫講師および神戸大学医学部薬理学教室諸氏に心より感謝したい．また，本書の出版に多大の御努力をいただいた南江堂斉藤秀朗氏，横井信氏および中村泰子氏に心よりお礼申しあげたい．

1988年 秋

編者ら

目次

第XIII章　臨床薬理学　619

第Ⅰ章
総　論

薬理学（pharmacology）とは，薬と生体との相互作用の結果起こる現象を研究する科学であり，薬と生体の両面にわたる分子レベル，細胞レベル，個体レベルの総括的な知識が研究の遂行に必要である．それゆえ，薬と薬物受容体の反応様式とその後の細胞内反応について学ぶとともに，薬の生体内での動き（生体内動態）につき十分に知っておくことが，薬理学の研究や薬物療法を行ううえで重要である．

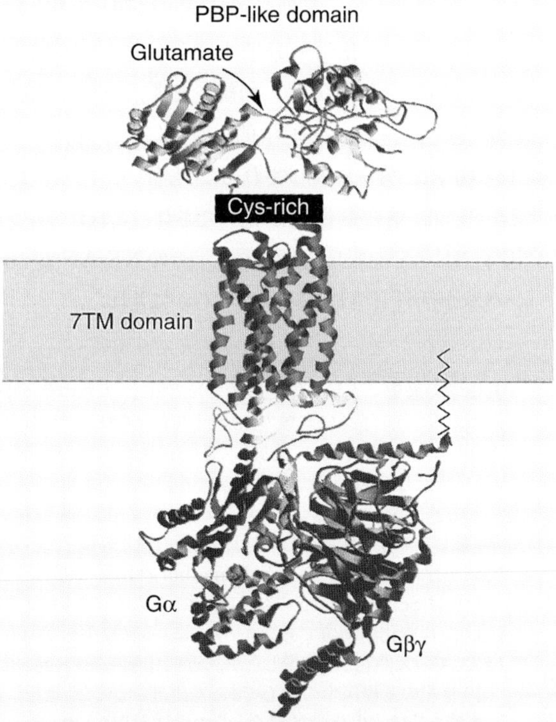

7 回膜貫通型受容体とヘテロ三量体 G 蛋白質の共役の三次元モデル　代謝性グルタミン酸受容体（$mGlu_5$）と $G\alpha\beta\gamma$ の会合
（De Blasi, A. et al., TiPS, **22**, 116, 2001）

1 薬理学とは

■ 薬理学の概念

薬理学とは，**薬と生体との相互作用の結果起こる現象を研究する科学である**と定義されよう．それゆえ，薬理学の研究には薬と生体の両方を十分に知る必要がある．

ヒトおよび動物のゲノム配列が決定され，遺伝子の発現調節機構も明らかにされつつあるが，細胞レベル，個体レベルとなると未知の現象がきわめて多い．高等動物における生体の特徴は機能の恒常性を維持するために複雑な調節機構が発達していることであり，病態とはその調節機構の障害または破綻により引き起こされた状態ともいえよう．薬の多くは生体に作用してこれらの調節機構をゆり動かすことができ，乱れている調節機構を正常方向に動かすことも可能であるとともに，正常生体においても薬による調節機構のゆり動かしの結果，きわめて興味深い新しい現象が見いだされることもある．薬理学の研究には薬と生体との相互作用の結果起こる現象を解析するために，生理学・生化学・分子生物学・遺伝科学などの手法が必要であり，その手法や解析するレベル(個体全体，臓器，組織，細胞，分子，遺伝子レベルなど)により，薬理学の各分野が生まれてきた．一方，薬理学的な研究により，新しい生体の調節機構が明らかになり，生化学や分子生物学にフィードバックされることも多い．たとえば，免疫抑制薬 FK506(タクロリムス)の発見により FK506 結合蛋白質が見いだされ，これがカルシニューリンを Ca^{2+} 存在下に活性化し，転写因子 NF-AT を脱リン酸化する．その NF-AT が核内に移行し，遺伝子の転写を引き起こし，リンパ球が活性化される経路が明らかにされた．

薬理学の歴史：人類の歴史の始まりとともに，天然の草木が“くすり”として用いられてきた．ある偶然の経験が積み重なり，子孫に人類の知恵として伝えられ，その使用に伴う観察が加わり，古来から中国でみられた漢方薬のように，体系として発展してきたものもあった．ヨーロッパでは materia medica として体系化され，医学の一分野として発展した．

一方，実験医学としての生理学の発展とともに，薬をそれらの実験系に加えて起こる反応を観察・記録する学問として薬理学が誕生した．19 世紀の後半にはフランスの C. Bernard(1813-1878)による有名なクラーレの実験が行われ，ドイツの O. Schmiedberg(1838-1921)の活躍により，薬理学が確立された．日本の薬理学の発展は Schmiedberg のもとに留学した人々によるものである．また，記念すべきことは 1846 年に Morton により，合成化学物質であるエーテルによる麻酔手術が行われたことである．初期の薬理学は materia medica としての天然物から出発したが，近代化学工業の発展とともに，合成化合物への比重が増大していった．

19 世紀の基礎医学の中心であった生理学から 20 世紀に入り生化学が発展するにつれ，薬理学も次第にその影響を受け，生化学的概念とその手法が取り入れられ，第二次世界大戦後の薬理学も急速にその姿を変えて，電気生理学の発展と相まって近代薬理学が誕生した．特にゲノム科学の発展に伴い新しい疾患関連遺伝子や蛋白質を標的としたゲノム創薬が興隆してきた．薬理学の歴史を振り返ると，薬理学の進歩が新しい薬を生み，新しい薬により新しい薬理学や関連科学が発展するという状態であり，21 世紀に入り疾患の治療科学として新しい薬理学の発展が期待されている．

■ 薬理学の分類

薬理学の分類には，①実際的な面からその対象や目的などによる分類，実験薬理学・実験治療学・臨床薬理学・毒性学などと，②薬と生体との相互作用を受ける生体側か，作用する薬の側かによる分類，**薬力学**(pharmacodynamics)と**薬物動態学**(pharmacokinetics)の分類とがある．薬力学は薬の作用によって起こる血圧・呼吸・行動などの変化や生体成分の変動とその原因を研究する学問であり，一方，薬物動態学とは薬の体内動態(薬の吸収，分布，代謝，排泄など)を研究する学問である．また，③実験・研究手法レベルによる分類，生理学的薬理学，生化学的薬理学，分子薬理学，行動薬理学，免疫薬理学，薬理遺伝学などへの分類，④対象臓器別による分類，中枢神経薬理学，末梢神経薬理学，循環器薬理学，腎臓薬理学，呼吸器薬理学などへ分類される．これらの分類は，おのおのの立場に立ってなされた人為的なものであり，お互いに密接に相関しているものといえよう．

臨床薬理学・毒性学や化学療法学などは薬理学から派生した学問分野であるが，薬理学は生体と薬との相互作用を研究する学問であり，その分野はきわめて広く，関連分野を含んでpharmacological sciencesと呼ばれるにふさわしい学問である．

■ 薬の種類

医学における一番重要なことは病気に苦しむ患者をいかに効率よく治療するかということであり，薬は最も重要な役割を担っている．薬はその作用標的分子により生体の調節機構の乱れを直すものと，生体にとって異物である細菌・ウイルスや腫瘍にダメージを与えるものとに大別される．後者に関しては，正常生体との差を利用して選択性の高い薬の開発が行われている．また，古くからその作用に薬物受容体を介するものと介さないものに分けられてきた．最近は，多くの生体由来の蛋白質，ペプチド，抗体などの高分子医薬品(バイオ医薬品)も多用されるようになってきた．

薬の名前の付け方――古くより薬品名は薬の化学構造に由来して付けられることが多かったが，1980年代に入り薬効の作用機序に従って語尾を統一することになった．例えば，HMG-CoA還元酵素を阻害して高コレステロール血症を治療する薬はpravastatin(メバロチン®)やatorvastatin(リピドール®)のようにstatin語尾が付けられ，その語尾から作用機序がわかるようにしてある．これらの名称は，**国際一般名**(International Nonproprietary Name, **INN**)として認定されたものである．一方，カッコ内の名称は発売会社によって付けられる商品名であり，商品名は国により異なることが多い．**ジェネリック医薬品**(generic drug)とは特許が切れた後発薬であり，一般名で発売されることが多い．

薬と剤――本書では抗痙攣薬というように“薬”表現を用いているが，臨床家および医薬関係者の中には抗痙攣剤というように“剤”表現を用いることがある．“薬”とは薬理活性を発現する化学物質(薬物)そのものをいい，“剤”とはそれに薬剤的な加工をして使用する剤形をいう．事実，市販されているもの，臨床家が患者に投与しているものは○○剤であるが，その表現に注意せねばならない．例えば，“利尿剤の消化管吸収や尿中排泄”とか“○○剤の受容体結合”，“薬剤代謝”などという表現は非科学的である．薬理活性を中心に考えるときには“薬”を用いるべきであり，市販の薬剤を論じる場合でも生体に入る前までは“剤”を用いることも可能であるが，両者を区別して用いることが必要である．

薬と薬物――薬(くすり)と薬物の両方が一般的に用いられており，厳密には区別されていない．薬とは治療薬およびその候補物質(治験薬など)に用いることが多い．一方，薬物とはより広い意味で用いられ，治験薬，開発候補品，研究用試薬および化学物質などを指す．

2

薬の作用様式と作用機序

薬物受容体の概念

■ 薬物受容体とは

大部分の薬の効果は，薬物受容体との相互作用の結果として生じる．薬が受容体に作用するという概念は，Langley や Ehrlich らによって最初に導入されたが，その概念をさらに発展させて，薬と受容体の相互作用を定量的に解析することを試みたのは，Clark である．

Clark は，アセチルコリンが，摘出したカエル心筋細胞表面全体の 1/6,000 しか覆わない濃度で心筋収縮を抑制することを示した．このアセチルコリンの心筋抑制作用は，心筋細胞表面のごくわずかな特別な部位に結合することで発現することを定量的に示したのである．さらに Clark はその特別な部位を受容体と定義し，薬と受容体との結合は，一般的に可逆的で質量作用の法則に従うと考えた．

■ 薬物受容体としての生体高分子

20 世紀後半の分子生物学の台頭で，これらの薬物受容体の実態が徐々に解き明かされていった．その結果，薬物受容体は薬に特化したものではなく，生体に存在する高分子蛋白質がその最も重要な部分を構成していることがわかってきた．ホルモン，成長因子や神経伝達物質に対する受容体がその代表例である．多くの薬は，内在性のリガンドと同様，生理的受容体に結合し，細胞に本来備わっている情報伝達系を介してその薬理作用を示している(受容体に結合する分子を一般的にリガンドと呼ぶ)．

■ 薬物–受容体複合体と薬理作用

構造生物学，細胞生物学の著しい進歩により，薬が受容体に結合すると，内在性のリガンド結合と同様に，受容体が構造変化を起こし活性化される仕組みや，その後のシグナル発生の分子機序が解明されつつある．これらの情報をもとに，より効率的な創薬が実現できるかもしれない．ここでは，薬と受容体の相互作用で起こる薬理反応を，特に薬と受容体の結合(結合親和性)と受容体の活性化(固有活性)という二つの観点から解説する．

アゴニストとアンタゴニスト：哺乳類に見いだされる活性物質の多くは受容体に対するアゴニストであり，アンタゴニストはきわめてまれである．これらアゴニストの化学構造を変えていくと活性が増加することはまれで，活性が低下することが多く，さらにアンタゴニスト作用を示すものが出てくる．このようにして薬物受容体に作用する多くの薬はアンタゴニストとして開発され，用いられている．

受容体の分類

I．局在性による薬物受容体の分類

細胞外受容体：主として血漿中または細胞間液に存在するもので，そのほとんどは酵素である(アンギオテンシン変換酵素，レニン，トロンビン，アセチルコリンエステラーゼなど)．

細胞膜受容体：多くの薬物受容体はこれに属し，細胞膜を貫通する回数・構造により，またG蛋白質との共役の有無，酵素の内蔵，共役の有無などにより分類される．

細胞内受容体(小器官膜を含む)：シグナル伝達系酵素(ホスホジエステラーゼ，アデニル酸シクラーゼ，グアニル酸シクラーゼ，プロテインキナーゼ，プロテインホスファターゼなど)，FKBPなどの結合蛋白質，小胞体にはCa^{2+}チャネル(IP_3受容体，リアノジン受容体)など．

核内受容体：性ホルモン，コルチコステロイド受容体やレチノイド受容体，種々の薬や胆汁酸を受容するCAR，PXR，AhR，FXRなど(薬による薬物代謝酵素の誘導に関与，☞24頁)．PPARα，γ核内受容体はリガンドの結合によりホモまたはヘテロ二量体を形成し，転写共役因子群との相互作用を通じて遺伝子の転写制御を行う．抗動脈硬化作用薬およびインスリン感受性改善薬の標的分子．

その他の特殊な受容体：ナトリウム利尿ペプチドと結合して血中よりこれらを除去するクリアランス受容体，変性LDLやある種の蛋白質や核酸を取り込むスカベンジャー受容体，可溶性受容体(TNF-α受容体蛋白質：TNF-α受容体の細胞外ドメインが切断されて血中に遊離された囮(オトリ)受容体がある．

II．細胞膜薬物受容体の分類

①7回膜貫通型G蛋白質共役型受容体

薬物受容体として一番多いタイプの受容体であり，G蛋白質と共役することにより，アデニル酸シクラーゼ，ホスホリパーゼCβ，Ca^{2+}チャネル，K^+チャネルの活性化または抑制を通じて種々のシグナルを伝達する．

②イオンチャネル内蔵型受容体

受容体がイオンチャネルを内蔵して，リガンドの結合によりK^+，Na^+，Cl^-，Ca^{2+}などの通過が制御されるものをいう．4回膜通過型はシナプス部に局在し，グリシンやGABAなどによりCl^-の通過性を亢進し，一方，グルタミン酸やアセチルコリンによりNa^+の通過性を亢進する．

③1回膜貫通型受容体(酵素活性化関連受容体)

酵素内蔵型受容体：チロシンキナーゼ内蔵型(インスリン，EGF，PDGF受容体など)．その他，チロシンホスファターゼやセリン/トレオニンキナーゼ内蔵型も知られている．

酵素共役型受容体：受容体分子中に酵素を含まないが，受容体刺激により近辺の酵素(Fyn，Lck，Lyn，JAK，PLCγなど)をリクルートして活性化する．サイトカイン受容体，インターフェロン受容体，TNF受容体，免疫応答受容体など．

薬物濃度と薬理反応

■ 用量反応曲線 Dose-response curve

受容体に結合して，内在性のリガンド結合の場合と同様の組織反応を引き起こす薬はアゴニスト(作用薬)と呼ばれる．アゴニストの薬理効果を表すものとして，用量-反応曲線が用いられる．これは，あるアゴニストの観察された効果を受容体コンパートメントにおける薬物濃度の関数として表すものである．**図I-1A**に典型的な用量-反応曲線を示す．薬がすべての受容体を占有するときに漸近線の最大値に到達する．用量-反応曲線の関係を完全に表記するための薬物濃度は広範囲に及ぶため，**図I-1B**のように薬物濃度は対数表示される．この方法によって表現された用量-反応曲線は，S字状の曲線となり，閾値・勾配・漸近線最大値の特性を有し薬物間の効果の比較が容易になる．最大反応の50%を生じる薬の濃度は薬物活性を定量化できるもので，**EC_{50}**(50%の反応を起こすための有効薬物濃度，**図I-1B**)として表すのが一般的である． EC_{50}

■ 薬の受容体への結合と薬理作用

薬は受容体に結合し，受容体の活性を変えることで作用すると考えられている．薬の効果は，①受容体との結合親和性(affinity)と，②その後の活性化受容体の機能的能力(有効性，efficacy)によって特徴付けられる．薬と受容体の結合は化学的な特性によって支配されると考えられるので，(1)式と表せる．

$$\mathrm{D}+\mathrm{R}\ \underset{k_2}{\overset{k_1}{\rightleftarrows}}\ \mathrm{DR}\ \xrightarrow[\alpha]{}\ \mathrm{E} \qquad (1)$$

$$K_D$$

K_D K_D は薬 D と受容体 R の結合の平衡解離定数，DR は薬物–受容体複合体，E は生じた反応の大きさ(効果)を示している．α は DR の量と効果(反応)E を結びつける比例定数である．

■ 結合親和性

薬の受容体への結合

薬とその受容体の可逆的な相互作用の強さは平衡解離定数により定量化され，薬の受容体に対する**親和性**(affinity)と定義される．すなわち質量作用の法則に従うと考えられている．

薬の受容体への可逆的結合は，水素結合，イオン結合，疎水性結合，van der Waals 結合が関与する．個々の結合の結合力はそれほど強くなく，一般的に 3 個以上の点で結合する場合が多い．薬の多くは小分子で，生体高分子の受容体の一部に結合するにすぎない．また，共有結合によって非可逆的に結合する場合もある．

平衡解離定数 K_D

$$K_D=\frac{[\mathrm{D}][\mathrm{R}]}{[\mathrm{DR}]} \qquad (2)$$

$$[\mathrm{R}]=[\mathrm{DR}]\ \text{のとき}\quad [\mathrm{D}]=K_D$$

$[\mathrm{D}]=K_D$ のとき 50% の受容体が薬と結合していることになる．また，薬の受容体への親和力は，K_D の逆数 $1/K_D$ で表され，K_D が小さいほど親和力が高いということになる(**図 I-1C**)．

■ 薬の固有活性

通常，薬の細胞・組織に対する効果(反応)E は薬物–受容体複合体の量［DR］に比例する(**図 I-1D**)．

$$\mathrm{E}=\alpha[\mathrm{DR}]\quad (0\leqq\alpha\leqq1) \qquad (3)$$

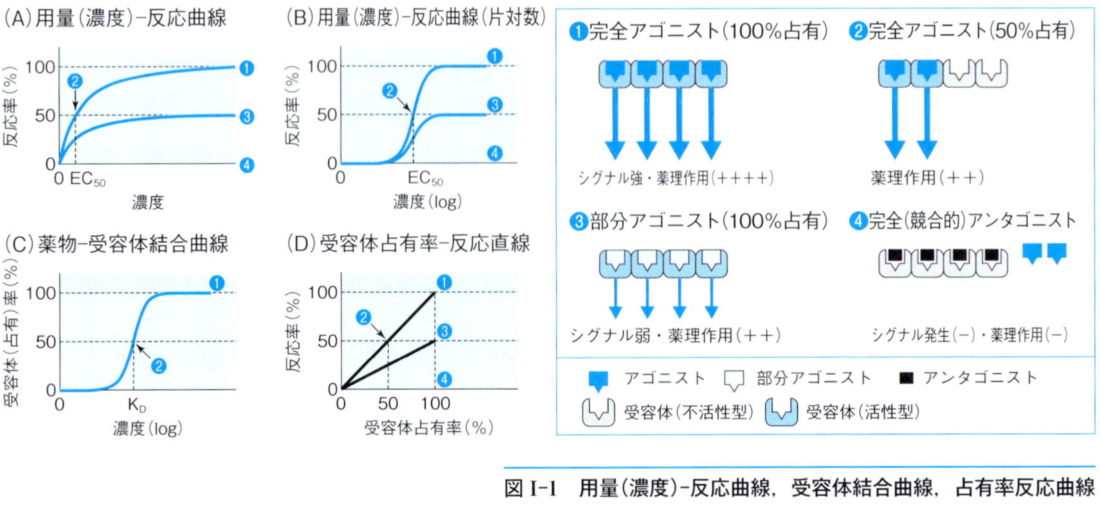

図 I-1　用量(濃度)–反応曲線，受容体結合曲線，占有率反応曲線

αは薬の固有活性として表される．ただし，最大反応を引き起こす薬の固有活性を1とし，まったく反応がない場合の固有活性を0とする．

用量-反応関係においては，①薬の受容体に対する親和性（および組織における受容体数）と②有効性（あるいは固有活性）の二つの要素が重要である．これらの二つの要素は，互いに独立したものであり，薬の効果は，親和性と有効性が混合した関数で表される．

薬物効果の強さが受容体の「**占有率**」（occupancy）に比例するとすれば（occupancy theory），［D］がK_Dに等しいとき最大効果の半分の強さの効果が得られる．すなわちEC_{50}と等しくなる．

薬物親和性・固有活性，用量（濃度）-反応の関係式

最も簡単な場合を考えると，受容体は遊離あるいは薬と可逆的に結合している．この関係が質量保存の法則に従うとすると，酵素反応の速度論を用いて解析することができる．すなわち，

$$D+R \rightleftharpoons DR \quad (4)$$

ここでDは薬（アゴニスト），Rは遊離形受容体，DRは薬物-受容体複合体を示す．平衡状態において，それぞれの状態にある受容体の割合は，平衡解離定数K_Dによって決まる．

$$K_D=\frac{[D][R]}{[DR]} \quad (5)$$

全受容体数をR_0とすると，

$$[R_0]=[R]+[DR] =\frac{K_D[DR]}{[D]}+[DR]=[DR]\left(\frac{K_D+[D]}{[D]}\right) \quad (6)$$

$$受容体結合(占有)率=\frac{[DR]}{[R_0]}=\frac{[D]}{K_D+[D]}=\frac{\frac{[D]}{K_D}}{1+\frac{[D]}{K_D}} \quad (7)$$

と変形できる．この式の左辺，$\frac{[DR]}{[R_0]}$は薬と結合している受容体の割合（**受容体占有率**）を示す．この式をプロットしたものが，**薬物-受容体結合曲線**となる（**図I-1C**）．

また，通常，薬に対する反応は薬と結合した受容体の濃度に比例するので，

$$\begin{aligned}反応 &=\alpha[DR]\quad (0\leqq\alpha\leqq1)\\ 最大反応&=\alpha[DR_0]\quad (0\leqq\alpha\leqq1)\end{aligned} \quad (8)$$

$$反応率=\left(\frac{反応}{最大反応}\right)=\frac{[DR]}{[DR_0]} \quad (9)$$

と表せる．この式をプロットしたものが**受容体占有率-反応直線**となる（**図I-1D**）．

また，受容体占有率が100%のとき，

$$[DR_0]=[R_0] \quad (10)$$

となるので，

$$(反応率)=\frac{[DR]}{[DR_0]}=\frac{[DR]}{[R_0]} \quad (11)$$

という関係が成り立つ．

また，（7）と（11）式より，反応と薬物濃度の関係は，

$$反応率=\left(\frac{反応}{最大反応}\right)=\frac{[D]}{[D]+K_D}=\frac{\frac{[D]}{K_D}}{1+\frac{[D]}{K_D}} \quad (12)$$

と表される．この式をプロットしたものが**用量（濃度）-反応曲線**である（**図I-1A，B**）．

薬に対する反応が，薬と結合した受容体の濃度に比例するとき，最大反応の50%の反応を示すアゴニストの濃度は，受容体の50%に結合するアゴニストの濃度と一致する．すなわち，$EC_{50}=K_D$となる．

■ 構造活性相関

受容体に対する薬の親和性と固有活性は，その薬の化学構造によって決定される．このことを最初に示したのはAriensである．例えば，アセチルコリンムスカリン様受容体に作用する一連の1,3-ジオキソラン誘導体のラット空腸における濃度反応曲線を1,3-ジオキソランのそれと比較してみる．Rがメチル基，エチル基の場合は，曲線が右へ平行移動（親和性が低下）するだけであるが，Rをプロピル基，ブチル基と変換するとそれに伴い最大反応が低下する．さらにRをヘキシル基にすると収縮作用はまったく認められなくなる．すなわち，薬物-受容体複合体が形成されたあとに生じる刺激の大きさは，薬によって異なるということがわかる．この例では，RがH，メチル基，エチル基の化合物の固有活性は1，プロピル基，ブチル基はそれぞれ0.5，0.05となる．ヘキシル基の固有活性は0である（**図I-2**）．

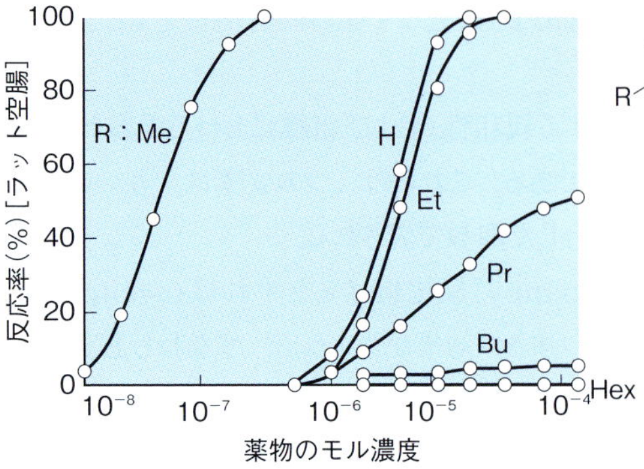

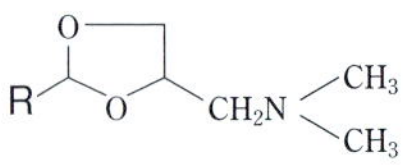

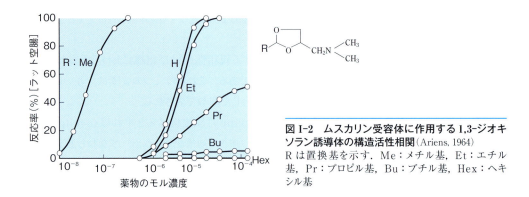

図 I-2　ムスカリン受容体に作用する 1,3-ジオキソラン誘導体の構造活性相関(Ariens, 1964)
R は置換基を示す．Me：メチル基，Et：エチル基，Pr：プロピル基，Bu：ブチル基，Hex：ヘキシル基

アゴニストとアンタゴニスト

定　義　**アゴニスト** Agonist(作用薬)：受容体と結合し，受容体を活性化状態で安定化することで内因性シグナル伝達調節過程を模倣し細胞応答を起こす薬の総称．固有活性が 1 であるようなアゴニストを完全アゴニスト，固有活性が 1 未満のものを部分アゴニストと呼ぶ．

アンタゴニスト Antagonist(拮抗薬)：受容体と結合してもシグナル伝達調節効果を示さない，それ自体が何の刺激作用も有さない薬の総称．すなわち，アンタゴニストの固有活性は 0 である．アンタゴニストは，内因性作用物質やアゴニストの作用を抑制することでその有用な効果を生じることができる．

■ 受容体アンタゴニストと非受容体アンタゴニスト

分　類　アンタゴニストは，アゴニストあるいは内因性生理活性物質の作用を抑制する．アンタゴニストは受容体アンタゴニストと非受容体アンタゴニストに分かれるが，ここでは受容体アンタゴニストのみ説明する．

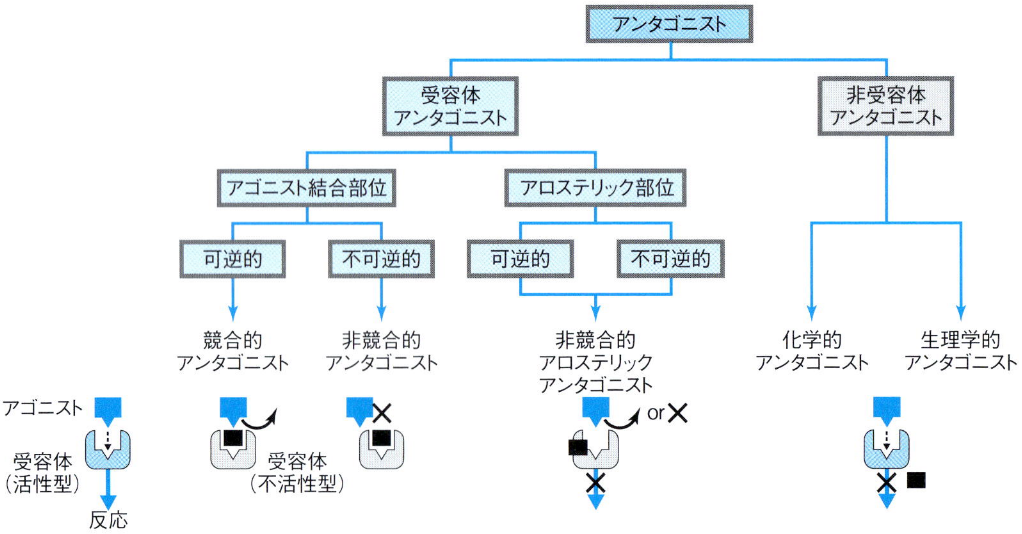

図 I-3　アンタゴニストの分類とアゴニスト作用の阻害様式

受容体アンタゴニストは，受容体のアゴニスト結合部位あるいはアロステリック部位に結合し，アゴニストの受容体への結合を妨げる．すなわちアゴニストの結合親和性に影響を与える．一方，アロステリック部位への結合は受容体活性化を妨げ，有効性に影響を与える．また，アンタゴニストは受容体に可逆的に結合するか非可逆的に結合するかで分類することもできる．アゴニスト結合部位に可逆的に結合する場合，競合的アンタゴニストとして振る舞い，それ以外は非競合的アンタゴニストとして分類される(**図 I-3**)．

■ 活性化受容体と逆アゴニスト

受容体の構造変化と活性化

アゴニストは，受容体と結合し，受容体を活性状態で安定化させ，その結果としてシグナル伝達を引き起こす．しかし，受容体の中にはその一部がアゴニストの存在なしに恒常的に活性化状態で存在するものがある．その代表的なものとしてG蛋白質共役型受容体(GPCR)があげられる．アゴニストの結合と受容体の活性化との関係を下記モデルを用いて説明する(**図 I-4**)．

ここで，Dは薬，Rは不活性型受容体，R^*は活性型受容体，そしてDRは薬物-受容体複合体を示している．R^*とDRは一般的に不安定で短時間しか存在せず，量的にもRやDR^*に比べて非常に少ない．したがって，通常は

$$D + R \rightleftharpoons DR^*$$

と簡略化できる．しかし，GPCRをはじめとする一部の受容体は，リガンド非結合型活性化受容体(R^*)の存在を無視できない．

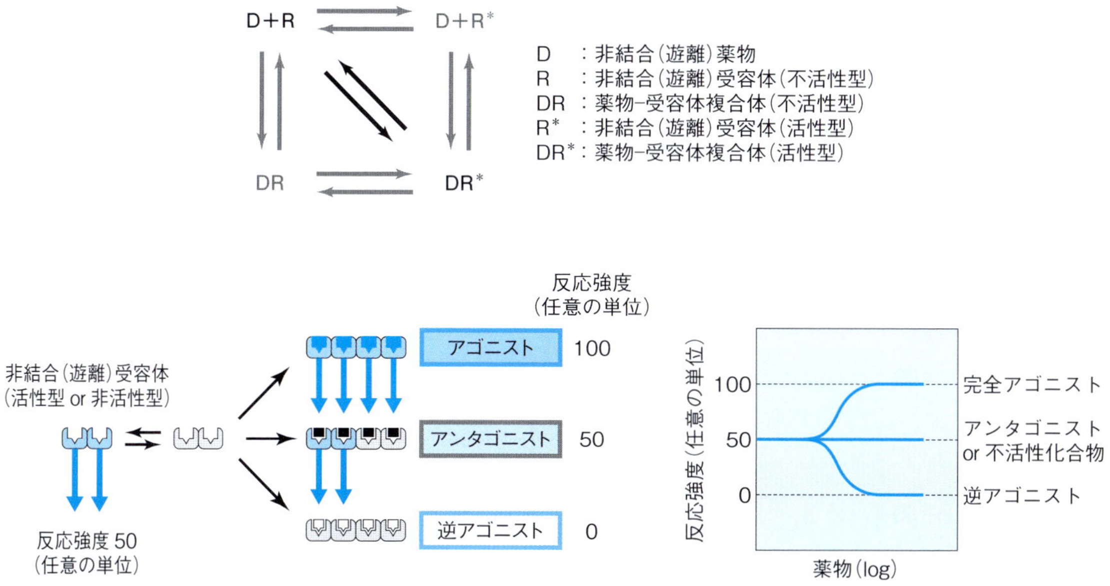

図 I-4　不活性型受容体と活性型受容体
リガンドが存在しないとき，受容体は活性型と不活性型の間で平衡状態にある．アゴニストの結合は受容体を活性型に，逆アゴニストの結合は受容体を不活性型に安定化させることで，反応強度を正あるいは負に変える．一方，アンタゴニストの結合は，受容体の活性型-不活性型の平衡状態に影響を与えない．

逆アゴニスト

また，薬の中には R^* に結合し，受容体を不活性化状態(DR)で安定化し，結果として受容体シグナルを低下させるものがある．このような薬を**逆アゴニスト**(inverse agonist)と呼ぶ．逆アゴニストの用量–反応曲線は，最大反応が通常状態に比べて負となる．一方，アンタゴニストは，受容体には結合するものの，受容体の活性型–不活性型の平衡状態に影響を与えることはない．したがって，アンタゴニストの用量–反応曲線は，前述したように通常状態のままである(**図 I–4**)．

従来，アンタゴニストとして作用すると考えられていた薬の中にも実際には逆アゴニストとして作用しているものがある．例えば，ファモチジンはヒスタミン H_2 受容体，メトプロロールはアドレナリン β_1 受容体のアンタゴニストとされてきたが，かなり強い逆アゴニストであることがわかってきた．

■ 部分アゴニスト

アゴニストの中には，たとえ飽和濃度であったとしても完全な生物学的反応を起こすことができないものがある．それを**部分アゴニスト**(partial agonist)と呼ぶ．部分アゴニストの固有活性は1未満となる(**図 I–1**)．その理由として，部分アゴニストの親和性が活性型受容体のみならず不活性型受容体にもある程度あること，あるいは受容体結合後の活性化過程が不十分なことが考えられるが，いまだはっきりしていない部分も多い．部分アゴニストは，完全アゴニストの存在下においては，あたかも競合的アンタゴニストのように完全アゴニストの作用をいく分か抑制することができる．例えば，ドパミン神経終末(前シナプス)では，ドパミンが完全アゴニストとして遊離している状態にある．ここにドパミン D_2 受容体部分アゴニストとして作用するアリピプラゾールが加わると，ドパミンの遊離が亢進しているときは，アリピプラゾールはアンタゴニストとして作用し，ドパミン活性を減弱させる．一方，ドパミンの遊離が減弱しているときはアゴニストとして作用し，ドパミン活性を増強する．

■ 競合的アンタゴニストによるアゴニスト作用の阻害様式

競合的(competitive)**アンタゴニスト**は受容体の結合部位に可逆的に結合するが，アゴニストと異なり，受容体の構造変化に伴う活性化とその後の反応を起こさない．したがって，受容体の結合部位でアゴニストと拮抗することでアゴニストの作用を阻害する．

このような拮抗作用の場合，アゴニストの用量–反応曲線は濃度依存的に右方へ平行移動するが，漸近線最大値の変化はみられない(**図 I–5**)．曲線が右方へ移動する大きさは，アンタゴニストの濃度と受容体への親和性に依存している．

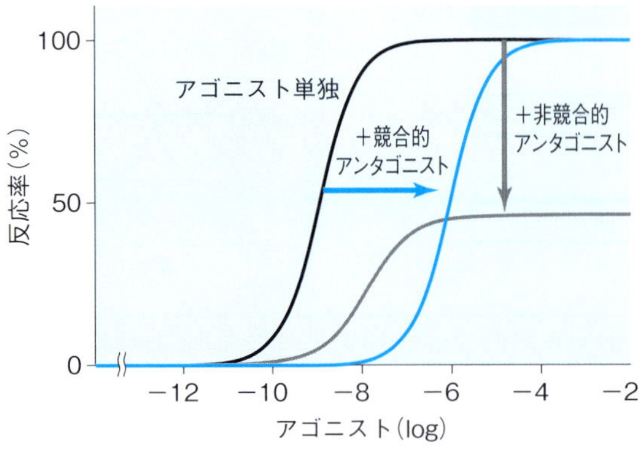

図 I–5　競合的および非競合的アンタゴニストによるアゴニスト作用の阻害様式

非競合的アンタゴニストによるアゴニスト作用の阻害様式

非競合的(non-competitive)**アンタゴニスト**は，結合部位に不可逆的に結合することで高濃度アゴニスト存在下においてもはずれることがないため，非競合的拮抗を示す．あるいは，アロステリック部位に(可逆的または非可逆的に)結合することで，アゴニストが結合しても受容体の活性化およびその後の反応を抑制する．いずれの場合も受容体はもはやアゴニストと有効な相互作用ができなくなり，結果として受容体の遮断が起こる．このような拮抗作用の場合，アゴニストの用量-反応曲線の最大反応(漸近線最大値)が低下する(**図 I-5**)．

すなわち，競合的アンタゴニストと非競合的アンタゴニストの特徴的な相違は，競合的アンタゴニストがアゴニストの親和性に影響を与えるのに対して，非競合的アンタゴニストはアゴニストの固有活性に影響を与える点にある．

pA_2 と Schild プロット

アゴニスト D の受容体への結合の解離定数は K_D，アンタゴニスト A の受容体 R への結合の解離定数は K_I とすると，

$$D+R \underset{K_D}{\rightleftarrows} DR \tag{13}$$

$$A+R \underset{K_I}{\rightleftarrows} AR \tag{14}$$

$$\frac{[D][R]}{[DR]}=K_D \quad \text{or} \quad [DR]=\frac{[D][R]}{K_D} \tag{15}$$

$$\frac{[A][R]}{[AR]}=K_I \quad \text{or} \quad [AR]=\frac{[A][R]}{K_I} \tag{16}$$

$$[R_0]=[R]+[DR]+[AR] \tag{17}$$

$$\frac{[R]}{[R_0]}=\frac{[DR]}{[R_0]}\times\frac{K_D}{[D]}=\frac{1}{1+\frac{[D]}{K_D}+\frac{[A]}{K_I}} \tag{18}$$

すなわち，

$$\frac{[DR]}{[R_0]}=\frac{\frac{[D]}{K_D}}{1+\frac{[D]}{K_D}+\frac{[A]}{K_I}} \tag{19}$$

と表せる．

ここで，$[D_0]$ はある一定の大きさの反応をアゴニスト D 単独時に引き起こす D の濃度とすると，$[D_0]$ によって占められる受容体の割合は(12)式より，

$$\frac{[DR_0]}{[R_0]}=\frac{\frac{[D_0]}{K_D}}{1+\frac{[D_0]}{K_D}} \tag{20}$$

で与えられる．

濃度 $[A]$ の競合的アンタゴニストの存在下で，同一の反応を得るために必要なアゴニストの濃度を $[D]$ とすると，(19)式，(20)式より，

$$\frac{\frac{[D_0]}{K_D}}{1+\frac{[D_0]}{K_D}}=\frac{\frac{[D]}{K_D}}{1+\frac{[D]}{K_D}+\frac{[A]}{K_I}} \tag{21}$$

分母を払って，両辺に $\frac{K_D}{[D_0]}$ をかけることにより，

$$\frac{[D]}{[D_0]}=1+\frac{[A]}{K_I} \tag{22}$$

が得られる．これは，用いた競合的拮抗薬の濃度 $[A]$ とアゴニスト D の用量-反応曲線の平行移動の程度の関係を表す式である．

競合的拮抗薬の効力を表す指標としては，pA_2 がよく用いられる．pA_2 とは，アゴニスト単独の用量-反応曲線を 2 倍だけ高用量側へ移動させるのに必要な競合的アンタゴニストのモル濃度の負対数で定義される．したがって，そのような競合的アンタゴニストの濃度を $[A_2]$ とすると，

$$pA_2=-\log[A_2] \tag{23}$$

と表せる．

(22)式で，$\frac{[D]}{[D_0]}=2$，$[A]=[A_2]$ を代入すると，

$$2=1+\frac{[A_2]}{K_I} \tag{24}$$

よって，

$$[A_2]=K_I \tag{25}$$

両辺の負対数をとって

$$-\log[A_2]=-\log K_I \tag{26}$$

(23)式，(26)式から

$$pA_2=-\log K_I \tag{27}$$

となる．したがって，pA_2 は，競合的拮抗薬の受容体との結合解離定数(K_I)の負対数を薬理学的に求めたものであるといえる．

競合的アンタゴニストは，それ自身で生理反応を引き起こさないため，pA_2 を直接求めることはできない．アゴニストとの競合的拮抗作用から間接的に求める必要がある．pA_2 を求める方法としては Schild の方法がよく用いられる．

(22)式から，

$$\frac{[D]}{[D_0]}-1=\frac{[A]}{K_I} \tag{28}$$

両辺の対数をとって

$$\log\left(\frac{[D]}{[D_0]}-1\right)=\log[A]-\log K_I \tag{29}$$

用量比 $\frac{[D]}{[D_0]}$ をDRとし，また，$-\log K_I = pA_2$ の関係から

$$\log(DR-1) = \log[A] + pA_2 \quad (30)$$

したがって，縦軸に log(DR-1)，横軸に log[A] をとったとき，横軸切片が pA_2 を与える．これをSchildプロット(**図Ⅰ-6**)といい，pA_2 を求めるときによく用いられる．

しかし，プロットの直線の傾きが1でない場合には，たとえ用量-反応曲線が平行移動してもAはDの競合的アンタゴニストであるとはいえない．また，いいかえるとアゴニストの用量-反応曲線をどの程度平行移動させるかは，競合的アンタゴニストの固有の定数である pA_2(あるいは K_I)と，そのとき用いた濃度［A］だけで規定されることになる．

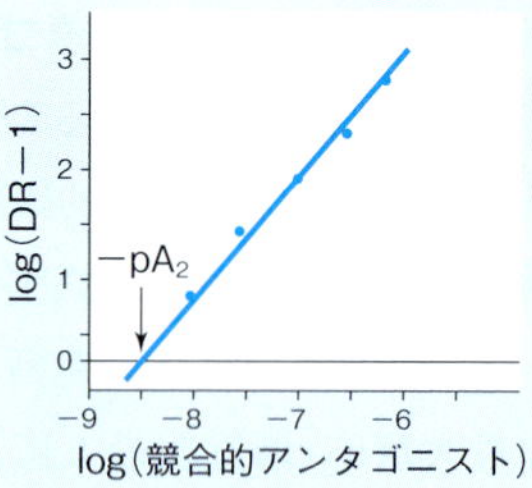

図Ⅰ-6　Schildプロット

余剰受容体とその生物学的意義

アゴニストがすべての受容体に結合することで最大反応を引き起こすと考えられるとき，50%の反応を引き起こす薬物濃度(EC_{50})と全受容体の50%を占有する薬物濃度(K_D)は一致する($EC_{50} = K_D$)．しかし，EC_{50} が K_D よりも小さい値を示すことがある．このような現象を説明するため，Nickersonは余剰受容体という概念を導入した．すなわち，100%の反応を引き起こすためにすべての受容体が占有される必要がない場合，占有されていない受容体のことを**余剰受容体**(spare receptor)と定義する．余剰受容体が存在する場合，EC_{50} は K_D 値よりも小さくなる．また，この場合非競合的拮抗薬に対するアゴニストの用量-反応曲線への影響も異なる．すなわち，拮抗薬の濃度を上げても余剰受容体が存在するうちは EC_{50} が見かけ上，右へシフトするのみで最大反応の低下は認められないが，余剰受容体がなくなると最大反応の低下が始まる．

余剰受容体の存在は，①低濃度のアゴニストでも十分な反応を引き起こすことができる，②何らかの理由で受容体数が多少減少しても，あるいは非競合的拮抗薬の存在下でも最大反応は容易に低下しないという効果が考えられる．

受容体結合実験 receptor binding assay

受容体結合実験のためには，目的とする受容体が存在する細胞標品が必要である．通常は細胞(組織)を破壊して細胞膜画分を調製し，これを受容体標品とする．細胞を破壊してしまうと，細胞1個当たりの受容体数を求めることができないため，蛋白質定量を行い，単位蛋白質濃度(mg protein/L)当たりの受容体のモル濃度(mol/L)として表す(mol/mg protein)．受容体に結合するリガンド量を測定するためには，ラジオアイソトープで標識したリガンドを用いる．最も多く用いられるのは［^{3}H］と［^{125}I］である．

実験の原理は簡単で，細胞(膜)標品と放射性リガンドを適当な緩衝液中でインキュベートして，細胞(膜)標品に結合した放射活性を測定すればよい．衝液中に浮遊している細胞(膜)標品を，遠心分離したり，グラスフィルターを用いて濾過したりして，緩衝液から急速に分離し，細胞(膜)標品に結合したリガンドを，結合せずに緩衝液中に残っている(遊離)リガンドから分離して定量する．

細胞(膜)標品にリガンドを投与すると，リガンドの濃度と温度とに依存した速度で受容体に結合するため，ある濃度の放射性リガンドを投与すると，時間とともに細胞(膜)標品に結合する放射活性が増加していく．やがて結合速度と解離速度が平衡に達すると細胞(膜)標品に結合した放射活性，すなわち受容体と結合したリガンド量が一定の値を示すようになる．受容体結合実験はリガンドの結合と解離が平衡に達していることが前提であるので，リガンドと受容体との結合が平衡に達するのに要する時間をあらかじめ知っておく必要がある．

受容体は細胞表層の蛋白質のほんの一部にすぎない．したがって，理論的には細胞(膜)標品に存在する全受容体が標識リガンドを結合した時点で，標識リガンドの濃度を増加させても細胞(膜)標品に結合する放射活性は一定の値を示す．これを**特異的結合**(specific binding)という．受容体に結合している特異的結合量は，全結合量から非特異的結合量を差し引くことにより求めることができる．

Scatchard プロット

$K_D=\frac{[D][R]}{[DR]}$ は，上記結合実験において，リガンドの結合と解離が平衡に達しているときの関係を表している．

[D] は遊離リガンド濃度(これを F とする)，[DR] は結合リガンド量(これを B とする)，全受容体量は B_{max} とすると，上式は次のように表せる．

$$\frac{F(B_{max}-B)}{B}=K_D \qquad (31)$$

$$\frac{B}{F}=\frac{1}{K_D}(B_{max}-B) \qquad (32)$$

したがって，リガンドの濃度を変化させて B，F を実測し，$\frac{B}{F}$ を B に対してプロット(Scatchard プロット)すると**図 I-7B** の直線が得られる．このグラフから，リガンドの結合は，B_{max} と K_D の二つのパラメータによってのみ決定されるということが理解できる(**図 I-7B**)．

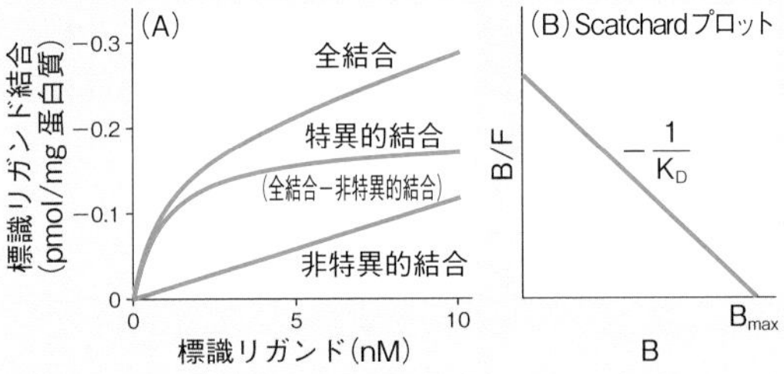

図 I-7 結合実験による濃度–結合曲線(A)と Scatchard プロット(B)

Hill プロット

Scatchard プロットの式から，

$$\frac{B}{B_{max}-B}=\frac{F}{K_D} \qquad (33)$$

両辺の対数をとって

$$\log\left(\frac{B}{B_{max}-B}\right)=\log F-\log K_D \qquad (34)$$

縦軸に $\log\left(\frac{B}{B_{max}-B}\right)$ を，横軸に log F をプロットしたものを Hill プロットといい，上記式は勾配 1 の直線となる．この勾配を Hill 係数といい，nH で示す．

リガンドに対する受容体結合部位が単一の場合は Scatchard プロットは直線となり，Hill 係数は 1 となる．しかし，同一リガンドに対して高親和性と低親和性の受容体が存在する場合，あるいは一つの受容体に親和性の違う二つの結合部位がある場合，Scatchard プロットは二つの直線より合成された型の曲線になる．この場合，Hill 係数は 1 より小さくなる．

置換曲線と Cheng-Prusoff 式

これまで，放射性リガンドと受容体の結合様式について述べてきたが，すべての薬物を標識し解析することは不可能なので，実際には，ある放射性リガンドとの競合的結合反応を利用して，非放射性リガンドの結合親和性を間接的に求めることがよく行われる．具体的には一定量の放射性リガンドと種々の濃度の非放射性リガンドを混和して結合実験を行い，放射性リガンドの特異的結合を縦軸に，用いた非放射性リガンド濃度を横軸にとる．このようなグラフを**置換曲線**(displacement curve)という(**図 I-8**)．

ここで，放射性リガンド(アゴニスト)の結合を 50% 減少させる非放射性リガンド(競合的アンタゴニスト)の濃度は，IC_{50} として表される．ただし，IC_{50} は平衡解離定数のような薬物固有の定数ではない．なぜなら，放射性リガンド(アゴニスト)の濃度を増せば非放射性リガンド(競合的アンタゴニスト)の IC_{50} は大きくなり，また濃度を減らせばそれに応じて IC_{50} は小さくなるからである．一方，アンタゴニスト固有の平衡解離定数は通常 K_I として表されるが，K_I と IC_{50} の関係は，Cheng-Prusoff の式から求めることができる．

$$K_I=\frac{IC_{50}}{1+\frac{[D^*]}{K_D^*}} \qquad (35)$$

$[D^*]$ は用いた放射性リガンド(アゴニスト)の濃度，K_D^* は Scatchard プロットから求めた放射性リガンド(アゴニスト)の平衡解離定数である．

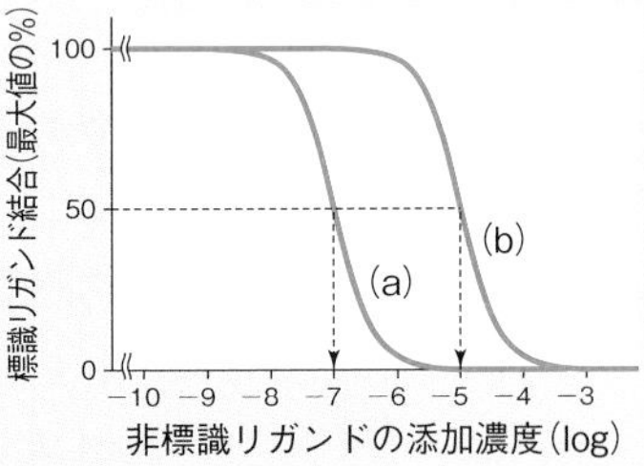

図 I-8 標識リガンドの置換曲線

薬の作用強度を規定する諸因子

同じ固有活性をもつ薬を個体に投与しても，発現する薬の作用（薬理効果，effect）の強さは個体により著しく異なる．これら薬理効果の強さを規定するものは作用部位の組織の**薬物感受性**（sensitivity）と作用部位の**薬物濃度**（concentration）であって，その関係は次式で表される．

$$E_1 = f(A, S, C) \qquad (1)$$

すなわち，薬理効果（E）の強さは，薬に内在している**固有活性**（A）のほかに変動する二つの因子，作用部位の薬物感受性（S）と薬物濃度（C）によって規定される．

同一の薬について異なった個体における薬効について考えると次式で表される．

$$E_2 = f(S, C) \qquad (2)$$

古典的な薬理学においては，薬の生体内動態に関する研究がほとんどなされていなかったこともあり，同一の薬を同一量，同じ投与方法で投与したときに現れる薬理効果の差は作用部位の感受性の差によると *a priori*（先験的）に考える傾向があった．すなわち，（2）式は

$$E_2' = C_0 f(S) \qquad (3)$$

（3）式で示されるように作用部位の薬物濃度（C）は変動しない因子 C_0 と考えられていた．しかし，**薬の生体内動態**の研究によりCはきわめて大きい変動因子であることが明らかになり，（3）式よりも（2）式を採用せねばならなくなった．

■ 組織の薬物感受性の差異

組織の薬物感受性は動物の種・系統・性・年齢・栄養状態・遺伝因子・病態などにより異なるものと考えられているが，その詳細は不明である．組織の薬物感受性を正しく評価するためには（2）式から明らかなように，組織の薬物濃度が同一であることが必要である．*in vitro* の摘出臓器，あるいは受容体レベルでの実験では，作用部位の薬物濃度をコントロールしやすいので薬物感受性の評価が可能であるが，*in vivo* では，常に組織内薬物濃度を考慮しないと薬物感受性が正しく評価されない．今後，動物の種・系統・性・年齢・栄養状態・遺伝因子・病態などによる組織の薬物感受性の差異や変動などの正しい評価が必要とされよう．

■ 薬の投与による薬物感受性の変化

同一の作用部位に作用するA・B両薬を同時に投与すると，互いに作用部位の薬物感受性を変化させて，薬効が増強したり，減弱したりすることがある．薬効の**相乗作用**（synergism），**相加作用**（additive effect），**拮抗作用**（antagonism）が現れる．相乗作用は作用機序の異なる薬の間にみられ，用量を増加させていくと両方の薬の和以上の高い反応が得られる．相加作用は作用機序が同じ薬の間にみられ，用量を増加させていっても両者の作用の和以上の反応は得られない．薬の組み合わせによっては必ずしも二つに分類されない場合もある．

脱感受性

薬を持続的にあるいは短時間に頻回投与すると薬に対する反応性の急激（分単位）な減少が起こることがある．これらの現象を総称して**脱感受性**（脱感作，desensitization）または**急性耐性**（acute tolerance）という．特に短時間の頻回投与によって起こる現象を，歴史的に**タキフィラキシー**（tachyphylaxis）という（tachy-はギリシャ語で速い，phylaxis は防御の意味）．

脱感受性は高濃度の薬が一定期間作用部位に存在することによる現象であり，臨床的に問題となることはそれほど多くはない．薬物反応の脱感受性は数十秒から数時間にかけて起こる反応で，適用される薬物濃度が高いほど短時間に起こる．一つのアゴニストにより，同じ作用機序のアゴニストの作用に起こる脱感受性を **homologous desensitization**（**同種脱感受性**）といい，作用機序の異なるアゴニスト間にもみられる脱感受性を **heterologous desensitization**（**異種脱感受性**）という．前者は同じ受容体の脱感受性により起こる場合が多く，後者は受容体以後の情報伝達系の脱感受性により起こる場合が多い．

脱感受性の原因として，①エフェドリンのタキフィラキシーは，交感神経末端から遊離されうる貯蔵ノルアドレナリンの枯渇による．②受容体からの細胞内情報伝達系の**脱共役**（uncoupling），③受容体の **down regulation**（受容体数の減少）によるとされている．

バソプレシンが V_{1a} 受容体に結合するとG蛋白質共役型受容体キナーゼおよびプロテインキナーゼによりリン酸化されて脱感受性が生じ，次いでアゴニストが結合した受容体が細胞内に取り込まれる（**internalization**）．V_{1a} 受容体のリン酸化はアゴニスト結合直後最大となり，6分の半減期で除去される．細胞表面からの受容体の消失は3分の半減期で起こる．アゴニストを除去すると60分後には細胞表面への V_{1a} 受容体は完全に元に戻る（recycling）．このような受容体の速い internalization と recycling がタキフィラキシーの原因である．アドレナリン β_2 受容体はリン酸化に引き続き，β アレスチンとの結合による internalization による down regulation が受容体の脱感作の原因である．

耐　性

耐性（tolerance）とは，薬を連続的または間欠的に少し長い間投与したときに，時間，日または週単位で起こる薬物反応性の減少をいう．有名な例としてはモルヒネ耐性が知られている．耐性の原因として，受容体数の減少，受容体の結合親和性の減少，情報伝達系の活性低下などが知られている．また，細胞内でその作用に拮抗するような物質が増加している場合もある．特に抗悪性腫瘍薬には長期投与により耐性が起きやすい．この原因としては腫瘍細胞のゲノムの不安定性により，P糖蛋白質（☞19頁）の発現による抗悪性腫瘍薬の細胞外排出の増加，作用点の変異，代謝活性化酵素の減弱などがある．耐性は作用機序が同じまたは類似の薬の間でもみられ，後者は**交叉**（**差**）**耐性**（cross tolerance）と呼ばれている．

過感受性

除神経や神経伝達物質の遊離抑制などによりアゴニストの作用部位の濃度を減少しておくと，次に与えられたアゴニストに対する反応性が著しく亢進することがある（**過感受性**，supersensitivity）．この原因として受容体の up regulation（受容体数の増加），受容体からの情報伝達系の活性亢進などが知られている．また，覚醒剤やコカインなどの反復投与によってドパミン遊離などの増強が起こり，精神症状が強くなる（逆耐性）．拮抗薬の長時間投与を中止し，アゴニストを投与すると，反応性の亢進がみられることがある．拮抗薬により受容体からのシグナルが減少すると代償的に情報伝達系の活性が亢進し，少ないシグナルで生体の機能を保つようになる．

反跳現象

このように生体は外部からの刺激の変化により，その機能を調節してホメオスタシス（homeostasis）を保つために，脱感受性や過感受性の現象が起こると考えられる（**図 I-9**）．臨床的にも治療薬を長期間投与して治療効果が得られたときに投与を急に中止すると症状が急速に悪化すること（**反跳現象**，rebound phenomenon，**離脱症候群**，withdrawal syndrome）があるので注意を要する．これらの場合には投与量を徐々に減少していくことが肝要である．

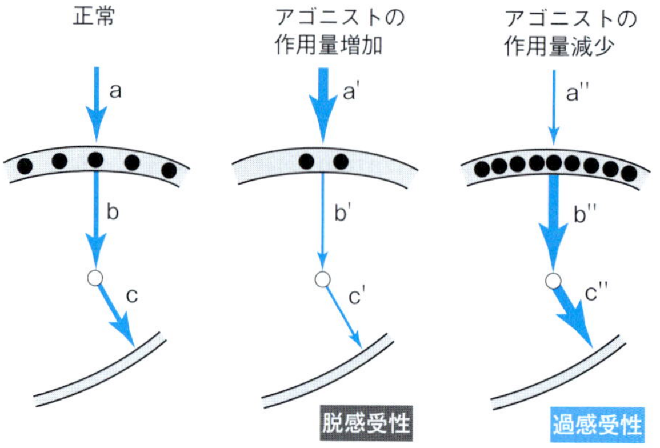

図 I-9　アゴニストの作用量の変化に伴う薬物反応の脱感受性および過感受性
膜上の黒丸は受容体を示す．a はアゴニストの作用量，b は情報伝達系の活性，c は反応系の活性．アゴニストにより受容体の変化，情報伝達系の変化，および反応系の変化を示すものもあれば，そのうち一つか二つの変化しかもたらさないものもある．

さらに，耐性・脱感受性は一つの組織に関して起こるばかりではなく，ホメオスタシスを保つために臓器間を介しても起こる．たとえば，副腎皮質ステロイドの投与は下垂体からの ACTH 放出を低下させ，コルチコステロン産生を低下させ，急激な投与の中止により反跳現象が起こる．

また，亜硝酸薬も耐性を生ずるが，血管壁における活性酸素（$O_2^{\cdot-}$）の産生増加による他，血管拡張作用に拮抗して起こるレニン-アンギオテンシン系の活性化や交感神経系の活性化が関与する．

■ 作用部位の薬物濃度

作用部位の薬物濃度は，投与部位からの吸収・分布・代謝・排泄などの諸因子により規定されるが，これらの因子は種々の因子により著しく変動するので，作用部位の薬物濃度を常に把握しておくことが薬効の評価，安全性と有効性の高い薬の使用のために必要である．すなわち，*in vitro* で得られた薬効発現濃度との関連を比較検討しておくことが重要である．ヒトや実験動物で作用部位の薬物濃度が直接測定できない場合には血中薬物の蛋白質と結合していない非結合形濃度から推定する．

薬の反復投与により薬物代謝酵素が誘導され薬の代謝が亢進し，作用が減弱することがある．これらの場合，作用部位の薬物感受性が変化していないので，“見かけ上の耐性”が発現したことになる（☞ 24 頁）．誘導された酵素による他の薬の代謝も亢進されるので，“見かけ上の交叉（差）耐性”も起こる．

また，薬の反復投与により MDR1（P 糖蛋白質）などの薬のトランスポーターが誘導されると，一度入った薬が排出され作用部位の薬物濃度が減少する．腫瘍細胞では MDR1 などが誘導され薬物の排出が増加して，薬物抵抗性の原因になる．静注された抗体などは血中に長くとどまり，血球や血管内皮の標的分子に強い作用を示すので注意が必要である．

3

薬の生体内動態

薬理学の研究，特に薬の作用機序を明らかにする研究あるいは固有薬理活性の強さの評価においては *in vitro* 系で行われることが多いが，*in vivo* 系においては，投与された薬が作用部位にどの程度の濃度で存在するかが重要となる．それゆえ，薬の代謝を含めての薬の生体内動態を正しく把握しておくことは薬の薬効評価や，医薬品の開発，安全性が高くかつ有効性の高い薬の使用法の開発・実施のために欠くことができない科学である．

薬の吸収

薬が作用を現すためにはまず作用部位に到達せねばならない．作用部位へ到達させるための最も簡単で迅速な方法は静脈内注射であり，ほとんどの薬は生体の状態で影響されずに再現性よく確実に作用部位に到達して薬効を発現する．皮下，筋肉内に投与された薬はリンパまたは血液を通じて吸収されるが，一般にその吸収はかなり遅い．動物実験では腹腔内に投与することが多いが，腸間膜で吸収され門脈系を経て全身循環系に移行するので肝臓で代謝を受ける．また，小動物では脳への移行の悪い薬は脳実質内へ直接投与することもある．本項では最も広く使用されており，種々の問題を含む消化管からの薬の吸収を中心に述べる．

■ 薬の消化管吸収

摂取された錠剤やカプセル剤は吸収される前に消化管内で**崩壊**(disintegration)され，薬の結晶が放出され，結晶は消化管液により**溶解**(dissolution)されねばならない．消化管における薬の吸収は主として小腸で行われるが，胃および大腸でもある程度の吸収は行われる．胃内容は強い酸性であり，酸性の薬は吸収されやすいが，塩基性の薬は吸収されない．胃と小腸の粘膜層の表面積の差から，酸性の薬でも胃から吸収される絶対量は少なく，投与された薬の胃から小腸への移行速度が薬の吸収に重要な役割を演じている．

脂溶性薬物の受動拡散——**外来性**(exogenous)**化合物**または**生体異物**(xenobiotics)の生体膜通過機構は，主に脂質層を受動的に通過する受動拡散(passive difussion)である．分子量が 50～100 というきわめて小さい薬は細胞膜小孔を通過できるが，医薬品としてはきわめて少ない．消化管では，一定の脂溶性をもつ化合物のみが吸収され，強い極性基(第四級アンモニウム基，硫酸基)をもつ薬の吸収はきわめて悪い．弱い極性基(アミノ基，水酸基，フェノール性水酸基，カルボン酸基)を二つ以上もつ薬の吸収もあまりよくない．非解離形の薬のみ細胞膜を通過できるので，pK_a の大きな塩基性薬物や pK_a の小さい酸性薬物の消化管吸収はよくない．この pK_a と溶液の pH との関係は，**Henderson-Hasselbalch の式**により表される．

酸性化合物の場合：　$pK_a = pH + \log$ (非解離形の酸/解離形の酸)

塩基性化合物の場合：$pK_a = pH + \log$ (解離形の塩基/非解離形の塩基)

これらの式からその溶液の pH がわかれば，溶けている薬の pK_a から解離と非解離のものとの比率を知ることができる．

薬物トランスポーター：酸性または塩基性のある種の薬は脂溶性が低いにもかかわらず，消化管から吸収されるものもある．この種の薬の中には生体にとって必要な物質を吸収するためのトランスポーターにより吸収されるものもある(☞ 26 頁)．

■ 薬の小腸内への移行速度—胃内容排出速度(☞ 644 頁)

胃に入った食物などは一定時間後には幽門から小腸に移行する．この速度を**胃内容排出速度**(gastric emptying rate, GER)といい，食事の種類や生体の種々の条件により著しい変化を受けるので，それに伴い薬の吸収も著しい影響を受ける．食物の存在，胃内 pH の上昇，浸透圧の上昇，副交感神経系の機能低下，抗コリン作用薬，**GLP-1**(glucagon-like peptide-1)，アルミニウム製剤，モルヒネ様麻薬などによりGER が著しく遅くなると，薬の吸収が遅れ，薬の血中濃度曲線が変化し，薬の毒性や薬効が減弱することが多い．小動物での毒性試験などでは夜間絶食後，経口投与するのは吸収のバラツキを減じ吸収量を増加させるためである．

薬の生体内分布

血中に入った薬が作用を現すためには，作用部位である臓器へ到達せねばならない．理想的な薬とは作用部位のみに特異的に分布するものということになる．抗悪性腫瘍薬は，腫瘍組織のみに特異的に分布し，副作用が起こる消化管粘膜や造血臓器などへほとんど分布しなければ理想的であるが，そのようなものは未だ開発されていない．気管支作用薬であるから気管支へよく分布するとか，心臓作用薬であるから心臓へよく分布するということはない．薬の臓器内分布を支配している組織側の因子についてはほとんどわかっていないが，ある種の臓器には薬物トランスポーターが発現しており，薬の分布に関係している(☞ 28 頁)．

■ 薬の血管内から組織への移行

分子量が 1,000～1,500 以下のものは水溶性の薬でも一部の臓器を除いては血管内皮に存在する膜間小孔(小窓構造，fenestra)を通って容易に組織へ移行する．しかし，多くの薬は血中では血漿蛋白に結合しており，組織への移行は遊離形の薬のみが可能である．薬の血漿蛋白との結合率が薬の組織内移行に大きな影響を及ぼしている．腎臓からの薬の排泄でも遊離形のもののみが腎糸球体から濾過される．静注された抗体薬なども血管外への移行はきわめて遅く少ない．

組織では生体高分子などの成分との結合の程度が薬の組織分布に影響する．塩基性薬物は肺に比較的高濃度に分布するものが多いが，これは塩基性薬物と肺胞の酸性高分子，肺表面活性物質や酸性リン脂質などと結合するためである．ある組織に強く結合して容易に解離しない薬は血漿中濃度が減少しても組織内に長くとどまる．一般に血流量の大きな臓器では血漿中の薬と組織内の薬との間で速やかな平衡関係が成立するが，血流量の小さい臓器では薬の移行に多少の時間がかかり平衡に達するのが遅れる．

薬の蛋白結合と分布容積

血管内に入った薬の多くは血漿アルブミンと結合する．塩基性の薬には α_1 酸性糖蛋白質と強く結合するものもある．その本態はイオン結合，疎水結合，水素結合などの物理化学的な結合で，可逆的であり，結合と解離に要する時間はおよそ 0.02 秒とされている．血漿中の薬の蛋白結合形と遊離形の比率は薬により，ほとんど結合していないものから 99.9% に近いものもある．蛋白結合率の高い薬はほとんどが血漿中に存在し，**分布容積**(volume of distribution, Vd)はきわめて小さい．血漿蛋白への結合率の低い薬の分布容積は一般に大きい．一方，抗体薬などは細胞内への移行も少ないので，小さい分布容積を示す．脂溶性の高い薬は組織移行性が高い(特に脂肪組織などに次第に蓄積する)ので分布容積が大きくなる．分布容積が 1 L/kg ということは血漿と組織にほぼ同濃度分布していることになる．

薬の蛋白結合に影響する諸因子

薬の投与量：血漿アルブミンおよび α_1 酸性糖蛋白質と薬の結合量は血漿蛋白の濃度，結合部位の数および結合親和定数によって決まり，通常は薬の血漿中濃度の増加に伴い結合量が増加するが，一定量以上になると飽和という現象が起こる．血中に遊離形が急速に増加すると，薬の組織への移行率が増加し薬効が増強し，毒性や副作用の発現につながる．しかし，これらの現象は蛋白結合率が高く，投与量の多い一部の薬にのみ認められる．

血漿アルブミン量の減少：肝疾患(特に肝硬変症)，ネフローゼ，低栄養，大手術後などで血漿アルブミンが減少すると薬の遊離形/蛋白結合形の比が増加する．この傾向は，血漿アルブミンの濃度が 3.5 g/dL 以下に低下する肝硬変症などにしばしば認められ，薬効の増強や副作用発現の原因となる．

α_1 酸性糖蛋白質の増加：α_1 酸性糖蛋白質(α_1-AG)は種々の炎症性疾患，外傷や手術などのストレスにより著しく増加するので，α_1 酸性糖蛋白質と結合しやすい塩基性の薬の非結合形の濃度が減少する．

血漿アルブミンの結合親和性の減少：肝疾患時における血漿ビリルビンの増加や尿毒症時の未知物質，腎疾患，心不全あるいは交感神経系の緊張時における遊離脂肪酸などの増加により，血漿アルブミンの結合親和性が減少し，遊離形の薬の濃度が増加する．例えば，アドレナリンや運動負荷により血漿遊離脂肪酸が増加すると遊離形のワルファリンが増加し，その抗凝血作用が増強される．食後にも血漿遊離脂肪酸が増加するので，薬の遊離形が増加する傾向が認められる．

他の薬の併用：併用薬のうち，蛋白結合のきわめて強いものがあるとアルブミンの結合部位での競り合いが起こり，その結果遊離形の比率が増加し，**薬物相互作用**(drug interaction, ☞ 642 頁)の原因となる．

臓器バリアー

多くの組織・臓器ではほとんどの薬は速やかに移行するが，三つの重要な臓器には関門(barrier)が存在し，薬や異物などの移行を妨げている．

血液脳関門 Blood-brain barrier：静注された酸性色素により脳が染色されないことから，血液から脳への移行には関門が存在すると考えられ，血液脳関門と名付けられた．脳へは脂溶性の高い薬のみしか移行しないのが特徴であり，水溶性(極性)の薬は脳内へはほとんど移行しない．このような血液脳関門の機能の実体は，脳の毛細血管壁の内皮細胞の特性に基因する．この内皮細胞は他の組織の毛細血管内皮細胞のように点接合(spot-welding)ではなく密着接合(tight junction)を作る．その周囲を周細胞(pericyte)およびアストロサイトの足突起が取り囲み，血液脳関門機能の発現と維持に重要な役割を担っている．脳血管内皮に **P-gp**(**P 糖蛋白質**)(**MDR1**, multidrug resistance)および **MRP4**(multidrug resistance-associated protein)が発現しており，一度取り込まれた薬を再び血中へ排出する機構が存在する(**図 I-10**)．血液脳関門

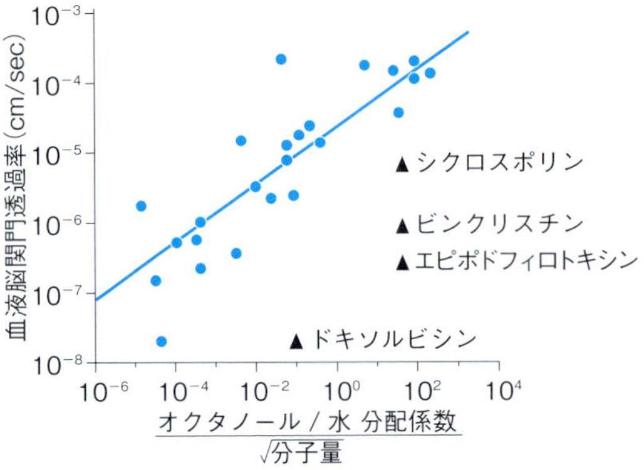

図 I-10 薬の脂溶性，分子量と血液脳関門透過性の相関(玉井，1996)
薬の血液脳関門透過性はその脂溶性の増加に伴い増加するが，P-gp や MRP の基質となる抗悪性腫瘍薬ドキソルビシンやビンクリスチンさらに免疫抑制薬シクロスポリンなどはその脂溶性の割に血液脳関門の透過性が悪い．P-gp または MRP 欠損マウスではこれらの薬の脳内移行が正常マウスに比べて著しく増加する．
▲は受動拡散に従わず脳内移行の低い薬．

のおかげで，成人では神経毒であるビリルビンの血漿中濃度が上昇しても，ほとんど問題とならないが，この関門がいまだ形成されていない新生児では容易に神経細胞の核黄疸を起こす．血液脳関門は生後急速に形成され，6カ月後にほぼ完成する．

血液脳脊髄液関門 Blood-cerebrospinal fluid barrier：髄液内に投与された薬は比較的容易に脳内へ入るが，血液からの髄液中への移行は容易ではなく，高い脂溶性が要求されるので，脳脈絡叢の上皮細胞が関門として作用する．

血液胎盤関門 Blood-placenta barrier：胎盤には血管内皮とトロホブラストからなる血液胎盤関門があり薬の通過が阻止されるが，血液脳関門のような厳しい関門ではなく，消化管から吸収される程度の脂溶性をもつ薬はほとんど胎盤を通過する．しかし，水溶性のものはその極性の度合により通過が悪い．胎盤には MDR および MRP が発現しており，さらに ABC トランスポーターファミリーの **ABCP**(ABC placenta, BCRP)が発現して，薬の母体側への排泄に関与している．胎児の血漿薬物濃度は母親に比べて一般的に低く，かつそのピークに達する時間が 30～60 分くらい遅れることが多い．

血液精巣関門 Blood-testis barrier：血液精巣関門として精細管壁と Sertoli cell junction の存在が明らかにされている．関門の厳しさとしては血液脳関門と血液胎盤関門の中間で，中程度の脂溶性が要求され，極性の高いものは通過しがたい．炎症時にはこれらの関門は破綻をきたすので，水溶性の高い抗生物質などでも十分に移行するようになる．MDR と MRP の発現が報告されている．

薬の代謝

生体に入った水溶性の高い薬は，そのままの構造(未変化体)で尿中などに排泄されるが，脂溶性の薬では腎の糸球体で濾過された後，尿細管で再吸収されるので体外へ排泄されにくい．脂溶性の薬は，肝臓や他の臓器により代謝を受けて水溶性の構造となり体外に排泄される．薬が生体内で代謝を受けると化学構造が変化し，①水溶性の増加，②薬理活性の減弱または消失が起こる．薬理活性の発現や増強が起こることもあり，代謝物が薬効に関与している場合もある．薬の消化管吸収の増加や胃障害を軽減させるために，生体内で目的とする化合物が生成されるように構造を変えた薬を**プロドラッグ**(prodrug)あるいは masked compound と呼ぶ．

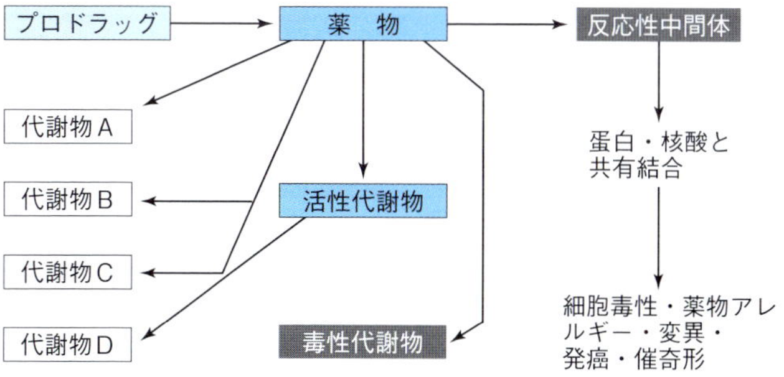

図 I-11 薬の代謝と薬効・毒性の関係
代謝物 A～D はいずれも不活性.

代謝により薬の毒性が減弱したり消失したりするが，不安定な反応性中間体(reactive intermediate)が生成され，生体高分子，蛋白質や核酸と共有結合体を作り，細胞毒性，薬物アレルギー，催奇形性，遺伝毒性，発癌性の原因となることもある(**図 I-11**，☞ 660 頁).

■ 薬の代謝型式と酵素

薬の代謝は体内のほとんどの組織で行われるが，主要な代謝部位は，活性の強さと臓器の大きさから肝臓である．脂溶性の薬の代謝に特に重要な役割を演じているのが，ミクロソームに局在する**薬物代謝酵素**(drug-metabolizing enzymes)，一群のモノオキシゲナーゼである．反応機構は NADPH-チトクロム P450 還元酵素より還元されたチトクロム P450 により，活性化された酸素原子が薬の分子内に入る酸化反応と，還元型チトクロム P450 の低い酸化還元電位による薬の還元反応である．チトクロム P450(CYP)による酸化反応により生成された(第 1 相反応)代謝物はグルクロン酸抱合，硫酸抱合，グルタチオン抱合，アセチル抱合，アミノ酸抱合などにより(第 2 相反応)水溶性の代謝物となり，尿中や胆汁中へ排泄されやすくなる．

CYP は分子量が約 4.5 万のヘム蛋白質であり，数多くの分子種が存在し(ヒトでは薬物代謝に関するものは約 20 種)，基質特異性が低く約 20 種の酵素で 100 万以上の脂溶性の化合物を代謝することが可能である(**表 I-1**)．臨床で用いられている薬の約 3/4 は CYP により代謝され，次いで UDP グルクロン酸転移酵素が重要である(約 12%)．この基質特異性が低く，酵素誘導を受けやすいことが**薬物相互作用**(☞ 642 頁)の原因となる．また，CYP には遺伝子多型が多く，ヒトの薬物代謝の個人差の原因となっている(☞ 635 頁)．種々の薬物毒性の原因となる反応性中間体は主として CYP による反応により生成される．従来，解毒反応と考えられていたアセチル抱合や硫酸抱合によっても反応性中間体(R-*N*-*O*-アセチルまたは-*O*-硫酸)が生成されることもある．

表 I-1 チトクロム P450(CYP)の特徴

①	小胞体(ミクロソーム)に局在し，肝臓の活性が特に強く，他の臓器の活性は 1/5～1/30 くらいである．
②	分子多様性で多数の分子種，また多くの遺伝子多型が存在する．
③	脂溶性の薬のみしか酸化しない．
④	基質特異性が低く，一つの分子種で多くの薬を代謝し，同じ薬の一つの代謝経路にも多くの CYP が関与するので，他の薬物や化学物質により活性が阻害されやすい．
⑤	多くの化学物質により独特な CYP が誘導を受ける．

表 I-2　薬の主な代謝型式

	反応	酵素	代謝型式
酸化	アルキル側鎖の水酸化反応	CYP	$\mathbf{R}-CH_2-CH_2-CH_3 \rightarrow \mathbf{R}-CH_2-\underset{OH}{\underset{\mid}{CH}}-CH_3$
	芳香環の水酸化反応	CYP	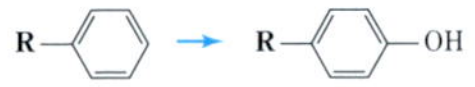
	O–脱アルキル反応	CYP	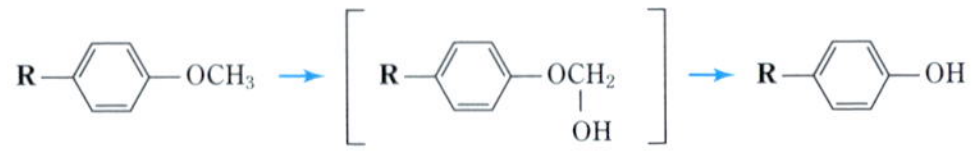
	S–脱アルキル反応	CYP	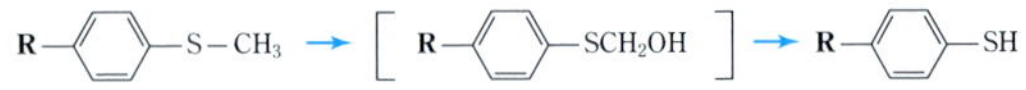
	N–脱アルキル反応	CYP	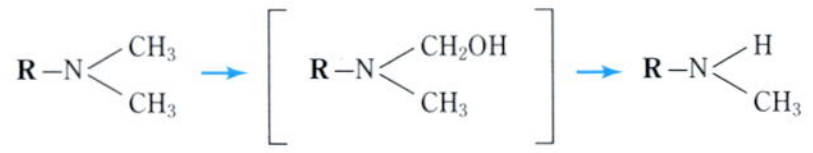
	N–酸化反応	CYP	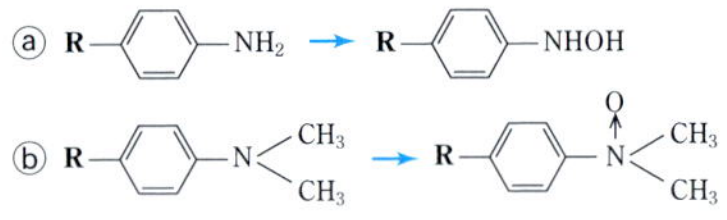
	S–酸化反応	CYP FMO	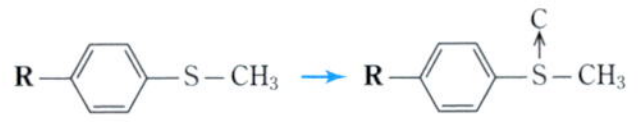
	エポキシド反応	CYP	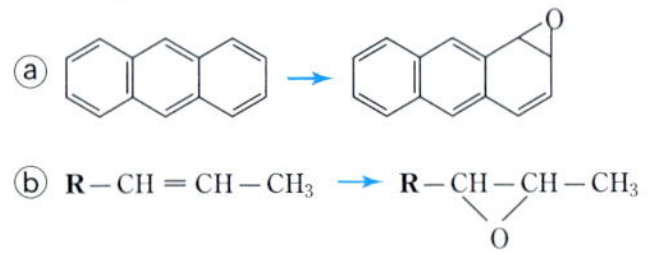
	アルコールの酸化	ADH	$CH_3CH_2OH \rightarrow CH_3CHO$
	アルデヒドの酸化	ALDH	$CH_3CHO \rightarrow CH_3COOH$
還元	ニトロ基還元	CYP	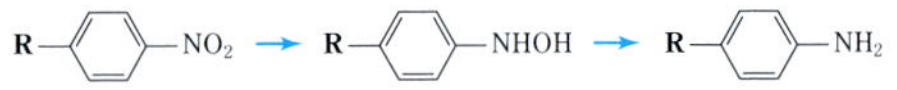
	アゾ基還元	NADPH– CYP 還元酵素	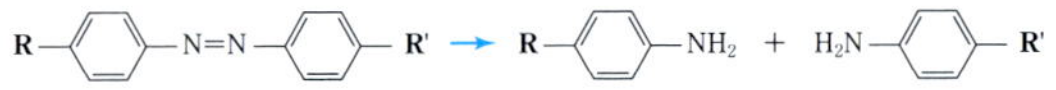
	還元的脱ハロゲン反応	CYP	$CCl_4 \rightarrow \dot{C}Cl_3 + Cl^- \rightarrow CHCl_3$
	カルボニル還元反応	カルボニル 還元酵素	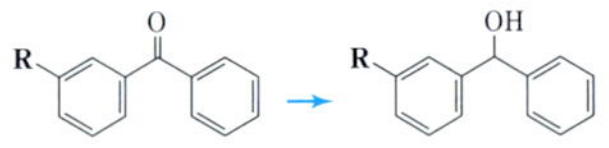
	N–オキシド還元反応	CYP	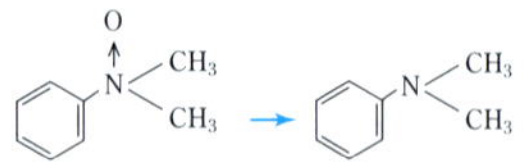
加水分解	エステル加水分解	エステラーゼ	$\mathbf{R}-\underset{\underset{O}{\|}}{C}O-\mathbf{R'} \rightarrow \mathbf{R}-COOH + \mathbf{R'}-OH$
	酸アミド加水分解	酸アミラーゼ	$\mathbf{R}-\underset{\underset{O}{\|}}{C}-NH-\mathbf{R'} \rightarrow \mathbf{R}-COOH + \mathbf{R'}NH_2$
	エポキシド加水分解	エポキシドヒドロラーゼ	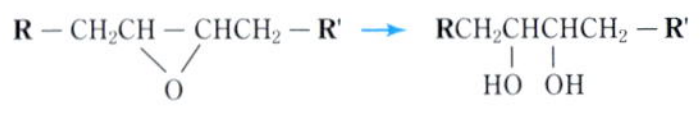

	反応	酵素	代謝型式
抱合	グルクロン酸抱合	UDP グルクロン酸転移酵素（UGT）	
	エーテル型		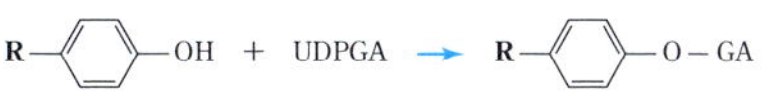
	エステル型		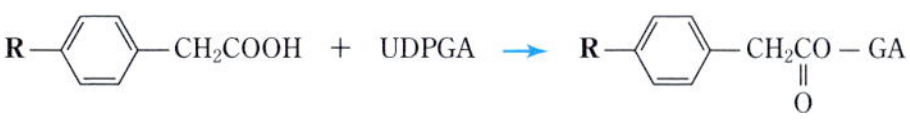
	アミン型		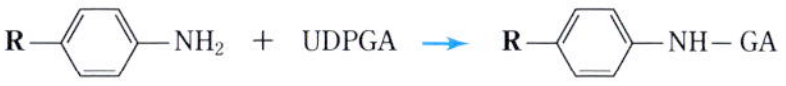
	硫酸抱合	硫酸転移酵素	ⓐ 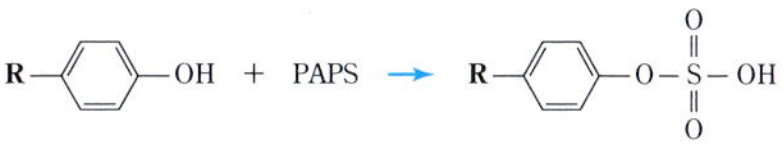
			ⓑ 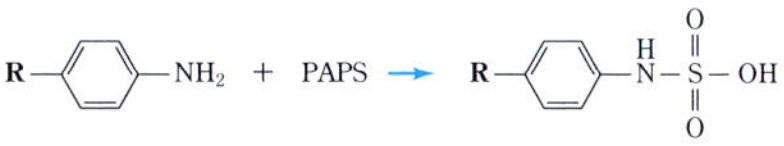
	アセチル抱合	アセチル基転移酵素	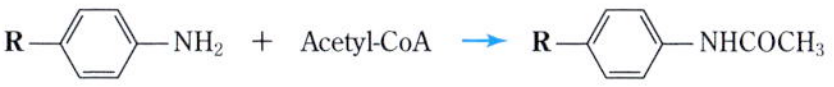
	グリシン抱合	グリシン転移酵素	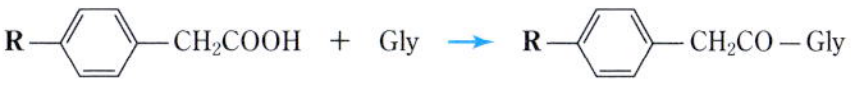
	グルタミン抱合	グルタミン転移酵素	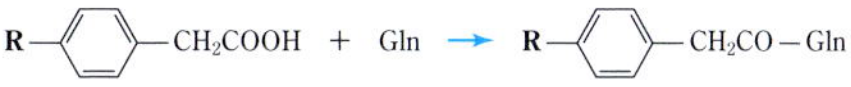
	グルタチオン抱合	グルタチオン *S*-転移酵素（GST）	① CH_3I ＋ GSH → CH_3SG ＋ HI ② $\mathbf{R}CH_2NO_2$ ＋ GSH → $\mathbf{R}CH_2SG$ ＋ HNO_2 ③ $\mathbf{R}CH_2ONO_2$ ＋ GSH → $\mathbf{R}CH_2OH$ ＋ HNO_2 ＋ GSSG $\mathbf{R}SCN$ ＋ GSH → $\mathbf{R}SSG$ ＋ HCN ④ 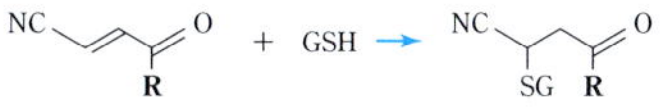 ⑤ 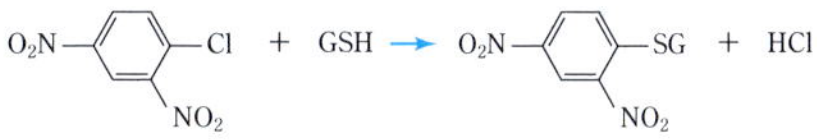
	メチル抱合		
	O-メチル化	*O*-メチル基転移酵素	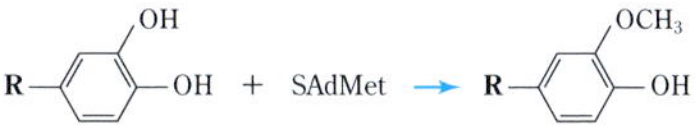
	S-メチル化	*S*-メチル基転移酵素	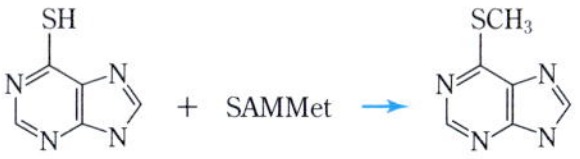

CYP：チトクロム P450，FMO：フラビン含有モノオキシゲナーゼ，ADH：アルコールデヒドロゲナーゼ，ALDH：アルデヒドデヒドロゲナーゼ，UDPGA：ウリジン二リン酸-α-グルクロニド，PAPS：3′-ホスホアデノシン-5′-ホスホ硫酸，Gly：グリシル CoA，Gln：グルタミル CoA，SAdMet：*S*-アデノシルメチオニン，GSH：還元型グルタチオン

CYP の命名法：薬物の代謝に関与するのは CYP1 から CYP3 群で，さらに A，B，C，D などに分類され，さらに発見の順に従い動物種にかかわらず，番号が付けられる．例えば，ヒトの主な CYP は CYP1A1，CYP1A2，CYP3A4，CYP2B6，CYP2C8，CYP2C9，CYP2C19，CYP2D6，CYP2E1 のように命名され，おのおのが特殊な基質の代謝に関与している．さらに遺伝子多型については CYP2D6*4，CYP2D6*10，CYP2C9*3 などと命名されている．

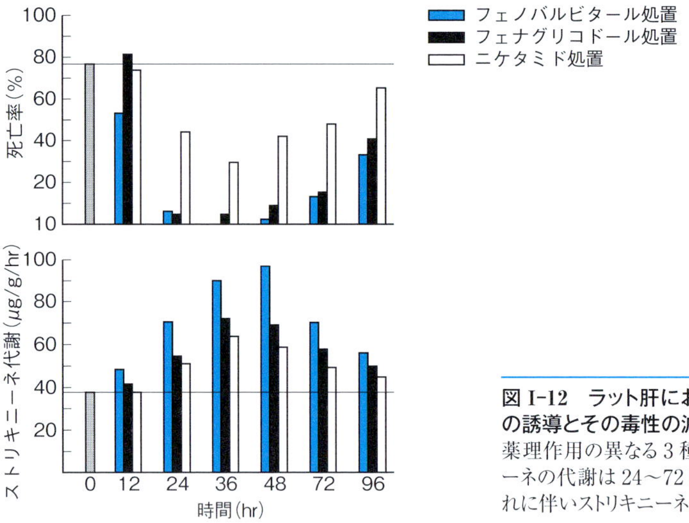

図 I-12　ラット肝におけるストリキニーネ代謝酵素の誘導とその毒性の減少(Kato et al, 1962)
薬理作用の異なる 3 種の薬を投与しておくとストリキニーネの代謝は 24〜72 時間にわたり亢進し(下図)，それに伴いストリキニーネの毒性(死亡率)が減少する．

薬物代謝酵素の誘導

ある種の薬を投与しておくと 36〜72 時間後に種々の薬の代謝が亢進し，それら薬の効力や毒性が著しく減少することが見いだされ，薬物代謝酵素の誘導という概念が確立された(**図 I-12**)．脂溶性の高い薬を投与すると肝小胞体のチトクロム P450 が誘導され，薬の代謝が亢進する．グルクロン酸抱合，グルタチオン抱合などもある種の薬により誘導される．これらが，薬を連続的に用いると次第に投与薬および他の薬の効力が低下すること(耐性および交差耐性)の原因の一つになっている．肝ミクロソームの薬物代謝酵素の活性は，種々の非生理的または病的状態下，食事の内容などによっても変動し，薬の効力や毒性に著しい変化を及ぼしている(☞ 647 頁)．

薬物代謝酵素の誘導機構：酵素誘導を起こす薬は細胞質に存在する受容体に直接結合するか，間接的に作用し，受容体を核内へ移行させる．核内に移行した受容体は標的となる薬物代謝酵素遺伝子の発現制御領域に結合し，転写を促進する．CYP の分子種あるいは誘導薬により受容体が異なり，CYP1A は **AhR**(arylhydrocarbon receptor)，CYP2B は CAR(constitutive androstane receptor)，CYP3A は **PXR**(pregnane X receptor)を介して誘導される．また，グルタチオン *S*-転移酵素や UDP グルクロン酸転移酵素も AhR を介して誘導される．MDR，MRP などのトランスポーターも CYP3A を誘導する多くの薬により PXR を介して誘導される．

薬の排泄

体内に入った薬は適当な時間後にそのままの構造で排泄されるか，または代謝されて水溶性の構造に変化した後に排泄される．その主な排泄経路は尿中であり，一部は糞中へ主として胆汁からの排泄の他に，唾液・胃液(特に塩基性薬物)，腸液を通じて排泄される．一方，エーテルやハロタンのような揮発性の高いものは主として呼気から排泄されるが，多くの薬については，ごく一部が呼気から排泄されるにすぎない．多くの薬は少量ではあるが母乳中にも排泄されるので，授乳中の母親は注意すべきである．

■ 薬の尿中排泄（図 I-13）

糸球体濾過：腎糸球体において，血清成分の分子量が 5,000 以下のものはすべて濾過され，尿細管へ移行するが，血漿アルブミンと結合している薬は濾過されない．このことが，蛋白結合の強い薬がなかなか尿中に排泄されず半減期が長くなる主な原因である．血漿蛋白との結合率の高い薬では，結合率がわずかに変化しても，その糸球体濾過量に大きな影響を与える．血漿蛋白と 99% が結合している薬が，低蛋白症などでその結合が 98% に低下すると，非結合形の薬の糸球体濾過量は 2 倍にも増加する．腎から排泄されやすい薬は，一般にその糸球体濾過量は糸球体血流量に比例し，糸球体血流量を増加すると薬の尿中排泄も増加する．

尿細管分泌：比較的極性の高い酸性および塩基性の薬は，腎尿細管分泌機構によって血漿中から尿細管内へ排泄される．本来は体内の酸性物質の排泄のために存在しているこの機構は能動輸送で，有機アニオントランスポーター（OAT ☞**表 I-3** 27 頁）による．有機アニオン薬物間では尿細管分泌に関して拮抗的な阻害が起こり，薬物相互作用の原因となる．一方，有機塩基の能動輸送にはアニオン輸送とは別のトランスポーター（OCT）が関与し，互いに他の有機塩基の排泄を阻害する．最近，MATE による多くの塩基性薬の分泌が重要視されている（☞ 29 頁）．また，一部の薬（ジゴキシンなど）は MDR を介して分泌される．これら尿細管の能動分泌機構を利用して腎機能検査に用いられているのが，馬尿酸排泄試験やフェノールスルホンフタレイン排泄試験（PSP 試験）である．

尿細管再吸収：糸球体濾過あるいは尿細管分泌により尿細管へ排泄された薬は，再び尿細管で吸収される．尿細管における再吸収は細胞膜を通る受動性輸送であるので，脂溶性の高い薬の再吸収はよいが，極性の高い薬ほど再吸収されにくい．その結果，脂溶性の高い薬はほとんど尿中へ排泄されない．また，非解離形分子のみが再吸収されるので，塩基性の薬では尿細管尿の pH の上昇により再吸収は増加し，pH の低下により再吸収は減少し，酸性の薬については，正反対の結果となる．しかし，一部の薬は OCTN，OAT などのトランスポーターにより再吸収され，またペプチド構造をもつ水溶性の薬はジペプチドトランスポーターにより再吸収される．

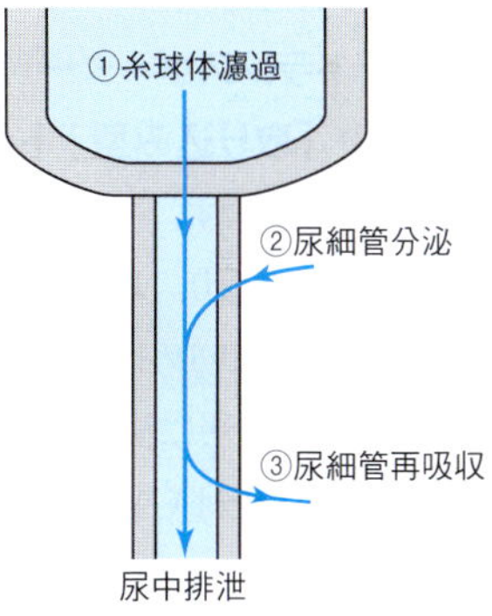

図 I-13　ネフロンにおける薬の挙動
ネフロンにおける薬の挙動は以下の(a)～(d)の 4 種類に分類される．
(a)　糸球体濾過①のみしかみられないもの
(b)　①と尿細管分泌②が起こるもの
(c)　①と尿細管再吸収 ③が起こるもの
(d)　①と ②と ③のすべてが認められるもの
極性の高い薬では(b)が最も多く，脂溶性の高い薬では(c)が最も多い．(a)に属するものは少なく，極性の中程度のものには(d)が認められる．

■ 薬の胆汁中排泄

胆汁中へ排泄されるための条件：血漿中に存在する薬が胆汁中へ排泄されるためには，①ある程度の極性と脂溶性をもつこと，②ヒトでは一定以上の分子量 500～1,000（おそらくは分子サイズ）をもつこと，が必要とされている．脂溶性の薬はまず肝ミクロソームの薬物代謝酵素により水酸化され，次いでグルクロン酸抱合または硫酸抱合を受けて，適当な極性をもち分子量が大きくなった代謝物として胆汁中へ排泄されることが多い．胆汁中排泄に関してはMDR，**MRP2**や**BCRP**（☞ 29 頁）などのトランスポーターの関与が明らかにされている．

腸肝循環：胆汁中へ排泄された抱合体は腸管内で化学的または酵素的に切れて吸収されやすい形になり**腸肝循環**（enterohepatic circulation）を繰り返すことがある．例えば，酸性抗炎症薬インドメタシンは不安定なエステル型グルクロン酸抱合体として小腸内に排泄されるが，アルカリ性に不安定なので加水分解され，もとのインドメタシンになり再吸収される．また，多くのエーテル型グルクロン酸抱合体や硫酸抱合体なども大腸に至り腸内細菌により加水分解され再吸収される．

薬物トランスポーター

脂溶性の低分子薬は，脂質分配により単純拡散で膜を通過するが，水溶性あるいは脂溶性の低い薬の膜輸送にはトランスポーターを必要とする．小腸より吸収された薬は門脈を通り肝細胞に達し，その一部はCYPによって代謝を受け，抱合酵素によって抱合体が産生される．代謝された薬物は肝細胞の管腔側膜のトランスポーターによって胆汁中排泄へ，血管側膜のトランスポーターによって血中へ排出され，尿中排泄へと振り分けられる．静注された薬や門脈から体循環に入った薬や代謝物に対して脳，生殖器などではトランスポーターがバリアーを形成している．しかし，これら薬物やその代謝物に特異的なトランスポーターが元来生体に存在していたのではなく，生理活性物質の膜輸送に関与するトランスポーターが進化の過程で遺伝子変異により多様な薬物を認識するようになった．

トランスポーターはそのメカニズムにより大きく**一次性能動輸送系**と**二次性能動輸送系**に分類される（**表Ⅰ-3**）．一次性能動輸送系はATPの加水分解によって生じるエネルギーを直接的に利用して物質を輸送する．二次性能動輸送系は膜電位やイオン勾配を駆動力として物質を輸送するもので，ATPの加水分解によって生じるエネルギーを間接的に利用する．大局的には細胞外へ薬物を排出する**「排出型」トランスポーター**（**ABC, ATP-binding cassette** 分類）は一次性能動輸送を示し，細胞内への**「取り込み型」トランスポーター**（**SLC, solute carrier superfamily** 分類）は二次性能動輸送を示す．後者は12回膜貫通型であり，前者は12回膜貫通型を中心に6回，17回膜貫通型からなり，取り込みと排出の両作用を示すものもある．

トランスポーターの命名法は初めは発見者による固有な命名が用いられた．最近は遺伝子名によるABCおよびSLCの命名法に統一されたが，慣習的な命名を用いていることも多い．

薬物トランスポーターの特徴はCYP以上に基質特異性が低く，一つのトランスポーターがかなり多彩な薬物を輸送するとともに，一つの薬物が多くのトランスポーターにより輸送される．

薬物トランスポーターを考えるうえで重要なことは，細胞膜上の局在性である．その主要な臓器における発現を**図Ⅰ-14**に示す．一般に薬物トランスポーターの細胞膜発現には極性が認められ

表 I-3 主な薬物トランスポーター

分 類	名 前	遺伝子名	関与薬物
多薬排出トランスポーター（ABC トランスポーター）	MDR1（P-gp）	ABCB1	ビンカアルカロイド，アントラサイクリン系抗悪性腫瘍薬，シクロスポリン，タクロリムス，ジゴキシン，ベラパミルなど
	MRP2（cMOAT）	ABCC2	グルクロン酸抱合体，硫酸抱合体，グルタチオン抱合体，プラバスタチン，テモカプリル
	MRP3	ABCC3	グルクロン酸抱合体，タウロコール酸，グリココール酸
	BSEP	ABCB11	胆汁酸
	BCRP（ABCP）	ABCG2	メトトレキサート，ミトキサントレン，SN-38
有機アニオントランスポーター	OAT1〜4	SLC22A6〜9	β-ラクタム系抗生物質，メトトレキサート，NSAIDs，利尿薬，抗ウイルス薬
	OATP1B1（LST-1）（OATP-C）（OATP2）	SLCO1B1	グレパフロキサシン，メトトレキサート，プロスタグランジン，プラバスタチン，抱合型ビリルビン，フェキソフェナジン，アトルバスタチン
	OATP1B3（OATP8）	SLCO1B3	フェキソフェナジン
	OATP2B1（OATP-B）	SLCO2B1	プラバスタチン
	MCT1	SLC16A1	ニコチン酸，安息香酸，パラアミノ馬尿酸，セファニジル，アトルバスタチン
有機カチオントランスポーター	OCT1, 3	SLC22A1, 3	アザセトロン，プロカインアミド，カルニチン，ニコチンアミド
	OCTN1, 2	SLC22A4, 5	カルニチン，キニジン
ペプチドトランスポーター	PEPT1, 2	SLC15A1, 2	ジペプチド，トリペプチド，β-ラクタム系抗生物質，ACE 阻害薬
アミノ酸トランスポーター	LAT1	SLC7A5	中性アミノ酸，L-DOPA，α-メチルドパ，メルファラン
ヌクレオシドトランスポーター	ENT1, 2 CNT1, 2	SLC29 SLC28	フルオロウラシル，ゲムシタビンなどの核酸誘導体薬
多薬毒物排出トランスポーター	MATE1 MATE2-K	SLC47A1 SLC47A2	多くの薬毒物の尿細管排泄

MDR : multi-drug resistant protein, MRP : MDR-related protein, cMOAT : canalicular multispecific organic anion transporter, BSEP : bile salt export pump, BCRP : breast cancer resistant protein, OAT : organic anion transporter, OATP : organic anion transporting polypeptide, LST : liver specific transporter, MCT : monocarboxylate transporter, OCT : organic cation transporter, OCTN : organic cation transporter（両性）, PEPT : peptide transporter, LAT : L-type amino acid transporter, ENT : equilibrative nucleotide transporter, CNT : concentrative nucleoside transporter, ABC : ATP-binding cassette, SLC : solute carrier superfamily, MATE : multidrug and toxic compound extrusion

る．例えば，プラバスタチンは血中からの肝細胞内への取り込みは類洞側に局在する OATP1B1 により取り込まれ，胆汁中への排泄は毛細胆管側に局在する MRP2 により行われる．

多薬排出トランスポーター（ABC トランスポーター）

外界からの異物の侵入を防ぐためにほとんどの生物がもつ，ATP 加水分解エネルギーを利用するトランスポーター，**MDR1**（multidrug resistance）は癌細胞が多様な抗悪性腫瘍薬に対して同時に耐性を獲得する多薬耐性に関与する分子として見いだされた．1 分子中に 2 カ所の ATP 結合部位（ATP binding cassette）があることから ABC トランスポーターと呼ばれる．小腸では水溶性の栄養素は固有なトランスポーターによって吸収されるが，脂溶性物質は単純拡散で膜を通過し，有害物質も小腸上皮から吸収される．生体は有害物質の吸収を防ぐため小腸上皮に MDR ファミリーや BCRP を用意している．ヒトでは小腸上皮に CYP3A4 がかなり発現されており，代謝から免れた薬物が再び小腸管腔に排泄され，再吸収-代謝-再排出という循環を繰り返すことにより代謝効率を上げている．かつ，両者は同じ薬物により誘導を受けて活性が増大する．

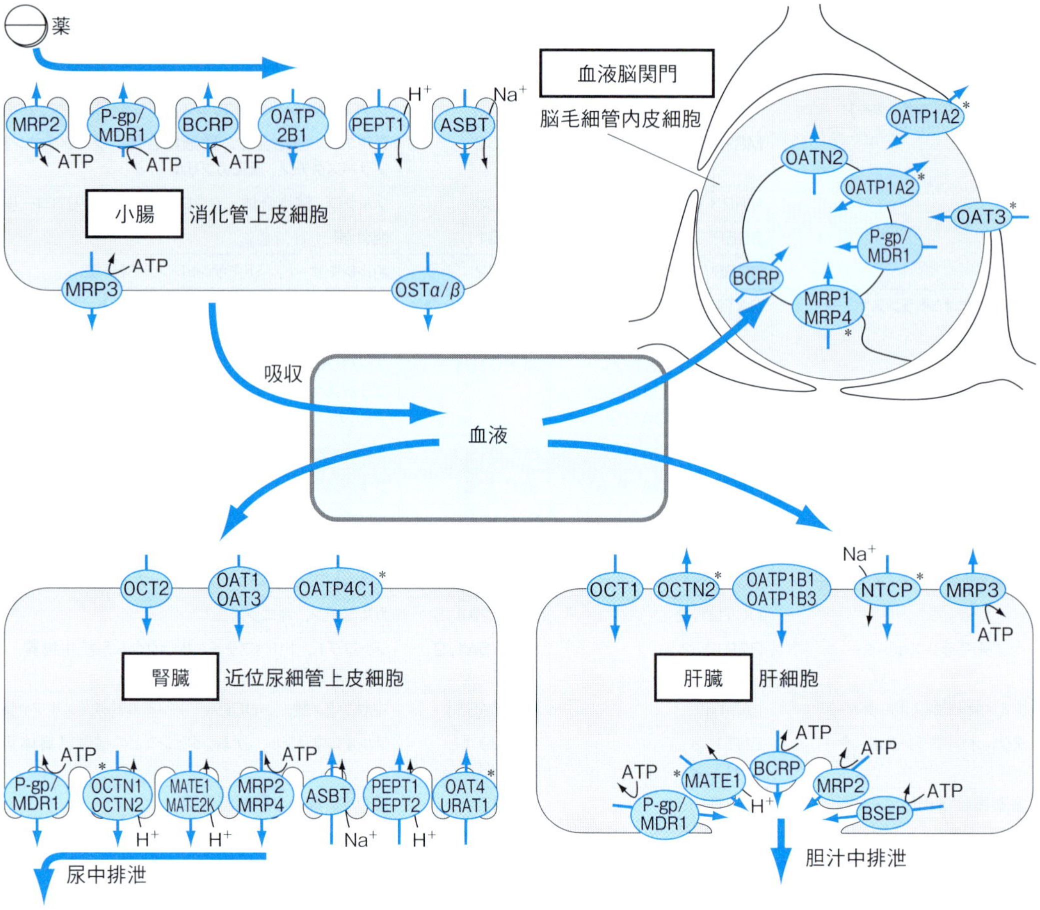

図 I-14　小腸，肝，腎，脳に発現している主な薬物トランスポーター（楠原洋之原図，2008）
* 重要であると考えられているが，ヒトにおけるデータが不足している．
NTCP：Na taurocholate transport protein，ASBT：apical sodium-dependent bile salt transporter

肝臓の解毒機構によって水溶性の抱合体へ変換されると，それらの抱合体は **MRP**（multi-drug resistance-associated protein）ファミリーの排出ポンプで胆汁中へと排出される．

MDR ファミリー――ヒトの異物排出に関与する主な多薬排出トランスポーターは MDR1 であり，12 回膜貫通型で ATP の加水分解エネルギーを利用して細胞から薬や代謝物を排出する（**図 I-14**）．小腸，腎尿細管，肝臓の毛細胆管，脳，精巣，胎盤の毛細血管内皮などに発現し，一度細胞内に入った薬を再び細胞外に排出することによりバリアーを形成している．強心配糖体ジゴキシン，キニジン，Ca^{2+} チャネル遮断薬，免疫抑制薬シクロスポリン，タクロリムス（FK506）などが MDR1 によって排出される．これらの薬と併用するとジゴキシン血中濃度に影響するのは，MDR の排出ポンプを共有するためである．

MRP ファミリー――MRP は ABC トランスポーターとしての特徴として二つのヌクレオチド結合部位をもつが，N 末端側では ATP が結合し，C 末端側では ADP が結合して ATP 結合を促進する．MRP には 7 種のサブタイプが同定されており，MRP4，5 は 12 回膜貫通型であるが，MRP1，2，3，6 は 12 回膜貫通領域とさらに 5 回の膜貫通領域をもつ 17 回膜貫通型の分子構造をとっている．

MRP2 は肝細胞胆管側膜上に発現し肝細胞で抱合を受けた生理物質，薬，異物(グルタチオン抱合体，グルクロン酸抱合体，胆汁酸硫酸抱合体)の胆汁排泄に関与する重要なトランスポーターである．MPR1 はマスト細胞からのロイコトリエン(LT)C_4，D_4，E_4 の分泌による炎症反応に関与し，MRP2 の遺伝子異常は高ビリルビン血症(Dubin-Johnson 症候群)の病因とされている．MPR3 は肝臓と小腸の血管側膜に存在し，Dubin-Johnson 症候群で誘導される．

BCRP(breast cancer resistant protein)——乳癌の化学療法薬に対する抵抗性因子として，また胎盤に存在する ABC トランスポーター(ABCP)として見いだされた 6 回膜貫通型トランスポーターである．その後，腎臓を除いて MDR1 と類似の臓器分布を示すことが明らかにされた．

■ 有機アニオントランスポーター

OAT(organic anion transporter)は多くの酸性有機化合物を輸送するトランスポーターで腎尿細管基底膜(血管側)，肝類洞側や小腸刷子縁膜に局在し，分泌排泄に関与している．

MCT(monocarbonic acid transporter)は多くの有機モノカルボン酸を輸送するトランスポーターで小腸刷子縁膜や血液脳関門の血管内皮側に発現している．

OATP2(organic anion transporting peptide 2)は肝臓に特異的に発現し，OAT とは異なる構造のトランスポーターとして見いだされた(LST-1, liver-specific organic anion transporter)．プロスタグランジン，甲状腺ホルモン，コール酸などの生体物質や多くの酸性有機化合物を肝細胞内に取り込む重要なトランスポーターである．10 種以上のファミリーメンバーが，肝類洞側，小腸刷子縁膜や血液脳関門などに発現している．

■ 有機カチオントランスポーター

多くの薬は塩基性構造をもち，そのうち極性の高いものは有機カチオントランスポーターにより輸送される．**OCT**(organic cation transporter)と **OCTN**(organic cation transporter 両性)は多くの臓器に発現しており，特に腎臓での塩基性化合物の分泌排泄に関与している．**OCT2** は腎尿細管基底膜側に発現し，カチオン性薬物を腎尿細管中に取り込み MATE を介して尿中へ排泄する**ベクトル輸送**に重要な役割を演じている．構造的には OAT と類似しており，一部の酸性化合物も認識して輸送する．

■ MATE(multidrug and toxic compound extrusion)

MATE1 と MATE2-K は腎近位尿細管刷子縁膜側に発現しているプロトン有機カチオン逆輸送体で多くの有機カチオン性薬・毒物の腎排泄に関与している．

■ ペプチドトランスポーター

消化管において蛋白質はアミノ酸やペプチドに消化されアミノ酸トランスポーターおよびペプチドトランスポーターによって吸収される．ペプチドトランスポーターは小腸刷子縁膜に発現し，H^+ 勾配を駆動力としてジペプチド，トリペプチドを輸送する．腎尿細管上皮細胞の刷子縁膜にも発現し，糸球体で濾過されたジペプチド，トリペプチドの再吸収に関与する．このトランスポーターは基質選択性が低く，類似の構造をもつ低分子のペプチド型およびエステル型の薬を小腸から吸収する薬物トランスポーターとして働く．

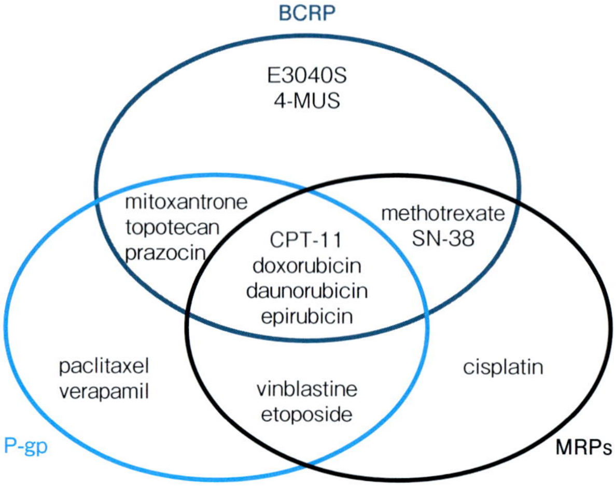

図 I-15　BCRP, P-gp と MRPs の基質特異性の実態(家入原図，2008)

ペプチドトランスポーターは 12 回膜貫通型蛋白質で **PEPT1** と **PEPT2** の 2 種類のサブタイプがある．小腸では PEPT1 によって，腎臓では PEPT1 および PEPT2 によって，経口用 β-ラクタム系抗菌薬や ACE 阻害薬などのペプチド類似薬物が吸収される．抗ウイルス薬アシクロビルのプロドラッグであるバラシクロビルは PEPT1 によって吸収される．

多彩な水溶性生理物質のトランスポーターが水溶性薬物の輸送にも関与していることを示したが，水溶性薬物でも，ある程度の脂溶性をもつものは受動拡散により輸送される点に留意すべきである．さらに，一つの薬の輸送に多くのトランスポーターが関与しているうえに(**図 I-15**)，トランスポーターは薬物代謝酵素(CYP)と異なり，小腸，肝臓，腎臓などの多くの臓器に発現しており，**ベクトル輸送**(薬が細胞に入る側と出る側の二つの膜を通じての輸送)を行っているため，一つのトランスポーターの活性や発現が変動しても，全生体の薬物動態にはあまり大きな変化を及ぼさないことが多い．

薬物動態においてトランスポーターが大きく関与する例としては，MDR1 による血液脳関門での脳内からの薬の血漿中への逆輸送と小腸粘膜における薬の小腸内への逆輸送，肝細胞における薬の血漿中からの取り込みが，引き続いて起こる薬の代謝や胆汁中排泄の律速になる場合や，さらに極性の高い薬の尿細管における分泌排泄などがあげられる．

4

薬はどのようにして創られるか

医薬品の研究開発の歴史

近世に至るまで，人類は経験に基づき天然物を病気や傷の治療に利用してきた．古代メソポタミアやエジプトでは植物，動物や鉱物をそのまま，あるいは水やアルコール（ビールやワイン）で抽出して薬としていた．しかし，一定の品質の医薬品を必要な人に安定して供給できるようになるのは，19 世紀以降，天然物から低分子の薬効成分を抽出単離し，化学的に合成することができるようになり，科学的な手法での病因の究明が始まってからである．

現代の医薬品の研究開発の始まり

19 世紀から 20 世紀にかけて，アヘンよりモルヒネ（morphine），セイヨウシロヤナギよりサリチル酸（salicylic acid）など，天然物中に含まれる薬効成分の単離がなされた．次いで純度の高いエーテル（ether）の合成法の確立やアセチルサリチル酸の合成（acetylsalicylic acid）など医薬品の合成も始まり，品質の一定な薬効成分の安定的な供給や，天然物それ自体よりも有効性や安全性に優れる化合物の供給も可能となった．

梅毒トレポネーマに有効なサルバルサン（salvarsan）は色素とヒ素が結合した合成化合物である．その合成には細胞の種類，部位によって色素の染まり方が違うという観察が基礎にあった．薬が生体の特定の部位に結合するという考え方の萌芽である．

アゾ色素プロントジル（prontosil）の抗菌活性の本体が体内で代謝されてできる無色の sulfanylamide であることがわかり，抗菌活性を求めてその誘導体が多数合成された．一方，その中からは利尿作用をもつ物質がみつかり，チアジド系利尿薬そしてフロセミド（furosemide）などのループ利尿薬に，他の誘導体からは血糖低下作用をもつトルブタミド（tolbutamide）などのスルホニル尿素薬が生まれた．フェノバルビタール（phenobarbital）には催眠薬として使用する際に抗てんかん作用が偶然みつかった．このように，化学合成した物質に予期しない生理活性を発見するという化学合成主体の医薬品開発が多くみられた．

■ 受容体と表現型創薬 Phenotypic drug discovery（PDD）

生理学や薬理学の発展につれて，特定の疾患に係る機能の制御を狙った合理的な医薬品の開発も始まった．20 世紀初頭，ホルモンや生体内の伝達物質の認識部位としての受容体の概念が生まれ，このメカニズムが生体の正常な機能を維持するために重要であることが明らかとなった．1948 年にはアドレナリン受容体に α と β の 2 種類あることが提唱された．

このような受容体研究を基礎として，血圧調節に関与するβ受容体を選択的に遮断し，降圧作用を示す薬プロプラノロール(propranorol)が合成された．胃酸分泌を抑制するヒスタミンH_2受容体選択的拮抗薬シメチジン(cimetidine)も続いた．プロプラノロールはノルアドレナリンの誘導体である isoproterenol を，シメチジンは 4-methyl histamine を出発物質として，摘出した動物組織を用いた *in vitro* のアッセイ系を用い化学的に合成された．

プロプラノロールの創製は薬理学的に同定された受容体の機能を標的とした初めての例となった．以降この方法を踏襲し多くの薬が開発された．特にβあるいは，H_2受容体拮抗薬は化学構造の類似した化合物が数多く合成された．次いでCa^{2+}チャネル遮断薬ニフェジピン(nifedipine)や ACE 阻害薬カプトプリル(captopril)など，他の受容体，イオンチャネル，酵素，転写因子などを標的とする多くの医薬品が生まれた．

同じ作用機序をもつ医薬品の中で，最初に市場に登場した新規な化学構造をもつ医薬品を First-in-class，また二番手以降であっても先行品よりも効果，あるいは安全性に優れた医薬品を Best-in-class と称するようになった．

■ 分子標的薬

近代的な医薬品開発が始まって以来，医薬品候補の選択は，標的分子を定めることなく，細胞の生死など，細胞や組織，動物，さらにはヒトの形質の変化を指標として行われてきた(PDD)．

しかし，分子生物学的手法や遺伝子情報の解析の進展により，遺伝子から疾患へとつながる分子機構が明らかになるにつれ，疾患に関連すると推測される分子を同定しそれを標的とする医薬品の開発手法(target-based drug discovery, TDD)が主流となった．それら分子標的に対し，膨大な数の化合物を用い短時間で多数のアッセイを行うハイスループットスクリーニング(high throughput screening, HTS)により医薬品候補を探索する手法である．

癌の分野では，癌特異的な遺伝子産物を標的とする低分子化合物イマチニブ(imatinib)など，分子標的薬として知られる医薬品が数多く創出された．

■ 低分子医薬品の限界と多様な創薬モダリティへの展開

TDD や HTS など医薬品開発の効率化を追求する技術革新のもと，多くの医薬品候補が治験へと進んだが，治験第Ⅱ相，第Ⅲ相試験において有効性が証明できない例が増加していることが見いだされた．選んだ分子標的が確かにヒトの疾患に関連し重要な役割を担っていることを，研究開発の早期から基礎生物学や臨床の知見をもとに確認する重要性が認識された．

新しい創薬標的が次々と発見される一方で，それらは必ずしも低分子化合物によって機能を制御できる創薬標的(druggable target)ばかりではなく，druggable target が枯渇してきた．

一方，遺伝子解析・操作，細胞培養，立体構造解析や，高分子物質の分析，精製技術の発展により，これまで医薬品とするには難しいとされてきた蛋白質・ペプチド，抗体，核酸，細胞，遺伝子治療(遺伝子治療製品，ゲノム編集製品)といった新しいモダリティ(様式，手段)が医薬品として開発され始めた(核酸，ペプチドは，中分子医薬品とも分類される)．低分子化合物では十分に機能を制御できない創薬標的に対しても，これら多様なモダリティの中から最適なものを選択し制御を試みることが可能となった．近年，標的蛋白質分解誘導化合物(PROTAC, ☞66頁)のように，低分子医薬品においても対応できる創薬標的の幅を広げる試みが行われている．

最近では毎年承認される新規構造の医薬品の約 60% が低分子医薬品，20% 程度が抗体医薬品であり，残りをその他のモダリティが占めている．

植物，微生物から単離される天然物も依然として重要な医薬品の供給源である．ペニシリン(penicillin)，ストレプトマイシン(streptomycin)などの抗生物質や抗悪性腫瘍薬，免疫抑制薬など数多くみつかっている．

蛋白質・ペプチド医薬品

不足する生理活性蛋白質・ペプチドを補充する目的で，ヒトや動物の体液から精製した蛋白質やペプチドを医薬品として使用していた．しかし，これら抽出物には，ウイルスや異種蛋白質の混入のリスクがあり，また微量しか供給できないといった欠点があった．一方，遺伝子組換え技術の登場や細胞培養技術の発展により，大腸菌などの微生物，植物や動物の細胞を使い安全性の高い生理活性蛋白質やペプチドを生産し，安定して供給できるようになった．

遺伝子組換え技術によって生まれた最初の蛋白質・ペプチド医薬品はヒトインスリンである．その後，ヒト成長ホルモン，インターフェロン，エリスロポエチンなどが登場した．蛋白質医薬品にはTNF 受容体の細胞外ドメインを血中半減期の維持を図る目的で IgG の Fc 領域とつないだエタネルセプト(etanercept)などの融合蛋白質もある．遺伝子組換え以外にも，化学合成されたペプチドである D-アミノ酸を含むエテルカルセチド(etelcalcetide)などがある．

同じく蛋白質からなる医薬品としては抗体医薬品がある．1975 年にハイブリドーマを使ったマウスモノクローナル抗体作成技術が確立され，創薬標的に対して特異的な結合能をもつ抗体の人為的な作成が可能となった．しかし，マウス抗体はヒトでは異物と認識され，それ自身が免疫反応を誘導するため，ヒトにおいて有効性を示すことは難しかった．唯一の例外である OKT 抗体を除いてマウス抗体の開発はすべて中止された．その後，マウスの免疫原性を抑えるために，遺伝子組換え技術を使ってマウス抗体の可変領域をヒト抗体定常領域と結合させたキメラ抗体やマウス抗体の CDR(complimentary determining region)だけをヒト抗体へ移したヒト化抗体，そして完全にヒト化したヒト抗体の作成技術が次々と確立し，抗体医薬品が多数開発されることとなった．リツキシマブ(rituximab)に始まり，その後アダリムマブ(adalimumab)，ウステキヌマブ(ustekinumab)，ニボルマブ(nivolumab)などブロックバスターと称される大きな売上を上げる抗体医薬品が多数上市されている．また抗体−薬物複合体(antibody-drug conjugate, ADC)，バイスペシフィック抗体など，新しい機能をもつ抗体医薬品の開発も盛んである．

医薬品の研究開発・承認のプロセス

近代的な医薬品の製造販売は，均一な品質の医薬品を必要とする人々に安定的に供給できることが前提である．約 150 年の近代的な医薬品製造の歴史の中で，有効性，安全性など医薬品の品質の保証がきわめて重要であるとの認識がいくつかのデータ改ざん事件や薬害事件への反省から生まれた．現在の医薬品の承認制度や研究開発プロセスはこれらの歴史の上に形成されている．ここでは主に低分子化合物で確立された研究開発およびわが国での承認プロセスを中心に説明している(**図 I-16**)．

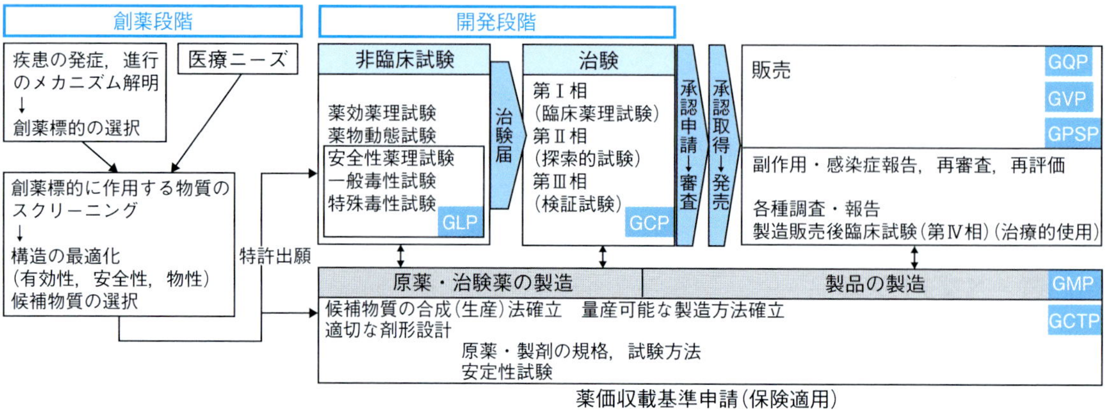

図Ⅰ-16　医薬品の研究開発・承認・販売のプロセス

GLP(Good Laboratory Practice)：医薬品の安全性に関する非臨床試験の実施の基準，GCP(Good Clinical Practice)：医薬品の臨床試験の実施の基準，GMP(Good Manufacturing Practice)：医薬品及び医薬部外品の製造管理及び品質管理の基準(製造所)，GQP(Good Quality Practice)：医薬部外品，化粧品及び再生医療等製品(医薬品等)の品質管理の基準(製造販売業者)，GVP(Good Vigilance Practice)：医薬品等の製造販売後安全管理の基準，GPSP(Good Post-Marketing Study Practice)：医薬品の製造販売後の調査及び試験の実施の基準，GCTP(Good Gene, Cellular, and Tissue-based Products Manufacturing Practice)：再生医療等製品の製造管理及び品質管理の基準

GCPは「医薬品，医療機器等の品質，有効性及び安全性の確保等に関する法律」(薬機法)下の厚生労働省令で定められた基準であり，ICHによる国際的に整合性のとれた国際基準に準拠したGCPで治験を行うことが，国際的に展開する必須要件にもなる．

研究段階(標的探索から化合物最適化まで)

研究段階は疾患に関与する遺伝子，蛋白質，パスウェイなどを特定し，創薬標的を選択，スクリーニング系を組み立て，創薬標的に作用する物質を探索する段階である．さらに得られた作用物質について，活性の最大化，吸収性や体内安定性の向上，毒性の軽減などの観点から化学構造の最適化を行い，非臨床試験に進む候補物質を選択する．

研究段階開始に当たっては，充足されていない医療ニーズ(unmet medical needs)を知ること，また競合技術があるならば，医薬品のみならずそれ以外の治療手段も含めてその技術を知ることが重要である．

研究段階後期には，将来の医薬品としての姿(剤形，用法・用量，適応症など)を想定し医薬品候補物質や周辺の物質の特許を出願することが大切である．

原薬・治験薬の製造および品質管理

原薬(製剤化前の医薬品の有効成分)の物性，薬効・薬理，毒性などを考慮し適切な投与経路や剤形を選択する．製剤は，注射剤，経口剤，外用剤などから疾患により適切な形態を選ぶ．原薬と製剤については独立に品質規格を設定し，規格への適合を確認するための試験方法を定め，原薬・治験薬の品質管理を行う．これら原薬・治験薬の品質水準は，非臨床試験や治験における試験成績の信頼性の確保，およびそれら試験成績が，実際に医薬品が使用される際にも保証されるためにきわめて重要である．製品の有効期限を設定するための安定性試験も行われる．これら原薬・製剤・品質関連分野はCMC(Chemistry, Manufacturing and Control)と総称される．

医薬品候補物質の製造は実験室レベルの小スケールから始まるが，非臨床試験，臨床試験と開発が進むに従い必要な量が増加する．開発後期には，市販される医薬品の製造に向けて，量産可能で経済的な製造方法が確定される．

承認前には原薬，医薬品の生産設備を完成させ，承認取得に必要となるGMP査察や調査を受ける(信頼性調査)．市販後は承認された規格の原薬や医薬品を常に供給できるよう製造管理・品質管理システムの維持が求められる．

■ 非臨床試験

医薬品を製品として製造販売するためには国からの製造販売承認を得る必要がある．非臨床試験以降のプロセスは，製造販売承認を得るためのデータを取り，医薬品候補物質を医薬品に仕上げる段階となる．

非臨床試験では薬理試験，薬物動態試験，毒性試験を行う．これら試験では，動物やヒト由来の細胞・組織を用いた *in vitro* 試験や動物を用いた *in vivo* 試験が行われる．非臨床試験で得られた結果からヒトにおける有効性，安全性を予測し，臨床試験実施の可否，留意点を判断する．得られたデータは承認申請に当たって添付する資料となる．行うべき非臨床試験のデザインや要件は，ガイドラインによって定められている他，疾患別に必要な試験を行うこともしばしばある．

薬理試験：薬効を調べる薬効薬理試験と，安全性と薬理作用の兼ね合いを調べる安全性薬理試験がある．前者では対象疾患への薬効を裏付けるとともに，薬効以外の生体への作用についても調べる．後者では医薬品候補物質のヒトの生理機能に関与するであろう望ましくない作用を，生命維持機能に対する作用，行動への影響などの作用を評価することにより検討する．

薬物動態試験：生体に投与された医薬品候補物質は投与方法により消化管から吸収されて，あるいは直接血流に乗り，体内の各部位に分布し肝臓や腎臓などで代謝されて構造が変化し，尿や便などから排泄される．薬物動態試験では医薬品候補物質を動物に投与したときの吸収（absorption），分布（distribution），代謝（metabolism），排泄（excretion）の程度と速度を調べる（ADME 試験）．体内動態は医薬品の効果や安全性に影響を与える重要な因子の一つである．

毒性試験：医薬品候補物質のヒトにおける安全性を予見するために行われる．一般毒性試験と特殊毒性試験があり，前者には単回投与および反復投与毒性試験が，後者には遺伝毒性試験，生殖発生毒性試験などが含まれる．毒性（安全性）に係るデータの信頼性を確保することは患者にとって最も重要である．各毒性試験の試験法にはガイドラインがあり，また非臨床安全性試験（毒性試験＋安全性薬理試験）は通常 GLP 適応試験としての実施が求められている．

非臨床試験の一部は臨床試験が開始された後も引き続き必要に応じて続けられる．また，適応症を追加する場合（適応拡大）にも，対象とする適応症に合わせた薬理試験を追加で行うことがある．

■ 臨床試験（治験）

ヒトへの薬の投与，手術など介入行為を伴う試験を一般に臨床試験というが，なかでも医薬品などの製造販売承認を得るためのデータを取得する目的で行われる臨床試験を**治験**という．臨床試験（治験）は研究の対象が人間である．被験者の安全確保，人権・個人情報保護，自由意思による参加などヘルシンキ宣言の精神に基づいて倫理的に行われるとともに，科学性の確保された適切な方法でなされることが前提である．そのためには，科学的かつ実施可能な試験計画をデザインし，実施し，結果を解析し適切に報告することが求められる．

治験においては倫理性と信頼性基準（GCP）のもとで科学的に評価できるデータを収集することが求められている．また，治験のデータベースへの登録や，結果の公開など透明性も重要視されている．

治験は試験の目的から，臨床薬理試験，探索的試験，検証試験，治療的使用の 4 種類に分類される．治験は通常，少数の健常者ボランティアあるいは患者に対して治験薬の安全性（忍容性）を確認する第Ⅰ相試験から市販後に行われる第Ⅳ相試験まで，段階的に行われる．各相の試験の目的は以下のとおりである．

第Ⅰ相（臨床薬理試験）：同意を得た少数の健康人志願者または患者を対象に，安全性および体内動態のテストを行う．

第Ⅱ相（探索的試験）：同意を得た少数の患者を対象に，有効で安全な投薬量や投薬方法などを確認する．

第Ⅲ相（検証試験）：同意を得た多数の患者で，「二重盲検試験」などにより，既存薬などと比較して有効性および安全性を確認する．

ここでは，各相において通常行われる試験について説明しているが，各相の試験の目的は必ずしも一つに限られるものではなく，必要に応じていくつかの種類の目的別試験がそれぞれの相において行われている．

製造販売承認申請

医薬品製造販売業許可を得た企業(製造販売業者)が厚生労働省に製造販売承認の申請を行う．薬事承認には，厚生労働省令で定められた基準に従い，倫理性，科学性および信頼性の確保された資料をもって，医薬品の品質，有効性および安全性を立証することが求められる．承認権限は厚生労働省(厚生労働大臣)にあるが，承認審査と信頼性調査の実務は独立行政法人医薬品医療機器総合機構(PMDA)が行う．

米国では米国食品医薬品局(FDA : U.S. Food and Drug Administration)，ヨーロッパでは欧州医薬品庁(EMA : European Medicines Agency)が，それぞれの地域の法令に基づく医薬品審査承認制度の下で承認審査を行っている．1カ国で承認された後，速やかに他の地域でも承認され各地域の承認審査制度や承認基準を国際的に調和する必要がある．医薬品規制調和国際会議(ICH : International Council for Harmonization of Technical Requirements for Pharmaceuticals for Human Use)が組織され，品質，安全性，有効性などの分野でのガイドラインが作成されている．

医薬品の製造販売には医薬品製造販売業の許可が必要である．新薬を含む処方せん薬の製造販売を行うためには第一種医薬品製造販売業許可が必要となる．

製造販売後(市販後)

許可を受けた製造販売業者が承認された製品の安全性と品質に責任をもつ．市販後，安全対策を目的とした製造販売後調査が行われるが，それには再審査制度，再評価制度，副作用・感染症報告制度がある．

新医薬品の場合，原則として4～10年間の再審査期間中に，使用成績調査，製造販売後データベース調査，製造販売後臨床試験(第Ⅳ相試験)を医薬品の特性に応じて実施し，これら情報はその後の再審査等に役立てられる．

細胞医薬品の製造販売承認

細胞医薬品は再生医療等製品として承認される．低分子医薬品のバリデーションという考え方に加え，構成細胞や導入遺伝子等の原材料の基準や，製造と試験のベリフィケーションを行うこと，さらにリスクを分析した資料が製造承認に必要とされる．製造と品質管理の方法の「検証」がバリデーションで，製造ごとの結果の「確認」をベリフィケーションという．

医薬品開発の現状と将来

近年，シングルセル解析など，ごく少量の細胞や組織を使って生命現象に係る詳細かつ大量のデータを取得し，データ解析を行うことが可能となっている．これらの技術を使いヒト組織，細胞(臨床サンプル)を用いて，ヒトの疾患の発症や病態に関するメカニズムの詳細な解明が行われ，ヒトの疾患との関わりが明確な創薬標的の選択へとつなげる努力が行われている．

ヒトの疾患との関連が明らかな病態モデル(動物)が存在しない場合など臨床情報の利用も重要である．ヒトiPS細胞も利用される．

創薬標的の選択をはじめとして，ヒトの疾患との関連性を確認しながら研究を進めることが，新たな医薬品を創出するうえできわめて重要である．大学での基礎研究や臨床現場での研究の成果を，ベンチャーなどを通じて効率よく製薬企業につなぐ仕組み(オープンイノベーションの仕組み)の形成がますます重要性を増しつつある．

近代的な医薬品の製造販売では大多数の平均的な患者層を対象として，均質な医薬品を安定的に供給してきた．しかし，医薬品の有効性，安全性の表れ方は個人によりばらつきがある．体質や感受性の違いなど個体差といわれる現象である．ヒトの遺伝子配列を容易に解析でき個々人の遺伝的背景が理解されるに従い，効く患者を選択する診断法とセットとなり，個々人にとって最適な医薬品を提供する個別化医療(personalized medicine)が行われるようになった．核酸医薬品，細胞医薬品など個別化医療に適したモダリティも存在する．

近年デジタル技術の発展とともに，治療用アプリなどのデジタルセラピューティクス(DTx)が生まれた．患者自身の行動変容が重要な糖尿病などの生活習慣病，うつ病や依存症などの精神神経系の疾患を中心として，単独でまたは既存の医薬品との相乗効果を狙って開発され，治療薬(治療法)として承認され始めた．また，デジタル技術を利用した医薬品の研究開発プロセスの効率化が進んでいる．人工知能(AI)技術を活用した医薬品候補の探索や，治験における被験者のバイタルサインのアプリを用いたリクルート，オンラインによる患者モニタリングなどである．

今日までに医薬品の範囲は物質から始まり，治療手法といってもよい範囲まで広がった．多様なモダリティを利用したさまざまな医薬品の開発が今後も進むであろう．

新しい医薬品の創製は疾患研究でもある．新しい医薬品の創製の成否はヒトの疾患をどれだけ正しく理解できているかにかかっている．またここに示した多彩な医薬品は疾患のより高度な理解のための新しい手段となる．

5 生物医薬

生物医薬には生物由来薬品とバイオ医薬品が含まれる．バイオ医薬品は，遺伝子組み換え，細胞融合，拡散技術などのバイオテクノロジーによって製造される蛋白質医薬品であり，核酸医薬品，細胞医薬品，抗体医薬品が治療に用いられている．

核酸医薬

核酸医薬品は十数～数十個の核酸または修飾核酸が連結した鎖状の構造からなっている．核酸医薬品はRNAを標的とするアンチセンス，siRNA，miRNA mimicと，蛋白質を標的とするアプタマー，CpGオリゴ，デコイに大別される．アンチセンス，siRNA，miRNA mimicはその塩基配列が相補的に標的分子に結合し，またアプタマーは塩基配列特異的な立体構造に依存して標的分子と結合し，薬効を発揮する．核酸医薬品は抗体医薬品と同じく標的分子に対する高い特異性を期待できる一方で，低分子医薬品と同様化学合成できるという特徴をもつ．核酸医薬品の分類およびこれまでに国内で承認された核酸医薬品は**表 I-4** に示した．

核酸医薬品の開発は，生体内におけるRNA種の発見と機能の解明など，核酸に関する基礎研究の進展に加えて核酸の化学修飾，合成技術の発展も大きな原動力となった．

核酸医薬品は，1978年にラウス肉腫ウイルスの短いRNA配列に相補的な配列をデザインし合成した一本鎖オリゴヌクレオチドが，組織培養においてウイルスの複製を阻害したというアンチセンスの概念の成立に始まる． アンチセンスには3種の作用機序がある．①標的RNAに相補的に結合してできるDNA/RNA二本鎖をRNase H1が認識し，そのRNA鎖を分解し翻訳が阻害される，② mRNA前駆体のスプライシング調節部位に結合し，スプライシングに際してエクソンのスキッピングやインクルージョンを起こしスプライシングを制御する，③ miRNAに結合し標的となるmiRNAの機能を阻害する．

次に線虫 *C. eleganse* で遺伝子発現の抑制機構であるRNA干渉(RNAi)が発見され，その過程で生じる二本鎖オリゴヌクレオチドであるsiRNAがヒトにおいても遺伝子発現を抑制することが見いだされた．また，TLR9がウイルスなどのCpG配列を認識して自然免疫系を活性化する現象が見いだされ，それぞれ核酸医薬品として利用されている．

アプタマーは，塩基配列に依存した立体構造を形成し，標的蛋白質と特異的に結合しその機能を阻害する．CpGオリゴは，CpG配列をもつオリゴ核酸で，ウイルスワクチンにアジュバントとして添加されている．デコイは，転写因子結合配列をもち，本来のプロモーター配列への転写因子の結合を阻害する．

表 I-4　主な核酸医薬品および mRNA 医薬品

分　類			一般名 （国内承認済）	対象疾患	標的/ 作用点	化学修飾[*1] DDS[*2]
核酸医薬品	アンチセンス （一本鎖 DNA/RNA）	mRNA 分解		遺伝性 ATTR アミロイドーシス	TTR mRNA/ RNase H1	PS, 2′-MOE
		スプライシング制御	ヌシネルセン	脊髄性筋萎縮症	SMN2 pre-mRNA/ Splicing, intron 7	PS, 2′-MOE
			ビルトラルセン	デュシェンヌ型筋ジストロフィー	Dystrophin pre-mRNA/ Splicing, exon 53	PMO
		miRNA 機能阻害				
	siRNA （二本鎖 RNA）	mRNA 分解	パチシラン	遺伝性 ATTR アミロイドーシス	TTR mRNA	2′-OMe/LNP
			ギボシラン	急性肝性ポルフィリン症	ALAS1 mRNA	PS, 2′-OMe, 2′-F/ GalNAc-conjugate
			インクリシラン	高コレステロール血症, 混合型脂質異常症	PCSK9 mRNA	PS, 2′-OMe, 2′-F/ GalNAc-conjugate
	miRNAmimic （二本鎖 RNA）	miRNA 補充				
	アプタマー （一本鎖 DNA/RNA）	細胞外蛋白質機能阻害	ペガプタニブ	滲出型加齢黄斑変性症	VEGF165（蛋白質）	2′-OMe, 2′-F/PEG-conjugate
	CpG オリゴ （一本鎖 DNA）	自然免疫活性化		B 型肝炎（予防）	TLR9（蛋白質）	PS
	デコイ（二本鎖 DNA）	転写阻害				
mRNA 医薬品		薬効蛋白質産生	トジナメラン[*3] エラソメラン	COVID-19（予防）	SARS-CoV-2 のスパイク蛋白質の一過性発現	シュードウリジン/LNP

＊1　PS : phosphorothioate, 2′-MOE : 2′-*O*-2-methoxyethyl, 2′-OMe : 2′-*O*-methyl, 2′-F : 2′-deoxy-2′-fluoro, PMO : phosphorodiamidate morpholino oligonucleotide

＊2　LNP : Lipid nanoparticle, GalNAc : *N*-acethylgalactosamine, PEG : polyethylene glycol

＊3　成分名で示した．一般的名称はともに「コロナウイルス修飾ウリジン RNA ワクチン（SARS-CoV-2）」である．

■ 薬物送達システム Drug delivery system（DDS）

核酸は生命の複製という重要な機能を担う．そのため，生体は外来の核酸に対して生命維持が脅かされないよう，核酸分解酵素や自然免疫系の賦活などの生体防御機能を有している．外来核酸に相当する核酸医薬品が投与後に分解されずに標的分子（多くは細胞内にある）まで到達し機能するには，生体内での安定性の向上やドラッグデリバリーシステム（DDS，薬物送達システム）の確立が課題であった．生体内での安定性を保つために，塩基の 2′-F 置換，リン酸結合の酸素原子を硫黄原子に置き換えたホスホロチオエート結合の導入，核酸の糖骨格のモルフォリン環への置換などの化学修飾が行われてきた．DDS としては肝臓への移行性の向上を目指す脂質ナノ粒子（lipid nanoparticle）や肝細胞受容体に選択的に結合する GalNAc コンジュゲートが使われている．

■ メッセンジャー RNA 医薬品

メッセンジャー RNA（mRNA）も医薬品として注目されている．mRNA は分子量が大きく，また体内で蛋白質に翻訳されて薬効を示す点で，塩基配列が直接標的配列や蛋白質に結合して薬効を発揮する核酸医薬品とは異なる．しかし，本体は核酸であり核酸医薬品と同様，化学修飾，配列の最適化，DDS の開発などを通じた体内安定性や移送の解決が課題であった．mRNA の医薬品としての開発はウリジンをシュードウリジンへ置換することにより自然免疫の誘導が抑えられて発現効率が高まることが見いだされ大きく進展した．SARS-CoV-2 の mRNA ワクチンは 2020 年に実用化された．

核酸医薬品は，一度製造プロセスが定まれば，配列を変えることによって新たな疾患に対し有効な核酸を製造できるため，短期間で新たな疾患に対する治療薬を提供できるという特性がある．

細胞医薬

細胞医薬は，細胞の由来や加工の程度にかかわらず，細胞そのものを投与して，治療効果を期待する薬を指す．ベースとなる細胞は，患者由来の自家細胞，健常者由来の他家細胞，受精卵を壊して得られる多能性幹細胞（ES 細胞）に加え，一度分化した細胞を脱分化して得られる人工多能性幹細胞（iPS 細胞）も含まれる．

細胞医薬品開発

細胞そのものを投与し疾病の治療に役立てるという細胞医薬品の概念は 20 世紀初頭の輸血に始まる．1901 年の血液型の発見に続き，抗凝固薬としてのクエン酸ナトリウムが見いだされ，第一次世界大戦中に保存血の輸血が広まった．輸血は外傷や手術の予後の改善に大きな貢献をした．

1963 年には，致死量の X 線照射後に骨髄細胞を投与したマウスが生存できることが見いだされ，マウス骨髄中に造血幹細胞（血球系細胞への分化能および自己増殖能をもつ細胞）が存在することが明らかになった．1950～1960 年代にかけて主要組織適合性抗原（MHC，ヒトでは HLA）の発見があり，この分子の多型が移植片拒絶に関わることが明らかになった．これら基礎研究の成果を受けて 1970 年頃には，術後の拒絶反応を防ぐため HLA 型を合わせた骨髄移植が行われるようになった．その後，臍帯血由来の造血幹細胞や，G-CSF 投与により末梢血中に増加した幹細胞（末梢血造血幹細胞）を採取し治療に用いるという，現在につながる造血幹細胞移植法が確立した．これら先駆的な研究の成果に加え，免疫学，分子生物学や体外で細胞を培養し増殖させる技術および遺伝子操作技術の進展により，多様な細胞医薬品が開発・製造され治療に供されるようになった．

■ 細胞培養と遺伝子導入

細胞医薬品では患者自身の細胞である自家（auto）細胞，またはドナーから得られる細胞である他家（allo）細胞を使う場合がある．癌に対しては，患者自身の免疫細胞を使った治療が行われている．1980 年代には，患者自身の T 細胞や NK 細胞を体外で培養増幅し体内に戻す試みが始まった．患者の癌組織に浸潤したリンパ球（tumor infiltrating lymphocyte, TIL）を使った治療や，患者の末梢血中の T 細胞に癌抗原特異的な T 細胞レセプター遺伝子（TCR 遺伝子）を導入し体外で培養して体内に戻す治療も試みられている．しかし，いずれもまだ承認された治療法とはなっていない．

患者自身より得られた T 細胞に CAR（chimeric antigen receptor）遺伝子を導入した CAR-T 細胞はチサゲンレクルユーセル（tisagenlecleucel）が最初に承認され，その後複数の CAR-T 細胞が承認されている．CAR は，癌の表面抗原を認識するモノクローナル抗体の軽鎖と重鎖を直列に結合させた一本鎖抗体を細胞外ドメインとし，膜貫通ドメインおよびT細胞の活性化に係る副刺激分子のシグナル伝達ドメインをつないで人工的に作成された受容体である．このCARの遺伝子を，レンチウイルスベクターなどを用いて患者の末梢血由来のT細胞に導入することにより癌細胞に対して強い殺傷能力を有するCAR-T細胞を作成する．シグナル伝達ドメインの構成から，第一～三世代に分類されているが，細胞医薬品として承認されたCAR-T細胞は第二世代が主である．CAR-T細胞は血液癌を適応症として承認され始めたが，固形癌に対して効果のあるCAR-T細胞，あるいは他家のCAR-T細胞など多様な研究が続けられている．

遺伝子疾患の患者の自家末梢血由来造血幹細胞に正常遺伝子を導入し体外で培養後患者に戻す，遺伝子治療としての細胞医薬品も海外で複数承認されている．

ドナーから得た他家細胞を起源とする細胞医薬品では，間葉系ストローマ細胞・幹細胞(mesenchymal stromal cell/stem cell)の免疫調節機能を利用したダルバドストロセル(darvadstrocel)などが承認を受けている．これら細胞は，多様な疾患に適した作用が期待できるため，応用範囲が広いとされる．

わが国で承認された代表的な細胞医薬品を**表I-5**に示した．

表I-5　主な細胞医薬品

分　類		導入遺伝子	一般名またはコード名(国内承認済)	対象疾患	備　考
他家(allo)細胞	健康成人の骨髄由来MSC		レメステムセル-L	造血幹細胞移植後の急性移植片対宿主病(GVHD)	免疫調節機能による治療効果が期待される
		ヒトNotch1細胞内ドメイン遺伝子(一過性)	バンデフィテムセル	外傷性脳損傷後の運動機能障害の改善	損傷した神経細胞が本来もつ再生能力を促す
	健康成人の脂肪細胞由来MSC		ダルバドストロセル	クローン病における肛門周囲複雑瘻孔治療	免疫調節作用および抗炎症作用
自家(auto)細胞	患者骨髄由来MSC		STR-01	脊髄損傷に伴う神経症候および機能障害の改善	神経栄養因子等を介した神経保護作用，免疫調節，神経系細胞への分化，その他複数の機序による神経症候の改善
	患者骨髄または血液由来CD34$^+$細胞	ADA遺伝子		アデノシン・デアミナーゼ欠損による重症免疫不全症(ADA-SCID)	アデノシン・デアミナーゼ活性の回復
		βA-T87Q-グロブリン遺伝子		βサラセミア	βグロブリン産生能の回復
		アリルスルファターゼA遺伝子		異染性白質ジストロフィー	アリルスルファターゼA活性の回復
	患者血液由来T細胞(CAR-T細胞)	CD19キメラ抗原受容体(CAR)遺伝子	チサゲンレクルユーセル	B細胞性白血病，B細胞リンパ腫	CD19発現標的細胞を認識し，CAR-T細胞の活性化，増殖，サイトカイン産生および細胞傷害などの誘導
			アキシカブタゲン シロルユーセル	大細胞型B細胞リンパ腫	
			リソカブタゲン マラルユーセル	大細胞型B細胞リンパ腫，濾胞性リンパ腫	
		TNFRSF17，BCMA，CD269キメラ抗原受容体(CAR)遺伝子	イデカブタゲン ビクルユーセル	多発性骨髄腫	BCMA発現標的細胞を認識し，CAR-T細胞の活性化，増殖，サイトカイン産生および細胞傷害などの誘導
			シルタカブタゲン オートルユーセル	多発性骨髄腫	

MSC : mesenchymal stromal/stem cell. MSCの免疫抑制などの臨床効果は間葉系幹細胞による．
レメステムセル-L，ダルバドストロセルのわが国における承認の類別は「ヒト体性幹細胞加工製品」である．

抗体医薬

1990 年代後半に癌や関節リウマチの治療現場に革新をもたらして以来，抗体医薬の研究開発が加速された．最近では，細胞工学，蛋白質工学などの技術の進歩により，標的抗原特異性・親和性，エフェクター誘導活性，生体内安定性が操作できるようになり，癌領域，免疫炎症性疾患領域を中心にさまざまな疾患で多様な作用をもった抗体医薬が登場し，今日では医薬品として不可欠な位置を占めている．

抗体分子の構造と抗体医薬の特徴

生体が病原体などの外敵から身を守るための免疫反応の一翼を担う液性免疫の主体が，B 細胞によって産生される抗体である．抗体には，IgA，IgD，IgE，IgG，IgM などのアイソタイプがあり，抗体医薬としては主に IgG が利用される(**図 I-17**)．抗体は，生体分子であることから，主作用に基づかない副作用は少なく，高い安全性が期待できる．また，体内において代謝的に安定で血中半減期が長いために効果が長期間持続する．抗体医薬は下に述べるように多様な作用メカニズムで薬効を発現することができる．近年，個別化医療の重要性が認識されているが，抗体医薬はこれに適した分子標的薬である(☞ 472 頁，603 頁)．低分子医薬と異なり，細胞膜を通過できないので細胞内分子は標的にできない．また，経口投与では吸収されないため，静脈内や皮下への侵襲的投与が必要である．

医薬としての抗体には，抗原結合領域である Fab 部分のみのものや scFv(一本鎖可変領域：可変領域の VH と VL をペプチドリンカーで結合)などさまざまな分子型が存在する．また，2 つの抗原結合部位がそれぞれ異なる抗原に結合する二重特異性抗体(bispecific antibody)，機能性蛋白質の血中半減期を延長する目的で蛋白質に抗体の Fc 部分を融合させた医薬品も医療に応用されている．

抗体医薬品と適応疾患の例を**表 I-6** に示す．

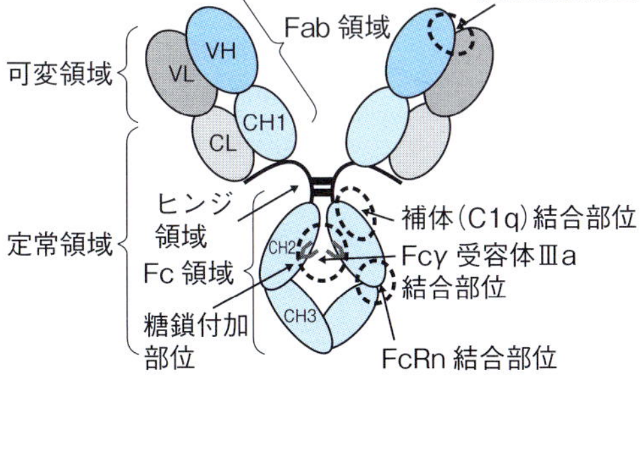

図 I-17　抗体分子の構造
IgG は重鎖(VH，CH1，CH2，CH3 からなる)と軽鎖(VL，CL からなる)の 2 種のポリペプチドがそれぞれ 2 本ずつ，計 4 本がジスルフィド結合により結合した，分子量約 150 kD の糖蛋白質である．可変領域(VH および VL)のアミノ酸配列の多様性によりさまざまな抗原分子に対して高い結合特異性と親和性が生み出される．

表Ⅰ-6　抗体医薬品と適応疾患

適応疾患		抗体医薬品
悪性腫瘍	腫瘍免疫賦活・腫瘍血管抑制	抗 VEGF 抗体（転移性大腸癌，子宮頸癌，卵巣癌），抗 PD-1 抗体（子宮体癌），抗 PD-L1 抗体，抗 CTLA-4 抗体（黒色腫）
	非ホジキンリンパ腫	抗 CD20 抗体
	ホジキンリンパ腫	抗 CD30 抗体
	頭頸部癌	抗 EGFR 抗体
	乳癌	抗 HER2 抗体，抗 TROP-2 抗体
	大腸癌	抗 EGFR 抗体
	胃癌	抗 VEGFR2 抗体
	非小細胞肺癌	抗 EGFR 抗体，抗 EGFR/c-MET 抗体
	急性骨髄性白血病	抗 CD33 抗体
	成人 T 細胞白血病	抗 CCR4 抗体
	慢性リンパ性白血病	抗 CD52 抗体，抗 CD20 抗体
	急性リンパ性白血病	抗 CD19・CD3 抗体，抗 CD22 抗体
	骨転移	抗 RANKL 抗体
	多発性骨髄腫	抗 CD38 抗体，抗 SLAMF7 抗体
	尿路上皮癌	抗ネクチン-4 抗体薬物複合体
	びまん性大細胞型 B 細胞リンパ腫	抗 CD79b 抗体
	神経芽細胞腫	抗 GD2 抗体
免疫	臓器移植後拒絶反応	抗 IL-2 受容体（CD25）抗体
	関節リウマチ	抗 TNF-α 抗体，抗 IL-6 受容体抗体，抗 CD80/CD86 抗体
	気管支喘息	抗 IgE 抗体，抗 IL-5 抗体，抗 IL-5 受容体 α 鎖抗体
	アトピー性皮膚炎	抗 IL-31 受容体抗体，抗 IL-4 受容体抗体，抗 IL-13 抗体
	尋常性乾癬	抗 IL-12/IL-23 p40 抗体，抗 IL-23p19 抗体，抗 IL-17A 抗体，抗 IL-17 受容体抗体，抗 IL-17A/F 抗体
	汎発性膿疱性乾癬	抗 IL-36 受容体抗体
	多発性硬化症	抗 $\alpha_4\beta_1$インテグリン抗体，抗 CD52 抗体，抗 CD20 抗体
	潰瘍性大腸炎	抗 $\alpha_4\beta_7$インテグリン抗体
	寒冷凝集素症	抗 C1s 抗体
	クリオピリン関連周期性症候群	抗 IL-1β 抗体
	血栓性血小板減少性紫斑症	抗 von Willebrand 因子抗体
	視神経脊髄炎スペクトラム症候群	抗 CD19 抗体，抗 IL-6 受容体抗体
	全身性エリテマトーデス	抗 BLyS 抗体，抗 IFN-α 受容体サブユニット 1 抗体
	発作性夜間ヘモグロビン尿症	抗補体（C5）抗体
その他	加齢黄斑変性症	抗 VEGF 抗体，抗 VEGF-A/ANG-2 抗体
	Alzheimer 病	抗アミロイド β 抗体
	遺伝性血管性浮腫発作	抗カリクレイン抗体
	骨粗鬆症	抗 RANKL 抗体，抗スクレロスチン抗体
	高コレステロール症	抗 PCSK9 抗体，抗 ANGPTL3 抗体
	片頭痛	抗 CGRP 受容体抗体，抗 CGRP 抗体
	血友病 A	抗血液凝固第Ⅸ a/Ⅹ因子抗体
	X 染色体遺伝性低リン血症	抗 FGF-23 抗体
	RS ウイルス感染症	抗 RS ウイルス F 蛋白抗体
	SARS-CoV-2 感染症	抗スパイク糖蛋白質抗体
	クロストリジオイデス・ディフィシル感染症	抗 *C. difficile* トキシン B 抗体

抗体医薬品開発の歴史～マウス抗体からヒト化抗体・ヒト抗体への変遷～

1975年にKöhlerとMilsteinが細胞融合技術を応用したモノクローナル抗体作製法を報告して以来，モノクローナル抗体は医学・生物学の研究試薬として，また臨床診断薬として多大な貢献をしてきた．1980年代のモノクローナル抗体を医薬品に応用する研究は，必ずしも良好な結果を得ることができなかった．それは，マウス等のげっ歯類で作製したモノクローナル抗体はヒト体内で異種蛋白質として認識され，免疫原性(抗薬物抗体の誘導性)が高く，重篤なアレルギー反応や効果の減弱が認められたためであった．この問題を解決すべく1980年代後半に，遺伝子工学的手法を利用してマウス抗体の可変領域を残し定常領域をヒト抗体に置換するキメラ型抗体作製技術や，抗原との結合に直接関わる抗原結合部位［相補性決定領域(complementarity determining region, CDR)］を残し他の部分をヒト抗体に置換するヒト化抗体作製技術が確立された．1990年代以降にはファージディスプレイ法を用いたヒト抗体ライブラリー技術やヒト抗体遺伝子座をマウス染色体に移入したヒト抗体産生トランスジェニックマウス技術などのヒト抗体作製技術が確立された．その結果，マウス抗体で80%程度と高頻度にみられていたヒトでの免疫原性が，キメラ型抗体で改善がみられ，ヒト化抗体，ヒト抗体では0～15%程度にまで低減された．この免疫原性の問題を回避した抗体工学技術の発達により抗体の医薬品への応用が急速に加速され，2020年までに日米欧で承認された抗体医薬品の数は100をこえた．そのほとんどはヒト化抗体もしくはヒト抗体である．

抗体医薬の作用機序

中和作用：抗体医薬の主要な作用機序の一つが，サイトカインや増殖因子もしくはそれらの受容体に結合してこれら分子の生体での反応を阻害する中和作用である．低分子化合物では，蛋白-蛋白相互作用を阻害することは容易ではないが，抗体はこれを効果的に阻害する．現在承認されている抗体医薬の7割程度は中和作用を主要な機序とする．

標的細胞へのターゲティング：抗体はFab領域で標的とする細胞に結合するとともに他の領域を介して作用を発揮する．例えば，抗体のFc領域はNK細胞やマクロファージなどのエフェクター細胞の膜上に存在するFcγ受容体に結合し抗体依存性細胞傷害(antibody-dependent cellular cytotoxicity, ADCC)を誘導する．血液中の補体成分を活性化することで補体依存性細胞傷害(complement-dependent cytotoxicity, CDC)を誘導することもできる．これらによって抗体は標的細胞を傷害する．薬物や毒素，放射性同位体を結合させた抗体医薬では，標的細胞に取り込ませたり近傍で働かせたりすることで，エフェクター細胞や補体などの生体防御機構を介さずに標的細胞を直接傷害する．こうしたターゲティングを機序とする抗体医薬は，主に癌領域で利用されている(☞ 606頁)．

シグナリング：細胞膜上の受容体を標的として結合することで細胞にシグナルを伝えるアゴニスト抗体や，酵素とその基質蛋白質を架橋することで酵素反応を促進する抗体など，生体で反応を惹起(シグナリング)する抗体医薬も開発されている．

抗体医薬の改良技術

抗体医薬の特性である標的抗原への結合親和性やエフェクター細胞の活性化能，代謝安定性を操作することで抗体医薬の有効性や利便性を向上させるための改良技術が開発されている．

抗体医薬の薬効増強のための技術

抗体の抗原結合親和性の制御

抗原結合の二つの重要な要素である抗体の親和性と特異性を制御することができる．その手法として一般的に用いられるのが，大腸菌に感染して複製するファージの表面に抗体断片を提示させるファージディスプレイライブラリー技術を用い，提示されたライブラリーから目的とする抗原に高い親和性と特異性を有する抗体をスクリーニングする分子進化法である．抗原結合に関わる可変領域（CDR またはその周辺部分）の遺伝子に変異を導入したライブラリーを用い，例えば，改良前の抗体と競合，長時間の洗浄操作の繰り返しなど，適切な選択圧をかけることにより，結合親和性が増強した抗体を選抜することができる．ファミリー分子などの類似の抗原への結合性を区別し，実験動物の抗原への反応性を付与するなど，抗原との結合特異性を改変することも可能である．

抗体のエフェクター機能誘導活性の制御

抗体の Fc 領域と Fcγ 受容体あるいは補体成分 C1q との反応性は，結合親和性を増強させることにより，受容体を発現する NK 細胞，マクロファージや補体に対するエフェクター機能誘導活性が増強され，抗体が結合した細胞に対する ADCC や CDC を増強できる．逆に，結合親和性を減少・消失させることにより，エフェクター機能誘導活性を不活性化できる．

抗体の代謝・消失とその制御

血中半減期の制御：半減期を長くすれば，投与量や投与頻度の低減につながり，利便性の向上に寄与する．IgG 型の抗体は，血管内皮細胞などにピノサイトーシス機構で非特異的に細胞に取り込まれても，FcRn（胎児性 Fc 受容体）に結合してエンドソーム内から血液中にリサイクルされるため，他の蛋白質に比べ長い血中半減期を示す．FcRn に結合しなかった一部の抗体はリソソームに移行して分解される（抗原非依存的な消失の機構）．膜型抗原（抗原が細胞膜上の蛋白質）が，抗体に結合すると抗原-抗体複合体の状態で細胞内に取り込まれ，抗体は膜型抗原とともにリソソームに移行して分解される（抗原依存的な消失の機構）．抗原が血液中の可溶性分子すなわち可溶性抗原である時には，抗原依存的な消失は生じないが，可溶性抗原-抗体複合体の状態のままエンドソーム内で FcRn に結合して血液中にリサイクルされるため，本来ならリソソームで分解される可溶性抗原が抗体と結合したまま血液中に蓄積し，抗体医薬の効果は減弱する．

抗体消失や抗原蓄積の制御：抗原非依存的消失は，定常領域の Fc 部分のアミノ酸を改変することでエンドソーム内での FcRn との結合を増強し，リソソームに移行して分解される比率を低下させること，また，抗体の等電点を低くすることで細胞表面の負電荷と静電的に反発させて細胞への取り込みを減少させることでも，血中半減期の延長が可能である．抗原依存的消失は，抗体が血液中では抗原と結合するが，リソソーム環境下（弱酸性）では抗原と乖離できるように改変することができる．これにより，可溶性抗原の場合には，抗原をリソソームに捨て，抗体自身は FcRn を介して血液中に戻って再び別の抗原分子に結合できる．膜型抗原の場合には，エンドソーム内で抗体が抗原から離れることで，抗原の分解に巻き込まれることなく，血液中に戻って別の抗原分子と結合でき，結果として，投与量や投与頻度を低減することが可能となる．

第Ⅱ章
生体内情報伝達機構

健康は，われわれの身体の状態が一定に保たれることで保持されている．われわれは，常に体の内外よりさまざまな侵襲刺激を受けるが，それに対して反応し生体の状態を一定に保っている．この生体恒常性の維持，ホメオスタシスは，体の中で神経系，内分泌系，免疫系が協調して働き，各臓器の機能を調節し，変化に対応することでなされる．このすべての段階で働いているのが生体内情報伝達である．生体内情報伝達は，刺激に応じて発生するシグナルを細胞が受容することから始まり，それが細胞内に伝えられ，細胞の興奮・分泌・収縮・接着・転写調節やそれに伴う分化・増殖，さらには，エピジェネティック変化などの細胞反応，あるいは反対にこれらの抑制，を引き起こすものである．これが，生体の特異的な場所で特異的な刺激に対して起こることで，それぞれの侵襲刺激に対する組織反応，器官反応が形成され，恒常性の回復へと向かう．健康が恒常性の維持であるのに対して，病気はその破綻である．病気は，その意味で，生体恒常性を維持している生体内情報伝達機構の障害・抑制・過剰などの異常によるものと理解でき，薬物治療は，これを恒常性の維持に戻すことを目的とする．実際に多くの薬が，生体情報伝達に関与するシグナルから細胞反応に至る経路の促進・抑制，模倣・阻害により，病気の発症に至る恒常性維持機構の乱れを矯正して，治療効果を発揮している．本章では，生体内情報伝達機構の基本を述べ，本書で述べるさまざまな薬物作用の理解を促進する．

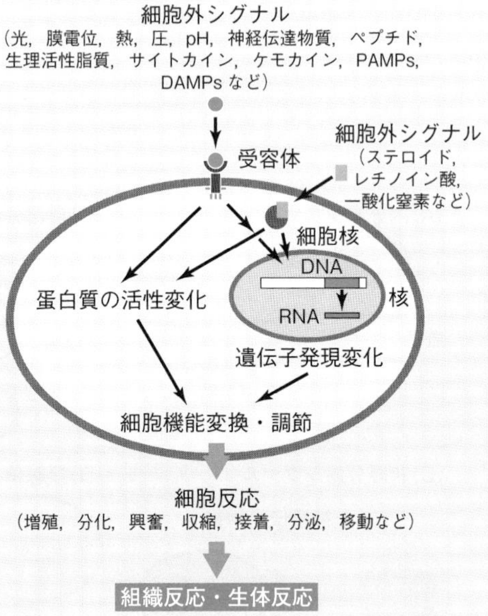

生体・細胞情報伝達のあらまし

生体内情報伝達の概要

生体内情報伝達の基本は，生体内外の刺激によりシグナル分子と呼ばれる物質が放出され，これが標的細胞の受容体に結合して細胞内に生化学的変化を起こし，興奮・分泌・収縮・接着・転写調節などの細胞反応を引き起こすものである．このような細胞外に放出されるシグナル分子は，何らかの生理活性を発揮するので，生理活性物質と呼ばれる．生理活性物質には，神経活動を担うグルタミン酸やモノアミンなどの神経伝達物質，内分泌作用を担うペプチドやステロイドホルモン，刺激に伴って細胞膜脂質から産生されるプロスタグランジンなどの生理活性脂質，生体侵襲に伴って免疫細胞で産生・放出されるサイトカインやケモカインなどがある(☞第Ⅳ章)．その中には一酸化窒素 NO のようなまったく物性の異なるものもある．病的状態では，ウイルスや細菌の成分(pathogen-associated molecular patterns, PAMPs)や死細胞の成分(damage-associated molecular patterns, DAMPs)がシグナル分子として働き，細胞反応の引き金を引く．分子ではなく，光，膜電位，熱，圧や pH のような物理・化学的状態も細胞活性化のシグナルになる(☞ 45 頁図)．

シグナル分子のうち，産生・放出されたあと血中で運ばれ遠隔の標的臓器に働くものをホルモン(内分泌物質)という(**図Ⅱ-1A**)．これと異なり，産生されて近傍の標的細胞に働く場合を傍分泌(paracrine)因子，産生細胞自身に働く場合を自己分泌(autocrine)因子といい，まとめて局所ホルモン，あるいはオータコイド(autacoid)と称する(**図Ⅱ-1B**)．また，より局所で神経細胞のシナプス間での情報伝達にあずかるものは**神経伝達物質**である(**図Ⅱ-1C**)．その他，シグナル分子が，産生細胞から放出されずに細胞表面に発現され，同じく細胞表面に発現された受容体をもつ標的細胞と細胞同士の接触(cell contact)によりシグナルを伝える場合もある(**図Ⅱ-1D**)．腫瘍細胞に発現される PD-L1 が T 細胞上の PD-1 と結合して T 細胞に抑制シグナルを伝えるのはその例である．

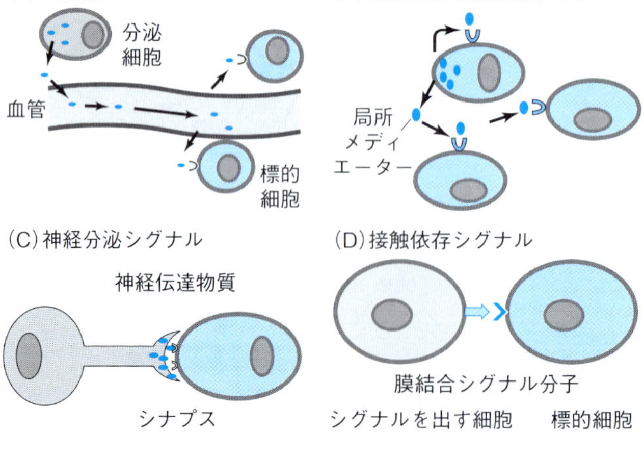

図Ⅱ-1 生体情報伝達の様式による分け方

シグナル分子の多くは，親水性の物質で，そのままでは細胞膜を通過できず，細胞膜表面の**細胞膜受容体**に結合して細胞内にシグナルを伝える．受容体は，その種類によりシグナル分子の結合を感知して細胞を活性化あるいは不活性化する分子スイッチ機能を備えており，それらを稼働して細胞内へシグナルを伝える．**細胞膜受容体の分子スイッチ**・メカニズムは大きく三つある．①Na^{+}，Ca^{2+}などのイオンの流入，②三量体G蛋白質のGTP結合型の活性化体への転換とセカンドメッセンジャーの生成，③受容体に組み込まれた酵素，または活性化された受容体に結合する酵素，特にリン酸化酵素(キナーゼ)の活性化による下流分子のリン酸化，である(**図Ⅱ-2**)．

こうして細胞内に伝えられたシグナルは，次いで**細胞内の分子スイッチ**，サイクリックAMP(cAMP)などのセカンドメッセンジャーの生成，細胞内蛋白質のリン酸化・脱リン酸化，Ca^{2+}結合による蛋白質の構造変化，RasやRhoなどの低分子量G蛋白質の活性化などを起こして，収縮・分泌・接着・移動などの細胞反応を引き起こす．シグナルの一部は細胞核に伝えられ転写制御を行い，増殖・分化を引き起こす．一方，ステロイドホルモンなどの疎水性のシグナル分子は，細胞膜を透過し細胞内の受容体に結合する．シグナル分子が結合して活性化された細胞内受容体は細胞核に転位して，転写制御を起こし，それぞれの生理活性を発揮する．これらは核での作用が主であるので，**核内受容体**と称する．一般に収縮・分泌・接着など既存のマシナリーを駆動する反応は刺激後秒から分単位で起こる速い反応であり，転写制御を起こす反応は蛋白質合成を伴う作用発現まで数時間から日単位の遅い反応である．

以下，シグナルが働く主たる細胞膜受容体と核内受容体の情報伝達とその結果惹起される細胞反応，転写調節について概説する．

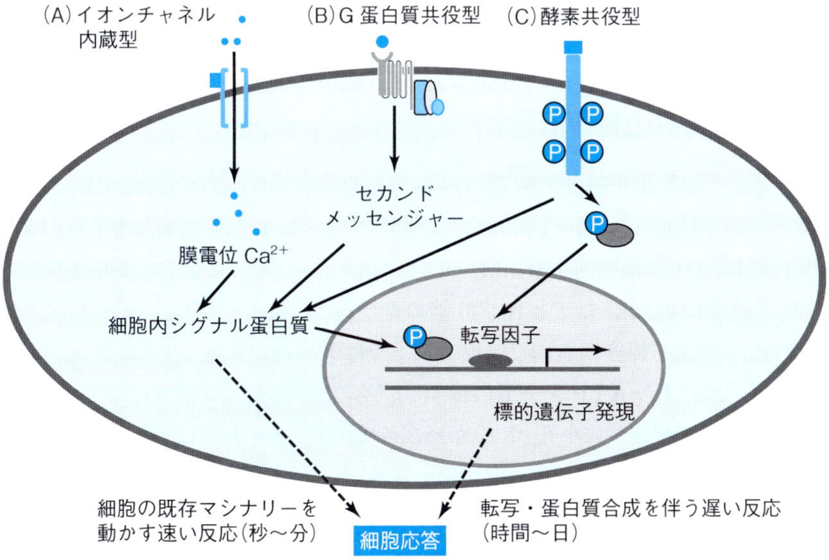

図Ⅱ-2　細胞膜を介する情報伝達

分子スイッチ

蛋白質リン酸化と蛋白質リン酸化酵素

蛋白質リン酸化は，蛋白質リン酸化酵素（プロテインキナーゼ，protein kinase）によって標的蛋白質のセリン/トレオニン残基やチロシン残基にリン酸という強酸性基を付加して，蛋白質の構造変化を起こし，蛋白質機能を活性化，または，阻害して細胞内の分子スイッチとして働く．これらのリン酸化を外す脱リン酸化はプロテインホスファターゼ（protein phosphatase）で行われ，スイッチをオフにする．ヒトには少なくとも566のプロテインキナーゼと189のプロテインホスファターゼが存在し，ヒトの蛋白質の30％がリン酸化されうるとされる．その多くはセリンやトレオニン残基をリン酸化するセリン/トレオニンキナーゼ（serine/threonine kinase）で，残りはチロシン残基をリン酸化するチロシンキナーゼ（tyrosine kinase）とどちらもリン酸化する二重キナーゼである．チロシンリン酸化はセリンリン酸化の1,000分の1の程度でしかみられないが，その多くは増殖因子の情報伝達など重要な細胞反応で働いている．これらキナーゼに対する創薬は活発で，2022年現在，62個のキナーゼ阻害薬がFDAで承認されており，その数は増加しつつある．

GTP結合蛋白質（G蛋白質）

GTP結合蛋白質（GTP binding protein）は，GDPまたはGTPのグアニンヌクレオチドを結合する蛋白質で，GTPが結合した状態がオン・スイッチで，内在性のGTP加水分解活性（GTPアーゼ）で結合したGTPをGDPに加水分解しスイッチをオフにする．G蛋白質には2種類，三量体G蛋白質と分子量2万の低分子量G蛋白質がある．三量体G蛋白質の活性化はG蛋白質共役型受容体でなされるが，低分子量G蛋白質の活性化は，GTP交換因子（guanine nucleotide exchange factor, GEF）がGDPをGTPと交換させスイッチをオンにする．一方，GTP分解促進蛋白質（GTPアーゼ活性化蛋白質，GAP）はGTP結合蛋白質のGTPアーゼの活性を促進することでスイッチ・オフを加速する．

細菌毒素と情報伝達——いくつかの細菌毒素は酵素活性をもち，情報伝達を阻害することで毒性を発揮する．コレラ毒素は補酵素NAD（nicotinamide adenine dinucleotide）のADPリボース部分を三量体G蛋白質G_sのαサブユニットに転移させ，そのGTPアーゼ活性を阻害する．その結果，$G_s\alpha$は結合したGTPを加水分解できず，活性型に保たれ，アデニル酸シクラーゼを持続的に活性化し細胞内cAMP濃度を上昇させる．一方，百日咳毒素（pertussis toxin）は抑制型の三量体GTP結合蛋白質G_iのαサブユニットをADPリボシル化し，受容体と作用するのを防ぐ．その結果$G_i\alpha$はGDP型で保持され，アデニル酸シクラーゼを抑制できず，この場合も細胞内cAMP濃度は増加する．また，破傷風毒素，ボツリヌス神経毒素は，いずれも蛋白質分解酵素活性をもち，シナプス小胞の蛋白質シナプトブレビン（synaptobrevin）を分解する．それにより，シナプス小胞は細胞膜と融合できず，神経伝達が阻害される．

細胞膜受容体と情報伝達

イオンチャネルと情報伝達

細胞は，細胞膜を隔てて細胞の内外で異なったイオン濃度を示している．ナトリウムイオン（Na^+）は，細胞外に136〜145 mM，細胞内で5〜15 mM，反対にカリウムイオン（K^+）は細胞外4 mMに対して細胞内140 mM，カルシウムイオン（Ca^{2+}）に至っては細胞外1.2 mMに対して細胞内濃度は0.2 μM以下と10,000倍の差がある．陰イオンの塩素イオン（Cl^-）も細胞外96〜110 mMに対して神経細胞内では数mMとやはりひらきがある．Na^+とK^+の細胞内外のアンバランスは，**Na^+,K^+-ATPアーゼ**の働きによるものが大きく，このために細胞内は負に帯電している．この状態で細胞膜に小孔（ポア）が形成されれば，各イオンは濃度と電位勾配に沿って細胞膜を通過する．イオンチャネルは，細胞膜を貫通してイオンが通過するポアを形成する膜蛋白質で，刺激依存性にポアを開閉してイオンの流れを起こして情報伝達を行う．多くのチャネルはイオン選択性をもち，Na^+チャネル，K^+チャネル，Ca^{2+}チャネル，Cl^-チャネルと称される．チャネルによっては選択性は絶対的なものでなく，ある種のNa^+チャネルはCa^{2+}透過性も示すし，各種の陽イオンを透過させる非選択性陽イオンチャネル（non-selective cation channel）と称するものもある．チャネルには，膜電位の脱分極によって開かれる**電位依存性チャネル**とリガンドの結合や環境センサーで開かれる**リガンド依存性チャネル**がある．膜電位が細胞内外のイオン濃度差によっている

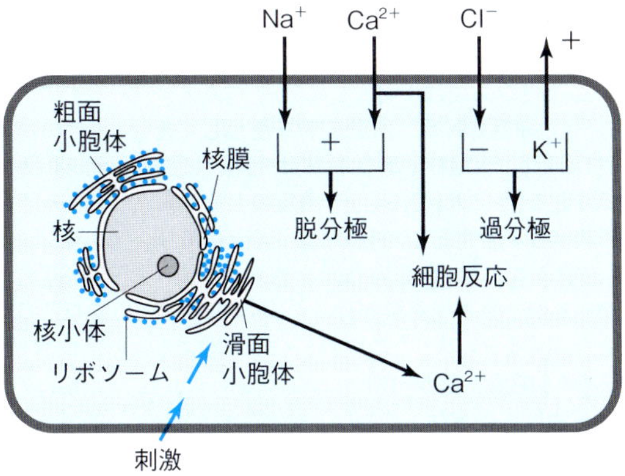

図Ⅱ-3　イオンチャネルを介する情報伝達
細胞外に多い Na^+，Ca^{2+}，Cl^- はチャネルが開くと細胞内に流入し，細胞内に多い K^+ は流出し，Na^+，Ca^{2+} の流入は細胞膜を脱分極し，Cl^- の流入と K^+ の流出は過分極する．加えて，細胞内の Ca^{2+} 濃度上昇はさまざまな細胞反応を引き起こす．

ことから，チャネルの開閉は膜電位とこれによる細胞の興奮に影響を与え，チャネルを通って細胞内に流入するイオン，特に Ca^{2+} によって筋収縮，神経伝達物質放出，神経可塑性，転写調節などさまざまな生理反応が惹起される（**図Ⅱ-3**）．Ca^{2+} は，細胞外から流入する他に，小胞体やミトコンドリアなどの細胞小器官に貯蔵され，小胞体内の Ca^{2+} 濃度は約 1 mM に保たれており，Ca^{2+} をシグナル依存性に放出するために専有のチャネルが存在する．

電位依存性チャネル Voltage-gated channel

このチャネルは，細胞膜の脱分極刺激によって開口するチャネルであり，Na^+ チャネル，K^+ チャネル，Ca^{2+} チャネル，Cl^- チャネルがある．Na^+ や Ca^{2+} の電位依存性チャネルでは，S1 から S6 まで 6 回の膜貫通部位をもつ構造が四つ連なって偽四量体を形成し，四つの S5-S6 で中心に単一のポアを作り，それを各 S1-S4 の四つの電位センサーが取り囲んでいる（**図Ⅱ-4**）．これらの電位センサーは脱分極を感知して構造変化を起こしチャネルの開閉に関わる．Na^+ チャネルの開口は Na^+ の流入による脱分極により活動電位の発生につながり，神経での興奮伝播を起こす．反対に，K^+ チャネル，Cl^- チャネルの開口は，K^+ の流出，Cl^- の流入により膜の再分極を起こす．Ca^{2+} チャネルの開口は，Ca^{2+} の細胞内への流入を起こし，シナプスでの神経伝達物質の放出，骨格筋での興奮収縮連関などさまざまな細胞反応を起こす（**図Ⅱ-3**）．

リガンド依存性チャネル Ligand-gated channel

リガンド* 依存性チャネルは，リガンド結合によりポアの開閉が行われるチャネルで，一つの分子内にリガンドを結合する受容体とイオンチャネルが存在するものである．イオンチャネル内蔵型受容体（ion-channel-coupled receptor, ionotropic receptor）とも称される．チャネルによって透過イオンの選択性があり，Na^+ 選択性，Na^+，Ca^{2+}，K^+ など陽イオン（カチオン）選択性，Cl^- など陰イオン（アニオン）選択性を示す．

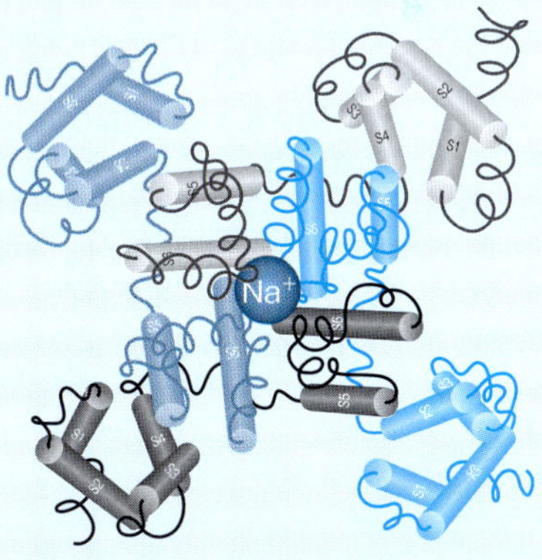

図Ⅱ-4　膜電位依存性 Na^+ チャネルの構造
Nav と相同の構造をもつとされる微生物 *Magnetococcus* Sp. の Na^+ チャネル NavMS の X 線結晶像．細胞外からみたポア開口状態の構造を示す．リドカインなどの局所麻酔薬はポアを占拠して阻害活性を示すとされている．一方，フグ毒テトロドトキシンはポアを外からふさぐといわれている．また，サソリ毒素 α は，電位センサードメイン* に働いて一旦開いたチャネルの不活性化を遅らせる．（J. Med. Chem. **58**, 7093–7118, 2015）

* リガンド：アゴニスト，アンタゴニストを問わず受容体蛋白質のシグナル受容部位に結合する分子．
* ドメイン：蛋白質の中で一塊をなす構造で，何らかの機能に対応することが多い．

興奮性神経伝達物質の受容体，ニコチン性アセチルコリン受容体やイオン透過性グルタミン酸受容体のNMDA型やnon-NMDA型は，シナプス後部に局在してNa^+の流入により膜電位を脱分極し細胞を興奮，活動電位を誘導して速いシナプス伝達に関わる．NMDA型受容体は，Na^+に加えてCa^{2+}の流入を起こし，これによるCa^{2+}濃度の上昇は細胞内で一連の情報伝達を活性化して神経可塑性などに関与する．イオン透過性グルタミン酸受容体は，四量体（tetramer）で形成されるが，膜貫通部位が作るチャネル構造の上部にリガンド結合部位を含む大きな細胞外ドメインを有することが特徴である（☞117頁，**図Ⅳ-10**）．

抑制性神経伝達物質の受容体，$GABA_A$受容体やグリシン受容体はCl^-チャネルで，開口によるCl^-の流入でシナプス後膜を過分極し活動電位を抑制する．これら受容体は，ニコチン性アセチルコリン受容体やセロトニン$5\text{-}HT_3$受容体とCys-loop受容体と呼ばれるファミリーを形成しており，特有の五つのサブユニットからなるヘテロ五量体で構成されている．いずれもリガンド結合部位は膜貫通へリックスが作るポアの上部に位置する大きな細胞外ドメインのサブユニット間に存在する．

ATP受容体のP2Xファミリーは三量体よりなるNa^+，K^+およびCa^{2+}を通す非選択性陽イオンチャネルで，イオンの流入は膜電位の変化やCa^{2+}濃度の変化につながり，神経伝達，筋肉収縮，痛覚，味覚，炎症反応などに関係している．一方，同じ陽イオンチャネルでも，膵臓β細胞に存在する**K-ATPチャネル**は，定常状態では開口しており，K^+の流出で膜電位を負に保っているが，グルコース摂取により細胞内で増加したATPが結合するとチャネルが閉じ，脱分極を誘導してインスリン分泌を促進する．これはスルホニル尿素受容体と複合体を形成しており，一連の経口糖尿病薬の作用標的である．

リガンド依存性チャネルが細胞膜に存在し，細胞内外のイオン流入出に関係しているのに対し，**細胞内小器官膜**に存在して，細胞質との間のイオン流入出に関係しているものもある．代表的なのは**IP_3受容体**で，これは小胞体膜に存在し，さまざまな刺激に伴ってイノシトールリン脂質から生成されるイノシトール三リン酸（IP_3）によって活性化され，小胞体に貯蔵されているCa^{2+}イオンを放出する．電位依存性Ca^{2+}チャネルによるCa^{2+}流入が骨格筋収縮や神経伝達物質放出など速い細胞反応を惹起するのに対し，IP_3受容体を介するCa^{2+}放出は平滑筋収縮などのゆっくりしたカルシウム依存性反応に貢献している．

環境センサーチャネル

われわれの身体には，痛覚，温度覚，触覚，固有感覚など環境の状態を感知する機構が備わっているが，これを伝えるのがTRP（transient receptor potential）チャネルやPiezoチャネルである．**TRPチャネル**は，ヒトでは27種類あり六つのサブファミリーを形成している．このチャネルは，S1-S6の六つの膜貫通部位をもつ分子がホモ，あるいはヘテロ四量体を形成し，各S5-S6部分がポアを形成するなど電位稼働性チャネルと似た構造をもつが，細胞内にあるN末端にアンキリンリピート配列をもつなど，細胞内構造が特異的である．TRPチャネルの多くは非特異的カチオンチャネルでNa^+もCa^{2+}も透過させる．このうち，TRPV1は43℃以上の高温や酸性pHで，TRPM8は8～28℃の低温で活性化される．TRPV1の活動は唐辛子の主成分カプサイシンでも，TRPM8の活動はメントールでも誘起されるなど，これら物質が起こす熱感，涼感の生理学的基盤をなしている．TRPV1は，上記性質から炎症性疼痛のセンサーとしても働き，炎症部位にあるプロスタグランジンなどさまざまなメディエーターで修飾を受けて，熱やpHに対する閾値を下げ，炎症における痛覚過敏性に関与している．

TRPが熱やpHに反応するのに対して，触覚に関係するのが**Piezoチャネル**である．Piezoは2,500アミノ酸以上からなる大きな蛋白質で，頭部と尾部からなり，3個の分子が集まって頭部でチャネルを形成し，尾部は足のように細胞膜上に伸展して，引っ張り刺激を受けて，チャネルを開口させる（**図Ⅱ-5**）．伸展刺激に反応することから固有感覚にも関係するといわれている．

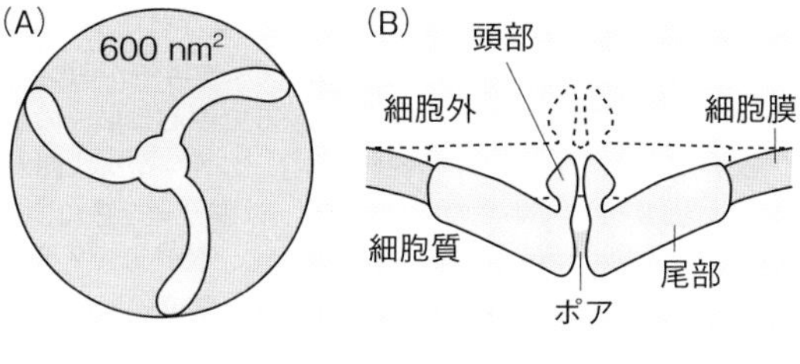

図Ⅱ-5　Piezoチャネルの模式図
AはPiezo 2の構造を細胞表面よりみたもので，三量体がプロペラのように600 nm²の細胞表面を覆って伸展に対応している．BはPiezo 1の構造を細胞膜よりみたもので，細胞表面に凹みを作っている．（Nature **573**, 199-200, 2019）

G蛋白質共役型受容体（GPCR）と情報伝達

■ G蛋白質共役型受容体の構造と種類

G蛋白質共役型受容体（G protein-coupled receptor, GPCR）は，細胞膜を7回貫通する蛋白質で，細胞外のシグナルを細胞表面側で検知して，このシグナルを細胞質側でG蛋白質に伝え，G蛋白質をGDP結合の不活性化体からGTP結合の活性化体に変換して細胞内にシグナルを伝える．FDA承認薬物の34%がGPCRに作用するものであり，現在使用されている薬物の標的としては最大のファミリーである．この受容体は，アゴニストが存在しない状態でも一定の活性を示すことから，不活性化状態と活性化状態を行き来して平衡にあるものとされる．アゴニストは，この平衡をより活性化状態に偏位させ，逆アゴニストは不活性化状態に固定し，アンタゴニストは，アゴニスト結合を阻害して非刺激時の平衡状態を維持するものと考えられている．GPCRは，細胞外にN末端を出し，これに続いてαヘリックス鎖が7回膜を貫通して細胞内にC末端をもつ構造をもち，この構造的特徴から7回膜貫通型受容体とも，また，活性化されたG蛋白質がサイクリックAMP（cyclic AMP, cAMP）やイノシトール三リン酸（IP_3）などの低分子情報伝達分子，セカンドメッセンジャー（second messenger）を産生することから**セカンドメッセンジャー産生型受容体**とも呼ばれる．GPCR構造の外観と活性型と不活性型の構造の違いを**図Ⅱ-6**に示す．

GPCRの種類――GPCRは，ヒトでは800種類程度存在し，ヒトゲノムで最大の膜蛋白質ファミリーである．細胞外に出ているN末端の長さで，Class A，B，Cに分けられる．Class Aは，これが数十アミノ酸残基以下の長さで，ロドプシン（rhodopsin）型とも呼ばれ，神経伝達物質，ペプチド，ホルモンなど低分子量の生理活性物質を結合する．嗅覚受容体や網膜のロドプシンなどもこれに属する．Class BのGPCRは，N末端の細胞外ドメインが100～300アミノ酸程度のもので，グルカゴン，セクレチン，下垂体

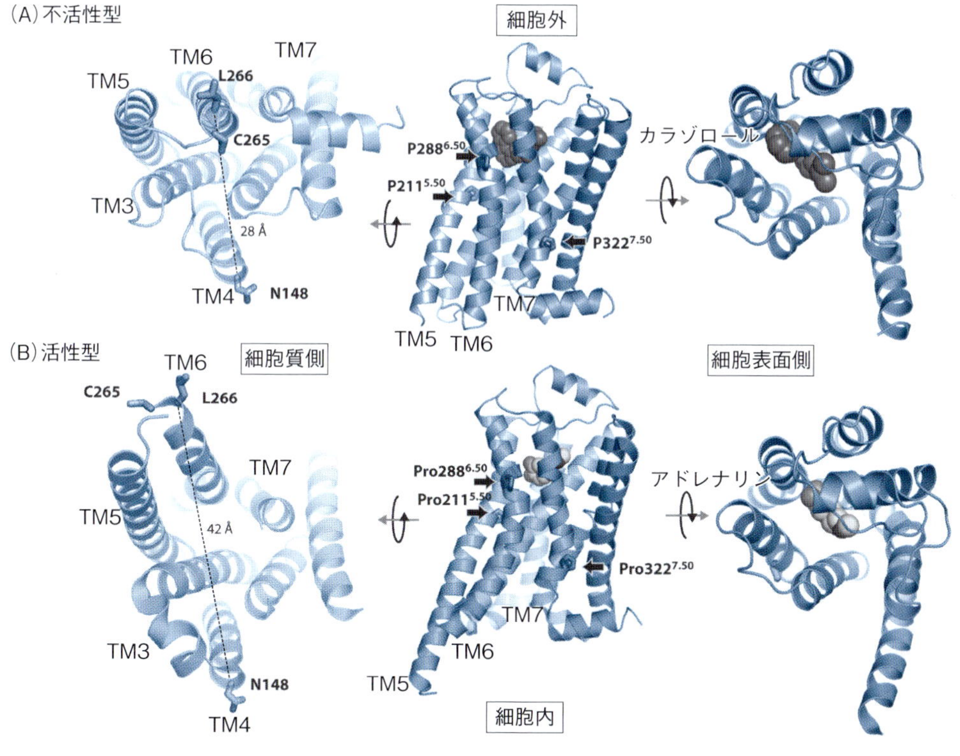

図Ⅱ-6　GPCRの概観と活性化による構造変化
ここでは，アドレナリンβ_2受容体に逆アゴニスト（カラゾロール，A）とアゴニスト（アドレナリン，B）を結合させ，不活性型と活性型の構造を比較している．上下とも左から細胞質側，細胞膜側，細胞表面側からみた図を示す．空間充填モデルで示した両薬物は膜貫通ドメインが形成する同じポケットに結合しているが，アドレナリンがTM6を偏位させてTM3やTM5などと細胞質側のGPCR底部に大きなポケットを形成するのに対し，カラゾロールではその広がりが起こっていないのが分かる．このポケットは三量体G蛋白質Gαと相互作用部位とされる．（Ann. Rev. Biochem. **87**, 897-919, 2018）

アデニル酸シクラーゼ活性化ペプチド(PACAP)などの構造的に類縁の27〜141アミノ酸残基のペプチドホルモンをリガンドにする．Class Cは，細胞外のN末端ドメインが300アミノ酸残基以上にのぼるもので，代謝性グルタミン酸受容体やカルシウム感受性受容体などがある．リガンド結合やシグナルを細胞外にあるN末端ドメインで感知し，膜貫通部にシグナルを伝えて活性化する．数的には，Class Aが720個程度で，そのうち，リガンドの既知のものが200弱，未知のもの(オーファン受容体)が90弱，その他は視覚，味覚，嗅覚受容体で大半が匂い受容体である．Class BとCはそれぞれ15と20強程度である．

GPCRは，低分子と称される分子量1,000以下の小さな分子がリガンドとして働くことが多く，同じリガンドが，情報伝達を異にするいくつかのGPCRに働くことも，また，一つの細胞でも，同じ作用を示す異なったリガンドに対するGPCRや同じリガンドが反対の作用を示すGPCRが多数発現されており，これらを選択的に薬で制御することで治療効果が発揮される．リガンド結合部位は，第3，第5，第6，第7の膜貫通ドメイン(TM3，TM5，TM6，TM7)が細胞膜の細胞外側で作るポケットに存在し，アゴニストはこのポケットに結合し受容体の構造変化を起こして情報伝達を行う．これに対し，逆アゴニスト，アンタゴニストはこのポケットを異なった形で占拠し受容体を不活性型に固定化，または平衡変化を引き起こさずにアゴニストの結合を排除する(**図Ⅱ-6**)．

■ G蛋白質共役型受容体のOn/OFFと情報伝達

GPCRの情報伝達には，種々のG蛋白質を介するものと，それに引き続いて起こるβ-アレスチン結合を介するものがある(**図Ⅱ-7**)．

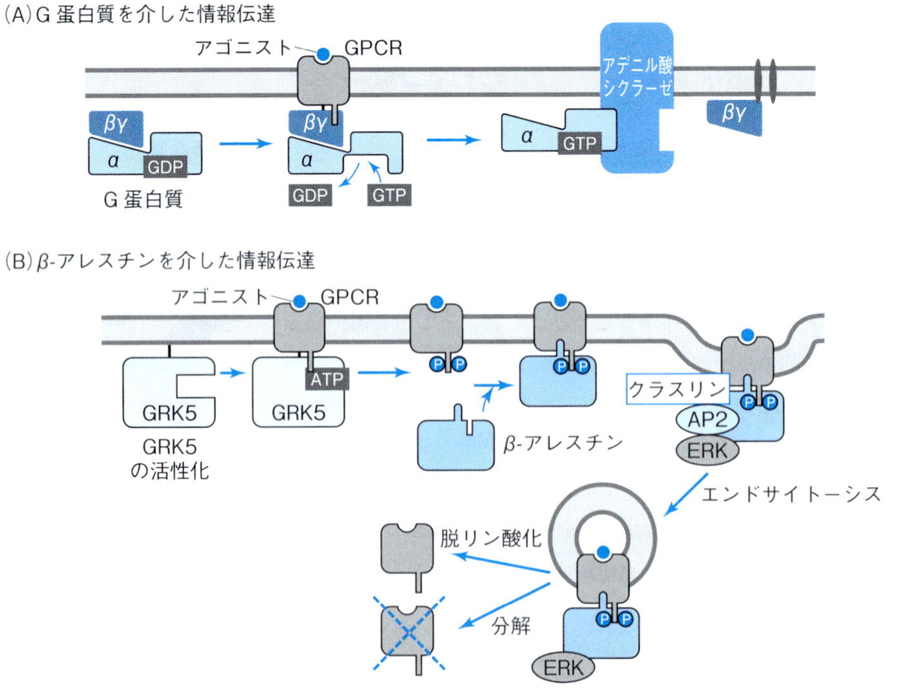

図Ⅱ-7　GPCRのG蛋白質を介する情報伝達(A)とアレスチンを介する情報伝達と脱感作・取り込み(B)

三量体 G 蛋白質を介する On/OFF と情報伝達

GPCR の情報伝達は GPCR が細胞質側で三量体 G 蛋白質と結合し，これを活性化することでなされる．この活性化は，アゴニストがなくても確率的に起こるが，アゴニストが GPCR に結合すると GPCR の第 5 と第 6 の膜貫通部（TM5，TM6）が外側に偏位して第 3 の膜貫通部（TM3）とともに広い凹みを作り，より安定的に G 蛋白質を結合する（**図Ⅱ-6**）．G 蛋白質は三つのサブユニット，α，β，γ から構成され，非活性化状態では，α サブユニットが GDP と結合して $\alpha_{GDP}\beta\gamma$ の三量体で存在している．GPCR が活性化状態になると，TM3，TM5，TM6 が作る細胞質側の GPCR 底部に Gα-GDP サブユニットの C 末端がはまり込んで結合する．

この結合により α サブユニットは構造変化を起こし，GDP を遊離，こうして空になった GDP/GTP 結合ポケットに細胞内で高濃度存在する GTP が結合し，GTP 結合型になる．この GTP 結合は G 蛋白質の大きな構造変換を起こし，三量体を α サブユニットと $\beta\gamma$ 複合体に解離する．その結果，α サブユニットと $\beta\gamma$ 複合体の間の埋もれていた表面が露出し，α サブユニットと $\beta\gamma$ 複合体がそれぞれ標的分子（エフェクター）に結合する（**図Ⅱ-7A**，**図Ⅱ-8**）．これらの標的は酵素やチャネルである．GPCR の作用は，その GPCR がどのような G 蛋白質を活性化するかで決まる．

G 蛋白質の種類――Gα は約 20 種類の，Gβ は約 6 種類，Gγ には約 12 種類の遺伝子が存在する．G$\beta\gamma$ の組み合わせは膨大なものになるが，それらの機能に大差はなく機能的には G$\beta\gamma$ は 1 種類で，G 蛋白質の違いは Gα の相違による．Gα は G_s，$G_{i/o}$，G_q，$G_{12/13}$ の四つのサブファミリーに分類されている．アデニル酸シクラーゼを活性化（stimulate）して cAMP 産生を起こすものを G_s，これを抑制（inhibit）するものを G_i と名付けている．G_o は G_i ファミリーの一員として分類される．$G_{i/o}$ は，細胞内で含量が多く，アデニル酸シクラーゼ阻害の他，高濃度に遊離した $\beta\gamma$ サブユニットを介してホスファチジルイノシトール特異的ホスホリパーゼ Cβ やホスホジエステラーゼを活性化する．また，G_q は $\beta\gamma$ とは別のホスホリパーゼ Cβ アイソフォーム* を活性化する．$G_{12/13}$ サブファミリーは低分子量 G 蛋白質 Rho を活性化する．多くの GPCR はどれかの G 蛋白質に選択傾向を示すが，同時に多数の G 蛋白質と共役しており，GPCR のアミノ酸配列から共役 G 蛋白質を特定するのは困難とされている．

α サブユニットは固有の GTP アーゼ活性をもっており，結合した GTP を GDP へと加水分解して不活化状態に戻る．細胞には，GTP アーゼ活性を促進する **G 蛋白質シグナル調節蛋白質**（regulator of G protein signaling, RGS）が存在し，α サブユニット特異的 GTP アーゼ活性化蛋白質（GTPase-activating protein, GAP）として働き，G 蛋白質により仲介された応答をシャットオフする．ヒトのゲノム上には，25 の RGS が存在している．こうして α サブユニットに結合した GTP が GDP に転換されると α サブユニットは $\beta\gamma$ 複合体と結合し元の三量体に戻る（**図Ⅱ-8**）．

図Ⅱ-8 GPCR による G 蛋白質の活性化―不活性化サイクル
$G_s\alpha$ アデニル酸シクラーゼ活性化
$G_i\alpha$ アデニル酸シクラーゼ阻害
$G_{q/11}\alpha$ ホスホリパーゼ Cβ 活性化
$G_{12/13}\alpha$ RhoGEF 活性化
G$\beta\gamma$* K^+ チャネル活性化，ホスホリパーゼ Cβ 活性化，PI 3-キナーゼ活性化
* G$\beta\gamma$ の効果は G_i で発揮されやすい．これは，G_i がその他の G 蛋白質より含量が多いためとされる．

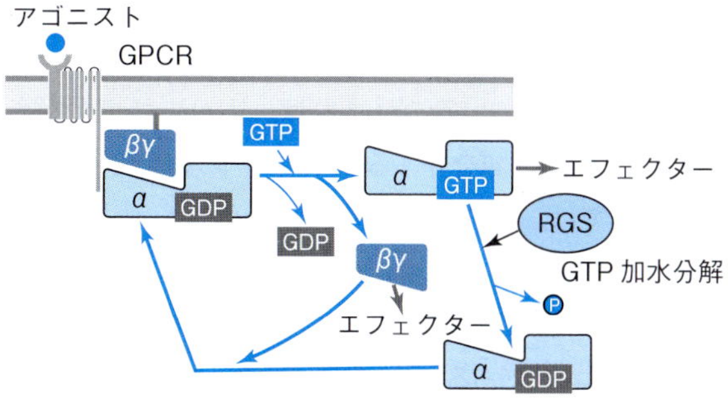

* アイソフォーム：単一の遺伝子，遺伝子ファミリーに由来する一連の蛋白質．基本的に同じ活性をもつが，加えておのおのの構造に応じた特性も示す．

表Ⅱ-1　各情報伝達経路に共役するGPCRの例（細胞（や実験条件）によって異なるG蛋白質に共役することがある．）

効果 / G_s アデニル酸シクラーゼ活性化	$G_{i/o}$ アデニル酸シクラーゼ活性化抑制		$G_{q/11}$ ホスホリパーゼC活性化		$G_{12/13}$ Rho活性化
アドレナリン($\beta_{1\sim3}$)	アドレナリン	ソマトスタチン	アドレナリン	ニューロテンシン	トロンビン(PAR1)
ドパミン($D_{1,5}$)	($\alpha_{2(A\sim C)}$)	トロンビン	($\alpha_{1(A,B,D)}$)	エンドセリン	LPA
ヒスタミン(H_2)	ムスカリン($M_{2,4}$)	(PAR1,3,4)	ムスカリン($M_{1,3,5}$)	バソプレシン($V_{1(a,b)}$)	TXA_2
セロトニン(5-$HT_{4,6,7}$)	ドパミン($D_{2\sim4}$)	ガラニン	ヒスタミン(H_1)	オキシトシン(OT)	スフィンゴシン
アデノシン($A_{2(A,B)}$)	セロトニン	メラトニン	セロトニン	タキキニン	1-リン酸
バソプレシン(V_2)	(5-$HT_{1(A,B,D\sim F),5A}$)	PAF	(5-$HT_{2(A\sim C)}$)	TRH	エンドセリン(ET_A)
カルシトニン	ヒスタミン($H_{3,4}$)	ケモカイン	グルタミン酸	トロンビン	ブラジキニン(B_2)
プロスタグランジン	$GABA_{B(1,2)}$	走化性因子	($mglu_{1,5}$)	プロスタグランジン	バソプレシン(VIA)
(DP, $EP_{2,4}$, IP)	グルタミン酸	(fMLP, C3a, C5a)	プリン($P2Y_{1,2,4,6,11}$)	(EP_1, FP)	
アミリン	($mglu_{2\sim4,6\sim8}$)	オピオイド	ボンベシン	トロンボキサン A_2	
CGRP	アデノシン($A_{1,3}$)	リゾホスファチジン酸	ブラジキニン	(TXA_2)	
アドレノメデュリン	プリン($P2Y_{12}$)	プロスタグランジン	(B_1,B_2)	PAF	
コルチコトロピン放出因子	アンギオテンシン	(EP_3)	アンギオテンシン	ロイコトリエン	
メラノコルチン	(AT_2)	カンナビノール($CB_{1,2}$)	(AT_1)	スフィンゴシン 1-リン酸	
VIP	ニューロペプチド Y	スフィンゴシン 1-リン酸	コレシストキニン/	Ca^{2+} 感知受容体	
PACAP	ニューロテンシン		ガストリン		

略語は第Ⅳ章4生理活性ペプチドを参照．受容体サブタイプがすべて同じG蛋白質に共役する場合は，サブタイプの記載は省略した．糖蛋白質ホルモン（FSH，LH，TSH）の受容体はどのG蛋白質にも共役するので記載していない．

β-アレスチンを介する情報伝達とGPCRの脱感作と細胞内取り込み

β-アレスチン（β-arrestin）**を介する情報伝達機構**――細胞（**図Ⅱ-7B**）には，GPCRをリン酸化する酵素（GRK）が存在し，アゴニストがGPCRに結合すると遊離されるG蛋白質βγによって活性化される．活性化されたGRKはアゴニスト結合型のGPCRを選択的に認識し，細胞質に出ているGPCRのC末端尾部をリン酸化する．GPCRによっては，その細胞内ループもリン酸化される．次いで，このGPCRのリン酸化部位に塩基性アミノ酸残基に富むβ-アレスチンのN末端ドメインが結合し，リクルートされたβ-アレスチンの中間部のループがGPCR底部のG蛋白質結合部位に侵入，G蛋白質の結合を競合阻害する．これにより，G蛋白質を介する応答は減弱する（**受容体の脱感作**：desensitization）．こうして結合したβ-アレスチンは，足場蛋白質（スキャホールド蛋白質 scaffold protein）としてSrcチロシンキナーゼやRaf/MEK1/ERK1/2などのMAPキナーゼカスケードなどをリクルートしこれらの活性化を促進する．

β-アレスチンのC末端ドメインは，食作用に関係するクラスリンやAP2とも結合して，GPCRを被覆小窩（coated pit）に導き，GPCRのエンドサイトーシスによる細胞内移行（internalization）を促進する（**受容体のダウンレギュレーション**）．エンドソームに取り込まれたGPCRは，脱リン酸化され細胞表面に戻ることもあれば，リソソームで分解されることもある．このように，GPCRの情報伝達はG蛋白質を介するものとβ-アレスチンを介するものが存在するとされており，GPCRに対する創薬では，そのどちらかに偏った活性を示すバイアス型アゴニストの開発も行われている（☞178頁）．また，アゴニストでありながらβ-アレスチンを介する受容体ダウンレギュレーションを強く促進し，結果として細胞表面の受容体を消失させ機能的なアンタゴニストとして働く薬物もある．S1P1アゴニストであるフィンゴリモドやゴナドトロピン放出ホルモン（GnRH）受容体アゴニストであるリュープロレリンは，その例である．

■ G 蛋白質共役型受容体—G 蛋白質を介する細胞内情報伝達

cAMP 情報伝達系（図Ⅱ-9A）

$G_s\alpha$ が**アデニル酸シクラーゼ**（adenylate cyclase）に結合し，活性化すると ATP から cAMP が合成される．cAMP は細胞内セカンドメッセンジャーとして働き，通常 10^{-7} M 程度存在しているが，細胞外刺激を受け，1 秒以内に数倍程度に増加する．cAMP はその効果を多くは **cAMP 依存性プロテインキナーゼ**（protein kinase A, PKA）の活性化を通して発揮する（**図Ⅱ-9A**）．非活性化状態のとき，PKA は二つの触媒サブユニットと二つの調節サブユニットの複合体で構成される．cAMP の PKA の調節サブユニットへの結合は，大きくその構造を変え，触媒サブユニットが分離され，遊離した触媒サブユニットは標的蛋白質をリン酸化する．cAMP-PKA 経路の反応は多彩であり細胞や組織ごとに異なる．PKA 活性化は平滑筋を弛緩し，マスト細胞からヒスタミンの遊離を抑制する．血小板凝集を抑制し，肝臓ではホスホリラーゼによるグリコーゲン分解促進，グリコーゲン合成酵素によるグリコーゲン合成の抑制を起こす．膵臓ではインスリン分泌促進を生じる．さらに，PKA は細胞核内で転写因子 **CRE**（cAMP response element）結合蛋白質（**CREB**）をリン酸化し，リン酸化 CREB は，CREB-binding protein（CBP）と呼ばれる転写共役活性化因子（coactivator）をリクルートし，標的遺伝子の転写を遂行する．

cAMP は，PKA に加え，**EPAC**（exchange protein directly activated by cAMP）にも結合し，これを活性化する．EPAC は，低分子量 G 蛋白質の Rap1，Rap2 の GDP-GTP 交換因子（GEF）であり，Rap の活性化をきたし，インテグリンや接着結合（adherence junction）の制御を介して増殖・分化に関与する．

PKA や EPAC を介さずに cAMP がエフェクター分子に直接結合して活性化する経路もある．これは，中枢神経や心臓に発現し，脱分極によって活性化される **HCN**（hyperpolarization-activated, cyclic-nucleotide-gated）**非選択性カチオンチャネル**で，cAMP は直接このチャネルに結合して開口を促進する．これは歩調取りに関係し，cAMP によってリズムが進む．このチャネルを阻害する薬，HCN チャネルブロッカーは，心不全時の心拍数を減少させるのに使用される．

cAMP は，**ホスホジエステラーゼ**（phosphodiesterase, **PDE**）により分解される．PDE には 11 のサブファミリーからなる多数の分子種があり，cAMP に特異的なもの，近縁の cGMP（下述）に特異的なもの，両者を分解するものがある．これらは，おのおの特有の組織・細胞分布をとる．カフェイン，テオフィリンは非選択的な PDE 阻害薬であるが，cAMP や cGMP は，全身で多彩な生理機能を発揮していることから，組織・細胞特異的に cAMP や cGMP を上昇させて組織固有の機能を発揮させるため，PDE のさまざまなアイソザイムに対して特異的な阻害薬が開発されている．例えば，PDE3 は血管平滑筋，血小板に発現しており，その阻害薬シロスタゾールは，血管拡張・抗血小板薬として用いられる．

イノシトールリン脂質—ホスホリパーゼ C（PLC）情報伝達系（図Ⅱ-9B）

G 蛋白質サブユニット，$G_q\alpha$ と $\beta\gamma$ はおのおのに特異的な PLCβ アイソフォームに作用し活性化する．PLC（phospholipase C）はイノシトールリン脂質のホスファチジルイノシトール 4,5-二リン酸（phosphatidylinositol 4,5-bisphosphate, PI(4,5)P_2）を分解する酵素であり，PI(4,5)P_2 を二つの産物，**イノシトール 1,4,5-三リン酸**（inositol 1,4,5-trisphosphate, **IP_3**）と**ジアシルグリセロール**（diacylglycerol, **DG**）に分解する．IP_3 は水溶性の分子で細胞内セカンドメッセンジャーとして小胞体にある IP_3 受容体に結合し，Ca^{2+} チャネルを開き Ca^{2+} を放出する．放出された Ca^{2+} は，

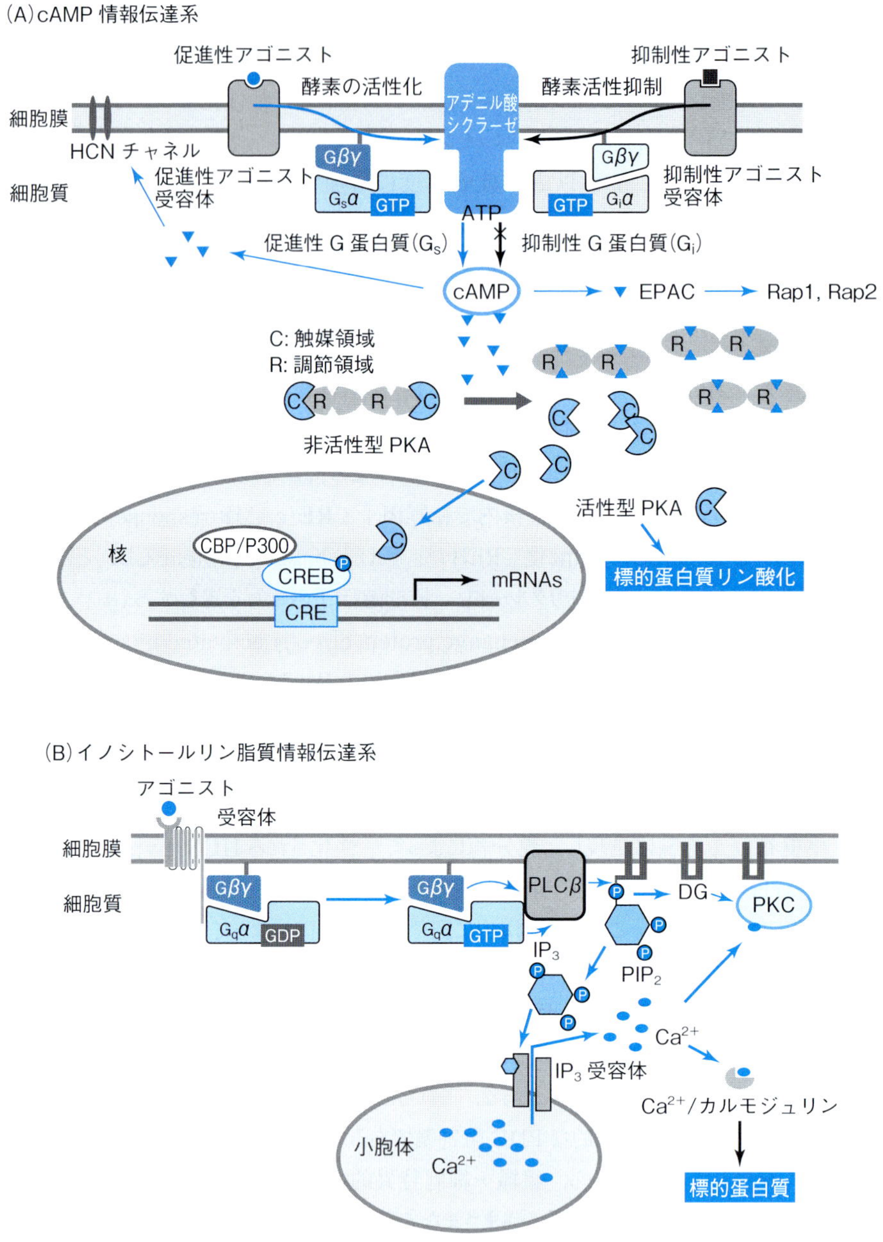

図Ⅱ-9　G 蛋白質共役型受容体(GPCR)の情報伝達

(A)G_s および $G_{i/o}$ を介する cAMP 促進および抑制情報伝達経路．GPCR の下で G_s が活性化されるとアデニル酸シクラーゼが活性化，$G_{i/o}$ が活性化されると抑制され，それぞれ細胞内 cAMP の上昇，低下をきたし，下流の情報伝達を促進，抑制する．

(B)イノシトールリン脂質情報伝達経路．GPCR の下で G_q が活性化されるとその Gα により，また，分離した Gβγ により，PLCβ が活性化され，PIP_2 を切断して IP_3 と DG を産生，IP_3 はさらに小胞体の IP_3 受容体に働いて Ca^{2+} 放出を行い下流の情報伝達を駆動する．

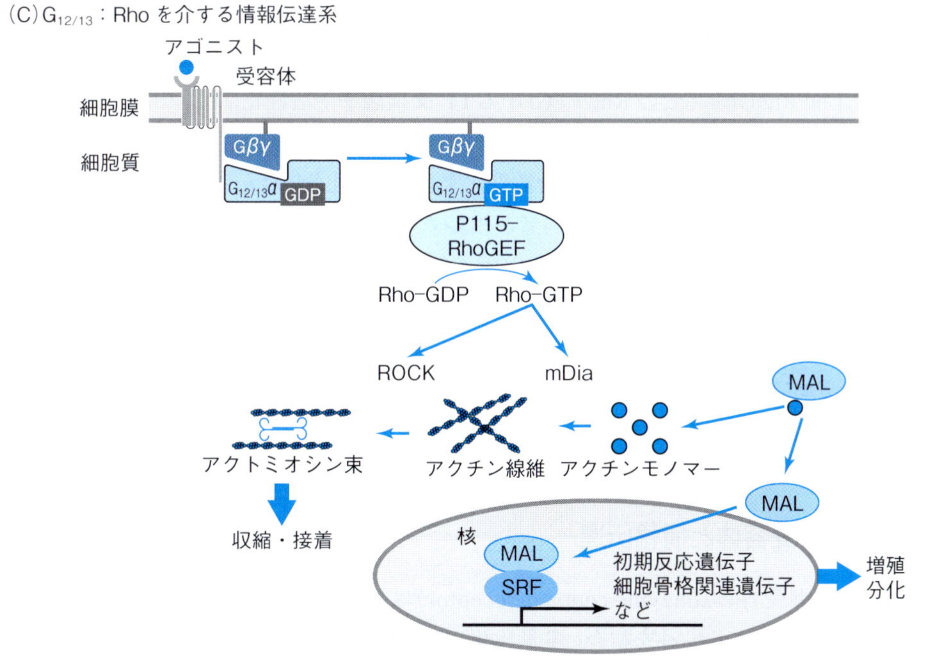

図Ⅱ-9　G 蛋白質共役型受容体（GPCR）の情報伝達（続き）
(C) 低分子量 G 蛋白質 Rho を介する情報伝達経路．GPCR 下で $G_{12/13}$ が活性化されると，その下流で Rho の活性化が起こり，活性化 Rho はアクチン重合活性をもつ mDia とセリン/トレオニンキナーゼである ROCK を駆動し，細胞骨格の組み換えを含む情報伝達を起こす．

カルモジュリンに結合，Ca^{2+}/カルモジュリン複合体は，多彩な蛋白質に結合して活性を促進する．その中には，平滑筋収縮に働くミオシン軽鎖リン酸化酵素やシナプス可塑性に働く**Ca^{2+}/カルモジュリン依存性プロテインキナーゼ（CaMK）**などがある．一方，DG は**プロテインキナーゼC（PKC**，カルシウム依存性のセリン/トレオニンキナーゼ）を活性化し，標的蛋白質をリン酸化して細胞応答を促す（**図Ⅱ-9B**）．これらの情報伝達は，平滑筋収縮，血小板凝集促進，マスト細胞からのヒスタミン遊離，細胞運動亢進など，遺伝子の転写に関係しない速い時間での細胞応答を引き起こすとともに，CaMK は PKA と同様に CREB をリン酸化して転写調節も行う．

細胞内で上昇した Ca^{2+} は，カルモジュリン類似構造をもつ**カルシニューリン**の調節サブユニットに働き，カルシニューリンを活性化する．カルシニューリンは細胞内情報伝達に関与するプロテインホスファターゼで，脱リン酸化を行う触媒サブユニット（A サブユニット）と Ca^{2+} と結合する調節サブユニット（B サブユニット）よりなる．**転写因子 NF-AT**（nuclear factor of activated T cells：5 種類存在）は，非刺激時にはセリン残基がカゼインキナーゼ（casein kinase 1，CK1）や **GSK-3β** でリン酸化され，核移行シグナルが隠された状態にあるが，Ca^{2+} で活性化されたカルシニューリンは NF-AT のこのセリン残基を脱リン酸化する．これにより**核移行シグナル**が露出した NF-AT は核に移行し標的遺伝子の転写活性を上げる．NF-AT は，T 細胞の活性化に関係しており，免疫抑制薬であるシクロスポリンやタクロリムスは，おのおのの結合蛋白質シクロフィリンや FK 結合蛋白質に結合してカルシニューリンを抑制して T 細胞の活性化を阻害する．

Rhoを介する情報伝達系（図Ⅱ-9C）

GPCRによって$G_{12/13}$が活性化されるとその$G\alpha$によってp115-RhoGEF，PDZ-RhoGEF，LARG，Lbc-RhoGEFなどのRhoの**GDP-GTP交換因子**が活性化され，RhoAがGDP型の不活性体からGTP結合型の活性化体に転換される．GTP型Rhoは，二つのエフェクター蛋白質［mDia，ROCK（Rhoキナーゼ）］を活性化する．活性化されたmDiaはアクチン線維を形成し，ROCKはミオシンを活性化して，両者が相まって細胞収縮や細胞外基質への接着を起こす．これにより起こるアクチン単量体の消費はSRFの補助因子であるMAL（MKL/MRTF）のG-アクチンからの解離を促し，MALは細胞核に転位しSRFを活性化してc-fos，egr-1，Arcなどの初期反応遺伝子やβ-アクチンなどの細胞骨格関連遺伝子の転写を誘導する（**図Ⅱ-9C**）．ROCKはカルシウムとは別の経路で平滑筋収縮を起こすことが知られており，ROCK阻害薬ファスジルは，脳血管攣縮の阻害薬として用いられている．

酵素共役型受容体と情報伝達

酵素共役型受容体（enzyme-coupled receptor）は，多くは細胞膜を1回貫通する構造をもち，細胞外ドメインでリガンドを結合し多量体化して，そのシグナルを細胞質内ドメインに伝え，それ自身の酵素を活性化，あるいは，細胞内酵素をリクルートして細胞内にシグナルを伝える．多くの増殖因子，分化因子，サイトカインやTGF-βなどは，酵素共役型受容体に働いて作用を発揮する．活性化される酵素は，チロシンキナーゼ（チロシンリン酸化酵素，tyrosine kinase）が多く，その他に，セリン/トレオニンキナーゼ，cGMP合成酵素，蛋白質分解酵素などがある．

■ チロシンキナーゼ受容体とチロシンキナーゼ結合型受容体

チロシンキナーゼには受容体分子に組み込まれたものと細胞内に受容体とは独立した分子（非受容体チロシンキナーゼ）として存在するものがある．前者では受容体へのリガンド結合がキナーゼを活性化し，後者のあるもの，例えば，Src，JAK，Sykファミリーのキナーゼは，リガンドで活性化された受容体にリクルートされて活性化される．

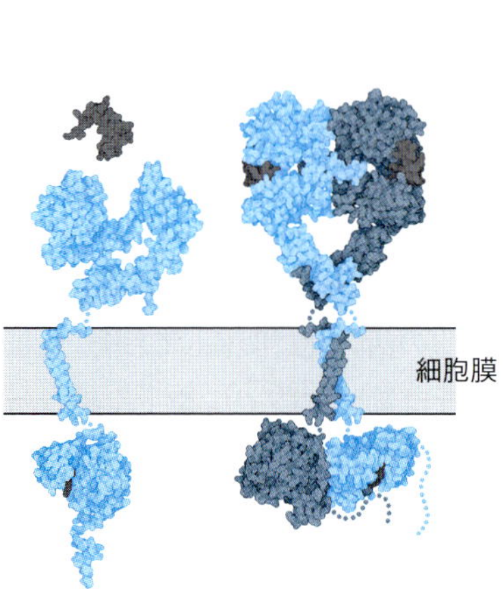

図Ⅱ-10　EGFとEGF受容体の立体モデル
左はリガンド非結合状態を，右はリガンド結合で受容体が二量体化したものを示している．EGFを灰色，受容体を青色で示している．EGFが結合して受容体が二量体化すると細胞内のキナーゼドメインもお互いに近接し，ドットで示す尾部をリン酸化する．本モデルは，いくつかの部分的な構造解析像を統合したものである．
（PDB-101 https://pdb101.rcsb.org/motm/126）

チロシンキナーゼ受容体（受容体チロシンキナーゼ）

チロシンキナーゼ受容体は，酵素共役型受容体の代表的な例で，受容体そのものがチロシンキナーゼ活性をもつ**受容体チロシンキナーゼ**（receptor tyrosine kinase, RTK）である．典型的には，この種の受容体は細胞膜を1回貫通する単量体で存在し，リガンドが結合すると二量体化して，チロシンキナーゼ活性が活性化され，2つのキナーゼが近接してお互いのC末端にある多くのチロシン残基をリン酸化する（**図Ⅱ-10**）．受容体の中には，最初から多量体化しているものもあるが，これらでもリガンド結合でキナーゼが活性化され，多くの部位のチロシンリン酸化が起こる．例えば，インスリン受容体は$\alpha 2\beta 2$の四量体であるがインスリン結合で活性化され，まず，細胞内β鎖のチロシン残基を自己リン酸化する．ここにIRSという足場蛋白質が結合し，IRSの多くのチロシン残基をリン酸化する．これらのリン酸化チロシン残基にはさまざまなシグナル蛋白質が結合して情報を伝える．ヒトゲノムでは60程度のチロシンキナーゼ受容体の相同遺伝子があり，上皮増殖因子（EGF），血小板由来増殖因子（PDGF），線維芽細胞増殖因子（FGF），肝細胞増殖因子（HGF），インスリン（insulin），インスリン様増殖因子-Ⅰ（IGF-Ⅰ），血管内皮細胞増殖因子（VEGF）や神経成長因子（NGF）やエフリン（Eph）など多くの増殖因子・分化因子が，それぞれのチロシンキナーゼ受容体に結合してキナーゼを活性化して情報を伝える．これから分かるように，チロシンキナーゼやチロシンキナーゼ受容体は，増殖シグナルの伝達を行っており，その遺伝子変異や過剰発現などが癌の発生・進展に関係することが明らかになっている．このため，下に述べるように，多くのいわゆる分子標的薬のターゲットになっている．

一方，細胞膜1回貫通型蛋白質で，細胞内ドメインにチロシン脱リン酸化酵素（ホスファターゼ）を有し，チロシンリン酸化の消去を行う一連の蛋白質がある．これらはチロシンホスファターゼ受容体と呼ばれるが，細胞外ドメインは細胞接着蛋白質に対して結合能を有することが多い．細胞接着の情報伝達ではチロシンリン酸化の関与が大きく，チロシンホスファターゼ受容体は，おのおののパートナーの細胞接着蛋白質と結合して細胞接着でのチロシンリン酸化を介する機能を修飾しているものと考えられている．

ITAMとITIM/ITSM

免疫細胞のチロシンキナーゼ結合型受容体でチロシンキナーゼが結合している部位が，ITAMモチーフ（immunoreceptor tyrosine-based activation motif）である．これは，YxxL/I（Y：チロシン，L：ロイシン，I：イソロイシン，x：それ以外のアミノ酸）が6〜8アミノ酸離れて繰り返されるモチーフ，YxxL/Ix（6〜8）YxxL/I，で，受容体にリガンドが結合すると活性化されるSrcファミリーキナーゼでリン酸化され，それに別のチロシンキナーゼが結合して活性化される．TCRの場合であれば，MHC-Ⅱ/Ⅰによって提示される抗原がTCRに結合すると副次的にCD4またはCD8が活性化されてSrcファミリーのLCKがリクルートされ，これがTCRのITAMをリン酸化，ここにSykファミリーのZAP70が結合して活性化される．ITAMモチーフは，CD3のγ・δ・εサブユニット，CD28，Fcγ受容体のⅠ，Ⅱ，Ⅲ型などでみられる．これと反対の働きをするのがS/V/L/IxYxxI/L/Vの配列をもつITIM（immunoreceptor tyrosine-based inhibitory motif）やTxYxxV/Iの配列をもつITSM（immunoreceptor tyrosine-based switching motif）モチーフである．これらのモチーフのチロシンも，ITAMと同様リガンド刺激で活性化されるSrcファミリーキナーゼでリン酸化されるが，このリン酸化チロシンには，SH2ドメインを含有する脱リン酸化酵素SH2 domain-containing phosphatase（SHP）が結合して活性化される．これらには，二つの蛋白質チロシン脱リン酸化酵素，SHP-1と2，と二つの5′-イノシトール脱リン酸化酵素，SHIP-1と2がある．例えば，PD-L1がPD-1と結合すると，PD-1のITSMモチーフのチロシンがリン酸化され，ここにSHP-2が結合して，T細胞活性化で生じたさまざまな蛋白質のチロシンリン酸化を脱リン酸化し，T細胞活性化を抑制する．この過程を阻害するのがニボルマブなどの抗PD-1抗体で，これによりT細胞の不活性化を抑制，活性化を促進する．他にITIM/ITSMをもつ受容体としては，さまざまなKIR，ILT，Fcγ受容体Ⅱbなどがある．

セマフォリン-ニューロピリン・プレキシン経路とエフリン-Eph受容体経路：セマフォリン（semaphorin）もエフリン（ephrin, Eph）も神経系において形態形成や細胞移動にあずかる分子である．セマフォリンは，ニューロピリン（neuropilin）とプレキシン（plexin）の複合体を受容体とし，これにセマフォリンが結合するとSrcファミリーの一つFynが結合してチロシンリン酸化を行う．プレキシンには，また，RhoやRhoファミリー蛋白質の一つRacのGEFが結合して活性化され，RhoやRacを活性化して細胞の形態や移動を制御する．エフリン-Eph受容体経路も軸索誘導や細胞遊走を起こす経路である．Eph受容体はチロシンキナーゼ受容体の一つで，エフリンがEph受容体に結合すると二量体化してチロシンリン酸化を行う．一方，結合によりエフリンも活性化され（逆行性シグナル伝達），この場合は，Srcファミリーキナーゼが活性化される．すなわち，エフリン-Eph受容体経路ではチロシンキナーゼ受容体の活性化とチロシンキナーゼの結合によって双方向にシグナル伝達を起こしている．

分子標的薬：ほとんどの薬は細胞内の何らかの分子を特異的標的としており，その意味ではこれらはすべて分子標的薬である．しかし，一般に分子標的薬といわれるものは，実際のヒトの疾患の発症進展に関与しているとして同定された病因分子に対する薬で，慢性骨髄性白血病のフィラデルフィア染色体異常の解析から明らかになったBCR-Ablに対するイマチニブを嚆矢とする．代表的な分子標的薬の標的分子，適応症を**表Ⅱ-2**に示す．

表Ⅱ-2　分子標的薬の標的分子と適応症例

	標的分子	治療薬	適応症
低分子化合物	Bcr-Abl および KIT チロシンキナーゼ	イマチニブ（Imatinib，グリベック）	慢性骨髄性白血病や消化管間質腫瘍（GIST）
	EGFR チロシンキナーゼ	ゲフィチニブ（Gefitinib，イレッサ） エルロチニブ（Erlotinib，タルセバ） アファチニブ（Afatinib，ジオトリフ）	非小細胞肺癌
	PDGFR, VEGFR および KIT チロシンキナーゼ	スニチニブ（Sunitinib，スーテント）	腎細胞癌，GIST
	HER2/Neu および EGFR チロシンキナーゼ	ラパチニブ（Rapatinib，タイケルブ）	HER2 過剰発現乳癌
	mTORC1	エベロリムス（Everolimus，アフィニトール）	転移性腎細胞癌
	JAK1, 2	ルキソリチニブ（Ruxolitinib，ジャカビ）	骨髄増殖性腫瘍
抗体薬	HER2	トラスツズマブ（Torasutuzumab，ハーセプチン）	HER2 過剰発現している乳癌
	VEGF	ベバシズマブ（Bevacizumab，アバスチン）	大腸癌，非小細胞肺癌，乳癌（血管新生阻害薬）

受容体シグナル蛋白質複合体

チロシンキナーゼ受容体に典型的にみられるように，活性化された受容体は，受容体もしくは受容体の周辺に，ドッキング蛋白質，足場蛋白質，アダプター蛋白質などをリクルートする．これらの蛋白質は，二つかそれ以上の相互作用ドメインをもち，多くの他の蛋白質を一つの情報伝達経路上に集める蛋白質として働き，情報伝達の効率化や特異性を規定している．これにさまざまなシグナル分子が結合することで受容体シグナル蛋白質複合体が作られ，受容体で受けたシグナルを下流に同時多発的に送る．以下いくつかのシグナル分子が結合するモチーフとドメインについて述べる．これらのモチーフやドメインは，最初に発見された蛋白質に基づいてSrc homology（SH）とかplexstrin homology（PH）ドメインなどと呼ばれる．例えば，チロシンキナーゼSrcには三つのドメインが同定され，SH1はキナーゼドメインであり，SH2，SH3はおのおのリン酸化チロシンとプロリンに富む配列に認識を行う．

①**チロシンリン酸化部位認識ドメイン**：SH2ドメインやPTBドメインはチロシンリン酸化部位を含む配列を認識して結合する．SH2ドメインはチロシンリン酸化を含むそれよりC末端側4個のアミノ酸配列でその特異性が決まる．例えばpYxxM（リン酸化チロシン残基よりC末端側三つ目のアミノ酸がメチオニン）という配列があればPI 3-キナーゼのSH2ドメインが結合し，pYxNx（リン酸化チロシン残基よりC末端側二つ目のアミノ酸がアスパラギン）という配列があればAsh/Grb2というアダプター蛋白質のSH2ドメインが結合する．

②**プロリン配列認識ドメイン**：SH3ドメインはプロリンに富む配列に結合し，その基本認識配列はPxxPである．

③**ホスホイノシチド結合ドメイン**：ホスホイノシチド結合ドメインの代表はPHドメインである．多く蛋白質のPHドメインは非特異的に酸性リン脂質と結合するが，一部は特異的にあるホスホイノシチドのみと結合する．例えば，PLCδ1のPHはPI(4,5)P_2と特異的に結合し，Akt/PKBやPDK1のPHドメインはPI(3,4,5)P_3やPI(3,4)P_2と結合する．インスリン刺激で活性化されたPI 3-キナーゼがPI(3,4,5)P_3を産生すると，Akt/PKBやPDK1がPHドメインを介して結合し，活性化され下流シグナル分子をリン酸化してシグナルを伝える．また，ある種の低分子量G蛋白質のGDP-GTP交換因子（GEF）はPI(3,4,5)P_3に結合するPHドメインをもちPI 3-キナーゼの活性化を受けて活性化され，細胞骨格再構築に必要なRacやRhoなどを活性化する．

細胞内情報伝達の重なり

本章では，説明の都合上，主な細胞内情報伝達をGPCRとチロシンキナーゼ受容体の下流にあるものに大別し，Ras-MAPキナーゼカスケードとPI 3-キナーゼ経路を後者でみられる細胞内情報伝達経路として述べている．ただし，これは，Ras-MAPキナーゼカスケードとPI 3-キナーゼ経路がGPCR下流で働いていないことを意味するのではない．PI 3-キナーゼクラス1aのp110βやクラス1bのp110γは，GPCR下流のGβγで活性化されるし，GPCRの下流でRasやMAPキナーゼの活性化が起こっていることは頻繁にみられている．このことから，GPCRとチロシンキナーゼ系は重なり合って細胞機能を制御していると解される．

チロシンキナーゼ結合型受容体

チロシンキナーゼ結合型受容体は，受容体それ自身はキナーゼ活性をもたないが，リガンドが結合すると細胞内ドメインの構造変化が起こり，そこに細胞内のチロシンキナーゼを結合して活性化する受容体である．例えば，T 細胞受容体は樹状細胞からの抗原提示や副刺激で活性化されるが，活性化されると Src ファミリーのキナーゼである LCK がリクルートされ，これが Syk ファミリーのチロシンキナーゼ ZAP-70 をリクルートして活性化する．活性化された ZAP-70 は足場蛋白質 LAT のさまざまな部位のチロシンをリン酸化して情報を伝える．

■ チロシンキナーゼ受容体・チロシンキナーゼ結合型受容体の情報伝達

チロシンキナーゼ受容体，チロシンキナーゼ結合型受容体の細胞内情報伝達は，受容体の C 末端の細胞内ドメインや受容体近傍にある足場蛋白質* のチロシン残基へのリン酸化に始まるが，次に起こるのが，これらチロシンリン酸化部位へのシグナル蛋白質の結合である．これらの結合は，シグナル蛋白質に存在する **SH2 ドメイン**(Src homology domain 2)や **PTB ドメイン**(phosphor-tyrosine-binding domain)というリン酸化チロシン残基と周辺のアミノ酸配列を認識する部位を介して行われる．結合するシグナル蛋白質には，**PLCγ** や **PI 3-キナーゼ**などがあり，結合によりそれぞれの情報伝達系を駆動する．PLCγ の活性化は，前述した PLCβ と同様 Ca^{2+} 上昇や PKC の活性化をも引き起こす．

このようにして結合してくるシグナル蛋白質の多くは SH2 ドメインの他に，他の蛋白質と相互作用するドメインを有する．この代表が **SH3 ドメイン**で，このドメインはプロリンに富む配列を認識して結合する．ある場合には，**アダプター蛋白質*** と呼ばれる SH2 や SH3 ドメインのみでできているいるような蛋白質が結合する．Grb2 は，アダプター蛋白質の一つで，SH2 モチーフ* を介してチロ

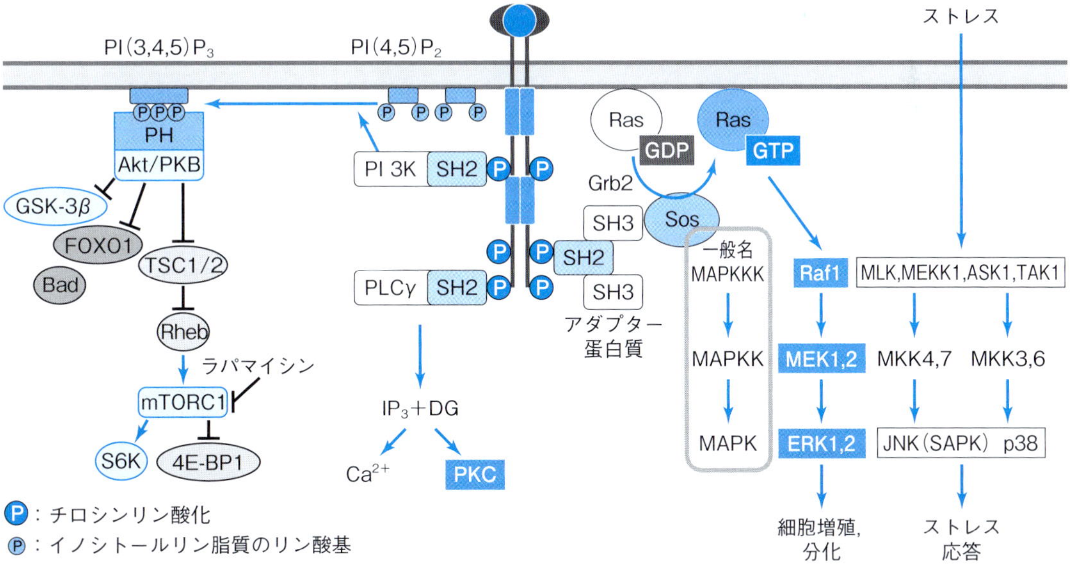

図Ⅱ-11　チロシンリン酸化を介する情報伝達：PLC，Ras-MAP キナーゼ，PI 3-キナーゼ経路

* 足場蛋白質：多種のシグナル蛋白質を結合する蛋白質で，特異的なシグナル分子複合体を作る．多くの蛋白質の足場になるということでこう呼ばれる．
* アダプター蛋白質：足場蛋白質の一種で，それ自身は活性をもたず，一つのシグナル蛋白質を別のシグナル蛋白質につなぐ役割をもつ．
* モチーフ：各種蛋白質のアミノ酸配列で他の蛋白質で認識されるなどの一定の配列を指す．

シンリン酸化残基とSH3モチーフを介してSOSと呼ばれるRasのGDP-GTP交換因子を結合し，チロシンリン酸化を**Rasの活性化**につなげ，**MAPキナーゼカスケード**を駆動する．これらの基本的な情報伝達経路は多くのチロシンキナーゼ受容体に共通で，これに加えて，各細胞，各受容体で特異的なシグナル蛋白質複合体が形成され生理機能の特異性を引き出す(**図Ⅱ-11**)．

Ras-MAPキナーゼカスケード

チロシンキナーゼ受容体・チロシンキナーゼ結合型受容体の下流で駆動される主要な情報伝達経路の一つがRas-MAPキナーゼカスケードである．蛋白質リン酸化酵素，キナーゼ(kinase)は，基質蛋白質をリン酸化してその活性を変化させるが，キナーゼが別のキナーゼを活性化して，そのキナーゼがさらに別のキナーゼを活性化して生理活性を発揮することがある．これをキナーゼカスケードと称する．この中で酵母から植物，ヒトまで広く保存されているキナーゼカスケードがMAP(mitogen-activated protein)キナーゼカスケードである．

MAPキナーゼ(MAPK)は，分子量約4万のセリン/トレオニンキナーゼであるが，その活性はMAPKキナーゼ(MAPKK)，さらにMAPKKの活性はMAPKKキナーゼ(MAPKKK)で誘導される．このようなMAPKKK-MAPKK-MAPKカスケードは数種類ある．チロシンキナーゼの活性化は，ドッキング蛋白質・アダプター蛋白質を介してRasを活性化するが，活性化Rasは**Raf**というセリン/トレオニンキナーゼの一種であるMAPKKKを活性化する．Rafはさらに**MEK**と呼ばれるMAPKKをリン酸化し，MEKはさらに**ERK**(extracellular-signal regulated kinase)というMAPKをリン酸化して活性化する(**図Ⅱ-11**)．

ERKにはERK1と2があり，ほぼすべての組織で発現している．ERKは活性化されると多くの標的蛋白質をリン酸化し，蛋白質の活性を調節するとともに，核内に入り特異的転写因子(ELK1など)をリン酸化し，直接転写活性制御を行い増殖や分化を制御する．このRaf-MEK-ERK経路を古典的MAPキナーゼカスケードと呼ぶこともある．Rasの活性化変異は，さまざまな癌でのドライバー変異であり，MEK阻害薬トラメチニブは，Rasから続くMAPキナーゼカスケードを遮断して抗腫瘍効果を発揮する．

MAPキナーゼには，ERKの他，物理化学的ストレス(紫外線，高浸透圧，酸化ストレス)により活性化される**JNK**(Jun-N-terminal kinase)［ストレス応答MAPキナーゼ(stress-activated protein kinase, SAPK)とも呼ばれる］と**p38**ファミリーがある(**図Ⅱ-11**)．これらもMAPKKK-MAPKK-MAPKというカスケードで活性化される．JNKがMAPKK4および7で活性化されるのに対し，p38はMAPKK3および6で活性化される．これら両者のMAPKKKは共通しており，その一つに**ASK**(apoptosis-signal regulating kinase)がある．ASKは非刺激状態ではチオレドキシン(thioredoxin)と結合しており，さまざまな酸化ストレスで活性酸素種(reactive oxygen species, ROS)が増加するとチオレドキシンは酸化されASKから解離，ASKは活性化される．このようなROSによるASK活性化は，TNFやLPSあるいは$P2X_7$受容体などの下流で起こることが報告されている．JNKやp38は細胞核に転位してさまざまな炎症関連遺伝子などの転写制御を起こすとともにアポトーシス促進因子のリン酸化を起こして細胞死を誘導する．

PI 3-キナーゼ情報伝達

受容体や足場蛋白質のチロシンリン酸化部位に結合し活性化されるシグナル分子の一つが**PI 3-キナーゼ**である．PI 3-キナーゼにはいくつかのタイプがあり，主たるPI 3-キナーゼであるクラスIaでは，分子量110Kの酵素サブユニット(p110α，β，δの3種のアイソフォームがある)が分子量85Kの調節サブユニット(p85)と二量体を作っており，p85のSH2モチーフを介してリン酸化チロシン残基に結合，活性化される．この他，活性化されたRasも，p110サブユニットに結合してクラスIa，IbともPI 3-キナーゼを活性化する．細胞膜近傍で活性化されたPI 3-キナーゼは細胞膜の**イノシトールリン脂質**，主にPI(4,5)P_2を基質としてイノシトール環の3位にリン酸を付加し，PI(3,4,5)P_3を産生する．細胞内シグナル蛋白質にはイノシトールリン脂質に結合する脂質結合ドメイン，**PHドメイン**をもつものがあり，その中にはPI(3,4,5)P_3に親和性をもつものもある．これらは，細胞膜のPI(3,4,5)P_3にドッキングし活性化される．その主な下流蛋白質がセリン/トレオニンキナーゼの**Akt/PKB**である．Aktは下流分子のGSK-3βをリン酸化し活性を阻害して糖代謝を亢進，アポトーシス促進因子Badや向アポトーシス活性をもつ転写因子FOXOをリン酸化して不活性化し，アポトーシスを抑制，増殖を促進する．さらに，Aktの下流にはTSC2というG蛋白質RhebのGAPが存在する．通常TSC2は活性型で存在し，Rheb活性を抑制しているが，AktがTSC2をリン酸化すると不活性型になり，その結果Rhebが活性化され，セリン/トレオニンキナーゼ複合体の**mTORC1**(mammalian target of rapamycin complex 1)を活性化する．mTORC1はS6-キナーゼをリン酸化，活性化するとともに，翻訳抑制因子(4E-BP1)をリン酸化して抑制を解除し，蛋白質合成や成長を高める．このように，PI 3-キナーゼ経路は，チロシンキナーゼ受容体の下流で，代謝・増殖・成長を促進する．PI(3,4,5)P_3は**PTEN**という3位のリン酸を加水分解するホスホイノシチド3-ホスファターゼ(phosphoinositide 3-phosphatase)によって脱リン酸化される．多くの癌で，PI 3-キナーゼの活性型変異やPTENの活性を消失した変異がみつかっている．PI 3-キナーゼの過剰活性化が，ある場合には，細胞増殖やアポトーシス抑制のシグナルを促進して癌化を誘導することを示唆するものである．mTORはラパマイシン(シロリムス)の標的として同定されたものであり，mTORの細胞成長・増殖促進効果から，免疫抑制薬，抗悪性腫瘍薬として使用されている．

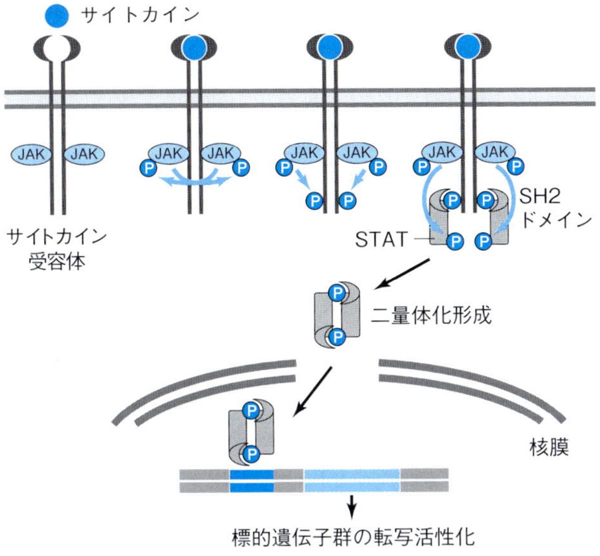

図Ⅱ-12　JAK-STAT 情報伝達系
サイトカインの受容体は二量体，三量体を形成し恒常的に JAK と結合している．サイトカインの結合によって受容体のチロシンのリン酸化が起こり STAT へのドッキング部位を作り出す．結合した STAT は JAK によりリン酸化され，受容体から外れる．核内に移行し遺伝子上のサイトカイン応答エレメントに結合して，転写活性をあげる．

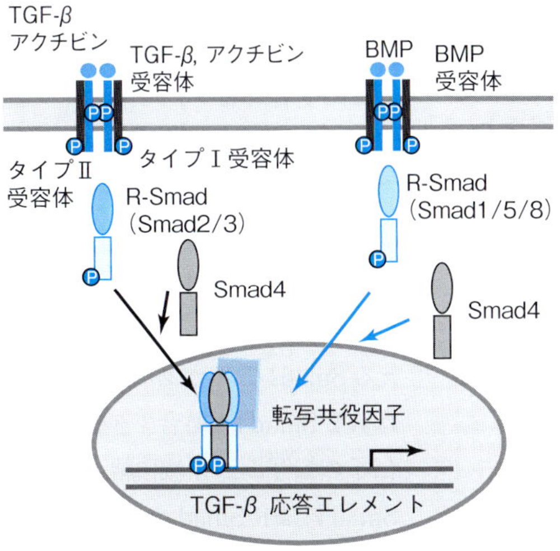

図Ⅱ-13　TGF-β/Smad 情報伝達系
TGF-β やアクチビンの受容体への結合はタイプⅡ受容体によるタイプⅠ受容体のリン酸化を促進する．リン酸化されたタイプⅠ受容体は Smad2 か Smad3 のリクルートとリン酸化を生じる．リン酸化された Smad2/3 は受容体から外れ，Smad4 と複合体を作る．その複合体は核に行き，TGF-β 応答エレメントに結合し転写活性を上げる．一方 BMP は Smad1/5/8 を活性化する．

■ サイトカイン受容体—JAK-STAT 情報伝達系

インターフェロンやインターロイキン（IL-1 を除く）などのサイトカインの受容体は，チロシンキナーゼ結合型受容体の一つで Janus kinase（JAK）と呼ばれる細胞質チロシンキナーゼと恒常的に結合している（**図Ⅱ-12**）．JAK は 4 種類知られており，JAK1，JAK2，Tyk2 は広範な組織に発現しているが，JAK3 の発現はリンパ球などに限られている．刺激を受けると活性化され，受容体のチロシン残基のリン酸化を引き起こし，その部位にさまざまな**遺伝子調節蛋白質 STAT**（signal transducer and activator of transcription）が SH2 ドメインで結合し，活性化 JAK によってリン酸化されると受容体から外れ核へと移行し，標的遺伝子のサイトカイン応答エレメントに結合して転写を誘導する．STAT には 6 種類あり，サイトカインによってどの STAT が主に活性化されるか決まっている．JAK-STAT シグナル経路はそのシグナルを直接核へと伝える最も短いルートであり，シグナルの強さをコントロールすることで生体の恒常性を保っている．この JAK-STAT 経路を用いる情報伝達は，サイトカインの他，成長ホルモン，レプチン，エリスロポエチン，GMCSF などで用いられている．サイトカインが関与する免疫炎症での JAK-STAT 経路の重要性から，JAK 阻害薬が開発され，関節リウマチなどで使用されている．

■ TGF-β/Smad 情報伝達系：セリン/トレオニンキナーゼ受容体

Transforming growth factor-β（**TGF-β**）**スーパーファミリー**は 30～40 存在する．それらはホルモンというより，局所メディエーターとして広範な生物学的機能を調節する．発生段階で形態形成を調節し，さまざまな細胞の行動，例えば増殖，特異性決定，分化，細胞外マトリックス産生や細胞死に影響を与える．成人では組織の再生や免疫調整などに働く．スーパーファミリーは

TGF-β/アクチビンと**BMP**(bone morphogenic protein)に分けられ，膜を1回貫通し細胞質側にセリン/トレオニンキナーゼドメインをもつ酵素共役型受容体を介して働く(**図Ⅱ-13**).

この受容体はタイプⅠとタイプⅡの2種類の蛋白質よりなり，両者が情報伝達に必須である．TGF-βスーパーファミリーはタイプⅡ受容体とタイプⅠ受容体に結合し，タイプⅡ受容体2分子とタイプⅠ受容体2分子からなるヘテロ四量体を形成する．まずタイプⅡ受容体に結合し，タイプⅠ受容体をリン酸化する．リン酸化されたタイプⅠ受容体はさらに**R-Smad**(receptor-regulated Smad)をリン酸化する．

R-SmadにはTGF-βやアクチビンのシグナルを伝えるSmad2やSmad3，BMPのシグナルを伝えるSmad1/5/8がある．R-Smadがリン酸化されるとCo-Smad(common-mediator Smad)と呼ばれるSmad4と結合できるようになり，複合体は核に移行する．核内でSmad複合体は標的遺伝子の転写調節領域に結合し，転写共役因子とともに標的遺伝子の発現を制御する(**図Ⅱ-13**)．SmadにはR-SmadやCo-Smadの働きを抑制する作用をもつI-Smad(inhibitory Smad)もある．

TGF-β-TGF-β受容体経路には，Smadを介する経路の他，Rasの活性から古典的MAPキナーゼカスケードを駆動するもの，TAKと呼ばれるMAPKKKに発してJNKやp38を活性化するもの，PI 3-キナーゼを活性化するもの，Rhoファミリー低分子量G蛋白質を活性化するものがある．Smadを駆動する経路を古典的経路，その他のものを非古典的経路と呼んで区別する．

■ グアニル酸シクラーゼとcGMP情報伝達系

サイクリックGMP(cGMP)は，GTPよりグアニル酸シクラーゼで産生される環状ヌクレオチドで，cAMPと同様，セカンドメッセンジャーとして働く．**グアニル酸シクラーゼ**としては，可溶性のグアニル酸シクラーゼと膜結合型のグアニル酸シクラーゼの2つの分子種がある．**可溶性グアニル酸シクラーゼ**は，**一酸化窒素(NO)**によって直接活性化される．NOは，血管内皮，神経系，炎症細胞などで刺激に伴い活性化されるNO合成酵素によってアルギニンより産生される．NOによって活性化された可溶性グアニル酸シクラーゼは，cGMPを産生し，血管拡張，神経可塑性，炎症反応などに働く．また，ニトログリセリンより発生するNOによっても活性化され，この血管拡張作用の主体である．**膜結合型のグアニル酸シクラーゼ**は，ナトリウム利尿ペプチド(☞194頁)の受容体として働いている．心房性ナトリウム利尿ペプチド(**ANP**)は28個のアミノ酸残基よりなるペプチドで，心房で作られる．脳性ナトリウム利尿ペプチド(**BNP**)は心室で，C型ナトリウム利尿ペプチド(**CNP**)は主に脳で作られる．

これら利尿ペプチドは，1回膜貫通型の受容体(A型，B型，C型)に結合し作用を発揮する．AおよびB型受容体は細胞内領域にグアニル酸シクラーゼ活性をもち，二量体として作用する．これらの受容体にリガンドが結合するとグアニル酸シクラーゼ活性が上昇し，GTPよりcGMPを産生する．C型受容体は細胞内領域が欠損し，グアニル酸シクラーゼ活性をもたない．生じたcGMPはcGMP依存性プロテインキナーゼ(PKG)を活性化して，血管拡張，ナトリウム利尿，レニン-アンジオテンシン系の抑制，血管平滑筋細胞の増殖抑制などの生物活性を発現する．この作用を利用してヒトナトリウム利尿ペプチドは心不全の治療薬として用いられている．

cGMPは**環状ヌクレオチドホスホジエステラーゼ**(cyclic nucleotide phosphodiesterase)によりGMPに分解される．cAMPと同様cGMP特異的PDEも薬の標的になっており，cGMP特異的PDE5の阻害薬シルデナフィルは，血管拡張作用を利用して勃起不全や肺高血圧の治療薬として用いられている．

蛋白質分解を介する情報伝達

ノッチ(Notch)情報伝達系

Notch は細胞膜 1 回貫通膜蛋白質で隣接細胞の発現する膜蛋白質 Delta や Jagged などの Notch リガンドとの結合によって活性化され，膜に存在するプロテアーゼである γ-セクレターゼ(γ-secretase)によって膜貫通部で切断され，遊離した細胞内ドメイン(Notch intra-cellular domain, NICD)が核に移行し標的遺伝子の発現を誘導する．発生過程のさまざまな細胞分化や増殖に関係することから，この選択的制御による組織再生医療も考えられている．また，γ-セクレターゼは，アミロイド前駆体を切断することでも知られ，アミロイド β 産生に関係することからアルツハイマー病の創薬標的の一つになっている．

ユビキチン-プロテアソーム系

細胞は状況に応じて不要な蛋白質にユビキチンという小さな蛋白質を付加しそれを重合することでタグをつけ，これをプロテアソームという巨大な蛋白質分解酵素複合体で分解することで恒常性の維持と刺激に対する反応を担保している．この過程は，E1 という酵素でユビキチンが活性化され，これが E2 という酵素にわたされ，E3 という酵素がこれを使用して特定の基質蛋白質をユビキチン化することでなされる．ヒトゲノムには 600 種以上の E3 リガーゼが存在すると推定されており，それぞれが特有の蛋白質のユビキチン化に当たっているものと思われる．ユビキチン-プロテアソーム系は，細胞周期制御をはじめ，細胞のさまざまな反応の制御に当たっているが，E3 によるユビキチン化は標的となる基質蛋白質のリン酸化などの翻訳後修飾が引き金となることが多い．

例として，低酸素で活性化される転写因子 HIF-1α(hypoxia-inducible factor 1α)をあげる．この転写因子は，普通の酸素濃度では特異的な酸素添加酵素でプロリン残基が水酸化され，これを認識してフォン・ヒッペル・リンドゥ(Von Hippel Lindau factor, VHL)という E3 ユビキチンリガーゼが結合してユビキチン化され分解されているが，組織が虚血などで低酸素状態に陥ると，プロリン残基の水酸化が低下し，VHL 蛋白質が解離，遊離された HIF-1α は核に移行し，血管新生関連因子などの低酸素応答を開始する(**図Ⅱ-14**)．このようなユビキチン-プロテアソーム系の強力な選択的蛋白質分解を利用して，阻害薬

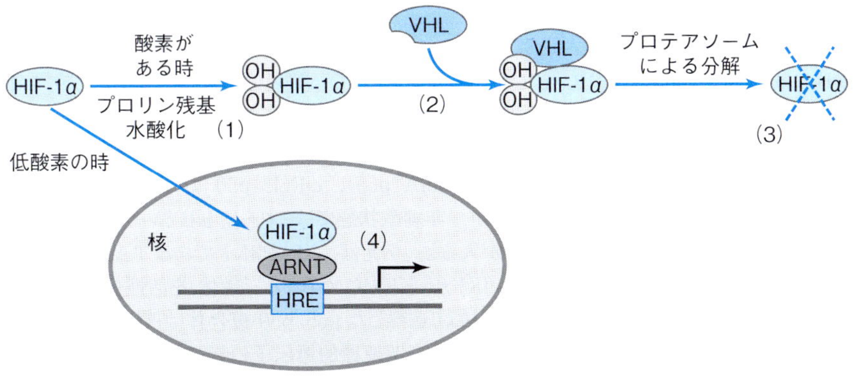

図Ⅱ-14 虚血時の HIF-1α の核移行
酸素の供給が十分なときは，HIF-1α は酸素を基質としてプロリン水酸化酵素(PHD)によりプロリン残基の水酸化を受け(1)，これが VHL で認識されて(2)プロテアソームで分解される(3)．低酸素状態ではこのメカニズムが働かず，核に移行し低酸素応答遺伝子群を発現する(4)．
ARNT：aryl hydrocarbon receptor (AhR) nuclear translocator，HRE：低酸素応答配列 hypoxia responsive element

の作りにくい蛋白質を選択的に分解するプロタック(proteolysis-targeting chimera, PROTAC)という技術開発も行われている．これは，分解したい蛋白質とVHLなどのE3ユビキチンリガーゼをおのおのの高親和性リガンドの接合体でつないで近接させ，ユビキチン化を誘導しようとするもので，サリドマイドを用いたPROTACなどが多発性骨髄腫などですでに承認を受けている．また，多発性骨髄腫などでは，免疫グロブリンの合成がきわめて高く，この一部はユビキチン-プロテアソーム系で分解されて蛋白質の恒常性を維持している．このため，これを阻害してERストレスを起こすことで抗腫瘍活性を発揮するプロテアソーム阻害薬がすでに臨床で使用されている．

炎症のシグナリング(含む細胞死のシグナリング)

炎症は，微生物感染や組織損傷を生体が感知することから始まる．この感知は，微生物の成分(**PAMPs**)や死細胞などの成分(**DAMPs**)が**Toll様受容体**(Toll-like receptor, **TLR**)などのパターン認識受容体に結合しこれを活性化することでなされる(☞ 220頁)．

TLRは11種類あり，そのうち，TLR1，TLR2，TLR4，TLR5，TLR6，TLR11は細胞表面に，TLR3，TLR7，TLR8，TLR9はエンドソーム/リソソーム分画に局在している．細菌のペプチドグリカンはTLR2-TLR6のヘテロ二量体，リポ多糖類(lipopolysaccharide, LPS)はTLR4，鞭毛成分はTLR5に結合し，CpG-richなDNAはTLR9に，二本鎖DNAはTLR3に一本鎖RNAはTLR8やRig-1などに結合する．TLRが活性化されると，下流でアダプター蛋白質**Myd88**を含む多蛋白質複合体が形成され下述するNF-κBに情報が伝えられる．この経路は途中で分岐してp38とJNKのMAPキナーゼカスケードをも活性化する．また，Myd88と独立した**TRIF**と呼ばれるアダプター蛋白質の複合体も形成され，これは転写因子IRF3やIRF7を活性する．これらにより細胞核に情報が伝えられ，炎症関連遺伝子の転写を誘導して炎症反応を惹起する．

■ NF-κB/Rel情報伝達系

NF-κB/Rel蛋白質は炎症反応で中心的役割を果たす転写因子(master regulator)である．PAMPsやDAMPsの情報はパターン認識受容体を介してNF-κBを活性化する．また，TNF-αやIL-1，リンホトキシン(lymphotoxin)などの炎症性サイトカインもおのおのの受容体を介して信号をNF-κBに伝える．この過程にはさまざまなシグナル蛋白質複合体の形成やリン酸化，ユビキチン化が関与している．

NF-κBには，RelA(p65)，RelB，c-Rel，NF-κB1，およびNF-κB2の5つの分子が存在する．NF-κB1，NF-κB2は，p105とp100という前駆体で存在し，それぞれp50とp52へとプロセッシングされる．p105からp50への転換は恒常的になされているが，p100からp52への転換は下に述べる非古典的NF-κB活性化経路で起こる．NF-κB分子のうちRelA(p65)，c-Rel，p50は，p65/p50，c-Rel/p50というヘテロ二量体として細胞質に存在しているが，非刺激状態ではこれらにIκBという阻害蛋白質が結合して不活性な状態に維持されている．刺激が入ると，例えば，MAP3K7であるTAK1が活性化されIκBをリン酸化する酵素複合体IKK(IKKα，IKKβ，NEMOからなる三量体)を活性化する．リン酸化されたIκBはユビキチン化され分解される．これにより遊離したp65/p50複合体は核に移行し，IL-1，IL-6，TNF-α，シクロオキシゲナーゼ2などさまざまな炎症関連標的遺伝子の転写を誘導する(**図Ⅱ-15A**)．

NF-κBのこの活性化経路を**古典的経路**(canonical pathway)といい，迅速に起こり一過性のことが多い．一方，RelBはp100と複合体を形成して存在しているが，そのままでは不活性である．細胞がRANKL(receptor activator of NF-κB ligand)やCD40Lの刺激を受けると，非刺激時にはポリユビキチン化を受けて分解するNIK(NF-κB-inducing kinase)が受容体の活性化によって安定化され，下流のIKKα複合体をリン酸化，活性化する．次に，IKKαがp100をリン酸化するとp100はプロテアソームに

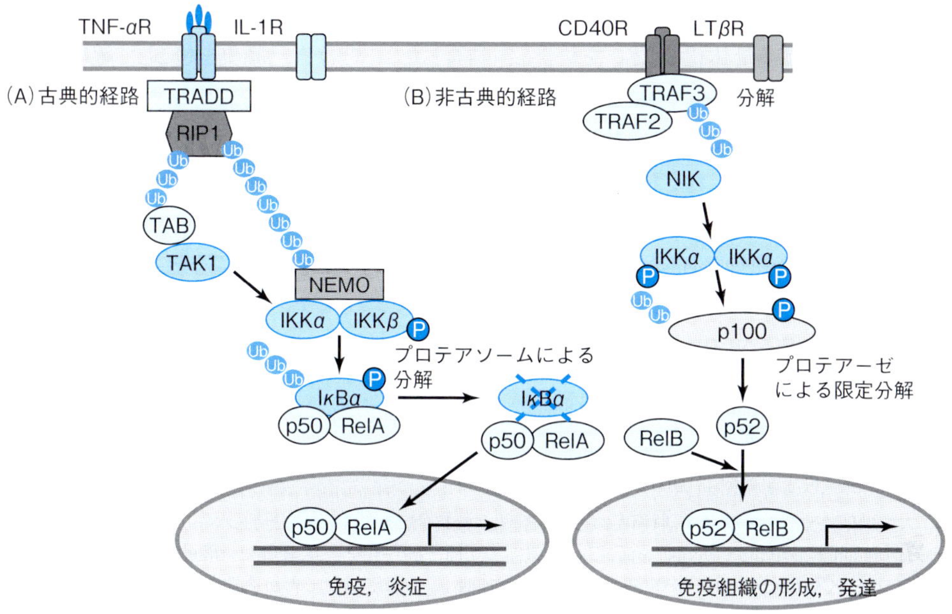

図Ⅱ-15 NF-κB 活性化経路；古典的経路(A)と非古典的経路(B)

より部分的に分解され，p52となり，RelB/p52複合体として核内に移行し標的遺伝子の発現を誘導する(**図Ⅱ-15B**)．このNF-κB活性化経路は**非古典的経路**(noncanonical pathway)と呼ばれ，ゆっくりと立ち上がり持続的である．

■ cGAS-STING経路

cGAS(cyclic GMP-AMP synthetase)は異物センサーの一つである．自己および外来性の細胞質内の二本鎖DNA断片を認識して活性化され，ATPとGTPを基質として2,3-cyclic GMP-AMP(cGAMP)を産生する．次いで，cGAMPは小胞体にあるSTING(stimulator of interferon gene)に結合して活性化する．活性化されたSTINGは四量体化して小胞体からゴルジ体に移行する．STINGはここでパルミチン酸化を受けて膜結合するとともにTBK-1(TANK-binding kinase 1)をリクルートする．リクルートされたTBK-1はSTINGをリン酸化して転写因子IRF3を呼び寄せ活性化する．活性化されたIRF3は細胞核に移り，I型インターフェロンの産生誘導を行う(☞**図Ⅳ-54**，223頁)．また，TBK-1はIKKを活性化してNF-κB活性化を誘導する．

■ インフラマゾーム Inflammasome

炎症に関係するサイトカインのうち，IL-1βとIL-18は，NF-κBによってmRNAが産生され翻訳されるが，この状態ではそれぞれの前駆体pro-IL-1β，pro-IL-18として細胞内に存在し，放出されて働くことはない．これら前駆体は，活性化カスパーゼ-1で限定分解されて，成熟型のIL-1β，IL-18になり，放出される．この過程に働くのがインフラマゾームである．インフラマゾームの典型であるNLRP-3インフラマゾームを例にとると，この系は，センサーであるNLRP-3とアダプターであるASCとエフェクターであるカスパーゼ-1で構成されている．インフラマゾームの特徴は活性化刺激が多彩なことで，ATP，抗生物質ナイジェリシン(nigericin)などの他，尿酸結晶やコレステロール結晶，シリカ，ミョウバン，アスベストなど粒子物質によって活性化される．活性化されたNLRP-3は多量体化しASCを結合し，結合したASCは自己凝集を起こして線維状となり，ASC斑点(ASC speck)と称される星状の高次構造体を細胞内で形成する．ここにカスパーゼ-1がリクルートされ，自己限定分解を起こし，活性化する．活性化カスパーゼ-1はpro-IL-1β，pro-IL-18に働き，それぞれを限定分解して活性化体に転換する他，ガスダーミンDを切断，細胞膜に小孔を作って，パイロトーシスという細胞死を誘導する(☞**図Ⅳ-53**)．尿酸結晶は，痛風性関節炎の起炎物質であるが，痛風性関節炎はインフラマゾームによって惹起されると考えられており，その急性時に使用される微小管脱重合作用をもつコルヒチンの作用の少なくとも一部は，尿酸結晶刺激に伴うNLRP-3とASCの微小管依存性の会合を阻害するためといわれている．

細胞死のシグナル伝達

アポトーシス(apoptosis)：FASなどの細胞死受容体の活性化やDNA損傷・小胞体ストレスなどの内因性シグナルで誘起される．前者はカスパーゼ-8を活性化し，後者はミトコンドリア外膜の透過性を亢進してチトクロムCを流出させカスパーゼ-9を活性化する．両者とも，最終的にカスパーゼ-3とカスパーゼ-7を活性化し，これらがcaspase-activated DNaseを活性化，DNAの切断・断片化をきたし細胞死を招来する．

ネクロトーシス(necroptosis)：TNF受容体活性化の下流でRIP3キナーゼが活性化され，これがMLKLをリン酸化する．リン酸化されたMLKLは多量体化し細胞膜に転位，ここで小孔(pore)を形成し，Na^+，Ca^{2+}流入で死に至る．

パイロトーシス(pyroptosis)：インフラマゾームで活性化されたカスパーゼ-1がpro-IL-1β，pro-IL-18を切断するとともに，ガスダーミンDを切断，切断されたガスダーミンDのN末端が細胞膜で多量体化してporeを形成，細胞死を起こす．

フェロトーシス(ferroptosis)：細胞内での還元型グルタチオンの低下が引き金となって2価の鉄イオンFe^{2+}を触媒として細胞膜リン脂質の過酸化反応が増幅され，脂質ヒドロペルオキシラジカルが蓄積して細胞死に至る

転写因子受容体

転写因子受容体とは，シグナルを受容する蛋白質自身が転写因子として働く一群の共通の構造をもつ蛋白質を指し，低分子リガンドの結合で活性化され核に移動，または核内で活性化され，おのおのに特異的なDNAのcis-エレメント*に結合する核内受容体群，薬物や環境物質で活性化され核に転位して薬物代謝酵素などを誘導する芳香族炭化水素受容体(AhR)，酸化ストレスを感知し核に転位して抗酸化分子を誘導するNrf2などを含む．

■ 核内受容体 Nuclear receptor

核内受容体は，保存された構造をもって，さまざまな生理的低分子リガンドによって活性化され多くの遺伝子の転写を調節して多彩な生体機能に関わる受容体である．核内受容体のリガンド依存性転写促進領域は2カ所存在する．N末端，C末端にそれぞれAF-1(activation function-1)，AF-2という転写活性化領域があり，その間にDNA結合ドメイン(DBD)が存在する(**図Ⅱ-16**)．リガンドがAF-2領域にあるリガンド結合ドメインに結合することで受容体の構造変化を引き起こし，活性化され，転写活性化に関わる共役因子や抑制に関わる共役因子とともに，標的遺伝子の転写を調節する．

核内受容体ファミリーは，結合するリガンドの種類や構造相同性より大きくNR1からNR6までのサブファミリーに分けられ，その中でさらに細分化されている．その中にはリガンドが同定されてい

* cis-エレメント：転写因子，転写調節因子が認識するDNA上の一定の配列を指す．

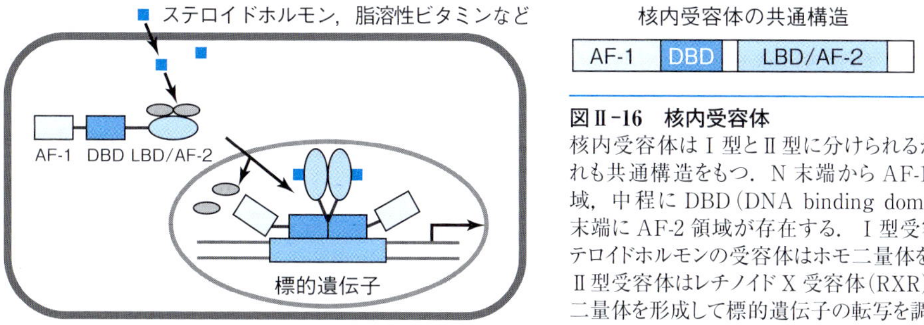

図Ⅱ-16　核内受容体
核内受容体はⅠ型とⅡ型に分けられるが，いずれも共通構造をもつ．N 末端から AF-1 転写領域，中程に DBD（DNA binding domain）と C 末端に AF-2 領域が存在する．Ⅰ型受容体のステロイドホルモンの受容体はホモ二量体を形成し，Ⅱ型受容体はレチノイド X 受容体（RXR）とヘテロ二量体を形成して標的遺伝子の転写を調節する．

ないオーファン受容体も存在する．結合するリガンドからは，ステロイド受容体とそれ以外のものに分けられる．ステロイド受容体は，NR3 サブファミリーに属し，エストロゲン受容体 α と β（NR3A1 と NR3A2），糖質コルチコイド受容体（NR3C1），アルドステロン受容体（NR3C2），プロゲステロン受容体（NR3C3），アンドロゲン受容体（NR3C4）がある．ステロイド受容体は，リガンド非結合時には，ホモ二量体がヒートショック蛋白質 HSP90 やイムノフィリン FKBP52 などと多蛋白質複合体を形成し細胞質に存在している．リガンドが結合するとこれら蛋白質と解離し核に転位し，nuclear hormone element（AGAACAnnnTGTTCT）に結合し標的遺伝子の転写を促進・抑制して作用を発揮する．また，ステロイド受容体は，AP-1 や NF-κB などと結合してこれら転写因子の作用を制御するといわれている．

非ステロイドの核内受容体には，チロキシン（thyroxine）やトリヨードチロニン（tri-iodotyronine）を結合する甲状腺ホルモン受容体（TRα，TRβ，NR1A1，NR1A2），all-trans-retinoic acid を結合するレチノイン酸受容体（RAR，NR1B1～3），ビタミン D 受容体（VDR，NR1I1），などのビタミン受容体，脂肪酸誘導体をリガンドとして脂肪代謝を調節する PPARγ（peroxisome proliferator-activated receptor γ，NR1C1～3）受容体，胆汁酸を結合するファレネソイド受容体（FXR），ヒドロキシコレステロール（hydroxycholesterol）を結合する LXR などがある．これらは，非刺激状態でも細胞核に多く存在し，リガンド結合でホモ二量体もしくはレチノイド X 受容体（RXR）とヘテロ二量体を形成して標的遺伝子の転写を調節する．非ステロイド核内受容体の中には，プレグナン X 受容体（pregnane X receptor, PXR : NR1I2），恒常的アンドロスタン受容体（constitutively androstane receptor, CAR : NR1I3）など，下に述べる AhR と並び，生体異物・薬物代謝に関わる受容体もある．例えば，リファンピシンやフェノバルビタールはこれらの受容体に働き，チトクロム P450（CYP）の CYP2 や 3 アイソフォームを誘導する．医薬品の 10 数 % が核内受容体を標的としている．

■ 芳香族炭化水素受容体 Aryl hydrocarbon receptor（AhR）

環境物質や薬物（例えばオメプラゾール）などの生体異物（xenobiotics）をリガンドとする受容体で，ダイオキシンやベンズピレンなどの芳香族炭化水素で活性化されることからこの名がある．HSP90 や Src キナーゼなどと複合体を作って細胞質に存在し，リガンド結合でこれらと解離，細胞核に転位して ARNT というコアクティベーターと複合体を形成し，異物反応エレメント（xenoreactive element, XRE）に結合して CYP1 ファミリーなどの代謝酵素の遺伝子転写制御を行う．生体異物の他，食餌中や腸管細菌などが産生するインドール代謝物によっても活性化され，薬物代謝の他，炎症や免疫系での働きも注目されている．

■ Keap1-Nrf2 経路

Nrf2 は，酸化ストレスを感知して多様な抗酸化メカニズムを駆動する転写因子である．定常状態では Nrf2 は Keap1 と複合体を形成して細胞質内に存在するが，Keap1 は Nrf2 をユビキチン E3 リガーゼ Cul3 に結び付けるアダプター分子であり，Nrf2 と結合してそのユビキチン化を促進し，その結果，Nrf2 はプロテアソームで分解されている．細胞に酸化ストレスが加わると Keap1 の SH 基が酸化され，その結果，Nrf2 が複合体から分離され，細胞核に転位，そこでコアクティベーター sMaf と複合体を形成し，グルタチオン産生系，ROS 消去系，NADPH 産生系など多数の抗酸化蛋白質を誘導して抗酸化作用を発揮する．

転写調節：遺伝子の発現制御機構

細胞外に生じたシグナルは細胞膜を通って細胞内に伝えられ，さまざまな方法で転写因子を活性化し，細胞核へシグナルを伝える．その中には，PKA や MAP キナーゼのようにシグナル分子が細胞核に移行し，そこで転写因子をリン酸化して活性化するものもあれば，STAT や NF-κB，NRF2 のように細胞質内で活性化された転写因子が核に移動し働くものもある．また，ステロイドホルモンやレチノイン酸受容体は，リガンド結合によって直接活性化され核に働く．これらの転写因子は核で特有の遺伝子発現パターンを呈する．ヒトの身体は多様性に満ちた細胞から構成され，細胞は同一のゲノムを有するが，転写因子は特定の細胞に働き，20,000 近くもの遺伝子の中から細胞タイプごとに固有の遺伝子セットだけを選んで転写を促進する．転写因子は，DNA 上の特定の塩基配列を認識してこれを行うが，その緻密な制御を保証しているのがエピジェネティクスによるクロマチン構造の制御とこの基盤に立った転写制御である．これによって細胞や個体の恒常性が維持され，その破綻は疾患を招く．したがって遺伝子の発現制御機構を理解することで，病変細胞を正常な発現パターンに矯正するための創薬戦略を立案できる．また逆に，癌や炎症細胞などの特異的な遺伝子発現パターンに着目し，その制御機構に介入した創薬も可能となる．

■ エピジェネティクスによる転写制御

ヒストン修飾による遺伝子発現制御

ヒトゲノムにはおよそ 20,000 近くの遺伝子に蛋白質がコードされている．それらのうち細胞タイプごとに固有の遺伝子セットだけが選ばれて転写され，細胞の性質や機能を決定付ける．これを規定している一つのメカニズムがヒストン修飾である．遺伝子をコードするゲノム DNA はヒストンと呼ばれる蛋白質に巻きつき，クロマチンと呼ばれる巨大な複合体を形成する．その構成単位はヌクレオソームと呼ばれ，4 種類のヒストン分子（H2A，H2B，H3，H4）二つずつからなる八量体に，およそ 147 塩基対の DNA が 2 回巻きついた数珠のような構造をとる（**図Ⅱ-17**）．このヒストン分子の N 末端（ヒストンテイル）はヌクレオソームの外側に配向し，立体構造をとらずにふらふらとしているが，そのリジン残基がメチル化やアセチル化など化学的な修飾を受けることでクロマチンや遺伝子の活性状態が変化する．とくにヒストン H3 の化学修飾はさかんに研究されており，9 番目や 27 番目のリジンがメチル化されるとクロマチンは凝集し，そこに含まれる遺伝子の発現が抑制される（**図Ⅱ-17B**）．一方で，それらのアセチル化や，4 番目のリジンのメチル化はクロマチンを弛緩させ，転写因子や RNA ポリメラーゼが結合し，そこに含まれる遺伝子の発現が活性化される（**図Ⅱ-17A**）．主なヒストン修飾とその効果については**図Ⅱ-18** に要約している．リジン残基は正電荷を有しているが，メチル化やアセチル化によってヒストンテイル

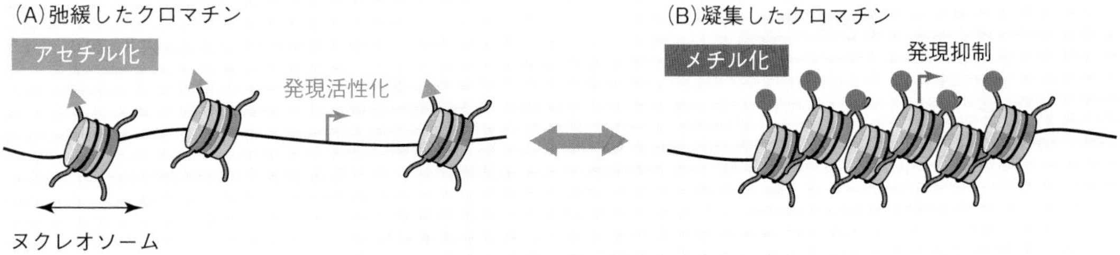

図 II-17　クロマチンの凝集と弛緩による遺伝子発現制御

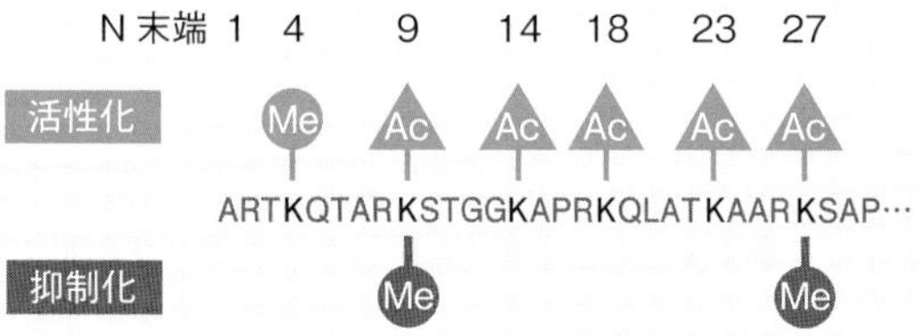

図 II-18　ヒストン H3 の N 末端のアセチル化 (Ac) とメチル化 (Me) 修飾

の電荷が変化するため，クロマチンの凝集や弛緩を引き起こすと考えられる．ヒストン修飾は略して表記されることが多く，例えばヒストン H3 の 4 番目のリジン (K) のトリメチル化は H3K4me3，27 番目リジンのアセチル化は H3K27ac などと表される．

これらのヒストン修飾は，酵素によって書き込みと消去がなされ，それぞれ writer と eraser と呼ばれる．例えば，ヒストンのアセチル化修飾はヒストンアセチル基転移酵素 (histone acetyltransferase, HAT) によって書き込まれ，ヒストン脱アセチル化酵素 (histone deacetylase, HDAC) によって消去される (**図 II-19**)．アセチル化されたヒストンは，前述のようにクロマチンの弛緩をもたらすだけでなく，それを読み取る因子 (reader と呼ばれる) によって二次的な効果を引き起こす．例えば，BET (bromodomain and extraterminal domain) ファミリーの蛋白質はアセチル化されたヒストンを認識して結合し，さらに転写を活性化する制御因子を周辺にリクルートする (**図 II-19**)．例えば，BET ファミリー分子の BRD4 は，P-TEFb というリン酸化酵素複合体を呼び込むことで RNA ポリメラーゼ II (RNAP II) の転写伸長反応を促進する．BRD4 は他にもクロマチン弛緩を促す酵素や制御因子をリクルートし，周辺の遺伝子発現を活性化する．

このように，writer と eraser によるヒストンの化学修飾はクロマチンの凝集や弛緩をもたらし，さらに reader を介した二次的な作用により周辺の遺伝子発現を調節する．上に述べたように，普通の転写因子はクロマチンが弛緩した開いた部分に結合し，クロマチンの凝集した閉じた部分には結合できないが，パイオニア因子と呼ばれる一群の転写因子はそれぞれに対応したゲノム部位で凝集したクロマチンに結合して弛緩させ，ゲノム全体で細胞タイプ特異的なエピジェネティック変化を引き起こす．

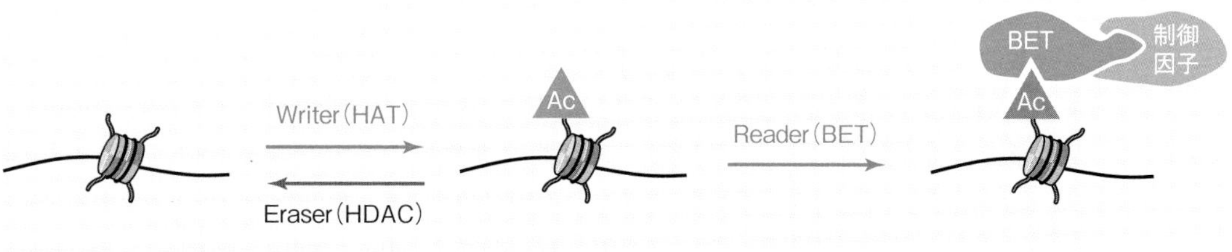

図 II-19　ヒストン修飾の writer，eraser，reader による遺伝子制御

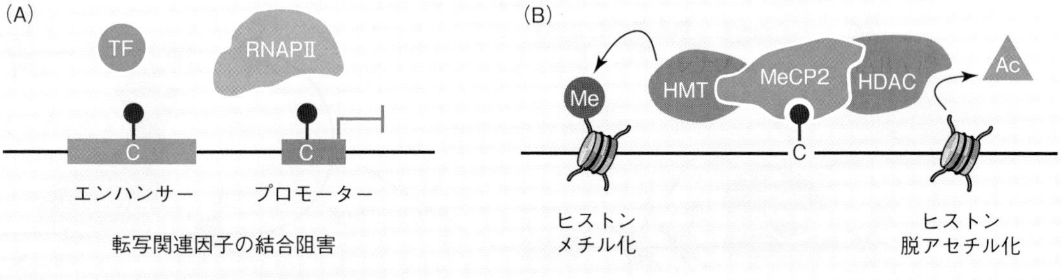

図 II-20　DNA メチル化による直接的 (A) または間接的 (B) な転写抑制

DNA メチル化による遺伝子発現制御

ゲノム DNA は A，T，G，C の 4 種類の塩基によって構成されるが，そのうちの C（シトシン）のピリミジン環 5 位の炭素原子がメチル化されることにより，遺伝子の発現が不活性化される．不活性化の機序は主に直接的または間接的な作用に大別される．直接的な作用では，エンハンサーやプロモーター領域のシトシンがメチル化されることにより，転写因子や RNAP Ⅱ複合体の結合が阻害される（**図Ⅱ-20A**）．一方で間接的な作用では，メチル化シトシンに結合する蛋白質によって，周辺のクロマチン状態が変容する．例えば MeCP2（methyl-CpG binding protein 2）という蛋白質がメチル化シトシンに結合すると，そこに HDAC がリクルートされ，周辺のヒストンが脱アセチル化される（**図Ⅱ-20B**）．またヒストンメチル基転移酵素（histone methyltransferase, HMT）もリクルートされると，周辺のヒストンがメチル化され，クロマチンは凝集する．凝集したクロマチンはさらに DNA メチル基転移酵素（DNA methyltransferase, DNMT）を呼び込んで不活性化が促進し，ヘテロクロマチンと呼ばれる強固な凝集体を形成する．また逆に DNA のメチル基を取り去る機構も存在する．エンハンサーに結合した転写因子には TET ファミリーの DNA 脱メチル化酵素がリクルートされ，周辺の DNA を脱メチル化し，クロマチンの活性化を促す．

■ 転写因子による遺伝子発現制御

転写因子（transcription factor, TF）とは，DNA に特異的に結合する蛋白質の一群であり，その多くが固有の DNA 配列を認識して結合し，周辺の遺伝子の発現を活性化させる（注：広義には，上記の BET，HAT，HDAC のように DNA 結合能がなくても，遺伝子の発現調節に関わる蛋白質を含めることもある）．例えば，MyoD という転写因子は主に CAGCTT からなる DNA 配列に結合し，周辺の筋分化関連遺伝子の発現を活性化させる．一般的に転写因子はエンハンサーと呼ばれる，遺伝子をコードしないクロマチン弛緩領域に結合し，そこから離れて位置する遺伝子の発現をオンにする．場合によってはエンハンサーから数百 kb も離れた遺伝子の発現を制御することもある．転写因子による遺伝子の制御機構は主に二つに大別される．一つはローカルな作用であり，エンハンサーに結合した転写因子が HAT などをリクルートし，周辺のヒストンをアセチル化することによってクロマチンを活性化，RNA ポリメラーゼによる転写を促す（**図Ⅱ-21A**）．もう一つは DNA のループ形成による遠距離作用である（**図Ⅱ-21B**）．エンハンサーに結合した転写因子にメディエーターという蛋白質複合体が結合し，DNA ループの他方にある遺伝子のプロモーター領域に RNA ポリメラーゼⅡ（RNAP Ⅱ）がリクルートされる．これにより，エンハンサーから遠く離れた遺伝子であっても転写を活性化することができる．

一般的に転写因子はゲノム全体で数千から数万カ所のエンハンサーに結合する．そのためクロマチン変化をゲノムワイドに引き起こし，さらに周辺の遺伝子発現を制御できるため，細胞の性質や機能を根本から変えることができる．例えば，ES 細胞の多分化能維持に重要な転写因子（Oct4，Sox2，Klf4，Myc）を線維芽細胞に強制発現すると，多分化能をもつ iPS 細胞にリプログラミングできる．また，皮膚の線維芽細胞に MyoD を *in vitro* で強制発現すると，筋芽細胞に

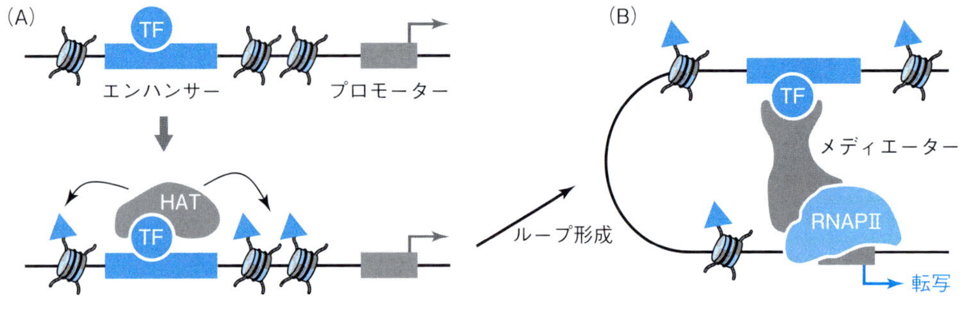

図Ⅱ-21　転写因子結合によるヒストン修飾変化とエンハンサーループ形成

分化転換できる．これは，ダイレクト・リプログラミングと呼ばれ創薬への応用が検討されている．このような転写因子はマスター制御因子と呼ばれ，生体内でも細胞分化の司令塔として機能する．したがって転写因子が秩序正しく発現されれば個体発生や細胞分化が整然と進行し，逆に転写因子の発現が乱されれば細胞の性質が大きく変化し，癌や炎症などの疾患を招く．

■ 転写制御に介入する薬物と創薬戦略

遺伝子の発現はヒストン修飾によるクロマチン変容，エンハンサーへの転写因子結合，DNA メチル化によって制御されるが，それらに介入する薬物を投与すれば多くの遺伝子の発現をまとめて操作できる（**図Ⅱ-22**）．例えば，ボリノスタットやトリコスタチン A はヒストン H3 のアセチル基の eraser 分子（HDAC）の阻害薬であり，癌細胞の遺伝子発現をグローバルに活性化することで抗腫瘍効果をもたらす．また逆に遺伝子発現を抑制するのも抗腫瘍効果があり，reader 分子（BET）を阻害する JQ1 などが使用される．転写因子を特異的に阻害するためには，その活性化や核移行を妨げるような戦略がとられる．TGF-β ファミリーの分泌因子は受容体に結合すると，転写因子 Smad がリン酸化されて核内に移行し，転写制御活性を示す．SB431542 はそのリン酸化阻害薬であり，細胞の増殖や分化などの研究に広く使用される．また核内受容体（nuclear receptor, NR）は，脂溶性ビタミンやステロイドホルモンが直接的に結合すると核内に移行し，転写制御活性を示す．それらの脂質アナログは核内受容体を選択的に阻害できるため，エストロゲン類似分子のタモキシフェンはエストロゲン受容体を阻害し，乳癌細胞の増殖を抑制する．DNA メチル化に介入する薬物としてメチル基転移酵素（DNMT）や脱メチル化酵素（TET）の阻害薬があり，細胞の分化制御に効果的である．転写制御に介入する薬物は遺伝子発現を抜本的に変える効果があるが，それが副作用を招くこともあるため，使用に当たっては厳重な注意が必要である．

■ 遺伝子制御の研究手法と情報リソース

クロマチン状態，転写因子結合，DNA メチル化などの制御情報は，次世代シーケンサーの登場によりゲノムワイドに読み解くことができるようになった（**図Ⅱ-23**）．ChIP-seq（chromatin-immunoprecipitation sequencing）は蛋白質-ゲノム結合情報を読み取る技術である．断片化されたクロマチンを修飾ヒストンや転写因子などに対する抗体で免疫沈降し，得られた DNA の配列解析により目的の修飾ヒストンや転写因子の結合領域を特定する．ATAC-seq（assay for transposase-accessible chromatin with sequencing）では，Tn5 というトランスポザーゼをクロマチン弛緩領域へ選択的に取り込ませる．これにより人工オリゴ DNA がゲノムに挿入され，そのヌクレオソームの配列解析によってクロマチン弛緩領域を特定する．Bisulfite-seq では抽出したゲノ

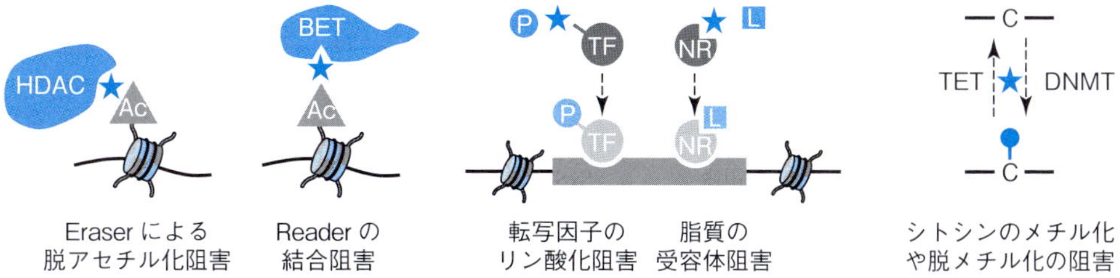

図Ⅱ-22　遺伝子発現制御機構に対する薬物（★）の介入ポイント

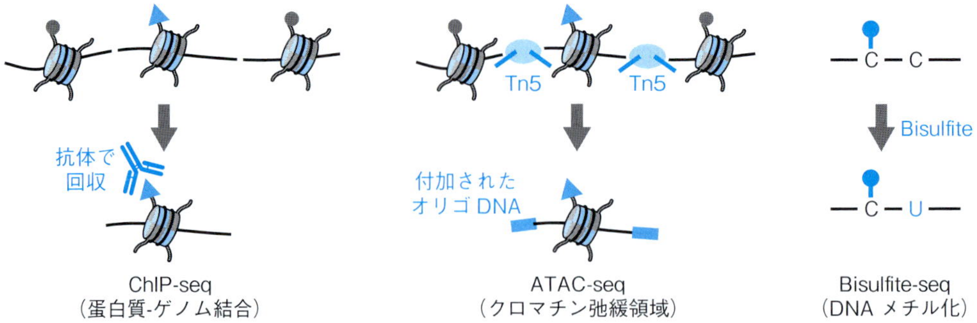

図Ⅱ-23　制御情報を読み解くための研究方法

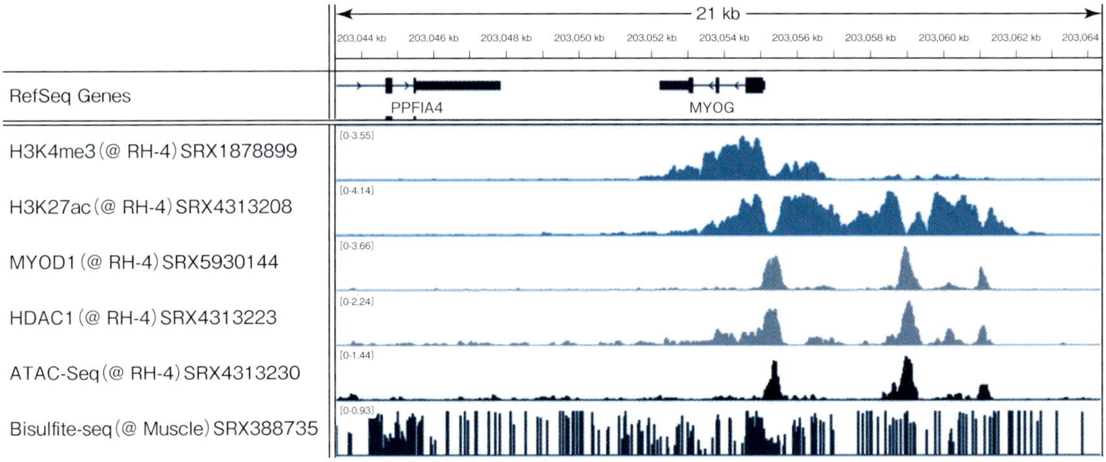

図Ⅱ-24　ChIP-Atlasによる制御情報の可視化

ムDNAを重亜硫酸ナトリウム(bisulfite)で処理する．これによりメチル化されていないシトシンがウリジンに変換されるため，配列解析によりシトシンのメチル化の有無を識別できる．

通常これらの実験を実施した研究者は論文投稿に先立ち，NCBIが管理するGEO(Gene Expression Omnibus : https://www.ncbi.nlm.nih.gov/geo/)などのレポジトリに公共データとして解析結果を寄託する．しかしながらそこから入手できるのは，シーケンサーが読み取った配列情報に限られることが多いため，制御情報を他の研究者が直ちに可視化することはできない．そこで筆者らはそれらの配列情報をすべてダウンロードし，マッピングや可視化のための解析をスーパーコンピューターで実行し，ChIP-Atlasというウェブサイト(https://chip-atlas.org)から公開している．数十万件もの実験結果から目的のデータを検索し，**図Ⅱ-24**に示すように自分の好きな遺伝子(*MYOG*)の周辺におけるヒストン修飾(H3K4me3，H3K27ac)や転写因子結合(MYOD1，HDAC1)のChIP-seqデータ，クロマチン弛緩領域(ATAC-seq)，ゲノムメチル化(Bisulfite-seq)などを自由に閲覧できる．

第Ⅲ章

チャネルとトランスポーター

われわれの身体を構成する細胞は，主にリン脂質二重層で構成される細胞膜によって取り囲まれており，細胞膜を介して細胞内外の物質や情報のやり取りをすることで，その恒常性(動的秩序平衡)を保っている．疎水性の小分子は非選択的にある程度細胞膜を透過できるが，イオンなど電荷した小分子や親水性の分子は膜そのものに対する透過性は限定されており，膜蛋白質であるイオンチャネルやトランスポーターを介してそれぞれが選択的に透過することが知られている．この細胞膜の選択的透過性は，細胞機能を維持するうえで非常に重要な役割を担っている．

チャネルは基本的に膜を貫通するポアを有し，その一部がそれぞれのイオンに対する選択的フィルターとなっている．また，(若干の構造変化を伴う)ポアの開閉により透過性が調節されている．ポアの開閉の調節機序から，膜電位依存性イオンチャネルとリガンド依存性イオンチャネル(イオンチャネル内蔵型受容体)に分類される．いずれにせよ，チャネルは細胞内外のイオン濃度に依存した受動輸送である

一方，トランスポーターは貫通するポアはなく，細胞内外のどちらかが常に閉じていて，比較的大きな構造変化によりその開閉が交互に起こり，それぞれに特異的な基質を細胞内外に移動させる．したがって，トランスポーターは細胞内外の基質濃度に逆らって輸送することが可能である．その機序から，ATP などのエネルギーを直接的に利用する能動輸送系，間接的に利用する共輸送系，あるいは交換輸送系に分類される．

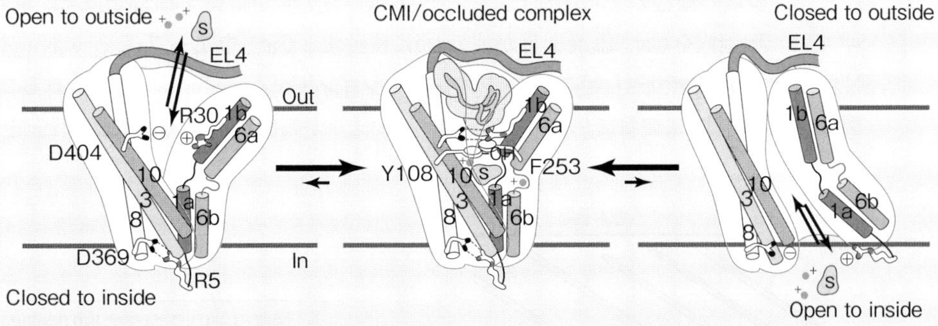

ロイシントランスポーターの構造変化と輸送様式

細胞外ドメインが開いた状態で基質(ロイシン)とナトリウム，クロライドイオンが結合する．このとき，細胞内ドメインは閉じている(左)．構造変化が起こり，細胞外ドメインが閉じると同時に細胞内ドメインが開き，結果として基質とイオンが細胞内へ運ばれる(右)．なお，中央図はアンタゴニストが結合し，細胞内ドメインが閉じたままの状態を示している．

(Singh S. K. et al., Nature **448**, 952-956, 2007)

1 イオンチャネル

カルシウムイオン

薬が薬物受容体と相互作用すると，細胞内カルシウムイオン(Ca^{2+})濃度変化(**Ca^{2+} シグナル**)を介して細胞機能が制御される．細胞内外には約 10,000 倍の Ca^{2+} 濃度勾配(細胞内が低い)が存在するとともに小胞体が細胞内 **Ca^{2+} 貯蔵部位**(ストア)として機能する．Ca^{2+} シグナルは細胞外からの流入か，細胞内 Ca^{2+} ストアからの放出かの二通りの方法で生成される．この結果上昇した細胞質の Ca^{2+} 濃度を下げるため，細胞膜を介して細胞外へ Ca^{2+} を排出するトランスポーターと，Ca^{2+} ストアへ再取り込みするトランスポーターが働いている．

Ca^{2+} シグナルと細胞機能

Ca^{2+} シグナルによって制御される細胞機能は，収縮，細胞運動，分泌，伝達物質放出，受精，発生，免疫，代謝，シナプス可塑性，転写など広範囲にわたり，ミリ秒(msec)の時間経過で起こる神経伝達物質放出のようにきわめて速い現象から，発生や転写制御のように長時間にわたる現象まである．目的の違いに応じて Ca^{2+} シグナル形成の分子機構は異なる．急速な Ca^{2+} 濃度変化，あるいは細胞全体で一様な Ca^{2+} 濃度変化には，細胞膜の脱分極に依存した分子機構が使われる．持続的な Ca^{2+} シグナルは，イノシトール三リン酸(IP_3)を介した Ca^{2+} 動員が主体となる．また，多数の細胞の平均的な Ca^{2+} シグナルは一定の値を維持するとみえても，単一細胞レベルでは，細胞内を Ca^{2+} 濃度上昇が波のように移動する **Ca^{2+} ウエーブ**(Ca^{2+} wave)や，Ca^{2+} 濃度上昇と下降が繰り返し起こる **Ca^{2+} オシレーション**(Ca^{2+} oscillation)がみられることがある(**図Ⅲ-1**)．このように複雑でダイナミックな Ca^{2+} シグナルが細胞機能制御に重要な役割を果たす．

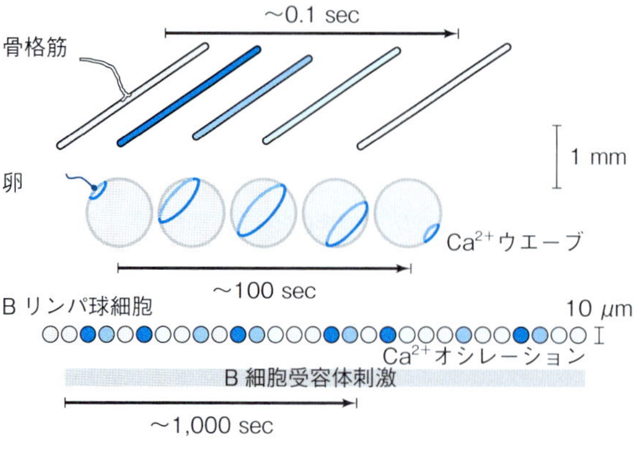

図Ⅲ-1　Ca^{2+} シグナルの時間的・空間的分布の例示
骨格筋細胞内では，一様な Ca^{2+} 濃度変化が急速に起こる．卵では精子の侵入点から反対側に Ca^{2+} 濃度上昇が伝播する．このような現象を Ca^{2+} ウエーブという．ここに示したのはメダカの例．哺乳類では卵の大きさがこれより小さいが，基本的に同様な現象がみられる．B 細胞受容体を刺激すると Ca^{2+} 濃度上昇と下降が繰り返される Ca^{2+} オシレーションがみられる．

細胞膜の Ca^{2+} チャネル

■ 膜電位依存性 Ca^{2+} チャネル

細胞膜の脱分極に応じて開口する Ca^{2+} 選択性を有するチャネルであり，α_1，α_2，β，γ，δ など数個のサブユニットから構成される．最も重要なチャネル形成部を含むのは α_1 サブユニットであり，6 回膜貫通部をもつモチーフが 4 回分子内で繰り返されている(**図Ⅲ-2**)．この構造はナトリウム(Na^+)チャネルと類似しており，各モチーフはカリウム(K^+)チャネルと相同性がある．したがって，K^+ チャネル遺伝子が 2 回にわたって遺伝子重複を受けて Ca^{2+} チャネルと Na^+ チャネルが生じたものと考えられている．Ca^{2+} チャネルには L，T，N，P/Q，R タイプなどが存在し，発現部位に差があり，膜電位依存性などにおいて機能にも差がある(**表Ⅲ-1**)．

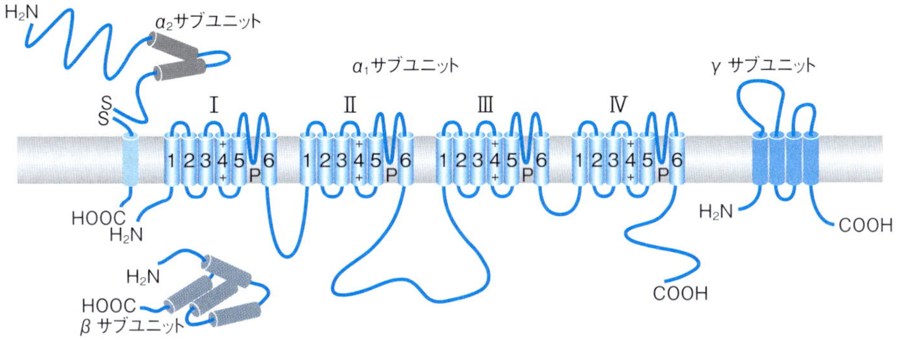

図Ⅲ-2 Ca^{2+} チャネルの構造模式図
Ca^{2+} チャネルの α_1 サブユニットは，膜貫通部(S1-S6)が 4 回繰り返された(Ⅰ～Ⅳ)構造をとる．S4 は正に荷電し，膜電位変化を感じ取るセンサーとして重要であると考えられている．S5 と S6 の間は P 領域としてチャネルの内壁を作る．

表Ⅲ-1 膜電位依存性 Ca^{2+} チャネル

分類	チャネル特性	阻害薬	主要サブユニット 名称	主要サブユニット 旧名称	発現部位	主な機能
L 型	高電位活性化 遅い不活性化	(Ca^{2+} チャネル遮断薬) ジヒドロピリジン系 ベラパミル ジルチアゼム	$Ca_V1.1$	α_{1S}	骨格筋	興奮収縮連関(筋) 分泌(内分泌腺) 持続的伝達物質放出(網膜) 遺伝子発現
			$Ca_V1.2a$	α_{1C}	心筋	
			$Ca_V1.2b$	α_{1C}	平滑筋	
			$Ca_V1.2c$	α_{1C}	脳，心筋，下垂体，副腎	
			$Ca_V1.3$	α_{1D}	脳，膵，腎，卵巣，内耳	
			$Ca_V1.4$	α_{1F}	網膜	
P/Q 型	高電位活性化	ω-アガトキシン IVA	$Ca_V2.1$	α_{1A}	脳，内耳，下垂体	神経伝達物質放出(神経終末) 細胞内 Ca^{2+} 濃度上昇(樹状突起)
N 型	高電位活性化	ω-コノトキシン GVIA	$Ca_V2.2$	α_{1B}	脳，神経系	
R 型	高電位活性化	SNX-482	$Ca_V2.3$	α_{1E}	脳，内耳，網膜，心筋，下垂体	Ca^{2+} スパイク(細胞体，樹状突起) 神経伝達物質放出(神経終末)
T 型	低電位活性化 速い不活性化	エトスクシミド	$Ca_V3.1$	α_{1G}	脳，神経系	反復活動電位(神経，心筋，平滑筋)
			$Ca_V3.2$	α_{1H}	脳，心筋，腎，肝	
			$Ca_V3.3$	α_{1I}	脳	

膜電位依存性 Ca^{2+} チャネルの生理的機能は大きく二つにまとめることができる．

①Ca^{2+} 電流による活動電位（**カルシウムスパイク**と呼ばれる）の形成．これは，Na^+ 電流による活動電位より持続時間が長い特徴がある．

②細胞膜の脱分極シグナルを検知するセンサーとしての機能．

膜電位依存性 Ca^{2+} シグナル機構——細胞膜の脱分極は，例外なく細胞内 Ca^{2+} シグナルへ変換されて細胞機能を調節する．膜電位依存性 Ca^{2+} チャネルはこの重要な変換を行うシグナル変換器分子である．具体的には以下のような細胞機能の制御に関与している．

骨格筋細胞・心筋細胞：ジヒドロピリジン受容体（L 型 Ca^{2+} チャネル）が膜電位センサーとして脱分極の到着を検出して，信号を近接するリアノジン受容体に送って筋小胞体から Ca^{2+} 放出を起こす（リアノジン受容体）．

神経終末：活動電位が神経終末に到着すると，電位依存性 Ca^{2+} チャネル（N 型など）から Ca^{2+} が流入して神経伝達物質が放出される．

平滑筋細胞：活動電位形成に膜電位依存性 Ca^{2+} チャネル（特に L 型）が重要な働きをする．消化管平滑筋細胞や子宮平滑筋細胞では，活動電位に伴う Ca^{2+} 流入が収縮制御に重要である．血管平滑筋細胞では，活動電位は発生しないことが多いが，静止電位が浅めであることから膜電位依存性 Ca^{2+} チャネルがわずかながら持続的に活性化されて Ca^{2+} 流入が起きていると考えられている．

視細胞：暗状態では cGMP 依存性陽イオンチャネルが開いて脱分極しており，細胞内 Ca^{2+} 濃度が高まって伝達物質が求心性視神経に対して放出されている．明状態になると，ロドプシンを介した反応で細胞内 cGMP 濃度が低下し，cGMP 依存性陽イオンチャネルが閉じて過分極する．このため電位依存性 Ca^{2+} チャネルが閉じて細胞内 Ca^{2+} 濃度が低下し，伝達物質放出が止まる．

膵 B（β）細胞：グルコース刺激により細胞内 ATP 濃度が増し，ATP 感受性 K^+ チャネルの不活性化を介して脱分極すると，電位依存性 Ca^{2+} チャネルから Ca^{2+} 流入が生じて細胞内 Ca^{2+} 濃度が上昇し，インスリンが分泌される．

Ca^{2+} チャネル遮断薬（カルシウム拮抗薬）——膜電位依存性 Ca^{2+} チャネルに作用する薬の中で，臨床でも広く使用されているものに，L 型 Ca^{2+} チャネルを抑制するカルシウム拮抗薬がある．特に作用の中でも重要な筋細胞に対する作用を以下に要約する．

平滑筋：平滑筋収縮には L 型 Ca^{2+} チャネルを介する Ca^{2+} 流入が重要である．したがって L 型 Ca^{2+} チャネルを抑制すると平滑筋収縮が抑制される．このため，カルシウム拮抗薬は末梢血管を拡張し，降圧薬として用いられる（☞ 407，412 頁）．

心筋：心筋細胞では，拍動ごとの活動電位に伴い L 型 Ca^{2+} チャネルを介した Ca^{2+} 流入が引き金となって，筋小胞体からの Ca^{2+} 放出が起こる．カルシウム拮抗薬はこの Ca^{2+} 流入を抑制するので，心筋収縮力を低下させる．また，洞房結節や房室結節の活動電位の立ち上がり相では Ca^{2+} 電流が重要な役割を果たすので，カルシウム拮抗薬はこれらの部位の活動電位も抑制して不整脈の治療に用いられる．ただし，ジヒドロピリジン系のカルシウム拮抗薬は心筋に対するこれらの作用が弱い（☞ 395 頁）．

骨格筋：骨格筋細胞では L 型 Ca^{2+} チャネルが膜電位センサーとして興奮収縮連関の重要な機能を担っている．しかし，カルシウム拮抗薬は，骨格筋の収縮にはほとんど影響を与えない．これは，骨格筋細胞では静止電位が深く，カルシウム拮抗薬が作用しにくいためである．

■ 受容体共役型 Ca^{2+} チャネル

細胞膜の受容体に共役した Ca^{2+} チャネルのことで，アゴニスト刺激により細胞外から Ca^{2+} 流入が起こる．その中でも P2X 受容体とイオンチャネル型グルタミン酸受容体では，一次構造が知られており，受容体分子自身がイオンチャネルとして機能する．

P2X 受容体——ATP をアゴニストとするイオンチャネルである．受容体自身がイオンチャネルを形成する．Ca^{2+} 選択性はそれほど高くなく，Na^{+} に対してより 5 倍程度透過性が高いだけである．P2X 受容体を介する Ca^{2+} 流入と同時にそれによって脱分極が生じ，二次的に共存する膜電位依存性 Ca^{2+} チャネルが開口することも Ca^{2+} シグナル形成に重要である（☞ 166 頁）．

イオンチャネル型グルタミン酸受容体 Ionotropic glutamate receptor——グルタミン酸がアゴニストであり，受容体自身がイオンチャネルを形成する．NMDA（*N*-methyl-D-aspartate）受容体と AMPA（α-amino-3-hydroxy-5-methylisoxazole-4-propionic acid）受容体の一部は Ca^{2+} 透過性をもつ．中枢神経系のシナプス伝達において主要な役割を果たしている（☞ 115 頁）．

■ 機械受容チャネル Mechanosensitive channel

細胞膜の伸展に応じて開くイオンチャネルで，Na^{+}，K^{+}，Ca^{2+} などの陽イオンに透過性のものと，クロライドイオン（Cl^{-}）などの陰イオンに透過性のものもある．機械受容チャネルの開口により脱分極が生じ，これにより二次的に膜電位依存性 Ca^{2+} チャネルを通した Ca^{2+} 流入が同時に起こる．機械受容チャネルは，皮膚の触覚，深部知覚，筋紡錘などの機械的入力を検出する細胞で機能している．平滑筋細胞には伸展に応じて収縮する性質があり，この際にも伸展を検出するのに用いられる．機械受容チャネルの実態として Piezo1 および Piezo2 が同定され，38 個の膜貫通部をもつ分子が三量体として機能している．

■ Ca^{2+} ストア共役型 Ca^{2+} チャネル

Ca^{2+} ストア内腔の Ca^{2+} が枯渇すると，細胞膜を介した Ca^{2+} 流入が活性化され，ストアを再充填する．これをコンデンサーの再充電に見立てて容量性 Ca^{2+} 流入（capacitative Ca^{2+} entry）と呼び，ストア共役型 Ca^{2+} チャネル（store-operated Ca^{2+} channel）が関与する．実体としては，Ca^{2+} ストア（小胞体）膜上の STIM1 分子が内腔の Ca^{2+} 濃度を検出し，Ca^{2+} が枯渇すると細胞膜上の Orai 1 分子に作用して Ca^{2+} 流入を起こしている．ストア共役型 Ca^{2+} チャネルはほとんどすべての細胞に存在すると考えられ，持続的な Ca^{2+} シグナルを形成するのに重要である．

Ca^{2+} 放出チャネル

■ リアノジン受容体

リアノジン受容体（ryanodine receptor, RyR）は約 5,000 個のアミノ酸からなり，遺伝子が異なる 1 型，2 型，3 型のサブタイプ（RyR-1，RyR-2，RyR-3）が存在する．いずれも四量体を形成して小胞体膜上の Ca^{2+} 放出チャネルを構成している．植物アルカロイドのリアノジンを特異的に結合することからこの名称があり，結合によりチャネルを開口状態に固定する．どのサブタイプも細胞質の Ca^{2+} によって活性化される性質（Ca^{2+}-induced Ca^{2+} release, CICR）をもつ．RyR は骨格筋と心筋の収縮を引き起こす Ca^{2+} シグナルの形成に関与している．RyR を介する Ca^{2+} 放出が神経細胞の興奮性をコントロールする可能性が考えられている．

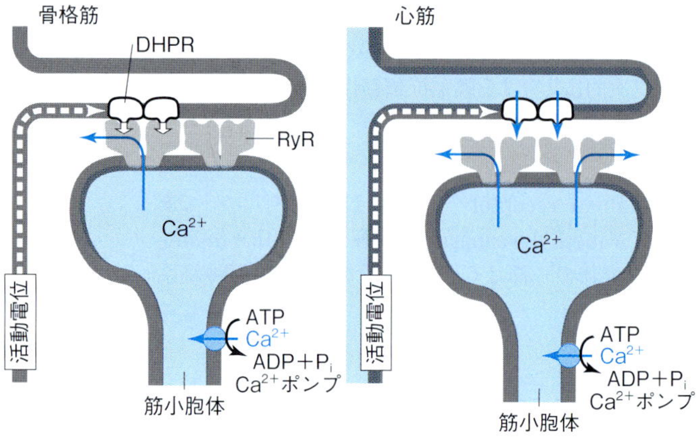

図Ⅲ-3　横紋筋の興奮収縮連関
横紋筋では細胞膜が細胞内に陥入しており，活動電位を伝える．細胞膜上のジヒドロピリジン受容体(DHPR)が脱分極を感知し，その情報を筋小胞体膜上のリアノジン受容体(RyR)に伝えてCa^{2+}放出を惹起する．この情報伝達は，骨格筋ではジヒドロピリジン受容体とリアノジン受容体の直接の相互作用によるが，心筋では細胞外からのCa^{2+}流入がCa^{2+}放出の引き金となる．

骨格筋と心筋の興奮収縮連関——横紋筋細胞では，細胞膜が陥入した横管系と筋小胞体が約12 nmの間隙を挟んで向かい合う近接構造をとるが，RyRはこの接合部の筋小胞体側に存在する．細胞膜の脱分極に際して，相対する細胞膜に存在するL型Ca^{2+}チャネル(**ジヒドロピリジン受容体**，DHPR)から情報を受け取ってCa^{2+}を放出するいわゆる興奮収縮連関に関与する(**図Ⅲ-3**)．心筋細胞の興奮収縮連関では，DHPRを介するCa^{2+}流入によってCICRを介してRyR-2が活性化され，Ca^{2+}動員につながる．一方，骨格筋細胞の興奮収縮連関では，心筋と異なりCICR機構ではなくDHPRとRyR-1の2種の蛋白質間の直接カップリングによりCa^{2+}放出が制御されている．

Ca^{2+}スパーク——筋細胞内を高速度・高空間分解能のCa^{2+}の濃度測定を行うと，直径2～3 μmの限局したCa^{2+}濃度上昇が数十msec生じていることが示された．この一過性のCa^{2+}シグナルはCa^{2+}スパーク(Ca^{2+} spark)と呼ばれており，数分子のリアノジン受容体からのCa^{2+}放出によって生じる．心筋細胞の興奮収縮連関では，DHPRを介するCa^{2+}流入により，Ca^{2+}スパークが多数形成されてCa^{2+}動員が生じる．平滑筋細胞では，自発的にCa^{2+}スパークが細胞膜直下で生じ，これがCa^{2+}依存性K^{+}チャネルを活性化して過分極を起こして，平滑筋の弛緩を誘導する．

■ イノシトール三リン酸(IP_3)受容体

多くの細胞系では，細胞表面の受容体の活性化に伴い，G蛋白質を介してホスホリパーゼCβ(PLCβ)が活性化されるか，あるいはチロシンリン酸化を介してPLCγが活性化され，細胞内でイノシトール三リン酸(IP_3)濃度が増加する．これに引き続いてIP_3は小胞体上のIP_3受容体(IP_3R)に結合してCa^{2+}放出を促す．これが，多種の細胞でのCa^{2+}シグナル形成に主要な役割を果たす．IP_3受容体分子は約2,700個のアミノ酸からなり，リアノジン受容体と同じく四量体を形成して小胞体膜上のCa^{2+}チャネルを作る．IP_3を介したCa^{2+}シグナルは多くの場合，Ca^{2+}ウエーブやオシレーションといったダイナミックな時間的・空間的パターンをとる．特異的な阻害薬はない．

IP_3Rのサブタイプ——IP_3Rには遺伝子が異なる3種のサブタイプ(IP_3R-1，IP_3R-2，IP_3R-3)が存在し，その発現組織分布はサブタイプごとに異なっている．例えば，IP_3R-1は中枢神経系や平滑筋細胞の主たるサブタイプである．一方，肝細胞では2型が主に発現している．IP_3R-3は外分泌腺細胞などで多く発現している．しかし，いずれの細胞でも，すべてのサブタイプが同時に発現しており，組織の違いに応じてその量比が異なる．このようなIP_3Rサブタイプの発現パターンは，種々の細胞におけるCa^{2+}シグナルの多様性を生む一つの重要な要因である．実際，サブタイプ間に機能的な相違があり，サブタイプごとに特徴的なCa^{2+}シグナル・パターンが得られている．

Ca^{2+} ウエーブと細胞機能——Ca^{2+} ウエーブは受精に際して卵細胞で初めて観察された．精子の侵入点に始まって反対側まで Ca^{2+} ウエーブが伝搬する（☞**図Ⅲ-1**）．これによって，受精膜が形成され，複数の精子が侵入するのを防止している．膵外分泌腺細胞でも，分泌側に始まって側底側に達する Ca^{2+} ウエーブがみられる．これは細胞内で Ca^{2+} 濃度上昇の時間差を形成して，細胞極性に沿ったイオンの流れを作り，膵液の分泌に関与する．いずれも IP_3 受容体が関与している．この他に，平滑筋，血管内皮，肝，上皮など多数の細胞で Ca^{2+} ウエーブが観測されている．

Ca^{2+} オシレーションと細胞機能——一定強度のアゴニスト刺激によっても，細胞内 Ca^{2+} 濃度が上昇と下降を繰り返す Ca^{2+} オシレーションがみられることがある（☞**図Ⅲ-1**）．例えば，交感神経の伝達物質であるノルアドレナリンにより血管平滑筋細胞内では Ca^{2+} オシレーションが生じる．その頻度はノルアドレナリン濃度に依存し，頻度により収縮強度が制御される．また，Ca^{2+} オシレーションの頻度に依存して転写活性が制御されたり，神経細胞突起の成長速度がコントロールされたりする．

免疫抑制薬と Ca^{2+} シグナル——Ca^{2+} シグナルは免疫系においても重要な役割を果たす．Ca^{2+} シグナルによって，カルシウム依存性脱リン酸化酵素（カルシニューリン calcineurin）が，転写因子 NF-AT（nuclear factor of activated T cells）を脱リン酸化する過程は詳しく調べられている（☞ 57 頁）．免疫抑制薬のタクロリムス（tacrolimus, FK506）は，カルシニューリン活性を抑制して免疫機能を修飾する（☞ 469 頁）．

Ca^{2+} チャネルと疾患——P/Q 型 Ca^{2+} チャネルの α_1 サブユニット遺伝子（*CACNA1A*）の変異による疾患として，家族性片麻痺性片頭痛（FHM），発作性運動失調症 2 型（EA2），脊髄小脳失調症 6 型（SCA6）が知られている．低カリウム性周期性四肢麻痺は L 型 Ca^{2+} チャネルの α_1 サブユニット遺伝子 *CACNA1S*，X 染色体遺伝性定常性夜盲症は *CACNA1F* の変異が認められる．悪性高熱症はリアノジン受容体の遺伝子（*RYR1*）の変異による CICR 機構の亢進が主たる原因とされる（☞ 259 頁）．

カリウムイオン

K^+ の生理的役割

生きた細胞の細胞膜には Na^+,K^+-ATP アーゼが存在し，ATP の加水分解エネルギーを利用して細胞内のカリウムイオン（K^+）濃度を高く（約 150 mM），Na^+ 濃度を低く（約 5 mM）保っている．細胞外の K^+ 濃度が 5 mM であるとすると K^+ の平衡電位は，細胞内が −90 mV となる．細胞膜には K^+ を選択的に透過させ常時活性をもつ K^+ チャネルが存在するために，K^+ は細胞内から外へ移動しようとする．このため，静止状態の細胞の膜電位は K^+ の平衡電位に近づき，負に保たれている．K^+ チャネルが閉じると膜電位は脱分極し，また開くと逆に過分極方向に移動する．このような細胞内外での K^+ の移動は細胞の膜電位と密接な関係にあり，チャネルに作用する薬を用いることにより細胞の興奮性を調節することができる．K^+ チャネルだけでなく，K^+ の細胞膜を介する輸送には Na^+/K^+/2Cl^- トランスポーター，前出の Na^+,K^+-ATP アーゼ，H^+,K^+-ATP アーゼ等のトランスポーターも関与する．特に腎臓の無機イオン輸送に働く Na^+/K^+/2Cl^- トランスポーターは利尿薬の，また心筋細胞にある Na^+,K^+-ATP アーゼは強心薬の作用点である．

K^+ チャネル

哺乳類に発現する K^+ チャネルの代表的なものとして，電位依存性 K^+ チャネルと内向き整流性 K^+ チャネルがある(**表Ⅲ-2**)．電位依存性 K^+ チャネルのイオン透過経路を形成する α サブユニットは 6 回膜貫通型の二次構造をしており，内向き整流性 K^+ チャネルは 2 回膜貫通型である(**図Ⅲ-4**)．その他には細胞内 Ca^{2+} によって活性化される Ca^{2+} 活性化 K^+ チャネル(IK，SK，BK)があり，α サブユニットの構造的には SK チャネルは電位依存性 K^+ チャネルに類似した 6 回膜貫通型，BK チャネルはさらにもう 1 回膜貫通領域をもち，7 回膜貫通型であると考えられている．4 回膜貫通型の K^+ チャネルも見出されており，それらは 2 回膜貫通型チャネルが直列につながった構造をとっている(**図Ⅲ-4**)．K^+ チャネルは，不整脈，心筋虚血，糖尿病，高血圧などの疾患の治療薬の標的である(**表Ⅲ-3**)．

■ 電位依存性 K^+ チャネル

電位依存性 K^+(K_V)チャネルは，細胞膜の脱分極に応じて開口するチャネルであり，中枢および末梢神経細胞や心筋細胞などに発現している．こうした興奮性細胞の電気活動において，K_V チャネルは活動電位の持続時間と発火頻度を規定し，結果として興奮性細胞の発火パターンを決定する．

K_V チャネルは，イオン透過経路と電位感知センサー(塩基性アミノ酸が周期的に配置した膜貫通領域)を有する α サブユニットが 4 分子集合した蛋白質複合体である(**図Ⅲ-4**)．さらに補助蛋白質である β サブユニットが結合することがある．電位依存性の陽イオンチャネルである Na^+，Ca^{2+} チャネルは α サブユニットが四つ直列した一次構造をしており，1 分子でイオン透過経路が形成される点が，K_V チャネルと異なる．

表Ⅲ-2　K^+ チャネル分類と遺伝子異常疾患

サブタイプ		膜電流		遺伝子異常疾患
6 回膜貫通型	K_V，K_A	I_{to}，I_A	一過性外向き電流	発作性失調 1 型(*KCNA1* 機能喪失型変異)
	K_V(r)	I_{Kr}	遅延整流 K^+ 電流速い成分	2 型 QT 延長症候群(*KCNH2* 機能喪失型変異)〔HERG〕
	K_V(s)	I_{Ks}	遅延整流 K^+ 電流遅い成分	1 型 QT 延長症候群(*KCNQ1* 機能喪失型変異)〔K_VLQT1〕
	K_M	I_{KM}	M 電流	良性家族性新生児痙攣(*KCNQ2*，*KCNQ3* 機能喪失型変異)
	IK，SK	I_{IK}，I_{SK}	Ca^{2+} 活性化 K^+ 電流(小，中コンダクタンス)	
7 回膜貫通型	BK	I_{BK}	Ca^{2+} 活性化 K^+ 電流(大コンダクタンス)	
2 回膜貫通型	K_{ir}	I_{K1}	内向き整流 K^+ 電流	Andersen 症候群(LQT7)(*Kir2.1*(*IRK1*)機能喪失型変異)
	K_{ATP}	$I_{K.ATP}$	ATP 感受性 K^+ 電流	持続性インスリン性低血糖症(*SUR1*，*Kir6.2* 機能喪失型変異)
	K_{ACh}	$I_{K.ACh}$	ACh 感受性 K^+ 電流 アデノシン感受性 K^+ 電流	新生児糖尿病(*SUR1*，*Kir6.2* 機能獲得型変異)
	$K_{ATP\text{-}dependent}$(Kir1.1,Kir4.1)	$I_{K.ATP\text{-}dependent}$	ATP 依存性 K^+ 電流	Bartter 症候群Ⅱ型(*Kir1.1*(*ROMK1*)機能喪失型変異)
4 回膜貫通型	TWIK，TASK，TREK1，TRAAK	$I_{K,SO}$	背景 K^+ 電流	

I_{Kr}：a more rapidly activating delayed rectifier，I_{Ks}：a very slowly activating delayed rectifier，HERG：human ether-a-go-go related gene，K_VLQT1：1 型 QT 延長症候群の原因遺伝子産物

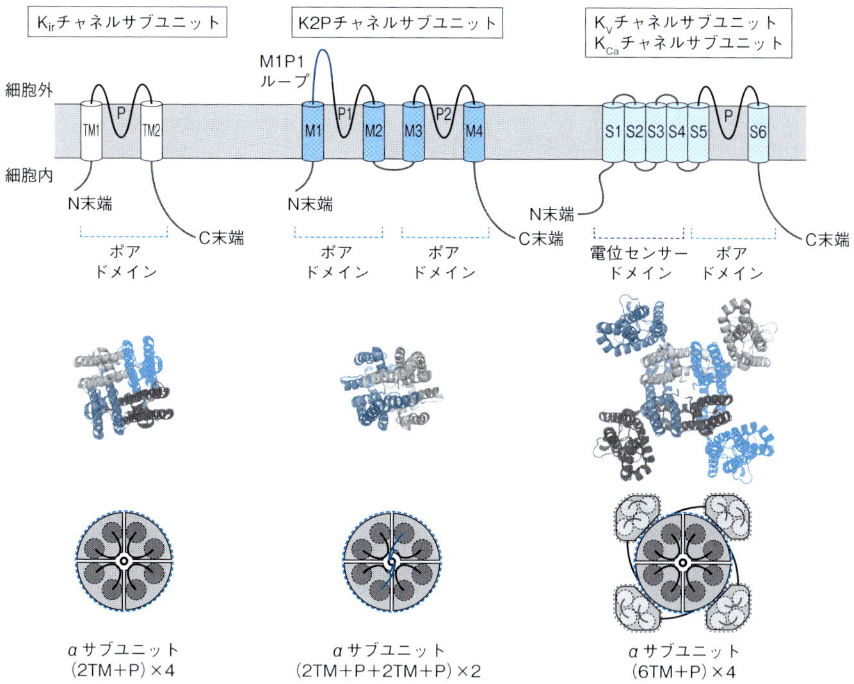

図Ⅲ-4 K⁺ チャネルの二次構造，結晶構造，ドメイン配置
(古谷和春，倉智嘉久：カリウムチャネル，脳科学辞典 https://bsd.neuroinf.jp/wiki/カリウムチャネル，2013)

表Ⅲ-3 K^+ チャネル関連薬

分 類	一般名	臨床適用
K_V チャネル遮断薬	アミオダロン，ニフェカラント，ソタロール	不整脈(☞ 395 頁)
K_{ATP} チャネル作用薬 (K^+ チャネル開口薬)	ニコランジル	虚血性心疾患(☞ 405 頁)
	ミノキシジル	脱毛
K_{ATP} チャネル遮断薬	グリベンクラミド，トルブタミド，ナテグリニド	2 型糖尿病(☞ 541 頁)

K_V チャネル遮断薬——K_V チャネル遮断薬の代表例は第Ⅲ群の抗不整脈薬である．K_V チャネル遮断薬は心筋細胞の外向き K^+ チャネル電流(後述する I_{Kr})を抑制し，活動電位を延長し，不応期を長くすることによって，心臓不整脈の治療を目的とする．アミオダロン，ニフェカラント，ソタロールなどがある．しかしアミオダロンはほとんどすべてのイオンチャネルを抑制し，特に Na^+ チャネルの抑制は顕著である．ソタロールは基本的には β 遮断薬であるが，心筋細胞の I_{Kr} も抑制し，活動電位を延長する．このように第Ⅲ群に分類されている抗不整脈薬はその抗不整脈作用の機序も活動電位延長の機序も，完全な理解には至っていない．アミオダロンの致死性不整脈治療での有効性は確立されているので，この薬がどのような機序で有効なのかを明らかにすることは不整脈の薬物治療を考えるうえで非常に重要である(☞ 395 頁)．

遅延整流 K^+ 電流(I_{Kr})——第Ⅲ群の抗不整脈薬である E-4031，ドフェチリド，イブチリドなど K^+ チャネルに選択的に作用する薬はすべて I_{Kr} を抑制し I_{Ks} に作用しないという特徴がある．I_{Kr} は心筋細胞の遅延整流性 K_V チャネルのうちの速い成分で(**図Ⅲ-5**)，HERG(K_V チャネルを構成する α サブユニットのうちの一つで，*KCNH2* 遺伝子がコードする)で構成されている．一方，緩慢に活性化される I_{Ks} は K_VLQT1(*KCNQ1* 遺伝子がコードする α サブユニット)と 1 回膜貫通型の minK(K_V チャネルを構成する β サブユニットのうちの一つで，*KCNE1* 遺伝子がコードする)の複合体である．

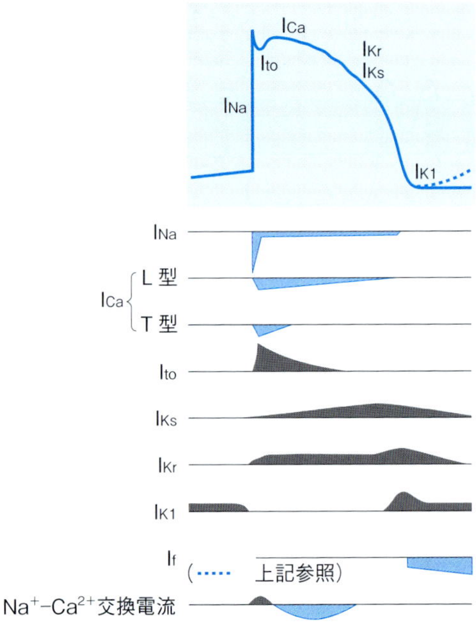

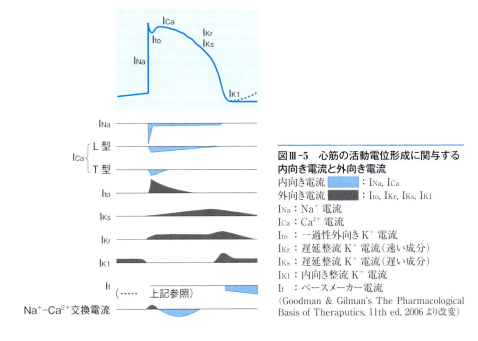

図Ⅲ-5　心筋の活動電位形成に関与する内向き電流と外向き電流
内向き電流 ▭：I_{Na}, I_{Ca}
外向き電流 ▬：I_{to}, I_{Kr}, I_{Ks}, I_{K1}
I_{Na}：Na^{+} 電流
I_{Ca}：Ca^{2+} 電流
I_{to}：一過性外向き K^{+} 電流
I_{Kr}：遅延整流 K^{+} 電流（速い成分）
I_{Ks}：遅延整流 K^{+} 電流（遅い成分）
I_{K1}：内向き整流 K^{+} 電流
I_{f}：ペースメーカー電流
(Goodman & Gilman's The Pharmacological Basis of Theraputics, 11th ed, 2006 より改変)

薬物誘発性 QT 延長症候群は，抗ヒスタミン薬や抗生物質，脂質異常症治療薬を含むごく一般的な非循環器疾患治療薬が副作用として QT 間隔を過度に延長させ，時に致死的な torsades de pointes 型の心室頻拍から不整脈死をもたらす重篤な疾患である．薬が意図せず I_{Kr} を阻害していることが原因と考えられている．薬物は HERG チャネルのポアドメインに結合して I_{Kr} を阻害することが示された．

■ 内向き整流性 K^{+} チャネル

内向き整流性 K^{+}（K_{ir}）**チャネル**はイオン透過経路と細胞質領域から構成されており，ATP 感受性，G 蛋白質制御，古典的な背景 K_{ir} チャネル等の特徴的な機能を担ったサブファミリーに加え，K^{+} 輸送に関与する K_{ir} チャネルも存在する．

ATP 感受性 K_{ir} チャネル

ATP 感受性 K_{ir}（K_{ATP}）チャネルは細胞内代謝レベルを反映した ATP/ADP の濃度によって活性が調節されている．心筋，神経細胞では虚血時に細胞内 ATP が減少するため，K_{ATP} チャネルが活性化し，活動電位の短縮を引き起こす．膵 B（β）細胞では血糖上昇によって解糖が亢進し，細胞内 ATP 濃度が増大する．細胞内 ATP に反応して K_{ATP} チャネルが閉鎖して膜を脱分極させ，インスリン分泌を誘導する．K_{ATP} チャネルは平滑筋細胞，骨格筋にも存在している．

K_{ATP} チャネルの α サブユニットは，K_{ir} チャネルファミリーに属する $K_{ir}6$ サブファミリーである．$K_{ir}6$ サブファミリーは，スルホニル尿素受容体（SUR）蛋白質とヘテロ八量体を形成し，K_{ATP} チャネルとして機能する（**図Ⅲ-6**）．ATP は $K_{ir}6$ に結合し，K_{ATP} チャネルを阻害することが知られている．SUR は ATP/ADP の濃度依存的なチャネル活性の制御や薬物感受性に関わっている．

K_{ATP} チャネル作用薬（K^{+} チャネル開口薬）——K_{ATP} チャネルを活性化させる薬は，K^{+} チャネル開口薬（KCO）と呼ばれる．KCO にはジアゾキシド，レマカリム，ピナシジル，ニコランジルなどがある．ほとんどのものは血管拡張作用がある．ジアゾキシドはインスリノーマのときのインスリン過剰分泌による低血糖の治

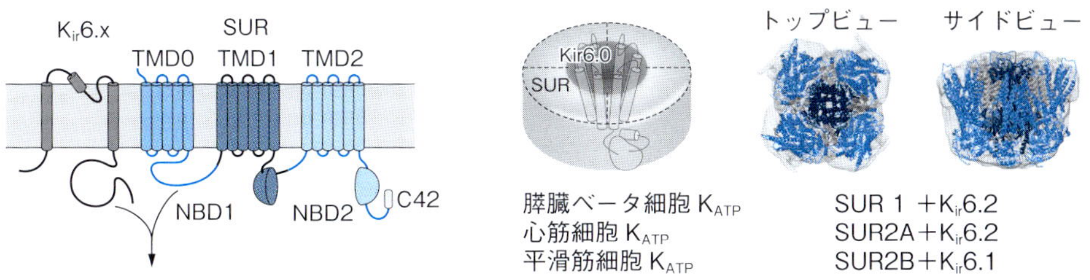

図Ⅲ-6 K_{ATP} チャネルの分子構造
TMD：transmembrane domain，NBD：nucleotide-binding domain
(Hibino H et al：Physiol Rev 90(1)，291-366，2010 の図を改変)

療薬として用いられる．膵 B(β)細胞の K_{ATP} チャネルはジアゾキシドで活性化されるが，ピナシジルやレマカリムではほとんど活性化されない．心筋細胞 K_{ATP} チャネルはジアゾキシドには無反応で，ピナシジルやレマカリムで活性化される．血管平滑筋 K_{ATP} チャネルはすべての開口薬で活性化される．KCO は SUR に結合することがわかっている．組織ごとで KCO に対する応答に差がみられるのは，K_{ATP} チャネルを構成する SUR のサブユニットの違いによる．

ニコランジル(nicorandil)：虚血性心疾患に用いられる．ニコランジルは血管にも心臓にも有効であるとされてきたが，心筋細胞よりも平滑筋細胞に約 3～4 倍有効であることがわかっている．NO 供与体様作用もある(☞ 405 頁)．

K_{ATP} チャネル遮断薬――経口糖尿病薬であるスルホニル尿素(SU)薬が K_{ATP} チャネル活性を抑制する．グリベンクラミドやトルブタミドが含まれる(☞ 541 頁)．SUR は，SU 薬の受容部位を有しており，SU 薬の薬理作用発現に必須である．フェニルアラニン誘導体ナテグリニドも同様の活性を有する．K_{ATP} チャネル遮断薬の組織による有効濃度は大きく異なる．例えば，グリベンクラミドは膵 B(β)細胞 K_{ATP} チャネルを nM レベルで，心筋，平滑筋細胞 K_{ATP} チャネルを mM レベルで抑制する．これも KCO と同様，K_{ATP} チャネルを構成するサブユニットの違いが理由である．

G 蛋白質制御 K^+ チャネル

G 蛋白質制御 K^+(**K_G**)**チャネル**は G 蛋白質共役型受容体によって活性化され，G 蛋白質 βγ サブユニットによる直接的な結合が活性化の引き金である．心房筋細胞の K_G チャネルが担う電流は，アセチルコリン M_2 受容体の活性化によって増加するので，ACh 感受性 K^+ 電流($I_{K.ACh}$)とも呼ばれる(**表Ⅲ-2**)．心房筋細胞の K_G チャネルは，内向き整流性 K^+ チャネルに属する K_{ir}3.1(GIRK1)と K_{ir}3.4(GIRK4)のヘテロ四量体からなるイオンチャネルである．心房筋細胞の K_G チャネルの活性化を起こす G 蛋白質 βγ サブユニットは，G 蛋白質シグナル調節蛋白質(RGS，☞ 53 頁)による制御も受けている．

K_G チャネル作用薬――心房筋細胞ではアデノシンが A_1 受容体刺激によって，心臓徐脈を引き起こす．これは，A_1 およびアセチルコリン M_2 受容体ともまったく同じ情報伝達系を利用し，K_G チャネルを活性化することによる．

■ 揮発性麻酔薬が作用する K^+ チャネル

4 回膜貫通型 K^+ チャネルは背景 K^+ 電流を担っている TWIK-1，TASK，TREK-1，

TRAAKなどがクローニングされている．揮発性の麻酔薬であるクロロホルム，ジエチルエーテル，ハロタン，イソフルランがTREK-1やTASKを活性化し，海馬，視床や大脳皮質の神経細胞にあるK^+電流を活性化することから，これら脳部位においてTREK-1やTASKが揮発性麻酔薬のターゲットである可能性がある．

ナトリウムイオン

ナトリウムイオン(Na^+)は，①神経細胞や筋細胞の興奮(活動電位の発生)，②上皮細胞の水輸送や腺分泌，および③細胞外液量や浸透圧の調節，などに重要な役割を果たしている．Na^+チャネルやトランスポーターを介して細胞内に流入するNa^+はNa^+/K^+ポンプ(Na^+,K^+-ATPアーゼ)によって細胞外に排出され，細胞内Na^+は5〜15 mM程度に維持されている．

生体内のNa^+とその役割

血清中のNa^+濃度は136〜145 mMであり，血清中陽イオンの90%以上を占めている．主として食塩(NaCl)などの塩類として消化管から摂取され，唾液，汗および尿中に排泄される．

活動電位の発生——神経細胞，骨格筋，心筋などの興奮性細胞では，興奮性伝達物質(アセチルコリンやグルタミン酸)の受容体刺激による脱分極や自発性脱分極が閾値に達すると，電位依存性Na^+チャネルが活性化され，膜電位は1 msec以内に細胞内陽性の逆転電位(Na^+平衡電位)に達し，続いて不活性化される，いわゆる活動電位を生じる．活動電位の発生は，神経興奮の伝達や筋収縮に不可欠であり，フグ毒(**テトロドトキシン** tetrodotoxin, TTX)などによる電位依存性Na^+チャネルの阻害は呼吸筋麻痺による死を招く．心筋にはテトロドトキシン抵抗性のNa^+チャネルが発現している．

水輸送と腺分泌——消化管や腎尿細管の上皮細胞による水の吸収および唾液や汗の分泌には，Na^+の移動が必要である．消化管や腎尿細管の上皮細胞刷子縁膜側に存在する上皮性Na^+チャネル(ENaC)，$Na^+/K^+/2Cl^-$共輸送，Na^+/Cl^-共輸送およびNa^+/糖・アミノ酸共輸送はNa^+を細胞内へ，また基底膜側に存在するNa^+/K^+ポンプはNa^+を細胞外へ移動させる．唾液腺や汗腺などの導管上皮ではNa^+の能動的再吸収におそらくNa^+/K^+ポンプが関わり，Na^+濃度の低い低張液の分泌に寄与している．

細胞外液量および浸透圧の調節——Na^+は細胞外液の液量と浸透圧の主要決定因子である．細胞外液の容積や浸透圧の変化は心房の圧受容器や視床下部の浸透圧受容器に感知され，下垂体後葉の抗利尿ホルモン(ADH)や心房のナトリウム利尿ホルモンの遊離を介して腎におけるNa^+利尿および水利尿を調節する．浸透圧受容器はNa^+濃度に反応し，K^+，尿素，グルコースなどにはほとんど反応しないので，Na^+濃度センサーとして機能しているといえる．

Na^+チャネル

Na^+チャネルには**電位依存性Na^+チャネル**と，上皮性Na^+チャネルを含む**アミロライド感受性Na^+チャネル**がある．受容体内蔵Na^+チャネルについては，生理活性物質(グルタミン酸およびアセチルコリン)の項で述べられる(☞ 115，124頁)．

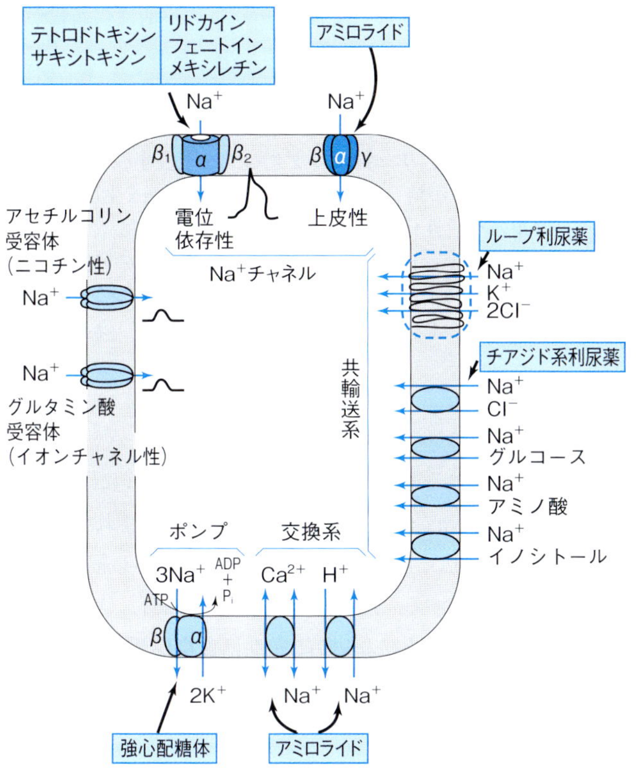

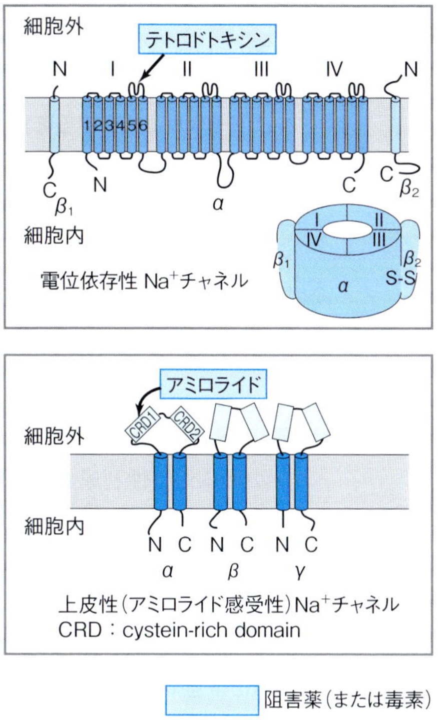

図Ⅲ-7 Na+ チャネルとトランスポーター

■ 電位依存性 Na^+ チャネル

Na^+ チャネルの分子構造——電位依存性 Na^+ チャネルは，約 260 kDa の α サブユニットと各 30〜40 kDa の $\beta_1\beta_2$ サブユニットからなる $\alpha\beta_1\beta_2$ 構造（神経細胞）または $\alpha\beta_1$ 構造（骨格筋など）をとる．α サブユニットは 4 個の 6 回膜貫通単位（S1〜S6）からなり，イオン孔を形成する．β サブユニットはいずれも 1 回膜貫通構造の蛋白質で，β_1 サブユニットはチャネルの活性化と不活性化過程を速める機能をもち，β_2 サブユニットはその細胞外領域が神経細胞接着分子の構造と類似していることから電位依存性 Na^+ チャネルと他の細胞の接着分子との相互作用を仲介している可能性が示唆されている（**図Ⅲ-7**）．

α サブユニットの構造や毒素感受性は組織により異なり，10 種以上が同定されている．脳や骨格筋に存在するテトロドトキシン（TTX）感受性の α サブユニットでは，イオン孔の細胞外側口近くの芳香族アミノ酸（チロシンまたはフェニルアラニン）に TTX が結合してイオン孔を塞ぎ，チャネル活性は nM 濃度の TTX で阻害される．心臓に存在する TTX 抵抗性の Na^+ チャネルでは，この部位にシステインが位置し，TTX 結合性は約 1/200 になる．

Na^+ チャネル異常疾患——α サブユニットの遺伝子変異による疾患として，運動などによる高カリウム血症に伴う周期的な四肢麻痺を起こす**高カリウム血症性周期性四肢麻痺**（hyperkalemic periodic paralysis，常染色体優性遺伝），運動や寒冷刺激により弛緩性の筋力低下が起こる**先天性パラミオトニア**（paramyotonia congenita，常染色体優性遺伝），運動の約 20 分後に筋緊張症を起こす**カリウム増悪性ミオトニー**（potassium-aggravated myotonie，常染色体優性遺伝）（いずれも $Na_v1.4$ 遺伝子変異），および心筋活動電位持続時間の延長する **3 型 QT 延長症候群**（$Na_v1.5$ 遺伝子変異，常染色体優性遺伝）が知られている．ミオトニー変異 Na^+ チャネルではチャネル活性化の閾値，活性化/不活性化速度に変化を生じ，正常 Na^+ チャネルの不活性化状態からの回復を速め，または遅延させ，それぞれ筋緊張または弛緩性筋力低下を起こすと考えられている．四肢麻痺は 30〜90 分後に寛解し，心・呼吸機能への影響は少ないが，麻痺が長引くときは NaCl 内服またはインスリン入りグルコース，グルコン酸カルシウムあるいはチアジド系利尿薬が適用される．3 型 QT 延長症候群では Na^+ チャネルの不活性化過程が障害されているので，メキシレチンなどの Na^+ チャネル遮断薬が有効である．

Na^+ チャネルに結合する毒物——電位依存性 Na^+ チャネルには五つの毒物結合部位が知られている．①テトロドトキシン，サキシトキシン，μ コノトキシンが結合し，チャネルコンダクタンスを阻害する．②バトラコトキシン，ベラトリジン，グラヤノトキシン，アコニチンなどが結合し，持続性の活性化状態を生じる．③ α サソリ毒，イソギンチャク毒素が結合し，チャネルの不活性化を阻害する．④ β サソリ毒が結合し，活性化電位を過分極側に移動させる．⑤シグアトキシン，ブレベトキシンが結合し，活性化電位の移動や不活性化過程の阻害を生じ，反復性神経発火を招く．リドカインなどの局所麻酔薬，フェニトインなどの抗痙攣/抗不整脈薬は，チャネル活性依存的な阻害を示し，TTX 結合部近傍と細胞内側のチャネル不活性化部位に作用する．

■ アミロライド感受性 Na^+ チャネル

カリウム保持性利尿薬アミロライドによって阻害される電位非依存性の Na^+ チャネルには，上皮性 Na^+ チャネル(ENaC)と脳型アミロライド感受性 Na^+ チャネル(BNaC)がある．いずれも 2 回膜貫通型の α，β，γ サブユニットからなり，ENaC は広く上皮細胞の頂部，内皮，骨芽細胞，リンパ球などに分布し，BNaC は脳，神経細胞に分布する．ENaC は腎遠位尿細管，大腸上皮，気道上皮などの起電的 Na^+ 吸収に関わり，遺伝子変異による機能亢進は**食塩感受性高血圧症**(**Liddle 症候群**，常染色体優性遺伝)を，また機能低下は高カリウム血症性アシドーシスを伴う NaCl 喪失(Ⅰ型偽性低アルドステロン症)をきたす(**表Ⅲ-4**)．

表Ⅲ-4　Na^+ チャネル

構　造		分　布	遮断薬・阻害毒素	関連病態
電位依存性 Na^+ チャネル $\alpha\beta_1(\beta_2)$	α サブユニット[1]		リドカイン，フェニトイン，メキシレチン	
	1 型　$Na_v1.1$	脳	TTX 感受性/サキシトキシン	てんかん，片頭痛
	$Na_v1.2$	脳，末梢神経	TTX 感受性/サキシトキシン	てんかん(新生児痙攣)
	$Na_v1.3$	脳	TTX 感受性/サキシトキシン	脊髄損傷後慢性疼痛
	$Na_v1.4$	骨格筋	TTX 感受性 μ コノトキシン GⅢA	高カリウム血症性四肢麻痺 先天性パラミオトニア
	$Na_v1.5$	心臓，胎児骨格筋	TTX 抵抗性	3 型 QT 延長症候群(LQT3)
	$Na_v1.6$	脳，脊髄	TTX 感受性	(神経筋接合部疾患，運動失調)
	$Na_v1.7$	甲状腺，副腎	TTX 感受性	疼痛感覚閾値異常
	$Na_v1.8$	感覚神経，脊髄後根神経節	TTX 抵抗性	神経病性疼痛
	$Na_v1.9$	三叉神経節，痛覚一次求心性神経	TTX 抵抗性	炎症性疼痛(腸，膀胱)
	2 型　$Na_v2.1$	心臓，子宮，胎児骨格筋		(Brugada 症候群)
	$Na_v2.2$	グリア細胞(星状膠細胞)		
	3 型　$Na_v3.1$	脊髄後根神経節の細い線維	TTX 抵抗性	
	β サブユニット			
	β_1 ($Na\beta_{1.1}$)	脳，心臓，骨格筋		熱性痙攣，てんかん
	β_2 ($Na\beta_{2.1}$)	脳		
アミロライド感受性 Na^+ チャネル $\alpha\beta\gamma(2\alpha\beta\gamma,\ 3\alpha\beta\gamma)$	上皮性　ENaC	気管上皮，腎集合管，大腸	アミロライド/ガドリニウム	食塩感受性高血圧症，Ⅰ型偽性低アルドステロン症
	脳型　BNaC	脳，神経細胞	アミロライド	

1) Goldin の分類による(Annals New York Academy of Sciences **868**, 38-50, 1999, Neuron **28**, 365-368, 2000)
TTX：テトロドトキシン

クロライドイオン

クロライドイオン(Cl^-)は，①膜電位の安定化や刺激に対する膜電位応答，②経上皮水輸送や腺分泌，および③細胞体積の調節，などに関わっている．また，定常状態の細胞内 Cl^- 濃度は中枢神経細胞での 5～8 mM から赤血球での 85 mM まで幅広い細胞固有の値を維持しており，この値は Cl^- チャネル開口時の Cl^- 移動の方向や膜電位応答に影響を与えるので，細胞内 Cl^- 濃度の調節機構も生体機能に重要な意味をもつ．

生体内の Cl^- とその役割

血清中の Cl^- 濃度は 96～110 mM であり，HCO_3^-(22～28 mM)とともに体液電解質の主要な陰イオンを構成している．主として食塩(NaCl)などの塩類として消化管から摂取され，腎および汗腺から排泄される．

細胞膜電位の安定化――骨格筋の細胞膜は Cl^- チャネル(ClC-1)の存在により Cl^- 透過性が高く，Cl^- は K^+ とともに静止膜電位の安定化に寄与している．また，活動電位の発生時には再分極を速める役割を果たす．神経細胞では静止時の Cl^- 透過性は低く，$GABA_A$，$GABA_C$ またはグリシン受容体の刺激により受容体内蔵 Cl^- チャネルが開口し，Cl^- が細胞内に流入して膜電位は過分極側に変化する．このことにより興奮性受容体刺激による局所脱分極は活動電位を生じにくくなる．

水輸送と腺分泌――消化管や腎尿細管の上皮細胞による水の吸収および膵液や汗の分泌には，Na^+ とともに Cl^- の移動が必要である．この Cl^- の移動には Cl^- チャネル(ClC, CFTR)や陽イオン/Cl^- 共輸送体，陰イオン交換体などが寄与している．

細胞体積の調節――細胞体積の低浸透圧刺激による増大や高浸透圧刺激による減少から血球や上皮細胞が細胞体積を維持する機構として体積制御性 Cl^- チャネルが機能している．体積増大からの回復には Cl^- と K^+ の流出が，体積減少からの回復には Cl^- と Na^+ の流入が起こる．

Cl^- チャネル

Cl^- チャネルには電位依存性 Cl^- チャネル，ヌクレオチド結合性 Cl^- チャネルおよび受容体内蔵 Cl^- チャネルがある(**表Ⅲ-5**)．受容体内蔵 Cl^- チャネルは，神経伝達物質である GABA やグリシンによって $GABA_A$，$GABA_C$ またはグリシン受容体が刺激されたときに受容体内部に構成されるチャネルであり，これらについては生理活性物質の項で述べられる(☞ 108，111 頁)．

■ 電位依存性 Cl^- チャネル

分子種と機能

電位依存性 Cl^- チャネルには，主として骨格筋に分布する 110 kDa の ClC-1 をはじめとする 7 種類が同定されており，その他に腎に特異的に分布する ClC-Ka および ClC-Kb がある．これらの分子は 10～12 回膜貫通領域をもち，ClC-1 では二量体ダブルバレル構造を形成し，他の Cl^- チャネルもおそらく多量体を形成している(**図Ⅲ-8**)．

表Ⅲ-5 Cl^- チャネル

構造	コンダクタンス	分布	機能	遮断薬	関連病態
ClC ファミリー					
ClC-1 10〜12 TM	1〜2 pS, ir	骨格筋	膜電位安定化	9-AC, Cd, Zn	ミオトニー
ClC-2 二量体	3〜5 pS, ir	脳，心筋，膵臓	Cl^- の排出 細胞容積調節	DPC, Cd, Zn	
ClC-3	40〜140 pS, or	脳，肺など	細胞容積調節	タモキシフェン DIDS, Ca	(癌細胞転移)
ClC-4	or	脳，肝臓など	細胞内顆粒酸性化		
ClC-5	or	腎臓	細胞内顆粒酸性化		Dent 病
ClC-(6)7		脳，眼，腎臓，骨など	リソソーム酸性化		Albers-Schönberg 病
ClC-Ka		腎臓	尿細管 Cl^-，水輸送		腎性尿崩症
ClC-Kb		腎臓	尿細管 Cl^- 輸送		Bartter 症候群
CFTR 12 TM ABC 蛋白	6〜10 pS, or	気管，汗腺，大腸など上皮	気道・汗腺・大腸分泌	グリベンクラミド	嚢胞性線維症
CLCA 4〜5 TM	0.5〜5 pS, or	腸，肺など	腺分泌	niflumic acid, DIDS	
PAC	4〜10pS, or	脳，上皮細胞	Cl^- 流入細胞膨化	DIDS	アシドーシス誘発細胞死
VRAC	20〜50 pS, or	上皮細胞 膵 β 細胞	細胞容積調節	NPPB, 9-AC タモキシフェン フルオキセチン	
Maxi Cl^-	250〜430 pS	リンパ球など	細胞容積調節 三量体 G 蛋白質共役	SITS, DIDS	

TM：膜貫通領域，ir：内向き整流性，or：外向き整流性，9-AC：anthracene-9-carboxylic acid, DPC：diphenylamine-2-carboxylic acid, DIDS：4,4′-diisothiocyanaostilbene-2,2′-disulfonic acid, NPPB：5-nitro-2-(3-phenylpropylaminobenzoate), SITS：4-acetamide-4′-isothiocyano-2,2′-stilbene sulfonate

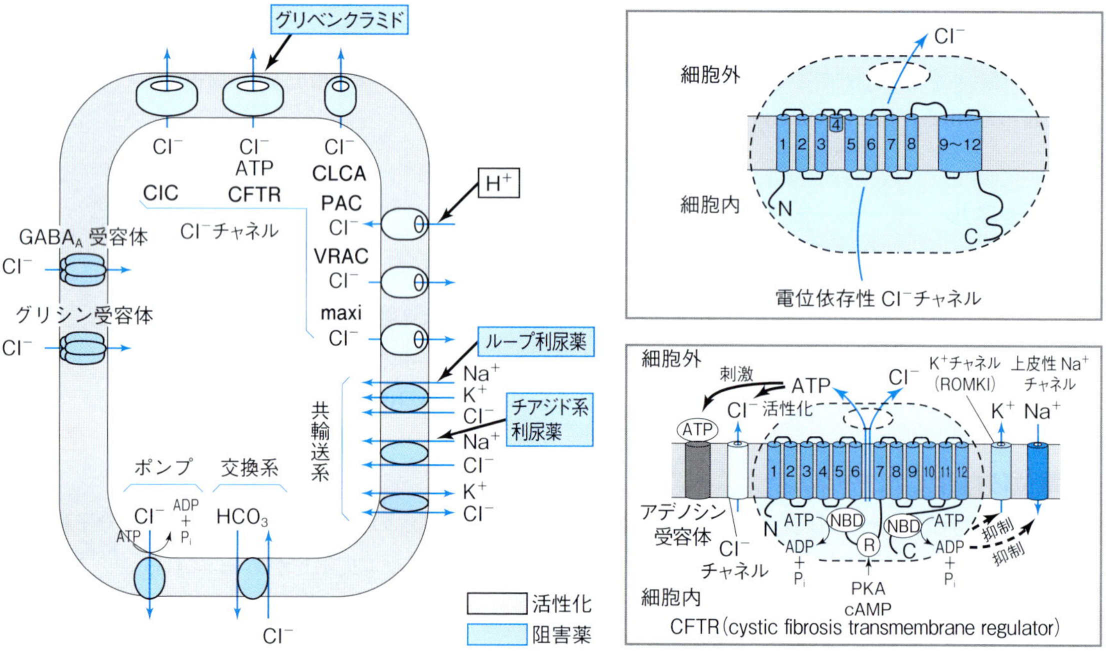

図Ⅲ-8 Cl^- チャネルとトランスポーター

ClC-1：骨格筋細胞の静止膜電位の維持と活動電位の再分極促進に寄与しており，遺伝子変異による機能低下はミオトニー(筋緊張症)を生じる．**先天性 ClC-1 変異ミオトニー**として Becker 型(常染色体劣性)や Thomsen 型(常染色体優性)の他 30 種以上が報告されている．筋緊張はフェニトインまたはプロカインアミドで軽減される．

ClC-2：脳，心筋，膵臓，肺その他に広く分布し，細胞体積の調節や細胞内に蓄積した Cl^- の排出に関わっている．

ClC-3：ClC-3，ClC-4，ClC-5 は蛋白質レベルで 80% の相同性をもつが，ClC-3 は脳，肺，腎臓(β 間在細胞)に分布して細胞体積や血管緊張の調節に関わる．

ClC-4：心筋，脳，骨格筋などの興奮性細胞に発現して，細胞外液の pH の低下によって活性化される．肝細胞では銅の取り込みに関わるとされる．細胞内顆粒の酸性化に，H^+-ATP アーゼと共同して，また，Cl^- 勾配と共役した H^+ 輸送系として寄与する．

ClC-5：腎臓の近位尿細管，Henle 係蹄の太い上行脚，集合管(α 間在細胞)に存在し，近位尿細管では管腔側からの低分子量蛋白質のエンドサイトーシスに際して H^+-ATP アーゼとともに，また Cl^- 勾配と共役した H^+ 輸送系として顆粒内酸性化に寄与している．ClC-5 の遺伝子異常と機能欠損を伴う数種の**遺伝的腎結石症**が報告されており，**Dent 病**では低分子蛋白尿および高カルシウム尿症による腎結石や腎不全を生じる．

ClC-6 と ClC-7：脳，骨格筋，腎臓などに分布する細胞内膜の Cl^- チャネルである．ClC-7 は，この他，眼，肝臓，精巣，骨を含む多臓器に分布し，H^+-ATP アーゼとともにリソソーム内酸性化に寄与し，リソソームのエキソサイトーシスにも関わる．ClC-7 の遺伝子変異による機能低下が **Albers-Schönberg 病**(常染色体優性大理石骨病)で認められ，ClC-7 機能欠損マウスでは大理石骨病と失明が生じる．

ClC-Ka および ClC-Kb(ラットでは ClC-K1 および ClC-K2)：腎臓には腎特異的 Cl^- チャネルがある．ヒト ClC-Ka に相当するラット ClC-K1 は Henle 係蹄の細い上行脚管腔側および基底膜側に存在して Cl^- の再吸収に関わり，その機能欠損によって**腎性尿崩症**を発症する．ClC-Kb は Henle 係蹄の太い上行脚や遠位尿細管の基底膜側からの細胞内 Cl^- の排出に関わり，**Bartter 症候群**ではその遺伝的機能不全が認められる．

■ CFTR(cystic fibrosis transmembrane conductance regulator)

遺伝性多臓器疾患で外分泌機能低下を特徴とする**嚢胞性線維症**(cystic fibrosis)の原因遺伝子産物として **CFTR**(約 17 kDa)が同定された．CFTR は上皮細胞の管腔側での塩類/水輸送を担う Cl^- チャネルであり，その機能異常により気道分泌や膵臓の外分泌および内分泌機能が低下し，気道感染症，発育障害，糖尿病などを起こす．死因は主に肺・気道疾患であるため，気道分泌促進を期待して気道上皮への ClC-2 遺伝子導入が考えられている．

CFTR は 12 回膜貫通領域，ヌクレオチド結合領域および制御領域から成る ABC 輸送体(ATP-binding cassette をもつ輸送体)であり，チャネルの開口には制御領域のプロテインキナーゼ A によるリン酸化とヌクレオチド結合領域での ATP の加水分解が必要である．CFTR はまた Cl^- チャネルとしてばかりでなく，ATP を排出してアデノシン受容体の刺激，他の Cl^- チャネルの活性化，Na^+ チャネルの抑制などに関わり，細胞内では内向き整流性 K^+ チャネル(ROMK1)のコンダクタンスの減少，K_{ATP} チャネルのスルホニル尿素感受性の低下および Cl^-/HCO_3^- 交換体の活性化に関わるなど，種々のイオン輸送分子の活性制御分子としての機能をもつ．

■ CLCA, VRAC, PAC, maxi Cl^- チャネル

その他の Cl^- チャネルとして，Ca^{2+} により活性化される CLCA（Ca^{2+}-activated Cl^- channel, CaCC），細胞体積の調節に関わる VRAC（volume regulated anion channel）およびコンダクタンスの大きい maxi Cl^- チャネル等が知られている．

CLCA：CLCA ファミリーのうち CLCA1 は腸粘膜上皮に，CLCA2 は肺，気管，乳腺の上皮に発現して上皮分泌に関わる．また，膵 B（β）細胞のインスリン分泌時にも Ca^{2+} 依存性 Cl^- 電流が観察されている．

PAC：虚血・アシドーシス環境などで H^+ により活性化され，細胞内に Cl^- を流入させて細胞膨化をきたす．

VRAC：細胞膨化により活性化され，細胞内 ATP 依存性に外向きイオン流を生じて細胞体積を修復する．VRAC のイオン選択性は低く，有機酸や陽イオンも通過する可能性がある．

Maxi Cl^- チャネル：他の Cl^- チャネルの 10〜100 倍のコンダクタンスを有し，リンパ球，腎皮質集合管，骨格筋細胞，胃の壁細胞などに存在する．壁細胞基底膜側の maxi Cl^- チャネルはエンドセリン B 受容体刺激で活性化されるので，三量体 G 蛋白質（$G_{q/11}$）に共役した活性化機構が考えられる．maxi Cl^- チャネルは静止膜電位での開口が認められ，脱分極によって不活性化されるので，静止膜電位の制御に関わっている可能性がある．

アクアポリン

■ 細胞膜水透過性

細胞内外の水は細胞膜を介する拡散によって常に交換されている．この細胞膜を介する水の拡散には二つの機序がある．リン脂質二重層を介する単純拡散と膜蛋白質の水チャネル，アクアポリン（aquaporin, AQP）を介する促進拡散である．単純拡散は膜の流動性によるところが大きく，温度依存性がある．一方，アクアポリンを介する促進拡散は，膜の流動性や温度に非依存的で水が効率よく通過できる．また，膜に発現しているアクアポリンの数やその活性を制御することで，膜の水透過性を調節することができる．特に浸透圧格差による膜を介する水の移動の調節機能は，腎臓における尿の濃縮機構やさまざまな組織における体液の分泌・吸収において大変重要な働きを担っている（**表Ⅲ-6**）．

アクアポリンの構造（図Ⅲ-9）——アクアポリンは膜蛋白質チャネルであり，四量体として膜に組み込まれている．それぞれの単量体に水分子選択ポアが存在する．ポアの最も狭い部位は，水分子 1 個がちょうど通過できる程度の幅しかなく，これが水分子に対する選択的フィルターとして機能している．水分子がこの部位を通過する瞬間，他の水分子と水素結合を形成することができない．そのため，ヒドロニウム（H_3O^+）あるいはプロトンは通過することができない．さらにポアの最も直径の狭い部位には，ほぼ例外なくアルギニン残基が存在しており，その側鎖の正電荷が，プロトン（H^+）を排除する重要な役割を果たしている．また，ポアの中央部位に存在する正電荷がプロトンの排除を補完していると考えられている．

表Ⅲ-6　アクアポリンの組織分布と機能（ヒト）

	選択性	組織分布	機　能	欠損マウス	疾患との関連
AQP0	水	眼	水晶体の透明性維持	白内障	白内障
AQP1	水（CO_2，NH_3）	赤血球，毛細血管，腎臓 脳，肺，心臓など	尿濃縮	尿濃縮力低下	軽度尿濃縮力低下
AQP2	水	腎臓	尿濃縮	腎性尿崩症	腎性尿崩症
AQP3	水，グリセロール 尿素，H_2O_2	皮膚，腎臓，脳，腸など	肌の保湿 尿濃縮	皮膚乾燥， 尿濃縮力低下	
AQP4	水	脳，脊髄，腎臓，骨格筋 肺，胃，腸，網膜， 内耳など	脳脊髄液量調節	尿濃縮力低下，視神経脊髄炎，聴力障害，視覚障害，脳浮腫軽減	視神経脊髄炎
AQP5	水	唾液腺，汗腺，角膜，涙腺 肺，鼻腔など	唾液，汗の分泌 気道の加湿	唾液分泌低下	Sjögren 症候群
AQP6	水，アニオン	腎臓	不明		
AQP7	水，グリセロール 尿素	脂肪組織，腎臓，肺，心筋 精巣など	グリセロール代謝	グリセロール代謝異常， 内臓肥満	グリセロール代謝異常
AQP8	水，アンモニア	精巣，卵巣，腎臓，肝臓 膵臓，脳など	不明	精巣軽度肥大	
AQP9	水，グリセロール 尿素，プリン，ピリミジン	肝臓，精巣，脳，白血球	グリセロール吸収	グリセロール代謝異常	
AQP10	水，グリセロール 尿素	小腸	不明	（マウスでは偽遺伝子）	
AQP11	（水）	腎臓	不明	多発性嚢胞腎	
AQP12	不明	膵臓	不明	異常なし	

＊（　）は議論中

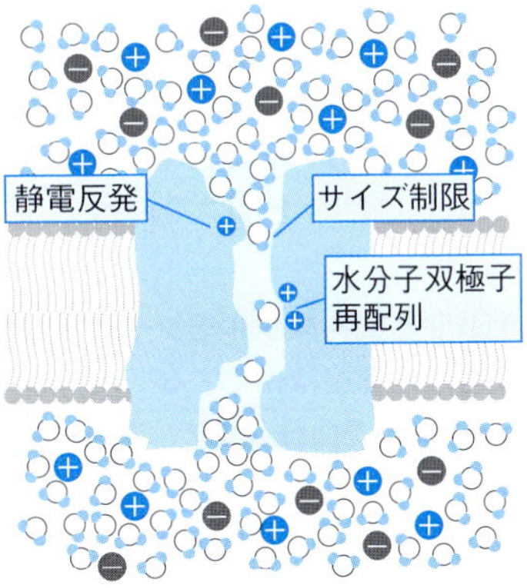

図Ⅲ-9　アクアポリンの構造
アクアポリンのポアは水分子を選択的に通る仕組み（サイズ，電荷等）が備わっており，水分子は一列になってポア内を通ることが知られている．

■ 腎臓のアクアポリンと尿濃縮機構（☞ 436 頁）

腎臓における尿の濃縮は，大変複雑な機序で行われている（**図Ⅲ-10A**）．腎糸球体では毎分 120 mL もの大量の原尿が濾過されるが，この 60〜70% は近位尿細管で再吸収される．腎糸球体濾過液の 20% は Henle 係蹄下行脚で再吸収され，残りの 10〜20% が集合管で再吸収される．集合管での再吸収は抗利尿ホルモンによって調節され，集合管を取り囲む髄質の高浸透圧の維持とともに尿濃縮の最も重要な過程である．

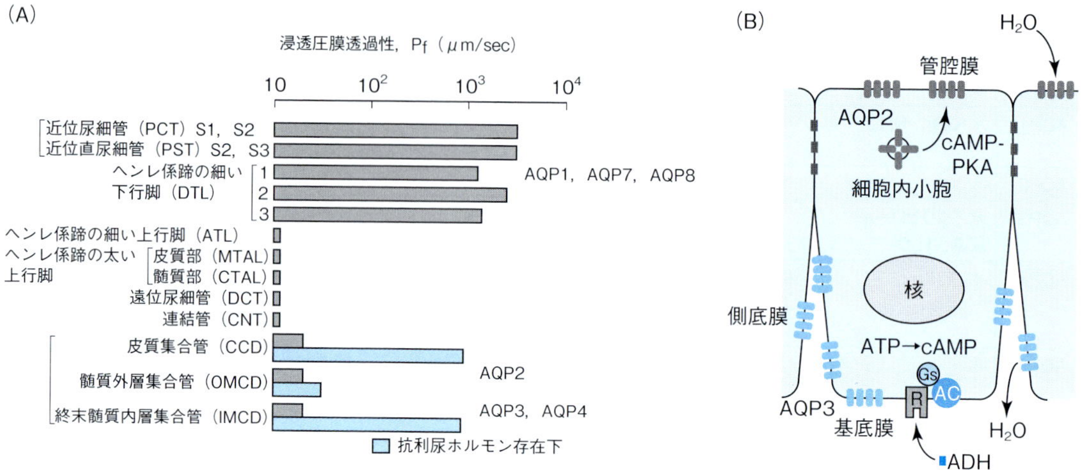

図Ⅲ-10　腎臓における尿濃縮機構
集合管は抗利尿ホルモン(ADH)に応答して水を再吸収し，尿を濃縮することができる(A)．その分子メカニズムとして，PKA を介する AQP2 のリン酸化による細胞内小胞から管腔膜への移動が明らかとなった(B)．一方，AQP3 と AQP4 は常時基底膜および側底膜に発現している．

近位尿細管と AQP1——アクアポリンが腎臓の尿濃縮において，非常に重要な役割を担っている．ラットの腎臓では，AQP1，AQP2，AQP3，AQP4，AQP6，AQP7，AQP8 が発現している．AQP1 は近位尿細管および Henle 係蹄下行脚の上皮細胞と尿細管と集合管に分布する毛細血管内皮細胞に分布している．糸球体で濾過された水の約 80% がこれらの部位で再吸収される．

集合管と AQP2，3，4——集合管の主細胞には AQP2，AQP3，AQP4 の存在が確認されている．AQP2 は管腔膜ならびに管腔膜直下の細胞内小胞膜上に，AQP3，AQP4 は側底膜および基底膜上に分布している．集合管での水再吸収は主細胞の管腔膜は AQP2 を介し，側底膜および基底膜は AQP3，AQP4 を介して通過する(**図Ⅲ-10B**)．

AQP2 と抗利尿ホルモン——AQP2 の調節は抗利尿ホルモンによりなされている．抗利尿ホルモンが集合管の主細胞に存在するバソプレシン V_2 受容体に結合すると，G 蛋白質(Gs)を介してアデニル酸シクラーゼ(AC)が活性化され，細胞内の cAMP が上昇し，PKA により AQP2 の C 末端のセリン残基がリン酸化される．リン酸化した AQP2 を膜上に乗せた細胞内小胞が管腔膜へ移動し癒合する．その結果，管腔膜の AQP2 の数が増え，尿細管細胞膜水透過性が上昇，尿中水分が再吸収される．

■ 脳のアクアポリン，AQP4

哺乳類の脳では，主に AQP4 が発現している．AQP4 は，神経細胞にはその発現を認めず，グリア細胞，特にアストロサイトの毛細血管周囲の足突起に特に限局して発現している．脳室周囲の上衣細胞や脳表面の軟膜直下のアストロサイトの突起にも認められる．すなわち，脳実質と血流あるいは脳脊髄液との境界に位置している．AQP4 は，脳疾患に伴う脳浮腫の病態への関与が明らかとなったが，その生理機能は長い間謎であった．最近，脳リンパ流との関連が明らかになりつつある．また，自己免疫疾患として特徴付けられる視神経脊髄炎患者の自己抗体に対する抗原として AQP4 が同定された．

イオントランスポーター

イオン輸送系には，①能動輸送系，②共輸送系，および③交換輸送系がある(表Ⅲ-7)．能動輸送系はATPなどのエネルギーを利用して濃度勾配に逆らったイオン輸送を行う．共輸送系や交換輸送系は，能動輸送などによって形成されたイオン勾配のエネルギーを利用して電気的に中性または起電的なイオン輸送を行う．

表Ⅲ-7　イオントランスポーター

輸送系		分　布	機能/ストイキオメトリー	阻害薬
能動輸送系	Na^+, K^+-ATP アーゼ	すべての動物細胞	Na^+ の細胞外排出，K^+ の細胞内取り込み 細胞内外の Na^+ と K^+ の勾配形成 $3Na^+/2K^+/ATP$	強心配糖体ジギタリス
	H^+, K^+-ATP アーゼ	胃粘膜壁細胞	H^+ の細胞外排出，K^+ の細胞内取り込み 胃の酸分泌 $2H^+/2K^+/ATP$	オメプラゾール(PPI)
	Ca^{2+}-ATP アーゼ 形質膜型 筋小胞体型	 すべての動物細胞形質膜 細胞内小胞体	 細胞内遊離 Ca^{2+} の細胞外排出 細胞内小胞体への Ca^{2+} の取り込み	
	H^+-ATP アーゼ ミトコンドリア型 小胞体型	 ミトコンドリア膜 リソソーム膜	 ATP 産生 小胞内酸性化	
	Cl^--ATP アーゼ	脳，腎臓	Cl^- の細胞外排出	
共輸送系	Na^+/Cl^- 共輸送体	腎臓など	Na^+，Cl^- の細胞内流入 Na^+/Cl^-	チアジド系利尿薬
	$Na^+/K^+/2Cl^-$ 共輸送体	腎臓など	Na^+，K^+，Cl^- の細胞内流入 $Na^+/K^+/2Cl^-$	ループ利尿薬
	K^+/Cl^- 共輸送体	腎臓，脳など	K^+，Cl^- の細胞外排出および細胞内流入，K^+/Cl^-	高濃度フロセミド
	Na^+/HCO_3^- 共輸送体	腎臓，膵臓	Na^+，HCO_3^- の細胞外排出 $Na^+/3HCO_3^-$	
交換輸送系	Na^+-H^+ 交換体	すべての動物細胞形質膜	H^+ を細胞外へ，Na^+ を細胞内へ輸送 Na^+/H^+	アミロライド
	Na^+-Ca^{2+} 交換体	心筋，神経細胞など	(順行性)Ca^{2+} を細胞外へ，Na^+ を細胞内へ輸送 (逆行性)Ca^{2+} を細胞内へ，Na^+ を細胞外へ輸送 $3Na^+/Ca^{2+}$	アミロライド
	Cl^--HCO_3^- 交換体	赤血球，心筋，腎臓，脳	Cl^- の細胞内へ，HCO_3^- を細胞外へ輸送 Cl^-/HCO_3^-	(DIDS，SITS)
	K^+-H^+ 交換体	(赤血球)	K^+ を細胞外へ，H^+ を細胞内へ輸送 K^+/H^+	(高濃度 DIDS)

TM：膜貫通領域，DIDS：4,4′-diisothiocyanatostilbene-2,2′-disulfonic acid，PPI：proton pump inhibitor，
SITS：4-acetamide-4′-isothiocyano-2,2′-stilbene sulfonate

■ 能動輸送系

Na^+,K^+-ATP アーゼ――すべての動物細胞の細胞膜に存在し，Na^+ を細胞外へ K^+ を細胞内に輸送する(Na^+/K^+ ポンプ活性)．ATP 加水分解により細胞内外の Na^+ と K^+ の勾配を形成・維持するのが主な機能である．強心配糖体ジギタリスによる Na^+,K^+-ATP アーゼ阻害は，細胞内 Na^+ 濃度を上昇させ，Na^+-Ca^{2+} 交換系の順方向交換(Ca^{2+} の排出)の抑制や逆交換(Ca^{2+} の流入)の促進により細胞内 Ca^{2+} 濃度を上昇させて強心作用を示す．$(\alpha\beta)_2$ 構造をもち，ATP や強心配糖体の結合部位をもつ α サブユニットには腎その他に広く分布する $\alpha1$，主として脳に分布するグリア型 $\alpha2$ および神経型 $\alpha3$ が知られている．**ジギタリス**は Na^+,K^+-ATP アーゼの K^+ 結合直前の中間体(EP2)に親和性が高いので，低カリウム血症ではジギタリス中毒が生じやすくなる(☞ 401 頁)．

H^+,K^+-ATP アーゼ――胃粘膜の壁細胞に存在し，プロトンポンプとして胃酸を分泌するのが主な機能である．非分泌時には壁細胞内膜に存在し，ヒスタミン，アセチルコリン，ガストリンなどによる刺激に応じて分泌細管の管腔側細胞膜に移動し，H^+ を細胞外へ，K^+ を細胞内に輸送する．細胞内に流入した K^+ は再び Cl^- とともに細胞外に移行するので H^+ と Cl^- が分泌されることになる．炭酸脱水酵素による H^+ と HCO_3^- の産生と HCO_3^-/Cl^- 交換により細胞内に H^+ と Cl^- が供給される．代表的な**プロトンポンプ阻害薬**(proton pump inhibitor, PPI)であるオメプラゾールは，酸性環境で活性型となり ATP アーゼ α サブユニットの SH 基を阻害するので臓器特異的な作用を示す．PPI は酸分泌の最終段階に作用する強力な胃酸分泌抑制薬である(☞ 493 頁)．H^+,K^+-ATP アーゼの K^+ 結合部に作用する拮抗的阻害薬として SCH28080 がある．

Ca^{2+}-ATP アーゼ――Ca^{2+}-ATP アーゼには形質膜型(plasma membrane Ca^{2+}-ATPase, PMCA)と筋小胞体型(sarco(endo)plasmic reticulum Ca^{2+}-ATPase, SERCA)がある．PMCA は細胞内遊離 Ca^{2+} を細胞外へ汲み出す Ca^{2+} ポンプ活性により非刺激時の細胞内 Ca^{2+} 濃度を低値($<1\ \mu$M)に安定化させる．カルモジュリン，ホスファチジルイノシトールおよびそのリン酸化物，cGMP，および cAMP 依存性プロテインキナーゼ(PKA)またはプロテインキナーゼ C(PKC)によるリン酸化は PMCA 活性を促進する．SERCA は細胞内遊離 Ca^{2+} を細胞内小胞体の Ca^{2+} 貯蔵部位に取り込み，貯蔵 Ca^{2+} を確保するとともに細胞内遊離 Ca^{2+} 値を低く保つ．心筋や平滑筋の筋小胞体蛋白であるホスホランバンの非リン酸化型は SERCA に結合して活性を抑制し，PKA などによりリン酸化されると Ca^{2+}-ATP アーゼから解離して抑制が解除され，Ca^{2+} ポンプ活性が高まる．アドレナリン β 受容体刺激や甲状腺ホルモンによる刺激時には cAMP またはカルモジュリン依存性にホスホランバンのリン酸化が起こる．**β 受容体作用薬**による強心作用の重要なメカニズムとなる(☞ 402 頁)．

H^+-ATP アーゼ――動物細胞の H^+-ATP アーゼはミトコンドリア膜や細胞内小胞膜に存在する．ミトコンドリアの H^+-ATP アーゼは H^+ 勾配のエネルギーを ATP の高エネルギー結合に変換して ATP を産生する．リソソームなどの小胞膜の H^+-ATP アーゼは細胞質から小胞内への H^+ 輸送により小胞内腔の pH を低下させ，リソソーム加水分解酵素の活性化条件を整える．

Cl^--ATP アーゼ――中枢神経細胞膜および腎 α 間在細胞に存在して細胞内 Cl^- を排出する．リン酸化イノシトールリン脂質により活性化される．

■ 共輸送系

Na^+/K^+/$2Cl^-$ 共輸送体――陽イオン/Cl^- 共輸送体に共通の 12 回膜貫通型単一ペプチド分子である．主に，細胞内外の Na^+ 勾配を利用して陽イオンと Cl^- を細胞内へ輸送するが，分泌型も報告されている．腎の太い Henle 上行脚(NKCC2 同位体)，赤血球(NKCC1 同位体)，心筋，神経細胞，各種上皮および内皮細胞に存在し，輸送活性は細胞外液の浸透圧の上昇や細胞内 ATP 濃度の上昇により増大し，細胞内の cGMP や cAMP 濃度の上昇，PKC 活性の上昇，生理的濃度以上の細胞内 Cl^- により抑制される．Na^+/K^+/$2Cl^-$ 共輸送体と K^+ チャネル(*Kir1.1*)の遺伝子異常は一部の **Bartter 症候群**

の発症原因となっている．$Na^+/K^+/2Cl^-$ 共輸送の特異的阻害薬である**ループ利尿薬**は現在最も強力な利尿薬である．

Na^+/Cl^- 共輸送体——Na^+/Cl^- 共輸送体は腎の遠位曲尿細管上皮や骨芽細胞などに存在して細胞内へ Na^+ と Cl^- を輸送する．**Gitelman 症候群**では Na^+/Cl^- 共輸送体の遺伝子異常が認められる．**チアジド系**(サイアザイド系)化合物は Na^+/Cl^- 共輸送体を阻害して利尿作用を示す．

K^+/Cl^- 共輸送体——K^+/Cl^- 共輸送体(KCC)には，赤血球，腎，脳その他に広く分布する KCC1，3，4 および脳に局在する KCC2 がある．K^+ 勾配に従って細胞内 K^+ と Cl^- を排出する機能をもち，高濃度のフロセミドで阻害される．脳に分布する KCC2 は，神経興奮後の細胞外 K^+ 濃度の回復と細胞内 Cl^- 排出の 2 方向性に機能するとされる．K^+/Cl^- 共輸送は細胞体積の調節，経上皮イオン輸送，細胞内 Cl^- 濃度の調節に関わり，細胞膨化，細胞内 pH の低下，細胞内 Mg^{2+} 濃度の低下により促進される．

Na^+/HCO_3^- 共輸送体——3 種類の同位体があり，$Na^+:3HCO_3^-$ の起電的輸送を行う．腎の近位尿細管上皮基底膜側での HCO_3^- 吸収や膵外分泌腺細胞の HCO_3^- 分泌に関わる．輸送活性は代謝性アシドーシス，K^+ 欠乏，糖質コルチコイド過剰などにより促進され，HCO_3^- 負荷やアルカローシスにより抑制される．

Na^+/HPO_4^- 共輸送体——Na^+/HPO_4^- 共輸送体は腎近位尿細管上皮の管腔側に分布し，HPO_4^- の再吸収に関わる．

Na^+ の細胞内外勾配を利用した共輸送には，このほかに Na^+/糖共輸送，Na^+/アミノ酸共輸送，Na^+/イノシトール共輸送などがある．

■ 交換輸送系

Na^+-H^+ 交換体——細胞膜の主要な H^+ 輸送系であり，少なくとも 3 種の同位体が知られている．Na^+/H^+ 交換は細胞内の H^+ と細胞外の Na^+ との交換輸送により細胞内 pH の低下を回復させる．細胞内 pH が 6.0 のとき最大活性を示し，pH 7.0～7.5 ではほぼ完全に不活性化される．

Na^+-Ca^{2+} 交換体——細胞内 Ca^{2+} と細胞外 Na^+ を交換する順行輸送と細胞内 Na^+ 濃度が上昇した場合などの逆輸送がある．1 分子の Ca^{2+} 移動に 3 分子の Na^+ 移動を伴う起電的交換であるため，過分極状態では順行輸送による Ca^{2+} 排出が促進され，脱分極状態では逆行輸送による Ca^{2+} の流入が起こる．2 種の形質膜型およびミトコンドリア型などの同位体が知られている．心筋や脳細胞の細胞内 Ca^{2+} 排出機構および活動電位プラトー期の Ca^{2+} 流入機構として重要である．虚血後再灌流時には Na^+/H^+ 交換による酸性化修復に伴って流入した Na^+ と細胞外 Ca^{2+} の交換輸送による Ca^{2+} 過負荷が細胞障害を起こす．

Cl^--HCO_3^- 交換体——Cl^--HCO_3^- 交換体(陰イオン交換体 anion exchanger, AE)には，赤血球の Band3 蛋白である AE1，心筋に分布する AE2 および脳型 AE3 などがあり，HCO_3^- 排出による細胞内 pH の調節や細胞内への Cl^- 蓄積に関わる．Cl^--HCO_3^- 交換活性は細胞内アルカリ化，細胞内 Ca^{2+} 濃度上昇，プロテインキナーゼ C 活性化などにより促進される．

K^+-H^+ 交換体——両生類や魚類の赤血球膜に細胞体積膨張などによって活性化される K^+/H^+ 交換活性が報告されている．

第Ⅳ章
生理活性物質

生理活性物質とは，ごく微量で，生体機能の調整をする内因性物質であり，特異的な受容体に結合し，生体内情報伝達の引き金を引く．神経伝達物質，ホルモン，ケミカルメディエーターなどがこれに含まれ，細胞外情報伝達物質としての役割を演じている．細胞外情報伝達物質によって受容体が刺激されると，細胞内に発生したシグナルは細胞内情報伝達系によって効果器系に伝達され，生理・薬理作用を発現する．

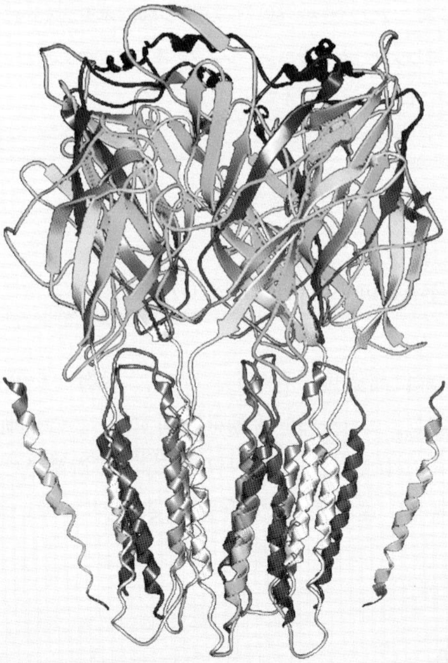

X 線結晶構造解析による $GABA_A$ 受容体分子モデル

$GABA_A$ 受容体は代表的な抑制性神経伝達物質 GABA の受容体で，抗不安薬，催眠薬，抗てんかん薬など多くの中枢抑制薬の標的である．4 回膜貫通型の複数サブユニットの五量体で Cl^- チャネルを形成する(☞ 105 頁)．

α_1，β_2，γ_2 サブユニットの五量体の $GABA_A$ 受容体分子モデル側面図(上：細胞外リガンド結合ドメイン，下：膜貫通ドメインと細胞内ドメイン(β-strands と α-helices)．

(Campagna-Slater, V., Weaver, D.F.: Molecular modelling of the $GABA_A$ ion channel protein. J Mol Graph Model **25**, 2007)

1

神経性アミノ酸

哺乳物動の中枢神経系で神経伝達物質ではないかと考えられているアミノ酸がある．これらのアミノ酸はカテコラミンやアセチルコリンと比較してはるかに高濃度に存在し，脳の主要な神経伝達物質の候補物質と考えられている．神経生理学研究から，神経性アミノ酸は 2 種類，興奮性アミノ酸と抑制性アミノ酸に分類される．興奮性アミノ酸には，グルタミン酸，アスパラギン酸，システイン酸，ホモシステイン酸がある．代表的な抑制性アミノ酸は γ-アミノ酪酸（GABA），グリシンである．これらのアミノ酸は神経細胞の代謝に直接関与しているので，神経伝達物質として作用だけを分けて調べるのはかなり困難なことであるが，グルタミン酸の興奮性伝達物質としての役割および GABA の抑制性伝達物質としての役割はほぼ確実とされている（表Ⅳ-1）．

表Ⅳ-1　神経性アミノ酸

興奮性	グルタミン酸，アスパラギン酸，システイン酸，ホモシステイン酸
抑制性	GABA，グリシン，β-アラニン，シスタチオニン，セリン
不活性	グルタミン，ロイシン，トレオニン，リジン
不　明	アルギニン，ヒスチジン

γ-アミノ酪酸 γ-Aminobutyric acid（GABA）

GABA は中枢神経に高濃度に存在し，かつ，不均一な分布を示す．神経細胞膜は GABA によって過分極を起こし，ニューロン活動を抑制する．この抑制性アミノ酸は中枢神経および自律神経の特定のニューロンに局在し，インパルスによって遊離されて，興奮性伝達物質によるシナプス伝達を抑制する神経伝達物質として重要な役割を担っている．多くの中枢抑制薬の作用点である．

生体内の GABA

■ 生体内分布

中枢神経：哺乳動物では脳脊髄にはモノアミンと比べて高濃度 mM 単位の GABA が含まれているが，末梢神経には極微量の GABA しか含まれていない．GABA の神経内分布は組織内 GABA 量および生合成酵素**グルタミン酸デカルボキシラーゼ**（glutamate decarboxylase, **GAD**）の量を測定するだけでなく，1 個の神経細胞を切り出し，超微量測定され，神経細胞体およびシナプスボタン部における局在が証明された．現在では，GABA および GAD の免疫染色法や GAD mRNA の *in situ* hybridization によって，GABA 含有神経の脳，脊髄および末梢臓器内の分布を調べることができる．GABA 濃度は黒質，淡蒼球，視床下部が最も高く，延髄，大脳皮質，小脳皮質で低値を示す（GABA 神経路は中枢神経薬理総論で述べる，☞ 282 頁）．

末梢臓器：膵 Langerhans 島の B（β）細胞，卵管上皮細胞，腸管の Auerbach 神経叢の神経細胞には脳と同程度の GABA が含まれており，副交感神経支配臓器（胆嚢，膀胱，心臓，血管，子宮）および内分泌臓器（卵巣，副腎髄質，甲状腺）にも GABA が含まれている．

■ 生合成と代謝

GABA は中枢神経系に高濃度に存在する．ほとんど血液脳関門を通過することができない GABA はそれ自身が興奮性伝達物質である L-グルタミン酸の α-脱炭酸によって脳内で生合成される．この反応は GAD によって触媒される．GABA や GAD が細胞体よりも神経終末に高濃度に存在するので，神経終末が主な GABA 生合成の場と考えられている．GABA は主としてアミノ酸転移反応によって，コハク酸セミアルデヒドとなり，次いでコハク酸となり，Krebs 回路に入る．**GABA トランスアミナーゼ**（GABA-T）はアミノ酸転移反応を触媒する．ビタミン B_6 は GAD，GABA-T の補酵素であり，脱炭酸は非可逆反応であるから，ビタミン B_6 欠乏によって，GABA は減少する（**図Ⅳ-1**）．

グルタミン酸デカルボキシラーゼ（GAD）――GAD は L-グルタミン酸から GABA を生成する酵素でピリドキサールリン酸（ビタミン B_6）を補酵素とする．脳内の分布は GABA の分布とよく一致し，神経のマーカー酵素となりうる．GAD には異なる二つの遺伝子に由来する二つのアイソザイム GAD_{67} と GAD_{65} がクローニングされている．GAD_{67} は活性型として神経内全体に分布するが，GAD_{65} は神経終末の膜に局在し，その半分が活性型酵素である．神経活動に対応して GABA 生合成はこのアポ/ホロ酵素の割合によって調節される．

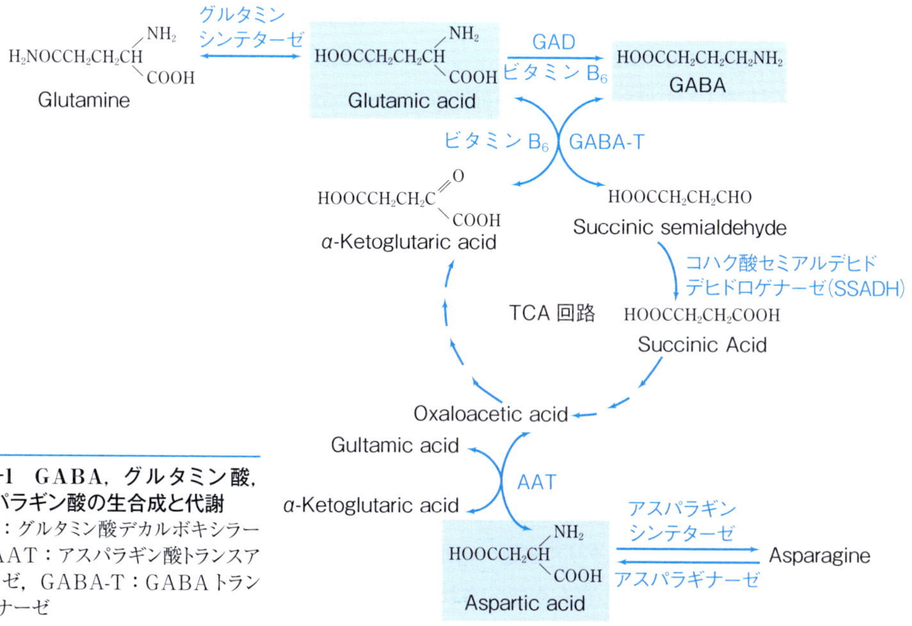

図Ⅳ-1 GABA，グルタミン酸，アスパラギン酸の生合成と代謝
GAD：グルタミン酸デカルボキシラーゼ，AAT：アスパラギン酸トランスアミナーゼ，GABA-T：GABA トランスアミナーゼ

GABA トランスアミナーゼ(GABA-T)——GABA は GABA-T によって分解され，コハク酸セミアルデヒドが生成される．GABA 神経だけでなく，GABA 神経支配を受けている非 GABA 神経細胞内や，グリア細胞内にも存在する．これらの細胞内ではミトコンドリアと結合しているが，シナプトソームのミトコンドリア分画には GABA-T 活性がみられないので，神経終末より神経細胞体に高濃度に局在するものと思われる．GAD のように GABA 神経内だけでなく神経外にも存在するので，GABA 神経のマーカーとしては不適当である．

コハク酸セミアルデヒドデヒドロゲナーゼ Succinic semialdehyde dehydrogenase (SSADH)——本酵素はコハク酸セミアルデヒドをコハク酸へ変換する．脳では高い基質特異性を示し，脳の非特異的アルデヒドデヒドロゲナーゼとは区別されている．補酵素として NAD を必要とする．ヒトの脳では GABA-T の分布とほぼ一致し，視床下部，大脳基底核，大脳皮質灰白質，中脳脳脚蓋に高い活性を示す．

GABA 生合成酵素 GAD と自己免疫疾患

1 型糖尿病(**インスリン依存性糖尿病**，IDDM；若年性糖尿病)：膵臓の B(β)細胞が破壊される自己免疫疾患である．膵臓の B(β)細胞には GABA，GAD，および GABA 分解酵素が存在するが，IDDM の発症前に GAD_{65} の自己免疫抗体が出現する．

Stiff-man syndrome(**SMS**)：主に女性に発症する筋強直と疼痛性筋痙直を伴う疾患であり，その 50% は GAD の自己免疫疾患である．脳脊髄液中に GAD_{65}，GAD_{67} および $GABA_A$ 受容体関連分子(☞ 104 頁)に対する抗体が出現し IDDM，てんかん，精神症状を伴う．治療には GABA 神経賦活薬ベンゾジアゼピン誘導体，バルプロ酸，バクロフェンなどが用いられる(☞ 326，349，355 頁)．

■ 貯蔵と遊離

GABA は**小胞 GABA トランスポーター**(vesicular GABA transporter, **VGAT**)によって神経終末の扁平なシナプス小胞内に貯蔵される(**図Ⅳ-2**)．VGAT は小胞モノアミントランスポーター(VMAT)などと同じように小胞 H^+ アンチポーターファミリーに属する(☞ 132 頁)．VMAT と異なるのは膜貫通部位が 10 個で 130 アミノ酸からなる大きい細胞内 N 末端領域をもち，VGluT と同じように VGAT は小胞膜電位依存性である．VGAT は基質特異性が低くグリシンも輸送し，グリシン神経内にも見いだされる．

GABA は神経インパルスに対応してシナプス間隙に遊離する．この遊離は，脱分極した神経終末において細胞内 Ca^{2+} レベルが上昇し，シナプス前膜に小胞が融合あるいは挿入されて始まる Ca^{2+} 依存性開口分泌による vesicular release である(synaptic neurotransmission)．GABA は，開口分泌によらない nonvesicular release が多いのが特徴である．その機序はシナプス前膜の GABA トランスポーター(GAT)による GABA の逆輸送による(nonsynaptic diffusion transmission/volume neurotransmission，☞ 278 頁)．**破傷風毒素**(tetanus toxin，☞ 48 頁)は痙攣毒であり，GABA 遊離を阻害するが，選択的 GABA 遊離阻害薬はない．

■ 取り込み

GABA は，GAT によって GABA 神経終末，シナプス後神経細胞およびグリア細胞に急速に取り込まれて神経伝達は終結する．最初にシナプス間隙に遊離された GABA の大半はグリア細胞かシナプス後神経細胞に取り込まれ代謝される(**図Ⅳ-2**)．GABA アナログである L-2, 3-ジアミノ酪酸(L-2,3-diaminobutyric acid, L-DABA)によって神経およびグリア細胞への取り込みは強力に阻害されるが，β-アラニンはグリア細胞への取り込みを選択的に阻害することから神経型，グリア型の 2 種のトランスポーターの存在が推定されていた．

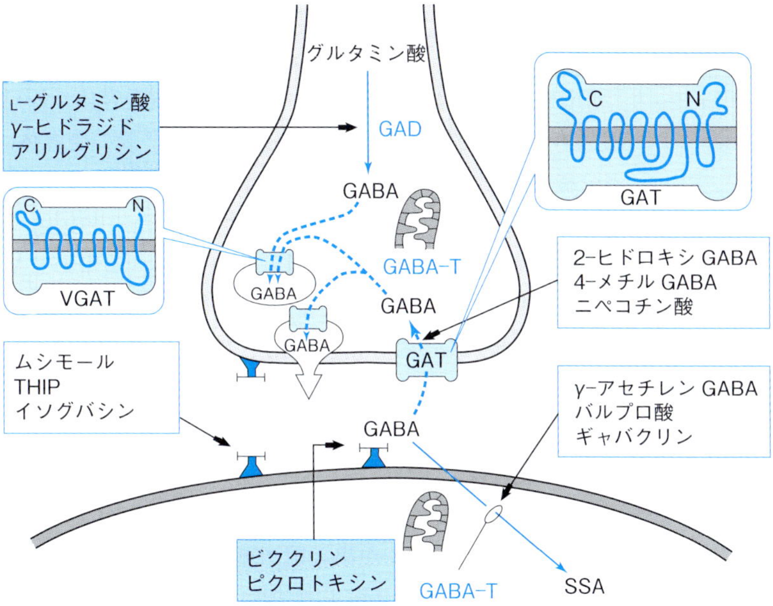

図Ⅳ-2 GABA シナプス
(J. R. Cooper, 2003 より改変)
GAD：グルタミン酸デカルボキシラーゼ，GABA-T：GABA トランスアミナーゼ，GAT：GABA トランスポーター，SSA：コハク酸セミアルデヒド
（青枠）：GABA 伝達の抑制薬
（白枠）：GABA 伝達の促進薬

アセチルコリンを例外として，神経終末から遊離したすべての神経伝達物質は，神経細胞外から神経細胞内へ取り込まれて神経伝達が終結する．この過程は二次性能動輸送(secondary active transport，☞ 26 頁)であり，伝達物質は solute carrier superfamily(SLC1, SLC6)に属する Na^+ 依存性トランスポーターによって膜電位やイオン勾配を利用して細胞内へ取り込まれる．

GABA トランスポーター(GAT)——GABA の高親和性取り込みに関与する GAT は，12 回膜貫通型の分子量 67,000 の膜蛋白であり，Na^+/Cl^- 依存性トランスポーターファミリーに属する．GAT には GAT-1，GAT-2，GAT-3，BGT-1(betaine-GABA transporter-1)の 4 種のサブタイプがあり，primary active transporter で生じた細胞外の高 Na^+ 濃度勾配を利用して GABA 1 分子当たり Na^+ 2～3 分子の流入と 1～2 分子の Cl^- の透過を起こす．

GAT-1 は GABA 神経とそのシナプス後神経に発現し，Na^+ の結合部位は第 1 膜貫通部位に，GABA 結合部位は第 3 膜貫通部位に存在する．GABA 1 分子は Na^+ 2 分子，Cl^- 1 分子と共輸送により取り込まれ，取り込み終了後 Cl^- は細胞外へ流出する．GAT-1 はシナプス後受容体の活性化に適切なシナプスの伝達物質濃度の維持し，$GABA_A$ 受容体の発現している神経細胞への tonic inhibition に関与している．また，GAT-1 は，細胞内外の双方向への輸送が可能で，外向き輸送による GABA 遊離は nonvesicular inhibitory transmission の機序といわれている．ニペコチン酸の誘導体であるチアガビンは GAT-1 を阻害し抗痙攣作用をもつことから GAT-1 は抗てんかん薬開発の標的となっている．

GAT-3 は中枢に特異的に発現し，アストログリアへ GABA を取り込み，シナプス膜近傍の GABA 濃度を調節し神経伝達の終結に主要な役割を果たしている．

GAT-2 は中枢以外に腎臓，肝臓，脈絡膜，軟髄膜，脳室上皮等にも見いだされ，細胞へのアミノ酸供給に関与すると考えられている．腎臓髄質，肝臓に存在しベタインのトランスポーターとしてクローニングされた **BGT-1** は，脳内のアストログリアにも存在しているが，必ずしも GABA シナプス近傍に特異的に発現していないので，GABA 神経伝達への役割よりも，流出してきた GABA の除去とベタインによる細胞内外の浸透圧調節に関与する可能性が高い．

GABA 受容体

GABA 受容体は主要な抑制性神経伝達物質受容体であり多くの中枢神経抑制薬の作用部位としても重要な役割をもつ．GABA がシナプス後膜の受容体に結合すると Cl^- 透過性が高まり，過分極が起こり神経興奮が抑制され，その作用は**ビククリン**(bicuculine)や**ピクロトキシン**(picrotoxin)によって遮断されると規定されていた．その後，ビククリン非感受性 GABA 結合部位が見いだされ，ビククリン感受性 Cl^- チャネル内蔵型の $GABA_A$ 受容体，ビククリン非感受性 G 蛋白質共役型の $GABA_B$ 受容体，ビククリン非感受性 Cl^- チャネル内蔵型の $GABA_C$ 受容体の 3 種類のサブタイプに分類されたが，$GABA_C$ 受容体は β サブユニットから構成される $GABA_A$ 受容体の一種($GABA_A\rho$)と再分類された(**表Ⅳ-2**)．

$GABA_A$ 受容体

$GABA_A$ 受容体は二分子の GABA が結合すると Cl^- チャネルが開口し，細胞内外の Cl^- 濃度や電位差によって Cl^- が出入りして膜電位の変化が起きる．シナプス後膜の $GABA_A$ 受容体が活性化すると正常時には Cl^- が細胞内に流入して速い過分極を生じ，興奮性入力による脱分極が抑制される．

シナプス領域外にも高親和性の $GABA_A$ 受容体が存在し，シナプス間隙からの漏出や神経細胞体・樹状突起やグリア細胞から GABA トランスポーターの逆輸送により細胞外に拡散する GABA によって活性化され膜興奮性を持続的に抑制する(tonic inhibition)．一方，細胞内 Cl^- 濃度が高い未成熟あるいは損傷神経細胞，腸神経細胞などでは $GABA_A$ 受容体が活性化されると逆に Cl^- が流出して膜は脱分極し興奮性が高まる．しかし，脱分極は必ずしも興奮性ではなく，脱分極でも膜コンダクタンスの増加(シャント効果)により細胞膜の興奮性を抑制することもある．

GABA や特異的アゴニストであるムシモールによる $GABA_A$ 受容体の膜反応は，ビククリンによって競合的に拮抗され，ピクロトキシンによって非競合的に遮断される．$GABA_A$ 受容体は内因性調節物質である神経ステロイドによって促進的に，ジアゼパム結合阻害物質(diazepam binding inhibitor, DBI)によって抑制的に調節されている．ベンゾジアゼピンは Cl^- チャネルの開口発生頻度を増大させ，バルビツール酸誘導体は開口持続時間を延長させる．揮発性麻酔薬やアルコールも GABA の中枢抑制作用を増強する(**図Ⅳ-3**)．

表Ⅳ-2 GABA 受容体サブタイプ

受容体	アゴニスト	アンタゴニスト	モジュレーター	チャネル	膜/細胞内反応
$GABA_A$ 4TM 五量体	GABA ムシモール イソグバジン	競合　ビククリン 　　　ギャバジン 非競合　ピクロトキシン	ベンゾジアゼピン DBI ペプチド バルビツレート 神経ステロイド 揮発性麻酔薬	Cl^-↑	細胞内 Cl^- 濃度依存性 fast IPSP～EPSP 一過性抑制
$GABA_A\rho$ 4TM 五量体	GABA	非競合　ピクロトキシン	Zn^{2+}	Cl^-↑	slow IPSP～EPSP 持続性抑制
$GABA_B$ 7TM 二量体	GABA *R*(＋)-バクロフェン	ファクロフェン		K^+↑ Ca^{2+}↓	slow IPSP cAMP↓

IPSP：抑制性シナプス後電位

内因性調節因子

神経ステロイド：$GABA_A$ 受容体に高い親和性を示しバルビツール酸様作用を引き起こす．ステロイドホルモンは核内受容体に働き遺伝子発現を変化させるゲノム効果であり，通常発現するまでに数時間～数日かかり，神経伝達物質合成酵素，受容体，樹状突起などが誘導される．一方，細胞膜に存在するステロイド受容体の効果（非ゲノム効果）は，$GABA_A$ 受容体，$5\text{-}HT_3$ 受容体，ニコチン受容体，グルタミン酸受容体（NMDA，AMPA，カイニン酸），グリシン受容体などチャネル内蔵型受容体を介して秒単位で引き起こされ，神経興奮性を調節する．このような神経活性ステロイドは脳内で合成されるプロゲステロン，エストロゲン，テストステロン，副腎皮質ステロイドの還元型ステロイド代謝物であり，鎮静，抗不安，抗うつ，抗痙攣作用を示す．また，神経ステロイドレベルはストレス負荷後，思春期，月経周期，妊娠，出産で上昇する．

ジアゼパム結合阻害物質（DBI）：脳内で生成される $GABA_A$ 受容体のアロステリックな調節ペプチドファミリーの前駆物質で，ベンゾジアゼピン結合部位に結合して GABA による Cl^- 流入を抑制性に調節している．ベンゾジアゼピンは結合部位において DBI と置換して $GABA_A$ 受容体機能を促進する．DBI にはベンゾジアゼピン受容体の逆アゴニスト様の不安誘起作用があり，重症うつ病患者の脳脊髄液中で増加している．

$GABA_A$ 受容体の分子構造（図Ⅳ-3）――$GABA_A$ 受容体は 4 回膜貫通型の複数のサブユニットで構成されるヘテロ五量体の Cl^- チャネルである．ポリペプチドサブユニットには 8 種 19 アイソフォーム（α1～6，β1～3，γ1～3，ρ1～3，δ，ε，θ，π）が同定されている（**表Ⅳ-3**）．中枢神経系では α1，β2，γ2 の 2：2：1 あるいは 2：1：2 の五量体が最も多く発現している．それぞれのサブユニットの膜貫通部位（TM）は四つの α ヘリックスからなり，TM1 と TM3 は向かい合い，TM4 は膜に埋め込まれている．TM2 は五量体の中央のチャネル孔に面して 9 アミノ酸残基が配列し Cl^- チャネルを形成している．TM1 の 220 個のアミノ酸で構成される N 末端の細胞外領域は GABA およびベンゾジアゼピンの結合に必須である．

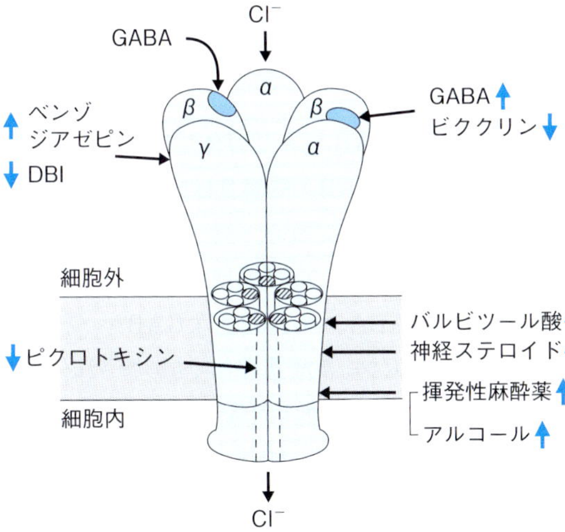

図Ⅳ-3 $GABA_A$ 受容体の構造
五つのサブユニットから構成されるヘテロオリゴマー（$\alpha:\beta:\gamma=2:2:1$）の模式図である．五つのサブユニットの膜貫通部位 TM2 が Cl^- チャネルを形成している．

表Ⅳ-3 $GABA_A$ 受容体サブユニット構成，局在と機能

受容体	受容体特性	サブユニット構成	局　在	機　能
$GABA_A$ α1～6，β1～3 γ1～3，δ ε，π，θ	BZ 感受性	$\alpha1\beta2\gamma2$	脳内広域	鎮静，抗痙攣
		$\alpha2\beta3\gamma2$	前脳，脊髄	抗不安，筋弛緩
		$\alpha3\beta3\gamma2$	大脳皮質	抗痙攣
	シナプス外/BZ 非感受性	$\alpha4\beta2\delta$	視床	持続性抑制
		$\alpha5\beta2\gamma2$	海馬，知覚神経節	
		$\alpha6\beta2/3\delta$	小脳顆粒細胞	
		$\alpha6\beta2/3\gamma2$	小脳顆粒細胞	
$GABA_A\rho$ ρ1～3	BZ/バルビツレート非感受性 GABA 高親和性	$\rho1\rho2$	網膜，脊髄 上丘，下垂体	持続性抑制

GABA 結合部位：**α と β サブユニット**のN末端の細胞外領域から形成され，**2分子のGABA**が結合する．GABA結合部位を形成するアミノ酸残基として α サブユニットのPhe64，Arg66，Ser68および β サブユニットのTyr157，Thr160，Thr202，Tyr205などが同定されている．

ベンゾジアゼピン・DBI結合部位：α と γ サブユニットTM1のN末端の細胞外領域の数カ所から形成される．ベンゾジアゼピン(BZD)は α1，2，3，5サブユニットおよび γ2サブユニットを含んだ五量体にのみ結合するので，脳部位によってBZD感受性あるいは非感受性 $GABA_A$ 受容体が発現する．α1 N末端細胞外ドメインのヒスチジンHis101は直接のBZD結合部位である．α1 His101は鎮静作用，抗痙攣作用に，α2 His101は抗不安作用および筋弛緩作用，抗痙攣作用に，α3 His126は筋弛緩作用，抗痙攣作用に関与するとされている．BZDは内因性のDBIと置換して持続的に遊離されるGABAの作用を強める．β-カルボリンはBZD結合部位に結合する**内在性逆アゴニスト**である．

バルビツール酸結合部位：ペントバルビタールなど静脈麻酔薬の $GABA_A$ 受容体への結合には β サブユニットが必須であり，β3サブユニットのTM2領域のN265は麻酔作用に，β2サブユニットのN265は鎮静作用に関与する．その結合効率は構成する α サブユニットによって異なり，α6 Thr69が最大反応が得られるが，α6は小脳の顆粒細胞でのみ発現している特殊なサブユニットであり，他の部位では他の α サブユニットが関与していると考えられる．

神経ステロイド結合部位：ナノモル(nM)レベルのステロイドは第一結合部位(α1 Thr236と β2 Tyr284)に結合しGABAの作用を増強する．出産時にミリモル(mM)レベルまで上昇するステロイドは第2結合部位(α1 Gln241と β2 Asn407)に結合し直接活性化する．

ピクロトキシン結合部位：Cl^- チャネルを形成する5サブユニットの膜貫通部位TM2ヘリックスのバリン残基(α1 Val257)はピクロトキシンの結合部位であり，ロイシン残基(α1 Leu264)とトレオニン残基(β1 Thr267)はチャネル機能に重要なアミノ酸である．

揮発性麻酔薬とアルコール結合部位：α1サブユニットを形成する四つの膜貫通部位TM1のロイシン残基(Leu232)，TM2のセリン残基(Ser270)，TM3アラニン残基(Ala291)がアルコールおよび揮発性麻酔薬の作用部位とされている．

$GABA_C$ 受容体($GABA_A$ ρ 受容体)

網膜に発現するGABA受容体はビククリン非感受性でありピクロトキシン抵抗性のGABA開口型 Cl^- チャネルであることから，第三のサブタイプ，$GABA_C$ 受容体とされたが，その後，3種類のサブユニット ρ1，ρ2，ρ3から構成される $GABA_A$ 受容体サブタイプの一種と分類されている．この受容体のGABAへの親和性は $GABA_A$ 受容体と比べて一桁高く，神経ステロイド，ベンゾジアゼピン，バルビツール酸誘導体でも影響されない．この受容体の作用薬も拮抗薬もGABAの構造類似体であり，チャネル内蔵型受容体のうちチャネルの開閉が最も遅い特徴がある．

ρ1と ρ2が4：1のヘテロ体で最大のGABAによる Cl^- 電流が得られ，ρ2の割合が増えると活性が低下する．ρ2は脳全域に発現しているが，ρ1は網膜の内顆粒層の杆状体細胞，脊髄，上丘，下垂体などかなり限局して存在する．

$GABA_B$ 受容体

$GABA_B$ 受容体は，7回膜貫通型G蛋白質共役型受容体で，Cl^- チャネルと共役していない．$GABA_B$ 受容体の作用薬は**バクロフェン**(baclofen)で，$GABA_A$ 受容体に作用するビククリンおよびピクロトキシンでは阻害されず，ベンゾジアゼピンやバルビツール酸誘導体による調節を受けない．$GABA_B$ 受容体は中枢および末梢神経細胞に発現するが，$GABA_A$ 受容体と比べて中枢神経系での発現は少ない．シナプス後部の $GABA_B$ 受容体はG蛋白質 $\beta\gamma$ サブユニットとの結合によってG蛋白質共役型，内向き整流の K^+ チャネルを開口し，**遅い持続性の抑制性シナプス後電位**(slow inhibitory postsynaptic potential, **slow IPSP**)を発生させる．シナプス前部で

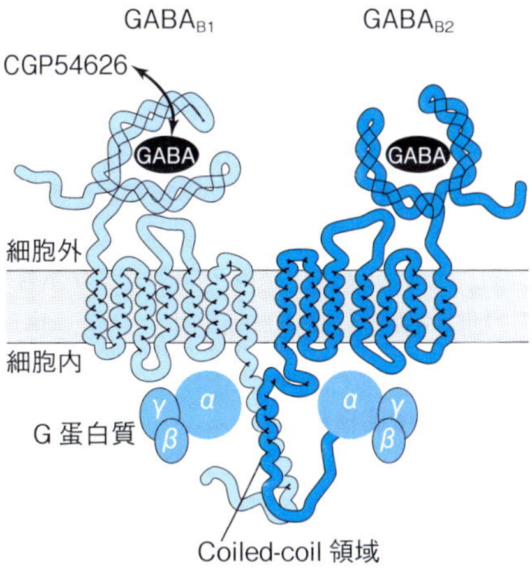

図Ⅳ-4 GABA$_B$ 受容体の構造
GABA$_B$ 受容体のモデル(GABA$_{B1}$ と GABA$_{B2}$ から成るヘテロ二量体)両サブユニットは互いの C 末端の細胞内 coiled-coil 領域を介して結合し，リガンドである GABA は N 末端細胞外領域に結合すると予測される．アゴニストの結合は R2 には強く R1 には弱い．一方，高親和性アンタゴニストである CGP54626 は GABA$_{B1}$ にのみ結合する．
(Marshall et al.: Trends Pharmacol Sci, **20**: 396-399, 1999)

は $G_{i/o}$-アデニル酸シクラーゼ活性の抑制を介して Ca^{2+} コンダクタンスを減少させ，GABA をはじめとする多くの神経伝達物質の遊離を抑制する．GABA$_B$ 拮抗薬は GABA$_A$ 拮抗薬のように痙攣発作を誘発しないことから，GABA は連続的に遊離され GABA$_A$ 受容体は持続的に活性化された状態にあるが，GABA$_B$ 受容体は特定の生理状態で活性化されると考えらている．

GABA$_B$ 受容体の分子構造(**図Ⅳ-4**)──GABA$_B$ 受容体には 2 種類のサブユニット GABA$_{B1}$ と GABA$_{B2}$ があり 850～960 アミノ酸から構成される 7 回膜貫通型 G 蛋白質共役型で長い N 末端の細胞外ドメインをもっている．GABA$_{B1}$ 単独では GABA$_B$ 受容体の生理的な特徴を示さず，GABA$_{B1}$ と GABA$_{B2}$ のヘテロ二量体を形成して初めてその生理作用を現す．GABA$_{B1}$ と GABA$_{B2}$ の脳内分布は完全に一致しないことや GABA$_{B1}$ には 7 種，GABA$_{B2}$ には 3 種のアイソフォームが存在し，GABA$_{B1a}$ は Ca^{2+} チャネルと，GABA$_{B1b}$ は K^+ チャネルと共役するなどサブユニットの構成によって異なる機能の GABA$_B$ 受容体が存在すると考えられる．GABA およびバクロフェンの結合部位は GABA$_{B1}$ に存在し，Ser246，Ser269，Asp471，Tyr366 が重要なアミノ酸残基とされている．

GABA の生理的役割

1950 年代には哺乳動物の脳には高濃度の GABA が存在し，大脳皮質の誘導電位を抑制することから GABA は中枢での抑制性伝達物質ではないかと考えられていた．その後，より単純な実験系として甲殻類の神経筋接合部(neuro-muscular junction)が研究対象となり，抑制性伝達物質として同定された．その後，哺乳動物の中枢神経(大脳皮質，海馬，線条体，嗅球，小脳，脊髄)や自律神経の伝達物質としての機能も明らかにされている．伝達物質としての基準を満たすかどうかを最も詳しく研究された小脳 Purkinje 細胞を例にあげる．

中枢神経抑制性伝達物質

① Purkinje 細胞を刺激するとその神経が投射している深部小脳核や Deiters 核(ダイテルス核，外側前庭神経核)のニューロンに過分極と IPSP を生じ，イオントホレシス(iontophoresis)で直接投与した GABA でも同様に Deiters 核の細胞に過分極と IPSP を生ずる．
② Purkinje 細胞の刺激や Deiters 核への GABA 投与はいずれもシナプス後細胞膜の Cl^- 透過性が増大する．この Cl^- の膜透過性の増大は IPSP とともにピクロトキシン(GABA 拮抗薬)で遮断される．
③ Purkinje 細胞，軸索および深部小脳核や Deiters 核における神経終末ボタンには高濃度の GABA とその生合成酵素が存在する．

④小脳皮質を破壊すると深部小脳核や Deiters 核の GABA や GAD が減少する.
⑤ Purkinje 細胞を刺激すると深部小脳核の近くの第四脳室へ GABA が遊離してくる.
⑥ GABA 含有神経細胞の存在が GABA と GAD の免疫組織化学法と，GAD mRNA の *in situ* hybridization によって証明され GABA 神経路の分布が明らかになった.
⑦ GABA は小胞トランスポーターによって神経終末の扁平な小胞に貯蔵され，刺激によって遊離される.
⑧神経細胞やグリア細胞に細胞膜トランスポーター(**GAT**)と GABA 分解酵素(**GABA-T**)の存在が示され，GABA の取り込みと分解による GABA の作用を終結させるための仕組みが明らかになった.
大脳皮質，扁桃体，線条体，脊髄，嗅球などにおいても伝達物質としての可能性が示されている.

末梢神経伝達物質

腸管の Auerbach 神経叢の神経細胞には脳と同程度の GABA が含まれており，Auerbach 神経叢の副交感神経節の GABA は介在ニューロンの伝達物質として働いている．GABA によって腸管の蠕動運動は促進することが多いが，動物種差，腸管の部位などによって運動促進や抑制が現れる．また，胃酸分泌は促進される．このように胃腸管の運動や胃液分泌を調節している(☞ 236 頁).

GABA シナプスに作用する薬

$GABA_A$ 受容体作用薬：ムシモール，**THIP**，**イソグバシン**は容易に血液脳関門を通過してシナプス後部および前部の GABA 結合部位に直接作用する $GABA_A$ 受容体作用薬である．GABA 分子に脂溶性の cyclohexane 環を組み込んだ**ガバペンチン**(gabapentin)も中枢に達し

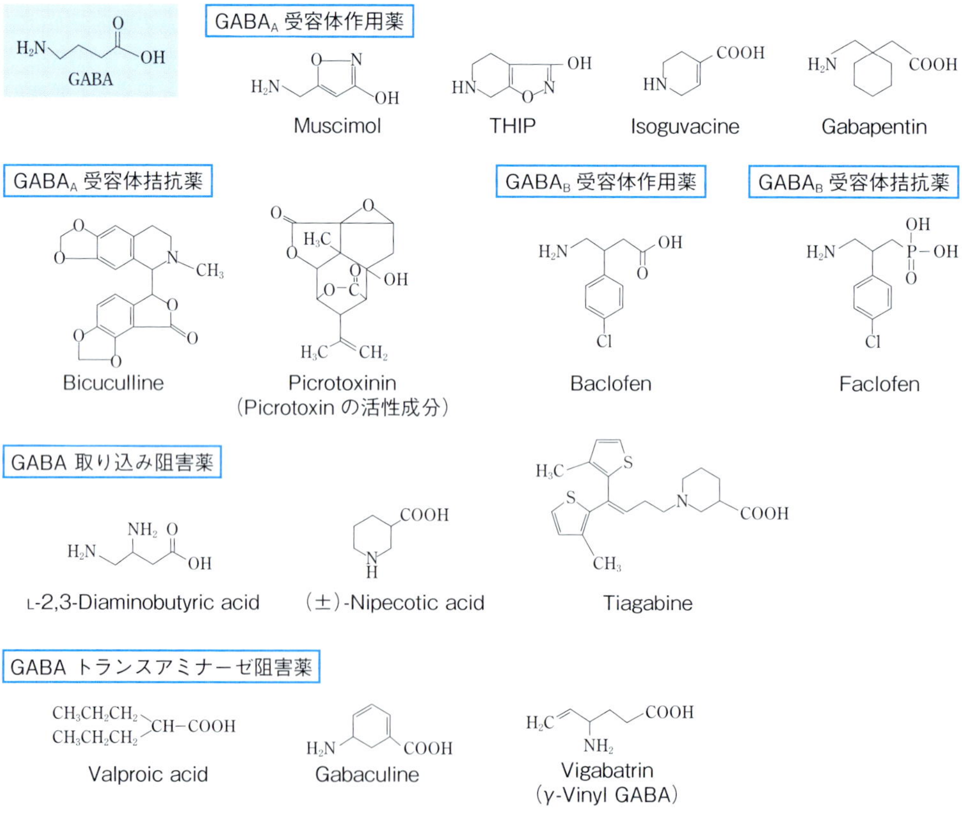

図Ⅳ-5　GABA 関連薬

抗てんかん作用を現す．一方，間接的にGABAシナプス伝達を促進する薬には**ベンゾジアゼピン**や**バルビツール酸誘導体**がある．抗不安，鎮静・睡眠，抗てんかん薬として多様な臨床用途をもつベンゾジアゼピンは，その結合部位で内因性GABA受容体結合阻害物質**DBI**と置換し，持続的に放出されるGABAの受容体への結合を助けてGABA神経伝達を促進する．単独ではCl^-チャネルに作用しないが，GABAによるCl^-チャネルの開口頻度を増強する．静脈麻酔薬，睡眠薬として用いられるバルビツール酸誘導体は低濃度でCl^-チャネルに働き開口時間を延長してGABAの作用を増強するが，高濃度では直接Cl^-チャネルを開口する．バルビツール酸誘導体様の作用を示す神経ステロイドもCl^-チャネルに作用する内因性調節物質である．全身麻酔薬やエタノールの作用も$GABA_A$受容体のCl^-チャネル開口時間を延長し，GABAによるシナプス伝達を増強する．

$GABA_A$受容体拮抗薬：ビククリンはシナプス後部の$GABA_A$受容体で直接GABAと競合して遮断する．**ピクロトキシン**はCl^-チャネルに作用して非競合的にGABAの作用を阻害する．$GABA_A$受容体拮抗薬は痙攣を誘発し，エタノールの拮抗薬であるRO-15-4513は$GABA_A$受容体に部分逆アゴニストとしてα6サブユニットに結合し，GABAの作用を抑制する．ベンゾジアゼピン結合部位にはDBIが結合して$GABA_A$受容体は内因性に抑制性調節を受けているが，拮抗薬には**フルマゼニル**(flumazenil)があり，ベンゾジアゼピン類による過度の鎮静や呼吸困難の解除に用いられる．

$GABA_B$受容体作用薬：バクロフェンはシナプス後部および前部の$GABA_B$受容体に作用し，シナプス後部では過分極を生じ，シナプス前部ではGABAの遊離を抑制する自己受容体としてGABAによる神経伝達を抑制する．他の神経系のシナプス前部にも働き，伝達物質の遊離を抑制する．脊髄反射シナプス反射を抑制し，運動ニューロンを抑制し骨格筋を弛緩させる中枢性筋弛緩薬である．バクロフェンや$GABA_B$受容体作用薬はドパミンの遊離を抑制し，コカイン，ヘロイン，アルコール，ニコチンなどの嗜癖の治療に有効であり，子供の欠神発作，神経性疼痛の抑制作用，抗痙縮作用が認められている．

GABAの取り込み阻害薬：GABAトランスポーター(GAT)阻害薬ニペコチン酸はGABAの神経細胞への取り込みを阻害し，GABAによるシナプス伝達を増強する．ニペコチン酸の誘導体**チアガビン**(tiagabine)はGAT1の選択的阻害薬で，抗てんかん作用が認められている．

GABA分解酵素阻害薬：GABAトランスアミナーゼ阻害薬である**バルプロ酸**(valproic acid)および**ギャバクリン**(gabaculine)は，神経細胞およびグリア細胞に取り込まれたGABAの分解を阻止して，GABAによる神経伝達を促進する．バルプロ酸は臨床的に汎用される抗てんかん薬である．**ビガバトリン**(vigabatrin, **γ-vinyl-GABA**)は選択的不可逆的な阻害薬で，点頭てんかん治療薬として承認されている．また，コカイン，ヘロインなどの薬物乱用の治療に有効とされる．

グリシン Glycine

グリシンは延髄，脊髄，網膜に濃縮されている抑制性アミノ酸で，GABAと比べてより限定された機能をもち，脊椎動物でのみ働く抑制性神経伝達物質である．さらに，グリシンはグルタミン酸**NMDA受容体**に結合して興奮性神経伝達の調節因子としての役割を担っている．

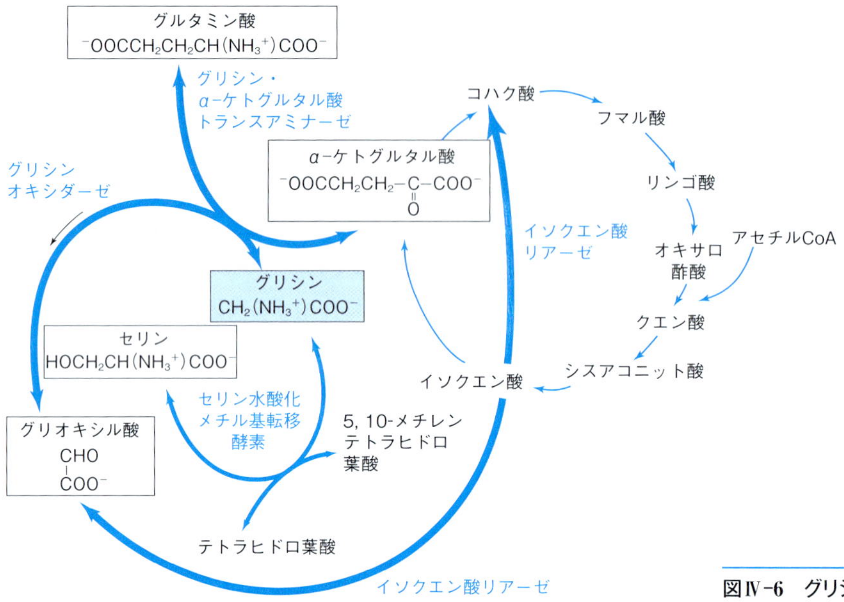

図Ⅳ-6 グリシン代謝経路

生合成 **グリシン**は，食事から摂取される他，生体内でもいくつかの経路で合成される．神経内のグリシンはL-セリンからセリン水酸化メチル基転移酵素(serine hydroxymethyltransferase，グリシン水酸化メチル基転移酵素とも呼ばれる)の可逆的な葉酸依存性の反応によって生成される．また，グリオキシル酸からアミノ基転移によっても生成されると考えられている(**図Ⅳ-6**)．中枢神経内のグリシンの主な前駆物質であるL-セリンは，食事から摂取されるが，グルコースからも3-ホスホグリセリン酸，3-ホスホセリンを経て生体内でも合成される．神経のグリシンレベルを維持するためにグリシンの生合成と神経終末への取り込みのどちらがより重要なのかは明らかではない．グリシンとともにNMDA受容体アゴニストであるD-セリンは，セリンラセマーゼ(serine racemase)によってL-セリンから生成される．

■ 抑制性伝達物質としてのグリシン

分　布 グリシン神経は，中枢神経に広く分布しているGABA神経と比べて，延髄，脊髄，網膜に限局した独特な分布を示す．脊髄前角の介在神経であるRenshaw細胞(☞**図Ⅴ-41**)および脊髄後角の介在神経はグリシン神経であり，網膜OFF情報がAⅡアマクリン細胞からグリシンによってOFF型双極細胞およびOFF型神経節細胞へ伝達されることはよく知られている．下部脳幹のグリシン受容体は，下オリーブ核群，三叉神経脊髄路核，蝸牛核，延髄網様帯核(アドレナリン神経)，迷走神経背側運動核，孤束核など運動神経，知覚神経，自律神経に関連する神経の細胞体および樹状突起に広く分布している．上位脳では海馬を含む一部の大脳皮質および線条体にグリシン受容体の分布がみられている．

シナプス伝達 脊髄運動神経からの入力によって興奮した介在神経の神経終末に活動電位が到達するとCa^{2+}依存性のグリシン遊離が起こる．シナプス後膜のグリシン受容体チャネルを介して透過するCl^-の平衡電位は過分極側であるため，シナプス後抑制(IPSP)が生じ脊髄運動神経の興奮性が低下する．神経終末から放出されたグリシンは特異的なトランスポーター(GlyT)によって神経終末および周辺のアストロサイトに取り込まれてシナプス間隙から除去され抑制性伝達は終結する．ただし，細胞内 Cl^- 濃度の高い幼若期の未成熟な神経細胞ではグリシン受容体の開口によって脱分極反応を引き起こす．これは，細胞内 Cl^- 濃度を調節する K^+/Cl^- 共輸送体(KCC2)は生後発現するためであり，グリシンや $GABA_A$ 受容体を介する反応は，動物の成熟が進むにつれて脱分極性から過分極性に変化する．脊髄や海馬から遊離するグリシンの調節機構は明らかでない．それは，主にグリシンは介在神経に含まれ，正確にグリシン神経系を刺激してグリシン遊離を検出するのは困難であるためである．

取り込み

グリシントランスポーター(glycine transporter, GlyT)は，脊髄や脳幹の抑制性グリシン受容体が存在する領域に発現し，Na^+/Cl^- 依存性 12 回膜貫通型の GABA トランスポーターと類似の構造をもつ．2 種のサブタイプがあり，**GlyT-1** は主にグリシンのアストロサイトへの取り込みに関与し，**GlyT-2** はグリシン含有小胞を含む神経の軸索と終末に局在している(**図Ⅳ-8**)．脊髄や脳幹に局在する GlyT-1 および GlyT-2 いずれもグリシンのシナプス作用の終結がその役割である．神経終末に取り込まれたグリシンは小胞性抑制性アミノ酸トランスポーターによってシナプス小胞に蓄えられ，神経終末からの放出に備えられる．

代 謝

神経組織のグリシンがどのように代謝されるかについても十分に解明されていない．グリシン水酸化メチル基転移酵素によってグリシンは L-セリンに変換する．高濃度のグリシンはグリシン脱炭酸酵素複合体であるグリシン開裂系に反応しテトラヒドロ葉酸により開裂する．このグリシン開裂系は神経幹細胞に存在し DNA 合成に必須である 5,10-メチレンテトラヒドロ葉酸を供給しており，開裂系の酵素の欠損による高グリシン血症は小頭症などの脳形成異常を高率に合併する．

■ グリシン受容体

$GABA_A$ や $GABA_C$ 受容体と同様に nACh 受容体スーパーファミリーに属する **Cl^- チャネル内蔵型受容体**である．リガンド結合部位には内因性作用薬としてグリシンが結合し，Cl^- チャネルが開口する．痙攣薬ストリキニーネはグリシンの強力な拮抗薬である．麻酔薬やアルコールは，膜貫通部位の Cl^- チャネルに働きグリシン受容体のチャネル機能を亢進する．

構造――48 kDa の **α サブユニット**と 58 kDa の **β サブユニット**からなる五量体で，足場蛋白質ゲフィリン(gephyrin)によりシナプス後膜に固定されている．α サブユニットのみからなる五量体と α と β サブユニットからなるヘテロ五量体がある．シナプス後膜に局在しシナプス伝達に関わるのはヘテロ五量体である．α と β の両サブユニットはともに 4 回膜貫通型であり，β サブユニットは 1 種類であるが，α サブユニットには α1～α4 の 4 種の分子種がある．**グリシン結合部位**は，細胞膜外 N 末端に存在し，αβ(−)境界面の α1Arg65，βArg86 がグリシンの α カルボキシル基とイオン結合し，(+)境界面 α1Glu157，βGlu180 の酸性基とグリシンのアミノ基が結合する．五量体の中心部に**イオンチャネル**が形成され，第 2 膜貫通部位(TM2)がその機能を担っている．TM2 の中にある 8 個のアミノ酸配列(Thr-Thr-Val-Leu-Thr-Met-Thr-Thr)が，$GABA_A$ 受容体チャネルにも存在することから，Cl^- チャネル機能に関与するとされている．TM2 を挟むかたちで膜の両側に配列する塩基性アミノ酸残基の正電荷が Cl^- の選択的な透過性に関与している．β サブユニットの TM3-TM4 ループ部位の疎水性配列は，グリシン受容体がシナプス後膜の**足場蛋白質と結合**するのに必要な領域である．

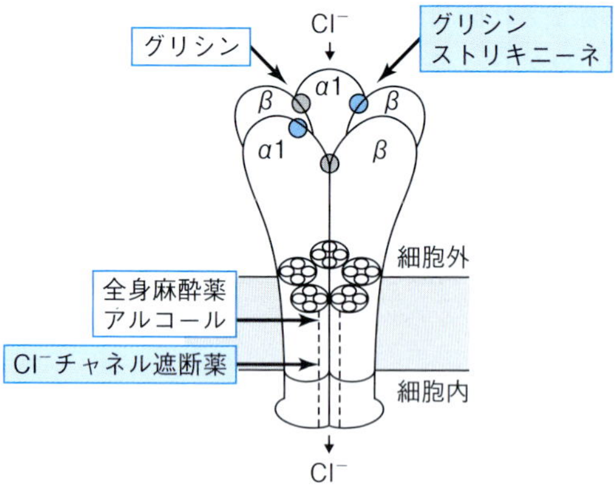

図Ⅳ-7　ストリキニーネ感受性グリシン受容体
α1 サブユニット二つとβサブユニット三つの五量体．グリシン結合部位，ストリキニーネ，麻酔薬，アルコール，Cl⁻ チャネル遮断薬の作用部位を示す．

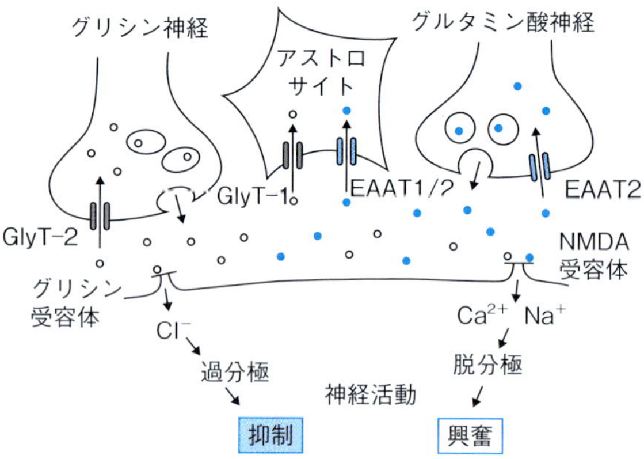

図Ⅳ-8　グリシンシナプスとグルタミン酸シナプスにおけるグリシンの役割
○：グリシン，●：グルタミン酸，GlyT：グリシントランスポーター，EAAT：興奮性アミノ酸トランスポーター

α1 グリシン受容体：α1 サブユニット二つとβサブユニット三つのヘテロ五量体が**ストリキニーネ感受性受容体**(**図Ⅳ-7**)を形成する．ストリキニーネはα1βおよびβα1 の境界面に存在する四つのグリシン結合部位すべてに作用するのではなく，βα1 境界面にある二つのグリシン結合部位に結合する．ストリキニーネによってグリシン性抑制シナプス伝達を遮断すると，運動神経が異常興奮し，強直性痙攣や呼吸麻痺を引き起こす．致死量以下の容量のストリキニーネによって骨格筋の緊張増大と視力や聴覚等の超感覚による運動異常が起こる．遺伝性びっくり病(hereditary hyperekplexia)は出生後に発症し，外界刺激に過剰反応し四肢の運動異常を起こす．その患者の遺伝子にα1 サブユニットの TM2-TM3 間細胞外ループの二つのアミノ酸の変異(Arg271Glu/Leu, Lys276Glu)が認められ，Arg 残基がもつ正電荷が失われグリシンに対する感受性が低下していることが知られている．

α2 グリシン受容体：α2 サブユニットを含む受容体は**ストリキニーネ非感受性**であり，胎児期，生後の幼若期の脳，脊髄に広く発現し，成熟するとともに減少し脊髄，延髄のα1 サブユニットを含むストリキニーネ感受性受容体へ切り替えられる．海馬を含む一部の大脳皮質では，成熟期においても CA1 錐体細胞や介在神経にストリキニーネ非感受性受容体が発現し，脊髄と同様にグリシンが抑制性神経伝達物質として働いている．このような変化は成長に伴う機能の発達に応じて，それを制御するグリシン作用性シナプスの可塑性が生じているものと考えられる．

α3 グリシン受容体：脊髄後角表層(第Ⅰ，Ⅱ)のグリシン介在神経は，痛覚など侵害性感覚に関与する C 線維とシナプスを形成し上位脳への痛覚刺激の伝播を抑制している．GlyT を阻害し細胞外グリシンが上昇すると，この領域に限局して発現するα3 サブユニット含むグリシン受容体は活性化され，**抗アロディニア作用**が長期間持続する．炎症性発痛物質(PGE_2)が，PGE_2 受容体を活性化すると，プロテインキナーゼ A によってα3 グリシン受容体がリン酸化され，グリシン受容体機能の低下を引き起こす．この受容体が炎症性疼痛の制御へ関与するとして，GlyT が神経因性疼痛の治療薬開発の標的分子となっている．

グリシン Cl^- チャネル：麻酔量の静脈麻酔薬プロポフォール，揮発性麻酔薬ハロタン，イソフルラン，メトキシフルラン，セボフルランおよび低用量のアルコールはグリシン受容体機能を増強する．$GABA_A$ 受容体とグリシン受容体の Cl^- チャネルが麻酔薬とアルコールの作用点とされている．**麻酔薬とアルコールの結合部位**は，α1 サブユニット膜貫通部位 TM2 の Ser267，Arg271 と TM3 の細胞外末端近くの Ala288 の間にあり，Cl^- チャネル遮断薬はチャネルの内孔近くの TM2 の Gly254 に結合する．

■ NMDA 受容体の調節因子としてのグリシン，D-セリン

グルタミン酸 NMDA 受容体の GluN2 サブユニットにグルタミン酸が結合し，GluN1 サブユニットにはグリシンが結合すると，グルタミン酸の興奮性伝達は増強される（**図Ⅳ-8**）．グリシンは神経の興奮性に対して抑制と促進という相反する作用をもつ特異な伝達物質である．

グリシン：NMDA 受容体チャネルの開口頻度は，nM 濃度のグリシンによって増大する．この効果はストリキニーネによって遮断されない．NMDA 受容体の Glu1（NR1）サブユニットに存在する この**ストリキニーネ非感受性グリシン結合部位**は，グリシンが結合すると NMDA 受容体が活性化され神経の興奮性を高める．グリシンによる NMDA 受容体機能の増強作用は，ベンゾジアゼピンによる $GABA_A$ 受容体機能の増強よりはるかに強く，NMDA 受容体の脱感受性からの回復を促進する．NMDA 受容体作用薬による脱感受性を阻止するのがグリシンの重要な役割である．グリシンの**睡眠改善作用**は，末梢血流を増加させ熱放散を促し，入眠時の深部体温を低下させノンレム睡眠増加によるとされる．グリシンによる視床下部視索上核の NMDA 受容体機能亢進が VIP（vasointestinal peptide）の分泌を亢進して末梢血管を拡張させると考えられる．

D-セリン：D 型アミノ酸は生体内に存在しないとされてきたが，D-セリンは大脳皮質，海馬，線条体に高濃度に存在する．神経細胞やアストロサイトで生成される D-セリンは，NMDA 受容体グリシン結合部位の分布する領域に認められ，グリシンよりも重要な NMDA 受容体の**内因性アゴニスト**で NMDA 受容体依存性のシナプスの可塑性を調節する．グリシンや D-セリンの細胞外濃度を制御しているのは GlyT-1 であり，GlyT-1 阻害により NMDA 受容体機能が促進されるため統合失調症の認知機能改善薬の標的とされている．また，筋萎縮性側索硬化症の運動神経細胞死にグルタミン酸毒性が関与し，アストロサイトで過剰産生された D-セリンによる慢性的な NMDA 受容体活性化が神経細胞死の原因の一つとされている．

キヌレン酸：NMDA 受容体グリシン結合部位の**内因性アンタゴニスト**であり，NMDA 受容体が関与する神経障害性機能を調節する役割がある．

興奮性アミノ酸 Excitatory amino acids

L-**グルタミン酸**（L-glutamic acid, L-glutamate）と L-**アスパラギン酸**（L-aspartic acid, L-aspartate）は中枢神経系に高濃度に存在し，ニューロン活動に興奮を引き起こすことから，興奮性アミノ酸と呼ばれている．グルタミン酸は中枢における主要な興奮性神経伝達物質であり，脳神経系の情報伝達，可塑性および形成に重要な役割を担っている．さらに，てんかん，虚血性脳障害や依存症など種々の病態に関与している．グルタミン酸やアスパラギン酸は神経組織の代謝にも関与し，脳内アンモニアの解毒，蛋白質やペプチドの構成成分として重要な役割を担っている．

■ 生合成・貯蔵・不活性化

生合成 グルタミン酸は血液脳関門を通過して血中から脳へ取り込まれる量よりも脳から遊離される量のほうが多いことから，脳内で生合成されると考えられる．グルタミン酸はアミノ酸代謝の中心物質であり，その生合成や代謝は複雑で複数の直接前駆物質が知られている．*α*-ケトグルタル酸，アスパラギン酸およびグルタミンから生成される．神経終末での神経伝達物質としてのグルタミン酸の生合成について，ミトコンドリアの TCA 回路の *α*-ケトグルタル酸からビタミン B_6 を補酵素とするトランスアミナーゼによってグルタミン酸が生成されると考えられている(☞**図Ⅳ-1**)．あるいは，細胞質にあるグルタミナーゼによってグルタミンからグルタミン酸へ変換される．グルタミン酸の生合成は前駆物質であるグルタミンの蓄積により一部調節され，新しく合成されたグルタミン酸が優先的に放出される．さらに，最終産物によって抑制性制御を受けている(end product inhibition)．

貯　蔵 生合成されたグルタミン酸は神経終末のシナプス小胞に取り込まれて，exocytosis による遊離に備えて貯蔵される．神経終末にはシナプス小胞への取り込みに関与する**小胞グルタミン酸トランスポーター**(vesicular glutamate transporter, **VGLUT**)が存在する．VGLUT は ATP 依存性で，プロトン勾配を利用してグルタミン酸を小胞内に取り込む H^+ アンチポートファミリーに属する．VGLUT には 2 種のサブタイプ VGLUT1 および VGLUT2 があり，シナプスボタンの小胞膜に発現している．VGLUT1 は膜電位のみに依存して活性化され，VGLUT2 は膜電位とプロトン勾配による pH の勾配に依存して活性化される．

興奮性アミノ酸トランスポーター Excitatory amino acid transporter(**EAAT**)——細胞外グルタミン酸濃度は 1 μM 以下であるが，10^6 以上の濃度勾配に逆らってグルタミン酸を神経細胞やグリア細胞内に取り込む EAAT により，神経細胞内では 20 mM，グリア細胞内では 0.1～5 mM と 1,000 倍以上の高グルタミン酸濃度に保たれている．EAAT は，Na^+ 依存性トランスポーターでグルタミン酸 1 分子の取り込みには，2～3 分子の Na^+，1 分子 H^+ の細胞内への流入(共輸送)と 1 分子 K^+ の細胞外への流出(交換輸送)を伴う．細胞膜上 EAAT は 8 回膜貫通部位をもつサブユニットの五量体として存在し，グルタミン酸輸送チャネルと，別にイオンチャネルの機能をもつ．サブユニットの N 末端の六つの *α*-helical domain がグルタミン酸輸送に関与し，C 末端の 2 domain は Cl^- チャネルを形成している．EAAT には 5 種のサブタイプがあり，細胞特異的にあるいは脳部位特異的に発現している．EAAT1 は小脳や前脳のアストロサイト，Bergmann グリア，神経細胞に，EAAT2 は脳内均一にアストロサイトに発現し，EAAT3 は海馬，大脳，中脳，線条体，小脳の神経細胞に，EAAT4 は小脳 Purkinje 細胞に，EAAT5 は網膜の神経細胞，グリア細胞に発現している．

不活性化 生成されたグルタミン酸は刺激によって遊離するが，シナプス後細胞やグリア細胞に取り込まれてシナプス間隙から取り除かれる．すなわち，高親和性の取り込みが神経伝達物質としてグルタミン酸の不活性化機構として機能している．グリア細胞に取り込まれたグルタミン酸はグルタミンシンテターゼによってグルタミンに変換され，神経終末へ前駆物質として供給される．

グルタミン酸受容体

グルタミン酸受容体は高等動物の中枢神経系における興奮性シナプス伝達に中心的役割を担うと同時に，記憶・学習の細胞レベルにおける基盤と考えられているシナプス可塑性や発達期のシナプス可塑性すなわち経験依存的な神経回路網の形成に関与している．また，虚血など病的条件下における神経細胞死にも関与している．グルタミン酸受容体は，神経の電気活動に対する作用薬と拮抗薬の作用や構造と情報伝達機構から，イオンチャネルを内蔵して速いシナプス伝達を担うチャネル型グルタミン酸受容体と，G 蛋白質と共役することにより間接的に情報を伝える代謝型グルタミン酸受容体とに大別される．グルタミン酸受容体は多くの重要な生理機能を担い，さまざまな脳の病態にも関与することから，重要な治療薬の標的と考えられている．

■ イオンチャネル型グルタミン酸受容体 Ionotropic glutamate receptor（**表Ⅳ-4**）

チャネル型グルタミン酸受容体は，グルタミン酸の結合により自身のカチオンチャネルを開口する受容体-イオンチャネル複合体であり，高等動物の中枢神経系における速い興奮性シナプス伝達を担っている．チャネル型グルタミン酸受容体は，特異的アゴニストやアンタゴニストに対する反応性と内蔵するイオンチャネルの電気生理学的特性により，アスパラギン酸の誘導体として合成された *N*-メチル-D-アスパラギン酸（NMDA）に感受性の **NMDA 受容体**と非感受性の **non-NMDA 受容体**に大別され，non-NMDA 受容体はさらに **AMPA 受容体**と**カイニン酸受容体**に分類されてきた．複数のサブユニットがそれぞれのグルタミン酸受容体サブタイプを構成している．

チャネル型グルタミン酸受容体のサブユニットは 4 カ所の疎水性領域（M1〜M4）を有し，M1，M3，M4 領域で膜を貫通しているが，M2 領域はヘアピン様の構造をとりイオンチャネルの内壁を構成している．シナプス間隙に面している M1 領域の近傍と M3 と M4 の間の領域がアゴニスト結合部位を構成している．non-NMDA 受容体は Na^+ と K^+ を透過させ，主として速い興奮性シナプス伝達を担う．一方，NMDA 受容体は Na^+ と K^+ に加え Ca^{2+} にも高い透過性を示し，かつ Mg^{2+} による電位依存的阻害を受けるために，シナプス可塑性の引き金となる重要な生理機能を担う．AMPA 受容体の活性化によって生じるシナプス電流は非常に速く立ち上がり，ただちに減衰する．これに対し，NMDA 受容体電流はゆっくりとした時間経過をたどる．これは，グルタミン酸に対する NMDA 受容体の高い親和性（K_D＝3〜8 nM）によると考えられる．AMPA 受容体のグルタミン酸に対する親和性は低く（K_D＝200 nM），解離も速い．

non-NMDA 型グルタミン酸受容体

non-NMDA 受容体は，グルタミン酸と類似の構造をもつキスカル酸（quisqualic acid）とカイニン酸（kainic acid）に対する親和性から，さらにキスカル酸受容体とカイニン酸受容体に分類された．

表Ⅳ-4 イオンチャネル型グルタミン酸受容体

サブタイプ	AMPA 受容体	カイニン酸受容体	NMDA 受容体 Glu 結合部位	 グリシン結合部位
サブユニット	GluA1〜GluA4	GluK1〜GluK5	GluN2A〜GluN2D	GluN1
アゴニスト	AMPA キスカル酸 カイニン酸	カイニン酸 ドモイ酸	NMDA Glu，Asp	グリシン D-セリン
アンタゴニスト	NBQX GYKI53655	GNQX	D-AP5 CPP	HA966 ジクロロキヌレン酸
チャネル	Na⁺，K⁺ 速いシナプス電流	Na⁺，K⁺	Na⁺，K⁺，Ca²⁺ 遅いシナプス電流	
チャネル遮断	細胞内ポリアミン アルギオ毒素 女郎グモ毒	細胞内ポリアミン	Mg²⁺，MK801 PCP，ケタミン	

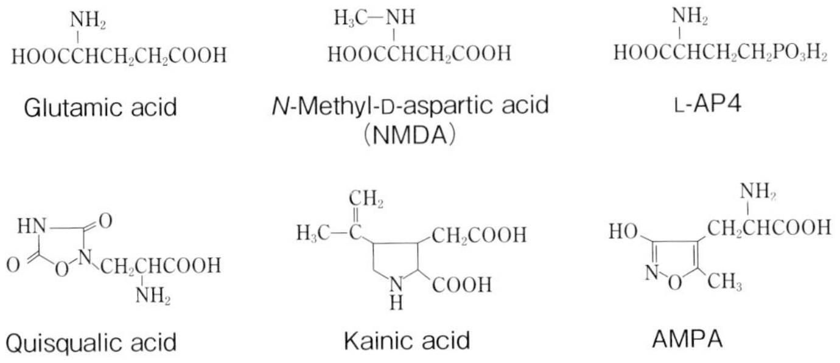

図Ⅳ-9　グルタミン酸受容体作用薬

後に，キスカル酸受容体へは **AMPA**（α-amino-3-hydroxy-5-methylisoxazole-4-propionic acid）がより選択的に作用することから AMPA 受容体と呼ばれている．AMPA 受容体は AMPA やキスカル酸に高い親和性を示すが，カイニン酸にも応答し，4 種類のサブユニット（**GluA1〜GluA4**）が存在することが明らかになった．一方，カイニン酸に高い親和性を有するカイニン酸受容体は二つのグループに分けられる 5 種類のサブユニット（**GluK1〜GluK5**）が見いだされている．通常，高等動物の中枢神経細胞の non-NMDA 受容体チャネルは Na^+，K^+ を透過させ，中枢における速い興奮性シナプス伝達の大部分を担う重要な生理機能を果たしている．AMPA 受容体のイオン選択性は，GluA2 により規定されており，このサブユニットが含まれない場合にはある種のグリア細胞にみられるように Ca^{2+} 透過性を有する AMPA 受容体チャネルが形成される．イオン透過性を規定しているのは GluA2 の M2 に存在するアルギニン残基である．遺伝子ではこのアルギニンに対応するコドンはグルタミンであり，RNA の段階でのコドンの変換（エディティング）を経て産生される．NBQX（6-nitro-7-sulphamobenzo-quinoxaline-2,3-dione）は選択的な AMPA 受容体の拮抗的アンタゴニストであり，GYKI53655 は非拮抗的アンタゴニストである．シクロチアジドは AMPA 受容体の脱感受性を阻害し，コンカナバリン A はカイニン酸受容体の脱感受性を阻害する．

神経毒と神経変性疾患——カイニン酸は哺乳動物の神経細胞にグルタミン酸の 50 倍もの強い脱分極を起こし，神経細胞を特異的に変性させる神経毒でもある．神経変性実験の手段として用いる．トリプトファンの代謝物で内因性興奮性物質のキノリン酸が Huntington 病のような神経変性疾患へ関与するとの説もある．南アジアや東アフリカの地方病 neurolathyrism〔筋萎縮性側索硬化症（ALS）の一種〕はエジプト豆のアミノ酸 β-N-oxalylamino-L-alanine（BOAA）が AMPA 受容体にアゴニストとして作用することが原因であることが確定している．グアムの Parkinson/ALS/認知症コンプレックスの病因はソテツの種子に含まれる β-methyl-amino-L-alanine（BMAA）が重炭酸塩により神経毒となり AMPA 受容体および NMDA 受容体に作用することに関係があるといわれている（☞ 317 頁）．

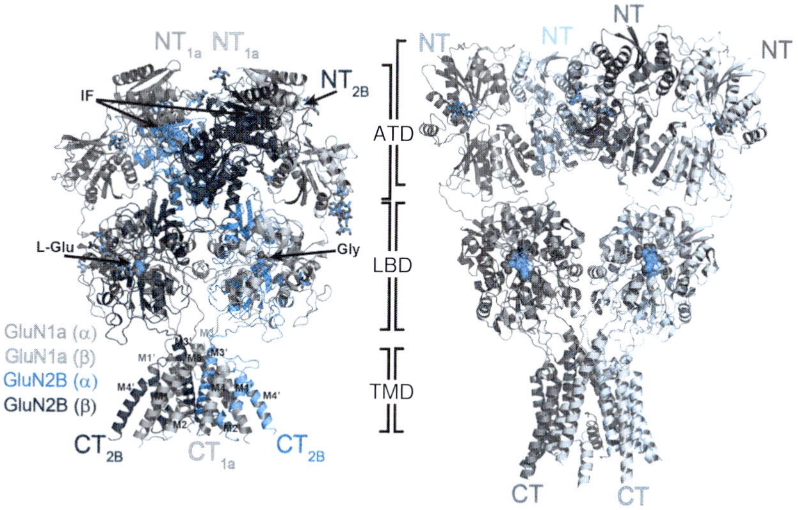

図Ⅳ-10 グルタミン酸受容体の構造(Karakas, Furukawa, Science **344**, 992-997, 2014)
ATD：アミノ末端領域，LBD：リガンド結合領域，TMD：膜貫通領域，NT：アミノ末端(N 末端)，CT：カルボキシル末端(C 末端)，IF：イフェンプロジル，L-Glu：L-グルタミン酸，Gly：グリシン．
(左)NMDA 受容体：GluN1a サブユニットと GluN2B サブユニットとのヘテロ二量体の二量体から成るヘテロ四量体．グルタミン酸およびグリシンの結合部位はそれぞれ GluN2B および GluN1a の LBD に存在する．アロステリック阻害薬イフェンプロジルは GluN2B の ATD に結合する．LBD と TMD の境界は明瞭であるが，LBD と TMD は密着している．
(右)AMPA 受容体：GluA2 サブユニットの四量体．LBD と TMD の境界も明瞭であり，Y 字型の全体構造は NMDA 受容体と異にしている．

NMDA 型グルタミン酸受容体(図Ⅳ-10)

NMDA 受容体チャネルの開口にはアゴニストであるグルタミン酸とグリシンの存在と細胞膜の脱分極によるチャネルの Mg^{2+} 閉塞阻害の解除が必要である．NMDA 受容体は神経伝達物質依存性イオンチャネルであると同時に電位依存性イオンチャネルでもあるという稀有の特性を有している．NMDA 受容体は Na^{+}，K^{+} に加え Ca^{2+} もよく透過させる．

NMDA 受容体はグルタミン酸結合部位を有する GluN2 サブユニットとグリシン結合部位をもつ GluN1 サブユニットの組み合わせにより構成されている．グルタミン酸結合サブユニットには脳内分布や機能特性を異にする 4 種類の分子種が存在し，NMDA 受容体の多様性を生み出している．

NMDA は生理的アゴニストとしてのグルタミン酸やアスパラギン酸の認識部位へ選択的に結合する．その作用は，D-AP5(D-2-amino-5-phosphovaleric acid)や CPP(3-[2-carboxypiperazin-4-yl]propyl-1-phosphoric acid)によって競合的に拮抗される．

NMDA 受容体サブユニットの脳内分布――GluN1 は胎児期から脳全体に広く分布している．一方，4 種類の GluN2 はそれぞれ特徴的な発現分布を示す．GluN2A は生後に発現がはじまり，大脳皮質，海馬，小脳顆粒細胞など脳内に広く分布する．これに対し GluN2B は胎児期から発現し，脳全体に分布していたものが，成熟脳では前脳に限局するようになる．GluN2C は生後に小脳顆粒細胞で強い発現が認められる．GluN2D は胎児期から間脳，脳幹部に発現するが，生後発現量が低下する．

NMDA 受容体の調節——

①グリシン調節部位には，グリシンや D-セリンが作用する．その作用はストリキニーネで抑制されず，脳のストリキニーネ非感受性グリシン結合部位である．グリシン結合部位は選択的拮抗薬 HA966 で遮断される．グリシン結合部位に対して部分アゴニスト作用を示すサイクロセリンは統合失調症の患者に対する治療薬としての働きが報告されている．トリプトファン代謝物であるキヌレン酸も拮抗作用を示し，内因性神経障害防御因子と考えられている．ジクロロキヌレン酸は特に作用が強い．

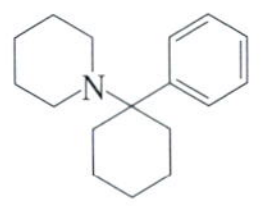

Phencyclidine

②カチオンチャネルを形成する各サブユニットの 2 番目の疎水性領域のアスパラギンが主要な電位依存性 Mg^{2+} 結合部位を構成している．幻覚物質で乱用される**フェンシクリジン**(phencyclidine, PCP)，解離性麻酔薬の**ケタミン**(ketamine)，選択的拮抗薬 MK801 の結合部位は Mg^{2+} 結合部位と重なっている．近年，ケタミンの即効性抗うつ効果が示された．

③ Zn^{2+} の抑制性制御を受けるが，この抑制には電位依存性はみられない．また，NMDA 受容体は pH，ポリアミンあるいはリン酸化などにより多様な調節を受けている．

シナプス長期増強

このような NMDA 受容体の特性は，記憶・学習や経験依存的神経回路網の整備など脳・神経系の本質的な機能の基本過程であると考えられている入力に依存したシナプスの可塑性に重要な役割を果たすことが明らかにされている．最もよく解析されているシナプス可塑性である高頻度刺激による海馬 CA1 野の**シナプス長期増強**(long term potentiation, LTP)において NMDA 受容体の重要性が示されている(**図Ⅳ-11**)．

通常の弱い刺激でシナプス前膜から放出されたグルタミン酸はシナプス後膜の AMPA 型のグルタミン酸受容体を活性化し，Na^{+} の流入によるシナプス後膜の脱分極を引き起こし興奮を伝える．一方，NMDA 受容体はグルタミン酸が放出されてもそれだけでは Mg^{2+} によりチャネルの閉塞阻害を受けているために活性化されない．高頻度刺激のような強い入力によりシナプス前部からのグルタミン酸放出量が増大し AMPA 受容体が強く活性化され，シナプス後膜が大きく脱分極(興奮)すると Mg^{2+} による NMDA 受容体のチャネルの閉塞阻害が解除され，グルタミン酸により NMDA 受容体も活性化される．NMDA 受容体チャネルは Na^{+} を流入させシナプス伝達に関与するとともに Ca^{2+} も流入させ，AMPA 受容体の膜への挿入を促進しシナプス後部の AMPA 受容体量を増加させるなど，シナプス伝達の長期増強に必要な変化を誘導する．

NMDA 受容体はその特性により，シナプス前細胞の興奮(グルタミン酸の放出)とシナプス後細胞の興奮(脱分極)とが同じタイミングで起きていることを感知し，シナプス可塑性を引き起こすという重要な生理機能を担っている．この特性はシナプス長期増強の特徴である入力特異性と連合性の基盤である．

NMDA 受容体の選択的アンタゴニストである AP5 などの阻害薬の影響や遺伝子欠損動物の解析から，NMDA 受容体が記憶・学習や神経回路網の形成に重要な働きをしていることが示唆されている．また，NMDA 受容体チャネルは Ca^{2+} に高い透過性を有することから，その異常な活性化が虚血などさまざまな脳の病態時にみられる神経細胞死を引き起こす可能性が指摘されている．

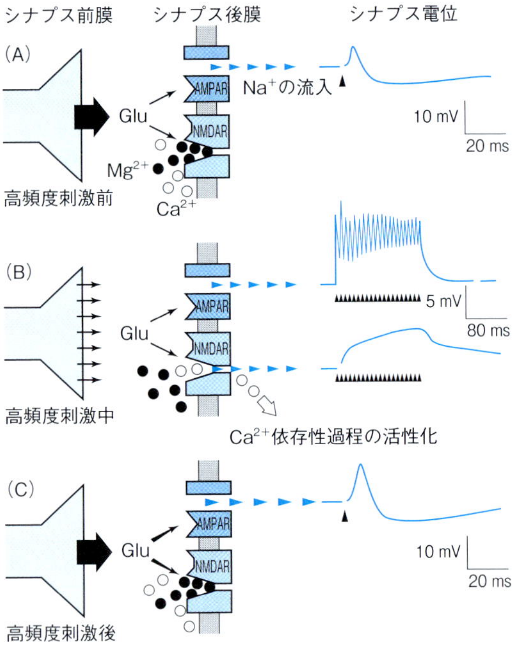

図Ⅳ-11　シナプス長期増強の機構(Collingridge and Bliss, Trends Neurosci., 1987)
シナプス伝達の長期増強が観察される海馬 CA1 野の神経伝達物質もグルタミン酸(Glu)であり，通常シナプス後膜の AMPA 型グルタミン酸受容体(AMPAR)を活性化することにより Na^{+}を透過させ興奮を伝えている．高頻度刺激によりシナプス前部からのグルタミン酸放出量が増大するとグルタミン酸受容体がより強く活性化され，シナプス後部への Na^{+} の流入が増え，強い興奮が引き起こされる．大きな脱分極によって Mg^{2+} による NMDA 型グルタミン酸受容体チャネル(NMDAR)の閉塞阻害が解除され，グルタミン酸により活性化された NMDA 受容体は Na^{+} とともに Ca^{2+} を流入させる．NMDA 受容体の活性化による Ca^{2+} の流入がシナプス伝達の長期増強の誘導に不可欠であることが示されている．グルタミン酸と脱分極の二つのシグナルが揃って初めて活性化されるという特性をもつ NMDA 受容体はシナプス長期増強の特徴である入力特異性と連合性を可能にしている．

表Ⅳ-5 NMDA 受容体拮抗薬

分 類	拮抗薬	臨床応用
PCP 結合部位拮抗薬（チャネル遮断）	ケタミン	全身麻酔薬（☞ 362 頁）
	アマンタジン	A 型インフルエンザ予防薬（☞ 587 頁） Parkinson 病治療薬（☞ 313 頁） 脳循環改善薬（☞ 324 頁）
	メマンチン	Alzheimer 型認知症治療薬（☞ 320 頁）
	デキストロメトルファン	中枢性鎮咳薬（☞ 484 頁）
	メサドン	麻薬性オピオイド鎮痛薬（☞ 374 頁）
ポリアミン結合部位拮抗薬	イフェンプロジル	脳循環改善薬（☞ 323 頁）
グリシン結合部位拮抗薬	サイクロセリン	抗結核抗生物質（☞ 572 頁）

■ 代謝型グルタミン酸受容体 Metabotropic gultamate receptor

G 蛋白質と共役して情報を伝達する代謝型グルタミン酸受容体は高等動物の中枢神経系に広く分布している．代謝型グルタミン酸受容体はムスカリン性アセチルコリン受容体やアドレナリン受容体などのような他の多くの G 蛋白質共役型神経伝達物質受容体と同様に，シナプス伝達やシナプス伝達の修飾に関与していることが予想される．

遺伝子のクローニングにより，代謝型グルタミン酸受容体には 8 種類のサブタイプが見いだされ，他の G 蛋白質共役型受容体と同様に七つの疎水性領域で膜を貫通していると推定されている（**表Ⅳ-6**）．これらのサブタイプは共役する情報伝達系と薬理学的特性により三つのグループに大別される．グループ I の **$mGlu_1$** と **$mGlu_5$** は，G_q を介してホスホリパーゼ C を活性化し，イノシトール三リン酸を産生し細胞内ストアから Ca^{2+} を放出させ，プロテインキナーゼ C を活性化する．DHPG（3,5-dihydroxyphenylglycine）が選択的なアゴニストである．その他のサブタイプは cAMP 産生の抑制と共役し，特定の K^+ チャネルや Ca^{2+} チャネルを調節している．グループ II の **$mGlu_2$** と **$mGlu_3$** に選択的なアゴニストに APDC（*2R*,*4R*-4-aminopyrrolidine-2,4-dicarboxylate）があり，グループ III である **$mGlu_4$**，**$mGlu_6$**，**$mGlu_7$** および **$mGlu_8$** は L-AP4（L-2-amino-4-phosphobutanoic acid）に親和性が高い．代謝型グルタミン酸受容体はシナプス前部とシナプス後部の両方で多彩な作用を示し，視覚や嗅覚の感覚情報伝達や中枢シナプス可塑性に関与することが明らかにされている．

表Ⅳ-6 代謝型グルタミン酸受容体

サブタイプ	グループ I	グループ II	グループ III
サブユニット（7TM）	$mGlu_1$，$mGlu_5$	$mGlu_2$，$mGlu_3$	$mGlu_4$，$mGlu_6$， $mGlu_7$，$mGlu_8$
アゴニスト	DHPG	APDC	L-AP4
情報伝達系	G_q ↑ IP_3/DG ↓ K^+ チャネル	G_i ↓ cAMP ↑ K^+ チャネル ↓ Ca^{2+} チャネル	G_i ↓ cAMP ↑ K^+ チャネル ↓ Ca^{2+} チャネル

2 生理活性アミン

生体内で合成され生理活性をもつアミン類(アンモニアの水素をアルキル基やアリル基で置換したものの総称)がある．アセチルコリンとノルアドレナリンは自律神経の伝達物質として確立されており，アドレナリンは副腎髄質ホルモンであり，セロトニン，ヒスタミンは局所ホルモンとして末梢臓器で生理活性を現す．現在，アセチルコリン，ドパミン，ノルアドレナリン，アドレナリン，セロトニン，ヒスタミンのいずれも中枢神経伝達物質としての重要な役割が明らかになっている．これら生理活性アミンの生合成から受容体に作用して生理機能を修飾するまでの過程には多くの薬の作用点が見いだされ，創薬の標的とされている．

アセチルコリン Acetylcholine(ACh)

アセチルコリン(ACh)は，化学伝達物質であることが最初に確立された化合物である．運動神経の神経筋接合部，副交感神経末端，神経節の節前・節後神経間のシナプスでの伝達物質であり，中枢神経系においても伝達物質として働いていると考えられる．ここでは，これらの組織の神経末端で行われる ACh の合成・貯蔵および遊離と，受容体との結合によるさまざまな作用について述べる．

生体内のアセチルコリン

■ 生体内分布

ACh の定量は，ガスマススペクトロメトリー，高速液体クロマトグラフィー，化学ルミネッセンス法，放射測定法(ACh を分解して生じたコリン(choline)をリン酸化し，コリン-^{32}P-リン酸として測定する)によって，0.2 pmol の ACh まで測定できる．しかし，現在までにカテコラミンのように詳細な組織内 ACh 濃度は報告されていない．コリン作用性神経のマーカーとしては，ACh 生合成酵素の**コリンアセチルトランスフェラーゼ**(choline acetyltransferase, ChAT)の特異抗体を用いて免疫組織化学的に ChAT 陽性神経，すなわち，ACh 産生神経の分布を調べることができる．

末梢アセチルコリン神経(☞ 236〜241 頁)

運動神経：脳神経，脊髄運動ニューロンを起始核とし骨格筋を支配する運動神経は ACh ニューロンで，神経筋接合部(neuro-muscular junction)ではニコチン性 ACh 受容体を介して神経伝達が行われる．

自律神経節：副交感神経節前線維は中脳，橋・延髄・仙髄を起始核とし，交感神経節前線維は胸髄，腰髄を起始核とする ACh ニューロンである．神経節の伝達はニコチン受容体を介して行われる．

副交感神経：副交感神経節後神経は副交感神経節に発し，支配臓器で終末する ACh ニューロンであり，ムスカリン性 ACh 受容体を介して伝達される．

中枢アセチルコリン神経(☞ 281 頁)

副交感神経核，交感神経核，脊髄運動ニューロン，脳神経運動ニューロン，線条体ニューロン，大脳皮質など運動機能に関する神経および辺縁系，大脳など情動や知能に関与する神経が ACh 産生ニューロンである．

■ 生合成

ACh は，コリンとアセチル CoA (acetyl-CoA)を基質として，コリンアセチルトランスフェラーゼ(ChAT)によって合成される(**図Ⅳ-12**)．神経終末での ACh 合成能力は非常に高く，連続した神経興奮による多量の ACh 遊離も十分に補いうる．ChAT は，細胞体で合成され軸索輸送(axonal transport)によって運ばれて，神経終末の細胞質中に存在する．

コリンアセチルトランスフェラーゼ(ChAT)——分子サイズ 67～75kDa でコリンに対する K_m 7.5×10^{-4} M，アセチル CoA に対する K_m 1.6×10^{-5} M で Cl^- で活性化される．ACh 生合成の調節は，ChAT ではなく前駆物質であるコリンの取り込みが律速段階となる．

■ コリンの輸送機構

基質の一つであるコリンは，神経系では合成されず，食物中のあるいは肝臓などで合成された遊離形あるいはリン脂質型コリン(おそらくホスファチジルコリン)が終末内に取り込まれる．第四級アンモニウムイオンであるコリンは，細胞膜を拡散によっては通過できず，細胞膜中に存在する**コリントランスポーター**(CHT)によって細胞内に取り込まれる．

コリン輸送機構には高親和性と低親和性の 2 種類あり，高親和性コリン輸送機構は ACh を神経伝達物質とする神経終末にのみ存在している．コリンに対して高親和性であるため(K_m 1～5 μM)，低濃度のコリンでも効率よく神経終末に取り込まれる．この輸送機構は細胞外に生理的濃度の Na^+ を必要としており，細胞内外の Na^+ 濃度差をエネルギー源とした共輸送体(synport)と考えられる．神経が活性化するとコリン取り込みの V_{max} が増大し，神経活性が低下すると V_{max} が減少して，コリン供給が ACh 合成の律速段階になっている．**ヘミコリニウム-3**(hemicholinium-3)は特異的に(K_i＜0.1 μM)これを阻害する(**図Ⅳ-13**)．

一方，低親和性コリン輸送機構(K_m 40～80 μM)は神経細胞体および広く細胞一般に存在していて，膜を構成するリン脂質のホスファチジルコリンの基質としてのコリンを輸送する．

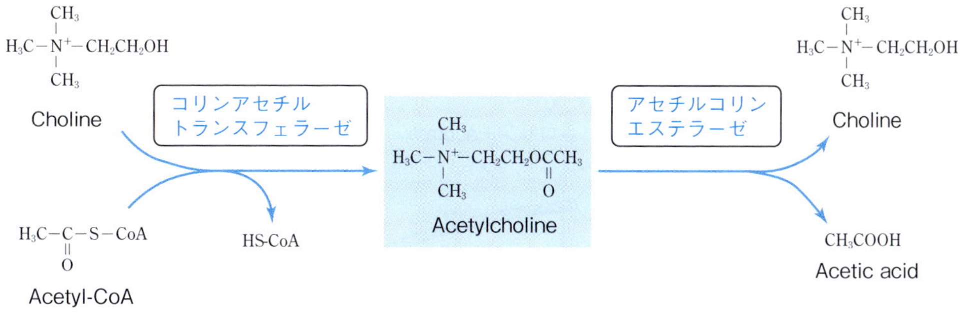

図Ⅳ-12 アセチルコリンの生合成と分解

高親和性コリントランスポーター——13 回膜貫通型である．GABA やアミントランスポーターファミリーには属さず，Na^+ 依存性グルコーストランスポーターファミリーと相同性が高い特徴がある．Na^+，Cl^- 依存性コリン取り込みは K_m＝1.2 μM と高親和性で，ヘミコリニウム-3 感受性である．CHT1 mRNA はコリン作用神経に限局して発現していることも確認され，コリン神経に特異的な高親和性コリントランスポーターであるとされている．

■ 貯　蔵

神経終末内には，直径 30～40 nm のシナプス小胞（synaptic vesicle）が多数存在し，細胞質中で合成された ACh は小胞アセチルコリントランスポーター（vesicular acetylcholine transporter, VAChT）によってこの中に取り込まれて貯蔵される．神経終末では，ACh の約半分が，シナプス小胞中に存在し，残りは細胞質中にある．

小胞アセチルコリントランスポーター（VAChT）——VAChT は 12 回膜貫通型トランスポーターである．VAChT はすべてのコリン神経終末に ChAT とともに発現し，小型シナプス小胞（small synaptic vesicles, SSV）の電位依存性 H^+-ATP アーゼによって生ずるプロトン勾配を利用して H^+ の流出と共役して ACh を小胞に取り込む．ベサミコールは VAChT の小胞内ドメインに結合してその活性を非競合的に阻害し，ACh の取り込み，貯蔵を抑制する．

■ 遊　離

インパルスが神経を伝わって，神経終末に達すると，膜の Ca^{2+} チャネルが開口し，終末内に Ca^{2+} が流入する．これが ACh 遊離の引き金となる．

ACh 遊離は，量子的遊離（quantal release）の性質をもっている．すなわち，数千分子の ACh が一つの量子（quantum）として，遊離の最小単位となり，非連続的な遊離が行われる．神経が静止状態にあるときも，間欠的遊離が起こり，これが神経筋接合部で**微小終板電位**（miniature end-plate potential, MEPP）として観察される．量子的遊離は，細胞外液の Ca^{2+}

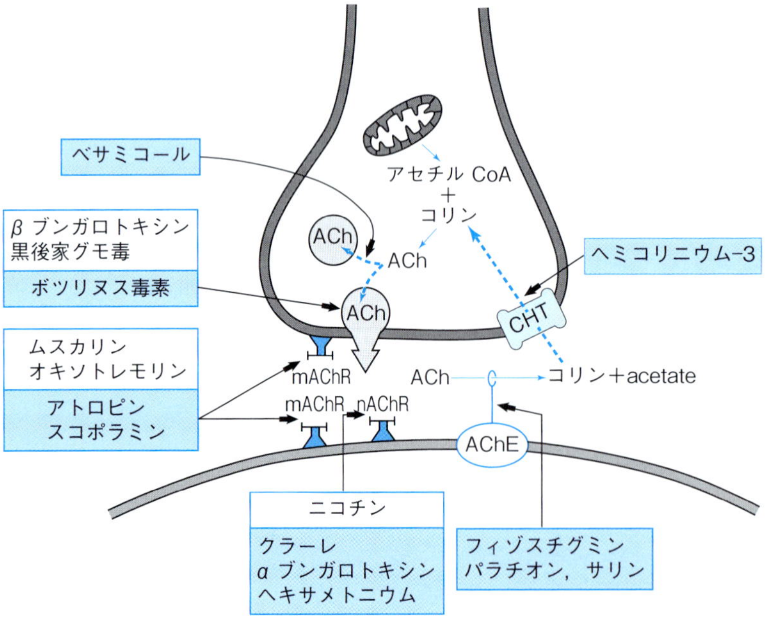

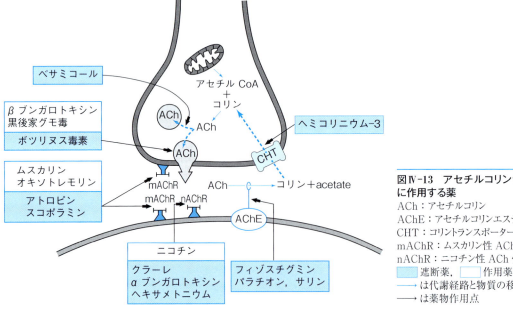

図Ⅳ-13　アセチルコリンシナプスに作用する薬
ACh：アセチルコリン
AChE：アセチルコリンエステラーゼ
CHT：コリントランスポーター
mAChR：ムスカリン性 ACh 受容体
nAChR：ニコチン性 ACh 受容体
□ 遮断薬，□ 作用薬
→ は代謝経路と物質の移動
→ は薬物作用点

濃度が上昇すると促進され，逆に，Mg^{2+} によって抑制される．神経の興奮時には，数百の量子が同時に遊離され，微小終板電位の相加によって終板電位を発生させる．

量子的遊離の vesicle 説——ACh が量子的遊離を起こすという事実と，神経終末にシナプス小胞が存在して，その内に数千～数万分子の ACh を含むという事実が結びついて，神経興奮時に遊離される ACh は，シナプス小胞中のものであるとの考えが有力である．神経興奮により終末内に流入した Ca^{2+} が，シナプス小胞と細胞膜を融合させ，小胞内の ACh を細胞外へ遊離する(exocytosis)と考えられている．

■ 遊離の制御

神経を伝わる信号はパルスとして，急速な立ち上がりとともに，急速にもとへ回復する．神経終末部の膜に**前シナプス性 ACh 受容体**(presynaptic acetylcholine receptor)が存在しており，遊離された ACh はシナプス後膜の受容体に働くのみならず神経終末にも作用して，ACh の遊離を抑制する．すなわち，**自己受容体**(M_2 と M_4)による負のフィードバック(negative feedback)機構が存在している．

貯蔵・遊離に作用する薬毒物(図Ⅳ-13)

ブンガロトキシン Bungarotoxin：台湾産アマガサヘビはブンガロトキシンと総称される一連の蛋白質毒素を産生する．このうち，α ブンガロトキシンは，神経筋接合部のニコチン性アセチルコリン受容体に競合的かつ非可逆的に結合し，ここでの神経伝達を阻害する．また，β ブンガロトキシンは神経終末部に結合して，この毒のもつホスホリパーゼ A_2(phospholipase A_2)活性によって，終末部の細胞膜を傷害して ACh を遊離，枯渇させる．

黒後家グモ毒 Black widow spider venom ：蛋白質毒素で，これを作用させると神経終末部の ACh が一斉に遊離され，シナプス小胞の消失と，ACh の枯渇が起こり，ACh 遊離が止まる．

ボツリヌス毒素 Botulinus toxin：ボツリヌス菌 *Clostridium botulinum* が産生する，現在知られている最も強力な毒素である．コリン作用性神経の神経終末に結合，蛋白質分解酵素活性をもつ毒素の一部が侵入してシナプス小胞蛋白質 SNAP-25 を切断，これと膜との融合を阻害して ACh の分泌を抑制する．本毒素は，局所筋弛緩薬として臨床で用いられている．

ベサミコール Vesamicol(AH5183)：細胞質で合成された ACh のシナプス小胞内への取り込みを抑制し，シナプス小胞を枯渇させる．その結果，神経刺激時の ACh 遊離が抑制される．

■ 代　謝

シナプス間隙に遊離された ACh は，受容体に結合して反応を起こすとともに，アセチルコリンエステラーゼ(acetylcholinesterase)によって速やかに分解されて，コリンと酢酸になる(**図Ⅳ-12**)．この分解によって化学伝達は終了する．生成されたコリンは，高親和性コリン取り込み機構によって神経終末に取り込まれて再利用される．

アセチルコリンエステラーゼは ACh による化学伝達を行うシナプスの前膜および後膜表面に結合して存在し，強力な ACh 分解能をもっている(☞ 246 頁)．ACh は血清中に存在する**偽性コリンエステラーゼ**(pseudocholinesterase)によっても分解を受ける．アセチルコリンエステラーゼ阻害薬のネオスチグミンは重症筋無力症，緑内障，膀胱や小腸平滑筋の機能不全の治療に用いられる(☞ 248 頁)．選択的アセチルコリンエステラーゼの阻害薬**ドネペジル**(donepezil)はシナプス間の ACh の濃度を増加させ，Alzheimer 病の治療に用いられる(☞ 319 頁)．非可逆性コリンエステラーゼ阻害剤は殺虫剤や農薬の成分として使われる．強力な非可逆性阻害剤は化学兵器として知られる(☞ 248 頁)．

アセチルコリンの作用

■ ニコチン様作用とムスカリン様作用

ACh が神経伝達物質であることが証明される以前から，ACh に対する種々の組織反応性，阻害薬の特異性より，ACh の作用には，**ニコチン様作用**(nicotinic action)と**ムスカリン様作用**(muscarinic action)の二つがあることが知られていた(☞ 243 頁).

ニコチン様作用は骨格筋，神経節における刺激作用で，大量のニコチン(nicotine)で作用が阻害されることより名付けられた．クラーレが代表的阻害薬である．

ムスカリン様作用は，副交感神経支配器官における刺激作用で，キノコ(ベニテングタケ *Amanita muscaria*)のアルカロイド，ムスカリン(muscarine)の作用と類似していることより名付けられた．アトロピン，スコポラミンが代表的阻害薬である．副交感神経の興奮による作用は多岐にわたるが(☞**表Ⅴ-4** 240 頁)，内臓平滑筋収縮，外分泌腺刺激，心筋活動の抑制が主な作用として認められる．

アセチルコリン受容体

■ ニコチン性アセチルコリン受容体 Nicotinic acetylcholine receptor

運動神経の興奮によって神経終末からシナプス間隙に放出された ACh は拡散によってシナプス後膜に達し，ACh 受容体と結合する．ACh の結合によってニコチン性 ACh 受容体(ニコチン受容体)のイオンチャネルが開き，Na^+ が筋細胞内へ流入し，膜の脱分極を引き起こす(☞ 50 頁)．すなわち，ニコチン受容体によって，ACh という化学信号が膜電位の変化という電気信号に変換されたわけである．この興奮は，電位依存性 Na^+ チャネルの働きによって筋線維に沿って両方向に伝えられ，筋細胞膜 T 管の電位依存性 L 型 Ca^{2+} チャネルを介して細胞内の筋小胞体に存在する Ca^{2+} 放出チャネルを開口させ，細胞内 Ca^{2+} 濃度を上昇させることにより筋収縮を引き起こす．重症筋無力症は，筋肉のニコチン受容体に対する自己抗体により引き起こされる．

アセチルコリン結合――ニコチン受容体の ACh に対する濃度応答曲線はシグモイド型になり，2 に近い Hill 係数を示す．これは ACh の受容体への結合に正の協同性があることを示し，ACh 受容体チャネルの開口に 2 個の ACh の結合が必要と考えられた．この結論は，受容体 1 分子当たり ACh との結合に関与する α サブユニットが 2 個含まれているという構造的知見とよく一致している．また，受容体を高濃度のアゴニストと長時間共存させると活性が次第に減少し，受容体はもはやアゴニストに対して反応しない脱感受性状態へ移行する．脱感受性は可逆的でアゴニストを取り除き，一定の回復期間をおくと反応性は再びもとの状態に戻る．

チャネル機能――ACh によって生じる脱分極は，通常ゼロ電位水準をこえて変化することはない．ACh 受容体のチャネルは Na^+ と K^+ をともに透過させ，Na^+ の流入と同時に K^+ の流出が起こり，このため膜電位がゼロ電位水準をこえて変化することが妨げられる．さらに ACh 受容体チャネルは種々の 1 価カチオン，2 価カチオンおよび有機カチオンを透過させるが，アニオンは透過させない．透過しうるイオンの大きさから，ACh 受容体のイオンチャネルは最も狭い箇所で 0.65 nm×0.65 nm の口径をもつとされている．

パッチクランプ法の開発によって，1 分子の ACh 受容体チャネルの開閉が直接観察され，ACh 受容体のイオンチャネルが基本的には“開”と“閉”の二つの状態をとることによってイオンの流れを調節している様子が示された(**図Ⅳ-14**)．例えば，ラットの神経筋接合部のニコチン受容体の場合，20℃でチャネ

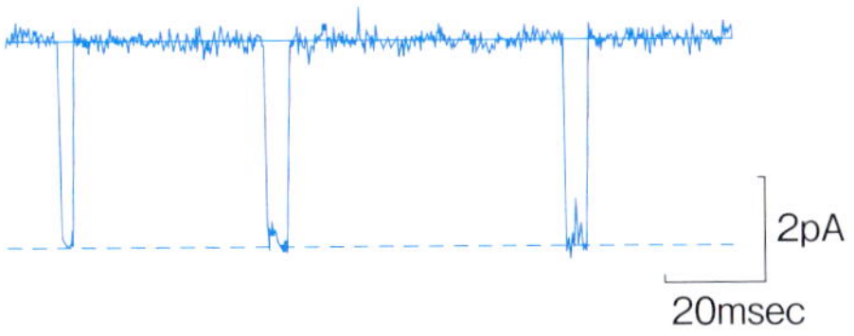

図Ⅳ-14　ニコチン性アセチルコリン受容体の単一チャネル電流
3 回のチャネルの開口（下向き電流）がみられる．

ルの平均開口時間は 1 msec，単一チャネルコンダクタンスは 50 pS であり，1 個のチャネルが一度開けば，約 20,000 個の Na^+ を通過させる．

ニコチン受容体の分子構造

シビレエイ電気器官の膜より精製されたニコチン受容体は，α，β，γ，および δ サブユニットと呼ばれる分子量 40,000，50,000，60,000，および 65,000 の 4 種類のサブユニットより成り，各サブユニットの構成比は α：β：γ：δ＝2：1：1：1 である．

サブユニットの形状――二次元結晶の電子顕微鏡による解析から，ニコチン受容体の 5 個のサブユニットがほぼ同心円上に位置し，中央にイオンチャネルと思われるくぼみが観察される（**図Ⅳ-15**）．全体としてのニコチン受容体は，直径 8 nm，長さ 14 nm のシリンダー状で，細胞膜からシナプス間隙側に 7nm，細胞質側に 4nm 突き出ている．

ニコチン受容体各サブユニットのアミノ酸配列，hydropathy profile や推定二次構造はよく類似していることから，五つのサブユニットは，同様な形で膜を貫通し，ほぼ対称的に配位することによって，イオンチャネルを形成しているものと考えられている．各サブユニットは N 末端にシグナルペプチドを有することから，N 末端側半分は膜の外側にあり，C 末端側半分には四つの疎水性領域（M1～M4）が存在し，膜を貫通している．そのうち疎水性領域 M2 とその近傍がイオン透過速度の決定に重要な役割を担っている．すなわち，各サブユニットの疎水性領域 M2 近傍の負電荷を有するアミノ酸およびグルタミンが三つの環状構造を形成して，ACh 受容体チャネルのイオン透過速度を制御しており，これらの環状構造と疎水性領域 M2 がイオンチャネルの内壁を形成していることが示唆されている．特に中央の環状構造は，イオン選択性に関与し，チャネルの最狭部を構成している（**図Ⅳ-15**）．

ニコチン受容体サブタイプとサブユニット構成――神経筋接合部の形成に伴って，ニコチン受容体の分布は大きく変化する．ニコチン受容体は運動神経が軸索を伸ばして骨格筋の表面にシナプスを形成する以前に出現しており，筋表面に一様に分布している（非シナプス型あるいは幼若型受容体）．運動神経の軸索が筋肉に到達し，機能的なシナプス（神経筋接合部）が作られると，シナプス後部の受容体密度が次第に増加する．シナプスが成熟し，筋収縮が活発に行われるようになると，シナプス後部に高密度で受容体が集積するとともに（シナプス型あるいは成熟型受容体），シナプス外の受容体は次第に消失する．成熟動物の骨格筋を除神経すると，非シナプス型受容体が急速に出現してくる．非シナプス型 ACh 受容体チャネルは α，β，γ および δ サブユニットより構成され，シナプス型 ACh 受容体チャネルは α，β，ε および δ サブユニットより構成されている．すなわち，神経筋接合部のシナプス形成の過程で起こるニコチン性 ACh 受容体の機能的変化は，γ サブユニットから ε サブユニットへの切り換えに基づく．

神経節や中枢のニコチン受容体は，神経筋接合部の受容体とは薬に対する感受性が異なり，別種のサブタイプから成っている（**表Ⅳ-7**）．例えば，ヘキサメトニウムは神経節で拮抗的に阻害を行うのに対して，デカメトニウムは，神経筋接合部に作用して，脱分極性阻害を行う．また α ブンガロトキシンなどの蛇毒は，神経筋接合部のニコチン受容体と結合して作用を阻害するが，神経節ではまったく効果がない．

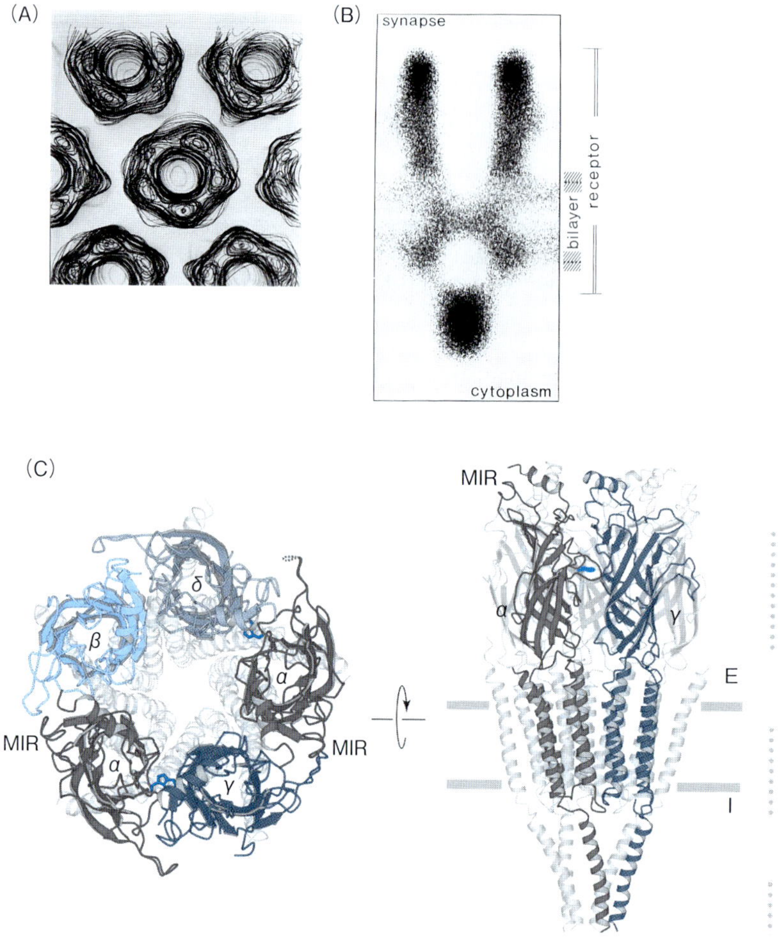

図Ⅳ-15　ニコチン性アセチルコリン受容体の構造
(**A**) シナプス間隙側から見た電子顕微鏡像(Brisson & Unwin, 1985).
(**B**) 中心部を縦切りにした電子顕微鏡像 (Toyoshima & Unwin, 1988).
(**C**)結晶構造
(左)シナプス間隙から見たアセチルコリン受容体．五つのサブユニットがほぼ対称的に集合し，細胞膜を垂直に貫通して中央にイオンチャネルを形成している．
(右)細胞膜と平行な面から見たアセチルコリン受容体．前面の二つのサブユニット(αとγ)を目立たせている．
青色：アセチルコリン結合部位を構成するαサブユニットのトリプトファン残基 149，MIR：αサブユニットの主要抗原部位．
(Unwin, Refined structure of the nicotinic acetylcholine receptor at 4A resolution. J. Mol. Biol. **346**, 967-989, 2005)

表Ⅳ-7　ニコチン性アセチルコリン受容体の分類

受容体サブタイプ		サブユニット構成	アゴニスト	アンタゴニスト
筋肉型 (N_M)	C_{10} 受容体	α1β1εδ(成人) α1β1γδ(胎児)	エピバチジン， アナトキシン A	αブンガロトキシン， デカメトニウム(C_{10})
末梢神経型 (N_N)	C_6 受容体	α7 α3α5β4 α3α5β2β4	エピバチジン	κブンガロトキシン， メカミラミン， ヘキサメトニウム(C_6)
中枢神経型 (CNS)	αブンガロトキシン非感受性	α4β2 α3β4	シチシン， エピバチジン， アナトキシン A	ジヒドロβエリスロシン， αコノトキシン Au IB， メカミラミン
	αブンガロトキシン感受性	α7	アナトキシン A	メチルリカコニチン， αコノトキシン IMI， αブンガロトキシン

中枢のニコチン受容体はα(α2〜α8)，β(β2〜β4) の 2 種のサブユニットから構成される五量体と考えられている．Alzheimer 病，Parkinson 病，Lewy 小体性認知症の死後脳での減少が知られており，治療薬の標的となる重要な受容体である．α4β2 ACh 受容体のうち主にシナプス前部に局在して神経伝達物質遊離を調節に関与している$(\alpha4)_2(\beta2)_3$のサブタイプ構成をもつ受容体は，シナプス後部に局在する$(\alpha4)_3(\beta2)_2$と比べて ACh，ニコチンなどアゴニストへの親和性が高く，ニコチンへの慢性曝露によって

$(\alpha 4)_2(\beta 2)_3$ の up-regulation と desensitization が起こり，ニコチン依存症に関与するとされている．$\alpha 4\beta 2$ ACh 受容体部分アゴニストは禁煙補助薬として用いられている（☞ 246 頁）．

■ ムスカリン性アセチルコリン受容体 Muscarinic acetylcholine receptor

ムスカリン受容体のサブタイプ

ムスカリン性 ACh 受容体（ムスカリン受容体）は，ムスカリン様作用の場である副交感神経効果器官以外に，神経節，中枢神経にも多量に存在して神経伝達に関与している．種々の作用薬，拮抗薬に対する親和性の差により，M_1～M_5 の 5 種類のサブタイプに分類できる（**表Ⅳ-8**）．拮抗薬のピレンゼピンに親和性が高いものを M_1，AFDX116 に親和性が高いものを M_2，HHSD（hexahydrosiladifenidol，ヘキサヒドロシラジフェニドール）に親和性の高いものを M_3 と呼ぶ．アトロピン，スコポラミンなどの従来から知られている拮抗薬はこれらのサブタイプに対して同程度の親和性をもつ．

ムスカリン受容体アゴニストは，緑内障や尿貯留の治療に用いられる（☞ 249 頁）．線条体のコリン作用性介在ニューロンは，運動調節に重要である．ムスカリン受容体アンタゴニストであるトリヘキシフェニジルやビペリデンは Parkinson 病の治療にも用いられており，ドパミン D_2 受容体アンタゴニストである抗精神病薬の副作用として現れる Parkinson 病様症状の治療にも用いられる（☞ 255 頁）．

ムスカリン受容体の分子構造

ムスカリン受容体は**図Ⅳ-16** に示すように，細胞膜を 7 回貫通した構造をとっている．これは，ロドプシン，α および β アドレナリン受容体など，G 蛋白質を介して受容体反応と共役している受容体に共通した構造である．アミノ酸構造にも類似性があり，これら受容体群は共通の祖先の蛋白質から進化したものと考えられる．

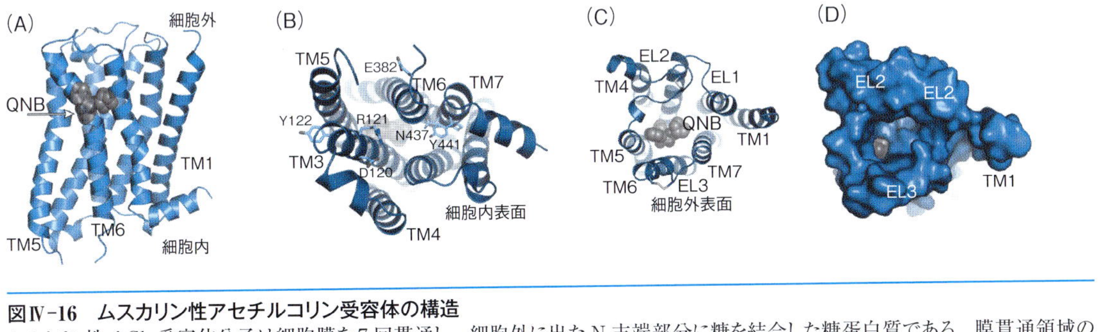

図Ⅳ-16　ムスカリン性アセチルコリン受容体の構造
ムスカリン性 ACh 受容体分子は細胞膜を 7 回貫通し，細胞外に出た N 末端部分に糖を結合した糖蛋白質である．膜貫通領域の中央部で ACh と結合し，細胞内の部分で G 蛋白質と共役している．
(A) 細胞膜と平行な面から見た M_2 受容体．7 本の α ヘリックス構造が膜貫通領域（TM1～TM7）を構成し，膜貫通領域の構造はロドプシンや β_2 受容体と類似している．アンタゴニスト QNB の結合部位は，膜貫通領域の外側から 1/3 位に存在し，TM3 から TM7 の側鎖で構成されている．
(B) 細胞内から見た M_2 受容体．TM3 の DRY 配列と TM6 の E382 は多くの G 蛋白質共役型受容体に共通である．
(C，D) 細胞外から見た M_2 受容体．細胞外表面の構造は G 蛋白質共役型受容体の間で最も大きく異なっている．M_2 受容体の細胞外表面は比較的単純な開いた構造をしている．
TM1～TM7：膜貫通領域 1～7，QNB：3-quinuclidinyl-benzilate，EL1～EL3：細胞外ループ 1～3.
(Haga et al., Structure of the human M_2 muscarinic acetylcholine receptor bound to an antagonist. Nature **482**, 547-551, 2012)

表Ⅳ-8　ムスカリン性アセチルコリン受容体の分類—代表的な局在と反応

サブタイプ	局　在	反　応	アンタゴニスト
M_1	中枢神経神経節	PI レスポンス促進──→シナプス伝達	ピレンゼピン テレンゼピン
M_2	心臓ペースメーカー 心　筋	K^+ チャネル開口──→過分極──→陰性変時作用 アデニル酸シクラーゼ抑制──→陰性変力作用	AFDX116 メトクトラミン トリピトラミン
M_3	心臓以外の副交感神経効果器官	PI レスポンス促進──→細胞内 Ca^{2+} 上昇 ──→平滑筋収縮，腺分泌促進	ヘキサヒドロシラジフェニドール(HHSD) チオトロピウム，ソリフェナシン
M_4	中枢神経	アデニル酸シクラーゼ抑制 K^+ チャネル開口──→過分極	トロピカミド ヒンバシン
M_5	中枢神経	PI レスポンス促進	

サブタイプの分布（**表Ⅳ-8**）──脳では M_1～M_5 のすべてのサブタイプが発現している．平滑筋では M_2 と M_3 サブタイプが，分泌腺では M_1 と M_3 サブタイプが見いだされる．一方，心臓では M_2 サブタイプのみが，また膵臓では M_3 サブタイプのみが検出される．また脳内におけるムスカリン受容体サブタイプの mRNA の分布が *in situ* ハイブリダイゼーションにより調べられている．M_1 サブタイプは海馬錐体細胞層，歯状回顆粒層，嗅脳，扁桃体に多く，大脳皮質，尾状核や淡蒼球にも存在する．M_2 サブタイプは橋核，正中中隔膜，対角体，嗅球に検出される．M_3 サブタイプは海馬錐体細胞層，大脳皮質のⅡ，Ⅳ層，視床核などに，M_4 サブタイプは尾状核，淡蒼球，嗅球，海馬錐体細胞層，大脳皮質などに存在する．

ムスカリン受容体と共役した細胞内反応

ムスカリン受容体はG蛋白質を介して以下のような細胞内反応を起こす．

細胞内 Ca^{2+} 濃度の上昇：平滑筋収縮，外分泌の促進などのムスカリン様作用は，細胞質中の Ca^{2+} 濃度を上昇させることによって起こる．この Ca^{2+} 源には，細胞外よりの流入と，細胞内の貯蔵部位よりの遊離の二つがあり，後者の反応は **PI レスポンス**（イノシトール三リン酸の生成）を介して起こる．M_1，M_3 および M_5 サブタイプは百日咳毒素非感受性のG蛋白質（$G_{q/11}$）と共役し，ホスファチジルイノシトール代謝の促進を引き起こす（☞ 55 頁）．

アデニル酸シクラーゼ抑制：M_2 および M_4 サブタイプは百日咳毒素感受性の抑制性G蛋白質（$G_{i/o}$）を介して，アデニル酸シクラーゼ（adenylate cyclase）と共役し，ムスカリン受容体の活性化はアデニル酸シクラーゼの抑制を起こし，細胞内 cAMP 濃度を低下させる．シナプス前膜において自己受容体として ACh の遊離に負のフィードバックをかける（☞ 56 頁）．

膜イオン透過性変化：ムスカリン受容体活性化は細胞膜のイオン透過性を変化させて，細胞の興奮性を調節している．心臓の M_2 サブタイプは内向き整流 K^+ チャネルの開口を引き起こし，心臓のペースメーカー細胞における陰性変時作用は，K^+ 透過性上昇による過分極によって起こる．神経節節後神経細胞はムスカリン様作用による電位変化として slow excitatory postsynaptic potential（slow EPSP）を起こすが，これは膜の K^+ の透過性を低下させて脱分極を起こしたものである（☞ 237 頁）．

カテコラミン Catecholamine

カテコラミンはカテコール核とアミンを含む側鎖をもつ化合物の総称であるが，ドパミン（dopamine），ノルアドレナリン（noradrenaline；ノルエピネフリン norepinephrine ともいう）およびアドレナリン（adrenaline；エピネフリン epinephrine ともいう）の三つのアミンを指すことが多い．いずれも *l* 体が微量でも生理活性をもつ．哺乳動物では，ノルアドレナリンが交感神経節後線維の化学伝達物質であり，アドレナリンが副腎髄質ホルモンであることは確立している．中枢神経系でも，ドパミン，ノルアドレナリン，アドレナリンがそれぞれ独立した神経系の伝達物質として働く．

1895 年に Oliver および Schäfer が副腎髄質に血圧を上昇させる物質が含まれていることを示し，Abel（1899）によって“エピネフリン”と名付けられた．1901 年，高峰および Aldrich は副腎髄質抽出液から有効成分を抽出，結晶化に成功し，“アドレナリン”と呼んだ．そのころから副腎髄質抽出液による生体反応は交感神経刺激効果と似ていることが知られており，交感神経の終末からアドレナリンが遊離され，神経インパルスが伝達されるという Elliot の仮説が出されていた（1904）．その後 von Euler*（1946）がカテコラミンの分離化学定量に成功し，さらに，多くの研究者によってノルアドレナリンは神経伝達物質としての同定基準を満たしていることが証明され，交感神経節後神経の化学伝達物質として確立された．Holtz（1950）と Vogt（1954）は，脳内にノルアドレナリン含有神経が存在する可能性を示した．Carlsson* は脳内のドパミンは，ノルアドレナリンの前駆物質としての役割以外の独自の生理的役割をもつ神経伝達物質であろうと提唱した．神経にカテコラミンが局在することは Hillarp ら（1962）による蛍光組織化学の開発によって立証され，脳内のカテコラミン神経路の発見に至った．カテコラミンは複数の酵素反応で生合成されると Blaschko によって提唱されていたが，永津らによって 1964 年に証明された．ドパミンとノルアドレナリンは中枢神経系の化学伝達物質であり，脳にはアドレナリン含有神経の存在も示された．
（*ノーベル賞受賞者）

生体内のカテコラミン

■ 生体内分布

中枢カテコラミン

脳内カテコラミンのうち約 50% がドパミン，5～10% がアドレナリンで残りがノルアドレナリンである．ドパミン神経細胞は中脳の黒質，腹側被蓋野，視床下部，嗅球，網膜に存在し，黒質–線状体系は錐体外路機能に，中脳–辺縁系は報酬系に，中脳–皮質系は作業記憶などの認知機能，隆起漏斗–下垂体系はホルモン分泌に関与している．ノルアドレナリン神経細胞は橋中心灰白質の青斑核および延髄網様体に存在し，その投射は広い脳領域に及び，覚醒，認知機能，不安や恐怖などの情動に関与し，脊髄レベルでは交感神経や痛覚を制御している．アドレナリン神経細胞は延髄外側網様体に存在し，視床下部などへ上行性に投射し，下行性に脊髄へ投射して，自律神経の制御に関与している（☞ 280 頁）．網膜の内網状層のアマクリン細胞にはドパミン含有細胞があり，傍分泌されたドパミンは網膜内の神経伝達を調節する．

末梢カテコラミン

末梢カテコラミンは主に神経堤細胞から発生する交感神経節と副腎髄質に含まれる．

副腎：副腎髄質は生体内で最も多量のカテコラミンを含むホルモン臓器であり，ヒト副腎には 1 mg/g のアドレナリンとその 10% 以下のノルアドレナリンが含まれている．アドレナリン細胞とその間に島状に集まる少数のノルアドレナリン細胞の2種のクロム親和性細胞が存在し，交感神経節前神経からの活動電位によってホルモン分泌が惹起される．

副腎外クロム親和性細胞：交感神経節状策や骨盤内交感神経叢の走行に沿って散在しパラガングリオンと呼ばれる．神経支配は受けずその他の刺激によってカテコラミンが放出され周囲組織に拡散し作用する(**傍分泌** paracrine)．胎児や新生児の下腸間膜基始部にはノルアドレナリンを含むクロム親和性細胞集団が存在するが，副腎髄質の発達とともに消失する．

交感神経節後神経とその支配臓器：交感神経節には1～40 μg/g のノルアドレナリンが含まれている．ノルアドレナリンは交感神経節後神経の細胞体およびその突起に局在する(☞ 233 頁)．少数の **SIF 細胞**(small intensely fluorescent cell)はドパミン含有介在ニューロンであり，遊離されるドパミンは cAMP を介して神経節伝達を調節している(☞ 237 頁)．

クロム親和性組織を含まない臓器のノルアドレナリン量は，アドレナリン作用性神経の分布密度を表すと考えてよい．末梢組織では平滑筋，心筋，分泌腺だけでなく，いたるところにノルアドレナリンが分布している．これはほとんどすべての組織に血管運動性アドレナリン作用性神経が存在することを示している．

ドパミン神経とパラガングリオン：代表的な末梢のドパミン神経は交感神経節 SIF 細胞と呼ばれる介在神経であり，遊離されるドパミンは神経節伝達を調節している．胃腸管の神経叢内にはドパミン性腸神経細胞が存在し，消化管運動を制御し，腎臓への交感神経節後神経線維にはドパミン神経が含まれており，腎機能を調節している．大血管周囲の SIF 細胞は血管の緊張を調節し，頸動脈小体のグロムス(glomus)1型細胞の中のドパミン含有細胞は化学受容体の発火を抑制的に調節している．

■ 生合成

カテコラミンは，L-チロシンから **L-ドーパ**(L-dihydroxyphenylalanine, **L-DOPA**)を経てドパミン→ノルアドレナリン→アドレナリンの順に生合成される(**図Ⅳ-17**)．L-チロシンは食物から吸収されるか，必須アミノ酸であるフェニルアラニンから肝臓のフェニルアラニンヒドロキシラーゼによって変換されるものもある．血中チロシン濃度は 5～8×10^{-5} M で，副腎髄質クロマフィン細胞，脳，脊髄や交感神経へ能動輸送によって取り込まれる．カテコラミン生合成に利用されるチロシンは 2% 以下で，その大部分は他のアミノ酸代謝経路に入る．

チロシンヒドロキシラーゼ Tyrosine hydroxylase(TH)――L-チロシンを L-DOPA に合成する酸素添加酵素で，テトラヒドロビオプテリンを補酵素とし，酸素1分子を要求し，Fe^{2+} で活性化される．ホモ四量体であり，ヒトでは単一の遺伝子から選択的スプライシングにより生じる4種のアイソフォーム(497～528 アミノ酸)がある．基質特異性が高く，L-チロシンだけを基質とする．カテコラミン生合成の律速段階(rate-limiting step)として調節を受ける酵素で，α-メチルチロシンなど本酵素の阻害薬によって，組織カテコラミン量は効果的に減少する．本酵素はカテコラミン産生細胞に特異的に局在するマーカー酵素である．

芳香族 L-アミノ酸デカルボキシラーゼ Aromatic L-amino acid decarboxylase (AADC)――L-DOPA をドパミンへ脱炭酸化する酵素で，ピリドキサールリン酸(ビタミン B_6)を補酵素とする．480 アミノ酸からなるサブユニットのホモ二量体であり，異なるプロモーターから転写される神経型と非神経型の2種のアイソフォームがある．基質特異性が低く L-5-ヒドロキシトリプトファンをセロトニンへ合成する酵素でもある．本酵素はカテコラミン産生細胞のみならず，腎臓，肝臓，グリア細胞などほとんどの組織・細胞に分布する．組織 L-DOPA 量が低いのは，本酵素活性が高くチロシンから生成された L-DOPA は直ちにドパミンに変換

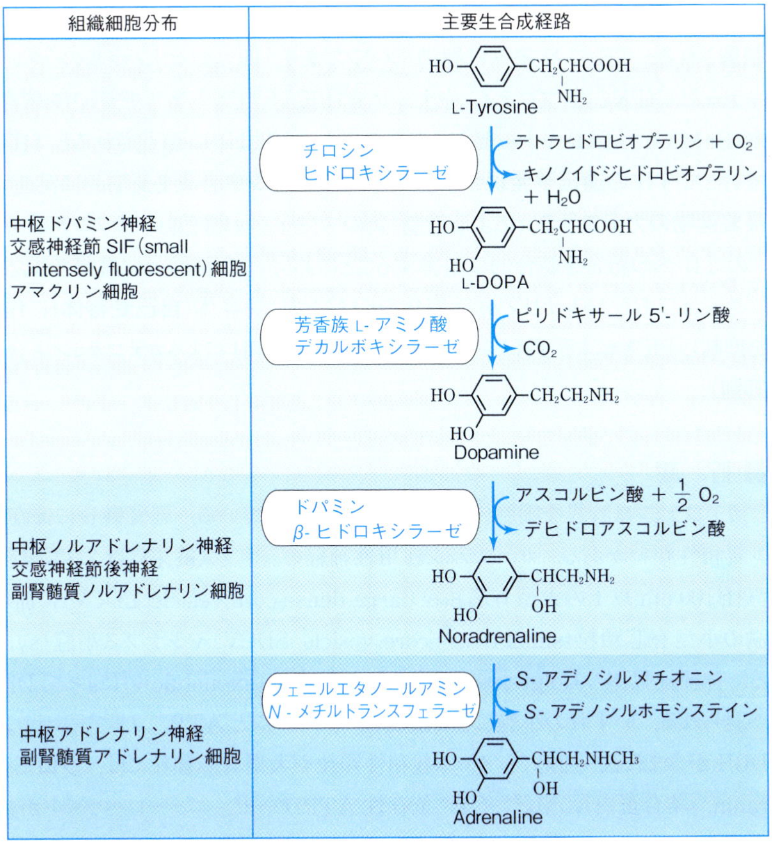

図Ⅳ-17 カテコラミンの主要生合成経路と組織細胞分布

されるためである．本酵素は律速酵素ではないため，ビタミン B_6 欠乏によってカテコラミン量が減少することは少なく，酵素阻害薬でも内因性カテコラミン量への効果は少ない．

ドパミン *β*-ヒドロキシラーゼ Dopamine-*β*-hydroxylase (DBH)——ドパミンをノルアドレナリンへ変換する酵素で，アスコルビン酸(ビタミン C)を補酵素とし，2 分子の Cu^{2+} を含む酸素添加酵素である．617 アミノ酸のサブユニットからなる四量体である．副腎，脳，交感神経のノルアドレナリンおよびアドレナリン含有細胞の貯蔵顆粒に存在する．交感神経を切断するとその支配臓器の DBH 活性は消失する．DBH はドパミン神経には含まれず，ノルアドレナリン神経およびアドレナリン神経のマーカー酵素である．

フェニルエタノールアミン *N*-メチルトランスフェラーゼ Phenylethanolamine-*N*-methyltransferase (PNMT)——ノルアドレナリンをアドレナリンに変換する酵素で，282 アミノ酸の単量体である．副腎髄質のクロマフィン細胞と中枢のアドレナリン神経に含まれる．*S*-アデノシルメチオニンをメチル供与体とし，ノルアドレナリンのアミノ基にメチル基を転移させる．

■ 生合成の制御

副腎髄質のアドレナリン産生細胞，交感神経，中枢カテコラミン神経の脱分極刺激はカテコラミン遊離とともに，カテコラミン産生を増強し，遊離によるカテコラミン減少を代償する．

TH 活性変化による調節：TH 活性の短時間調節は **TH のリン酸化**など翻訳後修飾を介して制御される．TH の N 末端は制御ドメインであり，四つのセリン残基のうちいずれかがプロテインキナーゼ C（PKC），プロテインキナーゼ A（PKA），Ca^{2+}/カルモジュリン依存性プロテインキナーゼ（CaMK），MAP キナーゼなど複数のキナーゼによりリン酸化されると TH の活性は増強する．並行して **TH の遺伝子発現**も誘導され，カテコラミン生合成を長期的に促進する．

最終産物のカテコラミンによる抑制（負のフィードバック制御）：カテコラミンが補酵素ビオプテリジンの TH への結合を競合的に阻害することによる．また細胞外に遊離されたカテコラミンは，シナプス前部にあるアドレナリン α_2 受容体やドパミン D_2 受容体（**自己受容体**）に作用して cAMP 産生を抑制し PKA による TH リン酸化を減少させて，TH によるカテコラミン生合成を抑制する（**自己抑制**）．

■ 貯　蔵

カテコラミンは特異な細胞内顆粒の中に貯蔵されている．副腎髄質には直径約 100 nm のクロム親和性顆粒がある．カテコラミン作用性神経のシナプス終末にはクロム親和性顆粒に相当する直径 100 nm 以上の大型有芯顆粒（large dense-core vesicle, LDCV）に加え，直径 100 nm 未満の小型有芯顆粒（small dense-core vesicle, SDCV）やシナプス小胞（synaptic vesicle）がある．神経細胞体の Golgi 小胞から作られ，軸索流（axonal flow）によって DBH とともに神経終末へ送られる．いずれの小胞にも高濃度のカテコラミンと ATP，ノルアドレナリン生合成酵素である DBH が含まれる．加えて，クロム親和性顆粒や大型有芯顆粒には，**クロモグラニン**（chromogranin，結合蛋白），Mg^{2+}-Ca^{2+} 依存性 ATP アーゼ，ニューロペプチドが共存する．細胞質で生成されたドパミンは顆粒へ取り込まれ，DBH でノルアドレナリンが生成され，貯蔵される．アドレナリン産生細胞では顆粒で生成したノルアドレナリンが細胞質でメチル化されてアドレナリンが生成し，顆粒へ取り込まれて貯蔵される．クロム親和性顆粒やシナプス小胞は，①脱分極によりカテコラミンを速やかに分泌する，②カテコラミンの貯蔵によって拡散を防ぐと同時にミトコンドリアの外膜にある MAO による分解を阻止する，③ドパミンからノルアドレナリンを生合成することがその生理的役割と考えられる．

小胞モノアミントランスポーター Vesicular monoamine transporter（**VMAT**）――VMAT はドパミン，ノルアドレナリン，アドレナリン，セロトニン，ヒスタミンの取り込みに関与する 12 回膜貫通型トランスポーターである．VMAT 遺伝子は第 10 染色体に存在し，2 種のサブタイプ **VMAT1** と **VMAT2** があり，VAChT，VGAT，VGluT，VNUT とともに小胞 H^+ アンチポーターファミリーに属する．ヒスタミンを除くアミンは VMAT1 によって内分泌細胞の顆粒，LDCV に取り込まれる．中枢神経終末の LDCV およびシナプス小胞に発現している VMAT2 は，VMAT1 の 2～4 倍高親和性であり，神経伝達物質としてのアミンはシナプス小胞の VMAT2 によって取り込まれ，貯蔵される．末梢神経の VMAT2 は SDCV に発現しノルアドレナリンの小胞内への取り込みに関与する．**レセルピン**（reserpine）は VMAT1 や VMAT2 の小胞内ドメインに結合してその活性を競合的に抑制しその作用は不可逆的である．**テトラベナジン**（tetrabenazine）は VMAT2 を非競合的に阻害しその作用は短時間で回復する．MPTP（*N*-methyl-1,2,3,6-tetrahydropyridine, Parkinson 病症状を誘発する神経毒）は VMAT2 によって小胞に取り込まれて細胞への毒性が減弱される．アンフェタミンも VMAT2 により小胞に取り込まれ，モノアミンの小胞から細胞質への漏出とモノアミントランスポーター（☞ 135 頁）を介した細胞外への逆輸送（reverse transport）を引き起こす．

遊　離

ホルモン細胞や神経細胞にとって分泌現象は主要な機能であり，刺激に対応して副腎髄質や末梢や中枢のカテコラミン作用性神経からカテコラミンが遊離する(release)*.

副腎髄質：交感神経節前線維の興奮によりアセチルコリンが分泌され，クロム親和性細胞膜のニコチン受容体と結合する．この際生じる膜の脱分極に伴う電位依存性 Ca^{2+} チャネルの開口，Ca^{2+} 流入がカテコラミン遊離の引き金となる．貯蔵顆粒が細胞膜と融合し，開口分泌(exocytosis)によって，カテコラミン，ATP，クロモグラニン，DBH が同時に遊離される．

パラガングリオン(傍節)：交感神経や副交感神経に沿って存在する上皮性細胞の集団である．交感神経パラガングリオンは細胞髄質と同じく神経堤由来であるが，副腎髄質のような節前神経の支配を受けていない．ホルモン，血中成分などの刺激に伴う Ca^{2+} 流入により分泌される．

交感神経：ノルアドレナリンは 90% 以上がシナプス小胞に貯蔵されている．活動電位が神経終末に達すると電位依存性 Ca^{2+} チャネルが開口し，Ca^{2+} 流入が起こる．細胞内 Ca^{2+} レベルの増大が引き金となって開口分泌が起こり，ノルアドレナリンは遊離する．遊離したノルアドレナリンの大半が，神経終末へ再び取り込まれ，また，ノルアドレナリンは神経終末部で生合成されるので，その貯蔵量を保つことができる．

中枢神経系：中枢神経の細胞間情報伝達機構には軸索終末のシナプス部におけるシナプス伝達(synaptic transmission)とシナプス領域外の軸索，細胞体，樹状突起における非シナプス伝達/容量伝達(nonsynaptic/volume transmission)がある．

シナプス部ではシナプス前部の脱分極に伴う Ca^{2+} 流入が引き金となりシナプス小胞の開口放出が起こり，カテコラミンは遊離し，シナプス後神経細胞の受容体と結合してシナプス神経伝達が行われる．細胞体，樹状突起やシナプス接合部がないバリコシティからもカテコラミンは放出され，シナプス領域外に発現する受容体を活性化している．

遊離の制御

カテコラミンの遊離は局所で多くの生理活性物質で制御されている．神経終末には**自己受容体**があり，遊離したカテコラミン自身によって遊離が調節されている．ノルアドレナリン，アドレナリンは α_2 受容体，ドパミンは D_2 受容体を介してその遊離が抑制される(負のフィードバック機構)．

交感神経系や脳内のノルアドレナリン放出は，ドパミン，セロトニン，アセチルコリン，神経ペプチド，脂質メディエーターなど他の脳内物質の受容体(**ヘテロ受容体**)によっても抑制される．同様に，線条体からのドパミン放出もアドレナリン α_{2A}，α_{2C} 受容体によって抑制されることが知られる．遊離の抑制を担う自己受容体やヘテロ受容体は G_i と共役する G 蛋白質共役型受容体であり，主に $G\beta\gamma$ を介して電位依存性 Ca^{2+} チャネルの阻害や G 蛋白質と共役する内向き整流性 K^+ チャネル(G protein-coupled inward rectifying K^+ channel, GIRK)の活性化を誘導して，シナプス前部の脱分極を抑制する．

一方，シナプス前部への作用によりカテコラミン分泌が促進される例もある．交感神経終末にあるアンギオテンシンⅡ受容体やアドレナリン β_2 受容体はノルアドレナリンの遊離を促進する．脳内のノルアドレナリン神経やドパミン神経のシナプス終末にはニコチン受容体が存在し，その活性化はカテコラミンの遊離を促進する．β_2 自己受容体を介するノルアドレナリン遊離促進(正のフィードバック機構)は，細胞内 cAMP の増加が Ca^{2+} 濃度の上昇をもたらすことによる．

---

* release：遊離あるいは放出と訳す．ホルモンは分泌(secretion)，放出(release)を使うことが多い．

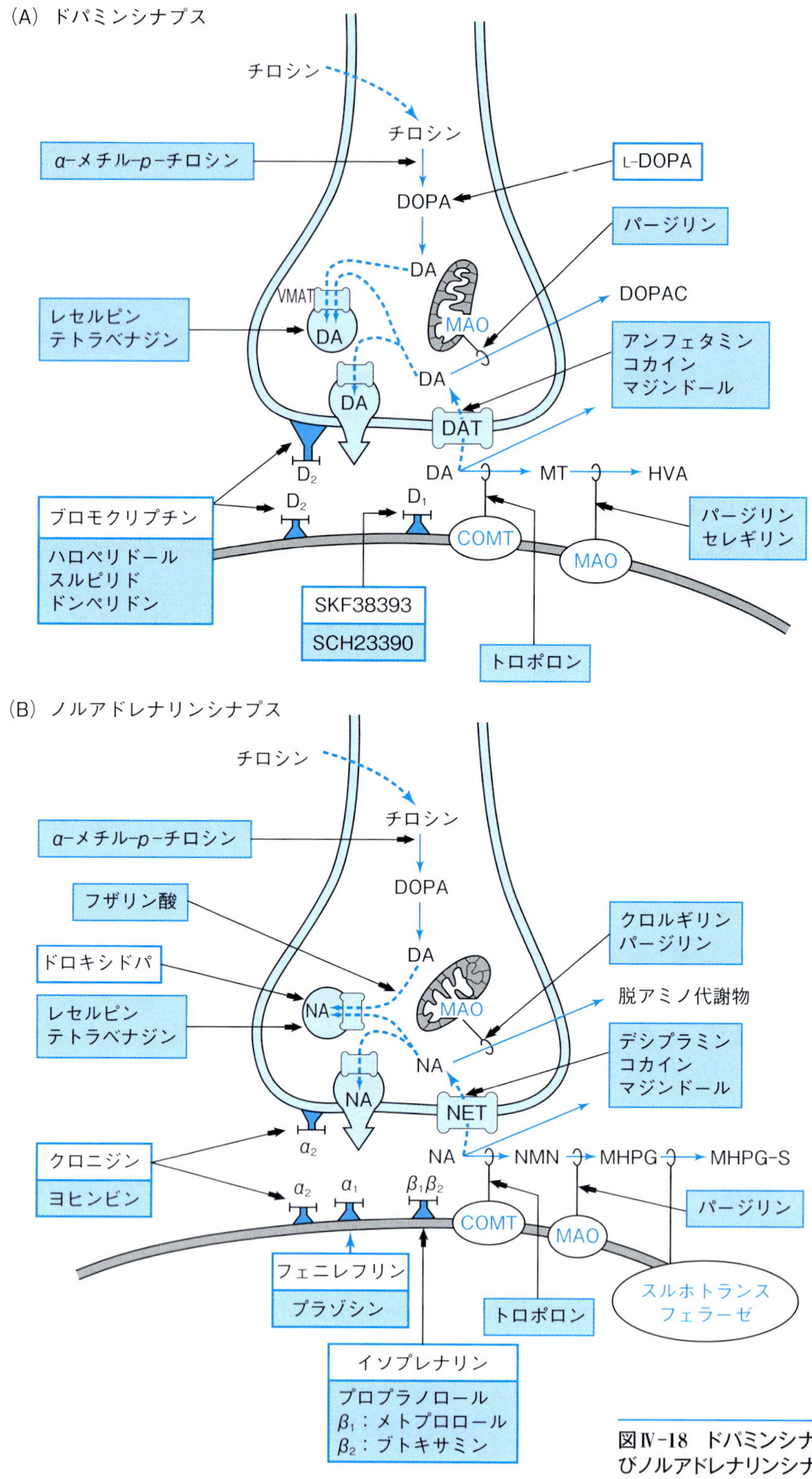

図Ⅳ-18　ドパミンシナプス(A)およびノルアドレナリンシナプス(B)に作用する薬(Cooper ら，1991 を改変)

■：阻害薬あるいはアンタゴニスト

□：前駆物質あるいはアゴニスト

→：生合成・代謝

- - ->：取り込み

■ 再取り込み

神経伝達の際，遊離したカテコラミンは局所で効果的に不活性化され血中へはそれほど流れ出てこない．局所的な不活性化は，分解酵素を阻害しても十分に阻止することができないことから，主に神経終末への再取り込み(reuptake)によると考えられている．心臓交感神経は灌流液中のノルアドレナリン濃度の30～40倍まで取り込み，濃縮することができる．この濃度勾配に逆らったカテコラミンの取り込み過程は，立体特異性(L型)があり，温度依存性で，エネルギーを必要とする．Na^+, K^+-ATPアーゼによって保たれている細胞内 Na^+ 勾配に依存して取り込まれ，ウアバインによる Na^+, K^+-ATPアーゼ阻害によって遮断される．

トランスポーターによるモノアミンの再取り込み

神経伝達物質としてのドパミンやノルアドレナリン，セロトニンは Na^+/Cl^- 依存性トランスポーターである**ドパミントランスポーター**(dopamine transporter, **DAT**)，**ノルアドレナリントランスポーター**(ノルエピネフリントランスポーター norepinephrine transporter, **NET**)，**セロトニントランスポーター**(serotonin transporter, **SERT**)によって神経終末へ取り込まれシナプス伝達が終結し恒常性が維持される．DATはシナプス外領域にも発現し，シナプス外まで拡散したドパミンを神経終末に取り込み，シナプス間隙から漏れたドパミンの不活性化に役立っている．再取り込みされたカテコラミンはVMATによりシナプス小胞に取り込まれて再利用される．

コカインはシナプス前部のNET，DAT，SERTに結合しモノアミンの取り込み活性を阻害する．シナプス間隙でのカテコラミン濃度が上昇して交感神経刺激作用，中枢興奮作用，精神依存を現す(☞385頁)．多くの**抗うつ薬**はSERTやNETに結合しセロトニンやノルアドレナリンなどの取り込みを阻害する．シナプス間隙に増加したノルアドレナリンやセロトニンは自己受容体であるセロトニン $5\text{-}HT_{1A}$ 受容体やアドレナリン α_2 受容体を介してセロトニンやノルアドレナリンの遊離を抑制する．反復投与すると神経終末モノアミン自己受容体が脱感作され，セロトニンやノルアドレナリンの遊離が亢進する．抗うつ薬の臨床的な治療効果には反復投与が必要であり，自己受容体の脱感作がその一因とされてきた．DATやNETの拮抗薬である**マジンドール**(mazindol)は食欲抑制薬として高度肥満症に用いられていた(**図Ⅳ-18**)．

MPTPのような**神経毒**や**覚醒剤**はDATに高い親和性があり基質として細胞内に取り込まれる．MPTPが取り込まれたドパミン神経は破壊されParkinson症候群が発症する(☞308頁)．MPTPの細胞毒はDAT拮抗薬によって阻止することができる．

モノアミントランスポーター Monoamine transporter――カテコラミンおよびセロトニンの高親和性取り込みに関与する膜蛋白質―DAT，NET，SERTは分子量約69,000の12回膜貫通型 secondary active transporterである(**表Ⅳ-9**，☞26頁)．モノアミントランスポーターは，GABA，グリシン，コリンのトランスポーターと配列相同性の高い遺伝子にコードされる Na^+/Cl^- 依存性トランスポーターであり，SLC6 (solute carrier 6)遺伝子ファミリーに属する(☞103頁)．モノアミン類は，Na^+, K^+-ATPアーゼによって形成された Na^+ 勾配を利用して，Na^+/Cl^- と共輸送により濃度勾配に逆らって細胞内へ取り込まれ，細胞内の K^+ が交換輸送で流出する．濃度勾配によってモノアミンを細胞内から細胞外へも外向きに輸送することができ，シナプスのカテコラミンおよびセロトニン濃度を調節する役割をもつ．NETやDATにはそれほど基質特異性がなく，ドパミン，ノルアドレナリン，アドレナリンを取り込む．NETやDATはノルアドレナリン神経やドパミン神経に発現し，チロシンヒドロキシラーゼより優れたマーカーとされるが，中脳-皮質ドパミン作動系ではDATの発現が弱く，前頭前皮質でのドパミン再取り込みにはDATとともにNETも関与しており，NET拮抗薬は前頭前皮質の細胞外ドパミン濃度を上昇させる．

表 Ⅳ-9 モノアミントランスポーター

トランスポーター	ノルアドレナリン(NET)	ドパミン(DAT)	セロトニン(SERT)
内因性基質 合成基質	NA, AD, DA アンフェタミン メタンフェタミン MPP^+	DA, AD, NA アンフェタミン メタンフェタミン MPP^+	5-HT アンフェタミン メタンフェタミン MDMA
選択的阻害薬	マジンドール ニソキセチン ノミフェンシン	マジンドール GBR12935	パロキセチン フルボキサミン フロキセチン
イオンとの共役	NA : Na^+ : Cl^- 1 : 1 : 1	DA : Na^+ : Cl^- 1 : 2 : 1	5-HT : Na^+ : Cl^- : K^+ 1 : 1 : 1 : 1
遺伝子 アミノ酸数(ヒト)	第 16 染色体 617	第 5 染色体 620	第 17 染色体 630

分子構造はすべて 12 回膜貫通型. NA : ノルアドレナリン, AD : アドレナリン, DA : ドパミン, 5-HT : セロトニン
MPP^+ : MPTP の活性代謝物 1-methyl-4-phenylpiridium ion(☞ 302 頁)

トランスポーターによるモノアミン放出

モノアミントランスポーターは基質を取り込むだけでなく細胞内のモノアミンを細胞外へ逆輸送することができる. トランスポーターによるモノアミン放出は, 非小胞性遊離(nonvesicular release)の機序とされている.

モノアミントランスポーターの基質輸送活性は, **抗うつ薬**, **コカイン**や**メタンフェタミン**など精神刺激薬によって阻害される. 抗うつ薬やコカインのように細胞内へ取り込まれないリガンドは直接モノアミントランスポーターに結合してその輸送活性を抑制する. 一方, メタンフェタミンなどはそれ自身がモノアミントランスポーターの基質となりモノアミンの取り込みを競合阻害するとともに, 細胞内モノアミンの流出を起こす. 細胞内に取り込まれたメタンフェタミンは VMAT を阻害して細胞質のモノアミンの濃度が高まるとモノアミントランスポーターによって逆輸送され細胞外モノアミン濃度がさらに上昇して強い中枢興奮作用や精神依存が生じる(☞ 294 頁, 385 頁).

■ 代 謝

カテコラミンの局所的不活性化機構の一つに酵素による代謝過程がある. 細胞内では, 主として**モノアミンオキシダーゼ**(monoamine oxidase, **MAO**)によって酸化的脱アミノ化され, 細胞外では, **カテコール-*O*-メチルトランスフェラーゼ**(catechol-*O*-methyltransferase, **COMT**)によって, カテコール核 *m*-位の水酸基が *O*-メチル化される. このいずれの酵素により代謝されてもカテコラミンは生理活性を失う. いずれの代謝過程が先に起こるかは, カテコラミンの存在部位, 細胞内か外かによって左右される. 分泌されたカテコラミンは 48 時間でそのほとんどが尿中に排泄されるが, カテコラミンとして約 10% が, 他は代謝物として排泄される(**図Ⅳ-19**).

ミトコンドリア外膜のリン脂質に結合している MAO は細胞内の遊離カテコラミンをアルデヒドに代謝する. このアルデヒドは細胞外へ放出され, アルデヒドレダクターゼによって還元あるいはアルデヒドオキシダーゼ(アルデヒドデヒドロゲナーゼ)によって酸化される. 細胞外では, 生体内に広く分布して存在する COMT がカテコラミンおよびその中間代謝物を最終代謝物へと代謝する.

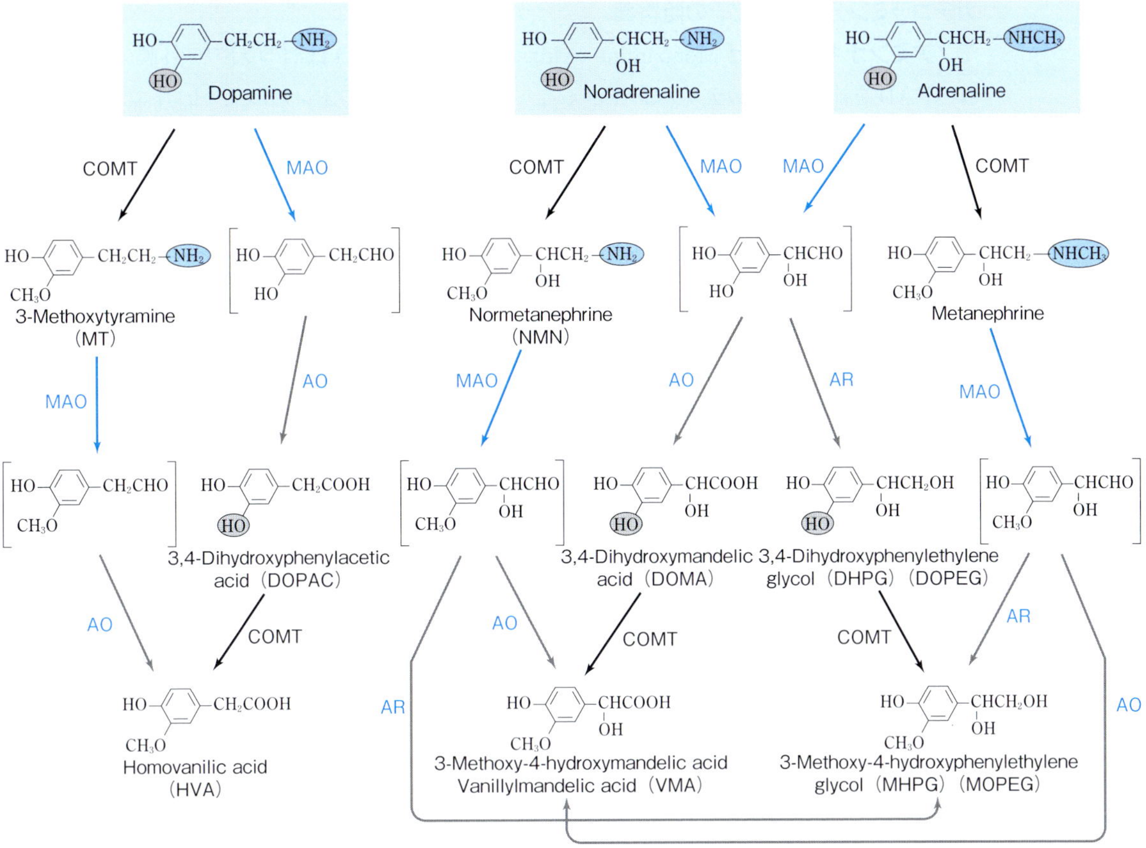

図Ⅳ-19 カテコラミンの代謝経路
COMT：カテコール-*O*-メチルトランスフェラーゼ，MAO：モノアミンオキシダーゼ，AO：アルデヒドオキシダーゼ（アルデヒドデヒドロゲナーゼ），AR：アルデヒドレダクターゼ，［ ］は中間代謝物

カテコラミン代謝物——ノルアドレナリンはCOMTの作用でノルメタネフリン(**NMN**)となり，次いでMAOにより3-メトキシ-4-ヒドロキシマンデルアルデヒドを経てバニリルマンデル酸(**VMA**)となる．ノルアドレナリンがMAOにより3,4-ジヒドロキシマンデルアルデヒドに変換されたものは，次いでアルデヒドレダクターゼにより3,4-ジヒドロキシフェニルエチレングリコール(**DOPEG**)またはアルデヒドオキシダーゼにより3,4-ジヒドロキシマンデル酸(**DOMA**)となり，さらにCOMTによりそれぞれ3-メトキシ-4-ヒドロキシフェニルグリコール(**MHPG**)，あるいはVMAとなり，尿中に排泄される．ドパミンは3,4-ジヒドロキシフェニル酢酸(**DOPAC**)，3-メトキシチラミン(MT)などを経て，ホモバニリン酸(**HVA**)に代謝され，尿中に排泄される．

末梢神経系においてはノルアドレナリンの主要な代謝産物はVMAであるが，脳内の主要な代謝産物はMHPGで，その硫酸抱合体が脳脊髄液から循環系に拡散するので，血漿中MHPGレベルが中枢ノルアドレナリン神経活動の指標となっている*.

* 副腎髄質や交感神経由来のカテコラミンの病態を知るために臨床検査では血中，尿中のカテコラミンとともにDOPAC，HVA，NMN，MN，DOPEG，MHPG，DOMA，VMAなどを測定する．中枢ドパミン代謝のマーカーとしては脳脊髄液中，血中，尿中のDOPAC，HVAが用いられ，中枢ノルアドレナリン代謝のマーカーとしては，NME，MHPG，VMAが重要である．

カテコラミン分解酵素とその阻害薬

モノアミンオキシダーゼ Monoamine oxidase（MAO）：MAO はミトコンドリア外膜に組み込まれ，FAD を補酵素としカテコラミン（ドパミン，ノルアドレナリン，アドレナリン），セロトニンなどの神経伝達物質やホルモンおよび食餌性アミンの酸化的脱アミノ反応を触媒する代謝酵素である．

MAO-A，MAO-B——ヒト MAO には A タイプと B タイプの 2 種のアイソザイムがあり，それらの遺伝子はともに X 染色体に存在する．MAO-A は 527 アミノ酸からなるサブユニットの二量体として，MAO-B は 520 アミノ酸からなるサブユニットの二量体として機能する．アドレナリン，ノルアドレナリン，セロトニンは MAO-A により選択的に，ヒスタミンは MAO-B により選択的に，ドパミン，チラミンは MAO-A，MAO-B 両方により，酸化的脱アミノ反応を受けて不活性化される．MAO-A は交感神経節やカテコラミンを含むすべての脳領域に発現し，MAO-B は脳内の広範な領域，特にアストロサイトに発現している．末梢臓器では MAO-A，MAO-B はともに肝臓，十二指腸，腎臓，肺などに発現しているが，胎盤では MAO-A が，血小板やリンパ球では MAO-B が特異的に発現している．末梢臓器の MAO-A は血中のカテコラミンや食餌中からのチラミンなど交感神経様作用物質の不活性化に重要であり，MAO 阻害薬はチラミンによる高血圧クリーゼを誘導する．MAO-A はクロルギリン（clorgiline）により，MAO-B は**セレギリン**（selegiline，L-deprenyl）により，特異的に阻害される．セレギリンは MAO-B 阻害によりドパミン濃度を上昇させることから，Parkinson 病治療での補助薬として使用される（☞ 312 頁）．ただし，近年ではアストロサイトの MAO-B を介した過酸化水素の賛成が炎症を誘導し，神経細胞を傷害することが示されている．

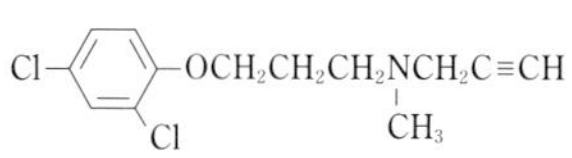

Clorgiline

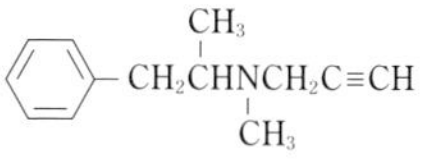

Selegiline

カテコール-*O*-メチルトランスフェラーゼ Catechol-*O*-methyltransferase（COMT）：カテコラミンのカテコール核の *m*-水酸基の *O*-メチル化（メトキシ基へ変換）を触媒する酵素で，カテコラミンの水酸化代謝物，L-DOPA，アスコルビン酸など多様な基質をメチル化する．

COMT の構造と多型——271 アミノ酸からなり，活性には Mg^{2+} とメチル供与体である *S*-アデノシルメチオニンが必要である．COMT には単一の遺伝子に由来する可溶性型と膜結合型の二つのアイソフォームがある．末梢では主に可溶性が，中枢や副腎では主に膜結合型が発現する．

COMT は肝臓や腎臓に豊富に発現し，血液中あるいは外来性のカテコラミンの分解に寄与する．外来性カテコラミンの効果は MAO 阻害で増大し，COMT の阻害で延長するが，交感神経刺激効果にはいずれも大きな影響はない．中枢のモノアミンの不活性化には代謝よりも再取り込みの寄与が大きく，COMT は再取り込みを逃れたモノアミンの不活性化にのみ関わる．そのため，COMT はドパミントランスポーター（DAT）による再取り込みの効率が高い側坐核，線条体ではドパミン不活性化にほとんど関与しないが，DAT の少ない前頭前皮質においてはドパミン不活性化に関わる．ヒトでは 158 番目のアミノ酸が Val から Met に置き換わった COMT の多型が知られており，Met/Met 型では COMT の活性が減弱し，前頭前皮質でのドパミンの不活性化が遅くなる．認知機能や情動反応に関わり，COMT の多型と統合失調症，強迫性不安障害，ADHD，薬物依存との関連が推測されている．

COMT 阻害薬——**フロプロピオン**（flopropione）は COMT の阻害による血中ノルアドレナリン濃度の上昇によって Oddi 括約筋を弛緩させ胆汁の排泄を促進させる排胆薬として胆道ジスキネジアや胆石症などに用いられる（☞ 266 頁）．Parkinson 病治療薬**エンタカポン**（entacapone）は COMT 阻害によって末梢での L-DOPA（レボドパ）の代謝を抑制し血中濃度を上昇させることから L-DOPA（レボドパ）と併用される（☞ 312 頁）．

カテコラミン受容体と細胞内情報伝達系

副腎髄質から放出されたアドレナリンはホルモンとして血中へ入り，標的細胞膜にあるアドレナリン受容体に結合して作用を発揮する．神経終末から遊離されたカテコラミンはシナプス間隙を拡散して，シナプス後受容体に結合して作用を発揮し，シナプス前受容体を介してシナプス伝達を制御している．細胞内情報伝達や組織・細胞レベルの分布は各受容体により大きく異なり，カテコラミンの機能に多様性を与えている．

■ アドレナリン受容体 Adrenergic receptor, adrenoceptor

受容体の分類

1948 年 Ahlquist はアドレナリン作用性神経やカテコラミン刺激に対して，平滑筋（消化管を除く）の興奮反応を示すものを α 受容体（α receptor）とし，抑制反応（心筋を除く）を示すものを β 受容体（β receptor）と分類した．一般に生体や摘出した臓器の α 受容体は，アドレナリン＞ノルアドレナリン＞イソプレナリンの順に反応し，β 受容体はイソプレナリンに最も強く反応する．その後，α および β 受容体は作用薬と拮抗薬への結合実験から α_1，α_2，β_1，β_2 に分類された．これら分子種（サブタイプ）は遺伝子クローニング等によって，α 受容体には α_{1A}，α_{1B}，α_{1D}，α_{2A}，α_{2B}，α_{2C} の 6 分子種が，β 受容体には β_1，β_2，β_3 の 3 分子種，合計 9 分子種が確認されている．それらアドレナリン受容体分子種はすべて 7 回膜貫通型の G 蛋白質共役型受容体のファミリーを形成し，α_1 受容体はイノシトールリン脂質系の促進，α_2 受容体は cAMP 産生系の抑制，β 受容体は cAMP 産生系の促進を介してシグナルを効果的に伝達している．

α 受容体（**表Ⅳ-10**，☞**表Ⅴ-4** 240 頁）

α_1 受容体：α_1 受容体はノルアドレナリン作用性神経のシナプス後部や交感神経系の効果器に発現する受容体である．α_{1A}，α_{1B}，α_{1D} のサブタイプがあり，いずれも G_q を介してホスホリパーゼ Cβ を活性化し，イノシトールリン脂質代謝回転を亢進させ，IP_3 と DG の二つのセカンドメッセンジャーを産生する．IP_3 は小胞体から Ca^{2+} を動員して Ca^{2+} シグナル系を活性化し，DG はプロテインキナーゼ C を活性化して受容体のシグナルを細胞内へと伝達する（☞**図Ⅱ-9** 56 頁，57 頁）．α_1 受容体はシナプス後受容体で，サブタイプによる機能の違いもあり，α_{1A} と α_{1D} が異なる種類の動脈の平滑筋収縮を担うことや α_{1B} が新奇環境への反応性や空間の記憶学習に関与することが示されている．血管平滑筋をはじめ，ほとんどの平滑筋細胞では，α_1 受容体の活性化による細胞内 Ca^{2+} 濃度の上昇はミオシン軽鎖の活性化により筋収縮を引き起こす．末梢では効果器に存在し，**選択的 α_1 受容体拮抗薬**は高血圧治療薬として臨床に供せられている． 一方，消化管の平滑筋細胞では，細胞内 Ca^{2+} 濃度の上昇は Ca^{2+} 依存性カリウムチャネルを活性化し，脱分極の抑制と筋弛緩を引き起こす．

α_2 受容体：α_2 受容体はシナプス前部に発現する主なアドレナリン受容体で，神経伝達物質の遊離を抑制するとともに，シナプス後部にも存在する．α_{2A}，α_{2B}，α_{2C} のサブタイプがあり，$G_i\alpha$ サブユニットを介してアデニル酸シクラーゼによる cAMP 産生が抑制される（☞ 56 頁）．また $G\beta\gamma$ サブユニットを介して G 蛋白質共役型内向き整流性 K^+ チャネル（GIRK，☞ 85 頁）を活性化し，膜の過分極を促す．また，MAP キナーゼ（MAPK）の活性化を促すこともある．α_{2A}，α_{2C} 受容体は，Ca^{2+} チャネルを抑制し，K^+ チャネルを開口する．α_{2A} 受容体は，交感神経終末からのノル

表 Ⅳ-10 アドレナリンα受容体サブタイプ

	α_1 受容体			α_2 受容体		
分子種	α_{1A}	α_{1B}	α_{1D}	α_{2A}	α_{2B}	α_{2C}
アミノ酸数(ヒト) 遺伝子	466 第8染色体	519 第5染色体	572 第20染色体	450 第10染色体	450 第2染色体	461 第4染色体
細胞内伝達系	G_q ↑IP_3/DG ↑Ca^{2+}チャネル K^+ チャネル調整 ↑Na^+/H^+ 交換体 ↑MAPK シグナル系			G_i，G_o ↓cAMP ↓PKA ↓Ca^{2+} チャネル		
カテコラミンの親和性*	NA≧AD	AD＝NA	AD＝NA	K^+ チャネル↑ AD＝NA	AD≧NA	K^+ チャネル↑ AD＝NA
アゴニスト アンタゴニスト	ミドドリン フェニレフリン プラゾシン			クロニジン グアナベンズ ヨヒンビン		
選択的アゴニスト 選択的アンタゴニスト	— A61603 タムスロシン	— L-675314	— BMY7378	—	—	—
分 布	脳，輸精管， 血管，心臓	脳，肺， 心臓，血管	脳，輸精管， 血管	脳，肺，腎，脾， 大動脈，骨格筋	肝，腎，肺， 大動脈，血管	脳

分子構造はすべて7回膜貫通型．AD：アドレナリン，NA：ノルアドレナリン．＊リコンビナント受容体への結合

アドレナリン遊離を抑制する自己受容体として機能し，血小板凝集の誘導，インスリン分泌および脂肪分解を抑制する．α_{2C} 受容体は，副腎髄質クロム親和性細胞からのアドレナリン遊離を抑制する．中枢神経では，α_{2A}，α_{2C} 受容体が，自己受容体およびヘテロ受容体として神経活動の負のフィードバック調節を担い，鎮静，ねむけ，痛みの抑制，血圧中枢の抑制に関与し，**α_2 受容体作用薬**は中枢性高血圧治療薬として臨床応用される(☞265，412頁)．α_2 受容体作用薬による最初の一過性血圧上昇は，α_{2B} 受容体刺激による特定の血管平滑筋収縮によるものであり，それに続いて中枢の α_{2A} 受容体が関与する血圧下降作用が現れる．

β受容体(表Ⅳ-11，☞表Ⅴ-4 240頁)

β受容体は，β_1，β_2，β_3 のサブタイプがあり，β受容体からのシグナルは G_s を介してアデニル酸シクラーゼを活性化して細胞内に cAMP を産生し，プロテインキナーゼ A(PKA)を活性化して細胞応答を引き起こす(☞55頁，**図Ⅱ-9** 56頁)．

脱感受性――活性化されたβ受容体は **G 蛋白質共役型受容体キナーゼ**(G protein-coupled receptor kinase, **GRK**)によりリン酸化され，**β-アレスチン**(β-arrestin)が結合する．β-アレスチンは G 蛋白質との共役を阻害する脱感受性(脱感作，desensitization)と同時に，受容体の細胞内への取り込み(internalization)による**受容体数の減少**(down regulation)を誘導する．β_1 受容体は β_2 受容体と比べて受容体の消失が遅く，β_3 受容体は GRK によってリン酸化されていないので脱感受性は起こりにくい．β_1 受容体や β_2 受容体では結合したβ-アレスチンが足場蛋白質として働いて MAP キナーゼ，Akt，PI 3 キナーゼなどさまざまな細胞内情報伝達系を持続的に活性化することが知られる．

β受容体の機能は遺伝子発現によっても制御される．アゴニスト刺激が長時間続くと cAMP シグナル系を介してβ受容体の遺伝子発現が減少する．ホルモンによってもβ受容体の遺伝子発現は変化を受ける．糖質コルチコイドにより β_1，β_3 受容体は減少するが，β_2 受容体は増加する．甲状腺ホルモンは β_1 受容体のみを増加させる．インスリンは β_3 受容体のみを減少させる．

β_1 受容体：β_1 刺激は心機能やレニンと利尿ホルモンの放出を促進し，β_1 遮断薬は高血圧，狭心症，不整脈の治療に用いる．心刺激伝導系細胞に存在する β_1 刺激は，正常時には洞房結

表 Ⅳ-11 アドレナリンβ受容体サブタイプ

	β受容体		
分子種	β_1	β_2	β_3(atypical β)
アミノ酸数(ヒト) 遺伝子	477 第10染色体	413 第5染色体	408 第8染色体
細胞内伝達系	G_s ↑cAMP ↑PKA ↑Ca^{2+}チャネル		
カテコラミンへの親和性*	AD=NA	AD≫NA	AD=NA
アゴニスト アンタゴニスト	イソプレナリン プロプラノロール		
選択的アゴニスト 選択的アンタゴニスト	ドブタミン デノパミン メトプロロール アテノロール	プロカテロール テルブタリン リトドリン ブトキサミン	ミラベグロン BRL37344 SR59230A ICI118551
主な分布	心臓，松果体，脳	平滑筋，骨格筋，肝	脂肪組織

分子構造はすべて7回膜貫通型．AD：アドレナリン，NA：ノルアドレナリン．*リコンビナント受容体への結合

節の歩調とりを，異常時にはPurkinje線維の自動能を促進させる(陽性変時作用)．房室結節の伝導速度は増し，不応期は短縮される．心筋のβ_1刺激によって収縮力は増加し，弛緩は促進される(陽性変力作用)．中枢神経系にもさまざまな脳領域にβ_1，β_2受容体は発現している．空間学習やある種の恐怖条件付けには海馬のβ_1受容体が重要である．

β_2受容体：血管，気管支，消化管，子宮などの平滑筋，心筋，肝細胞，膵臓に発現し，G_s-cAMP-PKA系を介して平滑筋の弛緩，グリコーゲンの分解，インスリンの分泌亢進を起こす．β_2作用薬の平滑筋弛緩作用が気管支拡張薬，子宮弛緩薬，血管拡張薬として用いられている．

β_3受容体：脂肪組織，心筋，大血管に存在し，β_1，β_2受容体と比べてカテコラミンに対して低親和性であるが，G_s-cAMP-PKA系を介してリパーゼを活性化して脂肪を加水分解する．特定の血管弛緩や心筋収縮抑制作用は，NO産生により細胞内cGMPが増加することによる．

■ ドパミン受容体

ドパミン受容体は中枢および末梢臓器にも広く分布して，神経伝達物質受容体，傍分泌受容体，さらに薬物受容体としても重要な役割を果たしている．

ドパミン受容体は，アデニル酸シクラーゼを活性化する$G_{s/olf}$と共役するD_1様受容体とアデニル酸シクラーゼを抑制する$G_{i/o}$と共役するD_2様受容体とに大別される．D_1様受容体は異なる遺伝子によりコードされたD_1，D_5の2種から，D_2様受容体はD_2，D_3，D_4の3種からなる．さらにD_2には単一の遺伝子の選択的スプライシングによるD_{2S}とD_{2L}の2種に分けられる(**表Ⅳ-12**)．

D_1受容体

中枢のD_1受容体は背側線条体(尾状核，被殻)，腹側線条体(側坐核，嗅結節など)，大脳皮質，扁桃体，嗅球，黒質などに強く発現する．海馬，視床，視床下部，小脳などにも弱い発現がみられる．背側線条体では運動の活性化や学習などに，腹側線条体では薬物依存や行動の動機付けなどに，扁桃体では恐怖など負情動に関する学習に，海馬では空間の情報処

表 Ⅳ-12　ドパミン受容体サブタイプ（7 回膜貫通型 G 蛋白質共役型受容体）

	D_1 受容体		D_2 受容体			
分子種	D_1	D_5	D_{2S}	D_{2L}	D_3	D_4
アミノ酸数	446	477	414	443	400	387
遺伝子	第 5 染色体	第 4 染色体	第 11 染色体	第 11 染色体	第 3 染色体	第 11 染色体
細胞内伝達系	cAMP↑	cAMP↑ IP_3/DG↑	cAMP↓ K^+チャネル↑ Ca^{2+}チャネル↓	cAMP↓	cAMP↓ K^+チャネル↑ Ca^{2+}チャネル↓	cAMP↓
ドパミン親和性	μM	<μM	μM	μM	nM	<μM
アゴニスト	SKF38393	SKF38393	ブロモクリプチン キンピロール	ブロモクリプチン キンピロール	7-OH-DPAT キンピロール	CP-226269
アンタゴニスト	SCH23390	SCH23390	スピペロン スルピリド	スピペロン スルピリド ネモナプリド ドンペリドン	スピペロン スルピリド ネモナプリド ドンペリドン	スピペロン クロザピン
分布　脳領域	線条体 嗅結節 側坐核	視床 海馬 視床下部	線条体 嗅結節 側坐核 黒質　下垂体	線条体 嗅結節 側坐核 黒質　下垂体	嗅結節 側坐核 Calleja 島 黒質	前頭葉 中脳 扁桃核
末梢組織	副甲状腺，網膜， 血管平滑筋，神経節，腎臓		交感神経終末，腸神経叢，網膜，CTZ， 頸動脈小体，肺，腎臓			

理や長期学習に，前頭前皮質では作業記憶，注意機能，行動選択の柔軟性などに関わる．

交感神経節の D_1 受容体は神経節伝達の調節に，網膜の D_1 受容体は光受容器から水平細胞への情報伝達に関与している．血管中膜の D_1 受容体の血管平滑筋弛緩作用は末梢ドパミンの最も重要な作用である．副甲状腺ホルモン分泌，アドレナリン分泌は D_1 受容体刺激で促進される．腎臓では D_1 受容体刺激により糸球体濾過率が増加し，レニン分泌を刺激する．近位尿細管上皮細胞で産生されたドパミンは傍分泌され，D_1 受容体刺激により Na^+/H^+ 交換系や Na^+, K^+-ATP アーゼを抑制して尿細管の Na^+ 再吸収を抑制する．

D_2 受容体

中枢神経系の D_2 受容体は，ドパミン神経投射領域である線条体，側坐核，嗅結節に強く発現し，前頭前皮質など大脳皮質，中隔，扁桃体，海馬など広い脳領域に分布する．また黒質緻密部や腹側被蓋野にあるドパミン細胞にも発現し自己抑制を担うが，中脳皮質ドパミン細胞では D_2 受容体の発現が比較的弱い．Parkinson 病ではドパミン細胞の脱落により背側線条体の D_2 受容体の活性が減少して運動症状を呈する．このことから Parkinson 病治療薬としてブロモクリプチンなど D_2 受容体作用薬を使用する(☞ 311 頁)．側坐核の D_2 受容体は薬物依存に深く関わる．統合失調症などでの幻覚など陽性症状に対する抗精神病薬の治療効果は D_2 受容体拮抗作用による．

CTZ（化学受容器引き金帯）の D_2 受容体刺激は嘔吐を誘起し，D_2 受容体拮抗薬が制吐薬として用いられる(☞ 495 頁)．下垂体前葉のプロラクチン，中葉の α-MSH，副腎髄質のカテコラミン，副腎皮質のアルドステロンなどホルモン分泌は D_2 受容体刺激によって抑制され，高プロラクチン血症，下垂体性巨人症，末端肥大症などの治療には D_2 受容体作用薬が用いられる．D_2 受容体は網膜内に広く分布し網膜内情報伝達を調節し，光受容器機能，日内リズム，細胞の生存，眼の発育に関与している．腸神経叢 D_2 受容体は，ドンペリドンなど消化管運動促進薬の作用点である．頸動脈小体では D_2 受容体を介して化学受容体の自発的発火を抑制し血圧調節に関与する．交感神経終末ではノルアドレナリン遊離を抑制し，血管収縮など交感神経刺激作用を抑制している．D_2 受容体は G_i-cAMP 経路抑制，β-アレスチンを介し Akt-GSK-3 経路を制御する．

D_1-D_2 ドパミンシグナリング――D_1 受容体は促進性 G 蛋白質（$G_s\alpha$）-アデニル酸シクラーゼ-PKA 系の活性化により DARPP-32 のトレオニン 34 がリン酸化される．その結果，プロテインホスファターゼ 1 を阻害する．D_2 受容体は二つの経路を介してこれに拮抗する．①アデニル酸シクラーゼ-PKA 系の抑制によるリン酸化 DARPP-32（活性型）の減少，②細胞内 Ca^{2+} 増加によって活性化されたカルシニューリンにより活性型 DARPP-32 が脱リン酸化され，プロテインホスファターゼ 1 の阻害が抑制される．

D_2 受容体サブタイプ――D_2 受容体には，414 アミノ酸からなる short type（D_{2S}）と同じ遺伝子の G 蛋白質と共役する第 3 細胞内ループに 29 アミノ酸が挿入された long type（D_{2L}）の 2 種のサブタイプがある．D_{2L} はドパミンの標的細胞のシナプス後部に発現しており，ドパミンの機能発現に関わる．D_{2S} はドパミン神経の細胞体，樹状突起，神経終末に発現し，脱分極を抑制しドパミン遊離を抑制し，PKA による TH のリン酸化を抑制してドパミン産生も抑制する．

D_3 受容体

側坐核や嗅結節など大脳辺縁系に最も高濃度に発現し，末梢臓器での発現は少ない．ドパミン神経終末および黒質において自己受容体として機能している．また薬物依存に関与する．

D_4 受容体

ドパミンへの親和性は D_2 受容体より低いが，非定型抗精神病薬**クロザピン**（clozapine）へは 10 倍高い親和性を示す．ドパミン受容体サブタイプの中で唯一低濃度のノルアドレナリン，アドレナリンにも反応するが，ドパミンの 50〜100 倍の高濃度が必要である．前頭前皮質，中脳，扁桃核，海馬，視床下部，視床に発現するが，黒質，線条体には少ない．D_4 受容体遺伝子には高度の多型性が存在し統合失調症へのかかりやすさ，気分障害，注意欠如/多動症や抗精神病薬への反応の遺伝的な個人差に関与が示唆されている．網膜光受容器には D_4 受容体が存在し，アデニル酸シクラーゼの発現を調節して明順応を促進している．

D_5 受容体

D_1 受容体と類似した分子構造と薬理学的特徴をもち，ドパミンに対しては 10 倍高い親和性を示す．神経細胞特異的であり，前頭葉，辺縁系では D_1 受容体とともに発現している．末梢では，心臓，腎臓に発現するが，副甲状腺，腎臓，副腎などには存在しない．

ドパミン受容体のヘテロ多量体

D_1 受容体は D_2 受容体とヘテロ多量体を形成し，$G_{s/olf}$ や G_i ではなく，G_q と共役すると考えられている．また D_1 受容体はシナプス可塑性を司る NMDA 受容体とも複合体を形成し，互いの活性を制御することが報告されている．

セロトニン Serotonin

セロトニンは生理活性をもつインドールアルキルアミンであり，腸管蠕動運動，血管収縮や血小板凝縮など生理機能の調節因子として，松果体ではメラトニンの前駆物質として，脳神経・腸神経では神経伝達物質として働くなど多様な生理的役割をもっている．

生体内のセロトニン

生体内分布

セロトニンの化学名は**5-ヒドロキシトリプタミン**(5-hydroxytryptamine, **5-HT**, $C_{10}H_{12}N_2O$)で分子量 176.2 のインドールアルキルアミンである．ヒトの生体内セロトニンは胃腸管に 90% が，血小板に 8～9% が，1～2% が松果体・脳神経に存在する．マウスやラットではマスト細胞にセロトニンが含まれるが，ヒトのマスト細胞には存在しない．

胃腸管セロトニン：胃腸管の粘膜には栄養分子を吸収する吸収上皮細胞，胃酸や消化液を分泌する外分泌細胞，Paneth 細胞や胚細胞(goblet cell)と，セロトニンやペプチドホルモンを分泌する内分泌細胞，腸クロム親和性細胞(enterochromaffin cell)や腸クロム親和性細胞様細胞(enterochromaffin-like cell)がある．セロトニンを分泌する腸クロム親和性細胞は胃幽門部から大腸に至る胃腸管粘膜の底部に広く分布する．下部消化管ほど腸クロム親和性細胞が密に分布しセロトニンが多く含まれている．

血中セロトニン：刺激によって腸クロム親和性細胞から分泌されたセロトニンは胃腸管の静脈に吸収され門脈に入るので，門脈血が最も高値を示す．肝臓を通過する間に多くは分解されるが，一部全身循環血中に入り末梢血セロトニン量は 0.05～0.25 μg/mL となる．その大半は血小板に取り込まれ，血小板セロトニン量(platelet rich plasma)は 0.2～0.6 μg/mL，血漿セロトニン量は 0.01～0.05 μg/mL となる．血小板の母細胞である巨核球，巨核芽球にもセロトニンが含まれており，骨髄や脾臓のセロトニンは高値を示す．

中枢セロトニン：脳，脊髄にはカテコラミンとほぼ同量のセロトニンが含まれている．セロトニンは中脳，橋，延髄の縫線核のセロトニン神経細胞とその軸索，終末の分布する大脳皮質，辺縁系，基底核，視床下部，延髄，脊髄に含まれる．脳ホモジネートを遠心分離するとシナプトソーム(神経終末)分画に回収される．グリア細胞には含まれない．

セロトニンは血液脳関門を通過できないので脳脊髄液セロトニン量は 0.1～0.7 ng/mL と低値を示し，血液脳関門の疎な一部の脳領域や血液脳関門が破綻する病的な状態を除いて血中セロトニンが脳機能に影響することはない．

生合成

セロトニンは自然界に広く存在し，芳香性の果物やトマトやナスなどの野菜にも含まれているが，生体は自ら必須アミノ酸であるL-トリプトファンを前駆物質として取り込む輸送系，セロトニンを生合成する酵素系を装備している．

トリプトファンヒドロキシラーゼ Tryptophan hydroxylase(TPH)——テトラヒドロビオプテリンを補酵素とする 1 原子酸素添加酵素で，特異的にL-トリプトファンのインドール環 5 位を水酸化し，**5-ヒドロキシトリプトファン**(5-hydroxytryptophan, **5-HTP**)に変換する酵素である．チロシンヒドロキシラーゼなどプテリン依存性芳香族アミノ酸ヒドロキシラーゼに共通の分子構造をもち，C 末端 2/3 が触媒ドメインで N 末端 1/3 が基質特異性に関与するドメインである．分子量 52,000 の酵素の同種四量体で機能し，リン酸化，

Ca^{2+}，リン脂質，限定分解によって活性化される．セロトニン産生細胞に特異的に発現するマーカー酵素で 2 種のアイソザイムが見いだされ，444 アミノ酸残基からなる TPH1 は，腸管，松果体，脾臓，胸腺など主に末梢セロトニン産生細胞に，490 アミノ酸残基からなる TPH2 は，中枢セロトニン産生細胞に発現している．本酵素は軸索輸送で神経終末にも送られ神経細胞体および終末部でセロトニンを生合成する．本酵素は酸素，基質，補酵素の量で調節され，カテコラミンのように最終産物によって調節されることはない．*p*-クロルフェニルアラニン（*p*-chlorophenylalanine）によってセロトニン生合成の律速段階である本酵素反応を阻害すると脳セロトニン量は著明に減少する．酵素に不可逆的に結合するので，新しい酵素が合成されるまで酵素活性阻害が長時間継続する．

芳香族 L-アミノ酸デカルボキシラーゼ Aromatic L-amino acid decarboxylase——5-HTP を脱炭酸しセロトニンを生成する酵素で，ピリドキサールリン酸（ビタミン B_6）を補酵素とし，基質特異性が低く L-DOPA をはじめとする芳香族 L-アミノ酸を脱炭酸してアミンに変換する．本酵素の遺伝子はいずれも第 7 染色体に存在し，alternative slicing によって組織特異的に発現する 480 アミノ酸残基からなる 2 種のサブタイプ，神経型と非神経型がある．分子量 53,891 の酵素の同種二量体として機能している，本酵素は律速酵素ではないので，メチルドパ，カルビドパ，ベンセラジドなど阻害薬によってその活性が 80% まで阻害されても，セロトニン生合成を効果的に抑制することはできない．

■ 代　謝

セロトニンの唯一の代謝経路は**モノアミンオキシダーゼ（MAO）**による脱アミノ反応である．この反応によって生じた 5-ヒドロキシインドールアセトアルデヒド（5-hydroxyindole acetoaldehyde）は，さらにアルデヒドデヒドロゲナーゼ（aldehyde dehydrogenase）によって主な代謝産物である

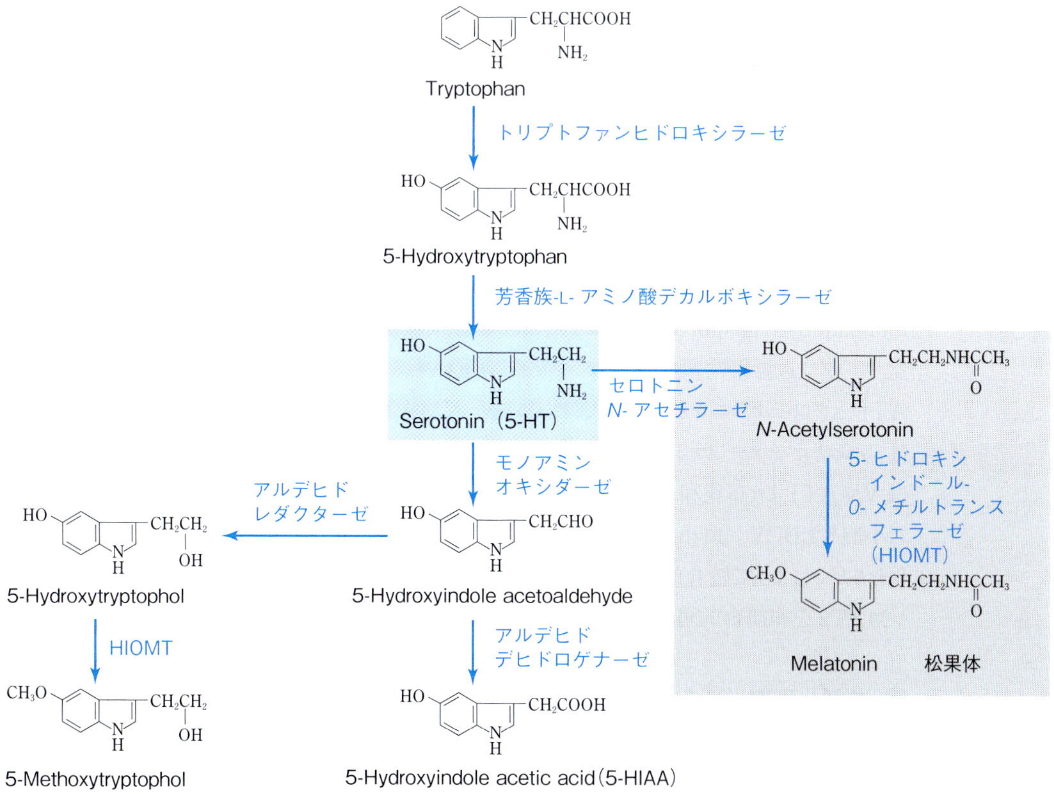

図Ⅳ-20　セロトニンの生合成，代謝経路

メラトニン Melatonin

メラトニンは松果体から分泌されるホルモンである．松果体には，脳の 50 倍以上のセロトニンが含まれ，セロトニン *N*-アセチラーゼによって *N*-アセチルセロトニンが生じ，次いで 5-ヒドロキシインドール-*O*-メチルトランスフェラーゼに触媒されて，**メトキシ-*N*-アセチルトリプタミン**(メラトニン)が生成される(**図Ⅳ-20**)

メラトニン含有量は明るい環境で低下し，暗い環境で亢進する．メラトニンの日内リズムは視床下部の視交叉上核からのシグナルにより調節され，交感神経の神経支配を受けて β 受容体-cAMP 系を介して伝達されセロトニン *N*-アセチラーゼが活性化される．このメラトニン分泌は，ねむけや夜間睡眠と同期している．

メラトニンの受容体は，7 回膜貫通型 G 蛋白質共役型受容体 MT_1，MT_2 に分類されている．いずれの受容体も G_i/G_o を介してアデニル酸シクラーゼを抑制してその神経活動を抑制する．MT_1 受容体は，睡眠・覚醒サイクルを調節する体内時計中枢である視交叉上核に多く発現し，MT_2 受容体は，網膜，脳神経，血管床に発現して，ドパミンの遊離抑制，血管拡張などメラトニンの位相前進効果に関与している．MT_1，MT_2 受容体アゴニストが生理的睡眠を誘発する**不眠症の治療薬**として用いられている(☞ 338 頁)．

5-ヒドロキシインドール酢酸(5-hydroxyindole acetic acid, **5-HIAA**)に酸化される．5-HIAA は血中に入り尿中に排泄される．また，セロトニンが組織の NAD^+/NADH 比によって 5-ヒドロキシトリプトホール(5-hydroxytryptophol)に還元されることや，肝臓や脳で脱アミノされずに 5-硫酸エステルとなって排泄されることもある(**図Ⅳ-20**)．

健常人の尿中セロトニン量は 0.01～0.02 μg/mL，尿中 5-HIAA 量は 0.2～0.4 μg/mL である．1 日排泄量はセロトニン 0.10～0.16 mg/日，5-HIAA 2～10 mg/日で代謝されるセロトニンの約 1/3 と推定されている．セロトニンの半減期は腸管で 17 時間，血小板で 11 時間，脾臓で 33～48 時間とされている．

モノアミンオキシダーゼ(MAO)──MAO には基質特異性のある A タイプと B タイプの 2 種のアイソザイムがあり，ヒトではノルアドレナリンはセロトニンとともに MAO-A によって脱アミノ化される．MAO-A の選択的阻害薬であるクロルギンを投与すると血中や末梢組織のセロトニンは著明に増量することからも MAO-A による脱アミノ反応がセロトニンの主な不活性化機構であることが明らかであり，末梢のセロトニンは主に産生細胞外で MAO-A によって脱アミノ化されると考えられる．カテコラミン神経に存在する MAO-A は外来性のセロトニンを分解して偽伝達物質として働くことを阻止している．

■ 貯 蔵

セロトニン産生細胞で生合成されたセロトニンは**小胞モノアミントランスポーター**(vesicular monoamine transporter, **VMAT**)によって貯蔵顆粒に取り込まれ蓄えられる．腸クロム親和性細胞中のクロム親和性顆粒はミトコンドリアより重いオスミウム高親和性顆粒で，セロトニンは多量の ATP とクロモグラニンとともに含まれている．VMAT は 12 回膜貫通部をもつトランスポーターで H^+ アンチポーターファミリーに属する．2 種のサブタイプ VMAT1 と VMAT2 があり，VMAT2 は VMAT1 より高親和性である．VMAT1 は分泌細胞の LDCV に発現し，中枢神経のシナプス小胞と LDCV，血小板顆粒には VMAT2 が発現している．VMAT1 と VMAT2 のいずれもレセルピンによって競合的，不可逆的に阻害され，組織，血中セロトニン量の減少は長時間続く．VMAT2 を非競合的可逆的に阻害するテトラベナジンの作用は短時間で回復する．

■ 遊離と再取り込み

縫線核セロトニン神経からは神経活動に応じて神経終末から Ca^{2+} 依存性の開口分泌によってセロトニンが遊離されている．このようなセロトニン神経活動にはネガティブフィードバック機構が存在し，神経終末からのセロトニン遊離は，シナプス前部にある**自己受容体**の $5\text{-}HT_{1B}$，$5\text{-}HT_{1D}$ 受

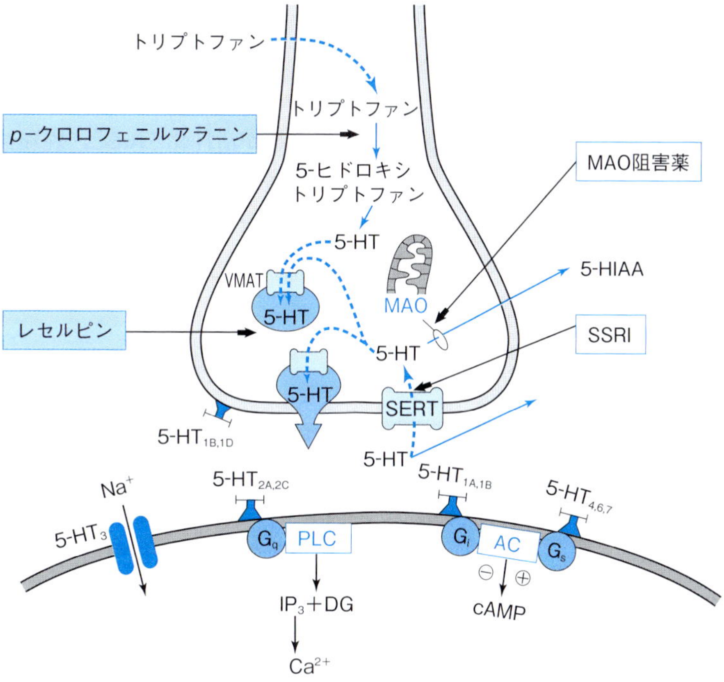

図Ⅳ-21 セロトニンシナプスにおける薬物作用点(Cooper ら，1991 より改変)
抑制：セロトニンシナプス伝達抑制
促進：セロトニンシナプス伝達促進

容体を介して抑制性に制御される．またセロトニン神経の興奮が高まると樹状突起と軸索側枝から局所的に遊離したセロトニンが細胞体や樹状突起上の自己受容体である 5-HT_{1A} 受容体に作用しセロトニン細胞活動を抑制する．

シナプス(**図Ⅳ-21**)でのセロトニン作用の大部分は細胞膜基質輸送担体**セロトニントランスポーター**(serotonin transporter, **SERT**)による神経終末への再取り込み機構によって終結し恒常性が維持される．SERT は DAT，NET とともにモノアミントランスポーター(☞ 135 頁)に含まれる．GABA などの他の神経伝達物質トランスポーターと類似の 12 回膜貫通型構造をもち，SLC6 (solute carrier family 6)に属する．SERT は二次能動輸送体(secondary active transporter)であり，セロトニンは膜電位やイオン勾配を利用して Na^+，Cl^- と共輸送により濃度勾配に逆らって細胞内へ取り込まれ，細胞内の K^+ が交換輸送で流出する．また，SERT は濃度勾配によってセロトニンを細胞内から細胞外へも輸送することができ，Ca^{2+} に依存しないセロトニン遊離(nonvesicular release)によりシナプスのセロトニン濃度を調節する役割をもつ．SERT の基質輸送活性は三環系抗うつ薬，選択的セロトニン再取り込み阻害薬やメタンフェタミンなどによって阻害される．抗うつ薬のように細胞内へ取り込まれないリガンドは直接 SERT や NET を阻害してその輸送活性を抑制する．一方，メタンフェタミンなどはそれ自身が NET，DAT や SERT の基質となりモノアミンの取り込みを競合阻害するとともに，細胞からモノアミンの流出を起こす(☞ 136，303，384 頁)．

腸管の内圧が高まると電位依存性 Ca^{2+} チャネルおよびチャネル内蔵型受容体を介して腸クロム親和性細胞内に Ca^{2+} の上昇が起こり，分泌顆粒からセロトニンが基底膜側に放出される．放出されたセロトニンは周辺のセロトニン受容体を介して知覚神経を刺激して腸管に蠕動反射を誘起する．放出されたセロトニンは壁内神経叢のセロトニン神経や粘膜の腺窩上皮細胞の SERT によって取り込まれ MAO-A によって不活性化される．

血小板はセロトニンを産生できないが，SERT によって血中セロトニンを濃度勾配に逆らって取り込み，濃染顆粒に ADP，ATP とともに貯蔵される．これは血小板凝集に備えて蓄えるだけでなく，過剰な循環血中セロトニン濃度を調節する役割をもっている．血管内皮細胞の損傷など物理的・化学的刺激によって血小板が活性化されると，脱顆粒によって血液凝固因子とともにセロトニンが放出され，5-HT_{2A} 受容体を介して血液凝固を増強する．また血管損傷時には血管平滑筋に作用し，5-HT_2 受容体を介して血管収縮を促す．5-HT_2 受容体拮抗薬サルポグレラートは血小板凝集・血管収縮阻害薬として用いられる(☞ 427 頁)．

セロトニン受容体

刺激によって遊離されたセロトニンは，標的細胞のセロトニン受容体と結合して生理反応を引き起こす．外から投与したセロトニンによっても同様の反応を起こすことができる．

一方，放射性リガンドを用いて結合実験をすると，^{3}H–セロトニンと ^{3}H–スピペロン(5-HT_2 受容体とドパミン D_2 受容体を標識する)が，それぞれ異なるセロトニン受容体を標識することから，5-HT_1 と 5-HT_2 の 2 種のサブタイプに，さらに，5-$HT_{3\sim7}$ の 5 種のサブタイプに分類されている．それらのサブタイプのうち 5-$HT_{1,2,4,5,6,7}$ は，7 個の膜貫通部位をもつ G 蛋白質共役型受容体であり，5-HT_3 は，4 個の膜貫通部位をもつイオンチャネル内蔵型の受容体である(**表Ⅳ-13**)．

5-HT_1 受容体

^{3}H-セロトニンで標識される 5-HT_1 受容体は抑制性 G 蛋白質(G_i)を介してアデニル酸シクラーゼ活性を抑制する．5-HT_1 受容体には 5 種のサブタイプ(5-$HT_{1A, 1B, 1D, 1E, 1F}$)があり，膜に過分極(hyperpolarization)を起こさせ，シナプス伝達を抑制する．セロトニン神経系では **5-HT_{1A}** 受容体は縫線核のセロトニン神経細胞体と投射先のシナプス後細胞に存在する．セロトニン神経の細胞体と樹状突起に存在する 5-HT_{1A} 受容体は樹状突起から分泌されるセロトニンに反応する**自己受容体**でセロトニン神経活動を抑制する．5-HT_{1A} アゴニストは抗不安薬として用いられる．**5-$HT_{1B/1D}$** 受容体は神経終末にある自己受容体でセロトニンの遊離を抑制する．また，黒質–線条体に密に分布し，ドパミン神経の活動やドパミン遊離の制御に関与するなど 5-HT_{1A}，5-HT_{1B}，5-HT_{1D} はいずれも他の神経伝達物質遊離を抑制する作用もある．5-HT_{1B} 受容体は脳血管に局在し，アゴニスト刺激により頸動脈–静脈吻合の血管収縮を起こし，片頭痛発作を抑制する．5-HT_{1D}，**5-HT_{1F}** は三叉神経に発現しており，神経終末からのカルシトニン遺伝子関連ペプチド(calcitonin gene-related peptide, CGRP)など神経ペプチドの放出を制御し片頭痛を抑制する．

5-HT_2 受容体

5-HT_2 受容体は ^{3}H–スピペロンで標識され，その標識はメチセルギドや LSD で遮断される．5-HT_2 受容体は，アゴニスト刺激によってホスホリパーゼ C が活性化され，IP_3 と DG の 2 種のセカンドメッセンジャーが産生し，細胞内情報が伝達され，効果が発現する．5-HT_2 受容体には 3 種のサブタイプがあり，**5-HT_{2A}** 受容体は中枢神経系のセロトニン神経終末の分布する領域にあり，特に，前障(claustrum)，嗅結節(olfactory tubercle)，大脳皮質に密に分布する．GABA 介在神経および錐体細胞上にも発現している．5-HT_{2A} 受容体は 5-HT_{1A} 受容体と反対に K^+ コンダクタンスを減少させ遅い脱分極(slow depolarization)を起こし標的細胞を興奮させる．血小

表Ⅳ-13　セロトニン受容体サブタイプ

サブタイプ	5-HT$_{1A}$	5-HT$_{1B}$	5-HT$_{1D}$	5-HT$_{1E}$	5-HT$_{1F}$
構造・アミノ酸数	7TM(420)	7TM(390)	7TM(377)	7TM(365)	7TM(366)
細胞内情報伝達系	G_i, cAMP↓ K_G チャネル↑				
細胞膜機能	過分極				
アゴニスト	8-OH-DPAT タンドスピロン	スマトリプタン等トリプタン系薬		BRL-54443	ラスミジタン
アンタゴニスト	WAY100135	GR-127935	GR-127935		
機　能	シナプス伝達調節				
	自己受容体（細胞体・樹状突起） 不安・うつ症状の抑制 覚醒　学習・記憶効率向上 体温調節　血圧降下	自己受容体（神経終末） 片頭痛発作の抑制			片頭痛発作の抑制 痛覚伝達の抑制 運動制御
		脳膜血管収縮	痛覚伝達抑制 紅潮		
分　布	縫線核　前頭前皮質　海馬 扁桃体　腸神経叢　気管支	黒質　海馬台 脳膜血管	黒質　淡蒼球　基底核 三叉神経	大脳皮質　海馬 線状体　扁桃体	大脳皮質　海馬 延髄　三叉神経

サブタイプ	5-HT$_{2A}$	5-HT$_{2B}$	5-HT$_{2C}$	5-HT$_3$
構造・アミノ酸数	7TM(471)	7TM(481)	7TM(481)	4TMα(478) 複数サブユニット
細胞内情報伝達系	G_o, IP_3/DG↑ K^+ チャネル↓			カチオンチャネル↑
細胞膜機能	遅い脱分極	脱分極	脱分極	速い脱分極
アゴニスト	DOI　DOB　LSD シロシビン　25I-NBOMe	DOI　DOB LSD　シロシビン	DOI　DOB LSD　ロルカセリン	RS-55812 クイパジン
アンタゴニスト	ルラシドン　ケタンセリン リタンセリン　サルポグレラート クロザピン　アリピプラゾール			オンダンセトロン グラニセトロン ラモセトロン
機　能	血小板凝固 平滑筋収縮　腸管　気管支 覚醒　攻撃性　幻覚	血管収縮　心毒性 平滑筋収縮　胃 5-HT 遊離調節　不安	DA, NA 遊離調節 血管収縮　覚醒 不安　摂食調節	ACh 遊離調節 腸管運動調節 嘔吐誘起
分　布	血小板　心臓　血管 大脳皮質	胃底部 血管内皮細胞 大脳皮質	脈絡叢　延髄　海馬	腸神経叢 自律神経節後神経 化学受容器引金帯

サブタイプ	5-HT$_4$	5-HT$_5$	5-HT$_6$	5-HT$_7$
構造・アミノ酸数	7TM(387)	7TM(357)	7TM(357)	7TM(455)
細胞内情報伝達系	G_s, cAMP↑ K^+ チャネル↓	G_i, cAMP↓	G_s, cAMP↑	G_s, cAMP↑
細胞膜機能	遅い脱分極	過分極	脱分極	脱分極
アゴニスト	モサプリド シサプリド	5-CT エルゴタミン	5-CT	8-OH-DPAT アリピラゾール
アンタゴニスト	GR113808 ピボセロド	SB699551 リタンセリン	イダロピルジン クロザピン	ルラシドン クロザピン
機　能	認知機能 平滑筋収縮　食道 心筋収縮　心不全	自己受容体	認知機能 情動制御	5-HT 遊離調節 睡眠　日内リズム調整 情動制御（うつ）
分　布	海馬 腸神経叢　平滑筋 心筋　外分泌細胞	海馬 腸神経叢	線状体　側坐核 大脳皮質	視床下部　視床　扁桃体 自律神経節 知覚神経節

8-OH-DPAT：8-hydroxy-2-(di-*n*-propyl-amino)-tetralin, α-Me-5HT：α-メチル-5HT, 7TM：7 回膜貫通型, 4TM：4 回膜貫通型, 5-CT：5-carboxamidotryptamine, DOI：2,5-dimethoxy-4-iodoamphetamine, DOB：2,5-dimethoxy-4-bromoamphetamine

板，胃腸管にも密に存在し，血小板凝集や平滑筋収縮に関与する．**5-HT$_{2B}$** 受容体は胃底部や腸管，心血管系などに，**5-HT$_{2C}$** 受容体は黒質や脳基底膜など脳内および脈絡膜に発現している．5-HT$_{2A}$ 受容体拮抗薬は，統合失調症の治療に用いられる．LSD の幻覚作用は 5-HT$_{2A}$ 受容体のバイアス型シグナル伝達によると考えられている．5-HT$_{2C}$ 受容体は摂食抑制に関わる．

5-HT$_3$ 受容体

5-HT$_3$ 受容体はモノアミン受容体の中で唯一のイオンチャネル内蔵型受容体でありニコチン受容体と同じように複数のサブユニットから構成され，アゴニスト刺激によって直接 Na^+, K^+ ゲートが開き速い脱分極(fast depolarization)が生じる．5-HT$_3$ 受容体は孤束核や最後野など中枢，交感神経節，交感および副交感神経節後神経，腸神経に発現している．5-HT$_3$ 受容体には **5-HT$_{3A}$**，**5-HT$_{3B}$** の 2 種のサブタイプがあり，5-HT$_{3A}$ (homo-oligomeric)受容体と比べて 5-HT$_{3A/B}$ (hetero-oligomeric)受容体を介する反応が強い．腸神経細胞，扁桃体，終脳，嗅内皮質には 5-HT$_{3A/B}$ 受容体が見いだされる．最後野の嘔吐の**化学受容器引き金帯**(chemoreceptor trigger zone, **CTZ**)に密に発現し，腸管の 5-HT$_3$ 受容体とともに嘔吐機構に関与する．ストレスにより放出されたコルチコトロピン放出因子(corticotropin-releasing factor, CRF)により 5-HT$_3$ 受容体チャネル機能が亢進し，下痢や腹痛を起こすことがある．5-HT$_3$ 受容体拮抗薬が嘔吐および過敏性腸症候群の治療に用いられる(☞ 495 頁)．

5-HT$_4$，5-HT$_5$，5-HT$_6$，5-HT$_7$ 受容体

5-HT$_4$，5-HT$_6$，5-HT$_7$ 受容体は G_s と共役しアデニル酸シクラーゼを活性化する．5-HT$_{5A}$ 受容体は G_i と共役して過分極を起こす自己受容体であり，中枢で広く発現している．5-HT$_4$ 受容体は腸神経，平滑筋，外分泌細胞に発現し，直接あるいはアセチルコリン遊離を介して胃液分泌および蠕動反射を亢進させる．5-HT$_4$ 受容体は心臓にも発現し，心不全への関与が指摘されている．5-HT$_7$ 受容体は消化管や血管に発現し，平滑筋の弛緩に関わる．中枢では，5-HT$_4$ 受容体が海馬などに，5-HT$_6$ 受容体が線条体，大脳皮質に発現し，認知機能や気分・情動制御に関与する．5-HT$_7$ 受容体は視床，視床下部，扁桃体，大脳皮質，海馬，自律神経節，知覚神経節などに発現し，レム睡眠，日内リズム，痛覚，学習，記憶および体温・血圧など自律神経機能調節に関与している．5-HT$_4$ 受容体作用薬は消化管機能改善薬として用いられる．5-HT$_7$ 受容体拮抗薬は抗うつ作用を有すると考えられている．

セロトニンの作用

末梢作用

消化器系：多様なセロトニン受容体サブタイプが消化管壁に発現し，胃腸管機能制御がセロトニンの主たる生理的役割である．低濃度のセロトニンによって胃腸管運動は亢進する．セロトニンは腸管では 5-HT$_{2A}$ 受容体，胃では 5-HT$_{2B}$ 受容体，食道では 5-HT$_4$ 受容体を介して平滑筋を収縮させる．また，5-HT$_3$ 受容体を介して腸神経細胞を急速，一過性に脱分極しアセチルコリン遊離を促進させて胃液分泌や蠕動反射を亢進させる．腸神経からのアセチルコリン遊離は 5-HT$_{1A}$ 受容体を介して抑制性調節を受けている．腸クロム親和性細胞からのセロトニン放出は 5-HT$_3$ 受容体を介して促進され，5-HT$_4$ 受容体を介して抑制される．

ダンピング症候群 Dumping syndrome――胃幽門部を切除した患者は食事中あるいは食直後に腹痛や下痢など胃腸症状と血管運動神経症状を起こすことがある．食物が胃に停滞できず十二指腸や小腸に墜落するために腸クロム親和性細胞からセロトニンが急激に放出されることによる症状である．

カルチノイド Carcinoid――胃腸管，膵臓，気管支などの内分泌細胞から発生する腫瘍で，セロトニン，ヒスタミンその他の活性物質を産生する．腸クロム親和性細胞由来の腫瘍はセロトニン産生腫瘍であることが多い．血中セロトニン値は正常者の 3～20 倍に上昇する．セロトニンは主に肝臓の MAO によって不活性化されるので，腫瘍の肝転移があるとカルチノイド症候群が現れる．潮紅やその他の血管運動神経症状，胃腸症状，気管支攣縮などが特徴的な症状である．

過敏性腸症候群 Irritable bowel syndrome (**IBS**)――心理的ストレスなどによりCRF を介して腸神経叢にシグナルが伝達され，腸クロム親和性細胞からセロトニンが放出される．放出されたセロトニンは腸神経叢の 5-HT_3 受容体に作用してアセチルコリン遊離を亢進させ蠕動運動を誘起し，大腸求心一次神経末端に存在する 5-HT_3 受容体が痛覚を感受，中枢へ伝達して下痢と腹痛を起こす．

呼吸器系：求心神経の刺激による一過性の呼吸促進がみられる．低濃度のセロトニンの作用は頸動脈洞，大動脈弓の化学受容器の刺激による．時に，迷走神経性求心神経の刺激による呼吸抑制が現れる(5-HT_3)．また，喘息患者では気管支筋の直接刺激(5-HT_2)と反射による気管支収縮がみられることがある．セロトニンは 5-HT_{2A} 受容体を介して直接気管支平滑筋を収縮させる．5-$HT_{3,7}$ 受容体を介してアセチルコリンの遊離を促進させて気管支筋を収縮させ，5-HT_{1A} 受容体を介して抑制する．

心血管系：少量のセロトニンを投与すると，交感神経終末からのノルアドレナリンの遊離を抑制し，骨格筋や，皮膚の血管が拡張する(5-HT_{1B}, 5-HT_{1D} 受容体)．皮膚血管が拡張すると，セロトニンの典型的な症状である潮紅(flush)が現れる．このとき血管透過性は変わらない．しかしセロトニンの血管に対する直接作用は血管収縮に現れる腎臓，肺，子宮，胎盤，臍帯では 5-HT_{2A} 受容体を介して，脳血管では 5-HT_{1B} 受容体を介して血管平滑筋を収縮させる．また，セロトニンは心収縮力および心拍に正にも負にも影響する．5-HT_4 受容体を介する心臓への直接作用は心収縮を促進する．5-HT_3 受容体を介する副交感神経刺激が心収縮を抑制すると考えられている．

血液凝固系：血小板から放出されたセロトニンは自らの 5-HT_{2A} 受容体に作用し，血小板凝集を促す．また損傷血管では平滑筋の 5-HT_{2A} 受容体に作用し，血管収縮を促す．

炎症・免疫系：単球・マクロファージ，好酸球，T 細胞，ミクログリアなど多様な炎症・免疫系の細胞にセロトニン受容体が発現している．これらの細胞ではセロトニン受容体刺激がサイトカイン放出や細胞遊走を制御することが示されているが，その意義については今後の検討課題である．

中枢作用

セロトニン症候群：セロトニン作用薬の過剰摂取や薬物相互作用により脳内セロトニン濃度が過剰になり生じる副作用である．自律神経症状(発熱，発汗，緊張，高血圧，心拍亢進，吐き気，下痢)，神経症状(ミオクローヌス，筋強直，振戦，反射亢進，横紋筋融解)，精神症状(混乱，興奮，錯乱，昏睡)が生じる．生命予後に関わる筋強直は 5-HT_{2A} 受容体が，精神症状には 5-HT_{1A} 受容体が関与する(☞ 298 頁)．

運動・知覚系：四肢の協調運動は延髄のセロトニン神経による脊髄の中心パターン発生器（central pattern generator）の活動により制御され，5-HT_{2A} 受容体，5-HT_7 受容体が関与している．また，セロトニンは末梢の一次知覚神経に作用し痛覚を刺激する．中枢痛覚神経路は，大縫線核から脊髄に投射する下降性セロトニン神経によって抑制されるが，神経損傷時には 5-HT_3 受容体を介した促進系の亢進が生じることが示されている．

体温調節：背側縫線核のセロトニン神経は体温調節中枢のある視床下部に投射している．セロトニン神経活動の亢進によって体温上昇が起こるが（セロトニン症候群），セロトニン神経の活動低下は体温低下を誘導する．5-HT_{1A}，5-HT_3，5-HT_7 受容体アゴニスト投与によって体温は低下する．一方で，セロトニン合成酵素欠損マウスでは，通常の室温であれば正常な体温が保たれているが，低温曝露時には体温は低下する．セロトニン神経は環境変化の情報を熱産生系に伝え体温維持に関与している．

睡眠：脳内セロトニンの生合成阻害によって強い不眠が現れ，徐波睡眠（slow wave sleep, SWS）およびレム（rapid eye movement, REM）睡眠が抑制される．セロトニン前駆物質の投与によるセロトニン量の増加に伴って回復する．5-HT_{1A}，5-HT_{1B}，$5\text{-HT}_{2A/2C}$，5-HT_3，5-HT_6，5-HT_7 受容体アゴニストは覚醒を促進しレム睡眠を抑制する．5-HT_{1A}，5-HT_{1B} 受容体欠損マウスではレム睡眠が促進される．しかし，5-HT_{2A}，5-HT_{2C} 受容体欠損マウスでは覚醒が促進され，5-HT_7 受容体欠損マウスではレム睡眠が抑制される．

摂食調節：背側縫線核のセロトニン神経は摂食中枢（外側核），満腹中枢（腹内側核）のある視床下部に投射して摂食行動を抑制している．5-HT_{2C} 受容体欠損マウスでは過食と肥満が生じる．5-HT_{2C} 受容体は直接的，5-HT_{1B} 受容体は間接的に弓状核のプロオピオメラノコルチン（proopiomelanocortin）神経の活動を活性化させることでともに摂食行動を抑制的に制御している．

催吐作用：迷走神経終末および CTZ（chemoreceptor trigger zone）に 5-HT_3 受容体が局在する．抗悪性腫瘍薬シスプラチンはセロトニン遊離を起こし，5-HT_3 受容体を刺激して嘔吐が誘起される．5-HT_3 受容体拮抗薬が制吐薬として用いられる．

性行動：選択的セロトニン再取り込み阻害薬（SSRI）の慢性投与でセロトニントランスポーターを阻害するとセロトニン神経機能が亢進して性機能異常が生じる．SSRI と同時に 5-HT_{1A} 受容体のアンタゴニストを投与するとオスの性行動は完全に抑制される．5-HT_{1A} 受容体はオスの性行動に促進的に働いているが，メスの性行動に対して抑制的に働いている．

攻撃行動・衝動性：情動や行動の衝動性を制御する脳領域は前頭前野眼窩部にあり，セロトニン神経伝達が関与している．ラットを隔離して飼育すると同種攻撃性や異種攻撃性（マウスを噛み殺す行動 muricide）が現れる．これはセロトニン前駆物質や抗うつ薬で抑制される．5-HT_{1B} 受容体欠損マウスでは攻撃性が上昇し，5-HT_{1B} 受容体作用薬が攻撃性を抑制することから，シナプス後 5-HT_{1B} 受容体が衝動的な攻撃性に抑制的に関与すると考えられる．一方，セロトニン代謝酵素 MAO_A 欠損マウスでは，脳のセロトニン含量の増加と攻撃性の亢進が生じている．この変化は 5-HT_{2A} 受容体のアンタゴニストで抑制できる．衝動制御に障害のある人に 5-HT_{2A} 受容体の遺伝子変異がみられることからも攻撃性の発現には前頭前皮質の 5-HT_{2A} 受容体が重要であると考えられる．

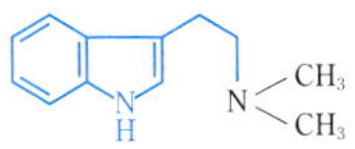

N, *N*-Dimethyltryptamine
(DMT)
ブラジル産の *Piptadenia* 属の種子中に含まれる

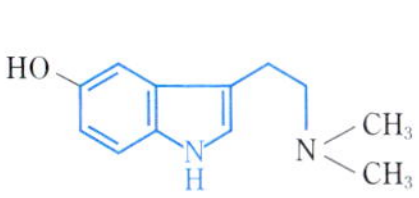

Bufotenine
(5-hydroxy-DMT)
ガマの皮膚耳下腺に含まれる
少量は毒キノコ中に含まれる

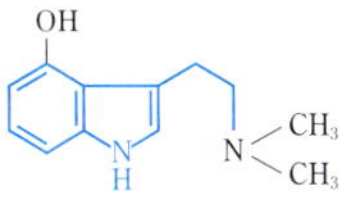

Psilocin
(4-hydroxy-DMT)
Psilocybe mexicana および
その類似キノコに含まれる
シロシビンの代謝物

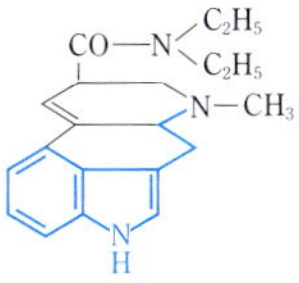

D-Lysergic acid diethylamide
(LSD-25)
麦角中のリセルグ酸より合成

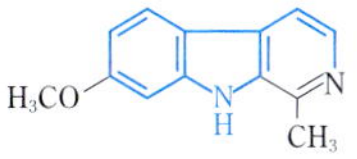

Harmine

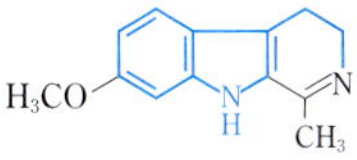

Harmaline

南米の *Peganum harmala* や *Banisteiopsis caapi* の植物中に含まれる

図Ⅳ-22　行動および精神異常を起こすセロトニン構造類似薬

幻覚作用：統合失調症でみられるような幻覚を起こす薬物群があり，幻覚薬(hallucinogens)と呼ばれている．その中にセロトニンと似たインドールアミン類や脳内セロトニンシナプス伝達に異常を誘起する物質がある(**図Ⅳ-22**)．LSD はヒトでは 0.5～1 μg/kg，の内服で鮮やかな色彩の幻覚が現れる．動物では 2 mg/kg の大量の LSD で異常行動がみられ，ジメチルトリプタミン，ブホテニン，シロシビンなどでも異常行動がみられる．MAO 阻害作用のあるハルミン，ハルマリンは幻覚，振戦，攻撃行動を起こす．LSD の多様な作用は背側縫線核セロトニン神経回路が関わり，$5HT_{1A}$，$5\text{-}HT_{2A}$，$5HT_{1C}$ 受容体にアゴニストとして作用するが，LSD の幻覚作用は主にセロトニン神経投射先の $5\text{-}HT_{2A}$ 受容体での部分アゴニスト活性による．幻覚作用に関与する $5\text{-}HT_{2A}$ 受容体シグナル伝達系はセロトニンとは異なる特有のシグナル伝達系を活性化する(バイアス型シグナル伝達)．幻覚薬の急速な耐性の発現は $5\text{-}HT_{2A}$ 受容体の脱感作による．

情動：うつ病や不安障害の治療にセロトニントランスポーター(SERT)や代謝酵素の阻害薬が用いられるため，情動の調節にセロトニン神経系が関与すると考えられている．SERT 欠損マウスでは脳内のセロトニン濃度が上昇し，不安様行動が増加する．ヒトの SERT 遺伝子のプロモーター領域の長さの多型が存在し，セロトニン発現量が少ない S 型は不安の性格特性に関連しうつ病発症のリスクが高い．$5\text{-}HT_{1A}$ 自己受容体欠損マウスでは不安様行動が増加し，$5\text{-}HT_{1A}$ 受容体部分アゴニストによって抑制される．$5\text{-}HT_{1A}$ 受容体部分アゴニストは抗うつ薬として用いられる．

学習・記憶：報酬学習や恐怖記憶といった幅広い情動行動にセロトニン神経が関わっている．$5\text{-}HT_{1A}$ 受容体欠損マウスでは海馬依存性の空間学習(spatial learning)に障害がみられるが，縫線核に $5\text{-}HT_{1A}$ 受容体アゴニストを投与すると短期間保持される作業記憶(working memory)は良くなる．$5\text{-}HT_{1A}$ の自己受容体の活性化によるセロトニン神経の活動低下が記憶課題の遂行を改善するが，シナプス後 $5\text{-}HT_{1A}$ 受容体刺激が海馬系の過分極を促し神経活動を抑制して空間学習効率を悪化させると考えられる．また，$5\text{-}HT_4$ 受容体のアゴニスト投与によっても記憶課題の改善がみられる．空間学習課題の遂行は $5\text{-}HT_6$ 受容体アンタゴニストによって改善されることから，抗認知症薬としての開発が試みられている．

セロトニン神経系に作用する薬

小胞モノアミントランスポーター阻害薬

神経内で生合成されたセロトニンは小胞モノアミントランスポーター（VMAT2）によって神経終末の小胞へ取り込まれ貯蔵される．レセルピンやテトラベナジンは VMAT を阻害してセロトニンおよびカテコラミンを枯渇させ鎮静，降圧作用を示す（☞ 132，277 頁）．

セロトニン再取り込み阻害薬（☞ 297，299 頁）

シナプス間隙へ遊離されたセロトニンはセロトニントランスポーターによって神経終末へ再び取り込まれる．三環抗うつ薬をはじめとして抗うつ薬はセロトニンやノルアドレナリンの再取り込みを阻害するが，その作用は非選択的で副作用がある．選択的セロトニン再取り込み阻害薬（SSRI）の**フルボキサミン**（fluvoxamine），**パロキセチン**（paroxetine），**セルトラリン**（sertraline），**エスシ**

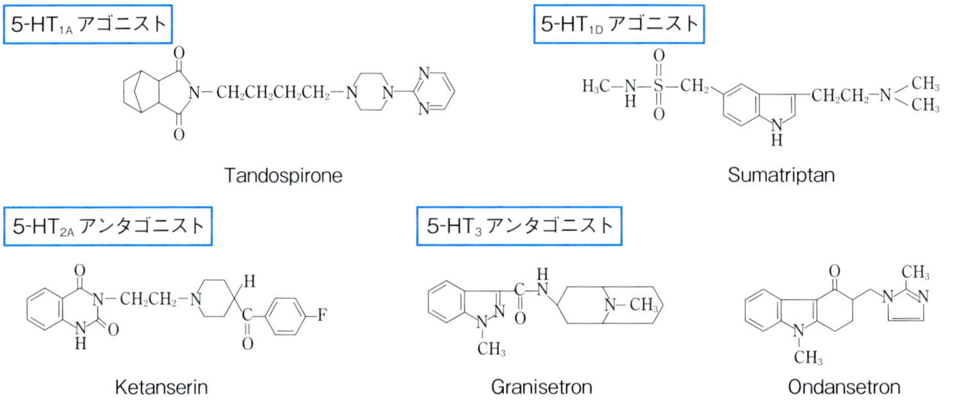

図Ⅳ-23　セロトニン関連薬

表Ⅳ-14　セロトニン関連薬

作用機序	作　用	一般名	臨床適用	副作用
小胞モノアミン トランスポーター	貯蔵阻害—枯渇	レセルピン テトラベナジン		うつ状態 錐体外路症状
5-HT トランスポーター	再取り込み阻害	フルボキサミン パロキセチン	うつ病 不安障害	せん妄，幻覚，性機能障害， セロトニン症候群
$5\text{-}HT_{1A}$ 受容体	アゴニスト	タンドスピロン	不安，うつ状態	
$5\text{-}HT_{1B}$, $5\text{-}HT_{1D}$ 受容体	アゴニスト	スマトリプタン	片頭痛，群発頭痛	
$5\text{-}HT_{2A}$ 受容体	アンタゴニスト	リスペリドン	統合失調症	悪性症候群，胃腸症状
		サルポグレラート	虚血症状の改善	
$5\text{-}HT_3$ 受容体	アンタゴニスト	オンダンセトロン グラニセトロン	抗悪性腫瘍薬による嘔吐	胃腸症状，頭痛， 顔面潮紅
		ラモセトロン	過敏性腸症候群	虚血性大腸炎
$5\text{-}HT_4$ 受容体	部分アゴニスト	モサプリド	慢性胃炎	下痢・軟便

タロプラム(escitalopram)やセロトニン・ノルアドレナリン再取り込み阻害薬(SNRI)の**ミルナシプラン**(milnacipran),**デュロキセチン**(duloxetine),**ベンラファキシン**(venlafaxine)は副作用の比較的少ない抗うつ薬である.

$5\text{-}HT_{1A}$ 受容体作用薬

タンドスピロン(tandospirone)は抗不安作用および抗うつ作用を示すアザピロン誘導体である.心身症の身体症状,抑うつ,不安,焦躁,睡眠障害,神経症に適用される.$5\text{-}HT_{1A}$ 受容体は自己受容体であり,選択的に5-HT 神経に作用するので,傾眠,鎮静,筋弛緩作用は少なく,薬物依存性がないのが特徴である(☞ 330 頁).

$5\text{-}HT_{1B/1D}$ 受容体作用薬

スマトリプタン(sumatriptan)は片頭痛や群発頭痛の治療に用いる.何らかの原因で頭蓋内血管に分布する三叉神経終末が刺激されるとカルシトニン遺伝子関連ペプチド(calcitonin gene-related peptide, CGRP)などの神経ペプチドが遊離し,血管を拡張させ炎症を誘発する.これが頭痛を引き起こすと考えられている.スマトリプタンは血管内皮の $5\text{-}HT_{1B}$ 受容体に作用し血管を収縮させ,三叉神経終末の $5\text{-}HT_{1D}$ 受容体に作用し神経ペプチドの遊離を抑制することにより片頭痛を軽減させると考えられている.スマトリプタンは $5\text{-}HT_{1F}$ 受容体にも作用するが,$5\text{-}HT_{1F}$ 受容体も三叉神経に対し $5\text{-}HT_{1D}$ 受容体と同様の効果をもつ.ただし,心血管性疾患や脳血管性障害患者やエルゴタミン投与中の使用は禁忌である.類似薬には**ゾルミトリプタン**(zolmitriptan),**リザトリプタン**(rizatriptan),**エレトリプタン**(eletriptan),**ナラトリプタン**(naratriptan)がある(☞ 422 頁).

$5\text{-}HT_{2A}$ 受容体拮抗薬

ケタンセリン(ketanserin)は $5\text{-}HT_{2A}$ 受容体拮抗薬の原型であり,$5\text{-}HT_2$ 受容体の拮抗作用とともにかなりのアドレナリン α_1 受容体の拮抗作用と多少のヒスタミン H_1 受容体,ドパミン D_2 受容体の拮抗作用をもつ.しかし,セロトニンによる血管収縮に対しては強い拮抗作用を示す.気管支平滑筋収縮,血小板凝集にも抗セロトニン作用を示す.

サルポグレラート(sarpogrelate)は $5\text{-}HT_{2A}$ 受容体アンタゴニストおよび逆アゴニストとして血小板凝集と血管収縮抑制作用を示し,慢性動脈閉塞症による潰瘍,疼痛・冷感などの虚血性諸症状の治療に用いる(☞ 427 頁).

リスペリドン(risperidone),**ペロスピロン**(perospirone),**ブロナンセリン**(blonanserin),**ルラシドン**(lurasidone)は D_2 拮抗作用と強力な $5\text{-}HT_{2A}$ 拮抗作用をもち,セロトニン・ドパミンアンタゴニスト(serotonin-dopamine antagonist, SDA)と呼ばれている.統合失調症の陽性症状と陰性症状の両方に有効で錐体外路性副作用が少ない抗精神病薬である(☞ 290 頁).

クロザピン(clozapine),**オランザピン**(olanzapine),**クエチアピン**(quetiapine)は D_2,$5\text{-}HT_{2A}$ 拮抗作用に加えて α_1,H_1,D_3,D_4,$5\text{-}HT_6$ 受容体などにも結合し,多元受容体作用抗精神病薬(multi-acting receptor targeted antipsychotics, MARTA)と呼ばれている.統合失調症の陽性症状と陰性症状の両方に有効とされ,副作用の錐体外路症状が少ない抗精神病薬(非定型抗精神病薬)である(☞ 291,292 頁).

選択的 5-HT_3 受容体拮抗薬（☞ 495 頁）

グラニセトロン（granisetron）は 5-HT_3 受容体拮抗薬であり，求心性迷走神経終末とCTZ，孤束核に作用し嘔吐を抑制する．シスプラチンなどの抗悪性腫瘍薬による悪心，嘔吐の抑制に用いられる．類似薬に**オンダンセトロン**（ondansetron），**ラモセトロン**（ramosetron），**アザセトロン**（azasetron），**パロノセトロン**（palonosetron）がある．胃腸症状，頭痛，顔面潮紅などの副作用がある．ラモセトロンは，下痢型過敏性腸症候群の下痢・腹痛および腹部不快感の治療にも用いられる．

5-HT_4 受容体作用薬

モサプリド（mosapride）は 5-HT_4 受容体の作用薬で，胃腸薬として用いられる（☞ 494 頁）．腸管神経の 5-HT_4 受容体に作用しアセチルコリン遊離を惹起し，消化管の蠕動運動を促進する．

ヒスタミン Histamine

ヒスタミンはマスト細胞，好塩基球，エンテロクロマフィン様細胞（enterochromaffin-like cell, ECL 細胞），脳などで生成される生理活性アミンであり，中枢神経系の神経伝達物質でもある．ヒスタミンの過剰な遊離によって，Ⅰ型アレルギー疾患や胃・十二指腸潰瘍を引き起こすことから，ヒスタミン拮抗薬は重要な治療薬として広く用いられている．

ヒスタミンは，1907 年に Windaus により化学合成され，Dale が生体内に存在することを明らかにした．2 人はノーベル賞を受賞している．その後，ヒスタミンは平滑筋収縮やアナフィラキシーの反応時に血圧降下をもたらす起因物質であることが明らかになった．1937 年に Bovet が合成したアナフィラキシーによるモルモットの気道収縮を抑える最初の抗ヒスタミン薬（H_1 受容体拮抗薬）を報告し，mepyramine（pyrilamine）を臨床応用した．Bovet は 1957 年にノーベル賞を受賞している．胃酸の分泌促進作用，子宮平滑筋の弛緩作用を抑えるヒスタミン H_2 受容体拮抗薬シメチジンが Black により 1972 年に開発されて，その功績によりノーベル賞を受賞している．渡邉らによりヒスタミン合成酵素の免疫組織化学により，視床下部にヒスタミン神経が 1983 年に発見され，ねむけなど中枢性副作用のない第二世代非鎮静性抗ヒスタミン薬開発の契機になった．Schwartz により 1987 年に中枢における H_3 受容体が発見され，ナルコレプシー治療薬として H_3 受容体拮抗薬ピトリサント（pitolisant）が欧米で使用されている．2000 年に H_4 受容体が造血器系細胞に発現していることが報告されて，創薬が進められている．

ヒスタミンの生合成と代謝

ヒスタミンは必須アミノ酸 L-ヒスチジンが脱炭酸されて合成される β-イミダゾールエチルアミンである．この反応を触媒する酵素が，**ヒスチジンデカルボキシラーゼ**（L-histidine decarboxylase, HDC）である（**図Ⅳ-24**）．

不活性化経路としては N^{τ}-メチル化系と酸化系の二つの経路がある．メチル化経路では，ヒスタミンは**ヒスタミン *N*-メチルトランスフェラーゼ**（histamine *N*-methyltransferase, HMT）によってイミダゾール環の N^{τ} 位にメチル化が起こり，N^{τ}-メチルヒスタミンとなる．N^{τ}-メチルヒスタミンはモノアミンオキシダーゼ（monoamine oxidase, MAO）の B 型，さらにアルデヒドデヒドロゲナーゼにより酸化されて，N^{τ}-メチルイミダゾール酢酸になる．酸化経路は主に末梢で**ジアミンオキシダーゼ**（diamine oxidase, **DAO**）により酸化されて，イミダゾールアセトアルデヒドになり，アルデヒドデヒド

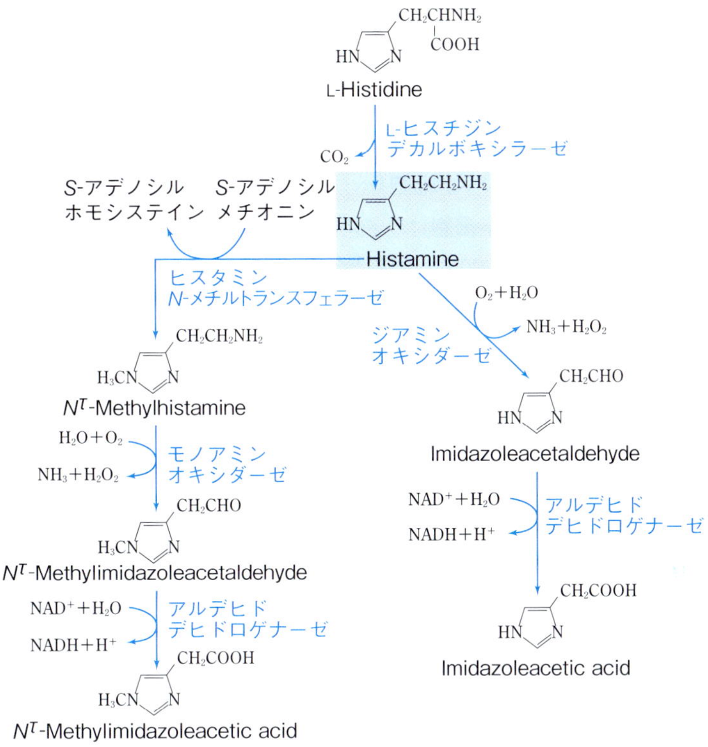

図IV-24 ヒスタミンの主な代謝経路

ロゲナーゼで酸化されて，イミダゾール酢酸になる．上記の二つの代謝経路のうち，どちらで代謝されるかは組織や動物種によって異なる．中枢ではメチル化経路が主である．

ヒスチジンデカルボキシラーゼ(HDC)——ヒト HDC の mRNA は 664 個のアミノ酸からなる 74 kDa の不活性型の HDC をコードしており翻訳後プロセシングが起こり，54 kDa の二量体構造をもつ活性型酵素となる．本酵素はマスト細胞，胃，脳で恒常的に発現しているが，マクロファージではリポ多糖刺激により誘導された HDC によってヒスタミンが生成されたのち，すぐに遊離されて免疫・炎症反応に関わる(“nascent histamine”)．ピリドキサール 5′-リン酸を補酵素とし，L-ヒスチジンに特異的である(K_m＝0.25 mM)．HDC の不可逆的阻害薬としては，(*S*)-*α*-フルオロメチルヒスチジンがあり，*in vivo* においてヒスタミンを特異的に枯渇させる．

ヒスタミン *N*-メチルトランスフェラーゼ(HMT)——ヒスタミンを特異的に N^{τ}-メチル化(N^{τ} 位)して不活性化する．ヒトの酵素はアミノ酸 292 個からなる単量体で，分子量は 33,940 である．ラット腎臓より抽出された HMT は活性が高く，[^{14}C] または [^{3}H]-*S*-アデノシルメチオニンをメチル基のドナーとしてヒスタミンのラジオエンザイム・アッセイに利用されていた．

ジアミンオキシダーゼ(DAO)——ヒスタミンを酸化的脱アミノにより代謝する酵素でありヒスタミナーゼと呼ばれるが，その他のジアミンをより強く分解するので，ジアミンオキシダーゼと呼ばれることが多い．補酵素として活性中心にトパキノンを含む銅アミンオキシダーゼファミリーの一つである．

■ 貯蔵と遊離（図Ⅳ-25）

末梢：生体内のヒスタミンは大半が**マスト細胞**，**好塩基球**，**エンテロクロマフィン様細胞**（ECL細胞），ごくわずかが神経，マクロファージなどに含まれる．マスト細胞のヒスタミンは顆粒に貯蔵され，その代謝回転は遅い．顆粒内でヒスタミンはグリコサミノグリカンに蛋白質を介して結合し濃縮される．**結合組織型マスト細胞**（ヘパリンを含みトルイジンブルー染色で紫色に濃染する；メタクロマジー）と**粘膜型マスト細胞**（コンドロイチン硫酸 E を含む）の 2 種類に大別され，ヒスタミン含有量は結合組織型で 10〜30 pg/細胞と多く，粘膜型は 1〜2 pg/細胞である．脳，腺胃では非マスト細胞性ヒスタミンの割合はそれぞれ 58%，49% であり，それぞれヒスタミン神経と ECL 細胞に含まれる代謝回転の早いヒスタミンプールとして存在する．一方，肺，気管，皮膚では 97% 以上がマスト細胞性ヒスタミンである．外界との境界に局在するマスト細胞がヒスタミンなどの炎症性メディエーターを遊離することでアレルギー・炎症反応に関わっている．

マスト細胞からのヒスタミン遊離機構：抗原曝露により産生した IgE はマスト細胞の細胞膜の IgE 受容体に結合する（感作）．抗原刺激により IgE 受容体が架橋されると，Lyn, Syk-ホスホリパーゼ C-IP_3/DG 系が活性化され，細胞内 Ca 貯蔵部位である小胞体から Ca^{2+} 遊離が生じる．貯蔵 Ca の枯渇により小胞体膜の STIM1 と細胞膜上の Orai1 の相互作用により Orai1 が四量体の Ca^{2+} チャネルを形成し細胞外からの Ca^{2+} 流入が生じる．持続的な細胞内 Ca^{2+} 濃度の上昇とプロテインキナーゼ C の活性化により，SNARE 蛋白質のリン酸化が起こり，顆粒膜と細胞膜が融合してヒスタミンの開口分泌が生じる．

IgE 非依存性ヒスタミン遊離：compound49/80，サブスタンス P など塩基性ペプチド，非脱分極性筋弛緩薬，ニューキノロン系薬などは，結合組織型マスト細胞を直接刺激してヒスタミン遊離を生じアナフィラキシー様反応を起こす．マスト細胞や後根神経節の MRGPRX2（Mas-related GPCR X2）はこれらのリガンドの受容体である．

中枢：**ヒスタミン神経系**は後部視床下部の結節乳頭体核（tuberomamillary nucleus）に細胞体が存在し，大脳皮質，海馬，視床，下丘，上丘，延髄，小脳に神経線維を広く投射している

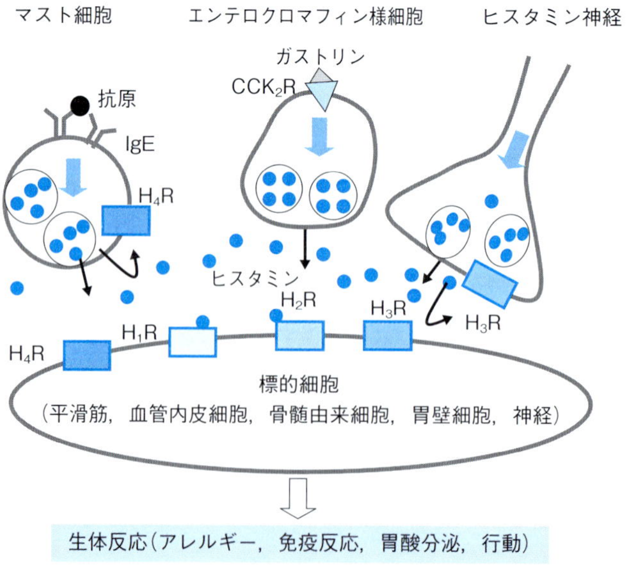

図Ⅳ-25　ヒスタミンの遊離と生体反応

(☞中枢神経の構造と機能，281 頁)．視床下部のヒスタミン神経核は，E1 から E5 の五つの神経核(E1，E2，E3 は腹側亜核群，E4，E5 は背側亜核群)に分類され，E1，E2 は主に覚醒，E3 は空腹時の食行動調節，E4，E5 はストレス情報処理に関連する神経活動を担っている．

細胞質で生成されたヒスタミンは小胞モノアミントランスポーター(VMAT2)により小胞に取り込まれ貯蔵される．神経終末から遊離したヒスタミンはアストロサイト細胞膜に存在する低親和性の有機カチオントランスポーター(OCT3)ならびに細胞膜アミントランスポーター(PMAT)によって取り込まれ代謝される．

ヒスタミン受容体

ヒスタミン受容体はクローニングにより現在，H_1，H_2，H_3，H_4 受容体の四つのサブタイプが同定されており，いずれも G 蛋白質共役型の 7 回膜貫通型受容体である．ヒト H_1，H_2，H_3，H_4 受容体に対するヒスタミンの K_i はそれぞれ 39 μM，1.3 μM，16 nM，10 nM である(**表Ⅳ-15**)．

H_1 受容体

H_1 受容体は生体内の多くの組織，平滑筋，血管内皮細胞，中枢に分布している．ヒトの H_1 受容体は 487 個のアミノ酸から成る 7 回膜貫通型受容体で，$G_{q/11}$ 蛋白質と共役しホスホリパーゼ C の活性化によりイノシトールリン脂質が加水分解されて生じる IP_3 と DG がそれぞれ細胞内 Ca^{2+} 貯蔵部位からの Ca^{2+} の動員とプロテインキナーゼ C の活性化をもたらし情報が伝達される．

H_1 受容体の結晶構造解析――ドキセピン(三環系抗うつ薬で強い H_1 受容体結合能がある)を結合させて不活性化状態に固定することでヒトのヒスタミン H_1 受容体の結晶構造解析が成功した(**図Ⅳ-26**)．第二世代抗ヒスタミン薬がカルボキシル基の導入により分子サイズが大きくなりドキセピン結合部位に加えリン酸結合部位に結合することで受容体選択性が向上したと考えられている．

H_2 受容体

胃酸分泌，ラット子宮筋の弛緩，モルモット心筋の陽性変力作用などのヒスタミンによる作用がヒスタミン H_1 受容体拮抗薬で抑制されなかったことから H_2 受容体の発見に至った．胃壁細胞，

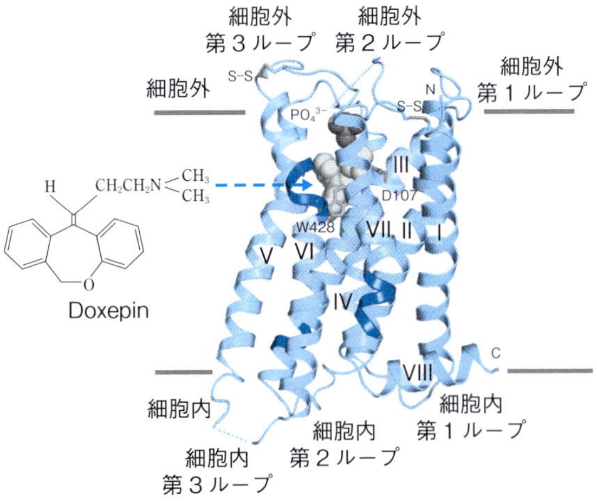

図Ⅳ-26 H_1 受容体の構造
H_1 受容体は他のアミン受容体と 7 本の膜貫通型ヘリックスの配置はよく似ているがループ領域は類似性が低く，ドキセピン結合部位のアミノ酸残基が他のアミン受容体で保存されているのに対し，ドキセピン結合部位の細胞外側のリン酸(PO_4^{3-})結合部位のアミノ酸残基が H_1 受容体に固有のものである．D107 はヒスタミン結合部位．W428 は拮抗薬の逆アゴニスト作用に関係する部位．
(Shimamura T, et al : Nature 475 ; 65,2011, 一部改変)

表Ⅳ-15　ヒスタミン受容体サブタイプ

サブタイプ	H_1	H_2	H_3	H_4
構造(アミノ酸数) G 蛋白質共役 セカンドメッセンジャー	7TM(487) $G_{q/11}$ Ca^{2+}↑；IP_3，DG↑	7TM(359) G_s cAMP↑	7TM(373, 445, 365) $G_{i/o}\ \alpha + G\beta\gamma$ cAMP↓	7TM(390) $G_{i/o}\ \alpha + G\beta\gamma$ cAMP↓；Ca^{2+}↑
ヒスタミンの親和性 K_i	39 μM	1.3 μM	16 nM	10 nM
アゴニスト	2-メチルヒスタミン	ジマプリット イムプロミジン	(*R*)-*α*-メチルヒスタミン イメティット，イメピップ	クロベンプロピット 4-メチルヒスタミン
アンタゴニスト	ジフェンヒドラミン クロルフェニラミン メピラミン	シメチジン ラニチジン ファモチジン	チオペラミド クロベンプロピット ピトリサント	JNJ7777120 チオペラミド
局　在	気管支平滑筋　血管平滑筋 血管内皮細胞　心臓 副腎髄質 中枢神経　知覚神経	胃壁細胞 心室筋　洞房結節 血管平滑筋 マスト細胞　T 細胞	中枢神経・腸神経叢	骨髄由来細胞 (好酸球，好中球， 好塩基球，マスト細胞)
機　能	平滑筋収縮　血管透過性亢進 NO 産生　小動脈拡張 血圧低下　房室伝導遅延 カテコラミン遊離 覚醒　自発運動促進 摂食抑制　飲水促進 痛み　痒み	胃酸分泌促進 陽性変力・変時作用 小血管拡張 ヒスタミン遊離抑制 免疫抑制	神経伝達物質遊離抑制 (シナプス前部)	走化作用 ロイコトリエン B_4 産生

大脳皮質，尾状核，海馬に H_2 受容体が豊富に存在している．ヒト H_2 受容体は 359 個のアミノ酸からなる 7 回膜貫通型受容体で G_s 蛋白質を介してアデニル酸シクラーゼを活性化して，cAMP を増加させる．

H_3 受容体

7 回膜貫通型受容体で $G_{i/o}$ と共役しアデニル酸シクラーゼを抑制して cAMP を減少させる．ヒスタミン神経のシナプス前部に H_3 受容体が存在し，自己受容体として機能している．H_3 受容体作用薬である(*R*)-*α*-メチルヒスタミンはヒスタミン遊離を抑え中枢性ヒスタミン含量を増加させるのに対し，H_3 受容体拮抗薬である**チオペラミド**(thioperamide)はヒスタミン遊離を増加させ，中枢性ヒスタミン含量を減少させ，ヒスタミンの合成を促進する．また，その他の神経にもヘテロ受容体として存在し，それぞれの神経伝達物質の遊離を抑制性に調節している．H_3 受容体は脳だけでなく肺，腸間膜動脈などの末梢組織にも存在している．H_3 受容体はリガンドが結合していない状態でも恒常的に受容体活性を示すことから，作用薬は逆アゴニストとして定義されるものが多い．

H_4 受容体

H_3 受容体と同様，7 回膜貫通型受容体で $G_{i/o}$ と共役しており，作用薬の結合により解離した $G_i\alpha$ サブユニットはアデニル酸シクラーゼを抑制して cAMP を減少させる．また $G\beta\gamma$ サブユニットを介してホスホリパーゼ Cβ を活性化させて細胞内 Ca^{2+} 濃度の上昇をもたらす．主に造血系細胞(マスト細胞，好酸球，好中球，好塩基球，単球，T 細胞，樹状細胞)に発現しており，走化性やロイコトリエン B_4 の産生を亢進させ炎症機転に関わっている．H_3 受容体と相同性が高く，H_3 受容体作用薬は H_4 受容体に対し，低親和性ではあるが作用薬として働く．H_3 受容体拮抗薬チオペラミドは拮抗薬として作用する．アレルギー性鼻炎，気管支喘息，瘙痒症などマスト細胞や好酸球が関与する疾患の治療薬として期待されている．

ヒスタミンの作用

心臓：ヒスタミンを静脈内投与すると血圧低下とともに頻脈が生じる．これは心臓への直接作用と血圧低下に対する反射ならびに副腎髄質からのカテコラミン遊離による．H_2 受容体を介した陽性変力作用（Ca^{2+} の遅延性内向き電流 slow inward current の増加による心筋収縮力の増強），陽性変時作用（洞房結節の自発的脱分極の頻度の増加による心拍数の増加）と自動能の亢進がみられる．また H_1 受容体を介して房室伝導速度を遅くし不応期を延長させる（陰性変伝導作用），これらの作用はアデノシンなどほかのメディエーターの共存によって変化する．ヒスタミンの心臓に対する反応は生理的には重要ではないが，アナフィラキシー状態では影響が出る．

血管：静脈内投与では，末梢の血管拡張により血圧が低下し，顔面潮紅，熱感，頭痛が起きる．多くの血管床の抵抗血管は H_1，H_2 受容体を介して弛緩する．H_1 受容体は血管内皮細胞に存在し，NO や PGI_2 を遊離して血管平滑筋を弛緩させる．H_2 受容体は血管平滑筋細胞にあり，cAMP を増加させて平滑筋を弛緩させる．また，後毛細血管静脈の透過性を亢進させ，血管外に血漿成分が漏出し，浮腫が生じる．皮膚では膨疹やじんま疹が生じる．この反応は，ヒスタミンが H_1 受容体を介して血管内皮細胞を収縮させて，細胞間隙が生じるために起きる．

> **Lewis の三重反応** Triple response of Lewis：ヒスタミンの皮内注射により生じる反応，①局所発赤 flash（注射直後の局所的な毛細血管の拡張による），②潮紅 flare（知覚神経刺激による軸索反応を介して，サブスタンス P が遊離し，二次的に血管拡張を生じたもので徐々に広がる），③膨疹 wheel（1，2 分後に，血管拡張と後毛細血管静脈の透過性の亢進による浮腫が生じる）．

気管支：ヒスタミンはアレルギー性気管支喘息を誘発するケミカルメディエーターであり，H_1 受容体を介して気管支平滑筋の収縮，微小血管からの血漿の漏出，知覚神経の刺激が起きる．種差が著明で，特にモルモットの気管支平滑筋はヒスタミンに鋭敏で死に至る．気道粘膜における粘液の分泌は H_2 受容体を介している．H_4 受容体を介して，好酸球，マスト細胞の気道粘膜への（走化性 chemotaxis）移行を促進する．

胃：ヒスタミンは胃の壁細胞からの塩酸分泌を促進する．壁細胞 1 個当たり，5,000 個の H_2 受容体が存在し，cAMP を増加させて内腔側に局在する**プロトンポンプ（H^+，K^+-ATP アーゼ）**を活性化して H^+ を放出する．ヒスタミンによる胃酸分泌には，MacIntosh-Code-Kahlson のトランスミッション説（ヒスタミンが胃酸分泌の最終メディエーターである）と Grossman-Konturek-Soll のパーミッション説（ヒスタミンは重要であるが，アセチルコリン，ガストリンとの相互作用がより重要である）の二説が対立してきたが，**H_2 受容体拮抗薬**により胃酸の基礎分泌が有効的に抑えられることから，機能的にはヒスタミンが胃酸分泌調節に優位に関わっていると考えられる．ヒスタミン産生細胞である ECL 細胞が胃粘膜上皮下層に局在し，胃前庭部のガストリン産生細胞から遊離したガストリンが ECL 細胞の **CCK_2 受容体**を刺激してヒスタミンを遊離し，HDC を活性化する．高ガストリン血症が続くと ECL 細胞の過形成が生じることから，高ガストリン血症をもたらすプロトンポンプ阻害薬の長期投与には注意が必要である．

腸管：腸管平滑筋のヒスタミンに対する反応は種差が著しくヒトでは反応が弱い．

子宮：子宮平滑筋のヒスタミンに対する反応は種差が著しく，ヒトでは妊娠時を除き反応しない．

副腎髄質：高濃度のヒスタミンは H_1 受容体を介してカテコラミンを遊離させる．

血液・骨髄：血中ヒスタミンの 1/2 は好塩基球，1/3 は好酸球，1/7 は好中球に由来する．正常ヒト血漿ヒスタミン値は食事後の上昇を除けば，数 nM である．特発性寒冷じんま疹患者では寒冷刺激前後で 4.5 nM から 71 nM まで上昇する．

免疫：抗原刺激後，マスト細胞から遊離したヒスタミンが即時型過敏症をもたらす．一方，ヒスタミンは H_1 受容体を介して Th1 反応を増強し，H_2 受容体を介して Th1 と Th2 反応を抑制してヘルパー T 細胞(Th)の Th1-Th2 バランスを調節している．T 細胞はその表現型が確立すると，Th1 細胞は H_1 受容体を介してインターフェロン γ の産生を増強し，Th2 細胞では H_2 受容体を介して IL-4，IL-13 の産生を抑える．H_4 受容体が骨髄系細胞に発現することが明らかとなり，H_4 受容体を介して生じる好酸球の遊走やマスト細胞の集積がアレルギー，気管支喘息，慢性瘙痒症などヒスタミンが関わる免疫反応や慢性炎症の増悪をもたらす．

中枢神経：睡眠–覚醒サイクルの調節　腹外側視索前核からGABA・ガラニン神経が視床下部乳頭核のヒスタミン神経に抑制性に入力し睡眠を引き起こすのに対し，オレキシン(orexin)神経終末はグルタミン酸の神経顆粒を含み，オレキシンとグルタミン酸の両方がヒスタミン神経を活性化して覚醒をもたらす．

摂食行動の抑制　末梢脂肪細胞から遊離されるレプチンは室傍核の CRH ニューロン上のレプチン受容体に結合し，活性化した CRH ニューロンは TMN に投射してヒスタミンニューロン上にある CRH_1 受容体に結合してヒスタミンニューロンを活性化する．TMN のヒスタミンニューロンは室傍核と視床下部腹側核に投射し，H_1 受容体を介して摂食抑制をもたらす．

動揺病　前庭神経からの入力異常により生じ，抗ヒスタミン薬で抑制される．ラットを用いた実験から発症時に視床下部のヒスタミン含量が増加し，*α*-FMH 処理によりヒスタミン含量を低下させると発症が抑えられることがわかっている．

知覚神経：ヒスタミンは第一次求心性線維にある H_1 受容体を介して transient receptor potential(TRP)チャネルを感作して痛み・痒み・くしゃみ・咳反応を引き起こす．

ヒスタミン受容体拮抗薬

H_1 受容体拮抗薬は抗アレルギー薬として，H_2 受容体拮抗薬は消化性潰瘍治療薬として臨床応用されている．H_3 受容体拮抗薬はナルコレプシー治療薬として欧米で使用されているが，H_4 受容体拮抗薬は現在臨床で使用されていない．

作用機序：ヒスタミン受容体拮抗薬はヒスタミンと受容体を競合しその作用を遮断する．G 蛋白質共役型受容体であるヒスタミン受容体はヒスタミンが存在しなくても細胞内シグナルを活性化している場合がある(構成的活性)．拮抗薬は逆アゴニストとしてこの活性化を抑制する．ヒスタミンは活性化型受容体に結合して受容体を活性化するが，拮抗薬は不活性型受容体への親和性が高く，平衡を不活性型受容体優位の方向へずらし，細胞内シグナルの発生を抑制する．

H_1 受容体拮抗薬(抗ヒスタミン薬)(表Ⅳ-16)

アレルギー反応を抑制する抗ヒスタミン薬は第一世代と第二世代に分類される．第一世代は古典的 H_1 受容体拮抗薬と呼ばれ，比較的効き目が早く強い抗アレルギー作用を示すが，抗コリン作用や QT 延長などの心毒性も強い．分子量が小さく血液脳関門を容易に通過するため鎮静作用(中枢神経抑制作用)があり，自律神経受容体遮断作用とともに副作用となる．第二世代は血

表Ⅳ-16 ヒスタミン H_1 受容体拮抗薬の作用の比較

タイプ	代表的な薬	鎮静作用	抗ムスカリン作用	制吐作用	抗動揺病作用
エタノールアミン	ジフェンヒドラミン	+++	+++	−	+++
エチレンジアミン	メピラミン	+	+	−	−
アルキルアミン	*d*-クロルフェニラミン	++	++	−	−
ピペラジン	ホモクロルシクリジン	−	+	+	+++
フェノチアジン	プロメタジン	++	+++	+++	+++
第二世代	エピナスチン，レボセチリジン	−	−	−	−

中半減期が長くなり1日1～2回の服用で効果が現れる．極性が高く水溶性で鎮静作用が少なく自律神経遮断作用も減少し，第一世代でみられる副作用が少ないためにアレルギー疾患に広く用いられる．経口薬，軟膏，点眼薬，点鼻薬，貼付薬，注射薬として使用されている．

1）古典的（第一世代）H_1 受容体拮抗薬

構造――多くの H_1 受容体拮抗薬はヒスタミンと同様にエチルアミン構造をもっている．第一級アミノ基と一つの芳香環をもっているヒスタミンと異なり大半の H_1 受容体拮抗薬は2ないし3の炭素鎖によって第三級アミノ基と二つの芳香環とつながっているのが普通の構造である．三環化合物のように二つの芳香環がつながっているもの，エチルアミンが環状構造の一部であるものもある．

基本骨格

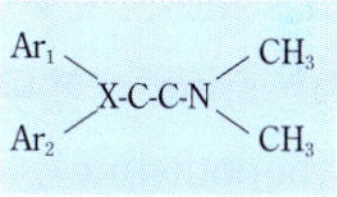

Ar：アリール基

ジフェンヒドラミン（diphenhydramine：エタノールアミン系），**メピラミン**（mepyramine：エチレンジアミン系），**クロルフェニラミン**（chlorpheniramine：アルキルアミン系），**プロメタジン**（promethazine：フェノチアジン系），**ホモクロルシクリジン**（homochlorcyclizine：ピペラジン系），**シプロヘプタジン**（cyproheptadine：ピペリジン系）などがある．

薬理作用

古典的 H_1 受容体拮抗薬は，効果の発現が早く即時型アレルギー反応（アナフィラキシーとアレルギー反応）を抑制する．皮膚の痛みや痒み，局所浮腫に効果的であるが，鎮静作用，抗コリン作用，QT 延長作用などに注意が必要である．

臨床適用

Ⅰ型アレルギー反応時に遊離したヒスタミンにより誘発されるじんま疹，浮腫，鼻炎，結膜炎等に用いられる．全血，または成分輸血時にみられるアレルギー反応の治療やアナフィラキシーショック時のアドレナリン治療の補助にも用いられる．抗悪心・催眠作用が強いプロメタジンは動揺病に効果がある．

副作用

古典的 H_1 受容体拮抗薬の中枢性副作用にはインペアードパーフォマンス（鎮静作用，ねむけ，注意力の低下等），食欲亢進，体重増加がある．中枢抑制薬（アルコール，抗精神病薬，鎮静薬，催眠薬，抗不安薬，鎮痛薬）との併用は避ける．アミンおよびフェノチアジン構造をもつ抗ヒスタミン薬には抗ムスカリン作用が強く，口渇，気道粘液の分泌減少により喀痰の粘稠化が生じ喘鳴症状が悪化する．緑内障，前立腺肥大症への使用にも注意を要する．H_1 受容体拮抗薬の鎮静作用は小児でも起こり，逆に興奮症状がみられることがある．

2）第二世代 H_1 受容体拮抗薬

抗アレルギー薬として用いられている**ケトチフェン**(ketotifen)，**アゼラスチン**(azelastine)，**オキサトミド**(oxatomide)は H_1 受容体拮抗作用の他に，マスト細胞からのヒスタミン遊離抑制，ロイコトリエン産生抑制作用を併せもっている．じんま疹の抑制，痒み止めの効果が強く，抗ムスカリン作用は弱いが，強い中枢抑制作用のために使用は限定的である．その他，マスト細胞からヒスタミンと同様に遊離する血小板活性化因子(platelet-activating factor, PAF)の拮抗作用と抗 H_1 受容体拮抗作用をもつルパタジン(rupatadine)も第二世代に分類される．

3）第二世代非鎮静性 H_1 受容体拮抗薬

古典的 H_1 受容体拮抗薬は，鎮静・催眠など中枢性副作用が強いため，親水性を高めて，血液脳関門を通過しにくい非鎮静性 H_1 受容体拮抗薬が開発され，抗アレルギー薬として汎用されている．鎮静作用や自律神経反応に対する効果も減少しているために長期に使用できる．**ロラタジン**(loratadine)，**メキタジン**(mequitazine)，**エピナスチン**(epinastine)，**エバスチン**(ebastine)，**セチリジン**(cetirizine)，**レボセチリジン**(levocetirizine)，**レボカバスチン**(levocabastine)，**オロパタジン**(olopatadine)，**フェキソフェナジン**(fexofenadine)，**ベポタスチン**(bepotastine)，**デスロラタジン**(desloratadine)，**ビラスチン**(bilastine)がある．

H_2 受容体拮抗薬

1972 年，Black は H_1 受容体拮抗薬では拮抗されない胃酸分泌などのヒスタミンの作用を抑えるブリマミドを開発し，H_2 受容体の存在を明らかにした．1976 年に H_2 受容体拮抗薬として**シメチジン**(cimetidine)が初めて胃潰瘍の治療薬として使用されるようになり，消化性潰瘍の薬物治療が発展する契機となった後，**ラニチジン**(ranitidine)，**ニザチジン**(nizatidine)，**ロキサチジン**(roxatidine)，**ラフチジン**(lafutidine)，**ファモチジン**(famotidine)も開発された(☞ 493 頁)．

薬理作用　胃液分泌の抑制：H_2 受容体拮抗薬は胃酸の基礎分泌および刺激による胃酸分泌(食事，インスリン，ヒスタミン，ペンタガストリン，カフェイン，迷走神経刺激)を著明に抑えるため胃・十二指腸潰瘍の画期的な治療法となった．

臨床適用　胃・十二指腸潰瘍，逆流性食道炎以外に，Zollinger-Ellison 症候群や，マスト細胞腫(肥満細胞腫)，好塩基球性白血病，内分泌腺腫等による高ヒスタミン血症の結果生じる過酸症に用いられる．また緊急手術の前投薬として，胃内容の誤嚥を防ぐ目的で使用される．壁細胞のプロトンポンプを直接阻害するプロトンポンプ阻害薬(オメプラゾール，ランソプラゾール)の胃酸分泌抑制はより強力であるが，長期に使用すると高ガストリン血症を惹起する．H_2 受容体拮抗薬は即効性がありOTC 医薬品の胃薬としても使用されている．

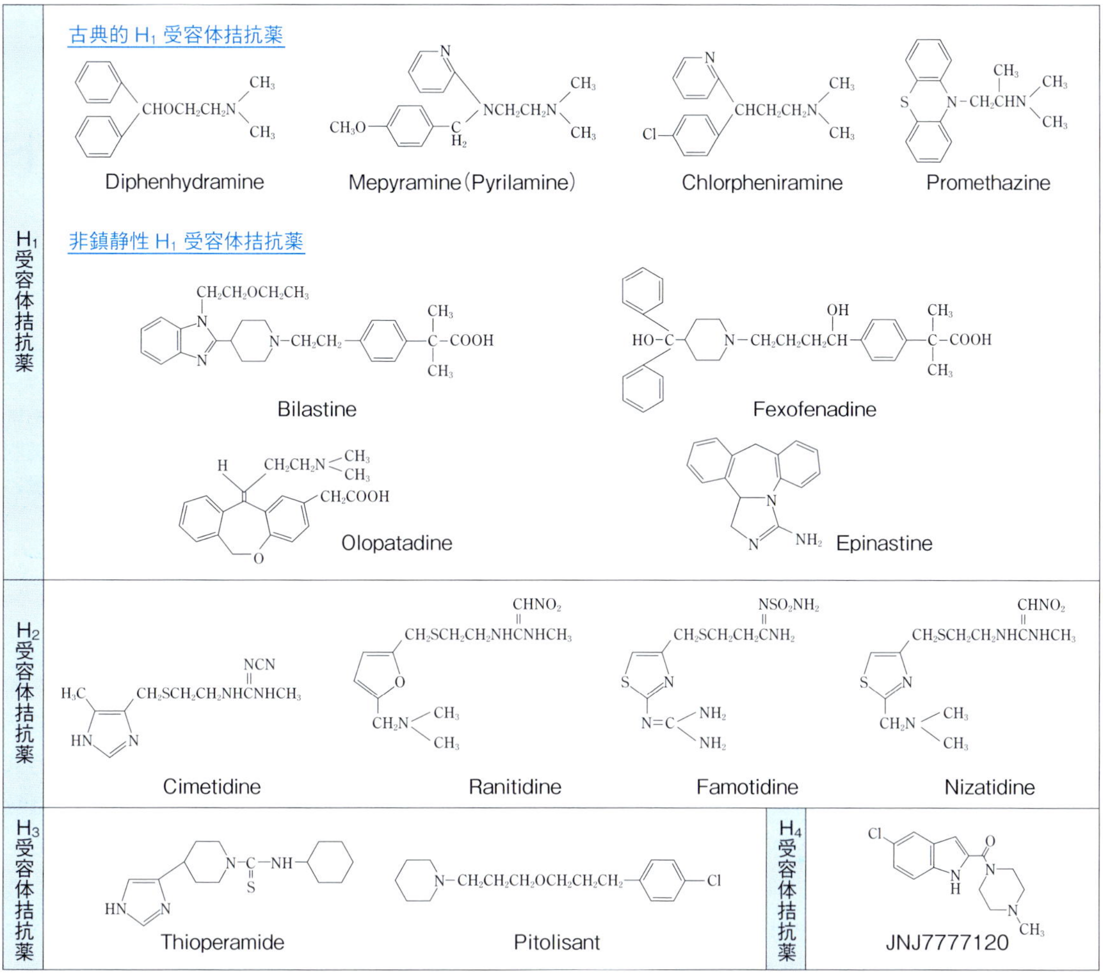

図Ⅳ-27 ヒスタミン受容体の拮抗薬

H_2 受容体拮抗作用がほとんど胃に限られること，H_2 受容体拮抗薬が H_1 受容体拮抗薬に比べて親水性であるため血液脳関門を通過しにくいことから，下痢，頭痛，倦怠感がみられることもあるが，頻度は少ない．老人や腎機能低下時には，幻覚，意識錯乱，頭痛などの精神症状が認められることがある．シメチジンではプロラクチンの分泌やアンドロゲン受容体への結合，チトクロム P450 を抑制して血中エストラジオール濃度を上昇させることから長期間高用量投与により性欲減退，女性化乳房症がみられることがある． **副作用**

3

生理活性ヌクレオチド・ヌクレオシド

ATP は細胞内では“エネルギー源”として生命維持に直接関わっているが，セカンドメッセンジャー cAMP の前駆物質であり，ATP で抑制される K^+ チャネル，ATP で活性化されるトランスポーターなど多くの情報伝達機能にも関与している．細胞外ではその他の生理活性ヌクレオチドとともに P2 プリン受容体を介して細胞間情報伝達物質として働く．その中間代謝物であるアデノシンも細胞から放出されたり，細胞外で ATP が代謝されて生じたりし，周囲にある細胞上の P1 受容体に働いてさまざまな機能を発揮する．

■ 生合成・代謝

アデノシン 5′-三リン酸（ATP）はミトコンドリアの電子伝達系により産生され細胞質に高濃度に存在する高エネルギーリン酸エステルである．また，ATP は神経終末シナプス小胞内に他の神経伝達物質と共存し，神経インパルスによって神経終末のシナプス小胞から開口分泌によって放出される．アストロサイト，ミクログリア，マスト細胞，皮膚などの細胞からも放出される．細胞質には数 mM の濃度で存在しているために，細胞が傷害を受けた場合には漏出し，さまざまに作用する．

細胞外の **ATP** は，細胞外ヌクレオチドリン酸加水分解酵素により **ADP**，**AMP** へと脱リン酸化される．AMP は細胞外ヌクレオチダーゼおよび細胞外アルカリホスファターゼによりアデノシンに代謝される．細胞内で代謝されて生じた**アデノシン**が細胞外に放出されることもある．アデノシンはさらに細胞外でイノシンに変換され，さらにヒポキサンチン，キサンチン，尿酸へと代謝される．代謝を免れたアデノシンは細胞膜に発現するアデノシン・トランスポーターにより細胞内へ取り込まれる．このトランスポーターは細胞内 Na^+ 濃度に依存して細胞膜の両方向性にアデノシンを運搬し，脱分極刺激等で細胞内 Na^+ 濃度が上昇した場合にはアデノシンを細胞外へ搬出する．

■ 受容体の構造と情報伝達系

プリン受容体（purinoreceptor）は P1（アデノシン受容体）と P2（ATP 受容体）に分類される．

アデノシン（P1）受容体：P1 は内因性リガンドがアデノシンである G 蛋白質共役型受容体で，**A_1**，**A_{2A}**，**A_{2B}** および **A_3** に分類される．A_1 受容体は G_iを介して**アデニル酸シクラーゼ**を抑制し，$G_{q/11}$を介してホスホリパーゼ Cβ を活性化し，多様な薬理・生理作用を引き起こす．A_{2A} および A_{2B} 受容体は G_s を介してアデニル酸シクラーゼを活性化し，$G_{q/11}$ を介してホスホリパーゼ Cβ を活性化する．A_3 受容体は G_i を介してアデニル酸シクラーゼを抑制し，$G_{q/11}$ を介してホスホリパーゼ Cβ を活性化する．カフェインやテオフィリンは，すべてのアデノシン受容体の非特異的なアンタゴニストである．低親和性受容体 A_{2B} は低酸素，虚血，炎症などの病的状況下でアデノシンが mM レベルまで上昇したときに活性化される（**表Ⅳ-17**）．

ATP（P2）受容体：プリンヌクレオチド（ATP，ADP），ピリミジンヌクレオチド（UTP，UDP），糖ヌクレオチドなどをアゴニストとし，**P2X**，**P2Y** に分類されている（**表Ⅳ-17**）．

表Ⅳ-17 プリン受容体の分類

	受容体サブタイプ	構造	アミノ酸数	内因性アゴニスト（EC_{50}，μM）	アンタゴニスト	情報伝達系	主たる分布
アデノシン（P1）受容体	A_1	7TM	h326	アデノシン（0.10）	メチルチサンチン	G_i cAMP↓ G_q/G_{11} IP_3/DG↑	大脳，海馬，小脳 心，肺，腎，平滑筋
	A_{2A}	7TM	h412	アデノシン（0.31）	イストラデフィリン	G_s cAMP↑ G_q/G_{11} IP_3/DG↑	線条体側坐核，嗅結節 心，脂肪細胞
	A_{2B}	7TM	h332	アデノシン（15）	MRS1754	G_s cAMP↑ G_q/G_{11} IP_3/DG↑	心，肺，中枢，消化管
	A_3	7TM	h318	アデノシン（0.29） （ラットでは 6.5，種差大）	MRS1523	G_i cAMP↓ G_q/G_{11} IP_3/DG↑	肺，肝，動脈 好酸球，マスト細胞
ATP（P2）受容体	P2X1	2TM	h399	ATP（0.56）	TNP-ATP		血小板，アストロサイト，平滑筋
	P2X2	2TM		ATP（2.0）	PPADS		神経節，中枢，クロマフィン細胞
	P2X3	2TM	h397	ATP（0.50）	ゲーファピキサント	非選択的	知覚神経，心
	P2X4	2TM	h388	ATP（1.0）	TNP-ATP	カチオンチャネル	ミクログリア，上皮細胞，ほぼ全身
	P2X5	2TM	h422	ATP（0.44）	TNP-ATP		三叉神経
	P2X6	2TM	h431	ATP（12）	2′3-O-Benzylidene-ATP		脳
	P2X7	2TM	h595	ATP（100）	AZ10606120		免疫細胞
	$P2Y_1$	7TM	h373	ADP（8.1）	MRS2279	G_q/G_{11} IP_3/DG↑	血小板，中枢，消化管
	$P2Y_2$	7TM	h373	UTP（0.06）＞ATP（0.08）	AR-C126313	G_q/G_{11} IP_3/DG↑	中枢，心血管，肺，腎
	$P2Y_4$	7TM	h365	UTP（0.55）＞ATP（0.71）	PSB-16133	G_q/G_{11} IP_3/DG↑	胎盤，脳，心
	$P2Y_6$	7TM	h328	UDP（0.52）	MRS2578	G_q/G_{11} IP_3/DG↑	胎盤，血液細胞，心，腎
	$P2Y_{11}$	7TM	h371	ATP（17）	NF157	G_q/G_{11} IP_3/DG↑	脾，小腸
	$P2Y_{12}$	7TM	h342	ADP（0.06）	カングレロール	G_i/G_o cAMP↓	血小板，ミクログリア
	$P2Y_{13}$	7TM		ADP（0.01）	MRS2603	G_i/G_o cAMP↓	造血臓器，中枢
	$P2Y_{14}$	7TM		UDP（0.16） ＞UDP-glucose（0.35）	PPTN	G_i/G_o cAMP↓	胎盤，脂肪細胞，中枢

P2X 受容体は P2X1 から P2X7 までの 7 種のサブタイプに分類される．2 回膜貫通型のサブユニットのホモあるいはヘテロ三量体で，Na^+，Ca^{2+} および K^+ いずれも通す非選択性陽イオンチャネルを形成し速いシナプス伝達を担う．P2X4 の Ca^{2+} 透過性は高く，NMDA 受容体に匹敵する．

P2Y 受容体は ATP より ADP や UTP に高い親和性をもつ 7 回膜貫通型 G 蛋白質共役型受容体で，ヒトでは 8 種のサブタイプが同定されている．$P2Y_1$，$P2Y_2$，$P2Y_4$，$P2Y_6$ および $P2Y_{11}$ 受容体は $G_{q/11}$ と共役しホスホリパーゼ $C\beta$ を活性化する．一方，$P2Y_{12}$，$P2Y_{13}$ および $P2Y_{14}$ 受容体は $G_{i/o}$ と共役しアデニル酸シクラーゼを抑制する．

■ アデノシンの作用

神経伝達：アデノシンは細胞外 ATP の分解あるいは神経細胞やグリア細胞など多くの細胞から放出され，シナプス前部やシナプス後膜受容体に働き，あるいは，シナプスを介さずに，NMDA および代謝性グルタミン酸受容体，ニコチン受容体，神経ペプチド受容体など多くの**受容体の活性を調節**する．

Parkinson 病患者では A_{2A} 受容体の刺激によって線条体-淡蒼球神経終末からの GABA 放出が増加し，淡蒼球における D_2 シグナリングが過度に抑制されている（☞ 307 頁）．A_{2A} 受容体拮抗薬はこの抑制をとり Parkinson 病の運動機能低下に奏功すると考えられている．**カフェインの中枢作用**の一部は A_{2A} 受容体の遮断によるドパミン神経伝達の修飾による（☞ 306 頁）．

心血管：心臓ではアデノシンは迷走神経終末の A_1 受容体を介して G 蛋白質制御 K^+ チャネルを活性化して **A-V 伝導を抑制**し徐脈を起こす．A_1 受容体を介して腎輸入細動脈が収縮して糸球

表Ⅳ-18 プリン受容体関連薬の臨床適用

一般名	作用機序	臨床適用
ATP	A_1 アゴニスト A_{2A}/A_{2B} アゴニスト	頻脈性不整脈(☞ 396 頁) 心不全，頭部外傷後遺症(☞ 323 頁) 調節性眼精疲労，慢性胃炎，めまい
アデノシン	A_{2A}/A_{2B} アゴニスト	虚血性心疾患診断補助薬
イストラデフィリン	A_{2A} アンタゴニスト	Parkinson 病治療薬(☞ 315 頁)
ゲーファピキサント	P2X3 アンタゴニスト	難治性慢性咳嗽治療薬
ADP	$P2Y_1/P2Y_{12}$ アゴニスト	血小板凝集能の測定用試薬
チクロピジン，クロピドグレル	$P2Y_{12}$ アンタゴニスト	血小板凝集阻害薬(☞ 426 頁)
ジクアホソル	$P2Y_1/P2Y_2$ アゴニスト	ドライアイ治療薬(☞ 505 頁)

体濾過量の低下とレニン分泌抑制が起こる．末梢臓器での虚血や酸素需要が高まるとアデノシンの産生が増加し，A_{2A} および A_{2B} 受容体を介して局所の**血管が拡張**して血流と酸素供給が高まり，神経障害を防御する．

免疫・炎症：炎症の際，細胞外に放出された ATP は，細胞表面に局在する膜結合型 ecto-nucleoside triphosphate diphosphohydrolase 1(CD39)と ecto-5-nucleotidase(CD73)によって脱リン酸化され，アデノシンへと変換される．この細胞外アデノシンは，T 細胞上の活性化を抑制，免疫炎症の軽減に働く．このメカニズムは，癌の免疫回避機構の一部をなすとされる．

血小板：A_{2A} 受容体を介して血小板凝集抑制および好中球のスーパーオキシド産生を抑制する．

呼吸器：慢性閉塞性肺疾患(COPD)や喘息患者の肺ではアデノシンレベルが上昇して**気管支収縮**を起こす．A_3 受容体は全身に分布するが，肺や肝臓での発現が多くマスト細胞の**脱顆粒の抑制**など炎症との関連が示唆されている．

ATP の作用

神経伝達：ATP は自律神経や中枢神経終末のシナプス小胞に他の神経伝達物質と共存し，開口放出される．シナプス後膜の P2X 受容体に働き迅速なシナプス伝達を仲介し，また P2Y 受容体に働きシナプス伝達を多様に変調する．

知覚：ATP が皮膚を刺激し疼痛を引き起こすのは生理的な**疼痛**である．一次知覚神経の自由神経終末に侵害刺激が加わると P2X3 や P2X2+3 ヘテロ受容体を介して活動電位を引き起こす．P2X3 受容体は後根神経節および三叉神経節神経のカプサイシン感受性 C 線維終末に発現し疼痛と関係している．

グリア細胞：脊髄後角ミクログリアでは，知覚神経損傷後に P2X4 受容体が過剰発現し，**神経障害性疼痛**に関与する．$P2Y_6$ 受容体はミクログリアの貪食作用に，$P2Y_{12}$ 受容体は走化性に関与する．アストロサイトでは $P2Y_1$ 受容体を介して ADP が情報伝達物質として機能する．

慢性咳嗽：気道迷走神経の C 線維に発現する P2X3 受容体は難治性の慢性咳嗽に関与する．

血液細胞：ATP，ADP はともに自己分泌，傍分泌として血液細胞に作用する．P2X7 受容体は中枢および末梢の免疫系細胞に発現し，それらの機能を担うとともに自らのアポトーシスを引き起こす．P2X1，$P2Y_1$ および $P2Y_{12}$ 受容体は血液凝固に関与し，先天性血小板不全症では $P2Y_{12}$ 受容体のミスセンス突然変異が認められる．

4

生理活性ペプチド

生理活性ペプチドとは，微量でも顕著な生物活性を有するペプチドの総称であり，神経細胞をはじめとする諸種細胞で合成・貯蔵され刺激に応じて分泌されるものや，血漿中や局所での酵素反応により生成されるものがある．神経系，心血管系，免疫系，内分泌系などにおいて多様な機能調節に関与している．

神経ペプチド

神経ペプチドは中枢・末梢神経系に存在し，神経情報伝達や神経機能調節に重要な役割を果たしており，現在までに100種類以上の報告がある．

1950年にEdmanにより発見されたエドマン分解反応を応用したアミノ酸配列決定法を用いて，Sangerがインスリンの一次構造の特定に成功すると，臓器抽出物中に存在し生理活性を示す物質として報告されていたが，その実体が不明であった種々の物質が，生理活性ペプチドとして同定されるようになった．例えば，サブスタンスPは1930年代に脳および腸管の抽出物中の消化管収縮作用を有する物質として報告されていたが，1971年に11アミノ酸残基よりなる生理活性ペプチドとして同定された．また，麻薬性鎮痛薬の特異的受容体に作用する内因性活性物質探索研究から，1975年にモルヒネ様の腸管平滑筋収縮抑制作用を示す内因性オピオイドペプチドがブタ脳から単離され，メチオニンエンケファリンおよびロイシンエンケファリンと名付けられた．

ラジオイムノアッセイや免疫組織化学のような免疫化学的方法の開発により，視床下部・下垂体ホルモンや消化管ホルモンとして，あるいは，循環系に作用する生理活性ペプチドとして見いだされていたものが，中枢神経系にも存在することが明らかにされた．また，いくつかの生理活性ペプチドに特徴的なC末端アミド構造に着目した研究によりニューロペプチドYやガラニンなどが発見され，哺乳類以外の動物から見いだされた生理活性ペプチドを手がかりにボンベシンが見いだされた．

遺伝子工学の進展により，生理活性ペプチドの前駆体蛋白質をコードする遺伝子あるいは特定の刺激により特異的に発現する遺伝子の塩基配列が決定され，推定されるアミノ酸配列の特徴から，カルシトニン遺伝子関連ペプチドやコカイン・アンフェタミン調節転写産物ペプチドなどの新規な神経ペプチドが見いだされた．また，分子生物学的手法の進展により多くの生理活性物質受容体の遺伝子がクローニングされると，それらとの相同性から内因性アゴニストが未知の受容体であるオーファン受容体が同定され，オーファン受容体を発現させたアッセイ系を用いたスクリーニングによりノシセプチンやオレキシンなどの神経ペプチドが単離・同定された．

生体内の神経ペプチド

神経ペプチドを含む生理活性ペプチドは，固有のアミノ酸配列に基づく立体構造により受容体との特異的結合を達成しているが，そのアミノ酸配列は遺伝子DNAにコードされている．酵素によるペプチド結合切断によりアミノ酸配列が変化すると受容体への特異的結合が消失する．そのため，生理活性ペプチドの大部分に共通する生合成，貯蔵・遊離，不活性化の過程がある．

表Ⅳ-19　主な神経ペプチドとその一次構造式

名　称	一次構造式
オピオイドペプチド類	
プレプロ・オピオメラノコルチン由来	
βエンドルフィン（ヒト）	H-Tyr(1)-Gly-Gly-Phe-Met-Thr-Ser-Glu-Lys-Ser(10)-Gln-Thr-Pro-Leu-Val-Thr-Leu-Phe-Lys-Asn(20)-Ala-Ile-Ile-Lys-Asn-Ala-Tyr-Lys-Lys-Gly-Glu(31)-OH
プレプロ・エンケファリンA由来	
メチオニンエンケファリン	H-Tyr(1)-Gly-Gly-Phe-Met(5)-OH
ロイシンエンケファリン	H-Tyr-Gly-Gly-Phe-Leu(5)-OH
プレプロ・エンケファリンB（プレプロ・ダイノルフィン）由来	
ダイノルフィンA（ブタ）	H-Tyr(1)-Gly-Gly-Phe-Leu-Arg-Arg-Ile-Arg-Pro(10)-Lys-Leu-Lys-Trp-Asp-Asn-Gln(17)-OH
ノシセプチン/オルファニンFQおよびノシスタチン	
ノシセプチン/オルファニンFQ	H-Phe(1)-Gly-Gly-Phe-Thr-Gly-Ala-Arg-Lys-Ser-Ala-Arg-Lys-Leu-Ala-Asn-Gln(17)-OH
ノシスタチン（ウシ）	H-Thr(1)-Glu-Pro-Gly-Leu-Glu-Glu-Val-Gly-Glu-Ile-Glu-Gln-Lys-Gln-Leu-Gln(17)-OH
タキキニンおよび関連ペプチド	
サブスタンスP	H-Arg(1)-Pro-Lys-Pro-Gln-Gln-Phe-Phe-Gly-Leu-Met(11)-NH_2
サブスタンスK（ニューロキニンA，ニューロメジンL）	H-His(1)-Lys-Thr-Asp-Ser-Phe-Val-Gly-Leu-Met(10)-NH_2
ニューロキニンB（ニューロメジンK）	H-Asp-Met-His-Asp-Phe-Phe-Val-Gly-Leu-Met(10)-NH_2
ボンベシン	pGlu(1)-Gln-Arg-Leu-Gly-Asn-Gln-Trp-Ala-Val-Gly-His-Leu-Met(14)-NH_2
視床下部ホルモンであるものおよび関連ペプチド	
甲状腺刺激ホルモン放出ホルモン（TRH）	pGlu(1)-His-Pro(3)-NH_3
ソマトスタチン	H-Ala-Gly-Cys-Lys-Asn-Phe-Phe-Trp-Lys-Thr-Phe-Thr-Ser-Cys(14)-OH
ゴナドトロピン放出ホルモン（GnRH）	pGlu-His-Trp-Ser-Tyr-Gly-Leu-Arg-Pro-Gly(10)-NH_2
副腎皮質刺激ホルモン放出因子（CRF）（ヒト）	H-Ser-Glu-Glu-Pro-Pro-Ile-Ser-Leu-Asp-Leu-Thr-Phe-His-Leu-Leu-Arg-Glu-Val-Leu-Glu(20)-Met-Ala-Arg-Ala-Glu-Gln-Leu-Ala-Gln-Gln(30)-Ala-His-Ser-Asn-Arg-Lys-Leu-Met-Glu-Ile-Ile(41)-NH_2
下垂体アデニル酸シクラーゼ活性化ポリペプチド（PACAP：ヒト）	H-His(1)-Ser-Asp-Gly-Ile-Phe-Thr-Asp-Ser-Tyr-Ser-Arg-Tyr-Arg-Lys-Gln-Met-Ala-Val-Lys-Lys-Tyr-Leu-Ala-Ala-Val-Leu-Gly-Lys-Arg-Tyr-Lys-Gln-Arg-Val-Lys-Asn-Lys(38)-NH_2
下垂体ホルモンでもあるもの	
バソプレシン	H-Cys-Tyr-Phe-Gln-Asn-Cys-Pro-Arg-Gly(9)-NH_2
オキシトシン	H-Cys-Tyr-Ile-Gln-Asn-Cys-Pro-Leu-Gly(9)-NH_2
副腎皮質刺激ホルモン（ACTH）（ヒト）	H-Ser-Tyr-Ser-Met-Glu-His-Phe-Arg-Trp-Gly-Lys-Pro-Val-Gly-Lys-Lys-Arg-Arg-Pro-Val(20)-Lys-Val-Tyr-Pro-Asn-Gly-Ala-Glu-Asp-Glu(30)-Ser-Ala-Glu-Ala-Phe-Pro-Leu-Glu-Phe(39)-OH
αメラニン細胞刺激ホルモン（α-MSH）	Ac-Ser-Tyr-Ser-Met-Glu-His-Phe-Arg-Trp-Gly-Lys-Pro-Val(13)-NH_2
γメラニン細胞刺激ホルモン（γ-MSH）	H-Tyr-Val-Met-Gly-His-Phe-Arg-Trp-Asp-Arg-Phe-Gly(12)-OH
その他	
キョートルフィン	H-Tyr-Arg(2)-OH
ニューロテンシン	pGlu-Leu-Tyr-Glu-Asn-Lys-Pro-Arg-Arg-Pro-Tyr-Ile-Leu(13)-OH
ニューロペプチドY（ヒト）	H-Tyr-Pro-Ser-Lys-Pro-Asp-Asn-Pro-Gly-Glu-Asp-Ala-Pro-Ala-Glu-Asp-Met-Ala-Arg-Tyr(20)-Tyr-Ser-Ala-Leu-Arg-His-Tyr-Ile-Asn-Leu(30)-Ile-Thr-Arg-Gln-Arg-Tyr(36)-NH_2

名　　称	一次構造式
ガラニン	H-Gly-Trp-Thr-Leu-Asn-Ser-Ala-Gly-Tyr-Leu-Leu-Gly-Pro-His-Ala- Ile-Asp-Asn-His-Arg[(20)]-Ser-Phe-His-Asp-Lys-Tyr-Gly-Leu-Ala[29]-NH_2
カルシトニン（ヒト）	H-Cys-Gly-Asn-Leu-Ser-Thr-Cys-Met-Leu-Gly-Thr-Tyr-Thr-Gln-Asp- Phe-Asn-Lys-Phe-His-Thr-Phe-Pro-Gln-Thr-Ala-Ile-Gly-Val-Gly- Ala-Pro[32]-NH_2
カルシトニン遺伝子関連ペプチド（CGRP）（ヒト）	H-Ala-Cys-Asp-Thr-Ala-Thr-Cys-Val-Thr-His-Arg-Leu-Ala-Gly-Leu- Leu-Ser-Arg-Ser-Gly-Gly-Val-Val-Lys-Asn-Asn-Phe-Val-Pro-Thr- Asn-Val-Gly-Ser-Lys-Ala-Phe[37]-NH_2
デルタ睡眠誘発ペプチド（DSIP）	H-Trp-Ala-Gly-Gly-Asp-Ala-Ser-Gly-Gly[9]-OH
オレキシン A/ヒポクレチン 1（ヒト）	pGlu-Pro-Leu-Pro-Asp-Cys-Cys-Arg-Gln-Lys-Thr-Cys-Ser-Cys-Arg- Leu-Tyr-Glu-Leu-Leu-His-Gly-Ala-Gly-Asn-His-Ala-Ala-Gly-Ile- Leu-Thr-Leu[33]-NH_2
オレキシン B/ヒポクレチン 2（ヒト）	H-Arg[(1)]-Ser-Gly-Pro-Pro-Gly-Leu-Gln-Gly-Arg-Leu-Gln-Arg-Leu-Leu- Gln-Ala-Ser-Gly-Asn-His-Ala-Ala-Gly-Ile-Leu-Thr-Met[28]-NH_2
コカイン・アンフェタミン調節トランスクリプト（CART）ペプチド（CART（55-102）：ヒト）	H-Val[(1)]-Pro-Ile-Tyr-Glu-Lys-Lys-Tyr-Gly-Gln-Val-Pro-Met-Cys-Asp-Ala- Gly-Glu-Gln-Cys-Ala-Val-Arg-Lys-Gly-Ala-Arg-Ile-Gly-Lys-Leu-Cys- Asp-Cys-Pro-Arg-Gly-Thr-Ser-Cys-Asn-Ser-Phe-Leu-Leu-Lys-Cys- Leu[48]-OH
プロラクチン遊離ペプチド（ヒト）	H-Ser[(1)]-Arg-Thr-His-Arg-His-Ser-Met-Glu-Ile-Arg-Thr-Pro-Asp-Ile-Asn- Pro-Ala-Trp-Tyr-Ala-Ser-Arg-Gly-Ile-Arg-Pro-Val-Gly-Arg-Phe[31]-NH_2

pGlu：pyroglutamic acid,　Ac-Ser：acetyl-Ser

■ 生合成

遺伝子 DNA にコードされた前駆体蛋白質が転写・翻訳過程により生合成され，そこから，生理活性ペプチドが切り出されてくる．

DNA の遺伝情報は mRNA に転写され，mRNA は核から細胞質へ移行して粗面小胞体の膜結合性リボソームと結合し，mRNA のもつ遺伝情報が翻訳されてプレプロ型前駆体蛋白質が合成される．プレプロ型前駆体の N 末端には疎水性アミノ酸を多数含む 15～30 個のアミノ酸残基からなるシグナルペプチドが付いている．これは小胞体膜を通過するのに必要であるが，通過の際に切除されてしまうので，小胞体内腔にはプロ型前駆体が残る．プロ型前駆体は小胞体内腔からゴルジ装置に入り，顆粒膜の中に包み込まれる．ゴルジ装置や顆粒内において，①特異性の高いプロテアーゼによる限定分解，②アセチル化，③糖鎖付加，④ C 末端アミド化などの処理を受け，最終産物である生理活性ペプチドができあがる(**図Ⅳ-28**)．

多くの生理活性ペプチドは前駆体構造において，その両末端が塩基性アミノ酸対(Lys-Arg, Lys-Lys, Arg-Arg, Arg-Lys)で挟まれており(例：エンケファリン☞**図Ⅳ-29**，176 頁)，ある種のプロテアーゼ(フーリン，PC1/PC3 など)がこれらの塩基性アミノ酸対を特異的に認識して限定分解する．組織あるいは細胞によってプロテアーゼによる限定分解のされ方が異なり，同一前駆体から生合成される複数の神経ペプチドの含有濃度比が異なることがある．また，プレプログルカゴンからは，膵臓の A(α)細胞では血糖上昇作用を有するグルカゴンが産生されるのに対し，消化管の L 細胞ではインスリン分泌を促進し血糖値を下降させる GLP-1 が産生されるなど(☞

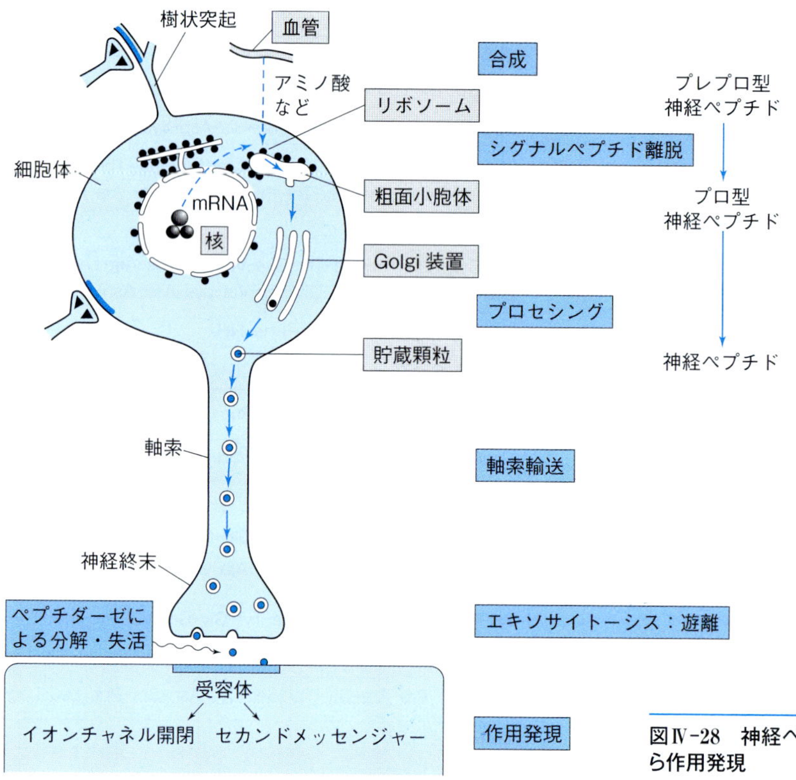

図Ⅳ-28　神経ペプチドの生合成から作用発現

190 頁)，組織あるいは細胞によって同一の前駆体蛋白質から異なる生理作用を有する生理活性ペプチドが産生されることもある．

神経ペプチドの生合成は基本的には核周囲のリボソームにおいて行われる．これに対して，アセチルコリンやカテコラミン類などの生理活性アミンは，生合成酵素が神経終末部にもあり局所的に生合成されうる．

■ 貯蔵・遊離

神経細胞における情報伝達物質の貯蔵・遊離には，主に二つの経路がある．一つはシナプス小胞を介する経路であり，グルタミン酸や GABA などによる速いシナプス伝達を担う．一方，神経ペプチドの貯蔵・遊離は，有芯小胞(dense-core vesicle, DCV)を介する経路による．シナプス小胞が小型(直径 35〜50 nm)であるのに対し，有芯小胞は比較的大きい(直径 70〜150 nm)．有芯小胞は，シナプス小胞と異なり，局所的にリサイクルされることなく，ゴルジ装置の膜系に由来する単位膜で囲まれた顆粒として継続的に新規に生成され，細胞体から軸索輸送によって神経終末やその近傍にある数珠状のふくらみ(varicosity)に輸送される．

シナプス小胞はシナプス前の特殊な部位であるアクティブゾーンで神経伝達物質を放出するのに対し，有芯小胞はシナプス外領域を含む広範な領域で神経ペプチドなどの内容物を放出する．シナプス小胞と有芯小胞はいずれも，カルシウム依存性の開口分泌(exocytosis)により内容物を遊離するが，シナプス小胞が Ca^{2+} チャネル近傍に分布しているのに対し，有芯小胞は Ca^{2+} チャネルから数百 nm 離れたところに分布しているため，刺激の入力から遊離までの時間は，シナプス小胞より遅く，細胞種ごとに遊離速度が大きく異なることが知られている．

表Ⅳ-20 神経ペプチドと伝達物質との共存

ペプチド	局 在
VIP	副交感 ACh 神経，皮質 ACh 神経
サブスタンス P	橋 ACh 神経，延髄縫線核 5-HT 神経
ソマトスタチン	交感 NA 神経，皮質・海馬 GABA 神経
エンケファリン	交感 NA 神経，延髄縫線核 5-HT 神経，視床下部オキシトシン神経*
ダイノルフィン	視床下部バソプレシン神経
TRH	延髄縫線核 5-HT 神経
ニューロペプチド Y	延髄・橋 NA 神経，網様体 AD 神経
ニューロテンシン	青斑核 NA 神経，腹側被蓋野 DA 神経，網様体 AD 神経
コレシストキニン	腹側被蓋野 DA 神経，皮質 GABA 神経，視床下部バソプレシン神経*

* 視索上核，室傍核．DA：ドパミン，AD：アドレナリン，NA：ノルアドレナリン，5-HT：セロトニン

神経ペプチドは，多くの場合，グルタミン酸や GABA などの神経性アミノ酸や，アセチルコリン，ドパミン，ノルアドレナリン，セロトニンなどの生理活性アミン，あるいは，他の神経ペプチドと，多様な組み合わせで神経細胞内に共存している(**表Ⅳ-20**)．神経ペプチドを貯蔵する有心小胞は，Ca^{2+} チャネルとの距離が大きいため，単一の活動電位では遊離を誘発するには不十分な場合もあり，活動電位と神経ペプチド遊離の対応関係は，シナプス小胞に貯蔵されるグルタミン酸，GABA，アセチルコリンなどの速い情報伝達を担う神経伝達物質に比べ厳密ではない．神経伝達物質と神経ペプチドが共存する場合には，刺激の頻度や持続時間によって遊離量の比が異なることが知られている．

■ 不活性化機構

神経伝達物質の主要な不活性化機構として，酵素による代謝と再取り込み(reuptake)がある．神経ペプチドの場合は酵素による代謝が主要な不活性化機構であり，分解酵素(ペプチダーゼ)によるペプチド結合の切断により不活性化される．N 末端から順にペプチド結合を切断しアミノ酸を遊離させるアミノペプチダーゼ，N 末端からジペプチドを順次遊離させるジペプチジルアミノペプチダーゼ，逆に，C 末端から順にペプチド結合を切断しアミノ酸を遊離させるカルボキシペプチダーゼ，C 末端からジペプチドを順次遊離させるジペプチジルカルボキシペプチダーゼなどがある(例：エンケファリンの不活性化☞**図Ⅳ-30**，177 頁)．

■ 神経ペプチドの受容体

神経ペプチドは多彩な作用を発現するが，それらはすべて，他の神経伝達物質と同様，受容体への結合から始まる．神経ペプチド受容体の大部分は，7 回膜貫通型の G 蛋白質共役型受容体(GPCR)である(**表Ⅱ-1**，☞ 54 頁)．

神経ペプチドの受容体の構造決定：細胞膜中の受容体蛋白質を可溶化・精製する従来の方法では成功しなかったが，1987 年，中西らは，遺伝子工学的方法と電気生理学的方法を巧みに組み合わせた新しいストラテジーを編み出し，蛋白質精製を経ることなく，サブスタンス K 受容体の一次構造を明らかにした．この研究を突破口として，形質発現を手がかりに遺伝子プールを絞り込んでいく方法や，同定された受容体 cDNA との相同性を利用する方法に加え，1980 年代に広く使用されるようになった PCR(polymerase chain reaction)法を応用した方法により，神経ペプチド受容体をコードする cDNA が次々にクローニングされ，受容体の一次構造が明らかにされた．

■ 神経ペプチドの作用

ペプチドは一般に血液脳関門を通過しにくいので，*in vivo* で中枢作用を調べるには，脳室内や脊髄くも膜下腔内への投与，あるいは，脳実質内の限局した部位への局所微量注入が用いられる．酵素による分解を抑制するために酵素阻害薬を併用することもある．

神経ペプチドは，グルタミン酸や GABA などの神経性アミノ酸とは対照的に，数秒，数分，場合によっては数時間という時間スケールで作用を発揮する．

神経ペプチドの生理的機能を調べる方法：神経ペプチドそのものや，特異的な作用薬・拮抗薬を投与したときの作用から推測する方法や遺伝子ノックアウトなどによる遺伝子改変動物を用いる方法の他，mRNA のアンチセンス鎖に相当する DNA/RNA を用いたアンチセンス法や，siRNA や microRNA などを用いた RNA 干渉(RNAi)法により神経ペプチドあるいはその受容体の発現を減少させる遺伝子ノックダウン法などがある(**表Ⅳ-21**)．

表Ⅳ-21 神経ペプチドの主な生理・薬理作用

神経ペプチド	中枢作用	末梢作用
βエンドルフィン	鎮痛，カタレプシー惹起	腸管収縮抑制
エンケファリン	鎮痛	腸管収縮抑制
ダイノルフィン A	鎮痛	腸管収縮抑制
ノシセプチン/オルファニン FQ	痛覚増強(低濃度)，鎮痛(高濃度)	血管拡張，抗利尿，腸管収縮抑制
ノシスタチン	鎮痛	
サブスタンス P	痛覚増強(脊髄後角)，鎮痛(脳内)	腸管収縮，血管拡張，起炎
TRH	覚醒，記憶機能増強，自発運動亢進	
ソマトスタチン	痛覚増強(脊髄後角)，海馬 LTP 増大	消化管ホルモン分泌抑制
LHRH	交尾行動誘発	
CRF	小脳長期抑圧誘導，不安惹起，摂食抑制	
コレシストキニン-8	モルヒネ鎮痛減弱，摂食抑制，不安惹起	消化管酵素分泌，消化管運動亢進
VIP	脳血管拡張，レム睡眠増加	血管拡張，消化器系平滑筋弛緩
バソプレシン	記憶機能増強，海馬 LTP 抑制	抗利尿
キョートルフィン	鎮痛(エンケファリン遊離)	
ニューロテンシン	鎮痛，睡眠増強	血管拡張
ニューロペプチド Y	摂食促進，痙攣抑制	血管収縮
ガラニン	摂食促進，海馬 LTP 抑制	
カルシトニン	鎮痛，摂食抑制	骨吸収抑制
CGRP	交感神経活動亢進，痛覚増強(脊髄後角)	微小血管拡張，血管透過性亢進
DSIP	徐波睡眠誘発	
オレキシン/ヒポクレチン	摂食促進，覚醒維持	
CART(55-102)	摂食抑制	
PACAP	神経保護	

オピオイドペプチド

オピオイド(opioid)とは，アヘン様(opium-like)という意味であり，内因性モルヒネ様ペプチド(オピオイドペプチド)類に加え，オピオイド受容体に作用薬として働く麻薬性オピオイド鎮痛薬(モルヒネ，フェンタニル，オキシコドンなど)と非麻薬性オピオイド鎮痛薬(ペンタゾシン，ブプレノルフィンなど)，および，その関連合成鎮痛薬の総称である．

オピオイドとその歴史：人類は古くからアヘンを鎮痛の目的のために使ってきた．Sydenham は 1680 年，「全能の神が人間の苦しみを和らげるために喜んで与えた薬の中でアヘン(阿片)ほど万能でよく効くものはない」と書いている．1803 年にドイツの薬剤師 Sertürner は，アヘンから鎮痛作用をもつアルカロイドを単離し，ギリシャの「眠りの神モルヘウス」にちなんでモルヒネと名付けた．米国南北戦争で負傷した兵士にモルヒネを大量に投与し，モルヒネ依存が社会問題になり，依存性のない鎮痛薬の創製を目指して数多くの化合物が作られた．それらには立体特異性が存在し，構造の一部を変換することにより拮抗作用を示す化合物が合成された．こうした事実から，1970 年代前半に，「薬物受容体」の最初の概念が導入され，内因性モルヒネ様物質であるオピオイドペプチドの発見へとつながった．1975 年英国の Kosterlitz らは，モルヒネ様の腸管平滑筋収縮抑制作用を示す内因性オピオイドペプチドをブタ脳から単離し，それをメチオニンエンケファリンおよびロイシンエンケファリンと名付けた．その後約 20 種類もの関連オピオイドペプチドが次々と発見され，三つの異なる前駆蛋白質からプロセシング酵素による限定分解を受けて生ずる生理活性ペプチドであることが判明した．1992～1993 年にオピオイド受容体の三つのタイプの遺伝子がクローニングされ，さらに，そのホモロジーからオピオイドペプチドに親和性を示さないオピオイド受容体様オーファン受容体が見いだされ(1994 年)，この受容体に作用する内因性ペプチドであるノシセプチンが発見された．

■ 生合成と発現部位

内因性オピオイドペプチドは，遺伝子 DNA から転写・翻訳により生合成された前駆体蛋白質から酵素による限定分解により切り出され生成する．β-エンドルフィン(β-endorphin)，エンケファリン(enkephalin)，ダイノルフィン(dynorphin)は，すべて N 末端に共通のアミノ酸配列 Tyr-Gly-Gly-Phe を有しており，5 番目のアミノ酸残基は Met または Leu となっている(☞**表Ⅳ-19**)．オピオイドペプチドの前駆体として，プレプロオピオメラノコルチン，プレプロエンケファリン A，プレプロエンケファリン B(プレプロダイノルフィンともいう)が見いだされている(**図Ⅳ-29**)．

β-エンドルフィン産生細胞は，中枢の限られた領域，視床下部-下垂体後葉に存在し，軸索を長く伸ばし分布している．前駆体プレプロオピオメラノコルチンからは，副腎皮質刺激ホルモン(ACTH)とβ-リポトロピンが切り出され，その後，β-リポトロピンの C 末端領域が切断されて，31 アミノ酸残基のβ-エンドルフィンが生成される．

エンケファリンは，前駆体プレプロエンケファリン A に由来し，プロテアーゼによる限定分解により，5 アミノ酸残基のメチオニンエンケファリンとロイシンエンケファリンの 2 種類が生成される．エンケファリン含有神経のうち，短い軸索をもち近傍の神経細胞に情報を伝達する介在神経は，大脳皮質，海馬，視床下部の弓状核と腹内側核，延髄の孤束核と外側網様体などに分布しており，長い軸索をもち遠方の神経細胞に情報を伝達する投射神経としては，線条体に分布するエンケファリン含有神経がある．末梢では副腎髄質，交感神経，腸神経叢にも含まれている．延髄縫線核や交感神経ではセロトニンやノルアドレナリンなどの神経伝達物質と共存している．

ダイノルフィンは，プレプロエンケファリン B から切り出される 17 アミノ酸残基からなるペプチドで，視床下部においてバソプレシンと共存している．

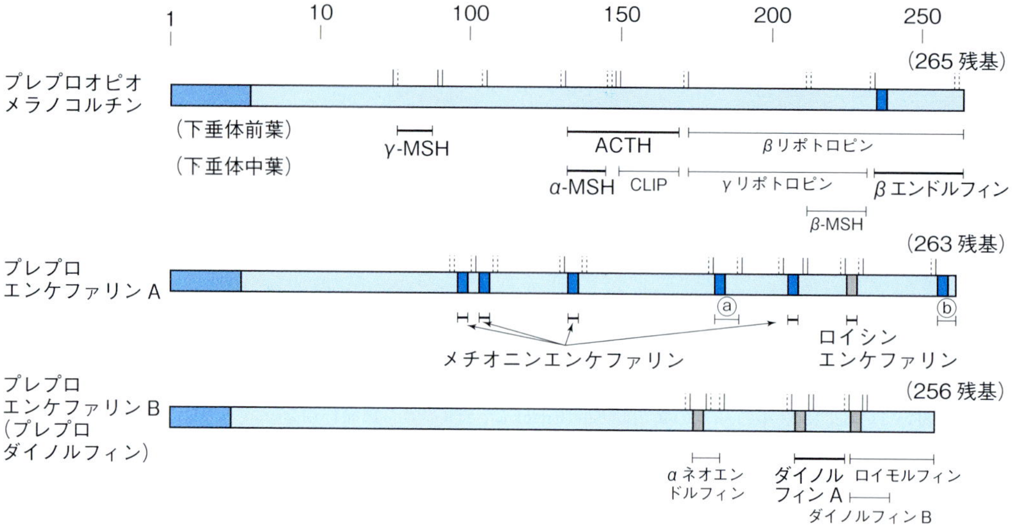

図Ⅳ-29　オピオイドペプチド類の前駆体
▭：シグナルペプチド，■：メチオニンエンケファリン構造，■：ロイシンエンケファリン構造，ACTH：副腎皮質刺激ホルモン，MSH：メラニン細胞刺激ホルモン，CLIP：corticotropin-like intermediate lobe peptide，ⓐ：メチオニンエンケファリン-Arg^{6}-Gly^{7}-Leu^{8}，ⓑ：メチオニンエンケファリン-Arg^{6}-Phe^{7}，｜は Arg 残基，¦ は Lys 残基．重要な神経ペプチドを太線で示した．

■ 貯蔵と遊離

合成されたオピオイドペプチドは，シナプス小胞ではなく有芯小胞（DCV）に貯蔵される．シナプス前のアクティブゾーンに集積するシナプス小胞は Ca^{2+} チャネルの近傍にあり，高濃度の Ca^{2+} 刺激を受け速い開口分泌により伝達物質を遊離するが，有芯小胞は神経終末に散在し Ca^{2+} チャネルから離れて分布しているため，比較的低濃度の Ca^{2+} 濃度上昇に反応し遅い開口分泌によってペプチドを放出する．神経終末からだけでなく，細胞体や樹状突起からも放出され，シナプス領域以外の広い範囲において多数の細胞に情報を伝達する（容量伝達 volume transmission，☞ 278 頁）．

■ 不活性化機構

オピオイドペプチドはペプチド結合を切断する分解酵素（ペプチダーゼ）により不活性化される（**図Ⅳ-30**）．エンケファリンの Gly^{3}-Phe^{4} 結合を特異的に切断するエンケファリナーゼ A（ネプリライシン）は膜結合型のメタロペプチダーゼであり，サブスタンス P やソマトスタチンなどの神経ペプチドも分解する．同じ部位を切断する酵素にジペプチジルカルボキシペプチダーゼであるアンギオテンシン変換酵素もある．これら酵素を阻害するチオルファンやカプトプリルの投与により，エンケファリンの作用が増強されるので，Gly^{3}-Phe^{4} 切断は生体内における不活性化に関与すると考えられる．アミノペプチダーゼによる Tyr^{1} 残基の除去も作用を消失させる．ジペプチジルアミノペプチダーゼである dipeptidyl peptidase Ⅲ（DPP-3）（エンケファリナーゼ B）やエンケファリナーゼ A，アンギオテンシン変換酵素を広範囲に阻害するケラトルファンはエンケファリンの鎮痛作用を強く増強する．

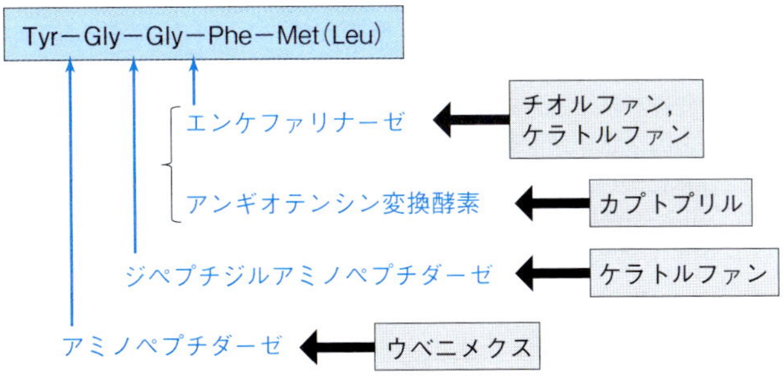

図Ⅳ-30 エンケファリン分解酵素とその阻害薬

■ オピオイド受容体

オピオイド受容体はモルヒネ(morphine)，ケトサイクラゾシン(ketocyclazocine)，[DAla^2] エンケファリン誘導体が特異的に結合する受容体として μ，κ，δ タイプに分類されていた．その後，国際薬理学連合受容体命名委員会によって，それぞれ MOP，KOP，DOP とされ，アミノ酸配列が類似するノシセプチン受容体が NOP と命名されたが，現在でも μ，κ，δ の表記が多くみられる．

μ，κ，δ 受容体は，生体内局在や内因性オピオイドペプチドへの親和性に差があるが，いずれも 7 回膜貫通型の G 蛋白質共役型受容体である(**表Ⅳ-22**)．μ，κ，δ 受容体は非常に相同性が高く，全体として約 60% のアミノ酸配列が同じである．膜貫通領域や細胞内ループ領域ではさらに相同性が高く，膜貫通領域で約 66%，細胞内ループ領域で約 85% のアミノ酸配列が三つの受容体で保存されている．ノシセプチン受容体は μ，κ，δ 受容体と 50～55% の相同性を有しているが，エンケファリン，β-エンドルフィン，ダイノルフィンなどの内因性オピオイドペプチドだけでなく，モルヒネなどのオピオイド鎮痛薬もほとんど結合しない．

表Ⅳ-22 オピオイド受容体サブタイプの情報伝達と関連する生理機能

	μ(MOP)	κ(KOP)	δ(DOP)
アミノ酸数	400	380	372
遺伝子	第 6 染色体	第 8 染色体	第 1 染色体
共役する G 蛋白質 細胞内情報伝達	$G_{i/o}$ cAMP↓，Ca^{2+} チャネル↓ K^+ チャネル↑，IP_3/DG↑	$G_{i/o}$ cAMP↓，Ca^{2+} チャネル↓ K^+ チャネル↑，IP_3/DG↑	$G_{i/o}$ cAMP↓，Ca^{2+} チャネル↓ K^+ チャネル↑，IP_3/DG↑
内因性アゴニスト	β-エンドルフィン エンケファリン	ダイノルフィン	エンケファリン
選択的(代表的) アゴニスト	モルヒネ DAMGO	ナルフラフィン U69593	デルトルフィン DPDPE
選択的アンタゴニスト	β-フナルトレキサミン CTOP，CTAP	ノルビナルトルフィミン	ナルトリンドール
薬理作用	鎮痛，鎮静，縮瞳 呼吸抑制，消化管運動抑制 報酬系活性化，多幸感，依存形成	鎮痛，鎮静，止痒，利尿 報酬系抑制，嫌悪感，依存形成抑制	鎮痛，抗不安
神経系での主な発現部位	大脳皮質，線条体，側坐核，視床，扁桃体，視床下部，腹側被蓋野，中脳水道周囲灰白質，青斑核，孤束核，脊髄，一次感覚神経	大脳皮質，線条体，側坐核，視床，扁桃体，視床下部，黒質，腹側被蓋野，脊髄	大脳皮質，線条体，側坐核，扁桃体，脊髄

DAMGO：Tyr-D-Ala-Gly-NMePhe-Gly-ol，CTOP：D-Phe-Cys-Tyr-D-Trp-Lys-Thr-Pen-Thr-NH_2 (Pen＝penicillamine)，
CTAP：D-Phe-Cys-Tyr-D-Trp-Arg-Thr-Pen-Thr-NH_2
U69593：*N*-methyl-2-phenyl-*N*-[(5*R*, 7*S*, 8*S*)-7-(pyrrolidin-1-yl)-1-oxaspiro[4.5]dec-8-yl]acetamide
DPDPE：[D-Pen^2-D-Pen^5]エンケファリン

オピオイド受容体の二量体化：G 蛋白質共役型受容体は，ホモ二量体やヘテロ二量体を形成し，単量体の時とは異なった薬理学的特性を示すことが明らかになってきている．モルヒネなどのオピオイド鎮痛薬の主要な標的受容体である μ 受容体についても，μ 受容体ホモ二量体や，κ 受容体あるいは δ 受容体とのヘテロ二量体が示されている他，オピオイド受容体以外にも，ドパミン D_1 受容体やカンナビノイド CB_1 受容体などとヘテロ二量体を形成することが報告されている．ヘテロ二量体形成により，オピオイド鎮痛薬をはじめとする受容体アゴニストに対する親和性や，G 蛋白質依存性と β-アレスチン依存性の細胞内情報伝達系への共役の程度，さらには，アゴニスト刺激後に起こる受容体の細胞内移行が変化する．それら変化は，受容体刺激による鎮痛作用，副作用，耐性，依存性にも影響を及ぼすため，μ 受容体と他の受容体からなる特定のヘテロ二量体を特異的に活性化するアゴニスト開発が，副作用や耐性・依存形成を起こしにくい鎮痛薬の獲得につながる可能性が考えられ，研究が進められている．

鎮痛には μ，κ，δ いずれの受容体も関与するが，モルヒネに代表されるオピオイド鎮痛薬の鎮痛作用には主に μ 受容体が関与する．オピオイド鎮痛薬による多幸感や依存形成には μ 受容体を介した脳内報酬系の活性化が重要な役割を果たす．これには，脳内報酬系で中心的な役割を果たすドパミン神経を抑制する GABA 神経に発現する μ 受容体が関与しており，オピオイド鎮痛薬が GABA 神経を抑制することでドパミン神経を活性化する機序が考えられている．一方，κ 受容体活性化は脳内報酬系を抑制することにより，嫌悪感を惹起するとともに依存形成を抑制するが，これには，ドパミン神経に発現する κ 受容体を介したドパミン神経の抑制が関与する(☞ 383 頁)．

■ オピオイド受容体の細胞内情報伝達系

オピオイド受容体は G 蛋白質共役型受容体であり，$G_{i/o}$ 蛋白質の α サブユニット($G\alpha_{i/o}$)を介してアデニル酸シクラーゼを抑制して cAMP を減少させ，$G_{i/o}$ 蛋白質の $\beta\gamma$ サブユニット($G\beta\gamma$)を介してホスホリパーゼ $C\beta$($PLC\beta$)を活性化してイノシトール三リン酸(IP_3)とジアシルグリセロール(DG)を産生させる．$G\beta\gamma$ は，電位依存性 Ca^{2+} チャネル(VDCC)と直接相互作用することによりチャネルを阻害し Ca^{2+} 流入を抑制する他，G 蛋白質共役型内向き整流 K^+ チャネル(GIRK)の細胞質ドメインに結合してチャネルを活性化させ K^+ 流出を促進する．Ca^{2+} チャネル抑制によるシナプス前終末からの神経伝達物質・神経ペプチド遊離抑制や，K^+ チャネル活性化による細胞膜の過分極により神経情報伝達が抑制される(**図Ⅳ-31**)．オピオイド受容体の細胞内情報伝達には上記の G 蛋白質依存性経路に加え，β-アレスチン依存性経路がある．オピオイド鎮痛薬の鎮痛作用，副作用，耐性・依存形成におけるこれら細胞内情報伝達経路の研究が進み，G 蛋白質依存性経路を選択的に活性化させるバイアス型アゴニスト(☞ 54 頁)が副作用の少ないオピオイド鎮痛薬として有用である可能性が示されている．

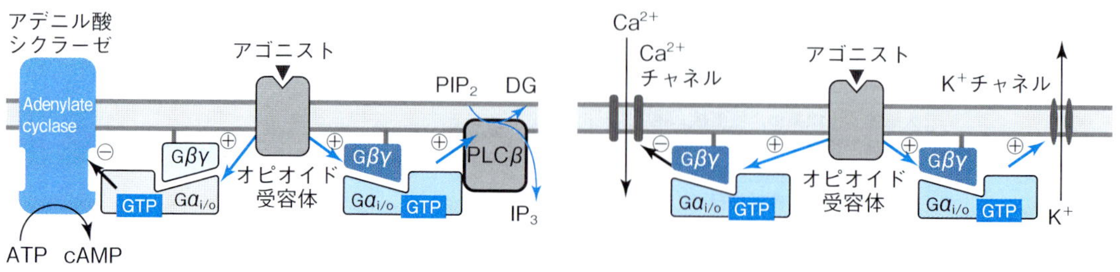

図Ⅳ-31　オピオイド受容体の細胞内情報伝達

視床下部・下垂体ペプチド

■ 視床下部-下垂体系

視床下部の神経終末から下垂体へ至る静脈に分泌されるのは，ほとんどがペプチドホルモンである．視床下部ペプチドは，視床下部で産生され，下垂体門脈経路を通って下垂体前葉に運ばれ，下垂体前葉ホルモンの分泌調節を司っているペプチドホルモンの総称である．広義においては，視床下部で産生され下垂体後葉から分泌されるバソプレシン，オキシトシンも視床下部ペプチドに含まれるが，本項では下垂体後葉ペプチドとして扱う．下垂体前葉に作用する視床下部ペプチドは，下垂体ホルモン分泌を促進するペプチドと抑制するペプチドがある．促進するペプチドとしては，ゴナドトロピン放出ホルモン(GnRH)，副腎皮質刺激ホルモン放出ホルモン(CRH)，成長ホルモン放出ホルモン(GHRH)，甲状腺刺激ホルモン放出ホルモン(TRH)などのホルモンが，抑制するペプチドとしては，ソマトスタチンがあげられる．

視床下部ペプチドホルモンの機能(図Ⅳ-32)

視床下部はペプチドホルモンを産生・分泌することで，さまざまな生理作用を有している．主な機能としては，下垂体前葉ホルモンの分泌調節，下垂体後葉ホルモンの産生と放出，膵ホルモンや消化管ホルモンなどの分泌調節，摂食，飲水，体温調節，循環調節，大脳辺縁系や脳幹毛様体系と関連した情動，行動，記憶，意識，生体リズムなどの調節に関与している．このように，内分泌系をはじめ，自律神経系，体性神経系を含む多様な機能を視床下部にて統合することで，生命の恒常性(ホメオスタシス)が維持されている．

視床下部-下垂体神経内分泌細胞――視床下部は下垂体を介して神経系と内分泌系をつないでいる．視床下部-下垂体経路に関与する神経内分泌細胞には，小細胞性神経分泌細胞，大細胞性神経分泌細胞の２種類がある．小細胞性神経分泌細胞は，室傍核，弓状核などに広く存在し，正中隆起に神経終末を投射してGnRH，CRH，GHRH，TRHなどの視床下部ホルモンは下垂体門脈に放出され，直

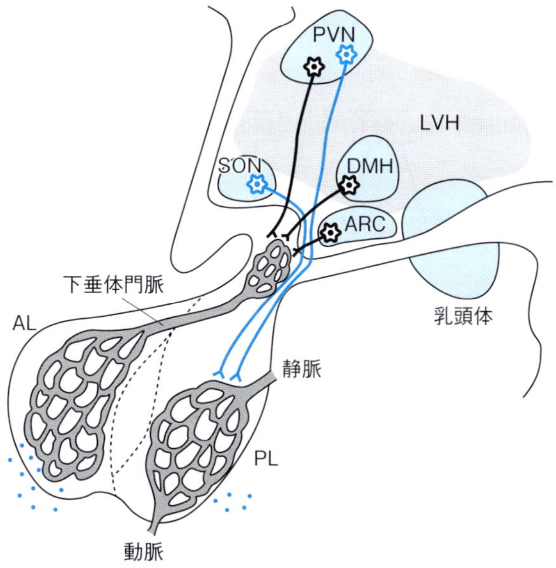

図Ⅳ-32　視床下部ペプチドの下垂体系路を介したホルモン分泌機構の概要
下垂体前葉ホルモンは視床下部弓状核や室傍核などの神経細胞の軸索終末から下垂体門脈血に分泌される．下垂体後葉ホルモンは視索上核と室傍核の神経細胞の軸索から下垂体後葉の循環血液中に放出される．弓状核には小細胞性神経分泌細胞が存在し，視索上核には大細胞性神経分泌細胞が存在する．室傍核には両分泌細胞が存在する．
AL：下垂体前葉，PL：下垂体後葉，PVN：室傍核，SON：視索上核，DMH：腹内側核，ARC：弓状核，LVH：外側野

接血流に入り下垂体前葉へ運ばれる．正中隆起内の神経線維と毛細血管との間には血液脳関門(blood-brain barrier, BBB)は存在せず，神経終末と血液間をペプチドなどが移行しやすく，視床下部ホルモンが下垂体門脈血中に分泌される(視床下部-下垂体前葉系)．

視床下部の室傍核と視索上核に細胞体を有する大細胞性神経分泌細胞は，下垂体後葉まで神経軸索を伸ばして，血液中に下垂体後葉ホルモンを分泌する．視床下部で産生されたオキシトシンおよびバソプレシンは軸索流によって下垂体後葉まで運ばれ血液中に放出される(視床下部-下垂体後葉系)．

視床下部ペプチド(図Ⅳ-33)

ゴナドトロピン放出ホルモン Gonadotropin-releasing hormone(GnRH)(☞ 513 頁)

LHRH(LH-releasing hormone，黄体形成ホルモン放出ホルモン)ともいう．1971 年シャリーらによりブタの視床下部から分離同定された 10 個のアミノ酸からなる直線状のペプチドである．GnRH 産生神経細胞は視床下部の視索前野，弓状核やそれらの間の帯状領域に存在する．神経線維は正中隆起に投射し，神経末端は正中隆起の外側に分布する．GnRH は下垂体前葉で合成される黄体形成ホルモン(luteinizing hormone, LH)および卵胞刺激ホルモン(follicle stimulating hormone, FSH)の産生・分泌を促進する．女性においてはエストロゲンとプロゲステロンの分泌の促進に，男性においてはテストステロンの分泌促進に作用する．低濃度の律動的な GnRH の刺激では GnRH 受容体はアップレギュレーションを受けるのに対して，高濃度で持続的な刺激ではダウンレギュレーションを受け，脱感作(desensitization)を起こす．GnRH アゴニストの薬理作用は，この脱感作現象によるものである．黄体形成ホルモンは GnRH 負荷テストに，GnRH 受容体アンタゴニストは，エストロゲンおよびプロゲステロンを抑制するために用いられる．

副腎皮質刺激ホルモン放出ホルモン Corticotropin-releasing hormone(CRH)(☞ 512 頁)

CRH は 41 個のアミノ酸からなるペプチドで，下垂体前葉に作用して，副腎皮質刺激ホルモン(ACTH)の分泌を促進する．ストレス反応，不安増強や摂食抑制作用を呈する．CRH 産生神経細胞は，視床下部室傍核に存在し，神経終末は正中隆起の外層前部に投射している．CRH の受容体は CRFR1 と CRFR2 が報告されている．臨床では CRH 負荷試験により，視床下部-下垂体-副腎皮質系の機能を評価する．

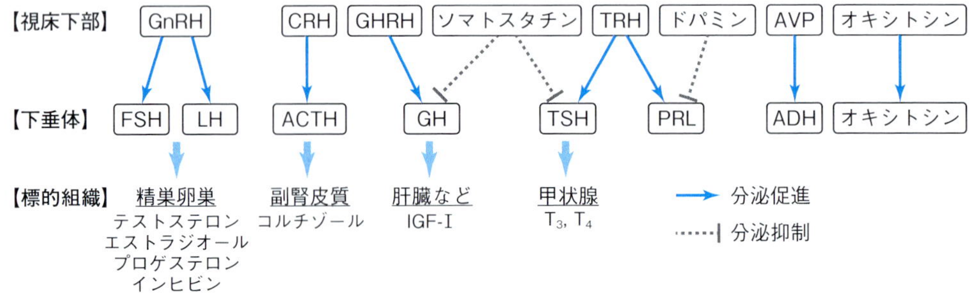

図Ⅳ-33　各ペプチドによる視床下部-下垂体経路における調節機構

GnRH：ゴナドトロピン放出ホルモン，CRH：副腎皮質刺激ホルモン放出ホルモン，GHRH：成長ホルモン放出ホルモン，TRH：甲状腺刺激ホルモン放出ホルモン，AVP：バソプレシン，FSH：卵胞刺激ホルモン，LH：黄体形成ホルモン，ACTH：副腎皮質刺激ホルモン，TSH：甲状腺刺激ホルモン，IGF：インスリン様成長因子，T_3：トリヨードチロニン，T_4：チロキシン

成長ホルモン放出ホルモン Growth hormone-releasing hormone（GHRH）（☞ 512 頁），グレリン Ghrelin（☞ 188 頁）

GHRH は 2 種類のペプチドが存在し，一つは 41 個，もう一つは 44 個のアミノ酸からなる．下垂体前葉の GH 産生細胞に作用し，GH の合成・分泌を促進する．GHRH 産生神経細胞は視床下部の弓状核に存在し，軸索は正中隆起外装に達している．

グレリンは 28 個のアミノ酸からなるアシル化ペプチドで，GHRH による GH 分泌と相乗的に働く．主に胃の内分泌細胞（X/A-like 細胞）で産生されるが，グレリン産生神経細胞は視床下部にも存在し，GH 分泌促進作用や摂食亢進作用を示す．

GH 分泌予備能の検査として GHRH 負荷試験を行うが，内因性ソマトスタチンの分泌が亢進している状態では GH 増加反応が減弱する．そこで，高い精度ならびに再現性を有する GH 分泌不全症の診断薬（GH 分泌刺激試験）として，グレリン受容体に作用し強力な GH 分泌促進作用を示すアミノ酸 6 個からなる合成ペプチド GH releasing peptide-2（GHRP-2）が使用されている．

甲状腺ホルモン刺激ホルモン放出ホルモン Thyrotropin-releasing hormone（TRH）（☞ 512 頁）

TRH は 3 個のアミノ酸からなる（pGlu-His-Pro-NH_2）ペプチドであり，N 末端の環状構造と C 末端のアミドが生理活性の発現に必要である．下垂体前葉において，甲状腺刺激ホルモン（thyroid stimulating hormone, TSH）とプロラクチン（prolactin, PRL）の分泌を促進する．TRH 産生細胞は視床下部においては，背内側核とその周囲に存在し，軸索は正中隆起の外層内側に分布している．TRH は視床下部以外の中枢神経系や消化管にも存在し，さまざまな生理作用を呈する．臨床においては，TRH 負荷試験により下垂体からの TSH ならびに PRL の分泌反応動態を調べることで，視床下部−下垂体−甲状腺経路における視床下部障害，下垂体機能低下症，プロラクチノーマの診断や甲状腺機能の評価に有用である．また，TRH の神経細胞賦活化作用をもとに，現在，TRH 誘導体であるタルチレリン（taltirelin）が脊髄小脳変性症や多系統萎縮症の主に運動失調症状（小脳症状）に対し，治療薬として使用されている．

ソマトスタチン Somatostatin（☞ 513 頁）

ソマトスタチンは 14 個あるいは 28 個のアミノ酸からなる 2 種類の活性ペプチドが同定された．脳の視床下部以外にも膵臓のランゲルハンス島，消化管，末梢神経にも分布を認める．視床下部から分泌されたソマトスタチンは GH および TSH の分泌を抑制し，末梢においてはガストリン，セクレチン，インスリン，グルカゴンの分泌を抑制する．ソマトスタチン産生神経細胞は腹内側核に存在し，神経線維は正中隆起の外層に広く投射している．また，視交叉直上の脳室周囲核に存在するソマトスタチン神経細胞は，GH 分泌の負のフィードバック制御を行っている．ソマトスタチン受容体は 7 回膜貫通型 G 蛋白質共役型受容体であり，5 種類のサブタイプが存在する．GH，グルカゴン，インスリン分泌抑制作用をもつソマトスタチン模倣ペプチドが消化管ホルモン産生腫瘍，消化管神経内分泌腫瘍，進行癌などに伴う消化器症状の改善や下垂体性成長ホルモン分泌亢進症の治療などに使用される．

下垂体後葉ペプチド

バソプレシン Vasopressin，オキシトシン Oxytocin（☞ 517 頁）

バソプレシンはアルギニンバソプレシン（arginine vasopressin, AVP），抗利尿ホルモン（anti-diuretic hormone, ADH）とも呼ばれる．

バソプレシンとオキシトシンは，視床下部の視索上核や室傍核の神経細胞で産生され，軸索を下垂体後葉に伸ばして貯留される．刺激に応じて下垂体後葉から血液中に放出される．両者の化学的構造は似ており，ともに 9 個のアミノ酸からなるペプチドで，3 番目と 8 番目のアミノ酸が異なるのみである．

バソプレシンの受容体は 7 回膜貫通型の G 蛋白質共役型受容体で，V_{1a}，V_{1b}，V_2 受容体が存在する．V_{1a} 受容体は心筋や血管平滑筋，大腸平滑筋などに分布して血圧上昇や腸管蠕動運動促進作用を示す．V_{1b} 受容体は下垂体前葉に存在し，CRH による ACTH 分泌を増強する．V_2 受容体は腎集合管にあり，アデニル酸シクラーゼ-cAMP 経路を介して，水チャネルであるアクアポリン 2 の管腔側細胞膜への移動を促し，膜の水透過性を高めることで水の再吸収を促進し，尿量を減少させる．バソプレシンの分泌は，血漿浸透圧の上昇や血液量の減少により促進される．バソプレシンが欠乏すると中枢性尿崩症を引き起こし，バソプレシンが過剰になると ADH 分泌過剰症（syndrome of inappropriate secretion of ADH, SIADH）を引き起こす．

オキシトシンの受容体は 7 回膜貫通型の G 蛋白質共役型受容体でバソプレシンとも強い親和性を示す．受容体は中枢神経系，子宮，乳腺を中心に，腎臓や心臓，膵臓，胸腺や脂肪細胞にも発現を認める．オキシトシンは，子宮平滑筋収縮作用や乳腺筋上皮収縮による射乳促進作用を有する．出産時の子宮口の開大や乳頭刺激などが求心性刺激となり，視床下部のオキシトシン産生神経細胞が活性化し，オキシトシンを放出する．一方で，オキシトシンは母性行動や抗ストレス作用，摂食抑制作用にも関与している．

下垂体前葉ペプチド

下垂体前葉ホルモン（☞ 513 頁）のうち，副腎皮質刺激ホルモン（ACTH）がペプチドホルモンである．

副腎皮質刺激ホルモン Adrenocorticotropic hormone（ACTH）（☞ 514 頁）

ACTH は下垂体前葉のプロオピオメラノコルチン（pro-opiomelanocortin, POMC）から産生される 39 個のアミノ酸からなるポリペプチドで，副腎皮質に作用してコルチゾールなど副腎皮質ホルモン分泌を促進する．ACTH の合成・分泌は主に視床下部から分泌される副腎皮質刺激ホルモン放出ホルモン（CRH）により調節され，ACTH および CRH の分泌はコルチゾールによるネガティブフィードバックにより抑制される．血漿 ACTH の測定はコルチゾールとともに視床下部-下垂体-副腎皮質系の機能および病態の診断に必要とされる．

オレキシン Orexin

オレキシンは，1998 年に同定された神経ペプチドであり，摂食行動の制御に関わる視床下部外側野(lateral hypothalamic area, LHA)に局在し，またラットやマウスの脳室内に投与すると摂餌量が亢進することや，絶食によりその発現が増加することから摂食行動に関与する物質として名付けられた(orexis はギリシア語で食欲の意味)．オレキシンの欠損は睡眠障害ナルコレプシーの表現型につながることが明らかとなり，覚醒状態の維持に必須の因子であると考えられている．オレキシンは，情動，体内時計，エネルギー恒常性などに関する情報をもとに，適切な睡眠・覚醒状態を維持している．摂食行動を含むさまざまな行動を適切に遂行するには覚醒の維持が必須であるが，オレキシンは行動をサポートするために，覚醒を維持し，同時に自律神経系や内分泌機能の制御を介して全身の機能を制御していると考えられている．

■ オレキシンとオレキシン受容体(図Ⅳ-34)

オレキシンには，オレキシン A とオレキシン B という二つのアイソフォームがあり，視床下部特異的な転写産物から予想されたペプチド配列の名からヒポクレチン(hypocretin)-1，ヒポクレチン-2 と呼ばれることもある．これら二つのペプチドは共通の前駆体プレプロオレキシンから生成する．

オレキシン受容体には，オレキシン 1 受容体(OX1R)とオレキシン 2 受容体(OX2R)の二つの G 蛋白質共役型受容体サブタイプが存在し，機能ごとに役割分担をしている．覚醒亢進には主に OX2R が関与しているが，報酬系と摂食行動の制御には OX1R が関わっている．レム睡眠の抑制には両方の受容体が関与している(**図Ⅳ-34**)．オレキシン受容体は大脳皮質や視床，視床下部，脳幹，大脳辺縁系，線条体，脳幹などにも広く分布しているが，OX1R はノルアドレナリン神経，OX2R はヒスタミン神経に強い発現がみられる．また，セロトニン神経には両方の受容体の発現がみられる．

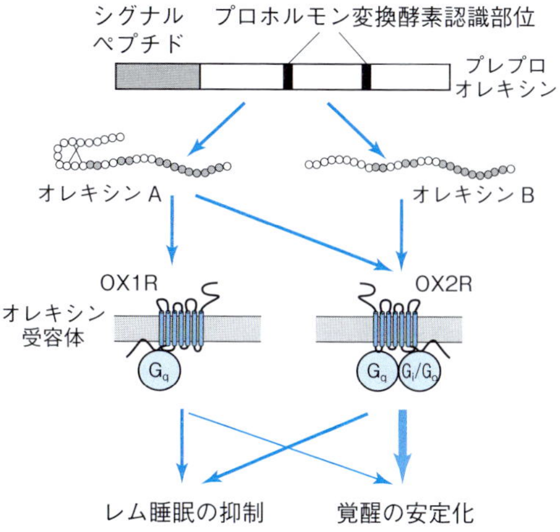

図Ⅳ-34　オレキシンとその受容体の概要
オレキシン A と B は共通の前駆体(プレプロオレキシン)から生成される．オレキシン A とオレキシン B は，OX1R および OX2R(ともに G 蛋白質共役型受容体)に作用する．OX1R は，オレキシン A に高い親和性を示すが，OX2R はオレキシン A，B に同等の親和性をもつ．覚醒の安定化には主に OX2R が関わっている．レム睡眠の抑制には両方の受容体が重要な役割をしている．OX1R も情動が発動した際の覚醒の増加などに関与していると思われる．
(Sakurai, T., Nat Rev Neurosci, **8** (3), 171-181, 2007)

■ オレキシンニューロン

オレキシンは，摂食行動に関わる視床下部外側野（LHA）のニューロン群によって特異的に産生されている．オレキシン産生ニューロンには神経伝達物質グルタミン酸およびダイノルフィン，ニューロテンシンなど数種のペプチドが共存している．

LHA に散在するオレキシンニューロンの数は，ヒトではほぼ 70,000 個と推定され，広範な脳領域に軸索を投射している．脳幹の睡眠・覚醒制御に関わる青斑核（locus coeruleus），背側縫線核（dorsal raphe）や結節乳頭体核（tuberomammillary nucleus），橋被蓋に局在するアセチルコリン神経の起始核である外背側被蓋核（laterodorsal tegmental nucleus）や脚橋被蓋核（pedunculopontine tegmental nucleus）には，特に密な投射がみられる．このような構造的特徴から，オレキシンニューロンは主に脳幹のモノアミン神経やコリン作用性神経を制御することによって睡眠・覚醒に影響を及ぼしていると考えられる．

■ ナルコレプシーとオレキシン

動物実験によってオレキシン系の機能障害が睡眠障害の一つであるナルコレプシーと深い関係をもつことが明らかになっている．ヒトのナルコレプシー患者の髄液中のオレキシン濃度が顕著に低下し，患者の死後脳においてオレキシンニューロンがほぼ完全に消失していることが示されている．患者の 90% 以上に髄液中のオレキシン A 濃度の著しい低下がみられる．

ナルコレプシー：思春期前後に発症する疾患でオレキシンニューロンの後天的な脱落が病態であると考えられている．ナルコレプシーは強いねむけを主訴とする．特に，日常生活のうえで「覚醒しているべき時」に覚醒を維持できないということが問題となり，強いねむけを感じる他，社会的に不適切な状況で突然眠ってしまう（睡眠発作）．また，情動（特に喜びや笑い）によって抗重力筋の緊張が低下する発作，情動脱力発作（カタプレキシー）を伴うことが多い．入眠時幻覚（入眠時にみられる非常に精細な夢），睡眠麻痺の症状も呈することがある．カタプレキシーおよび睡眠麻痺，入眠時幻覚はレム睡眠関連の機構が異常なタイミングで出現したもの（レム関連症状）とされる．このことから，レム睡眠の制御にはオレキシンの機能が不可欠であると考えられる．

■ オレキシンニューロンの液性および神経性制御

オレキシンニューロンは，扁桃体，分界条床核などの大脳辺縁系や側坐核，視索前野の GABA 神経，縫線核のセロトニン神経などからの入力を受けている（**図Ⅳ-35**）．オレキシン欠損マウスでは扁桃体や分界条床核の直接刺激によって引き起こされる自律神経反応は著しく減弱する．このように，オレキシンニューロンは，大脳辺縁系からの入力を受けて，情動に伴う自律神経系の制御に関わると同時に覚醒レベルの維持に関わっていると考えられる．

オレキシンニューロンは，餌を認知した際に興奮し，摂食行動を行っている時にはむしろ発火が低下することから，摂食行動そのものよりも，それ以前の食物など報酬を認知することに関与する．報酬の認知，恐怖や不安などの情動が発動する局面ではそれに対処するために行動を起こす必要があり，その際オレキシンが動員されると考えられる．

オレキシンニューロンは動物の全身のエネルギーバランスに関わる因子によっても制御されている．レプチンによって抑制され，グレリンによって興奮する．細胞外グルコース濃度が高くなると抑制されるグルコース感受性神経としての性質を有している．血糖値は脳脊髄液中のグルコース濃度に反映され，オレキシンニューロンの活動に影響を与えると考えられる．これらは，エネルギーバランスに応じて覚醒をコントロールする機能である．オレキシン欠損マウスは絶食時の覚醒上昇と自発運動量上昇が欠損している．

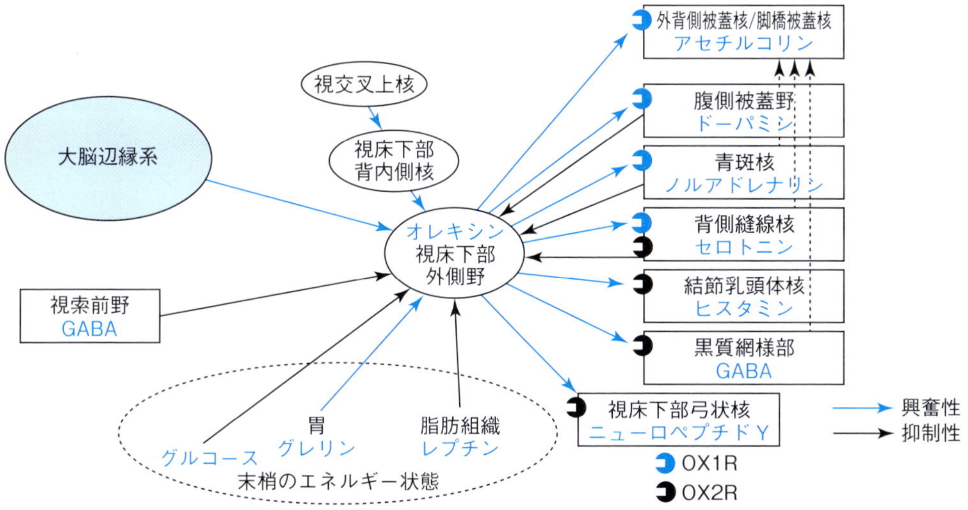

図Ⅳ-35　オレキシン産生ニューロンの入出力系の概要
オレキシンは大脳辺縁系から情動に関わる情報，体内時計からの入力，レプチン，グルコース，グレリンなど末梢のエネルギーバランスに関わる情報を受け，脳幹や視床下部のモノアミン/コリン作用性神経に出力している．
(Sakurai, T., Nat Rev Neurosci, **8**(3), 171-181, 2007 より改変)

オレキシン系を標的とする薬物

スボレキサント(suvorexant)や**レンボレキサント**(lemborexant)のようにOX1R，OX2R両方に働く非選択性のオレキシン受容体拮抗薬が睡眠導入薬として臨床的に使用されている．これらは不眠症治療薬として，生理的な睡眠を増やすことができる他，ベンゾジアゼピン系の睡眠薬と比較して認知，記憶，運動系などに対する副作用が少ないというメリットがある．

摂食調節ペプチド

末梢組織ならびに視床下部を中心とした脳内には摂食行動に関与するさまざまな摂食調節ペプチドが存在し，互いにネットワークを形成し，摂食亢進あるいは摂食抑制の情報伝達機構を形成している．視床下部は1950年代から摂食行動の中枢とされており，視床下部腹内側核(ventromedial hyptothalamus, VMH)を破壊した動物では過食や肥満を呈すことから「満腹中枢」と呼ばれ，視床下部外側野(lateral hypothalamic area, LHA)を破壊した動物では摂食行動が抑制されることから「摂食中枢」と呼ばれている．その後，視床下部の弓状核と室傍核は中枢性摂食調節において中心的役割を担うこと，末梢組織からは栄養素やエネルギー状態などの情報が迷走神経を介して求心性に延髄孤束核に情報を伝達し視床下部で統合されて摂食行動を調節していることが明らかにされている．

中枢での摂食調節

摂食行動を制御する中心は視床下部であり，末梢組織からの情報や大脳皮質や辺縁系などの上位中枢からの情報が統合され，種々の摂食関連ペプチドを介して制御されている．

摂食亢進ペプチド

ニューロペプチド Y　Neuropeptide Y（NPY）――36 アミノ酸からなる脳腸ペプチドで，特に視床下部の弓状核，室傍核，視交叉上核に発現し，強力な摂食亢進作用を有する．ペプチド YY（PYY），膵ポリペプチド（PP）と相同性をもち，これらでファミリーを形成している．NPY 受容体は Y1 から Y6 のサブタイプが存在する G 蛋白質共役型受容体であり，摂食調節には，Y1 ならびに Y5 受容体を介する．弓状核の NPY は摂食亢進作用をもつアグーチ関連蛋白質（agouti-related protein, AgRP）と共存している．NPY/AgRP ニューロンは，グレリンやオレキシンで活性化され，レプチンやインスリンで抑制される．NPY は，室傍核の摂食抑制分子であるコルチコトロピン放出ホルモン（CRH）の抑制により摂食亢進作用を示す．Y1 および Y5 受容体アンタゴニストは高肥満薬としての可能性が示されている．

AgRP は，アグーチ蛋白質と同様に *α*-メラノサイト刺激ホルモン（*α*-MSH）の受容体の一つである 4 型メラノコルチン受容体（MC4R）と結合することで摂食亢進作用を示す．AgRP は視床下部弓状核に発現し，摂食亢進ペプチド NPY と共存している．レプチンにより AgRP の発現は抑制される．AgRP は，*α*-MSH 受容体 MC4R のアンタゴニストとして摂食亢進作用を示す．

メラニン凝集ホルモン Melanin-concentrating hormone（MCH）――19 アミノ酸からなる環状神経ペプチドで，摂食亢進作用を有する．満腹中枢とされる視床下部外側野に発現し，その神経線維は脳内に広く投射している．MCH をラットの脳室内に投与すると摂食量ならびに体重の増加を認める．一方，MCH 遺伝子欠損マウスは痩せの表現型を示す．MCH 受容体は MCH1R ならびに MCH2R が存在する．MCH1R アンタゴニストは，摂食亢進抑制作用や体重増加抑制作用を示し，抗肥満薬としての可能性が検証されている．

オレキシン Orexin（**ヒポクレチン** Hypocretin）（☞ 183 頁）――オレキシン A とオレキシン B からなるペプチドファミリーである．オレキシン産生神経細胞は視床下部外側野に存在し，覚醒レベルの制御や摂食調節に関与している．オレキシン神経細胞からの神経線維は，弓状核や室傍核周辺に投射し，NPY や *α*-MSH を介して摂食亢進作用を示す．

ガラニン様ペプチド Galanin-like peptide（GALP）――60 アミノ酸残基よりなるペプチドで，ガラニン受容体の内因性リガンドとして同定された．GALP 含有ニューロンは，視床下部弓状核に限局的に存在し，外側視床下部のオレキシンおよびメラニン凝集ホルモン（MCH）ニューロンに投射し，摂食行動を亢進させる．一方，GALP ニューロンは，摂食抑制系（レプチン）と摂食亢進系（NPY とオレキシン）によって調節を受けている．

摂食抑制ペプチド

α-メラノサイト刺激ホルモン α-melanocyte-stimulating hormone(α-MSH)——メラノコルチン系では，α, β, γ-MSH が存在し，その主な生理作用は体色黒化作用である．摂食行動抑制作用は，視床下部の 13 アミノ酸残基よりなる α-MSH が担い，α-MSH 受容体 MC4R のアゴニストとして作用することで，摂食行動を抑制する．MC4R には AgRP がアンタゴニストとして作用し，摂食を亢進する．α-MSH の前駆体，プロオピオメラノコルチン(pro-opiomelanocortin, POMC)は，弓状核の神経細胞に発現し，コカイン-アンフェタミン調節転写産物(CART)と共存する．POMC/CART ニューロンはレプチンの摂食情報を受けて POMC の発現が増強し，摂食行動が抑制される．POMC 遺伝子の変異および MC4R 遺伝子の変異が遺伝性の肥満患者の家系の原因遺伝子として報告されている．

コカイン-アンフェタミン調節転写産物 Cocaine and amphetamine-regulated transcript (CART)——コカインやアンフェタミンにより発現が誘導される 48 アミノ酸残基のペプチドであり，視床下部のさまざまな部位に存在し，摂食抑制作用を示す．CART は弓状核では，同じく摂食抑制分子である α-MSH と同じ神経細胞に共存しており，レプチンの摂食抑制作用の一端を担い，NPY の摂食促進作用を抑制する．

副腎皮質刺激ホルモン放出ホルモン Corticotropin-releasing hormone(CRH)——室傍核で産生される視床下部ペプチドで，下垂体前葉に作用しストレス反応や摂食抑制作用に関与する．ストレスにより放出された CRH は CRH1R を介して下垂体から ACTH(副腎皮質刺激ホルモン)分泌を引き起こす．レプチンの摂食抑制作用の一部は CRH 経路を介している．一方，CRH と約 40% の相同性をもつウロコルチンは 40 アミノ酸からなる神経ペプチドで満腹中枢である視床下部腹内側核に発現し CRH2R に結合することで CRH よりも強い摂食抑制作用を認める．

ニューロメジン U Neuromedin U(NMU)——子宮筋収縮活性を有する生理活性ペプチドで，下垂体と消化管に強く発現し，中枢神経系では視床下部弓状核や室傍核などに存在している．NMU 受容体は NMUR1，NMUR2 の 2 種類が存在し，摂食抑制作用やエネルギー代謝亢進作用，概日リズム調節や炎症反応の制御に関与する．NMU が欠損すると摂食亢進作用を呈し，NMU が過剰になると摂食抑制作用を示す．ヒトにおいても，NMU 遺伝子の変異により肥満を呈することが報告されている．

NMU 受容体の他の内因性リガンドであるニューロメジン S(Neuromedin S, NMS)は視床下部の視交叉上核に発現し，概日リズム調節，摂食抑制，抗利尿，乳汁放出，性腺刺激作用を有している．NMU と NMS は，別の前駆体蛋白質から産生される．

末梢からの摂食調節

摂食行動は末梢からの神経行性，血液行性のさまざまな情報を視床下部を介して統合し調節されている．主な末梢における摂食促進ペプチドとしてはグレリン，摂食抑制ペプチドにはレプチンがあげられる．グルカゴン様ペプチド-1（GLP-1），インスリンは視床下部弓状核のNPY/AgRP神経細胞の抑制やPOMC/CART神経細胞の活性化を通じて摂食行動を抑制している．

グレリン Ghrelin——唯一末梢で生産される摂食促進ペプチドである．胃で産生されたグレリンが迷走神経を介して求心性に延髄孤束核に情報を伝達し，視床下部のNPY/AgRPニューロンとGHRHニューロンを活性化することで摂食亢進作用ならびに成長ホルモン分泌促進作用が惹起される（**図Ⅳ-36**，☞181頁）．グレリンは，成長ホルモン分泌促進因子受容体（growth hormone secretagogue receptor, GHS-R，グレリン受容体）の内因性リガンドとして発見された．28個のアミノ酸からなり，3位のセリン残基にオクタン酸が結合している特徴的な構造を有するペプチドであり，この脂肪酸の結合により生理活性を示す．胃での発現が最も高いが，腸，膵臓，視床下部，胎盤，腎臓などでも産生される．

グレリン受容体は，ペプチドホルモン受容体と脂質受容体の両方の性質をもつハイブリッド型の受容体である．細胞膜貫通領域にギャップ構造があり脂肪酸装飾基が入り込むことで生理活性を有する．強力なGH分泌や摂食亢進作用，体重増加作用を有する摂食促進ペプチドである．その他，胃液分泌や消化管蠕動運動促進作用，血圧降下や心拍出量増加作用などを示す．ヒトでは空腹時にグレリンの血中濃度が上昇し，摂食時や肥満者では低下する．

レプチン Leptin（☞537頁）——146アミノ酸からなるポリペプチドで，主に脂肪細胞で産生される．脂肪細胞から分泌されたレプチンは血液を介し，視床下部や延髄孤束核，腹側被蓋野のレプチン受容体に結合し，摂食亢進物質NPYやAgRPの発現を抑制し，摂食抑制物質POMCやCARTの発現を促進することで強力な摂食抑制作用を呈する．また，交感神経系の活性化や内分泌系を介したエネルギー代謝亢進にも作用する．

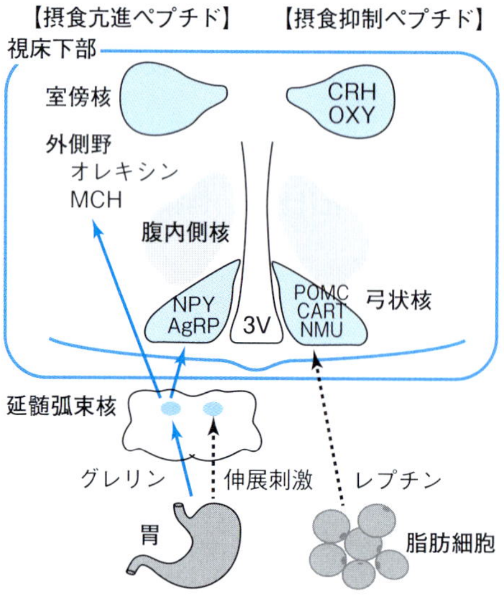

図Ⅳ-36　摂食調節機構の概要
→摂食促進，……→摂食抑制．
視床下部を中心とした主な摂食ペプチドの相互作用を示す．図の左側に摂食亢進作用を示すペプチド，右側に摂食抑制作用を示すペプチドを記載した．
MCH：melanin-concentrating hormone, NPY：neuropeptide Y, AgRP：agouti-related protein, CRH：corticotropin-releasing hormone, OXY：oxytocin, POMC：pro-opiomelanocortin, CART：cocaine and amphetamine-regulated transcript, NMU：neuromedin U, 3V：第3脳室

消化管ペプチド Gastrointestinal peptide

消化管は口腔から摂取された食物を消化・吸収し，最終的に肛門から不要物を排泄する器官である．これらの役割を果たすため，消化管には消化酵素の分泌，栄養吸収，食物運搬に関する機能が備わっているが，それらは消化管の内分泌細胞や神経細胞で産生される消化管ペプチドによって調節を受けている(**表Ⅳ-23，表Ⅳ-24**)．消化管ペプチドの多くは消化管のみならず中枢神経系でも発現し，**内分泌ホルモン**(endocrine hormone)としてのみならず組織局所で作

表Ⅳ-23　主な消化管ペプチドとその一次構造式

名　称	一次構造式
ガストリン(ヒト)	pGlu[(1)]-Gly-Pro-Trp-Leu-Glu-Glu-Glu-Glu-Glu-Ala-Tyr-Gly-Trp-Met-Asp-Phe[17]-NH_2
コレシストキニン-8(CCK-8)	H-Asp[(1)]-Tyr(SO_3H)-Met-Gly-Trp-Met-Asp-Phe[8]-NH_2
セクレチン(ブタ)	H-His-Ser-Asp-Gly-Thr-Phe-Thr-Ser-Glu-Leu-Ser-Arg-Leu-Arg-Asp-Ser-Ala-Arg-Leu-Gln-Arg-Leu-Leu-Gln-Gly-Leu-Val[27]-NH_2
血管作動性腸管ペプチド(VIP)	H-His-Ser-Asp-Ala-Val-Phe-Thr-Asp-Asn-Tyr-Thr-Arg-Leu-Arg-Lys-Gln-Met-Ala-Val[(20)]-Lys-Lys-Tyr-Leu-Asn-Ser-Ile-Leu-Asn[28]-NH_2
モチリン(ブタ)	H-Phe-Val-Pro-Ile-Phe-Thr-Tyr-Gly-Glu-Leu-Gln-Arg-Met-Gln-Gln-Lys-Glu-Arg-Asn-Lys-Gly-Gln[22]-OH

表Ⅳ-24　消化管ペプチド・アミンの局在と機能

	分泌部位	分泌細胞	分泌刺激	促進作用	抑制作用
ガストリン	胃幽門部	G 細胞	アミノ酸，ペプチド，迷走神経，胃壁伸展	胃酸分泌促進 胃上皮細胞増殖	
ヒスタミン(☞ 151 頁)	胃体部	ECL 細胞，マスト細胞	ガストリン	胃酸分泌促進	
ソマトスタチン(☞ 503 頁)	胃・小腸・大腸，膵	D 細胞	胃酸(☞ 481 頁)		ガストリン分泌抑制 胃酸分泌抑制
グレリン	胃体部	A-like 細胞	絶食	摂食促進 GH 分泌促進	
膵ポリペプチド(PP)(☞ 529 頁)	膵	PP 細胞	蛋白質，脂肪		膵液分泌抑制
ペプチド YY(PYY)	回腸，大腸	L 細胞	迷走神経，蛋白質		摂食抑制
インクレチン(☞536頁)　GIP	十二指腸，空腸	K 細胞	グルコース，脂肪酸，アミノ酸	インスリン分泌促進 グルカゴン分泌促進	胃酸分泌抑制
GLP-1	回腸	L 細胞	摂食	インスリン分泌促進	胃酸分泌抑制 胃排出抑制
コレシストキニン	十二指腸，空腸	CCK 細胞	アミノ酸，ペプチド，脂肪酸，胃酸	胆嚢収縮 膵液分泌促進	胃排出抑制
セクレチン	十二指腸	S 細胞	胃酸，脂肪	膵液・胆汁分泌促進 ペプシン分泌促進	
VIP	腸管神経叢	神経細胞	神経分泌	膵液・腸液分泌促進	消化管壁内輪筋の弛緩
セロトニン(☞ 140 頁)	腸管	EC 細胞	腸内圧	腸管運動促進	
モチリン	十二指腸，空腸	M 細胞	不明	胃・腸管運動促進	

PP : pancreatic polypeptide, PYY : peptide tyrosine-tyrosine, GIP : gastric inhibitory polypeptide, GLP-1 : gulcagon-like peptide-1, VIP : vasoactive intestinal polypeptide.

用したり(**傍分泌ホルモン** paracrine hormone)，**神経伝達物質**(neurotransmitter)としても作用する.

ガストリン Gastrin

ガストリンはセクレチンと並ぶ最も古い消化管ペプチドであり，1905年にEdkinsによって胃幽門部から分泌される液性の酸分泌促進因子として発見された．ガストリンは，食物中の蛋白質や胃内のpH上昇が刺激となって胃幽門部のG細胞から分泌される．胃体部に存在する壁細胞の**ガストリン受容体**に直接作用して主に食後の胃酸分泌を促進させる．加えて，ECL(enterochromaffin-like)細胞のガストリン受容体に作用してヒスタミン分泌を促進させ，間接的に壁細胞のH_2受容体を刺激して胃酸分泌を亢進させる(☞492頁，**図Ⅸ-4**)．胃平滑筋にはガストリン受容体が存在するため，食後ガストリン刺激が加わると胃運動が亢進すると同時に，下部食道括約筋圧も上昇し，結果として胃内容物の食道への逆流が防がれている.

ガストリン受容体は7回膜貫通型G蛋白質共役型受容体であり，受容体刺激はホスホリパーゼ$C\beta$の活性化とイノシトール脂質代謝回転の亢進の結果，細胞内Ca^{2+}濃度の上昇とCキナーゼの活性化が生じて酸分泌の亢進が生じる.

インクレチン Incretin

インクレチンとはインスリン分泌促進作用を有する消化管因子であり，上部小腸のK細胞から分泌されるgastric inhibitory polypeptide(**GIP**)と下部小腸のL細胞から分泌されるglucagon-like peptide-1(**GLP-1**)があげられる．これらはともに膵β細胞に作用して細胞内cAMPを増加させることでインスリン分泌を促進する(☞543頁)．その他，GIPは脂肪細胞に作用して脂肪の蓄積に関与し，GLP-1は胃に作用して胃酸分泌抑制や運動抑制をきたすことが知られている．なお，GIPには同時にグルカゴン分泌促進作用があるがGLP-1にはない.

コレシストキニン Cholecystokinin

コレシストキニンは十二指腸と空腸に分布するI細胞に発現し，食物が十二指腸に移行した際に胃酸，アミノ酸，ペプチド，脂肪酸が刺激になって分泌される．分泌されたコレシストキニンは膵腺房細胞のCCK-A受容体に結合して膵外分泌を促進し，さらに胆囊を収縮させて胆汁を排出させ十二指腸をアルカリ化させる.

セクレチン Secretin

セクレチンは27個のアミノ酸からなるペプチドホルモンで，胃酸が刺激となって十二指腸および空腸のS細胞から分泌される．分泌されたセクレチンは膵・胆からのHCO_3^-分泌を亢進させ，十二指腸をアルカリ化する.

血管作動性腸管ペプチド Vasoactive intestinal peptide (VIP)

VIPは腸粘膜の神経線維やAuerbach, Meissner両神経叢に発現する神経ペプチドである．VIPは腸管平滑筋や血管平滑筋に作用し，cAMPを上昇させて筋を弛緩させる．また，VIPには腸上皮細胞のcAMPを増加させてCl^-チャネルが開き，腸液分泌を促進させる働きがあると考えられている.

モチリン Motilin

モチリンは上部小腸，特に十二指腸の M 細胞で産生され，空腹期になると約 100 分の間隔で分泌が亢進して腸運動を促進する．この周期的な分泌にはコリン作用性神経の関与が考えられている．モチリンは次の摂取に備えて空腹期に腸管内容物を大腸に送り込む役割を果たしていると考えられている．

膵臓ペプチド Pancreatic peptide

膵臓には消化酵素を十二指腸に分泌する外分泌細胞と，ホルモンを血液中に分泌する内分泌細胞が存在する．大部分を占める外分泌細胞の中に，内分泌細胞は島のように点在しており，発見したドイツの病理学者 Paul Langerhans の名前からランゲルハンス島（膵島）と命名された．

膵島は主に四つのペプチドホルモン，インスリン（β 細胞），グルカゴン（α 細胞），ソマトスタチン（δ 細胞），pancreatic polypeptide（PP 細胞）を分泌する内分泌細胞から構成される．これらのホルモンは糖・脂質の代謝や消化管運動，消化液分泌の制御などに重要な役割をもっている．また，中枢神経にも作用し，ホルモン分泌や自律神経の機能調節にも関与している．

インスリン Insulin

生合成と構造

インスリンは膵 β 細胞の粗面小胞体で 1 本鎖のプレプロインスリンという前駆体として合成され（**図Ⅳ-37**），N 末端のシグナルペプチドが切断され，分子内に S-S 結合が生じてプロインスリンとなる．次にプロホルモン変換酵素である PC2・PC3 によって 2 カ所で切断され，A 鎖と B 鎖が 2 本の S-S 結合によって連結したインスリンと C ペプチドが生成し，分泌顆粒に貯蔵される（**図Ⅳ-38**）．インスリンと C ペプチドは 1：1 の割合で等モル合成され，血糖の上昇などに応じて同時に分泌される．C ペプチドはインスリンより分解されにくく，尿中にも排泄されるため，血中や尿中の C ペプチドを測定することによりインスリン分泌能を推定できる．

分泌

インスリン分泌の最も重要な生理的刺激物質はグルコースである．グルコースは膵 β 細胞において，濃度依存性にグルコース輸送担体（GLUT2）を介して取り込まれ，解糖系によって代謝され細胞内の ATP 濃度が上昇し，ATP 感受性 K^+ チャネルが閉鎖され，細胞膜の脱分極が起こる．これにより電位依存性 Ca^{2+} チャネルが開き，細胞内の Ca^{2+} 濃度が上昇して，分泌顆粒のインスリンが分泌される（**図Ⅳ-38**）．なお，ATP 感受性 K^+ チャネルには経口糖尿病薬のスルホニ

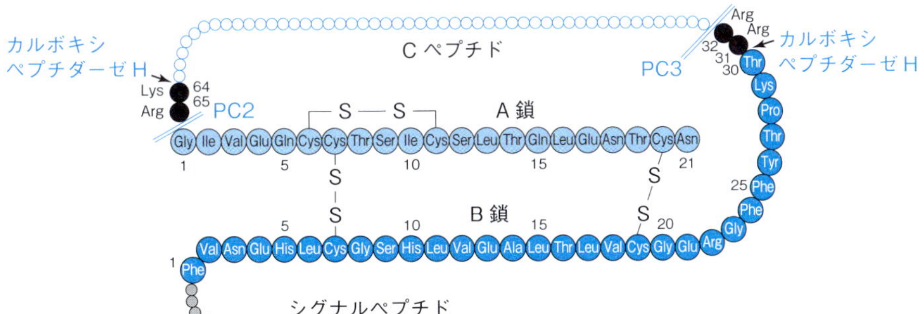

図Ⅳ-37 プレプロインスリンの構造

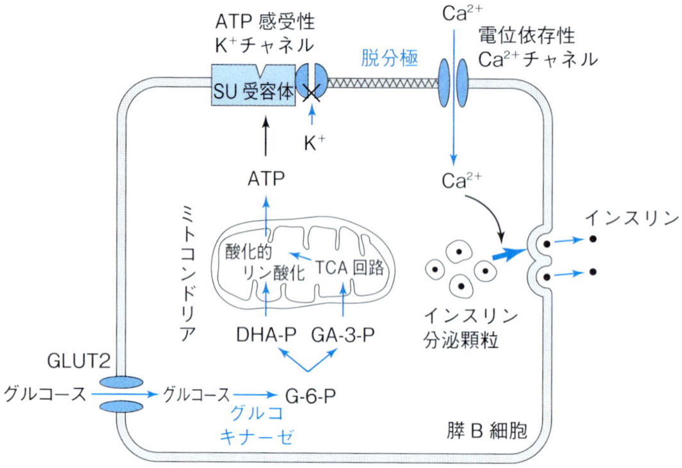

図Ⅳ-38　グルコースによるインスリン分泌過程
G-6-P：グルコース 6-リン酸，DHA-P：ジヒドロキシアセトンリン酸，GA-3-P：グリセルアルデヒド 3-リン酸，SU 受容体：スルホニル尿素受容体

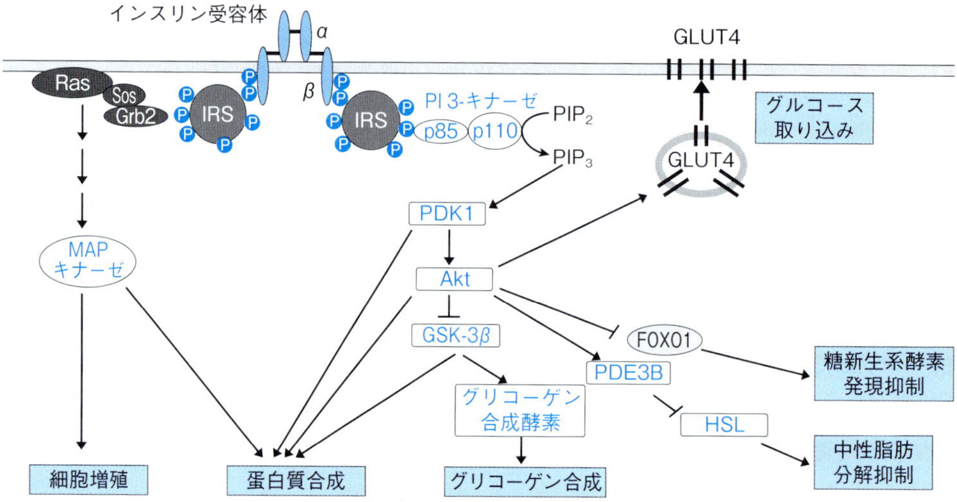

図Ⅳ-39　インスリン受容体とシグナル伝達機構
IRS：insulin receptor substrate，p85：PI 3-キナーゼ制御サブユニット，p110：PI 3-キナーゼ触媒サブユニット，PIP_2：PI-4,5-二リン酸，PIP_3：PI-3,4,5-三リン酸，PDK1：3-phosphoinositide-dependent kinase 1，GSK-3β：グリコーゲンシンターゼキナーゼ 3β，PDE3B：ホスホジエステラーゼ 3B，HSL：ホルモン感受性リパーゼ，SREBP1c：sterol regulatory element-binding protein 1c

ル尿素(SU)薬や速効型インスリン分泌促進薬が結合する SU 受容体という機能制御分子が結合している．膵 β 細胞には GLP-1 受容体も発現しており，GLP-1 や GIP(gastric inhibitory polypeptide)などのインクレチンがそれぞれの受容体に結合すると細胞内の cAMP 濃度が上昇し，プロテインキナーゼ A を介して血糖依存性のインスリン分泌が増加する．

インスリン受容体と細胞内情報伝達——インスリン受容体は細胞膜外に存在してインスリン結合部位をもつ α サブユニットと，細胞膜を貫通し細胞質側にチロシンキナーゼドメインがある β サブユニットが，それぞれ 2 個集まったヘテロ四量体の受容体型チロシンキナーゼである(**図Ⅳ-39**)．

インスリンが受容体 α サブユニットに結合するとチロシンキナーゼが活性化され，β サブユニットを自己リン酸化する．リン酸化されたインスリン受容体は，IRS(insulin receptor substrate)と呼ばれるインスリン受容体基質と結合し，IRS をチロシンリン酸化する．チロシンリン酸化された IRS にはホスファチジルイノシトール(PI)3-キナーゼの調節サブユニット，アダプター蛋白の Grb2 など，リン酸化チロシンを含むアミノ酸配列を認識する蛋白質が結合する．インスリンシグナル伝達には PI 3-キナーゼ-Akt と Ras-MAP キナーゼを介した情報伝達経路が存在する．

PI 3-キナーゼ-Akt 経路：IRS がリン酸化されると，PI 3-キナーゼ経路が活性化される．それにより産生された PI-3, 4, 5-三リン酸(PIP_3)はプロテインキナーゼである PDK1 を活性化し，同じくプロテインキナーゼである Akt を活性化する．Akt は GSK-3β を介してグリコーゲン合成酵素を活性化して，グリコーゲン合成を促進する．GLUT4 によるグルコースの取り込みにも Akt が関与している．インスリンは Akt を介して転写因子 FOXO1 を制御して，糖新生系酵素の遺伝子の発現を低下させて糖代謝を制御する．中性脂肪の分解抑制には Akt によるホスホジエステラーゼ 3B の活性化が関係する．この結果細胞内 cAMP 濃度が低下し，ホルモン感受性リパーゼ活性が低下し，脂肪分解が抑制される．インスリンによる蛋白質合成に PDK1 や Akt が関わることが明らかにされてきた．

Ras-MAP キナーゼ経路：リン酸化された IRS は，Ras-MAP キナーゼ経路を活性化して細胞増殖や細胞分化に関与し，細胞の成長や分化に寄与する．

生理作用

インスリン受容体は肝臓，脂肪，骨格筋に発現量が多いが，ほぼすべての細胞に発現している．肝臓にインスリンが作用すると糖新生とグリコーゲン分解は抑制され，グリコーゲンと脂肪の合成は亢進する．脂肪組織ではグルコース輸送担体 GLUT4 を介したグルコースの取り込みを増加させる．インスリンは脂肪合成を促進し，脂肪分解を抑制して，取り込んだグルコースを脂肪として蓄える．骨格筋でもインスリンは GLUT4 を介してグルコースの取り込みを促進し，グリコーゲン合成酵素を活性化して，グリコーゲンとして蓄積する．インスリンはアミノ酸の取り込みを促進し，蛋白質合成も促進する．インスリンはリポ蛋白リパーゼの合成と分泌を亢進させるので，血液中の中性脂肪の濃度を低下させる．インスリンが中枢神経に作用すると迷走神経を介して肝臓の糖新生を抑制する．

■ グルカゴン Glucagon

構造と機能

グルカゴンは，膵 α 細胞から生成される 29 のアミノ酸からなる分子量 3,485 のペプチドホルモンである．グルカゴン，グルカゴン様ペプチド 1，グルカゴン様ペプチド 2 の連鎖する蛋白質，**プログルカゴン**(proglucagon，グルカゴン前駆体)が，**プロホルモンコンバターゼ**(prohormone convertase，ホルモン前駆体変換酵素)により切断され，機能するペプチドホルモンが生成される．

細胞内に蓄えたグリコーゲンや脂肪を分解して，グルコースや脂肪酸，ケトン体といったエネルギー源を産生する．肝臓からのグルコース放出を抑制するインスリンに拮抗して，グルカゴンは肝臓におけるグリコーゲン分解と糖新生を誘導して，肝臓からのグルコース放出を促進し，血糖を上昇させ，血糖値のホメオスタシスを維持している．グルカゴンは，それ以外にも，中枢性に食欲を抑制し，褐色脂肪組織の熱産生を促進させ，白色脂肪組織の脂肪分解を促進し，消化管での運動性を抑制する作用を有する．

臨床応用

グルカゴンは糖尿病患者の低血糖の救急処置，消化管運動抑制作用によって各種検査の前処置に使用される．β 遮断薬の過量による心機能抑制の回復には，β 受容体を介さず cAMP を増量させることができるグルカゴンの投与が有効な方法である．

血管作動性ペプチド

血管作動性ペプチドは，多種類の生理活性ペプチドが発見されてきた中で，レニン・アンギオテンシン，ナトリウム利尿ペプチドファミリー，エンドセリンファミリー，アドレノメデュリンなどが分類され，血管に作用する共通性を有する生理活性ペプチド群である(**表Ⅳ-25**)．作用機序としては，全身的作用であるホルモンとしての内分泌系(endocrine system)を介する作用と局所因子としての傍分泌・自己分泌系(paracrine/autocrine system)での作用に留意しての理解が必要である(☞46頁，**図Ⅱ-1**)．各生理活性ペプチドの病態生理的意義に準じて，血管作動性ペプチドそれ自身や，受容体アゴニスト，受容体アンタゴニスト，ペプチド合成阻害薬，ペプチダーゼによる分解の阻害薬などが治療薬として臨床応用されている．生理活性ペプチドは，生体内で生合成・分泌される内因性ペプチドであるので，血中濃度の測定は診断法として応用され，疾患の診断と病態の理解や薬物選択の指標として有用である．

ナトリウム利尿ペプチドファミリー(ANP，BNP，CNP)

ナトリウム利尿ペプチドファミリーは，心房性ナトリウム利尿ペプチド(atrial natriuretic peptide, ANP)，脳性ナトリウム利尿ペプチド(brain natriuretic peptide, BNP)，C型ナトリウム利尿ペプチド(C-type natriuretic peptide, CNP)の3種類の構造が類似した生理活性ペプチドよりなり，ANPはラットとヒトの心臓の心房組織，BNPとCNPはブタ脳から発見された．その後の研究の進展により，ANPとBNPは心臓ホルモンとして，CNPは局所因子としての生理的意義を有することが知られている．

ナトリウム利尿ペプチドファミリーの発見：電子顕微鏡により1950年代より心臓の心房組織の心筋細胞には，分泌顆粒(特殊顆粒)の存在が知られていたが，その後の研究でこの顆粒数が病態により変動することが明らかになり，カナダのDeBoldら(1983年)，わが国の寒川，松尾ら(1984年)により，それぞれラットとヒトの心房組織から単離，構造決定されたのがANPである．このANPの発見は，全身に血液を駆出するポンプ器官としての心臓が降圧利尿ホルモンを分泌する内分泌器官でもあることを示す画期的な発見であった．寒川，松尾らは，ANPに続いてブタ脳からBNP(1988年)とCNP(1990年)を発見した．

■ ナトリウム利尿ペプチドの構造と生合成

ANP，BNP，CNPはCys残基間のS-S結合により形成される17アミノ酸残基よりなる特徴的な環状構造を有し，その構造は相同性が高い．この環状構造はナトリウム利尿ペプチドの生物活性に必須である．環状構造からC末端ペプチド構造は，ANPで5残基，BNPで6残基，CNPでは欠失しており，活性に関連する(**表Ⅳ-25**)．

ヒトANPは，28アミノ酸残基よりなり，ラットANPと1残基のアミノ酸置換が認められるのみであり，22アミノ酸残基よりなるCNP(CNP-22)は哺乳類では同一配列である．CNP-22のN末端側に31アミノ酸残基が伸びたCNP-53の存在が知られている．一方，BNPの構造は動物種間で異なり，ヒトBNPは32アミノ酸残基よりなる．ANP，BNP，CNPはそれぞれの前駆体蛋白質のC末端部構造に含まれており，酵素で切断されて生成され，前駆体蛋白質のN末端ペプチドが同時に生成される．各N末端ペプチドは，各ナトリウム利尿ペプチドとは等モルで産生・分泌され血中に存在するが，生物作用を有しないと考えられている(**図Ⅳ-40**)．

表Ⅳ-25 血管作動性ペプチドの一次構造

名 称	一次構造式
ナトリウム利尿ペプチド*	
α-ANP	H2N-Ser-Leu-Arg-Arg-Ser-Ser-Cys(7)-Phe-Gly-Gly-Arg-Met-Asp-Arg-Ile HOOC-Tyr-Arg-Phe-Ser-Asn-Cys(23)-Gly-Leu-Gly-Ser-Gln-Ala-Gly
BNP-32	H2N-Ser-Pro-Lys-Met-Val-Gln-Gly-Ser-Gly-Cys(10)-Phe-Gly-Arg-Lys-Met-Asp-Arg-Ile HOOC-His-Arg-Arg-Leu-Val-Lys-Cys(26)-Gly-Leu-Gly-Ser-Ser-Ser-Ser
CNP-22	H2N-Gly-Leu-Ser-Lys-Gly-Cys(6)-Phe-Gly-Leu-Lys-Leu-Asp-Arg-Ile HOOC-Cys(22)-Gly-Leu-Gly-Ser-Met-Ser-Gly
CNP-53	Asn-Pro-His-Glu-His-Leu-Leu-Arg-Ala-Trp-Ala-Ala-Arg-Ser-Lys-Thr-Asp-Val-Arg-Leu-Asp-NH_2 Ala-Arg-Lys-Tyr-Lys-Gly-Gly-Asn-Lys-Lys-Gly-Leu-Ser-Lys-Gly-Cys(37)-Phe-Gly-Leu-Lys-Leu-Asp-Arg-Ile HOOC-Cys(53)-Gly-Leu-Gly-Ser-Met-Ser-Gly
アドレノメデュリン	H2N-Tyr(1)-Arg-Gln-Ser-Met-Asn-Asn-Phe-Gln-Gly-Leu-Arg-Ser-Phe-Gly-Cys(16)-Arg-Phe Lys-Asp-Lys-Asp-Thr-Phe-Gln-Tyr-Ile-Gln-His-Ala-Leu-Lys-Gln-Val-Thr-Cys(21)-Thr-Gly Asp-Asn-Val-Ala-Pro-Arg-Ser-Lys-Ser-Ile-Ser-Pro-Gln-Gly-Tyr(53)-$CONH_2$
PAMP	H2N-Ala(1)-Arg-Leu-Asp-Val-Ala-Ser-Glu-Phe-Arg-Lys-Lys-Trp-Asn-Lys-Trp-Ala-Leu-Ser-Arg(20)-$CONH_2$
エンドセリン ET-1	Met-Leu-Ser-Ser-Cys(3)-Ser-Cys(1)-NH_2 Asp-Lys-Glu-Cys(11)-Val-Tyr-Phe-Cys(15)-His-Leu-Asp-Ile-Ile-Trp(21)-COOH
エンドセリン ET-2	Leu-Trp-Ser-Ser-Cys(3)-Ser-Cys(1)-NH_2 Asp-Lys-Glu-Cys(11)-Val-Tyr-Phe-Cys(15)-His-Leu-Asp-Ile-Ile-Trp(21)-COOH
エンドセリン ET-3	Lys-Tyr-Thr-Phe-Cys(3)-Thr-Cys(1)-NH_2 Asp-Lys-Glu-Cys(11)-Val-Tyr-Phe-Cys(15)-His-Leu-Asp-Ile-Ile-Trp(21)-COOH
アンギオテンシンⅠ	H2N-Asp-Arg-Val-Tyr-Ile-His-Pro-Phe-His-Leu-COOH
アンギオテンシンⅡ	H2N-Asp-Arg-Val-Tyr-Ile-His-Pro-Phe-COOH
ブラジキニン	H2N-Arg-Pro-Pro-Gly-Phe-Ser-Pro-Phe-Arg-COOH
カリジン	H2N-Lys-Arg-Pro-Pro-Gly-Phe-Ser-Pro-Phe-Arg-COOH
メチオニルリジルブラジキニン	H2N-Met-Lys-Arg-Pro-Pro-Gly-Phe-Ser-Pro-Phe-Arg-COOH

* ヒト ANP，BNP，CNP のアミノ酸配列は環状構造部では相同性が高いが，そこからのびる N 末端および C 末端ペプチドには大きな相違がある．三者で共通なアミノ酸残基は青字で示した．

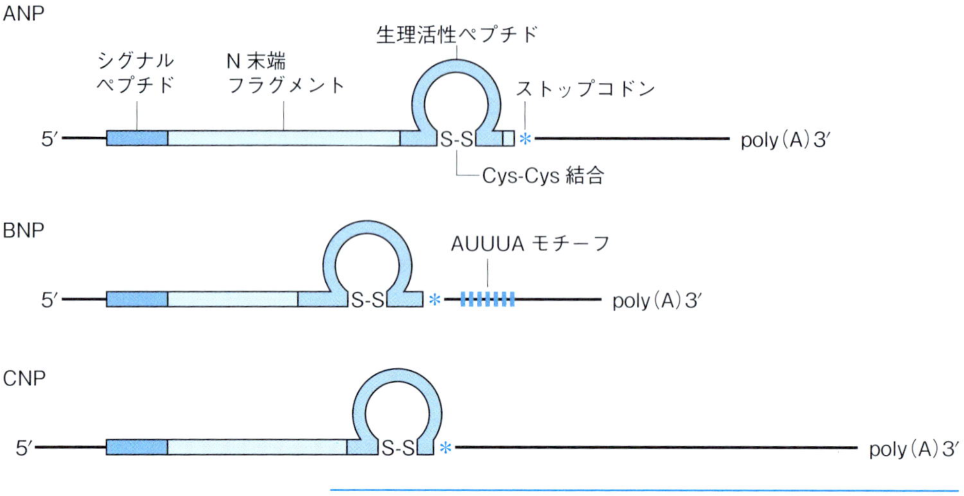

図Ⅳ-40　ANP，BNP，CNP の mRNA の構造と前駆体蛋白質の構造

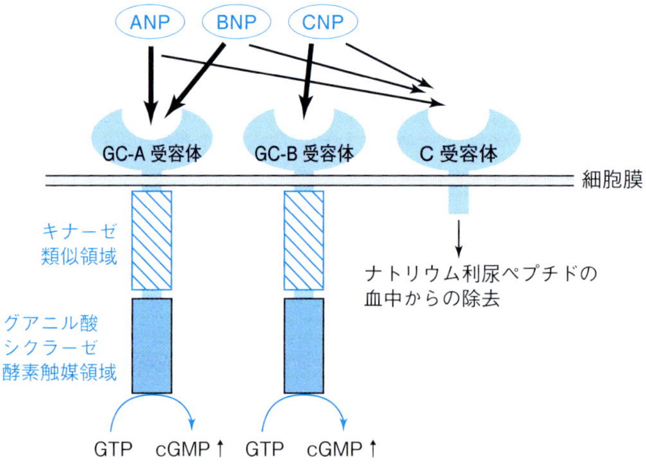

図Ⅳ-41　ナトリウム利尿ペプチド受容体とリガンド特異性

ナトリウム利尿ペプチド受容体には，1 回膜貫通型で細胞外のペプチド結合ドメインと細胞内のグアニル酸シクラーゼ酵素ドメインとが一体となった GC-A および GC-B 受容体と，ペプチド結合ドメインと膜貫通ドメインのみのクリアランス型受容体（C 受容体）とが存在する．

■ ナトリウム利尿ペプチド受容体

ナトリウム利尿ペプチド受容体（natriuretic peptide receptor, NPR）は，1 回膜貫通型受容体であり，細胞外のペプチド結合ドメインと細胞内のグアニル酸シクラーゼ（GC）活性ドメインを有する 2 種類の受容体，すなわち GC-A あるいは NPR-A，GC-B あるいは NPR-B が知られており，GC-A は ANP と BNP の選択的受容体（ANP＝BNP≫CNP）であり，GC-B は CNP 選択的受容体（CNP≫ANP＝BNP）である．ナトリウム利尿ペプチドが各受容体に結合すると，細胞内情報伝達物質としてサイクリック GMP（cGMP）が産生され，cGMP 依存性プロテインキナーゼが活性化されて種々の作用が発現する．さらに，1 回膜貫通型で，細胞外のペプチド結合ドメインを有するが，細胞内の GC ドメインが欠如する構造のクリアランス受容体（C 受容体あるいは NPR-C）が知られており，ナトリウム利尿ペプチドの除去（クリアランス）に作用することが知られている．C 受容体のリガンド結合選択性は ANP＞CNP＞BNP である（**図Ⅳ-41**）．

■ ナトリウム利尿ペプチド系の体内分布と産生，分泌

心臓ホルモンとしてのANPとBNP：ANPは心臓の心房組織から発見され，生理的条件下では心房で高濃度に存在し，少量であるが心室にも存在する．脳の視床下部を含む中枢神経系にも検出され，神経ペプチドとしての意義も考えられている．BNPは分子サイズと体内分布の動物種差が著しいことが明らかになっている．BNPはブタの脳から発見され脳性ナトリウム利尿ペプチドと命名されたが，その後の筆者らの研究により，齧歯類やヒトの脳にはほとんど検出されず，心臓の心房と心室で産生され，生理的条件下では心室がBNP分泌の主たる組織であることが明らかになっている．血液中に検出されるANPとBNPのほとんどは心臓に由来し，心臓ホルモンとしての生理的意義を有するが，心臓の局所因子(自己分泌・傍分泌因子)としての意義も知られている．

局所因子としてのCNP：CNPはブタの脳から発見されたが，ヒトを含む体内分布より，神経系，骨成長板軟骨，血管内皮細胞などでの局所因子としての意義が考えられている．ヒトの脳内含量はCNPがANP，BNPに比較し最も高濃度であり，ヒト脳脊髄液中でもCNPはANP，BNPより約10倍の濃度である．

■ ナトリウム利尿ペプチドの生理・薬理作用

ANPとBNP：心臓から分泌されたANPとBNPはNPR-Aを介して腎臓の尿細管に作用し，利尿，ナトリウム利尿作用を発揮して，体液量を減少させる．また，腎傍糸球体装置からのレニン分泌，副腎皮質球状層からのアルドステロン分泌を抑制する．これらの体液量の減少作用に加えて，血管拡張作用を有しており，血圧降下作用を発揮する．血管リモデリング抑制作用も知られている．

ANPの脳室内投与では，降圧効果，飲水抑制作用などを示し，神経ペプチドとしての血圧・体液量調節における意義が知られている．BNPは，C受容体結合親和性がANPより低いため，血中半減期が相対的に長い．ANPとBNPは，心臓ホルモンとしての末梢作用でも，神経ペプチドとしての中枢作用でも，血圧調節，体液量調節などにおけるレニン-アンギオテンシン系との拮抗的関係が知られている．

CNP：CNPは強力な内軟骨性骨化促進作用を有する．CNP欠損マウスでは著しい低身長を呈し，成長板軟骨でのCNP過剰発現は，高身長を示す．同様の形質発現がヒトのGC-B(B型グアニル酸シクラーゼ)機能喪失遺伝子異常，GC-B活性化遺伝子異常でも証明されている．また，血管内皮特異的CNP遺伝子欠損マウスでは血圧上昇が起こることより，血圧降下における生理学的意義が示されている．局所因子であるCNPのヒト血中濃度は，心臓ホルモンであるANPやBNPの血中濃度と比較するとかなり低濃度である．

■ ナトリウム利尿ペプチドの病態生理

ANPは胎児期や新生児期には心臓の心室にもかなりの量が検出されるが，その後発育とともに減少し，正常なヒト成人では心臓の心房が主要な産生・分泌組織である．心不全や心肥大では血中ANP濃度は増加し，ヒトでは10～100倍に至る．心不全や心肥大では心房のみならず心室の遺伝子発現が亢進する．

BNPは，正常な心臓でも心室が主要な産生・分泌組織であるが，心不全や肥大心ではBNP遺伝子発現は重症度に応じて亢進し，重症心不全では血中BNP濃度は1,000倍にも増

加することがある．BNP の mRNA の 3′ 非翻訳領域には ANP や CNP の mRNA には認められない AUUUA を基本モチーフにする繰り返し配列が存在し，mRNA の半減期が短い．BNP 遺伝子発現は ANP 遺伝子発現に比較して心臓負荷に応じて速く増強し，半減期が短い特徴から，心筋梗塞などの緊急時に急峻なパターンで分泌される(☞**図Ⅳ-40**)．

CNP の血中濃度は ANP，BNP と比較して低濃度であるが，敗血性ショック時や心筋梗塞で増加する．

■ ナトリウム利尿ペプチド関連薬

ヒトの ANP［**カルペリチド**(carperitide)］の点滴は，心不全の治療薬としてわが国で臨床応用されている．ANP と BNP 測定法はそれぞれの N 末端ペプチド測定法とともに，心不全および体液量の診断法として，CNP アナログ［**ボソリチド**(vosoritide)］は，軟骨無形成症の治療薬として用いられている．

ナトリウム利尿ペプチドは，C 受容体を介するクリアランスに加えて，分解酵素である中性エンドペプチダーゼ(ネプリライシン)で分解される．ネプリライシン阻害薬サクビトリルとアンギオテンシン受容体拮抗薬(AT_1 アンタゴニスト)の**サクビトリルバルサルタン**がアンギオテンシン受容体ネプリライシン阻害薬(ARNI)として，心不全，高血圧症治療薬として臨床応用されている．

アンギオテンシン

アンギオテンシンⅡ(angiotensin Ⅱ, **AⅡ**)は血管平滑筋の収縮や体液量増大を介した昇圧，血圧調節作用に加えて，細胞や細胞外マトリックスの肥大・増殖を介して，生理的な組織の構造的防御に働くが，その過剰反応が心肥大，血管肥厚などの心血管系組織障害をもたらす生理活性ペプチドである．AⅡの産生やその機能抑制薬は，高血圧治療薬のみならず心疾患，腎障害，動脈硬化，糖尿病などの組織障害を伴う疾病の治療薬としての高い可能性を秘めている．

Goldblatt ら(1934)が腎動脈を狭窄し，腎臓への血圧を下げることで，初めて実験的高血圧モデルをイヌで作ることに成功し，この高血圧モデルの原因物質として同定されたペプチドがアンギオテンシン(angiotensin)である．血中の昇圧物質として，Braún-Menéndez ら(1939)により hypertensin として，Page ら(1940)により angiotonin として別々に発見され，1958 年に至って angiotensin と統一された．アンギオテンシンには，後述するごとくアンギオテンシンⅠ，ⅡやⅢなどのフラグメントが知られているが，主要活性物質はⅡである．その後，アルドステロンの分泌作用も判明した．1898 年に Tigerstedt と Bergmann が，昇圧物質としてウサギの腎臓からの抽出物にレニン renin と命名していたが，1950 年代に至って，レニンはアンギオテンシンの産生に関わる酵素であることが判明し，レニン-アンギオテンシン(RA)系として知られてきた．以来，AⅡが，血行由来の高血圧発症因子ととらえられていたが，組織においても産生されることが判明し，この AⅡが本態性高血圧や循環系疾患の原因として重要視されるに至っている．

■ 生合成(図Ⅳ-42)

血行性アンギオテンシンⅡ産生系

従来，AⅡ産生機構をレニン-アンギオテンシン(RA)系と呼び，循環血中で働くと考えられてきた．出血や塩分摂取低下による循環血液量の低下や，それに伴う交感神経系の興奮などが引き金となり，腎糸球体輸入動脈壁の傍糸球体細胞から酵素レニンが血流に分泌される．レニンは，肝臓由来で血行中に豊富に存在するアンギオテンシノーゲン(レニン基質)を加水分解し，10 個の

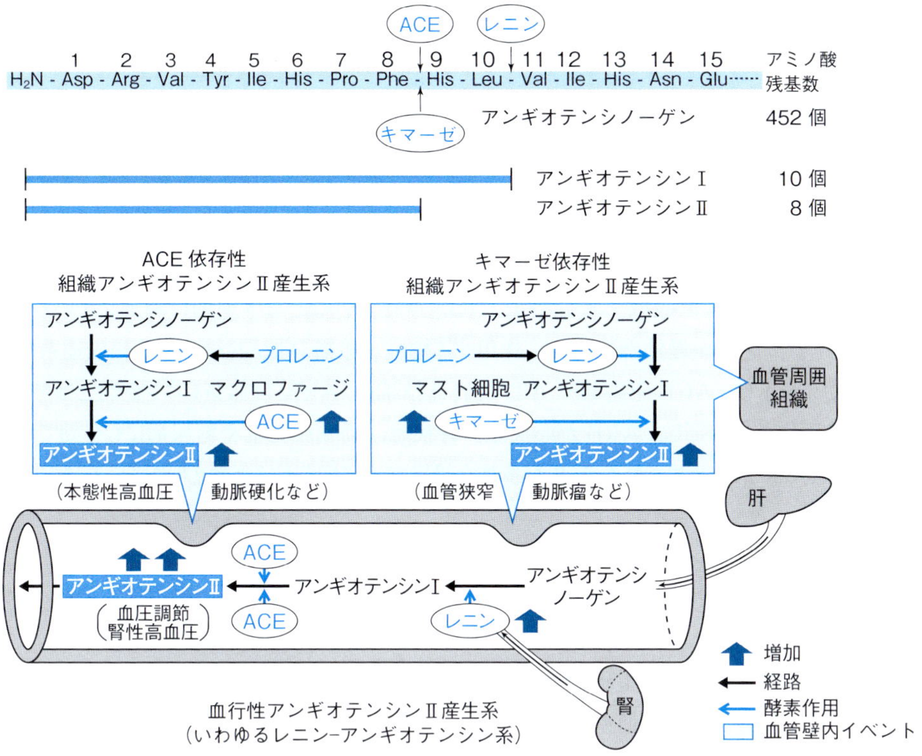

図Ⅳ-42 アンギオテンシンⅡ産生系の模式図
アンギオテンシンⅡは血流中と血管壁の2カ所で作られる．また，血管壁のアンギオテンシンⅡはACE(主にマクロファージ由来)とキマーゼ(マスト細胞由来)によって別々に作られる．他の組織での詳細はいまだ不明である．

アミノ酸(アンギオテンシンⅠ，AⅠ)がN末端から切り出され，これに血中浮遊あるいは血管内膜壁面上に着床付着している**アンギオテンシン変換酵素**(angiotensin converting enzyme, **ACE**)が働き，さらにC末端の2個のアミノ酸が取れ，AⅡが作られる(**図Ⅳ-42**)．ACEは基質多様性のあるジペプチダーゼであり，ブラジキニンの分解酵素キニナーゼⅡとは同一の酵素である．ACEの阻害薬は，RA系の抑制作用による高血圧治療薬の嚆矢となり広く用いられている．しかし，このRA系が産生するAⅡの役割は，原則的に生理的な血圧維持であり，高血圧を含む各種心血管障害の成因として働くのは，腎性高血圧やレニン腫瘍など以外は次項で述べる組織AⅡである可能性が高い．

組織アンギオテンシン産生系

全身循環系に対して，心臓や血管系やその他の局所組織では，病的状態(組織の障害やいわゆる炎症)では，マクロファージはACEを，マスト細胞は**キマーゼ**(chymase)を発現し，局所的にAⅠからAⅡを産生する(**図Ⅳ-42**)．キマーゼは，セリンプロテアーゼの一種で，ACE阻害薬では組織AⅡの産生が完全に阻止できないことから発見された．AⅠのACEと同じ部位を加水分解する．キマーゼは，血中では不活性なので，ACEとは役割を異にしている．ヒトの病的心血管組織では特に活性が高い．AⅡを介する以外に，直接的にもMMPの活性化，コラーゲン産生作用，線維化作用を示す．組織産生AⅡに関しての，ACEとキマーゼの役割分担や相互作用についてはいまだ明確ではないが，キマーゼはより局所的である．組織 A Ⅱは，細胞の増殖，肥大，遊走，細胞外マトリックス産生などを強力に促進，本来は圧負荷や組織傷害，炎症などに対応する防御作用であるが，過剰反応により組織リモデリングという病態を引き起こす．本態性高血圧の発症原因も，組織産生 A Ⅱが主役である可能性は高い．

■ アンギオテンシンⅡの作用

A Ⅱは，RA 系の多様な効果器に作用するホルモンであり，血圧と電解質バランス，アルドステロン分泌，腎 Na^+ 再吸収，水分摂取，交感神経活性などを生理的に調節している（**図Ⅳ-43**）．A Ⅱは，急性か慢性かの時間，作用する細胞・組織および共役する情報伝達系によって多様な効果を示し，ACE 阻害薬や AT_1 受容体拮抗薬（ARB）は血漿レニン活性とは無関係に強力な降圧作用を発揮し，ARB が心疾患，腎疾患，動脈硬化症や糖尿病にも有効であることから，組織 RA 系で産生される A Ⅱが多様な組織病変に関与すると考えられている（**図Ⅳ-44**）．

■ アンギオテンシンⅡ（A Ⅱ）受容体

A Ⅱ受容体には数種のサブタイプが知られているが，A Ⅱの大部分の作用は，AT_1 受容体を介した血圧上昇作用と心血管系組織リモデリング（remodeling）である．AT_2 受容体は，AT_1 受容体の機能に拮抗し血管拡張と血管増殖抑制作用を示す．両受容体の構造の相同性は 32% と低いが，いずれも 7 回膜貫通型 G 蛋白質共役型受容体とされている．AT_1 受容体が刺激されると，数秒以内に $G_{q/11}$ と共役しホスホリパーゼ（PLC, PLD, PLA_2）を活性化，$G_{12/13}$ を介する AT_1 受容体は Rho キナーゼを活性化する．数分以内には MAP キナーゼが活性化，1 時間後には G 蛋白質と共役しない JAK-STAT 情報伝達系なども活性化され複雑なシグナルカスケードにより情報は伝達され多様な機能を発揮する．

1）AT_1 受容体

血圧上昇作用（図Ⅳ-43）

急速な血圧上昇：直接の血管平滑筋の収縮に交感神経や副腎髄質からのカテコラミンの遊離の増加と交感神経中枢の興奮が加わり急速に血圧が上昇する．その機序は，AT_1 受容体が $G_{q/11}$ と共役して PLC 活性化すると数秒以内に IP_3 と DG が産生され，筋小胞体から Ca^{2+} が放出されると Ca^{2+} カルモジュリン依存性ミオシン軽鎖キナーゼが活性化され，ミオシン軽鎖のリン酸化による血管平滑筋の収縮による．また，AT_1 受容体は $G_{12/13}$ と共役し Ca^{2+} 非依存性の Rho/ROCK 系によりミオシンホスファターゼを抑制してミオシン軽鎖のリン酸化を促進し効果的に平滑筋細胞の収縮を促進する．

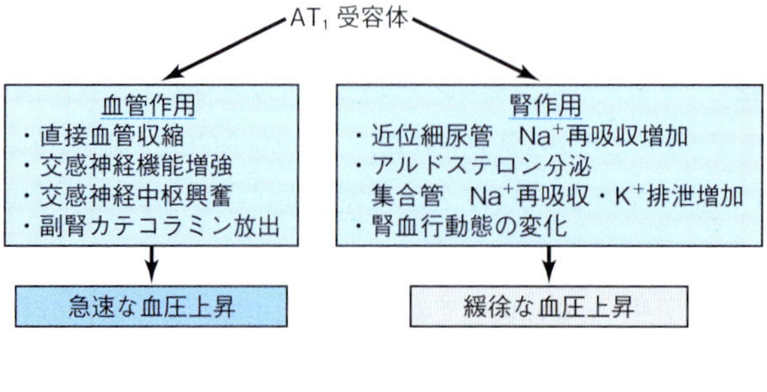

図Ⅳ-43　アンギテンシンⅡの血圧上昇作用

緩徐な血圧上昇：近位尿細管の AT_1 受容体は，G_q-PLC-DG-PKC 情報伝達系を介して Na^+-H^+ 交換体(NHE3)を活性化し Na^+ の再吸収を促進する．さらに，A Ⅱはアルドステロンの生成を促進する．アルドステロンは，遠位細尿管の $Na^+/K^+/2Cl^-$ 共輸送体を刺激して，Na^+ の再吸収と K^+ と H^+ の排泄を増強し循環血液量を増加させて，緩やかに血圧を上昇させる．レニン–アンギオテンシン(RA)系は，レニンを律速因子として A Ⅱの産生を調節しながら，ホルモン系の一つとして生理的な血圧維持に重要な役割を果たしているが，低酸素，虚血，炎症に反応して A Ⅱが過剰になると高血圧症等の原因となる．

心血管系組織リモデリング作用(図Ⅳ–44)

動脈硬化，冠動脈再狭窄，心肥大，心不全などの心血管系の病的変化は，心筋細胞や血管平滑筋細胞の遊走，増殖(肥大)，肥厚および線維芽細胞による細胞外マトリックス産生の増加によるものである．**心筋細胞**の AT_1 受容体機能亢進は，即時型遺伝子(c-fos, c-jun, junB, egr-1, c-myc)を誘導し，次いで，心肥大の後期マーカー(ANP と α アクチン)が誘導され，心筋細胞の肥大と線維芽細胞の分裂が始まる．さらに，アンギオテンシノーゲン遺伝子，TGF-β1 が誘導され正のフィードバックがかかり心筋の組織変性が促進し心肥大と刺激伝導系の障害を生じる．

血管平滑筋細胞，**内皮細胞**の AT_1 受容体は G_q-PLC/PLD 系，$G_{12/13}$-Rho/ROCK 系を介する JNK および接着分子複合体のトランス活性化によって細胞接着や**細胞外マトリックス**の形成を促進する．さらに，直接的または間接的(EGF 受容体)に NADPH オキシダーゼを活性化し細胞内で活性酸素の産生を増加させ，MAP キナーゼや JAK/STAT 経路を活性化し，ケモカインやサイトカイン産生の増加や細胞増殖，線維化促進を誘導する．ICAM-1，VCAM-1 などの細胞接着分子(単球・マクロファージの血管壁接着)，MCP-1(単球・マクロファージの血管浸潤)，VEGF(血管新生)，PAI-1(血栓形成)，TGF-β(臓器線維化)，MMP(細胞外基質分解)，MAPK(コラーゲン増殖)などの産生が促進される．A Ⅱは，インスリン受容体を介するインスリン受容体基質(IRS-1)のチロシンリン酸化を阻害する．その結果，糖輸送蛋白質 GLUT4 の細胞膜移行を阻害し，血中から筋肉内への糖の取り込みを抑制して血糖値が上昇する．A Ⅱ受容体拮抗薬の抗糖尿病作用の機序はここでの A Ⅱの抑制と考えられる．

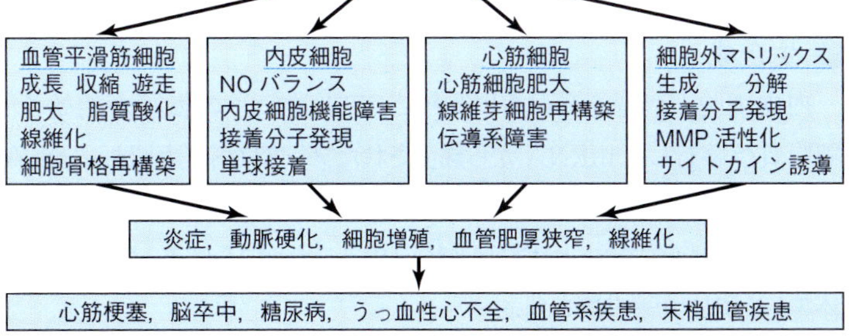

図Ⅳ–44　アンギテンシンⅡの組織リモデリング作用
MMP : matrix metalloproteinase

2）AT_2 受容体

AT_2 受容体は，G_i を介してセリン/トレオニンホスファターゼ（PP2A）を活性化し，脱リン酸化により遅延性 K^+ チャネルを活性化する．また，蛋白質チロシンホスファターゼの活性化により，T 型電位依存性 Ca^{2+} チャネルを抑制する．これらの結果は，血圧下降や血管内皮細胞や線維芽細胞の増殖は抑制されるなどの，AT_1 受容体への作用拮抗が実験的に示されているが，臨床的意義の確立には至っていない．

アンギオテンシンⅡの機能抑制薬（☞ 397，413，414，415 頁）

AⅡ産生の抑制には**レニン阻害薬**および **ACE 阻害薬**が，受容体機能抑制には **AT_1 受容体拮抗薬**がすべての高血圧症の第一選択薬として，さらに心不全や腎障害を伴う循環器疾患に広く用いられている．

これらの薬物は，AⅡの知識の乏しい時代に企画された薬物である．しかし，降圧薬として優れた効力を示したことから，本態性高血圧の病態におけるAⅡの重要性を改めて世に認めさせた実績がある．しかも，その効力は，旧来の全身性のレニン-アンギオテンシン系の活性の程度（血漿レニン活性）とは一致せず，加えて心不全の肥大心の退縮作用，蛋白尿の改善作用，耐糖能の改善作用あるいは血管壁への脂質沈着抑制による抗動脈作用などの多彩な薬理作用が，新しく組織AⅡ産生系の概念とその存在の発見につながった．ACE 阻害薬は，その基質多様性に起因するとおもわれる空咳を，特に日本人に多く認める．AⅡ受容体拮抗薬の作用発現には組織親和性の高い化合物を選択すべきである．キマーゼを介するAⅡにも有用である．**キマーゼ阻害薬**は，開発途上であるが，実験的には降圧作用は示さず，血管狭窄などに関わる局所的なAⅡを強力に抑制する．

エンドセリン

エンドセリン（endothelin, **ET**）はブタ血管内皮細胞から単離された 21 アミノ酸残基からなる非常に強い血管収縮作用をもつペプチドで，内細胞だけでなく，心筋細胞や腎糸球体メサンギウム細胞など多くの組織で産生される．エンドセリンには三つのアイソフォーム，**ET-1**，**ET-2**，**ET-3** がある（☞**表Ⅳ-25**）．

エンドセリンは，イスラエルに生息する穴ヘビの一種 *Atractaspis engaddensis* のもつ毒，**サラフォトキシン**と構造上類似している．サラフォトキシンは四つのアイソフォームからなり（サラフォトキシン S6a，S6b，S6c，S6d），この投与は，エンドセリン受容体を介して全身血管の収縮による急激な血圧上昇を引き起こし，冠動脈収縮・強心作用から房室ブロック・心停止を引き起こす．

生合成

内皮細胞が刺激を受けると核内で ET-1 遺伝子の転写が開始され，mRNA が産生される．細胞質へ移行した mRNA から翻訳されたプレプロペプチドは，Lys-Arg，Arg-Arg の塩基性アミノ酸残基対で切断を受けるが，この時点で生成するのは，活性をもたない 38 アミノ酸残基からなる前駆体ビッグエンドセリン（big ET）で，これがさらに**エンドセリン変換酵素**により切断され活性体エンドセリンが産生される．

エンドセリン変換酵素(endothelin converting enzyme, **ECE**)――ECE-1，ECE-2 および Kell K2 抗原があり，いずれも金属プロテアーゼに属する．ECE-1 は，至適 pH が 7 で，血管内皮細胞では細胞内 Wiedel-Parade 小体および構成的分泌経路に存在し，ET-1 産生の際の切断酵素として機能するとともに，血管平滑筋細胞膜上にも存在して，ビッグエンドセリン(big ET)を活性型のエンドセリンに変換するとされ，主たるエンドセリン変換酵素として働く．ECE-2 は，至適 pH が 5.5 で，血管内皮細胞では構成的分泌経路に存在する．ECE-2 のエンドセリン産生における役割は明確ではないが，発生過程の心内膜床で比較的よく機能しているとみられる．ECE-1，ECE-2 ともに big ET-1 をより高い効率で変換する．Kell K2 抗原は，赤血球膜に存在する糖蛋白質で，血中の big ET-3 を ET-3 に変換する．また，セリンプロテアーゼの 1 種であるキマーゼも，病的局面では big ET-1 から ET-1 を生成する．

■ エンドセリン受容体

エンドセリン受容体には，ET-1 および ET-2 がほぼ同等に結合し ET-3 の結合は弱い A 型受容体(**ET_A**)と，ET-1，ET-2，ET-3 が同等に結合する B 型受容体(**ET_B**)の 2 種類のサブタイプがある．

シグナル伝達機序――ET_A および ET_B はともに 7 回膜貫通型の Class 1 G 蛋白質共役型受容体であり，エンドセリンはこれらの受容体を介して細胞内の G_i や G_q などの G 蛋白質を活性化することにより，細胞膜を介しシグナルを伝達する．ET_A 受容体刺激は，G_q/PLC の活性化を介して，IP_3 や DG の産生量を増大させる．IP_3 は小胞体上の受容体に結合して小胞体から Ca^{2+} 遊離を引き起こし，細胞内 Ca^{2+} は一過性に上昇する．その結果，細胞内 Ca^{2+} ストアの枯渇や DG による直接刺激によって受容体作動性カチオンチャネルが活性化され細胞外から Ca^{2+} 流入が持続する．このカチオンチャネルを介した Na^+ 流入は，細胞内外の Na^+ 濃度勾配や膜電位を変化させ，Na^+/Ca^{2+} 交換輸送体や電位依存性 Ca^{2+} チャネルを介した Ca^{2+} 流入を惹起する．

■ エンドセリンの薬理作用

ET-1 を血管に作用させると，1 時間以上に及ぶ血管収縮を引き起こす．ET-1 を生体に投与すると，一過性の血圧低下反応の後 10 時間以上に及ぶ持続的血圧上昇が観察される．ET-3 を投与すると，ET-1 の場合より顕著な血圧低下反応の後，長時間の血圧上昇がみられる．エンドセリンは，血管内皮細胞での主に ET_B を介した作用により，NO の放出による血管拡張・血圧低下反応が一時的にみられた後，平滑筋での主に ET_A を介した作用により，持続的な血管収縮・血圧上昇が生じる．このような特徴的な昇圧作用の他に，心臓に対して陽性変力作用，陽性変時作用，冠血管収縮を引き起こす．また，気道や腸管などの平滑筋収縮，副腎皮質からのアルドステロン分泌，腎メサンギウム細胞増殖，アストロサイト増殖などにも働く．

■ 生理的役割

ET-1，ET-3 の発生過程における役割：ET-1，ET-3，ET_A，ET_B の遺伝子欠損動物は，神経堤症(neurocristopathy)の形質を示す．

ET-1 あるいは ET_A 遺伝子欠損マウスでは，頭部神経堤細胞に由来する組織発生の異常により，前頸部の腺・結合織の形成不全，口蓋裂が認められ，外耳・中耳構造が欠損，骨格系では下顎骨・側頭骨・舌骨・甲状軟骨などに異常を認める．ET-3 あるいは ET_B 遺伝子欠損マウスでは，体幹部神経堤細胞に由来する皮膚メラノサイト・腸管神経叢の発生異常により，体毛の白色化や Hirschsprung 病様の巨大結腸症が起こる．ヒトの **Hirschsprung 病**患者の一部では，ET_B のアミノ酸変異をもつことが知られている．

ET-1 の腎臓機能における役割：マウスの腎集合管での ET-1 および ET_B の遺伝子欠損は，Na^+ 再吸収に働くアミロライド感受性 Na^+ チャネル ENaC の活性を上昇させ，食塩感受性の高血圧を導く．ET-1 は，腎集合管で Na^+ 再吸収抑制に機能している．ET-1 はまた，ET_A を介した腎集合管での水分泌作用ももつ．

ET-2 の役割：卵胞破裂のタイミングで卵巣で産生され，卵胞周囲の平滑筋を収縮させることにより，卵胞破裂を引き起こすと考えられている．ET-2 の遺伝子欠損は低体温，低血糖，成長不全を導くことから，ET-2 は何らかのエネルギー代謝で重要とみられる．

その他の役割：ET_B は，受容体としてエンドセリンのシグナル伝達を担うだけでなく，ET-1 の結合・取り込み・分解により，主に肺および腎臓で起こる ET-1 のクリアランスにも働いている．

■ 病態生理学的作用

肺動脈性肺高血圧症：血管内皮細胞・平滑筋細胞の異常増殖による血管壁リモデリング，血管平滑筋収縮による肺血管抵抗・肺動脈圧上昇がみられ，1980 年代までは治療法がほとんどない難病であった．肺動脈性肺高血圧症では，肺血管での ET-1 発現が顕著に亢進しており，NO やプロスタサイクリン作用の低下とともに，ET-1 作用の亢進が，このような肺循環の変化を導いている．

脳動脈瘤破裂によるくも膜下出血：発症 4～14 日後に約半数で脳血管攣縮が出現する．脳血管攣縮の 17～40% で遅発性虚血性神経脱落症状が生じ，その約半数が脳梗塞に至る．くも膜下出血後，酸化ヘモグロビンによる刺激により ET-1 が脳血管で産生されるとともに，赤血球からも ET-1 が放出されることにより，血管平滑筋の ET_A を介して脳血管攣縮が起こると考えられている．

心不全・動脈硬化：心筋細胞での ET-1 発現が増加し，ET-1 は心筋細胞の肥大を引き起こす．動脈硬化巣では，血管内皮細胞だけでなく，内膜で増殖した平滑筋でも ET-1 の発現が増加し，ET-1 は平滑筋増殖を促進する．臓器の虚血再灌流により，ET-1 の発現が増加し，その際の臓器障害に ET-1 が関わっている．これらの病態で ET-1 作用を抑制することの有益性はわかっていない．

ブラジキニン

ブラジキニン（bradykinin, **BK**）は，生理活性を示す血漿キニンと称されるペプチドの代表であり，生体内ではカリクレイン-キニン（kallikrein-kinin）系で生成される．キニン（kinin）は，前駆蛋白質のキニノーゲン（kininogen）に蛋白質分解酵素の**カリクレイン**（kallikrein）が作用し，限定分解され 9 個のアミノ酸からなるブラジキニンの他に，カリジン（kallidin）およびメチオニルリジルブラジキニン（methionyl lysylbradykinin）が生成される（☞**表Ⅳ-25**）．

研究の歴史：ドイツの E. K. Frey, H. Kraut, E. Werle は，ヒト尿をイヌに静注すると降圧作用を示すことを報告した．イヌ膵臓の嚢腫貯留液も同様の作用を有することから，ギリシャ語の膵臓 kallikreas の名をとって，この降圧物質を kallikrein と命名した（1930）．kallikrein は血清とインキュベートすると降圧とともに，モルモット回腸を収縮する物質を産生することが知られ，同物質は，kallidin と命名された．それとは別に毒蛇の研究をしていたブラジルの M. Rocha e Silva は蛇毒を血清とインキュベートすると，モルモット回腸をゆっくり（brady）収縮（kinein）させる物質を発見し，bradykinin と命名した（1949）．1960～61 年に両ペプチドの構造が決定され類縁のものであることがわかった．

■ 二つの生体内生成系（図Ⅳ-45）

カリクレインは，血漿に存在する血漿カリクレインと，組織カリクレインに分けられる．キニノーゲンは肝臓で産生され，血漿中および組織液中に存在し，高分子（high molecular weight, HMW）-キニノーゲンおよび低分子（low molecular weight, LMW）-キニノーゲンが存在する．生体内では組織カリクレイン-キニン系と血漿カリクレイン-キニン系が，それぞれ独立してキニンを生成する．

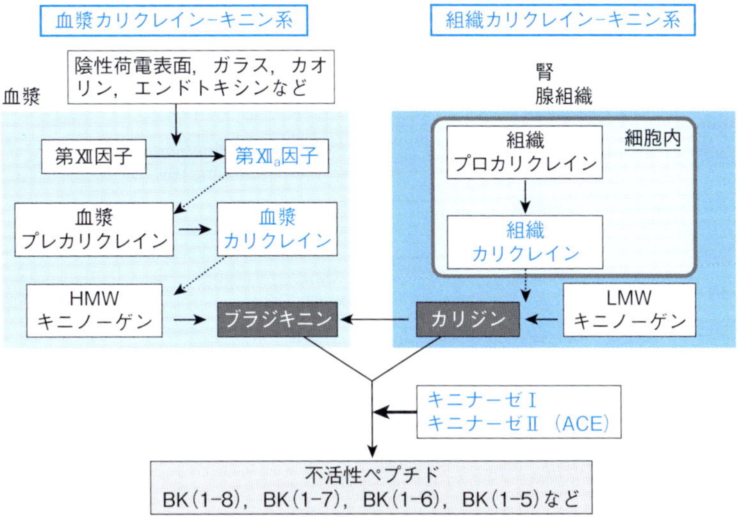

図Ⅳ-45 血漿カリクレイン-キニン系および組織カリクレイン-キニン系のキニン遊離の模式図
HMW：高分子，LMW：低分子

組織カリクレイン-キニン系：ヒトの組織カリクレインは高い相同性を有する 15 種の多重遺伝子ファミリーで構成されており，多くの動物種と同様に複数種存在する．その中で hK1 にコードされる組織カリクレインのみが，LMW-キニノーゲンを限定分解しカリジンを生成する．組織カリクレインは，膵臓，唾液腺，涙腺，汗腺などの外分泌腺およびその分泌物に存在し，腺性カリクレインとも呼ばれる．同ファミリーの hK3 は，前立腺に高発現し，前立腺癌の腫瘍マーカー PSA（prostate specific antigen）として知られる．組織カリクレインは腎臓，尿，腸管壁，気管支壁，血管壁にも存在する．カリジンはアミノペプチダーゼにより N 末端のリジンが除かれ BK に変換される．

血漿カリクレイン-キニン系：血漿カリクレインは，単一遺伝子にコードされ不活性なプレカリクレインとして肝臓で産生され，血液中に存在する．血漿がガラスやリポ多糖類（エンドトキシンなど）のような負電荷表面に接すると内因系の血液凝固系が活性化される．凝固系の**第XII因子**（**Hageman 因子**）が負電荷表面上で不活性型から活性型の第XII$_a$ 因子に変換されると，血漿カリクレインが活性化され，HMW-キニノーゲンを限定分解することによって，BK が生成する．

■ ブラジキニンの分解

キニンの生体内運命は短く，循環血中の半減期は約 17 秒といわれる．ヒトでは主として血漿中の**キニナーゼⅠ**（カルボキシペプチダーゼ N）およびキニナーゼⅡ（アンギオテンシン変換酵素，ACE）により失活する．キニナーゼⅠにより分解され［des-Arg^9］BK（BK（1-8））になる．キニンは肺循環を 1 回通過するとその約 80% が分解されるが，これはキニナーゼⅡにより［des-Phe^8-Arg^9］BK（BK（1-7））に失活するためである．キニナーゼⅡは ACE と同じため，カプトプリル（captopril）などの ACE 阻害薬で阻害される．［des-Arg^9］BK，［des-Phe^8-Arg^9］BK の大部分は再び**キニナーゼⅡ**により分解されペンタペプチド Arg-Pro-Pro-Gly-Phe（BK（1-5））になり，その後さらに分解される．Arg-Pro-Pro-Gly-Phe は生体内でやや安定なので，これを検出すればキニン生成を証明できる．尿中のキニンは腎由来のもので，キニン分解酵素は血中のそれと異なるものが報告されている．

表Ⅳ-26　ブラジキニン受容体サブタイプとその局在

	B_1	B_2
アゴニスト	[des-Arg^9] BK＞BK [des-Arg^{10}] カリジン	BK≫[des-Arg^9] BK カリジン
アンタゴニスト	[Leu^9] [des-Arg^{10}] カリジン [Leu^8] [des-Arg^9] BK	Hoe140（イカチバント）
分子構造	7TM	7TM
アミノ酸数（ヒト）	353	391*
情報伝達系	$G_{q/11}$　G_i PLCβ-IP_3/DG　PLA_2-AA	$G_{q/11}$　G_i PLCβ-IP_3/DG　PLA_2-AA
局　在	血管平滑筋（正常時） 炎症部位に発現 炎症細胞 血管内皮細胞	膵，唾液腺，涙腺 気管支，腸管，子宮，尿路平滑筋 血管内皮細胞 腎（尿細管）

* エキソン2のN末端配列を含む

■ ブラジキニン受容体

BK受容体は7回膜貫通型G蛋白質共役型の受容体で，B_1 および B_2 受容体が知られている（**表Ⅳ-26**）．既知の作用の多くが B_2 受容体を介している．通常は B_1 受容体は少なく，組織障害時など病態時に誘導される受容体である．BKおよびカリジンのキニナーゼⅠによるそれぞれの分解物，［des-Arg^9］BKおよび［des-Arg^{10}］カリジンは B_2 受容体には活性を示さないが，B_1 受容体にはアゴニストとなる．$G_{q/11}$ を共役する両受容体はPLCβを活性化し，IP_3，DGを産生する．G_i と共役する両受容体は PLA_2 を活性化しアラキドン酸を産生する．

■ キニンの作用

発痛と炎症：侵害刺激による組織損傷により血管から漏出した血漿キニノーゲンの限定分解によりBKが生成される．BKは一次知覚神経自由終末の侵害受容器に作用して既知の物質の中で最も強い発痛作用を現す．急性の痛みは B_2 受容体を，慢性炎症の痛みは B_1 受容体を介すると考えられている．BKによる受容体刺激による PLA_2 の活性化を介してプロスタグランジンが生成され痛みは増強される．BKは痛みの他，細静脈内皮細胞間の結合を広げ血管透過性を亢進させ，血漿蛋白を滲出して炎症性滲出液の貯留（浮腫）を生じる．プロスタグランジンなどのような細動脈を拡張させるオータコイドによりこれらの反応は増強される．発熱，発赤，腫脹，疼痛の炎症の四徴候を現すことから，古くから炎症のメディエーターとされてきた（☞453頁）．

心血管作用：BKを投与すると強い血管拡張作用を示し，特に細動脈を拡張して全身血圧を下降させる．この作用は B_2 受容体を介して血管内皮細胞から遊離されるNOによるものであり，内皮細胞が傷害されはく離した血管では血管平滑筋は収縮する．

腎作用：腎カリクレインは接合部尿細管に存在してカリジンを生成し，アミノペプチダーゼによりBKに変換する．BKは尿細管で Na^+ 再吸収を強く抑制し，Na^+ の尿中排泄が増える．

平滑筋作用：BKは B_2 受容体を介して血管（内皮細胞除去した標本），腸管，気管支，子宮の平滑筋を収縮させる．キニンはアレルギー性鼻炎や気管支喘息に関与する．

カリクレイン-キニン系と病態――血管外の結合組織でエンドトキシンや異物表面の陰性荷電によって第XII因子が活性化されるとキニンが遊離して炎症反応は起こる．火傷，関節リウマチ，痛風，急性膵炎などはこの例である．血管内で第XII因子が活性化されると血漿カリクレイン-キニン系からキニンが遊離されショックが起こる．敗血症などがその例である．播種性血管内凝固症候群（disseminated intravascular coagulation, DIC），C1エステラーゼインヒビターを欠損する遺伝性血管性浮腫（hereditary angioedema, HAE）にも血漿カリクレイン-キニン系の関与が知られている．

カルチノイド症候群ではアルコール摂取による顔面潮紅やアルデヒドデヒドロゲナーゼ欠損症でのアルコール飲用による顔面潮紅や血圧低下も組織カリクレインの放出により生成されたキニンが原因といわれる．過剰の Na^+ 摂取やアルドステロンによる Na^+ 貯留傾向にあるとき，腎キニンが過剰な Na^+ を排泄する．本態性高血圧患者では尿中のカリクレインの低下が知られている．

腫瘍の増殖・血管新生にBKが関与するという報告もある．糖尿病性腎障害に対しキニン系が保護作用を発揮するという説がある．

キニン関連薬

ガベキサート（gabexate）はトリプシン，プラスミンに加えカリクレイン阻害作用をもつ蛋白質分解酵素阻害薬で急性膵炎，慢性再発性膵炎の急性増悪期，術後の急性膵炎，DICに用いる．

経口投与可能な血漿カリクレイン阻害薬**ベロトラルスタット**（berotralstat）および血漿カリクレインに対する中和抗体**ラナデルマブ**（lanadelumab）が，HAE患者の浮腫治療に用いられる．選択的 B_2 受容体拮抗薬**イカチバント**（icatibant）も，HAE患者の浮腫治療に用いられ，医療専門職による投与の他に教育を受けた患者の自己注射も行われる．

蛇毒のキニン活性を増強するペプチドの構造を基に合成された**カプトプリル**（captopril）はキニナーゼII阻害作用をもち，ACE阻害薬として臨床に用いられている．ACE阻害薬の治療効果には内因性BKの分解抑制が関与するとの報告があるが，増加したBKにより降圧を示す確かな証拠はない．ACE阻害薬の副作用の空咳は分解を免れたBKによるという説もある．

5

血管内皮細胞由来弛緩因子——NO

一酸化窒素(nitric oxide, NO)はL-アルギニンから産生される情報伝達物質であり，血管緊張度の調節に重要な役割を演じている．薬理学的には，狭心症治療薬のニトログリセリンや硝酸イソソルビド，勃起不全治療薬のシルデナフィルなどの作用機序に関連する．

NOの可溶性グアニル酸シクラーゼ活性化作用は，すでに1970年代半ばに見いだされていたが，多様な細胞が産生する細胞間メッセンジャーとしての生理的意義が注目されるようになったのは，血管内皮細胞由来弛緩因子［内皮由来弛緩因子(endothelium-derived relaxing factor, EDRF)］の本体がNOであることが明らかにされた1987年以降のことである．

■ 情報伝達物質としてのNOの特徴

NOは分子量30の二原子分子であり，最小の情報伝達物質として知られる．ラジカル構造を有し，生体内における寿命は数秒と見積もられている．常温で気体であり，脂質二重膜を容易に通過するため，細胞内に貯蔵しておくことができない．産生されると直ちに拡散し，細胞膜をこえて周辺の細胞に速やかに浸透する．

NOはさまざまな細胞で作られ，神経伝達物質，オータコイド，あるいはセカンドメッセンジャーとして機能しているが，NOによる情報伝達の様式には次のような三つの特徴がある．

① NOは必要に応じて産生/遊離され，細胞内の特定部位に貯蔵されることがない．

② NOには特異的な受容体は存在せず，さまざまな生体成分が標的となる．NOによる情報伝達は，拡散していく過程で遭遇する種々の生体成分と結合し，それらの性質を変化させることで行われる．

③ NOを消去する特別な酵素系が存在しないため，体内におけるNOの消長は内部環境の組成に依存して変動する．このことは，NOによる情報伝達に不確実性をもたらす．

このように，NOを情報伝達物質とした細胞間コミュニケーションは，時間的，空間的，質的，そして量的に，かなり厳密さを欠くシステムといえる．

■ 生合成

NOは，**NO合成酵素**(nitric oxide synthase, **NOS**)によりL-アルギニンと分子状酸素を基質として産生される(**図Ⅳ-46**)．その際，NADPH，FAD/FM，ヘム，テトラヒドロビオプテリンおよびカルモジュリンが補酵素として用いられ，副生成物としてL-シトルリンを生じる．NOSには**nNOS**(neuronal type，神経型，NOS1)，**eNOS**(endothelial type，血管内皮型，NOS3)および**iNOS**(inducible type，誘導型，NOS2)の3種類のサブタイプがある(**表Ⅳ-27**)．nNOSとeNOSは恒常的に発現している構成(constitutive)型であり，活性は細胞内の遊離Ca^{2+}濃度

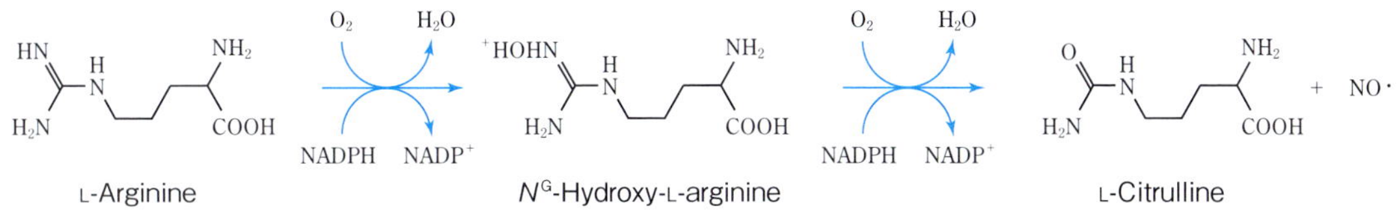

図Ⅳ-46　NO の産生経路

表Ⅳ-27　NO 合成酵素の分類

型	分子量	アミノ酸の数	活性/発現調節	細胞下局在	活性化/誘導刺激	分布する細胞
nNOS （神経型，NOS1）	161 kDa	1,433	細胞内 Ca^{2+} （恒常的に発現）	細胞質	神経伝達物質， 活動電位など	神経細胞（中枢・末梢）， 下垂体，肺，腎など
eNOS （血管内皮型，NOS3）	133 kDa	1,203	細胞内 Ca^{2+} （恒常的に発現）	細胞膜	オータコイド， ホルモンなど	血管内皮細胞，神経細胞， 骨髄細胞，血小板など
iNOS （誘導型，NOS2）	131 kDa	1,153	サイトカイン，LPS などによる転写誘導 （Ca^{2+} に非依存性）	細胞質	サイトカイン， LPS など	マクロファージ，好中球， 血管平滑筋細胞，心筋細胞， グリア細胞，肝，肺，脾など

によって調節されている．臓器血流量の維持や血小板凝集の抑制，シナプスの可塑性など，主として生体保護的な機能を司っている．一方，誘導型の iNOS は酵素蛋白質の発現量で活性が規定され，個々の酵素分子に対する活性調節機構はない．サイトカイン類やリポ多糖（LPS）の刺激で酵素誘導が起き，大量の NO が産生されることが知られている．iNOS に由来する高濃度の NO は，エンドトキシンショック時の降圧の原因物質となったり，炎症のメディエーターとなったりするなど，生体機能を障害する例が多いが，一方，マクロファージや好中球による殺菌にも関与しており，感染巣の拡大を防ぐことで宿主の生体防御反応の一翼を担っている．

N^G-nitro-L-arginine（L-NNA），N^G-monomethyl-L-arginine（L-NMMA）など，**NOS 阻害薬**と呼ばれる一群の化合物がある．いずれも L-アルギニンと類似の構造を有し，競合的拮抗薬として作用する．これら阻害薬に臨床的意義はないが，NO の生理機能を解明するうえで果たした役割は大きい．

■ 作用機序

生理的条件下で産生される NO は，さまざまな酵素の活性に影響を与える（**表Ⅳ-28**）．NO は可溶性グアニル酸シクラーゼの内因性活性化因子であり，cGMP 産生の普遍的なメディエーターとして機能している．cGMP は cGMP 依存性プロテインキナーゼを活性化し，細胞内蛋白質のリン酸化を介して血管拡張をはじめとする多様な反応を引き起こす．

一方，病的状態における nNOS と iNOS は，大量の NO を産生して細胞傷害性に働く．その反応を実際に仲介する分子は NO そのものではなく，スーパーオキシド・ラジカル（$O_2^{\cdot-}$）の存在下に生成する**ペルオキシ亜硝酸**（$ONOO^-$），またはペルオキシ亜硝酸と水素イオン（H^+）とから生じるヒドロキシル・ラジカル（・OH）ではないかと考えられている．これらは，蛋白質の**ニトロチロシン化**や脂質の過酸化を介して細胞毒性を発揮する．

表Ⅳ-28 NO によって活性が変化する酵素

活性が阻害される酵素	(金属を含むもの) アコニターゼ，チトクロム P450，NO 合成酵素，リポキシゲナーゼ，アルドラーゼなど (SH 基を含むもの) アルドラーゼ，NADPH オキシダーゼ，プロテインキナーゼ C，アルデヒドデヒドロゲナーゼなど
活性化される酵素	可溶性グアニル酸シクラーゼ，シクロオキシゲナーゼ，プロコラゲナーゼなど

グアニル酸シクラーゼ(GC)——細胞内局在から二種類に分類される．細胞質に存在する**可溶性グアニル酸シクラーゼ**(soluble guanylate cyclase, sGC)と，細胞膜に存在する**膜結合型グアニル酸シクラーゼ**(particulate guanylate cyclase)である．ヒト可溶性グアニル酸シクラーゼは，619 アミノ酸からなる分子量 70,469 と 717 アミノ酸からなる分子量 81,324 の 2 種のサブユニットで構成され，内因性の NO や NO doner となるニトロ血管拡張薬によって活性化される．また，後者の生理的な活性化因子として，ANP や BNP などが知られている(☞ 194 頁)．

臨床適用

ニトロ血管拡張薬 Nitrovasodilator

ニトログリセリン(nitroglycerin)や硝酸イソソルビド(isosorbide dinitrate)などの硝酸エステル構造をもつ化合物を，一般にニトロ血管拡張薬(硝酸薬)と呼ぶ．分子内から NO を遊離し，強力な血管拡張作用を発揮する．狭心症，心筋梗塞，急性心不全等に用いられる(☞ 405 頁)．

ニプラジロール Nipradilol

ニプラジロールは，非選択的アドレナリン β 受容体拮抗薬である．分子内に-O-NO_2 基を有し，分子内からの NO 遊離による血管拡張作用を併せもつ．錠剤は高血圧症や狭心症に，点眼薬は緑内障・高眼圧症に用いられる(☞ 274 頁，505 頁)．

ホスホジエステラーゼ 5 阻害薬 Phosphodiesterase 5(PDE5) inhibitor

シルデナフィル(sildenafil)，バルデナフィル(vardenafil)およびタダラフィル(tadalafil)は cGMP の分解を触媒するホスホジエステラーゼ 5(PDE5)の選択的阻害薬である．海綿体血管に対する内因性 NO の弛緩作用を増強するため，勃起不全治療薬としてスタートしたが，肺動脈性肺高血圧症(シルデナフィル，タダラフィル)や前立腺肥大症に伴う排尿障害(タダラフィル)にも使用される(☞ 449 頁)．

ニトロ血管拡張薬やニプラジロール錠，可溶性グアニル酸シクラーゼ刺激薬(リオシグアト)との併用は，過大な降圧を招くことがあるので禁忌となっている．リトナビルやイトラコナゾールなどの薬物代謝酵素 CYP3A4 阻害作用を有する薬と併用すると，血漿中濃度が上昇することがあるので注意が必要である．

副作用としては，血管拡張に起因するほてり，潮紅および頭痛の頻度が高い．消化不良や軽度の視覚障害を起こすこともある．

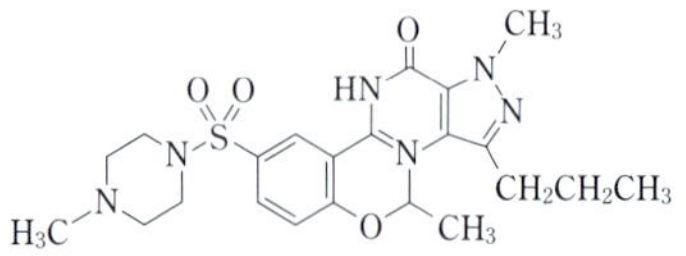

Sildenafil

6

エイコサノイドとその他の脂質メディエーター

細胞に刺激が加わると細胞膜にあるいろいろな種類のリン脂質の分解が起こり，多くの脂質代謝物が生じる．これらのいくつかは細胞と細胞の間のメディエーターとして生体の生理機能の調節や病態の形成にあずかる．例えば，刺激によりホスホリパーゼ A_2 が活性化されるとグリセロリン脂質の 2 位からアラキドン酸が遊離し，プロスタノイドやロイコトリエンなどのエイコサノイドと総称される多種類の生理活性物質に転換される．また，残ったリゾグリセロリン脂質にホスホリパーゼ D が働くと，リゾホスファチジン酸（LPA）となり，これまた，異なった生理活性を発揮する．同様のホスホリパーゼ A_2 反応が，1 位に長鎖アルキル基をもつエーテル型グリセロリン脂質に働くと，これによって切り出されたグリセロール骨格の 2 位にアセチル基が転移される．こうして生成された物質は血小板活性化因子（platelet-activating factor, PAF）と呼ばれ血小板，平滑筋に強い作用をもつ．さらに，刺激に伴うスフィンゴ脂質の分解はスフィンゴシン 1-リン酸（Sph-1-P）を産み出す（図Ⅳ-47）．これらの物質は脂質メディエーターと総称され，多くは細胞膜にある 7 回膜貫通型受容体に働き作用を発揮するが，一部は核内受容体への働きも想定されている．これらの物質は炎症，アレルギーなどの病態に関与しており，これらの生合成経路や受容体は多くの薬物の作用点や開発目標となっている．

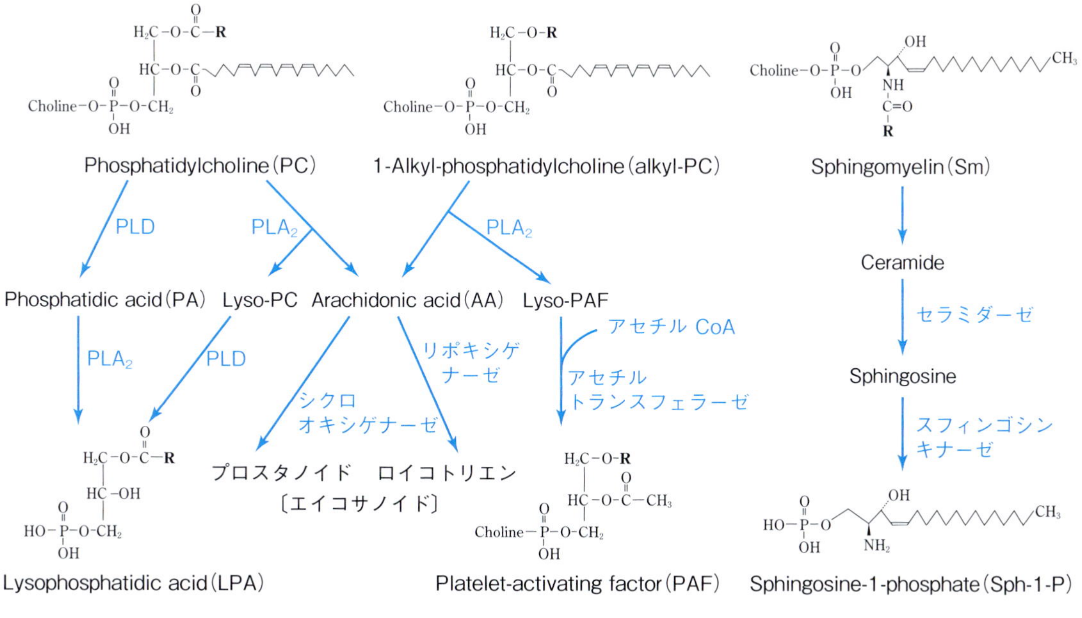

図Ⅳ-47　生理活性脂質の生合成経路

エイコサノイド

エイコサノイドとは，炭素数20の不飽和脂肪酸より生成されるプロスタグランジンとトロンボキサン(まとめてプロスタノイドと称する)やロイコトリエンなどの生理活性物質の総称である．炭素数20の不飽和脂肪酸のことをエイコサポリエン酸ということよりこの名称がある．これらの脂肪酸は，細胞膜のグリセロリン脂質にエステル結合して存在しているが，細胞に刺激が加わると遊離され，さまざまな代謝によりこれらの物質に変換される．基質となる脂肪酸は，4個の二重結合をもつアラキドン酸のことが多く，この代謝経路をアラキドン酸カスケードという．生成したエイコサノイドはその大半が細胞外に放出され，それ自身および近傍の細胞に作用して多彩な生理活性を示す．エイコサノイドは，炎症やアレルギー，血栓症などで大きな役割を果たしている．

プロスタグランジン(prostaglandin, PG)は精液中の活性物質として1930年代初めに発見された．発見者の一人，von Eulerはこの物質が前立腺(prostate gland)由来と考え，これにprostaglandinという名を与えたが，PGは体内のあらゆる場所で生成され，精液中のPGの多くは精囊腺に由来する．この化学構造は1960年代前半にBergströmらによって決定され，次いで，アラキドン酸がPGの前駆体であることが示された．このようなPGの生理的意義を明らかにしたのが，1971年のVaneによるアスピリンの作用機序がPG生合成の阻害にあるという発見であり，PGが発熱や炎症に関係すること，また，同じ経路に由来する代謝物が血小板凝集に関与することが示唆された．これが契機となり，血小板でトロンボキサン(thromboxane, TX)が生成すること，これが強力な血小板凝集作用と血管・気管平滑筋の攣縮作用を示すことがSamuelssonらにより見いだされた．次いで，これと反対の作用を示すプロスタサイクリン(PGI)が血管壁で生成することがVaneらにより発見された．さらに，アラキドン酸にはシクロオキシゲナーゼ以外にも多くの代謝経路があることが1970年代後半から明らかになってきた．Samuelssonらは，アラキドン酸が白血球で5-リポキシゲナーゼにより三つの共役した二重結合をもつ一連の代謝物に転換されることを示し，これをロイコトリエン[leuko(白血球でできる)triene(三つの二重結合をもつ化合物)，LT]と名付けた．このうち，LTC_4，D_4はこれまでアトピー型喘息や即時型アレルギーの重要なメディエーターとして考えられていたslow reacting substance of anaphylaxis(**SRS-A**)の本体であること，また，LTB_4が強い好中球活性化作用をもつことも明らかとなった．

化学構造――プロスタグランジン(PG)は基本骨格として五員環をもつプロスタン酸の構造をもつ．五員環に付く二つの側鎖のうちカルボキシル基を有するものをα鎖，そうでないものをω鎖と称する．炭素には，カルボン酸の炭素を1として20までの番号が付いている．各PGは15位に水酸基をもつ他，五員環の9位と11位に付く機能基によりA，B，C，D，E，F，G，H，Iに分類されている．このうち，A，B，Cは動物体内には存在しない．また，PGFは9位，11位に付く水酸基の立体配位によりαとβに区別される．多く存在するものはF_αである．トロンボキサン(TX)は五員環の代わりに酸素を含む六員環であるオキセン環をもつ．PG，TXは，また，側鎖に存在する二重結合の数により，1，2，3のシリーズに分類される．アラキドン酸に由来するPGは，5位と13位に二つの二重結合をもつ2シリーズのPGである．これらは各PG，TXの右下に2を付けて表す．例えば，$PGF_{2\alpha}$とは，15位水酸基をもつプロスタン酸で，9位，11位に水酸基をα位にもち，5位と13位に二重結合をもつ化合物である．

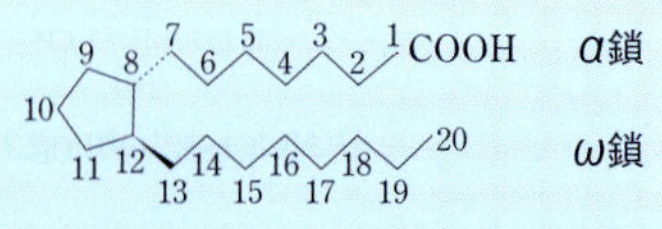

Prostanoic acid

生体内のエイコサノイド

■ 生合成

アラキドン酸カスケード

エイコサノイドの前駆体は，炭素数20の不飽和脂肪酸であり，二重結合を三つもつ**エイコサトリエン酸**(8,11,14-eicosatrienoic acid)，四つの二重結合をもつ**アラキドン酸**(arachidonic acid, 5,8,11,14-eicosatetraenoic acid)，五つの二重結合をもつ**エイコサペンタエン酸**(5,8,11,14,17-eicosapentaenoic acid)がこれに当たる．これらの大半は，食物より摂取され，普通の食生活を送るヒトでは，アラキドン酸の含量が圧倒的に多い．このため，エイコサノイドの生合成経路を，アラキドン酸カスケードと称する．体内でのアラキドン酸は，そのほとんどが細胞膜のグリセロリン脂質の2位の位置にエステル結合して存在し細胞の構成成分となっている．

エイコサノイド生合成は，このアラキドン酸がホスホリパーゼ A_2 という酵素でリン脂質より切り出されることにより開始される．ホスホリパーゼ A_2 には，細胞質にあってホルモン，サイトカインなどの生理活性物質や抗原抗体反応などの刺激が加わると活性化される細胞質型ホスホリパーゼ A_2 とこれらの刺激によって分泌される分泌型ホスホリパーゼ A_2 がある．いずれも，2位のエステル結合を加水分解してアラキドン酸を遊離する．遊離されたアラキドン酸は，再度リン脂質に取り込まれる他，一部が**シクロオキシゲナーゼ**によりプロスタノイドに，また，**リポキシゲナーゼ**によりロイコトリエンなどに代謝される．

エイコサノイドは細胞内に貯蔵されず，刺激に応じて産生・放出される．この産生は，ホスホリパーゼ A_2 によるアラキドン酸の遊離と遊離したアラキドン酸の生理活性物質への転換の二つの段階に依存している．すなわち，エイコサノイドへの産生量は，ホスホリパーゼ A_2 とともにアラキドン酸からの転換を触媒するシクロオキシゲナーゼやリポキシゲナーゼの酵素量により調節される．

シクロオキシゲナーゼ経路　プロスタノイドの生合成(図Ⅳ-48)──遊離されたアラキドン酸の一部は，シクロオキシゲナーゼ(cyclooxygenase, COX)により，不安定な中間代謝物である PGH_2 に転換される．生成した PGH_2 は，各種の合成酵素により，PGD_2，PGE_2，$PGF_{2\alpha}$，PGI_2，TXA_2 へと変換される．各PG，TXは，生成と同時にそのほとんどが細胞外に放出され，各標的細胞に働く．シクロオキシナーゼには遺伝子が異なる二つのアイソザイムCOX-1およびCOX-2がある．COX-1は非誘導の構成型酵素であり，COX-2は誘導型の酵素で種々のサイトカイン，増殖因子などで誘導され，抗炎症性ステロイドで抑制される．プロスタノイドには，炎症惹起などの病理的役割の他に，血流のホメオスタシスや胃酸分泌，腎血流の制御などの生理的役割がある．非ステロイド抗炎症薬は，二つの酵素のうちCOX-1により強く作用するものが多く，これら薬の副作用の一部は，COX-1抑制にあると考えられている．PGE合成酵素にも構成型と誘導型の2種があり，誘導型はCOX-2と同様に炎症刺激で誘導され抗炎症性ステロイドで抑制される．

リポキシゲナーゼ経路　ロイコトリエン(LT)の生合成(図Ⅳ-49)──刺激により遊離したアラキドン酸は，細胞質や小胞体に存在する種々のリポキシゲナーゼにより酸素分子の添加を受け，環構造をもたないヒドロペルオキシ酸(hydroperoxyeicosatetraenoic acid, HPETE)へと変換される．HPETEはヒドロペルオキシ基の還元により水酸基をもつヒドロキシ酸(hydroxyeicosatetraenoic acid, HETE)あるいはLTへと転換される．リポキシゲナーゼには数種類あり，アラキドン酸の不飽和結合のどの位置に酸素を添加するかで分類される．5-，8-，11-，12-，15-の各リポキシゲナーゼのうち生理的に重要なのは5-リポキシゲナーゼであり，この反応により生じた5-HPETEはさらに5，6位の間にエポキシドをもつ LTA_4 へと代謝される．この LTA_4 はロイコトリエン生合成の分岐点となり，一部は LTB_4 に，一部はグルタチオンの付加を6位に受けて，LTC_4 になる．LTC_4 よりグルタミン酸がとれて LTD_4 に，さらにこれよりグリシンがとれると LTE_4 になる．ロイコトリエンは，マスト細胞，好中球，マクロファージなどで産生され，アレルギーや喘息での働きが注目されている．

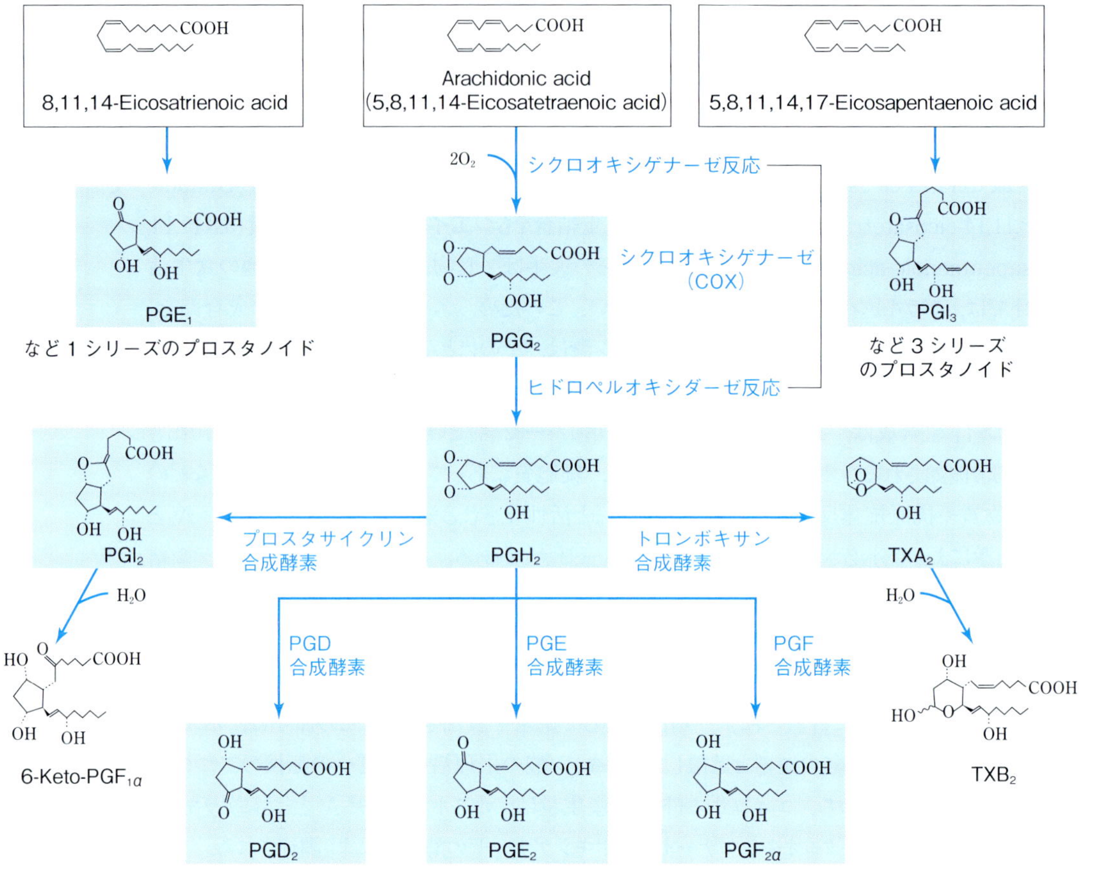

図Ⅳ-48　シクロオキシゲナーゼ経路：プロスタノイドの生合成
□ 明らかな生理活性が認められるもの

■ 代　謝

エイコサノイドの代謝は速やかであるため，その作用は産生局所にとどまり，全身に波及することは少ない．PG 類は肺循環の 1 回通過によりその大部分が不活性化される．PG の不活性化は，15 位の水酸基の脱水素と 13，14 位の二重結合の還元による飽和による 13,14-ジヒドロ-15-ケト化合物の生成によりなされる．また，PG 類，および，ロイコトリエンや各 HETE は，脂肪酸の β 酸化によっても代謝，不活性化される．この β 酸化は，カルボン酸のある α 鎖のみでなく，20 番目の炭素が酸化された ω 鎖にも起こる．TXA_2 と PGI_2 は生理条件下（pH7.4，37℃）の水溶液での半減期は約 30 秒と 5 分であり，非酵素的加水分解により不活性な代謝物 TXB_2 と 6-ケト $PGF_{1\alpha}$ へと転換される．

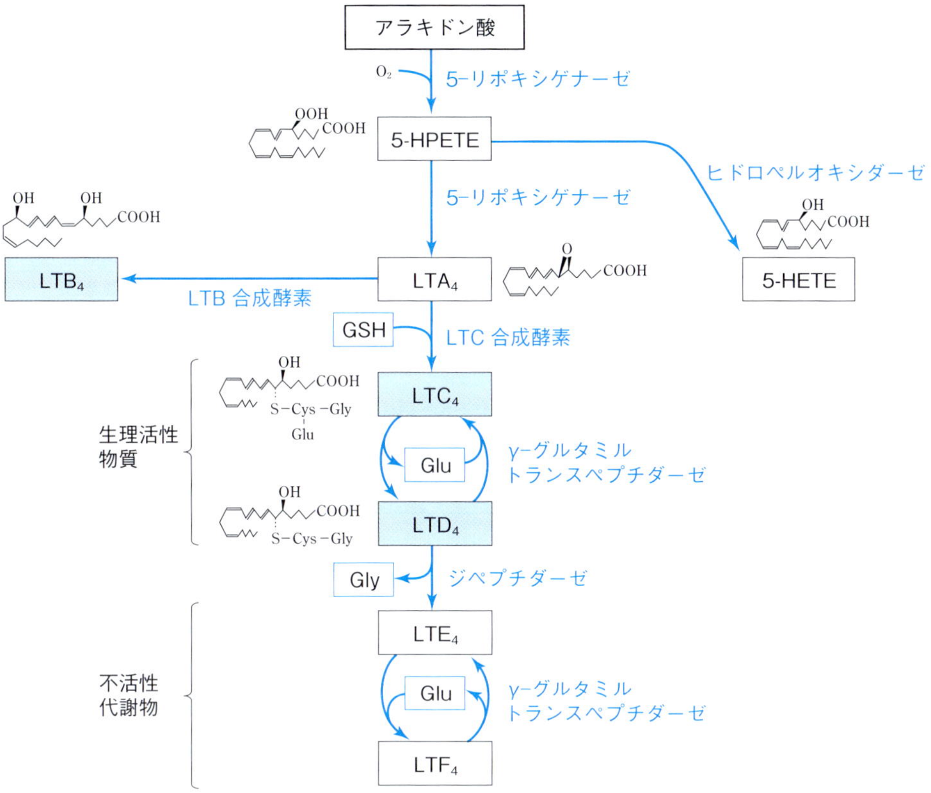

図Ⅳ-49　リポキシゲナーゼ経路：ロイコトリエンの生合成
GSH：グルタチオン，Gly：グリシン，Glu：グルタミン酸，HPETE：ヒドロペルオキシエイコサテトラエン酸，HETE：ヒドロキシエイコサテトラエン酸，LT：ロイコトリエン

エイコサノイド受容体と情報伝達

エイコサノイドのうち，PG と TX などのプロスタノイドおよびロイコトリエンには細胞膜表面に受容体が存在し，これを介して作用が発現されることが明らかになっている．

■ プロスタノイド受容体

プロスタノイドには，一つの受容体ファミリーを形成している 8 種類の受容体がある．これらの受容体は，いずれも G 蛋白質共役型の細胞膜を 7 回貫通するドメインをもつロドプシン型受容体である．PGD，E，F，I，TXA の各プロスタノイドはおのおの特異的な受容体をもち，PGE に対しては 4 種のサブタイプが存在する．これらは，すべて別々の遺伝子に由来するものであり，おのおののリガンドに一番よく反応するが，他のプロスタノイド分子にも 2 ケタから 3 ケタ以上の高い濃度で親和性を示す．

PGE 受容体の四つのサブタイプは，いずれも PGE_2 に一番よく反応する(**表Ⅳ-29**)．

PGD_2 にはこの受容体ファミリーとは独立したもう一つの受容体がある．この受容体 CRTH2 (DP2 とも呼ばれる)は同じくロドプシン型受容体で，Th2 細胞や好酸球の遊走と活性化に働く．これらの受容体は生体内に不均一に分布し，特異的な細胞に発現して機能を発揮している．

表Ⅳ-29　エイコサノイド受容体の情報伝達と作用

リガンド	受容体	細胞内情報伝達	作　用
PGD_2	PGD 受容体(DP)	cAMP ↑	血小板凝集阻害，アレルギー炎症惹起，睡眠誘発
PGE_2	PGE 受容体 EP_1 サブタイプ	Ca^{2+} ↑	平滑筋収縮，ストレス反応伝達(ACTH 分泌促進)，痛覚過敏性
	PGE 受容体 EP_2 サブタイプ	cAMP ↑	卵胞成熟，血管拡張・血圧低下
	PGE 受容体 EP_3 サブタイプ	cAMP ↓	発熱，胃液分泌抑制，脂肪分解抑制，痛覚伝達，平滑筋収縮
	PGE 受容体 EP_4 サブタイプ	cAMP ↑	動脈管開存，骨新生・吸収，免疫制御
$PGF_{2\alpha}$	PGF 受容体(FP)	IP_3/DG ↑	分娩誘発，平滑筋(子宮，気管支，血管)収縮，眼圧低下
PGI_2	PGI 受容体(IP)	cAMP ↑	血管拡張，血小板凝集抑制，腎血流増大，炎症浮腫惹起，痛覚過敏性，動脈硬化抑制
TXA_2	TX 受容体(TP)	IP_3/DG ↑ cAMP ↓	血小板凝集，血管・気管支収縮，止血，血栓形成，動脈硬化促進
LTB_4	LTB 受容体-1(BLT_1) LTB 受容体-2(BLT_2)	IP_3/DG ↑ cAMP ↓	白血球遊走・活性化 不明(本文参照)
LTD_4	LTD_4 受容体($CysLT_1$) LTC_4/LTD_4受容体($CysLT_2$)	Ca^{2+} ↑ Ca^{2+} ↑	気管支平滑筋収縮，血管透過性亢進 不明

■ ロイコトリエン受容体

ロイコトリエン(LT)受容体には，薬理学的・遺伝学的に性質が異なる少なくとも 3 種類の受容体の存在が確認されており，リガンド結合特性により BLT(LTB_4 受容体)，$CysLT_1$(LTD_4 受容体)，$CysLT_2$(LTC_4/D_4 受容体)の 3 種に大別される．BLT には，さらに BLT_1，BLT_2 の二つの異なる遺伝子の存在が明らかになっている．BLT は，白血球の活性化と炎症部位への遊走(ケモタキシス)を促進する受容体であり，nM 程度の LTB_4 に生理的に反応する．BLT_2 は，低親和性の LTB_4 受容体であるが，最近 TX 生合成のときの副産物である 12-hydroxy-5,8,10-heptadecatrienoic acid(12-HHT)の受容体として皮膚の創傷治癒にも働くことが明らかとなった．一方 $CysLT_1$ は，気管支平滑筋に多く発現し，気管支喘息のメディエーターとしての LTD_4 の主要な受容体である．$CysLT_2$ は，心血管系や中枢神経系に多く存在するが，その生理的意義はまだ不明である．

エイコサノイドの作用

■ 生理作用

血小板および血管壁：血小板が種々の刺激により活性化されると，TXA_2 (thromboxane A_2) が生成する．TXA_2 は血小板の TX 受容体に結合し，血小板凝集を促進する．また，TXA_2 は血管平滑筋の TX 受容体と結合することにより，強力な血管収縮作用を発現する．これらの作用は生理的には止血に，病的には血栓形成や血管・気管の攣縮に働く．一方，血管内皮細胞では種々の刺激により COX-2 が誘導され，強力な血小板凝集阻害および血管拡張作用を有する PGI_2 が生成される．PGI_2 の血小板凝集阻害作用および血管拡張作用には，アデニル酸シクラーゼの活性化による細胞内 cAMP 上昇が関与し，血栓形成の防御に働く．内皮細胞における PGI_2 産生能は加齢とともに低下し，TXA_2 と PGI_2 のバランスが TXA_2 優位になり，これが血管障害につながるとされる．実際，TXA_2 が働かない TX 受容体欠損マウスでは動脈硬化の抑制が，PGI_2 が働かない PGI 受容体欠損マウスでは，その促進が起こることが示されている．

イヌイットとエイコサペンタエン酸(EPA)：グリーンランドに住むイヌイットとデンマーク人を比べた疫学調査によると，前者は後者より心筋梗塞などの血管障害による死亡率が有意に低い．栄養学的には，前者が魚・オットセイなどの海生の動物を主たる食物源とするのに対し，後者は陸生動物を主として摂取する．このため，体内での不飽和脂肪酸としては，後者でアラキドン酸が圧倒的であるのに対し，前者では二重結合が一つ多い**エイコサペンタエン酸**(eicosapentaenoic acid)がほとんどであった．これらは，二つともPG前駆体であるので，これら二つの脂肪酸のPG，TXへの代謝と作用が比較検討された．その結果，EPAに由来するTXA_3はTXA_2に比べて血小板，血管作用が弱いこと，加えてEPAは強力な活性を示すアラキドン酸代謝物の生成，特にCOX-1に由来するTXA_2の生成を阻害することが明らかになった．この結果は，上に述べたイヌイットでの血管障害の低さを一部説明するものとされている．EPAは，アメリカでは健康食品として，わが国では血管障害の予防に用いられている(☞ 548頁)．

炎症：炎症刺激により局所でのエイコサノイドの生成が亢進し，エイコサノイド生成阻害薬が抗炎症薬として有効なことから，エイコサノイドの炎症への関与が明らかである(**図Ⅳ-50**)．

急性炎症――PGEおよびPGI_2は血管拡張作用を介して，ブラジキニンやヒスタミン，LTなどによる血管透過性亢進を促進する．また，PGEとPGI_2は末梢知覚神経の感受性を高め，発痛作用を亢進する．この痛覚過敏性の少なくとも一部は，痛覚受容器である**TRPV1チャネル**の修飾による．

アレルギー性炎症――抗原によるマスト細胞の活性化に伴いPGD_2や各種LTが放出される．また，炎症に伴いその他各種のPGが産生される．LTC_4，LTD_4は強い血管透過性亢進作用を示し，その強さはほぼブラジキニンの作用に匹敵する．LTB_4は強力な白血球遊走作用および白血球活性化作用を発現する．また，PGD_2はアレルギーのメディエーターとして働く．LTC_4，LTD_4，TXA_2，$PGF_{2\alpha}$などは強力な気管支収縮作用を有し気管支喘息発作に関与している．LTC_4やLTD_4の気管支収縮作用はヒスタミンやアセチルコリンの1,000倍くらい強い．

慢性炎症と癌――慢性血管病，自己免疫疾患や癌の組織ではCOX-2や誘導型PGE合成酵素が高発現していることが多く，PGの関与が考えられる．実験的には，PGは$TNF\text{-}\alpha$などのサイトカインと協調して$NF\text{-}\kappa B$を活性化，これによりCOX-2が誘導されて増幅回路を形成することが示されている．また，免疫炎症では，PGが関与するサイトカインの受容体の発現誘導を起こしサイトカイン増幅因子として働くことも示されている．さらに，血管新生や線維化を誘導することも報告されている．

生殖生理：$PGF_{2\alpha}$やPGE_2には強い**子宮体部収縮**作用が認められる．シクロオキシゲナーゼ阻害薬が分娩時間を延長する事実や分娩時に$PGF_{2\alpha}$やPGE_2の血中ならびに羊水中の濃度が上昇し，それが子宮頸管の熟化とよく並行することから，分娩の過程にこれらPGの関与が示唆されている．一方，種々の動物で，PGE_2が卵子の受精に，$PGF_{2\alpha}$が黄体退縮に関わっている．

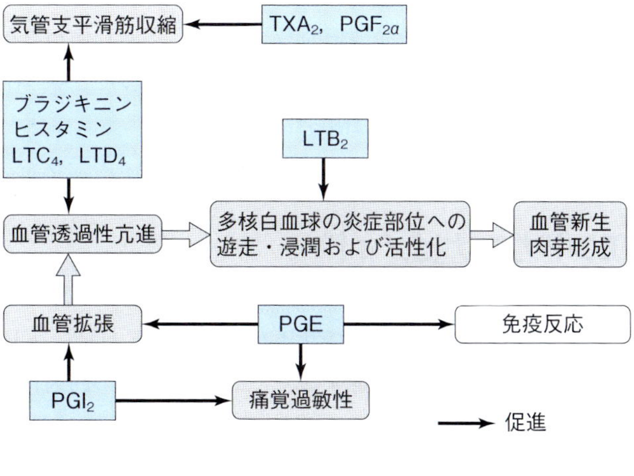

図Ⅳ-50 炎症とエイコサノイド
炎症部位で実際にその存在が認められるものを示した．

表Ⅳ-30　エイコサノイド関連薬

分　類	一般名	臨床応用
シクロオキシゲナーゼ阻害薬	アスピリン（aspirin） インドメタシン（indometacin）	非ステロイド抗炎症薬（☞ 459 頁）
トロンボキサン合成酵素阻害薬	オザグレル（ozagrel）	喘息治療薬（☞ 477，489 頁） 抗血栓薬（☞ 426 頁）
アゴニスト	ジノプロスト（dinoprost）：FP 受容体 ジノプロストン（dinoprostone）：EP 受容体	陣痛促進，治療的流産（☞ 450 頁）
	リマプロスト（limaprost）：IP 受容体 ベラプロスト（beraprost）：IP 受容体	末梢循環不全改善薬（☞ 419 頁）
	ミソプロストール（misoprostol）：EP_3 受容体	消化性潰瘍治療薬（☞ 493 頁）
	ラタノプロスト（latanoprost）：FP 受容体	緑内障点眼薬（☞ 505 頁）
	セレキシパグ（selexipag）：IP 受容体 オミデネパグ（omidenepag）：EP_2 受容体	肺高血圧症 緑内障
アンタゴニスト	セラトロダスト（seratrodast）：TP 受容体 モンテルカスト（montelukast）：LTD 受容体 ラマトロバン（ramatroban）：TP と DP_2 受容体 プランルカスト（pranlukast）：Cys-LT 受容体 ルパタジン（rupatadine）：PAF 受容体	抗アレルギー薬（☞ 477 頁） 喘息治療薬（☞ 489 頁） アレルギー性鼻炎 喘息，アレルギー性鼻炎 アレルギー疾患

胃・十二指腸粘膜：PGE_2 と PGI_2 は，**胃酸分泌**の抑制，粘液・アルカリ分泌の促進，胃・十二指腸粘膜の血流亢進や粘膜上皮細胞の増殖刺激などを行って，胃や十二指腸の防御因子として働いている．このため，PG 産生を抑制する非ステロイド抗炎症薬は消化性潰瘍を誘発する．

中枢・末梢神経系：外来性および内因性発熱物質により生成された PGE_2 が視索前野の体温調節中枢にある EP_3 発現神経細胞に働き**発熱**を起こす．解熱薬の投与により PG の増加が抑えられ熱が下がる．正常体温調節には関与していない．PGE_2 は，また，病的刺激による ACTH 遊離を調節してストレス反応に関わっている．その他，PGE_2 は各種神経終末に働き，そこからの神経伝達物質遊離を調節する．

腎臓：PGE_2 や PGI_2 は腎血流量増加や尿の生成に関与し，さらにレニンの分泌を促進する．さらにアンギオテンシンⅡによって PGE_2 や PGI_2 が腎で生成されるが，それらはアンギオテンシンⅡのレニン分泌抑制作用や腎血管収縮作用に拮抗する．一方，ADH も PGE_2 の産生を促進するが，生成された PGE_2 は ADH による水の再吸収を抑制する．

その他：PGE_2 の骨新生・吸収への関与，リンパ球や樹状細胞機能の調節などが知られている．

■ エイコサノイド関連薬（表Ⅳ-30）

エイコサノイドは，その種類の多さ，そして多彩な作用を有することから，薬としての応用が検討されているが，一般に生体内での半減期が短いことや，作用の多彩さに起因する副作用の発現などのため，臨床応用は限られている．

エンドカンナビノイド

マリファナなどの大麻類（カンナビノイド，☞ 385 頁）は，CB_1 と CB_2 という 2 種類のロドプシン型受容体に働いて作用を発揮するが，これら受容体の内因性リガンドとして 2 種のアラキドン酸含有化合物が同定されている．一つは，**アナンダミド**（anandamide）と名付けられたアラキドン酸エタノールアミドで，もう一つは，グリセロールの2位にアラキドン酸が結合した2-アラキドノイルグリセロール（2-arachidonoyl-glycerol, 2-AG）で，**内因性カンナビノイド**（エンドカンナビノイド）といわれる．2-AGは，中枢神経系で，興奮性神経伝達に伴ってシナプス後部より産生され，同じシナプスの前神経終末，あるいは，近傍の抑制シナプスの神経終末に働き，CB_1受容体を介しておのおののシナプスからの伝達物質の遊離を抑制することにより逆行性メディエーターとして機能している．CB_1，CB_2の両受容体とも，末梢組織でも発現しており，なかでもCB_2は免疫炎症細胞での発現が高い．2-AGは，この他，モノアシルグリセロールリパーゼによって切断され，遊離アラキドン酸の供給源としても機能する．脳などでは通常のPLA_2経路よりも貢献が大きいとされる．

リン脂質メディエーター

リン脂質は生体膜の重要な構成要素であり，エイコサノイド生合成に必要なアラキドン酸の供給源でもあるが，その一部には可溶性メディエーターとしての生理活性を有するものが存在する．

血小板活性化因子（platelet-activating factor, **PAF**）は，そもそも血小板凝集活性の最も強い脂質メディエーターとして同定されたが，好中球やマクロファージ・単球系細胞，好酸球などの強力な活性化因子でもあることが判明している．PAF受容体は1種しか存在せず，7回膜貫通型G蛋白質共役型構造を有し，PLC活性化，cAMP低下，PI3-キナーゼ活性化，MAPキナーゼ活性化などを介して種々の細胞の活性化に寄与している．病態生理学的に全身アナフィラキシーや急性肺損傷の主要な増悪因子である可能性が示されている．PAF拮抗薬ルパタジン（rupatadine）は，アレルギー疾患治療薬として使用されている．

リゾホスファチジン酸（lysophosphatidic acid, **LPA**）および**スフィンゴシン1-リン酸**（sphingosine-1-phosphate, **S1P**）も注目されている生理活性リン脂質である．LPA受容体ならびにS1P受容体は共通のG蛋白質共役型受容体遺伝子ファミリーに属し，Ca^{2+}上昇，cAMP低下・上昇，MAPキナーゼ活性化，Rho活性化などのシグナルを細胞内に伝える．いずれも細胞増殖，細胞運動，細胞接着などの制御に重要な役割を担っていると考えられている．このうち，S1Pとその受容体（$S1P_1$）経路は胸腺リンパ球やT細胞のトラフィッキング（trafficking）に働いている．$S1P_1$アゴニストであるフィンゴリモド（fingolimod）はリンパ球でこの受容体の脱感作を起こし，リンパ球のリンパ節からの出動を阻害する．臨床的にはフィンゴモリドは多発性硬化症に対する有効性が認められている．

遊離脂肪酸受容体――ヒトには，炭素数10～22の中鎖・長鎖脂肪酸に反応する二つのロドプシン型受容体FFAR1（GPR40）とFFAR4（GPR120），酢酸・プロピオン酸・酪酸などの短鎖脂肪酸に反応する二つのロドプシン型受容体FFAR2（GPR43）とFFAR3（GPR41）が存在する．生体内で遊離長鎖脂肪酸は，食物から入る他，トリグリセリドの分解によって生じることが多く，短鎖脂肪酸は食物繊維が腸管の細菌叢で分解されて生じるとされている．共通の作用として腸管でのインクレチン産生刺激や脂肪組織，膵内分泌に対する作用などエネルギーセンサーとしての働きとともに抗炎症作用を発揮する．この他，エネルギー代謝産物である乳酸，ケトン体であるβ水酸化酪酸，脂肪酸のβ酸化中間体である3-水酸化オクタン酸などの水酸化カルボン酸に対して，それぞれHCA1（GPR81），HCA2（GPR109A），HCA3（GPR109B）のロドプシン型受容体が存在する．

7

PAMPs/DAMPs 自然免疫

脊椎動物などの高等生物は，病原体から身を守るために獲得免疫系を進化発達させているが，外界環境に存在する微生物を検出するより原始的な方法として，微生物由来の分子群を病原体関連分子パターン（pathogen-associated molecular patterns, PAMPs）として検出する方法をもっている．この検出系は，組織・細胞障害によって放出される自己組織由来のダメージ関連分子パターン（damage-associated molecular patterns, DAMPs）の検出にも用いられており，相乗り入れの様相を呈している．免疫学では，その生体反応は獲得免疫発生以前の自然免疫と位置付けられ，また獲得免疫系の発動や制御にも不可欠であることがわかってきた．自然免疫系は薬理学的には，疾患病態に固有の炎症反応を惹起するシステムとしても理解することができる．自然免疫系の反応は，炎症の局所反応系ならびに全身反応系と密接にリンクしている．自然免疫系は，感染症はもちろんのこと，自己免疫疾患や生活習慣病に伴う慢性炎症など，種々の障害性病態の理解にとっても，きわめて重要になってきている．

■ 病原体関連分子パターン Pathogen-associated molecular patterns（PAMPs）

PAMPsを検出する分子パターン認識受容体（pattern recognition receptors, PRRs）として，Toll様受容体（Toll-like receptors, TLRs）* がよく知られている．ヒトでは現在までに10種類のTLRsが明らかになっており，病原性微生物由来のPAMPsをそれぞれ細胞形質膜レベルやエンドソームで，分子パターン群特異的に認識する．TLRsは，異物処理の生体防御に働くマクロファージ系細胞，樹状細胞，上皮系細胞に高発現しているが，その他の体細胞にも一定レベル発現している．TLRsの他に，細胞形質膜上に局在するPRRsの種類として，最近C-type lectin receptors（CLRs，CLEC受容体ファミリー）が明らかにされてきた．CLEC受容体ファミリーは，病原体に特徴的な糖や複合糖脂質の構造を認識するのみならず，DAMPsの認識を介して，自己免疫疾患や慢性炎症にも関与することが示唆されている（**表Ⅳ-31**，**図Ⅳ-51**）．

■ ダメージ関連分子パターン Damage-associated molecular patterns（DAMPs）

DAMPsは，生体組織に障害性刺激や強いストレスが加わった場合や細胞壊死が生じたときに細胞外へ放出される物質群の中で，通常は起炎性反応を生じる物質群を総称して呼ぶ．例外的には，抗炎症性作用を発揮するDAMPsも存在する．現在も同定されるDAMPsは増加を続けている（**表Ⅳ-32**）．これらの多様な物質群の中で，high mobility group box-1（HMGB1）は，細胞核内のクロマチンDNAに結合して存在するユビキタスな蛋白因子であるが，障害性刺激や

* カビによる感染を発症する突然変異ショウジョウバエの原因遺伝子の探索で，ショウジョウバエ初期胚の背腹体軸決定に関与する遺伝子Tollの変異が易感染性の原因であると同定された．この発見を契機として，哺乳動物におけるホモログ遺伝子が探索され，ヒトでは10種類のパターン認識受容体が微生物由来の各種のパターン分子群の認識に働いていることが明らかにされた．

表Ⅳ-31 PAMPsと認識・検出するTLRの種類

病原微生物種	PAMPs	認識・検出するTLRの種類
細菌	LPS	TLR4
	リポ蛋白，LTA，PGN，リポアラビノマンナン	TLR2/1，TLR2/6
	フラジェリン	TLR5
	DNA	TLR9
	RNA	TLR7
ウイルス	DNA	TLR9
	RNA	TLR3，TLR7，TLR8
	構造蛋白質	TLR2，TLR4
真菌	ザイモサン，β-グルカン	TLR2，TLR6
	マンナン	TLR2，TLR4
	DNA	TLR9
	RNA	TLR7
寄生虫	tGPI-ムチン(トリパノソーマ)	TLR2
	グリコイノシトールリン脂質(トリパノソーマ)	TLR4
	DNA	TLR9
	ヘモゾイン(マラリア原虫)	TLR9
	プロフィリン様分子(トキソプラズマ)	TLR11

LTA：リポタイコ酸 lipoteichoic acid，PGN：ペプチドグリカン peptidoglycan.

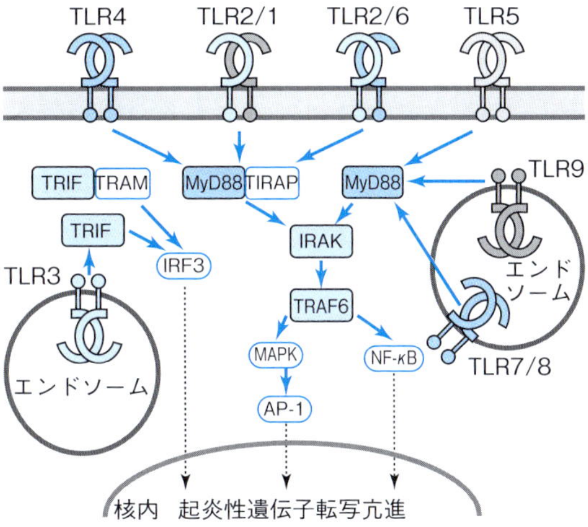

図Ⅳ-51 TLRsの細胞内局在と主要な細胞内シグナル伝達

IRAK : interleukin 1 receptor-associated kinase, MyD88 : myeloid differentiation factor 88, TIRAP : TIR domain-containing adaptor protein, TRAF6 : TNF receptor-associated factor 6, TRAM : TRIF-related adaptor molecule, TRIF : TIR dormain-containing adaptor-inducing interferon-β.

ストレス負荷により細胞質経由で細胞外に分泌・放出される代表的DAMPと位置付けられている．具体的な分泌や放出の経路は明らかになっていない．上述したTLR4/2とreceptor for advanced glycation end products(RAGE)に直接結合し，細胞応答を生じる他に，サイトカインのIL-1βやCXCL12と複合体を形成し，それぞれの受容体への親和性を高める効果を生むことで，炎症反応の増幅に機能し，さらにHMGB1放出が加速するポジティブフィードバックが存在する(**図Ⅳ-52**)．ATPもDAMPsのカテゴリーで考えることができる(☞166頁)．

■ インフラマゾーム inflammasome

インフラマゾームは，細胞外からのPAMPsやDAMPsによる刺激や，細胞内に発生した活性酸素分子種ROSによる刺激を受けた細胞の細胞質内で形成される，起炎性反応を媒介する蛋白質複合体構造を指す．蛋白質複合体の構成要素として，NLRP3(nucleotide-binding oli-

表Ⅳ-32　代表的なDAMPsと検出受容体

DAMPs	検出受容体
HMGB1	TLR2，TLR4，RAGE
HSPs	TLR2，TLR4，CD91
S100A8/A9	RAGE
SAP130	CLEC4E (Mincle)
β-アミロイド	NLRP3，CD36，RAGE
RNA	TLR3
DNA	TLR9，AIM2
mtDNA	TLR9
尿酸ナトリウム（結晶）	NLRP3
ATP	NLRP3，P2Xs，P2Ys

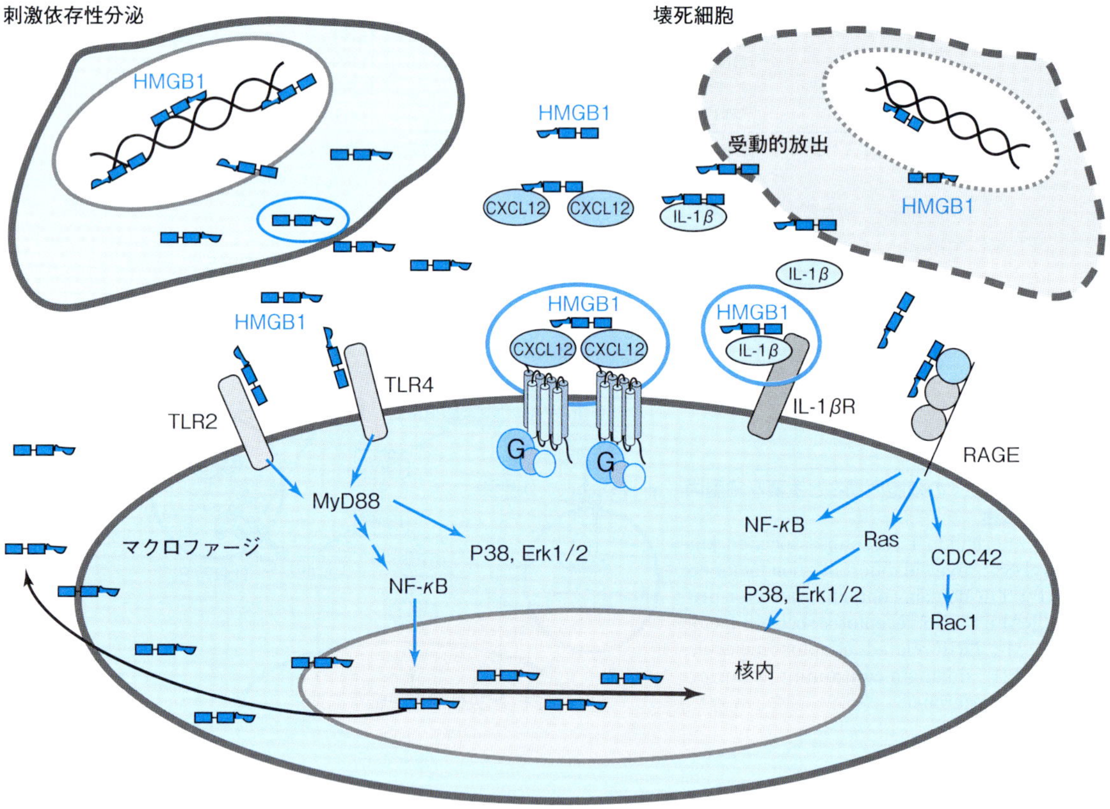

図Ⅳ-52　HMGB1の分泌・放出様式と炎症増幅作用

gomerization domain-like receptor family, pyrin domain-containing 3)，ASC (apoptosis-associated speck-like protein containing caspase recruitment domain)，プロカスパーゼ-1が存在し，ASCはNLRP3とプロカスパーゼ-1の連結子として機能する．各段階の活性化ステップを経由して，複合体が形成される．活性化されたカスパーゼ-1の働きで，Pro-IL-1βやPro-IL-18の切断が誘導され，最終的に起炎性サイトカインIL-1βやIL-18が細胞外へ分泌される．これらのサイトカインは炎症反応の駆動と増幅に働く(**図Ⅳ-53**)．活性化カスパーゼ-1はまた，ガスダーミンDの切断を生じ，ガスダーミンDの切断反応で生じるN末端側断片は，多量体を形

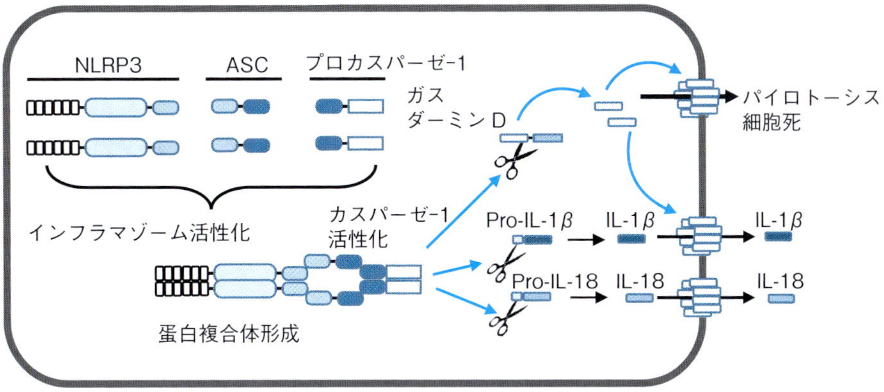

図Ⅳ-53 NLRP3 インフラマゾームの活性化とサイトカイン分泌ならびに細胞死

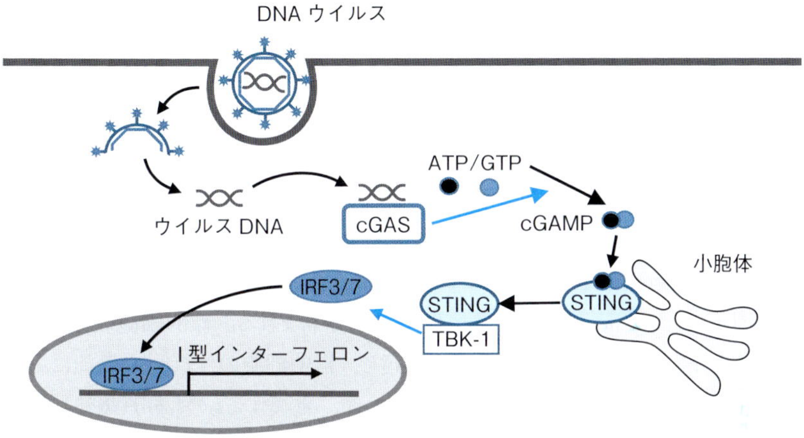

図Ⅳ-54 cGAS-STING によるウイルス二本鎖 DNA の検出

成し細胞形質膜に挿入され孔(ポア)を形成することで，IL-1β や IL-18 の分泌通路となるとともに，特徴的なパイロトーシス細胞死に関与する．

■ cGAS-STING と RIG-I 様受容体

cGAS-STING 系は，ウイルス由来の二本鎖 DNA の検出系としてみつかった反応系である．まず細胞内に侵入したウイルスが脱殻し，放出された二本鎖ウイルス DNA が cGAS(cyclic GMP-AMP synthase)と結合する(**図Ⅳ-54**)．結合により活性化された cGAS は，GTP と ATP を基質として cGAMP(cyclic GMP-AMP)を合成する．cGAMP は小胞体上に存在する STING と結合すると，STING は細胞質へ移行し，リン酸化酵素である TBK-1(tank binding kinase 1)と結合しこれを活性化する．TBK-1 が IRF3/7 をリン酸化するとこれらの転写因子は核内移行し，抗ウイルス作用を有する I 型インターフェロンの転写亢進に働く．cGAS-STING 系とは別に，ウイルス由来の二本鎖 RNA を検出する細胞内検出系として RNA ヘリカーゼ活性をもつ RIG-I(retinoic acid-inducible gene-I)と RIG-I 様受容体(MDA5, LGP2)が知られている．

8 サイトカインとケモカイン

サイトカイン(cytokine)は生体細胞，特に白血球が産生する抗体以外の蛋白質活性物質である．細胞はウイルスやバクテリアのトキシン等の刺激や産生されたサイトカイン自身に反応して，サイトカインを生成し，分泌する．数十をこえる種類のサイトカインは，微量で特異的な作用を示し，産生細胞自身を含めて多種の細胞機能を活性化し生体防衛・免疫機能に重要な働きを示す．白血球遊走活性が強く，その構造に複数のシステイン残基を特徴的な位置に含んでいる一群のサイトカインはケモカインと総称される．

サイトカイン

サイトカイン(cytokine)とは，種々の細胞が産生する多くは分子量数万以下の蛋白質で，主に造血や炎症，免疫の制御に関与する蛋白質の総称であり，ケモカイン(chemokine)，インターフェロン(interferon, IFN)，インターロイキン(interleukin, IL)，リンホカイン(lymphokine)，腫瘍壊死因子(tumor necrosis factor, TNF)などが含まれる．標的細胞表面に発現している特異的受容体を介して標的細胞にシグナルを伝達し，標的細胞のさまざまな機能に影響する．一般にホルモンや増殖因子はサイトカインに含まれないが，重複するものもあり(後述)，ホルモンと同様にサイトカイン作用にはそのサイトカインを産生する細胞自身に働くもの(autocrine)，近傍の細胞に働くもの(paracrine)，遠隔の細胞に働くもの(endocrine)がある．

サイトカインの大きな特徴として活性の多面性があげられる．ある一つのサイトカインは単一の効果をもつのではなく標的細胞の状態や他のサイトカインの存在の有無，組み合わせによってさまざまな効果を発揮する．一方で，複数のサイトカインが共通のシグナル伝達経路を利用することにより，標的細胞に対して異なるサイトカインが同一の効果を発揮することも知られている．サイトカインは細胞の分化・増殖に関わるばかりでなく炎症や免疫など生体防御に関わり，その過剰が数々の炎症性疾患や自己免疫性疾患の病態に深く関わっていることから，サイトカインやその受容体に対する抗体(生物学的製剤)や阻害薬が広く臨床応用されている．

■ ホルモンとの相違

サイトカインとホルモンは必ずしも明確に区別されている訳ではなく，エリスロポエチンのようにホルモンにもサイトカインにも分類されるものも存在する．一般にサイトカインはホルモンよりも血中濃度は低いが，炎症などの際には 1,000 倍以上の高濃度になることもある．ホルモンは通常特定の臓器で産生されるのに対し，同一のサイトカインが多種類の細胞から産生される．サイトカインは他のサイトカインの産生を刺激しサイトカイン・ネットワークを形成する．

■ サイトカインの分類と作用

サイトカインはその構造や作用などから種々の分類がなされている．サイトカインの作用発現に密接に関わる受容体(レセプター)をその構造からファミリーに分類すると(**表Ⅳ-33**)，単一のサイトカインがさまざまな細胞に対して異なる作用を示すこと，あるいは複数のサイトカインが一つの細胞に対して同一の効果を発揮することが理解しやすい．主要なインターロイキンについて，その産生細胞と作用を**表Ⅳ-34** に示す．

チロシンキナーゼ型受容体ファミリー：細胞内にチロシンキナーゼドメインをもつ受容体である．NGF，EGF，PDGF，FGF，M-CSF，SCF など多くの増殖因子の受容体が属すため，増殖因子型受容体とも呼ばれる．細胞内情報伝達系として Ras-MAP キナーゼ経路，PI 3-キナーゼ経路，PLCγ 経路などが活性化される．

セリン/トレオニンキナーゼ型受容体ファミリー：細胞内にセリン/トレオニンキナーゼドメインを有し，Smad 転写因子を活性化する．TGF-β 受容体が代表的である．

免疫グロブリンスーパーファミリー：免疫グロブリン(抗体)と相同性を有する細胞外ドメインをもつ受容体で，IL-1 受容体が代表的である．IL-1 受容体の細胞内ドメインは Toll 様受容体(TLR)と相同性が高く，TLR と同様のシグナル伝達経路をとり，MyD88 を介して NF-κB や MAP キナーゼを活性化する．

Ⅰ型サイトカイン受容体ファミリー：細胞外ドメインに共通のアミノ酸配列(WSXWS モチーフおよびシステイン残基の位置)が保存されているもので，IL-6 受容体，IL-3/IL-5/GM-CSF 受容体など種々のインターロイキン受容体，G-CSF 受容体，エリスロポエチン受容体など，細胞の分化や増殖に関わるものが多い．サイトカインが受容体に結合すると，JAK-STAT 系などを利用して細胞内シグナルが伝達される．シグナル伝達に関与するサブユニットは，複数の受容体間で共有されているため，サイトカイン作用の重複性の原因となる．

Ⅱ型サイトカイン受容体ファミリー：Ⅰ型サイトカイン受容体と類似の構造をもち，インターフェロン(IFN)-α，β，γ や IL-10 に対する受容体がこれに属す．

Ⅲ型サイトカイン受容体ファミリー：TNF/Fas 受容体ファミリーとも呼ばれ，腫瘍壊死因子(TNF)受容体や Fas，CD40 をはじめ数多くが含まれる．システインを多く含む細胞外ドメインを共通して有しており，このユニットは各受容体間で相同性がある．TNF 受容体Ⅰおよび Fas の細胞内ドメインには death domain と呼ばれる配列が存在し，細胞死の誘導に深く関わっている．

7 回膜貫通型受容体ファミリー：G 蛋白質共役型受容体で，IL-8 受容体，ホルモン受容体や神経伝達物質受容体，ケモカイン受容体などの多くがこのファミリーに属す．共役する G 蛋白質の種類によって細胞内 cAMP などのセカンドメッセンジャー濃度を調節している．

IL-17 受容体ファミリー：IL-17 は A～F の六つの遺伝子からなるファミリーを形成しており，アレルギー応答や自己免疫，細胞外増殖性の細菌感染防御などで中心的な役割を果たしている．IL-17 受容体は A～E の五つがファミリーを形成しており，ファミリー内では細胞外ドメインのフィブロネクチンⅢ様ドメイン，膜貫通部，細胞質の SERIF ドメインなどが保存されているが，他のサイトカイン受容体との相同性は低い．Act-1 が IL-17 受容体のアダプター分子として機能しており，Act-1 に TRAF6 が会合することにより IKK や JNK を活性化することで NF-κB や AP-1 を活性化し，下流で IL-6 などの炎症性メディエーターの発現を誘導することが知られている．

表Ⅳ-33　サイトカイン受容体の構造による分類

受容体ファミリー	細胞内情報伝達系	参照頁	サイトカイン
チロシンキナーゼ型受容体ファミリー	Ras-MAP キナーゼ，PI 3-キナーゼ，PLCγ 情報伝達系	61 頁	NGF，EGF，PDGF，GF，M-CSF，SCF
セリン/トレオニンキナーゼ型受容体ファミリー	TGF-β/Smad 情報伝達系	63 頁	TGF-β，アクチビン，インヒビン
Ⅰ型サイトカイン受容体ファミリー	JAK-STAT 情報伝達系	63 頁	IL-2，IL-3，IL-4，IL-5，IL-6，IL-7，IL-9，G-CSF，GM-CSF，CNTF，LIF
Ⅱ型サイトカイン受容体ファミリー	JAK-STAT 情報伝達系	63 頁	IFN-α，IFN-β，IFN-γ，IL-10
Ⅲ型サイトカイン受容体ファミリー	NF-κB/Rel 情報伝達系	66 頁	TNF
免疫グロブリンスーパーファミリー	NF-κB/Rel 情報伝達系	66 頁	IL-1
IL-17 受容体ファミリー	JNK-AP1，IKK-NF-κB 情報伝達系	66 頁	IL-17
7 回膜貫通型受容体(G 蛋白質共役型)ファミリー	cAMP 情報伝達系，イノシトールリン脂質情報伝達系	55 頁	IL-8，ケモカイン

表Ⅳ-34　主なインターロイキンの産生細胞と作用

IL	産生細胞	主な作用
IL-1α, IL-1β	マクロファージ，線維芽細胞，血管内皮細胞	炎症性サイトカインの一つ．リンパ球の増殖とその機能の維持．好中球やマクロファージの機能亢進．血管内皮細胞・線維芽細胞の増殖
IL-2	T 細胞	T 細胞増殖因子としてクローニングされた．T 細胞が産生．NK 細胞や B 細胞の増殖，マクロファージの活性化
IL-4	T 細胞，マスト細胞	T 細胞が産生．Th0 から Th2 への分化．B 細胞を増殖させ IgG1，IgE 抗体産生細胞（形質細胞）に分化
IL-5	T 細胞，マスト細胞	T 細胞が産生．B 細胞の抗体産生を補助し，IgA 産生に関与．IL-3 とともに好酸球の分化増殖に関与
IL-6	T 細胞，線維芽細胞，血管内皮細胞	B 細胞を抗体産生細胞に分化させる． 代表的な炎症性サイトカインで，肝臓に作用し CRP などの急性相反応物質の産生を促し，アルブミン産生を抑制
IL-8	好酸球，気道上皮細胞	炎症性サイトカイン．好中球・好塩基球走化因子．動脈硬化症の発症
IL-10	T 細胞（Th2），活性化 B 細胞，単球	Th1 やマクロファージからのサイトカイン産生を抑制し細胞性免疫を抑制．Th1 から Th2 への転換，B 細胞の増殖を誘導
IL-12	マクロファージ，B 細胞，マスト細胞	Th0 から Th1 への分化，IFN-γ の分泌誘導，IgE 分泌の阻害
IL-13	活性化 T 細胞	B 細胞の増殖と分化を刺激し，Th1 細胞を阻害する
IL-17	活性化 T 細胞	血管内皮細胞，線維芽細胞からサイトカイン産生を誘導
IL-18	マクロファージ	T 細胞，NK 細胞に IFN-γ を産生させ，NK 細胞の細胞傷害活性を高める
IL-23	樹状細胞	Th17 細胞の増殖維持に必要

■ T 細胞の分化と免疫応答

T 細胞にはヘルパー T 細胞（Th），細胞傷害性 T 細胞，制御性 T 細胞（レギュラトリー T 細胞，Treg）などのサブセットが存在するが，それぞれの分化成熟や機能発現にはサイトカインが深く関わっている．ここではヘルパー T 細胞について述べるが，Th1 と Th2，Th17 と iTreg の分化を司るサイトカインは相互に抑制的に作用することが特徴的である（**図Ⅳ-55**）．

ヘルパー T 細胞は胸腺で分化した $CD4^{+}$ ナイーブ（未感作）T 細胞（Th0）より Th1，Th2（**図Ⅳ-55A**），Th17，Treg（**図Ⅳ-55B**）へと分化する．Th1，Th2 への分化は IL-12，IL-4 がキーとなる，すなわち，Th0 に IL-12 が作用することで Th1 に分化し，IFN-γ などを産生して細胞内寄生細菌やウイルスの除去に関与するが，Th1 への分化に対して IL-4 は抑制的に作用する．Th2 は Th0 に IL-4 が作用することで分化し，IL-4，IL-5 などを産生し，アレルギー疾患や寄生虫に関与するが，IL-12 は分化を抑制する．TGF-β，IL-6 などの関与により Th0 は Th17 へ分

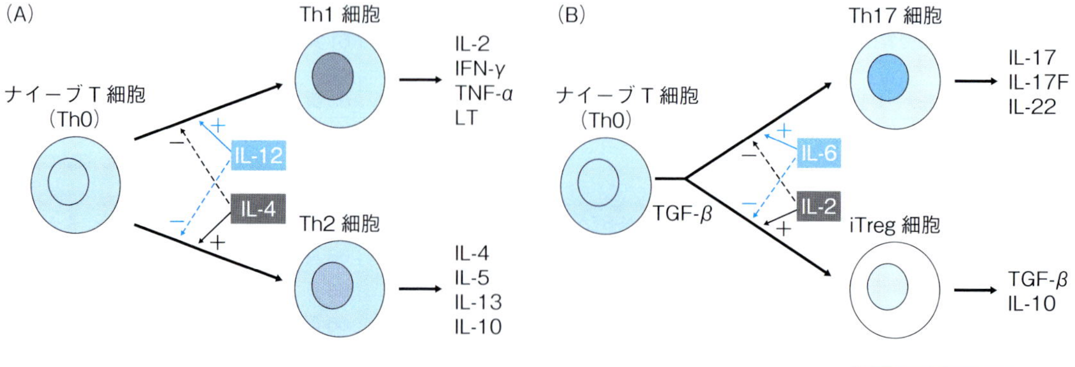

図Ⅳ-55　T 細胞の分化

化する．Th17 はその名のとおり IL-17 を産生し，細胞外細菌などに対して好中球主体の炎症反応を誘導するが，IL-2 は Th17 への分化を抑制する．一方，TGF-β，IL-2 によって Th0 は誘導性 Treg（iTreg）に分化し，TGF-β や IL-10 を産生して免疫寛容に関与するが，IL-6 は iTreg への分化を抑制する．

サイトカイン関連薬

造血薬

G-CSF：顆粒球増殖作用を有する G-CSF は，癌化学療法時の骨髄抑制に伴う顆粒球減少症の治療に用いる．末梢血造血幹細胞移植（peripheral blood stem cell transplantation, PBSCT）の際に，造血幹細胞を骨髄から末梢血中に誘導するためにも用いられる．

エリスロポエチン（erythropoietin, EPO）：主に腎間質細胞で産生される，赤血球産生を促進する．腎性貧血の治療に用いられる．また，赤血球数増加を介して筋への酸素供給を増やし持久力を高めることから，自転車競技などのドーピングに使用され問題となっている．EPO は本来生体内に存在するためドーピングの検出が難しく，ヘマトクリット値などによりスクリーニング検査を行い，疑い例では尿の電気泳動で遺伝子組換え EPO を検出する．

生物学的製剤など：近年，全身性自己免疫疾患（膠原病とその類縁疾患）の病態解析が進み関与するサイトカインが解明されてきた．例えば，関節リウマチでは TNF-α や IL-6 などの炎症性サイトカインが関与するのに対し，全身性エリテマトーデスではⅠ型 IFN が関与する．これらのサイトカイン受容体に結合して機能発現を抑制する抗体医薬，あるいは細胞内シグナル伝達経路を抑制する小分子化合物の JAK 阻害薬などが臨床応用されている（☞ 472 頁）．

ケモカイン

さまざまな侵襲刺激によって炎症・免疫応答が惹起されると，侵襲部位に特異的白血球浸潤が認められる．急性炎症時には好中球，慢性炎症時にはマクロファージ，リンパ球が主に浸潤する．この特異的白血球の組織浸潤を制御する生理活性蛋白質がケモカイン（chemokine）である．ケモカインは炎症・免疫反応のような緊急反応のみならず，正常状態・発生の過程における免疫，造血組織の形成にも関与する．さらに，病態時の血管新生，癌細胞の転移・浸潤，HIV 感染なども制御する．

ケモカインの分類

多くのケモカインは 70 数個のアミノ酸からなる塩基性のヘパリン結合性蛋白質である．**表Ⅳ-35** に示すように 40 をこえる大きなファミリーを形成し，一次構造上保存された部位にシステインが 4 つ存在しその存在様式により CXC，CC，C，CX3C サブファミリーに分類される．多くの CXC ケモカイン遺伝子はヒト染色体では第 4 番 q 領域に，CC ケモカイン遺伝子は第 17 番 q 領域に大きなクラスターを形成する．IL-8/CXCL8 などの炎症時に誘導されるケモカイン遺伝子の多くは NF-κB，AP-1，CEBP などの転写因子により調節されている．

■ ケモカイン受容体

さまざまな白血球サブセットに特異的に発現し，18 種類同定されている．いずれも細胞膜を 7 回貫通する G 蛋白質共役型受容体で多くは $G\alpha_i$ と会合する．ケモカイン受容体を介する細胞内 Ca^{2+} の上昇，PLC/D，PI 3-キナーゼ γ，MAP キナーゼの活性化を通して，白血球の脱顆粒，活性酸素産生ならびに細胞遊走などが起こる．一方，細胞内にシグナルを伝えることなく炎症部位のケモカインを結合，除去し炎症・免疫抑制に関わる非典型ケモカイン受容体の存在が知られ

表Ⅳ-35　ケモカイン・ケモカイン受容体の分類と発現細胞

ケモカイン受容体		ケモカイン（統一名）	主な受容体発現細胞
CXC サブファミリー	CXCR1	IL-8（CXCL8），GCP-2（CXCL6）	好中球，好塩基球など
	CXCR2	IL-8（CXCL8），GRO（CXCL1～3），NAP-2（CXCL7），ENA-78（CXCL5）	好中球，好塩基球など
	CXCR3	IP-10（CXCL10），Mig（CXCL9），I-TAC（CXCL11）	Th1 細胞，$CD8^+$ メモリー T 細胞，単球，形質細胞様樹状細胞
	CXCR4	SDF-1/PBSF（CXCL12）	T 細胞，B 細胞，樹状細胞，未分化造血細胞，血管内皮細胞
	CXCR5	BLC（CXCL13）	B 細胞，濾胞性ヘルパー T 細胞
	CXCR6	SR-PSOX（CXCL16）	活性化 T 細胞，ナイーブ T 細胞，B 細胞，NK 細胞，NKT 細胞
	（不明）	PF4（CXCL4）	線維芽細胞，血小板，巨赤芽球，好塩基球，マスト細胞
CC サブファミリー	CCR1	MIP-1α（CCL3），RANTES（CCL5），MCP-2（CCL8），HCC-1（CCL14），MPIF-1（CCL23）	単球，T 細胞，NKT 細胞，未熟樹状細胞，好中球，好酸球
	CCR2	MCAF/MCP-1（CCL2），MCP-2（CCL8），MCP-3（CCL7），MCP-4（CCL13）	単球，マクロファージ
	CCR3	エオタキシン（CCL11），MCP-2～4（CCL2，7，13），RANTES（CCL5）	好酸球，好塩基球，マスト細胞，Th2 細胞，樹状細胞，ミクログリア
	CCR4	MDC（CCL22），TARC（CCL17）	Th2 細胞，皮膚指向性メモリー T 細胞
	CCR5	MIP-1α（CCL3），MIP-1β（CCL4），RANTES（CCL5）	単球，Th1 細胞，マクロファージ，樹状細胞，ミクログリア
	CCR6	LARC/MIP-3α（CCL20）	ナイーブ T 細胞，未熟樹状細胞，一部メモリー T 細胞，一部 B 細胞
	CCR7	SLC（CCL21），ELC/MIP-3β（CCL19）	T 細胞，B 細胞，成熟樹状細胞
	CCR8	I-309（CCL1），DC-CK1/PARC（CCL18）	単球，Th2 細胞
	CCR9	TECK（CCL25）	未熟胸腺細胞，腸管指向性 T 細胞，腸管上皮内リンパ球（IEL）
	CCR10	CTACK（CCL27），MEK（CCL28）	皮膚指向性メモリー T 細胞，Langerhans 細胞
	CCR11	MCP-4（CCL13），MCP-2（CCL8），MCP-1（CCL2）	心臓，小腸，肺組織
C サブファミリー	XCR1	リンホタクチン α，β（XCL1，2）	胸腺細胞，$CD8^+$ T 細胞，NK 細胞，$CD8^+$ 樹状細胞
CX_3C サブファミリー	CX_3CR1	フラクタルカイン（CXC3CL1）	NK 細胞，IEL，γ/δ T 細胞，T 細胞，単球，ニューロン，ミクログリア

IP-10 : γ-interferon-inducible protein
Mig : monokine-induced by interferon-γ
SDF : stromal cell-derived factor
BLC : B-lymphocyte chemoattractant
MIP : macrophage inflammatory protein
RANTES : regulated upon activation, normal T cell expressed and secreted
CTACK : cutaneous T cell attracting chemokine
MDC : macrophage-derived chemokine
TARC : thymus and activation-regulated chemokine
LARC : liver and activation-regulated chemokine
SLC : secondary lymphoid tissue chemokine
ELC : Epstein-Barr virus-induced molecule 1 ligand chemokine
MEK : mucosal-associated epithelial chemokine
TECK : thymus-expressed chemokine
DC-CK : dendritic cell-derived CC chemokine

ている．また，ヘルペスウイルス，ポックスウイルスなどによるケモカイン結合蛋白質やケモカイン受容体様分子の発現とこれらのウイルスの病原性への関与が判明している．

■ ケモカインの作用

急性炎症：急性炎症時，好中球は後毛細管細静脈（post-capillary venule, PCV）から組織浸潤する．この PCV には，さまざまな炎症介在分子（ニューロペプチド，脂質因子，サイトカインなど）が作用し，血流の変化，血管の透過性亢進，内皮細胞の活性化等を起こす（☞ 452 頁）．好中球には L-セレクチン（CD62L）と呼ばれる細胞接着分子が発現しており血管内皮細胞上の糖鎖抗原にまず緩く結合し，血流により転がり現象を起こす．その後，ケモカイン IL-8 や脂質因子が好中球を活性化しインテグリン β の活性化が起こり，好中球は血管内皮上の細胞接着分子 ICAM に強固に結合し，その後血管内皮細胞間をくぐり抜け侵襲部位に IL-8 により引き寄せられる（**図Ⅳ-56**）．ヒト好中球には IL-8 受容体 CXCR1 と CXCR2 が発現し，それぞれに複数のケモカインが作用する．急性肺炎，虚血後再灌流障害，急性腎炎などさまざまなヒト急性炎症疾患における好中球浸潤に関与する．

慢性炎症：

マクロファージ浸潤とケモカイン：炎症の遷延化により炎症組織には好中球に替わり単球/マクロファージ（組織浸潤した段階でマクロファージと呼ぶ）が主に浸潤するようになる．このマクロファージの浸潤には炎症部位で産生されるケモカイン MCAF/MCP-1/CCL2 と単球表面上に発現する MCP-1 の受容体 CCR2 が必須である．MCP-1-CCR2 軸は単球の骨髄から血中への移動にも関与する．動脈硬化症発症，肥満やインスリン抵抗性にも関与するとされている．慢性炎症に伴う肺線維症，腎硬化症，肝硬変など線維化疾患において，組織浸潤マクロファージはさまざまなサイトカイン，活性酸素，脂質因子を産生し線維化に関与する．メタロプロテアーゼ産生などにより組織の修復・再生にも関わる．

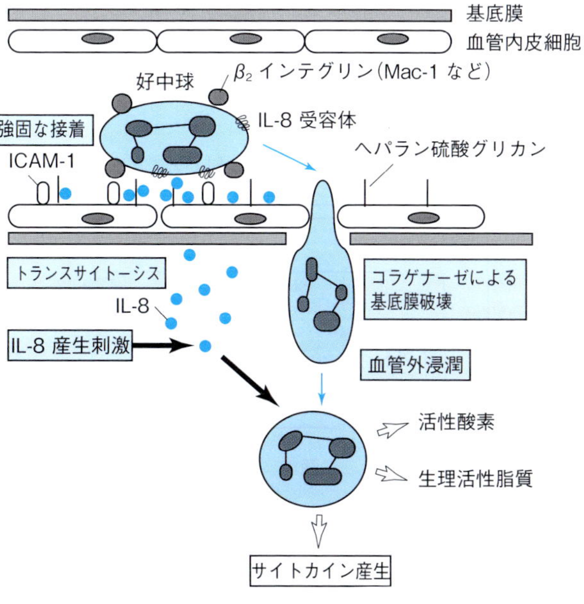

図Ⅳ-56 急性炎症反応における IL-8 の役割

免疫とケモカイン：生理的条件下でBLC/CXCL13はCXCR5を発現するB細胞の遊走を制御し，二次リンパ組織におけるB細胞濾胞形成に関わる．また，リンパ節傍皮質(T細胞)領域の高円柱内皮細静脈(HEV)に発現するSLC/CCL21は恒常的な$CCR7^+$ナイーブT細胞のリンパ節傍皮質領域への移動を制御する．一方，侵襲に伴う炎症部位に常在する未成熟な組織樹状細胞は抗原の貪食，プロセスを通して$CCR7^+$成熟樹状細胞となり，そのリガンドSLCを恒常的に発現するリンパ管内皮細胞を介して所属リンパ節の傍皮質領域に到達する．CCR7のもう一つのリガンドであるELC/CCL19はリンパ節に到達した樹状細胞をさらにT細胞領域に分布させる．組織由来成熟樹状細胞はリンパ節常在樹状細胞と連携して$CD4^+$ヘルパーT細胞ならびに$CD8^+$細胞傷害性T細胞を抗原特異的に増殖・分化させる(**図Ⅳ-57**)．

免疫応答は**体液性免疫応答**と**細胞性免疫応答**に大別されるが，それぞれの免疫応答はIL-2やIFN-γなどを産生するTh1細胞と，IL-4やIL-10などを産生するTh2細胞により支配される(Th1/2 dichotomy)．アレルギー疾患，自己免疫疾患，移植免疫などではTh1/Th2細胞のバランスが病態の成立・進行・予後を決定する．例えば関節リウマチは代表的な**Th1病**，気管支喘息やアトピー性皮膚炎は**Th2病**と考えられている．CCR5やCXCR3を発現しているTh1細胞では，MIP-1α/CCL3やMIP-1β/CCL4，あるいはIP-10/CXCL10やMig/CXCL9などのケモカインが，CCR4を発現しているTh2細胞では，TARC/CCL17やMDC/CCL22などのケモカインがTh1/Th2細胞による病態形成に関与している(**図Ⅳ-58**)．

アレルギー疾患における好酸球の局所浸潤過程には，RANTES/CCL5，エオタキシン/CCL11，MCP-4/CCL13などのケモカインが関与する．Thサブセット，Th17は，主にCCR6を発現し，真菌感染，皮膚乾癬などに関わる．自己抗原を認識し中枢性免疫寛容に関与する**内在性制御性T細胞**(**nTreg**)は胸腺で分化し，血液循環を経て末梢リンパ節にCCR7依存的にHEVを通って供給される．癌，慢性感染症等に伴う免疫抑制に深く関わる**誘導性制御性T細胞**(**$CCR4^+$ iTreg**)は，末梢リンパ組織で誘導され，炎症組織にCCR4もしくはCXCR3依存的に浸潤する．細胞傷害性T細胞(CTL)の免疫組織内での活性化，エフェクター/メモリー細胞

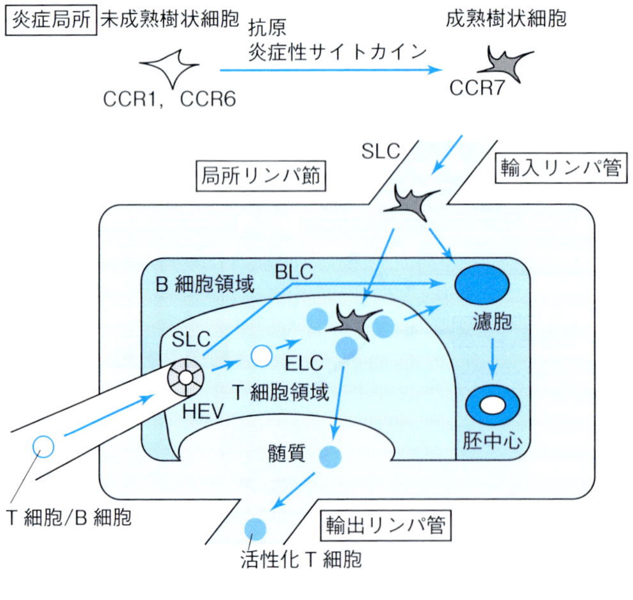

図Ⅳ-57　炎症における樹状細胞の動態
HEV：high endothelial venule,
SLC：secondary lymphoid-tissue chemokine,
BLC：B-lymphocyte chemoattractant
ELC：EBT-1 liganded chemokine

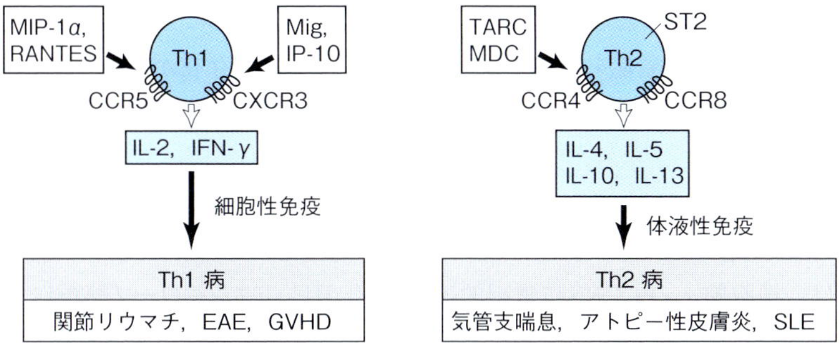

図Ⅳ-58 Th1/Th2 細胞の免疫応答とケモカイン
GVHD : graft versus host disease, EAE : experimental allergic encephalomyelitis, SLE : systemic lupus erythematosus

の臓器分布とリンパ節へのホーミングを通した免疫メモリーの維持，標的臓器への浸潤，腸管や皮膚などの臓器特異的白血球浸潤にもケモカインが重要な役割を果たす．

癌とケモカイン：癌部位へのさまざまな白血球サブセットの浸潤制御のみならず，癌会合性線維芽細胞の活性化，血管新生にもケモカインが関与する．CXC ケモカインのうち，IL-8 のように最初のシステイン残基の前 3 アミノ酸配列が ELR(Glu-Leu-Arg) 配列を有するものは血管新生を促進し，IP-10 のように ELR 配列を有さないケモカインは血管新生を抑制する．癌組織の低酸素下で活性化される HIF-1α の制御下で発現する血管内皮細胞増殖因子(VEGF)と酸化ストレスを介して誘導される IL-8 が相補的に腫瘍の血管新生に関わる．

SDF-1/CXCL12-CXCR4 軸ならびに SLC-CCR7 軸などのケモカイン・ケモカイン受容体軸が癌細胞の臓器特異的転移を制御し，SDF-1-CXCR4 軸がスキルス胃癌の腹膜播種に関与する．

■ AIDS(後天性免疫不全症候群) Acquired immunodeficiency syndrome

HIV 感染には CD4 分子が必要であることは 1986 年 Maddon らにより明らかにされたが，CD4 分子の存在だけでは十分ではなく，第二の受容体の存在が予想されていた．1996 年 Berger らは HIV 感染のコレセプターを同定し，この分子を fusin と命名したが，fusin はケモカイン受容体 CXCR4 であり，そのリガンドは SDF-1 というケモカインであることが判明した．その後マクロファージ指向性 HIV に関してもコレセプターとして CCR5 が同定された．このことは HIV の感染機序を明らかにするだけでなく従来の逆転写酵素阻害薬およびプロテアーゼ阻害薬に代わる新しい AIDS 治療薬の開発にもつながる画期的なブレークスルーであった(☞ 586 頁)．

AIDS ウイルス(HIV-1)には，マクロファージや T 細胞にそれぞれ選択的に感染するいわゆる標的細胞指向性が認められる．これは AIDS ウイルスが CD4 分子を介して標的細胞に感染する際，コレセプターとして CCR5 や CXCR4 などのケモカイン受容体の存在を必要とし，これらの受容体発現が標的細胞の種類により異なるためである．また CXCR4，CCR5 以外にも CCR2 や CCR3 などもコレセプターとして機能する場合がある．

ケモカイン・ケモカイン受容体多型，変異は HIV 感染感受性を決定している．例えば HIV 感染の高いリスク下にあっても 15 年以上 AIDS を発症しない，いわゆる長期未発症者の中には 32

個の塩基対欠損を有する変異 CCR5 を発現している人たちが存在する．さらに AIDS 発症を数年遅らせる変異 CCR2 の存在や，発症を抑制する変異 SDF-1 遺伝子の存在が報告されている．これらの事実は AIDS の根治的遺伝子治療を考えるうえで重要な情報を提供している．

ケモカイン受容体拮抗薬

マラビロク(maraviroc)は，HIV が細胞に侵入する際に利用する CCR5 の拮抗薬である(☞ 587 頁)．マラビロクは，細胞膜上の CCR5 に選択的に結合し，HIV-1 エンベロープ糖蛋白質 gp120 と CCR5 との相互作用を遮断することにより，CCR5 指向性 HIV-1 の細胞内への侵入を阻害する．ウイルス複製が確認され，他の抗 HIV 薬に耐性を示す CCR5 指向性 HIV-1 感染成人に対して適用が認められている．また，CXCR4 拮抗薬である**プレリキサホル**(plerixafor)は末梢血幹細胞移植時に用いる骨髄幹細胞の血中への動員増加作用により認可されている．また，CCR4 に対する抗体依存性細胞傷害作用を利用した脱フコシル化ヒト型化抗体**モガムリズマブ**(mogamulizumab)は，ヒト成人型 T 細胞白血病を対象として 2012 年わが国で承認された．現在 CXCR1/2，CXCR3，CCR2，CCR3，CCR5，CCR9 などに対する多数のケモカイン受容体低分子拮抗薬の臨床開発がなされている．

第V章
神経薬理

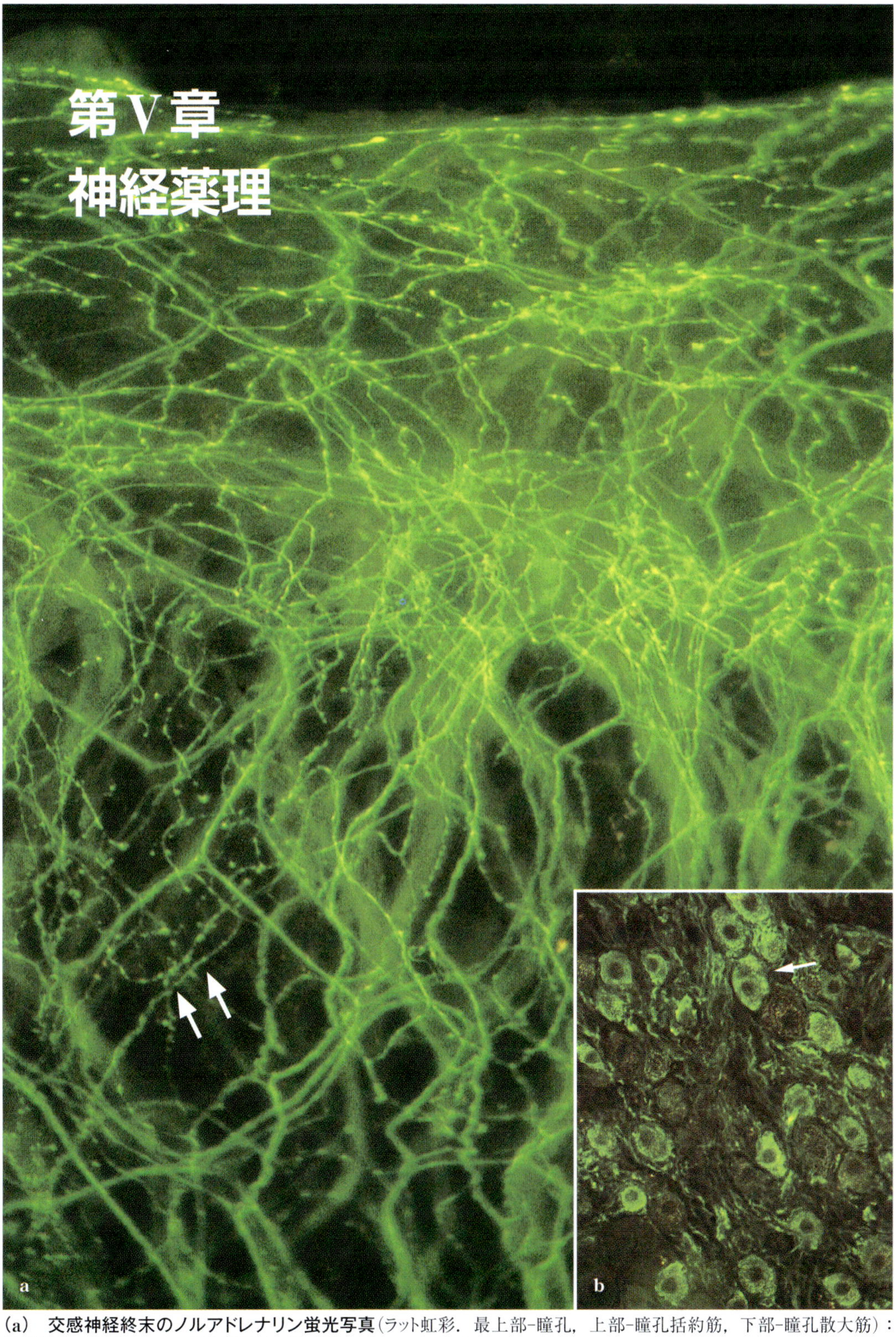

(a)　交感神経終末のノルアドレナリン蛍光写真(ラット虹彩．最上部-瞳孔，上部-瞳孔括約筋，下部-瞳孔散大筋)：神経終末にはバリコシティ(瘤状構造)が数珠状に連なっている(矢印)．
(b) 交感神経節の蛍光写真(ラット上頸神経節)：交感神経節後神経細胞体にノルアドレナリン蛍光がみられる(矢印)．

1 末梢神経の構造と機能

末梢神経系(peripheral nervous system)はその機能から体性神経系(somatic nervous system)と自律神経系(autonomic nervous system)に分けられている．中枢から末梢へ指令を送る遠心性神経(efferent nerve)と，末梢で受容した情報を中枢へ伝える求心性神経(afferent nerve)をもつ(表V-1)．体性神経系では，遠心性神経を運動神経(motor nerve)，求心性神経を知覚神経(sensory nerve)と呼ぶが，一般に，自律神経系では自律神経というと遠心性神経を指し，求心性神経を内臓知覚神経(viscerosensory nerve)と呼ぶことが多い．

表V-1　末梢神経の分類

- 末梢神経系
  - 体性神経系
    - 運動神経(遠心性)
    - 知覚神経(求心性)
  - 自律神経系
    - 自律神経(遠心性)
      - 交感神経
      - 副交感神経
    - 内臓知覚神経(求心性)

■ 体性神経系

体性神経系には感覚器からの求心線維からなる知覚神経と遠心性の運動神経がある．知覚神経は末梢でシナプスを作らず，脳神経や脊髄神経を通って脳神経知覚核や脊髄後角に終わる．末梢で知覚に作用する薬の作用点は，感覚情報の受容と軸索の伝導が考えられるが，感覚受容器に特異的に作用する薬は少なく，ケミカルメディエーターに関与する消炎鎮痛薬，内臓知覚過敏を抑制する5-HT_3受容体拮抗薬が知られている．軸索伝導を遮断する薬は局所麻酔薬として分類されている．

運動神経は骨格筋を直接支配する下位運動ニューロンを指す．それには脳神経運動ニューロンおよび脊髄運動ニューロンが含まれる．運動ニューロンは，骨格筋へ分布する有髄神経で太く伝導速度の速いAαおよびAγ線維である(**表V-2**)．

表V-2　末梢神経線維の型

線維の型	線維の直径 [μm]	伝導速度 [m/s]	スパイク持続 [ms]	絶対不応期 [ms]	機能	局所麻酔薬への感受性
Aα　有髄	12〜20	70〜120	0.4〜0.5	0.4〜1	骨格筋運動，固有受容感覚	+
Aβ　有髄	5〜12	30〜70	0.4〜0.5	0.4〜1	触覚，圧力	++
Aγ　有髄	3〜6	15〜30	0.4〜0.5	0.4〜1	骨格筋緊張	++
Aδ　有髄	2〜5	12〜30	0.4〜0.5	0.4〜1	一次痛，温度	+++
B　有髄	1〜3	3〜15	1.2	1.2	交感神経節前線維	++++
C　無髄	0.4〜1.2	0.5〜2	2	2	二次痛，温度	++++
C　無髄	0.3〜1.3	0.7〜2.3	2	2	交感神経節後線維	++++

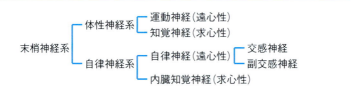

神経筋接合部の構造

神経筋接合部は一種のシナプス構造で，運動神経終末，シナプス間隙および終板より構成されている．

運動神経の終末部では髄鞘を失い，多数の終末ボタンあるいは終末足に分岐する．その中には多数の小胞（直径30〜60 nm）があり，伝達物質であるアセチルコリン（ACh）が含まれている．この終末部は**運動神経終板**（motor endplate）の凹部にはまり込んでいる．この全構造を**神経筋接合部**（neuromuscular junction）と呼び（**図V-1**），神経と筋細胞膜の肥厚部との間はシナプス間隙に相当するもので，シナプス化学伝達とよく似た方式で神経興奮によりACh が遊離される．遊離されたACh は終板の**ニコチン受容体**（nicotinic receptor）に結合し，Na^{+} チャネルが開き，Na^{+} 流入は脱分極電位，すなわち**終板電位**（endplate potential）を発生させる．この局部電位で生じた電流の吸い込みが近接した筋線維膜を脱分極させ，活動電位（action potential）が発生し，筋収縮を起こす．末梢運動神経に働く薬は神経筋接合部の化学伝達を作用点とする．

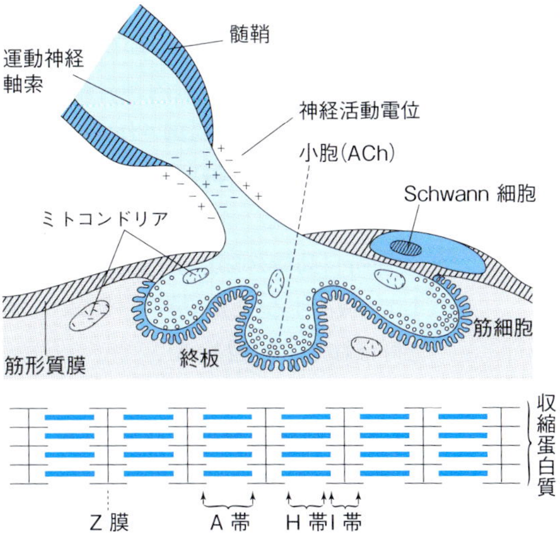

図V-1　神経筋接合部の構造

自律神経系

自律神経系の遠心性線維は運動系であり，**節前神経**（preganglionic neuron）と**節後神経**（postganglionic neuron）とからできている．節前神経は脊髄の側柱（lateral column）あるいは脳神経運動核を起始核とし，その軸索の多くは有髄神経で，比較的伝導速度の遅いB 線維である．節前神経は**自律神経節**（autonomic ganglion）で，多数の節後神経とシナプスを形成する．節後神経は無髄神経で伝導速度の遅いC 線維で，終末部は多数の枝に分かれる．神経終末には，多数の瘤状構造（バリコシティ varicosity）があり，その中に貯蔵されている**伝達物質**（transmitter）が，インパルス（impulse）によって遊離され，効果器（effector）に情報が伝達される．自律神経の出力は神経節で拡大され，さらに，神経終末で幾倍にも拡大されて伝達されることになる．

交感神経：交感神経（sympathetic nerve）の節前神経は比較的短く，第1 胸髄から第3 あるいは第4 腰髄の前根から出て脊柱の両側の交感神経幹にある椎骨神経節で，節後神経とシナプスを作る．一部は椎骨の前面で神経叢を作り腹腔神経節や上・下腸間膜神経節でニューロンを変える．節後神経は直接または血管周囲神経叢（perivascular plexus）を通って効果器へ分布する．

副交感神経：副交感神経の節前神経は二つに分かれる．頭部遠心性（cranial outflow）副交感神経は迷走神経背側核，下唾液核，上唾液核，Edinger-Westphal 核（動眼神経副核）から出て迷走神経（X）を通って胸腹部へ，舌咽神経（Ⅸ）顔面神経（Ⅶ）および動眼神経（Ⅲ）を通って頭部へ分布する．骨盤臓器は第2〜第4 仙髄の支配を受け，仙部遠心性（sacral outflow）副交感神経と呼ばれている．副交感神経節は臓器壁内や近傍にあり，節後神経は短いのが特徴である．

壁内神経叢：胃腸管では血管とともに内臓へ入り込んだ副交感神経節前線維は壁内神経節で節後神経とシナプスを作る．節後神経は副交感神経支配臓器，主に平滑筋と腺に終わる．胃腸管では，特に多種類の壁内神経細胞をもち，2 種類の**壁内神経叢**(intramural plexus)を形成して，分泌や運動が制御されている．**筋層間神経叢**(myenteric plexus あるいは Auerbach's plexus)と**粘膜下神経叢**(submucosus plexus あるいは Meissner's plexus)と呼び，胃腸管壁に広がっている．ACh，GABA およびニューロペプチドを含む腸神経細胞が多数存在し，腸管の局所自動能を司り，副交感神経節前線維や交感神経節後線維を切断(除神経 denervation)しても機能することができる．そこで，第三の自律神経系，**腸神経系**(enteric nervous system)と呼ばれている(**図Ⅴ-3**)．

■ 自律神経接合部の化学伝達

節前神経と節後神経とのシナプス接合部(synaptic junction)や節後神経と効果器接合部の興奮は化学的に伝達される．自律神経の主な神経伝達物質(neurotransmitter)は ACh とノルアドレナリンである．交感神経および副交感神経はいずれも混合神経であり，伝達物質による分類と必ずしも一致しない．ACh を伝達物質とする神経を**コリン作用性神経**(cholinergic nerve)，ノルアドレナリンを伝達物質とする神経を**アドレナリン作用性神経**(adrenergic nerve)と呼ぶ(**表Ⅴ-3**)．

神経終末部における化学伝達：交感・副交感神経節前線維はコリン作用性であり，その終末から遊離した ACh はシナプス後膜にあるニコチン受容体と結合し，節後神経を興奮させる．副交感神経節後神経の伝達物質も ACh であるが，効果器にあるムスカリン受容体と結合し，ムスカリン様作用を現す．一方，交感神経節後神経はアドレナリン作用性であり，終末から遊離したノルアドレナリンは効果器の α および β 受容体と結合して，交感神経刺激反応を現す．交感神経の節後神経であっても，汗腺や骨格筋血管へ分布する神経はコリン作用性である．副腎へ分布する交感神経はコリン作用性の節前神経であり，副腎髄質カテコラミン細胞は節後神経細胞体に相当する．

自律神経節では ACh やノルアドレナリン以外に介在神経の伝達物質として交感神経節ではドパミンが，副交感神経節では GABA が知られている他，多くのニューロペプチドが自律神経系の伝達物質であることが明らかにされている．

表Ⅴ-3　神経伝達物質による自律神経系の分類

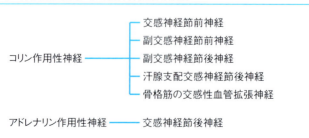

コリン作用性神経	交感神経節前神経
	副交感神経節前神経
	副交感神経節後神経
	汗腺支配交感神経節後神経
	骨格筋の交感性血管拡張神経
アドレナリン作用性神経	交感神経節後神経

自律神経節における刺激伝達

交感神経節——上顎神経節におけるアセチルコリンによる節後性シナプス電位(図V-2)

①ニコチン受容体を介する伝達：速い興奮性後シナプス電位(fast excitatory postsynaptic potential, fast EPSP, 1 msec の潜時をもつ)を発生する．

②ムスカリン受容体を介する伝達：遅い興奮性後シナプス電位(slow excitatory postsynaptic potential, slow EPSP, 数百 msec の潜時をもつ)を発生する．M_1 受容体を介する．

③ムスカリン受容体，カテコラミン受容体を介する伝達：ACh が神経節内の介在神経を介して節後神経の抑制性後シナプス電位(inhibitory postsynaptic potential, IPSP)を発生する．神経節内のカテコラミン含有介在神経に作用し，ドパミンあるいはノルアドレナリンの遊離を引き起こす．ノルアドレナリンは節後神経に作用して過分極を起こす．介在神経から遊離したドパミンは節後神経の D_1 受容体に作用して cAMP の生成を促進し，slow EPSP を増強する．

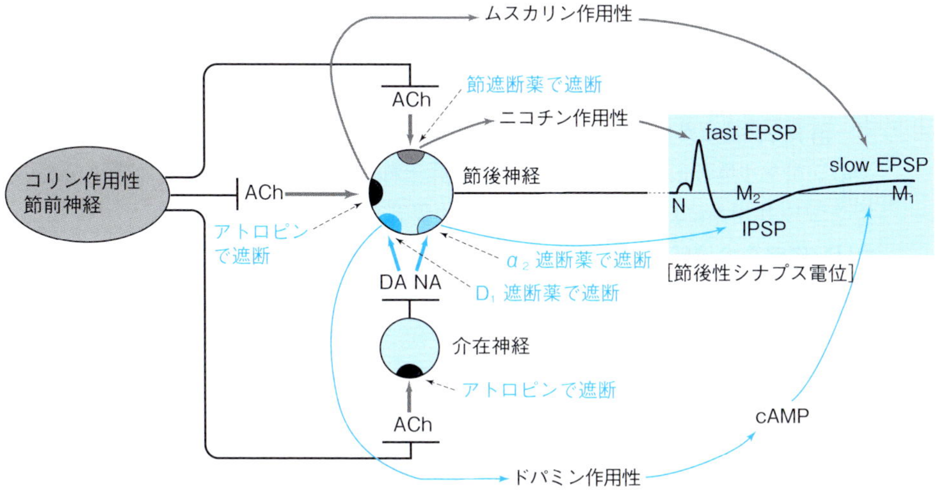

図V-2 交感神経節における伝達機構

副交感神経節——壁内神経叢における化学伝達(**図V-3**)．節後神経細胞は節前線維から遊離した ACh によりニコチン受容体を介して興奮性シナプス電位を発生する．交感神経節後線維の大部分は筋層間神経叢に終末を形成し，副交感神経節の伝達を抑制する．この機構は，交感神経節後線維から遊離されるノルアドレナリンの α 作用による．腸神経系は 10^7～10^8 個の神経細胞を含み，10 種類以上の細胞タイプに分類され，その神経伝達物質としてアミン，アミノ酸，ペプチド，一酸化窒素(NO)が候補にあげられている．これらの物質は直接効果器に作用するもの，腸神経を介して間接的に効果器に作用するものがあり，壁内神経節では多様な神経伝達物質を含む神経回路が存在する．

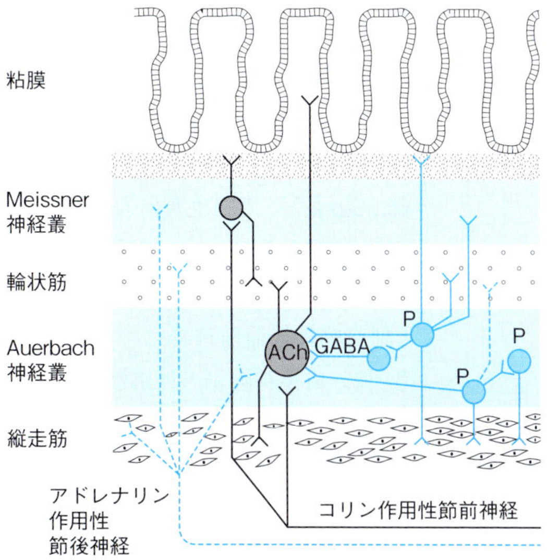

図V-3 副交感神経節の神経回路

■ 自律神経の機能

自律性効果器はアドレナリン作用性とコリン作用性神経に拮抗的に支配されている．いずれの系が活動を高め，いずれの系が弱めるかについては一般原則がない．コリン作用性神経から限局した部位に ACh が遊離されると，アセチルコリンエステラーゼによって素早く分解されるので，作用部位は限られ，持続は短い．一方，カテコラミンは副腎髄質ホルモンとして血中に一定濃度で存在し，交感神経と効果器の接合部はそれほど緊密でなく，遊離されたノルアドレナリンの一部は血中に拡散するのでその作用は ACh と比較すると広い範囲に及ぶ．

アドレナリン作用系の機能：アドレナリン作用系は緊急事態のとき，一つの単位として働く．交感神経系の活動は，瞳孔の散大，心拍の増加，血圧上昇，皮膚血管の収縮を起こす．血糖や遊離脂肪酸レベルが上昇し，副腎からのアドレナリン遊離が起こる．アドレナリンは交感神経系の活動を強め，強い骨格筋血管の拡張作用や心拍出量増加作用を示す．これらはいずれもエネルギー消費を高める異化作用の方向にある．Cannon は危急によって誘起されたノルアドナリン作用系の活動を“逃避または闘争のための準備”と称した．しかし，持続的血管平滑筋の緊張の維持やコリン作用系による同化作用への拮抗的制御がより重要な役割である．

コリン作用系の機能：コリン作用系の活動によって胃腸管運動，外分泌の亢進および括約筋の弛緩が起こり，食物を消化，吸収させやすくする．グリコーゲン合成を促進し，エネルギーを蓄積させる同化作用の方向に進む．

■ 自律神経系の中枢性制御

自律神経中枢は視床下部にあるとされてきたが，大脳皮質から脊髄まで広範囲に広がる神経ネットワークによる自律機能制御の一部位であることが明らかになってきた．視床下部には体温，血糖，体液量，ホルモン分泌の調節中枢，中脳には対光反射中枢，橋・仙髄には排尿中枢，延髄には循環，呼吸，嘔吐，嚥下，唾液分泌，咳反射中枢が存在する．これらの自律機能調節中枢は，大脳辺縁系および前頭前野と密接な神経ネットワークが形成され自律機能の中枢性制御がなされている．

環境や生体内ストレスシグナルは知覚神経や内臓知覚神経から交感神経に沿って脊髄を上行し直接あるいは脊髄網様体から延髄の上行性アドレナリン神経・ノルアドレナリン神経を経て視床下部，辺縁系，大脳皮質に入り，視床下部から脳下垂体副腎系に，直接あるいは青斑核領域の下行性アドレナリン・ノルアドレナリン神経を経て交感神経節前神経へ達し，交感神経と内分泌系の興奮をもたらす．橋ノルアドレナリン神経は交感神経節前神経に α_1 受容体を介する興奮性入力と副交感神経節前神経への α_2 受容体による抑制性入力によって自律神経機能を調節している．さらに，自律神経系の反応は，不快，怒り，不安，恐怖などの情動や各臓器の感覚情報によって誘起される．恐怖反応は扁桃体から視床下部への入力により下垂体-副腎系を活性化し，扁桃体-青斑核神経路を介して心拍数の増加や血圧の上昇が，扁桃体-傍小脳脚核神経路を介して呼吸の増加などの興奮が生じる．これらの興奮に対して前頭前野からは抑制性調節が働く．青斑核とその他の橋ノルアドレナリン神経は交感神経節前神経に α_1 受容体を介する興奮性入力と副交感神経節前神経への α_2 受容体による抑制性入力によって自律神経機能を調整している．呼吸中枢(☞ 482 頁)，嘔吐中枢(☞ 495 頁)，排尿中枢(☞ 446 頁)などは各論を参照されたい．

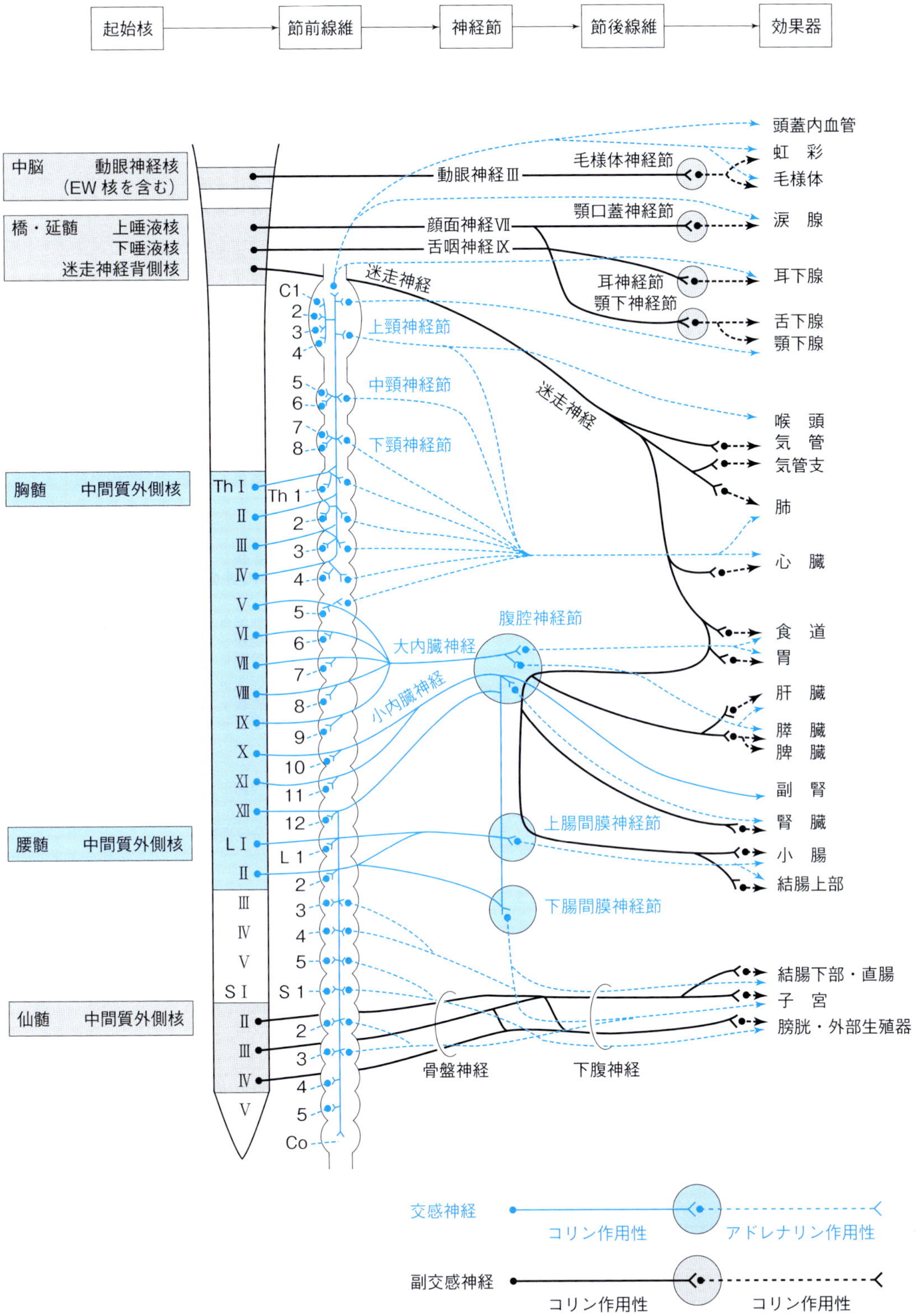

図V-4　自律（遠心性）神経系の臓器支配

表Ⅴ-4　自律神経刺激効果

効果器官	アドレナリン作用性		コリン作用性	
	受容体の型	反　応	受容体の型	反　応
眼　瞳孔散大筋	α_1	収縮（散瞳）+++		——
瞳孔括約筋		——	M_3，M_2	収縮（縮瞳）+++
眼瞼平滑筋	α_1	収縮（眼瞼が上がる）+		——
毛様体筋	β_2	弛緩（遠方視）+	M_3，M_2	収縮（近接視）+++
涙腺と結膜	α_1	血管収縮	M_3，M_2	血管拡張，分泌増加
唾液腺	α_1，α_2	血管収縮+++	M_3	血管拡張++
	α_1	K^+と水の分泌（粘稠性）促進+	M_3，M_2	K^+と水の分泌（漿液性）促進+++
	β	アミラーゼ分泌促進+		
鼻咽腔腺		——	M_3，M_2	分泌促進++
肺　気管支平滑筋	β_2	弛緩+	$M_2=M_3$	収縮++
気管支分泌	α_1，β_2	抑制，促進	M_3，M_2	促進++
心臓　洞房結節	β_1，β_2	拍動数増加++	$M_2 \gg M_3$	拍動数減少+++
心房	β_1，β_2	収縮力，伝導速度の増加++	$M_2 \gg M_3$	収縮力減少，伝導速度の増加++
房室結節	β_1，β_2	自動能と伝導速度の増加++	$M_2 \gg M_3$	伝導速度の減少，A-V ブロック+++
His 束-Purkinje 系	β_1，β_2	自動能と伝導速度の増加+++	$M_2 \gg M_3$	弱い効果
心室	β_1，β_2	収縮力，伝導速度，自動能，心室固有律動の増加+++	$M_2 \gg M_3$	収縮力減少+
血管　冠状血管	$\beta_2>\alpha_1$，α_2	拡張++，収縮+		——
皮膚，粘膜	α_1，α_2	収縮+++		——
骨格筋	$\beta_2>\alpha$	拡張++，収縮++		拡張+（交感神経節後神経）
脳	α_1	収縮（微弱）		——
肺	$\beta_2>\alpha_1$	拡張，収縮+		——
腹部内臓	$\alpha_1>\beta_2$	収縮+++，拡張+		——
腎*	α_1，$\alpha_2>\beta_1$，β_2	収縮++，拡張++	M_3	拡張
内皮			M_3	NO 生合成酵素活性化
静脈（体性）	α_1，α_2，β_2	収縮++，拡張++		——
胃　運動と緊張	α_1，α_2，β_1，β_2	抑制+	$M_2=M_3$	促進+++
括約筋	α_1	収縮+	M_3，M_2	弛緩+
分泌	α_2	抑制	M_1	促進+++
腸　運動と緊張	α_1，α_2，β_1，β_2	抑制+	M_3，M_2	促進+++
括約筋	α_1	収縮+	M_3，M_2	弛緩+
分泌	α_2	抑制	M_3，M_2	促進++
肝臓	α_1，β_2	グリコーゲン分解，グルコース新生+++		——
胆嚢，胆管	β_2	弛緩+	M	収縮+
脾臓　被膜	$\alpha_1>\beta_2$	収縮+++，弛緩+		——
膵臓　腺房	α_2	分泌抑制+	M_3，M_2	分泌促進++
島（B 細胞）	α_2	分泌抑制+++		——
	β_2	分泌促進+		——
副腎髄質		——	$N(\alpha_3)_2(\beta_4)_3$ M	アドレナリンとノルアドレナリンを遊離（交感神経節前神経）
腎臓（レニン分泌）	α_1，β_1	減少+，促進++		——
膀胱　基底部	β_3	弛緩+	$M_3>M_2$	収縮+++
括約筋，三角筋	α_1	収縮++	$M_3>M_2$	弛緩++
尿管　運動と緊張	α_1	促進	M	促進（？）
性器　子宮	α_1	妊娠時収縮	M_3	収縮
	β_2	妊娠時および非妊娠時弛緩		
輸精管	α_1，β_2	収縮，収縮の抑制		——
陰茎	α_1	射精+++	M_3（NO 神経）	勃起（細動脈拡張）+++
皮膚　汗腺	α_1	局所的分泌促進+	M_3，M_2	全身的分泌促進+++
立毛筋	α_1	収縮++		——
脂肪組織	α_1，β_1，β_2，β_3	脂肪分解+++，熱産生		——
	α_2	分解抑制		
骨格筋	β_2	収縮力増大，グリコーゲン分解促進，K^+取り込み		——
松果体	β	メラトニン合成促進		——
下垂体後葉	β_1	抗利尿ホルモン分泌		——
交感神経　自己受容体	$\alpha_{2A}>\alpha_{2C}(\alpha_{2B})$	ノルアドレナリン遊離抑制		
ヘテロ受容体			M_2，M_4	ノルアドレナリン遊離抑制
副交感神経系　自己受容体			M_2，M_4	ACh 遊離抑制
ヘテロ受容体	$\alpha_{2A}>_{2C}$	ACh 遊離抑制		

* 腸間膜，腎血管は，ドパミンにより拡張

末梢神経作用薬の分類

作用部位からの分類(表V-5)：末梢神経作用薬の大半はシナプス部の神経伝達に作用する．シナプス後膜の受容体に作用する薬が強調されてきたが，アドレナリン作用薬にはシナプス前部(神経終末)に作用する薬がある．軸索の神経伝導に作用するものには局所麻酔薬がある．

作用機序による分類(表V-5)：シナプス部の神経伝達の段階は次のように区別される．伝達物質の生合成，前駆物質，取り込み，貯蔵，遊離，受容体への結合，シナプス後膜の脱分極，伝達物質の分解，シナプス後膜の再分極．多くの薬や毒物の作用機序を詳しく調べると，神経伝達のそれぞれの段階に作用する薬として分類される．

作用様式による分類(表V-6)：一般的に用いられるのは，アドレナリン作用性神経系あるいはコリン作用性神経系への作用様式が興奮様であるか遮断様であるかによる分類である．コリン作用性神経に作用する薬は副交感神経節後神経と交感および副交感神経節に作用する薬に分類される．

表V-5　主な末梢神経作用薬

系		コリン作用系			アドレナリン作用系
シナプス前部に作用するもの	伝達物質生合成阻害	コリンアセチルトランスフェラーゼ阻害薬			α-メチルチロシン
	前駆物質として合成系へ入る				ドロキシドパ，メチルドパ
	神経終末への取り込み阻害	ヘミコリニウム			コカイン，イミプラミン
	貯蔵顆粒への取り込み阻害	ベサミコール			レセルピン
	伝達物質の遊離促進	黒後家グモ毒素			チラミン，アンフェタミン
	伝達物質の遊離阻害	ボツリヌス毒素			ブレチリウム
シナプス後膜に作用するもの		神経効果器接合部	神経節	神経筋接合部(または骨格筋終板)	神経効果器接合部
	伝達物質様作用の発現	ムスカリン ピロカルピン メタコリン	ニコチン(初期) エピバチジン	ニコチン(初期) エドロホニウム	フェニレフリン(α_1) クロニジン(α_2) イソプレナリン(β_1，β_2) ドブタミン(β_1) サルブタモール(β_2)
	伝達物質作用の遮断	アトロピン(M) スコポラミン(M)	ニコチン(N_N) トリメタファン	ニコチン(N_M) ツボクラリン スキサメトニウム デカメトニウム	フェントラミン(α) プラゾシン(α_1) ヨヒンビン(α_2) プロプラノロール(β_1，β_2) メトプロロール(β_1) ブトキサミン(β_2) ブプラノロール(β_3)
	伝達物質破壊酵素の阻害	コリンエステラーゼ阻害薬(フィゾスチグミン，エドロホニウム，ドネペジル，サリン)			MAO阻害薬(パージリン) COMT阻害薬(ピロガロール，フロプロピオン)

表V-6　末梢神経作用薬の作用様式による分類

アドレナリン作用薬 Adrenergic drugs	抗アドレナリン作用薬 Antiadrenergic drugs
コリン作用薬 Cholinergic drugs	抗コリン作用薬 Anticholinergic drugs
神経節刺激薬 Ganglionic stimulants	神経節遮断薬 Ganglionic blocking agents
神経筋接合部興奮薬 Neuromuscular stimulants	神経筋接合部遮断薬 Neuromuscular blocking agents

2

コリン作用薬

コリン作用薬(cholinergic drugs)は神経伝達物質であるアセチルコリン様に作用する薬を指す．コリン作用薬には，①直接アセチルコリン受容体と結合して作用する受容体作用薬と，②アセチルコリンの分解を阻害し，シナプス間隙のアセチルコリン濃度を高め間接的にアセチルコリン受容体に作用するコリンエステラーゼ阻害薬に分類される．受容体作用薬はムスカリン受容体作用薬(副交感神経刺激薬，parasympathomimetic drugs と呼ばれることもある)とニコチン受容体作用薬(神経節作用薬および神経筋接合部作用薬)に分類される．

アセチルコリン受容体——ムスカリン受容体には M_1～M_5 の5種類のサブタイプがあり，M_1，M_3，M_5 は G_q を介して PI レスポンス-IP_3/DG 系を亢進する．M_2，M_4 は，G_i を介してアデニル酸シクラーゼ-cAMP 系を抑制する．M_2 は心臓刺激伝達系で K^+ チャネルを開口して膜の過分極を起こす(☞**表Ⅳ-8** 128 頁)．ニコチン受容体には筋肉型 N_M 受容体(α1)，末梢神経型 N_N 受容体(α3)，2種の中枢神経型受容体(Nα4, Nα7)のサブタイプがある．陽イオンチャネルを開口して膜の脱分極を起こす(☞**表Ⅳ-7** 126 頁)．

ムスカリン受容体作用薬 Muscarinic receptor agonist

ムスカリン(muscarine)は毒キノコ(ベニテングタケ)中に含まれるアルカロイドで，ムスカリン様作用の語源となった薬である．第四級アンモニウム化合物で ACh の構造と多少の類似性がある．現在，治療薬として使われない．**アレコリン**(arecoline)はビンロウ(*Areca catechu*)の子実に含まれるアルカロイドで第三級アミンである．強いピロカルピン様の副交感神経刺激作用や毒キノコ様中毒症状を示す．イヌの駆虫薬として用いられる．

オキソトレモリン(oxotremorine)は tremorine の活性代謝物として見いだされ，副交感神経刺激作用とともに Parkinson 病様の症状を示し，振戦誘起薬として実験に用いられる．

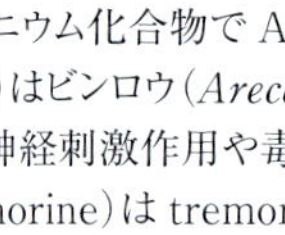
Arecoline

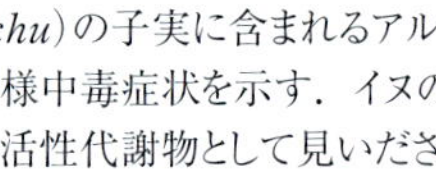
Oxotremorine

コリンエステル類と天然アルカロイド

アセチルコリン(ACh)およびその誘導体であるメタコリン，カルバコール，ベタネコールなどコリンエステル類は直接 ACh 受容体と結合して作用する．ACh はムスカリン受容体およびニコチン受容体に非選択的に結合し，作用が一過性であるので臨床応用は制限される．コリンエステラーゼ(ChE)で分解されず作用時間が長い**ベタネコール**(bethanechol)が使用されている(**表Ⅴ-7**)．

表V-7 コリンエステル類と天然アルカロイドの薬理的性質

		コリンエステラーゼによる分解	ムスカリン様作用					ニコチン様作用
			心臓	消化管	膀胱	瞳孔	アトロピンによる拮抗	
アセチルコリン	$(CH_3)_3N^+CH_2CH_2OCOCH_3$	+++	++	++	++	+	+++	++
メタコリン	$(CH_3)_3N^+CH_2\underset{CH_3}{\underset{\mid}{CH}}OCOCH_3$	+	+++	++	++	+	+++	+
カルバコール	$(CH_3)_3N^+CH_2CH_2OCONH_2$	−	+	+++	+++	++	+	+++
ベタネコール	$(CH_3)_3N^+CH_2\underset{CH_3}{\underset{\mid}{CH}}OCONH_2$	−	±	+++	+++	++	+++	−
ムスカリン	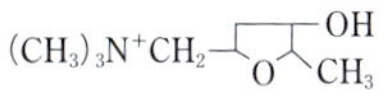	−	++	+++	+++	++	+++	−
ピロカルピン	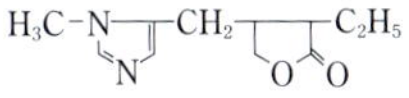	−	+	+++	+++	++	+++	−

構造活性相関――ACh 分子にはエーテル酸素と約 0.5 nm 離れて第四級オニウム基(cationic head)が存在し，ACh エステラーゼ(AChE)や ACh 受容体と結合すると推定される．ニコチン様作用には第四級オニウムが必要であり，β 位にメチル基が入るとニコチン作用が減弱する．ムスカリン様作用には第四級オニウム基とエーテル酸素の両方が必要である．メタコリンのように β 位にメチル基を入れると AChE による分解が減弱し，非特異的 ChE によって分解されなくなるため作用時間が長くなる．カルバコールやベタネコールのようにアセチル基をカルバモイル基で置換すると AChE および非特異的 ChE による分解を受けなくなり，より生体内半減期が長くなる．

アセチルコリン Acetylcholine(ACh)

ACh は副交感神経節後線維，自律神経節前線維，体性運動神経，中枢 ACh 神経の化学伝達物質である．全身投与した ACh は血液脳関門を通過しないので中枢作用はない．末梢では副交感神経支配臓器でムスカリン様作用を，自律神経節，副腎髄質および運動神経-骨格筋接合部でニコチン様作用を現す．

副交感神経支配臓器への直接作用 薬理作用

低濃度 ACh($10^{-7〜-8}$M)は心臓では M_2 受容体に，それ以外では M_3 あるいは M_2 受容体に働きムスカリン様作用が現れる．高濃度 ACh($10^{-5〜-6}$ M)は自律神経節，副腎では N_N 受容体に，神経筋接合部では N_M 受容体に働きニコチン作用が現れる．

全身作用

ACh は AChE および非特異的 ChE によって分解され作用時間は 5〜30 秒と一過性であるので全身投与されることはまれであるが，ジギタリスや抗不整脈薬などの作用や腹部手術中の内臓刺激に迷走神経が関与するので ACh の全身作用は重要である．

①**ムスカリン様作用**(☞ 124 頁)

血管：少量(0.1 μg/kg)の ACh やムスカリン作用薬によって血管床が拡張し，血圧が下降する．これは血管床への副交感神経支配によるものではない．血管内皮細胞の M_3 受容体に作用して NO(nitric oxide)生成酵素を活性化し，産生された NO が血管床を拡張させる．さらに，交感神経終末の M_2 受容体に作用してノルアドレナリン遊離を抑制して血管の緊張を抑制する．

心臓：副交感神経支配は洞結節が最も強く，心房内，房室結節 Purkinje 線維の刺激伝導系がこれに次ぎ，心室筋への支配はほとんどない．**M_2 受容体**を介する**陰性変時作用**（negative chronotropic effect）が強く，洞自動能が抑制され，洞性徐脈が起こる．房室結節は伝導速度が遅くなり房室ブロックが発生しやすくなる（陰性変伝導作用 negative dromotropic effect）．逆に心房筋は過分極により不応期が短縮し，伝導速度を速める．心房筋の収縮力は低下する（陰性変力作用 negative inotropic effect）．

胃腸管，膀胱・尿管：胃腸管，胆嚢，胆管は収縮し，蠕動運動は亢進する（M_3，M_2）．膀胱排尿筋は収縮し括約筋や膀胱三角筋は通常弛緩する（M_3）．

外分泌：汗腺，気管・気管支腺，唾液腺，涙腺，胃腸管の外分泌は亢進する（M_3，M_2）．

眼：虹彩括約筋が収縮して縮瞳が起こる．縮瞳することによって毛様体が薄くなり Schlemm 管からの眼房水の排泄を促し眼圧が低下する（M_3，M_2）．

②**ニコチン様作用**（☞ 124 頁）

大量の ACh（5 mg/kg）をアトロピン前処置動物に投与すると血圧は上昇する．これは自律神経節および副腎髄質の**ニコチン N_N 受容体**に作用して遊離したカテコラミンの作用による．ヒトでは大量の ACh を急速に静注しない限り，血管運動反射および交感神経節，副腎刺激作用による血圧や心拍数の変化は現れない．

ベタネコール Bethanechol

AChE および非特異的 ChE により分解されず，ACh より強いムスカリン様作用を示す．消化管および膀胱へ選択的に作用し，蠕動を促進する．内服や皮下注射として用いる．静注や筋注として用いると毒性は著明に増大する．

カルプロニウム（carpronium）はベタネコールの 3 倍で持続性の胃腸管運動促進作用や血管拡張作用を示す．脱毛阻止薬として用いられている．

ピロカルピン Pilocarpine

南米産の灌木 *Pilocarpus* 属の葉に含まれるアルカロイドで第三級アミンのムスカリン作用薬でニコチン様作用はほとんどない．M_3，M_2 受容体に作用し虹彩括約筋が収縮し縮瞳をきたし，縮瞳薬として緑内障の診断治療に用いる．全身投与では，外分泌腺刺激効果が著明に現れ，発汗，唾液分泌を起こす．放射線治療による口腔乾燥や Sjögren 症候群の口腔乾燥の治療に用いる．

セビメリン（cevimeline）は唾液腺細胞の M_3 受容体に作用して唾液分泌（K^+ および水分分泌）を亢進する長時間型ムスカリン作用薬で口腔乾燥の治療に用いる．

副作用　重要なものはショック様症状である．気管支喘息，冠状血管障害，甲状腺機能亢進症，胃潰瘍および消化管や尿路機能的閉塞などコリン性機能亢進した疾患には禁忌である．解毒には硫酸アトロピン（0.5～1.0 mg，皮下注あるいは静注）を用いるが，心血管系副作用や気管支収縮にはアドレナリン（0.3～1.0 mg，皮下注，筋注）が有効である．

ニコチン受容体作用薬 Nicotinic receptor agonist

末梢のニコチン受容体には**筋肉型（N_M，C_{10} 受容体）**，**末梢神経型（N_N，C_6 受容体）**のサブタイプがある（☞ 126 頁，**表Ⅳ-7**）．交感神経節，副交感神経節および副腎細胞に存在する N_N 受容体に作用する薬は**神経節興奮薬**（ganglionic stimulating drugs）と呼ばれ，神経筋接合部に存在する N_M 受容体に作用する薬は**神経筋接合部作用薬**と称される．

自律神経節に対して興奮様作用を示す天然アルカロイドにニコチンとロベリン（lobeline）がある．ニコチンは 1828 年タバコ *Nicotiana tabacum* の葉から単離されたアルカロイドで，1889 年に Langley と Dickinson が自律神経節に対するニコチンの作用を発表した．ロベリンはロベリア（インドタバコ）*Lobelia inflata* のアルカロイドで，1915 年ロベリアの乾燥葉から結晶で抽出された．ロベリンは弱いニコチン様作用を示す．

ニコチン Nicotine

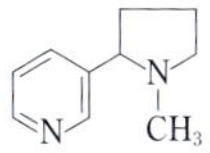

Nicotine

ニコチンは無色，揮発性，水に易溶性で，強アルカリ性反応を示す天然液状アルカロイドである．空気にさらすと褐色に変じ，タバコ臭を生じる．ニコチンの治療的応用は少ないが，毒性が強く，タバコに含まれているために医学的に重要である．最近，禁煙補助剤としてニコチンパッチが用いられている．

薬理作用

ニコチンは，口腔，胃腸粘膜，気道および皮膚からも容易に吸収される．ニコチン受容体に作用し，少量では刺激作用，多量では著明な刺激作用のあと抑制作用が起きる．中枢神経では，$N\alpha4\beta2$，$N\alpha7$ 受容体に働き化学受容器，神経節では，N_N 受容体刺激による伝達の促進，次いで持続的な伝達遮断を起こす．神経筋接合部の N_M 受容体刺激による伝達の促進は一過性の骨格筋の線維性攣縮を起こし，次いで抑制作用を示し筋弛緩を生じる．両作用はともに細胞膜の脱分極による．ニコチンの 80～90% は主に肝臓で代謝されるが，腎臓および肺でも代謝される．ニコチンの代謝物は腎臓から速やかに排泄され，授乳時の乳汁中にも排泄される．

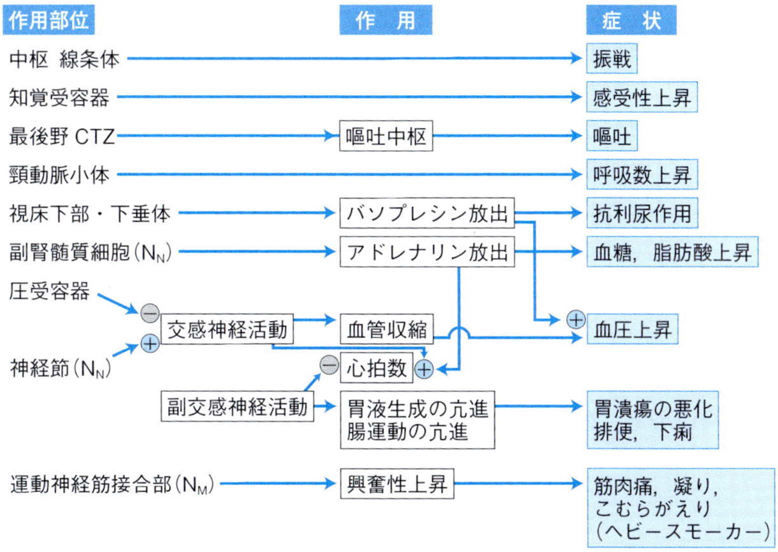

図Ⅴ-5 喫煙によるニコチンの作用

中 毒 **急性中毒**：ニコチン含有殺虫噴霧剤の誤嚥，小児のタバコ摂取などが原因となり，致死量は成人で約 60 mg である．症状の発現は急速で，摂取後数分で死亡することがある．死因は神経筋接合部遮断による呼吸筋の麻痺である．悪心，流涎に始まり，次いで嘔吐，腹痛，下痢，冷汗，頭痛，めまい，聴力および視力障害，精神錯乱，脱力などが起こる．呼吸興奮，血圧上昇，心拍は，初め遅く次いで速くなる．中毒が進むと血圧降下，呼吸困難，脈拍微弱，痙攣が現れる．治療は，特異的な解毒薬はなく，対症療法を行う．

慢性中毒：主としてタバコの常用によって現れる．慢性中毒症状の主なものは心臓の刺激伝導系の障害，冠状血管および末梢血管の収縮による循環障害，皮膚温低下，血圧上昇，気管支炎，弱視，筋肉痛，こむらがえりなどがある．喫煙によるニコチン依存症は禁煙により禁断症状が現れるが，その程度や症状には個人差がある(☞ 386 頁)．

バレニクリン Varenicline

$\alpha 4\beta 2$ ニコチン受容体部分作用薬であり，ニコチンを含まないニコチン依存症の喫煙者に対する経口禁煙補助薬である．喫煙により得られる満足感を抑制し，禁煙に伴う退薬症状およびタバコに対する切望感を軽減する．抑うつ・自殺念慮などの重大な副作用が報告されている．

コリンエステラーゼ阻害薬 Cholinesterase inhibitors

神経興奮により遊離された ACh の分解を抑制し，シナプスにおいて ACh 濃度を高め，シナプス後膜への作用を増強持続させ，ムスカリン様作用とニコチン様作用を現す．コリンエステラーゼ(ChE)の阻害薬には，可逆的阻害薬と不可逆的阻害薬がある．可逆的阻害薬のムスカリン様作用は緑内障の治療に，ニコチン様作用は重症筋無力症の診断と治療に用いられる．不可逆的阻害薬には強力な殺虫剤が含まれており，神経性毒ガスとして化学兵器にもなりうる．薬理学，毒物学上重要な薬物である．

作用機序 **アセチルコリンエステラーゼ(AChE)による ACh 分解**：AChE の活性中心は，ACh の第四級アンモニウム基を電気的に引きつける陰極部(anionic site)とアシル基の炭素と反応するエステル部(esteratic site)から構成されている．エステル部ではヒスチジンとセリン残基が機能的役割を担っている．AChE の活性部位と結合した ACh 分子はエステル部のセリンによってエステル結合が切断され，コリンを遊離し，酵素はアセチル化される．アセチル化酵素は不安定で急速に加水分解を受け，もとの活性型の酵素になる(**図Ⅴ-6A**)．

酵素活性阻害機構：可逆性 ChE 阻害薬のネオスチグミンは，ACh と同様，この酵素の基質として分解される(**図Ⅴ-6B**)．ACh の場合の反応中間体，アセチル化された酵素の分解に比べて，ネオスチグミンによりカルバモイル化された酵素の加水分解は遅いため，結果的に酵素活性の再生が遅れ，酵素活性を阻害される．

有機リン剤によって，エステル部がリン酸化された場合は，非常に安定な結合を作り，その酵素は非可逆的に失活する(**図Ⅴ-6C**)．非可逆結合も少しずつ分解され，また新たに，酵素が生合成されるため，その機能は徐々に回復する．

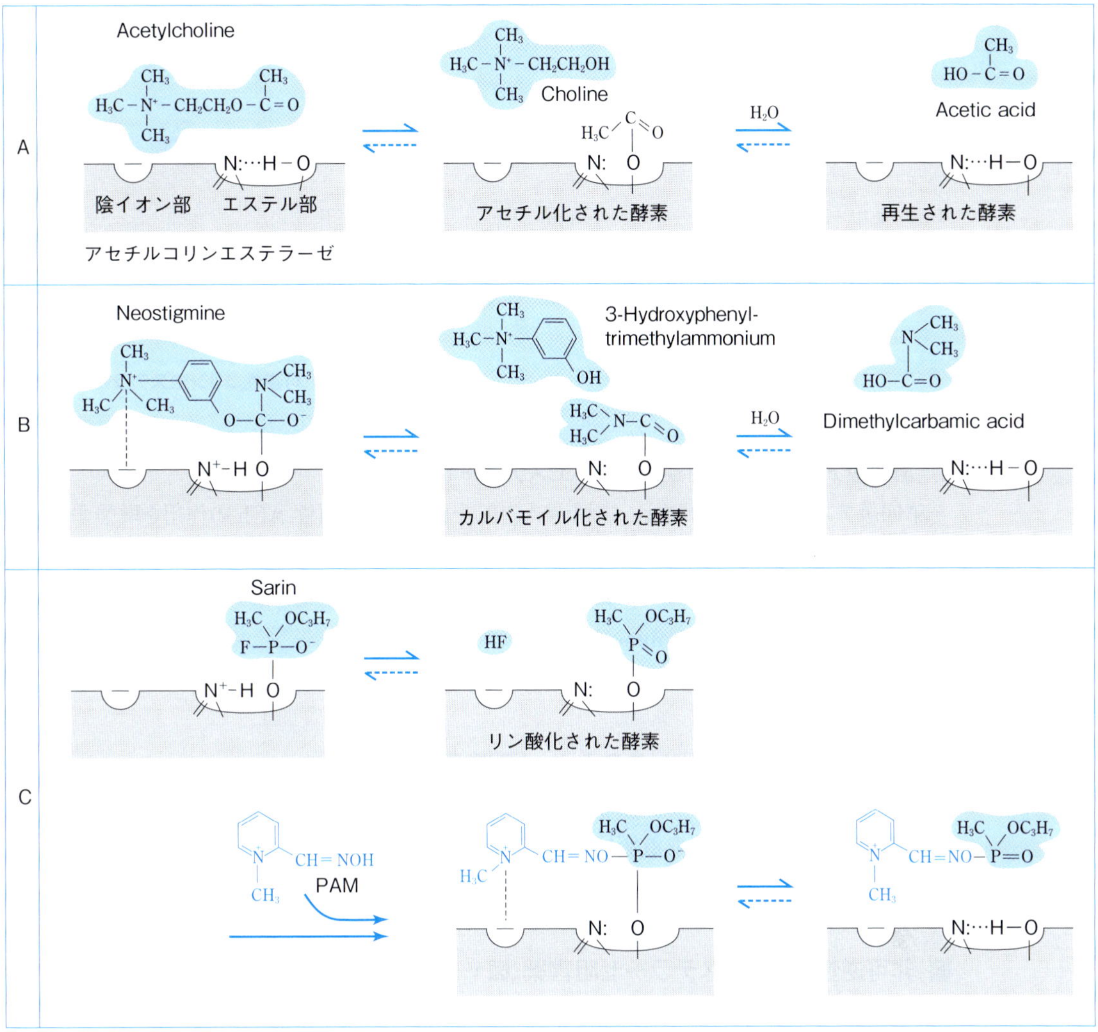

図V-6　アセチルコリンエステラーゼによるアセチルコリンの分解と阻害薬の作用メカニズム
A：アセチルコリン分解メカニズム．アセチル化された酵素より酢酸の遊離が急速に起こる．
B：可逆性コリンエステラーゼ阻害薬の作用メカニズム．エステル部の阻害薬の解離が遅い．
C：非可逆性コリンエステラーゼ阻害薬の作用メカニズム．エステル部にリン酸が非可逆的に結合する．PAM などの再賦活薬によって解離が起こる．

可逆性コリンエステラーゼ阻害薬（図V-7）

フィゾスチグミン physostigmine（エゼリン eserine）：ナイジェリア地方のカラバル豆（*Physostigma venenosum*）の種子に含まれるアルカロイドで，ChE 阻害薬の原型となった．他の合成 ChE 阻害薬が第四級アンモニウム化合物であるのと異なり，第三級アミンであるので中枢神経系に入って作用しうる．抗コリン薬による中毒の解毒薬として著効を示すが，現在，医薬品として製造されていない．

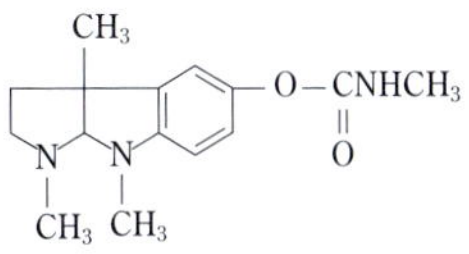

Physostigmine

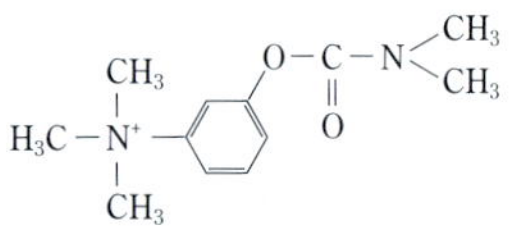
Neostigmine

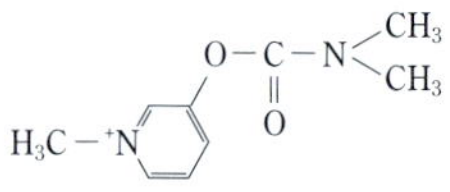
Pyridostigmine

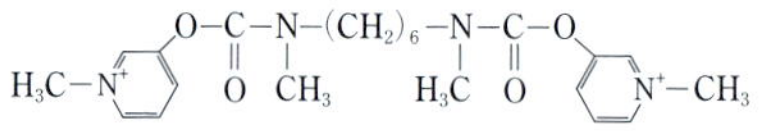
Distigmine

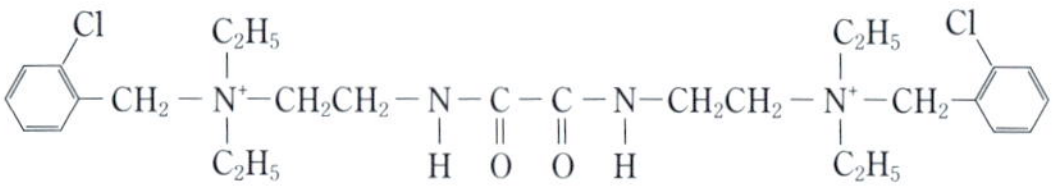
Ambenonium

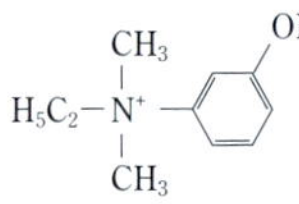
Edrophonium

図Ⅴ-7　可逆性コリンエステラーゼ阻害薬

1）第四級アンモニウム可逆性コリンエステラーゼ阻害薬

第四級アンモニウム化合物は，末梢の AChE を阻害して内因性 ACh の作用を増強する．血液脳関門を通過できないので，中枢作用は示さない．

カルバメート類 Carbamates：**ネオスチグミン**(neostigmine)，**ピリドスチグミン**(pyridostigmine)，**ジスチグミン**(distigmine)

非カルバメート類：**アンベノニウム**(ambenonium)，**エドロホニウム**(edrophonium)

2）第三級アミン可逆性コリンエステラーゼ阻害薬

ドネペジル(donepezil)，**ガランタミン**(galanthamine)，**リバスチグミン**(rivastigmine)

第三級アミン化合物は，血液脳関門を通過し脳内 AChE を阻害して ACh 神経系を賦活する(☞ 319 頁)．

非可逆性コリンエステラーゼ阻害薬(図Ⅴ-8)

脂溶性が高い化合物で，皮膚からも体内に入りやすく，血液脳関門を通過し強い中枢作用を現す．有機リン化合物が，その基本型である．DFP(diisopropylfluorophosphate)をはじめ，神経毒ガスのタブン(tabun)，**サリン**(sarin)，ソマン(soman)など，殺虫剤として用いられる**パラチオン**(parathion)，マラチオン(malathion)などがある．猛毒の VX ガスも ChE 阻害薬であ

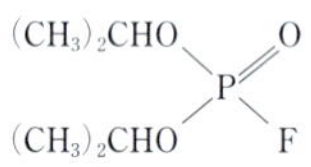
DFP

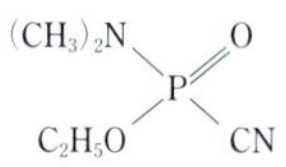
Tabun

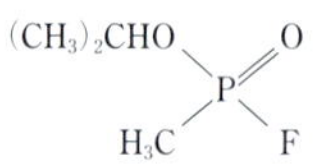
Sarin

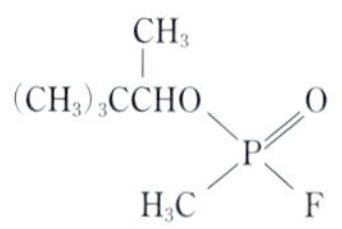
Soman

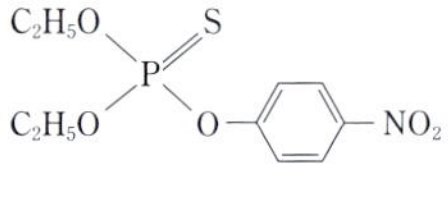
Parathion

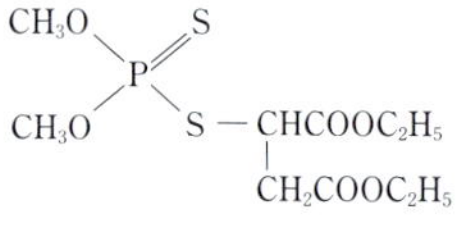
Malathion

図Ⅴ-8　有機リン系コリンエステラーゼ阻害薬

る．これらはすべて，脂溶性が高い化合物で，皮膚からも体内に入りやすく，血液脳関門を通過し強い中枢作用を現す．

コリンエステラーゼ阻害薬の薬理作用・臨床適用と中毒

薬理作用

ChE の阻害によりコリン作用性神経のシナプス間隙に蓄積した ACh による間接的コリン受容体作用薬で除神経後の効果器には作用しない．

ムスカリン様作用：副交感神経効果器におけるムスカリン受容体に作用し，縮瞳，毛様体痙攣，消化管運動促進，外分泌促進，気管支収縮，血管拡張，徐脈，血圧低下が現れる．

ニコチン様作用：運動神経支配の骨格筋終板，自律神経節および副腎髄質のニコチン受容体に作用する．最初骨格筋の攣縮や神経節伝達の増強が現れるが，のちにニコチン様作用の増強の結果，脱分極性阻害薬として働き，神経伝達を抑制し，筋力の低下を起こし，重症筋無力症とよく似た症状（コリン性クリーゼ cholinergic crisis）となることがある．クラーレのような競合性阻害薬によって拮抗されるが，スキサメトニウムなど脱分極性阻害薬の作用は増強持続させるように働く．

中枢作用：有機リン剤のように血液脳関門を通過する阻害薬では脳 ACh 受容体に作用する．不安，振戦，運動失調，言語障害，錯乱，幻覚が現れ，昏睡，痙攣，死に至ることがある．ドネペジルなど第 3 級アミン ACh 阻害薬は脳内への移行が良く，軽度～中等度の認知症の認知障害進行を抑制する（☞ 319 頁）．

表Ⅴ-8　コリン作用薬の臨床適用とその作用点

	コリン作用薬	受容体	作用時間	臨床適用（その作用点）
受容体作用薬	アセチルコリン	N，M	超短	腸管麻痺，急性胃拡張（M_3，M_2），円形脱毛症（M_3）
	ベタネコール	M	中	腸管麻痺，排尿障害（M_3，M_2）
	カルプロニウム	M	長	慢性胃炎，弛緩性便秘（M_3，M_2），脱毛症（M_3）
	ピロカルピン	M	中	緑内障，診断・治療用縮瞳（M_3，M_2），口渇（M_3）
	セビメリン	M	長	Sjögren 症候群の口渇[a]（M_3）
	ニコチン	N	長	禁煙補助（N）
	バレニクリン	N	中	禁煙補助（$N\alpha4\beta2$ 部分作用薬）
ChE 阻害薬[d]	ネオスチグミン	N，M	短	重症筋無力症[b]（N_M），術後腸管麻痺，排尿障害（M_3） 麻酔覚醒時[c]（N_M），抗コリン薬中毒（M）
	ジスチグミン	N，M	長	重症筋無力症（N_M），術後腸管麻痺，排尿障害（M_3） 緑内障（M_3，M_2）
	ピリドスチグミン	N，M	中	重症筋無力症（N_M）
	アンベノニウム	N，M	中	重症筋無力症（N_M）
	エドロホニウム	N，M	短	重症筋無力症の診断（N_M），麻酔覚醒時（N_M）
	ドネペジル	N，M	長	Alzheimer 病（$N\alpha4\beta2$，$N\alpha7$）
	ガランタミン	N，M	中	Alzheimer 病（$N\alpha4\beta2$，$N\alpha7$）
	リバスチグミン	N，M	長	Alzheimer 病（$N\alpha4\beta2$，$N\alpha7$）

a：Sjögren 症候群――涙腺と唾液腺の分泌障害による眼，口腔乾燥症状をきたす自己免疫疾患で関節リウマチと全身性エリテマトーデスなど膠原病に合併することがある．

b：重症筋無力症 Myasthenia gravis――骨格筋の筋力低下と異常な易疲労性を特徴とする神経筋疾患である．神経筋接合部における伝達が障害される．接合部の終板の ACh 受容体（ニコチン受容体）の数が，体液性あるいは細胞性免疫因子によって減少するために伝達が障害されると考えられている．神経終末部でも ACh 量が減少し，接合部での伝達の際 ACh が有効濃度に達しないなど，接合部前位および後位に障害が及ぶ．

c：麻酔覚醒時に筋弛緩薬による呼吸抑制に拮抗する（脱クラーレ作用）．

d：ChE 阻害薬の作用点は ChE 阻害により増量した ACh の作用点．

臨床適用 **重症筋無力症の診断と治療**：ChE 阻害薬のニコチン様作用が応用される．中・長時間型でムスカリン様副作用の少ないものが治療に，短時間作用型のエドロホニウムは診断の目的に用いられる．ChE 阻害薬で治療中の患者にエドロホニウムを投与して，有効であれば用量不足，症状が悪化すれば用量過剰(cholinergic crisis)であり，治療効果を判定することができる．

抗コリン作用薬中毒の解毒：ネオスチグミンあるいはその代用薬は，抗ムスカリン薬の中毒の末梢作用の改善のみに有効である．競合性筋弛緩薬の中毒には ChE 阻害薬が有効であるが，脱分極性筋弛緩薬には拮抗しない．

中　毒 **コリン性クリーゼ**：ChE 阻害薬の過剰投与は強いムスカリン様作用(縮瞳，発汗，唾液分泌，流涙，腸管運動亢進)およびニコチン様作用(骨格筋の攣縮および麻痺)が起こる．ChE 阻害薬による治療中の重症筋無力症患者では，コリン性クリーゼとの鑑別が困難となる．エドロホニウム静注により筋力低下が悪化するならばコリン性クリーゼである．解毒にはアトロピンを用いる．

有機リン中毒：非可逆性 ChE 阻害薬である有機リン剤による中毒で重要なものは殺虫剤，農薬，毒ガスによる急性中毒である．最も強力な化学兵器である神経ガスのサリン，タブン，ソマンは有機リン剤である．1995 年地下鉄サリン事件で注目を集めた．有機リン剤に触れた局所，眼，皮膚，吸引した呼吸器・消化器にムスカリン様作用の過剰反応と，ニコチン様作用部位での脱分極性阻害作用が現れる．吸収量が多くなると全身症状としてのムスカリン様作用およびニコチン様作用が発現する．さらに，中枢神経系に入りやすく，中枢ムスカリン受容体刺激が起こる．気管支閉塞，分泌物増加(ムスカリン様作用)，呼吸筋麻痺(ニコチン様作用)および呼吸循環中枢麻痺が死因となる．解毒には，アトロピン，ChE 再賦活薬を用いる．

コリンエステラーゼ再賦活薬

ヒドロキシルアミン(hydroxylamine : H_2NOH)あるいはオキシム(oxime : RCH＝NOH)などの求核試薬は，ChE に結合したリン酸の加水分解を促進する．**プラリドキシム**(pralidoxime，パム PAM)は，ピペリジン核の部分で，陰極部と結合し，ヒドロキシルアミン部でリン酸をアタックして結合し，ChE から引き離し(**図Ⅴ-6C**)，有機リン中毒の解毒作用を現す．有機リン剤が ChE に結合して不可逆変化が起きる 5 時間以内に投与する必要がある．プラリドキシムはカルバメート類の結合は解離できない．

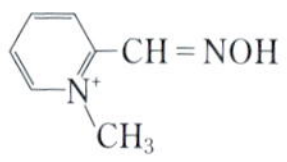

Pralidoxime

3

抗コリン作用薬

抗コリン作用薬(anticholinergic drugs)は抗ムスカリン様作用および抗ニコチン作用を有する薬をさし，抗ムスカリン様作用薬(antimuscarinic drugs)，副交感神経遮断薬(parasympatholytic drugs)とも呼ばれる．抗ニコチン作用薬は神経節遮断薬および神経筋接合部遮断薬に分類される．

ムスカリン受容体拮抗薬 Muscarinic receptor antagonists

ムスカリン受容体拮抗薬の原型は強い拮抗作用をもつベラドンナアルカロイドである．ベラドンナアルカロイドは強い抗ムスカリン作用をもっているが，作用時間が長いこと，作用部位-受容体サブタイプの選択性がなく全身性副作用，特に中枢性副作用が問題となった．作用部位と作用時間に特徴をもつその半合成誘導体および受容体サブタイプ選択制をもつ合成誘導体と数多くの拮抗薬が合成された．

ベラドンナアルカロイド Belladonna alkaloids

アトロピン Atropine，スコポラミン Scopolamine

アトロピン，スコポラミンは，ナス科植物に含まれる**ベラドンナアルカロイド**で，その使用は古代インドにまでさかのぼる．ベラドンナ *Atropa belladonna*(欧州中南部原産)，ハシリドコロ *Scopolia japonica*(日本原産，ロート)，ヒヨス *Hyoscyamus nigre*(欧州産)に含まれる．ベラドンナ，ハシリドコロはアトロピンや**スコポラミン**の製造原料となるほか，**ロートエキス**として生薬の形でも用いられる．

ナス科の植物には有毒なものが多いが，中でも *Atropa belladonna* は，古代より毒薬として恐れられていた．ローマの毒殺者ロクスタが皇帝クラウディウスの毒殺に用いたのもこれであった．Atropa の名は，命の糸を切る運命の女神 Atropos にちなんで付けられた．一方，belladonna は“美しい婦人”の意である．中世イタリアの貴婦人たちが，この植物の汁を眼につけると，瞳孔が開き瞳が輝くことから名付けられた．

化学構造と活性成分――ベラドンナアルカロイドの活性成分は *l*-ヒヨスチン(*l*-hyoscine，スコポラミン)と *l*-ヒヨスチアミン(*l*-hyoscyamine)である．アトロピンは抽出過程でラセミ体になった *dl*-ヒヨスチアミンになったものである．*l*-ヒヨスチアミンは芳香族酸である tropic acid と tropine，*l*-ヒヨスチンは tropic acid と scopine のエステルの第三級アミンである．

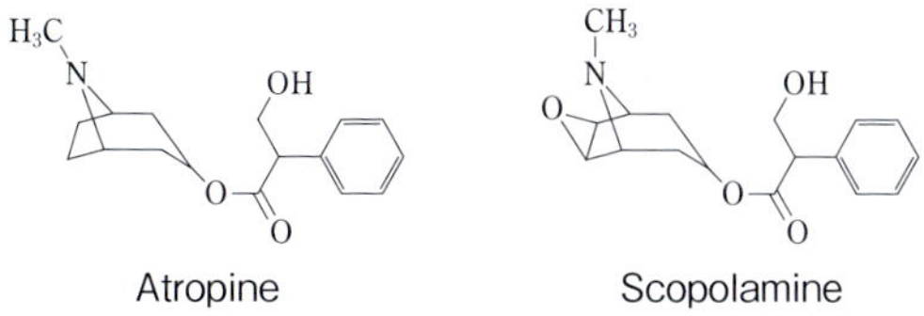

図V-9 ベラドンナアルカロイド

表Ⅴ-9　アトロピンの用量と効果および副作用

用　量	効果および副作用
0.5 mg	軽度の徐脈と口内乾燥，発汗阻止
1.0 mg	口内乾燥中等度，口渇，心臓促進，時に徐脈が先行，瞳孔軽度散大
2.0 mg	頻脈，心悸亢進，著明な口内乾燥，散瞳，近接視困難
5.0 mg	上記症状の増強，言語障害，嚥下困難，不安，疲労，頭痛，皮膚乾燥，熱感，排尿困難，腸蠕動減弱
10.0 mg および以上	上記症状の増強，脈拍促進微弱，瞳孔縮小，視力障害，皮膚潮紅，熱感，乾燥，歩行失調，不安，興奮，幻覚，せん妄，昏睡

平均臨床用量 0.4〜0.6 mg

薬理作用　**心血管**：大量のアトロピンでは洞結節のペースメーカーの M_2 受容体遮断により頻脈を起こす．これは迷走神経緊張の高い人に現れ，新生児や高齢者に心機能亢進は現れない．麻酔や手術中に起こる迷走神経反射，コリン作用薬による心血管虚脱，迷走神経過緊張による徐脈，房室ブロックを抑制する．臨床量のアトロピンは M_3 受容体を遮断してムスカリン作用薬による血管内皮細胞の NO 産生による末梢血管拡張を抑制するが，血管床には副交感神経支配がないため単独投与では作用がない．潮紅域に皮膚血管の拡張を起こすことがある(atropine flush)．これは発汗抑制による体温上昇を抑制するための代償反応である．スコポラミンは心臓の作用が少なく頻脈を起こしにくい．

気管支：気管平滑筋および分泌細胞の M_3 受容体を遮断し，副交感神経緊張による気管支平滑筋収縮と分泌亢進に拮抗し，気管支拡張と鼻，口腔，咽頭，気管の分泌抑制を起こす．喘息や慢性閉塞性呼吸器疾患に使用される機序である．

消化管：副交感神経刺激による唾液腺の水分泌を完全に消失させ，口渇，嚥下困難を起こす．脳性空腹時の胃液分泌は抑制されるが，HCO_3^- とともに H^+ の分泌が抑制されるので腸性胃液分泌の抑制は少ない．迷走神経刺激下では胃酸抑制より強いムチンや蛋白質分解酵素の分泌抑制が起こる．胃液分泌抑制は胃酸産生細胞の M_3 受容体，壁内神経節の M_1 受容体の遮断がその作用機序である．

中枢：アトロピンは治療量では中枢作用は弱いが，中等量では延髄副交感神経中枢の刺激が起こる．中毒量では強い中枢興奮がみられる．スコポラミンは，血液脳関門を通過しやすく少量でも強い中枢効果がみられるのが特徴である．治療量では中枢抑制，傾眠，健忘，易疲労感，REM 睡眠の減少，多幸感，強い痛みがあると興奮を起こす．内耳前庭器官および嘔吐中枢への神経路を抑制する．

表Ⅴ-10　ムスカリン受容体拮抗薬の薬理作用

サブタイプ	局　在	拮抗薬
M_1	中枢 神経節，胃クロム親和性様細胞	鎮静，抗動揺病，抗 Parkinson 病 胃酸分泌抑制
M_2	心臓，洞結節，房室結節 神経終末	徐脈から頻脈へ 遊離促進
M_3	血管内皮細胞 胆管，胃腸管，膀胱平滑筋 虹彩括約筋，毛様体筋 気管・気管支筋・腺 涙腺，唾液腺，汗腺，分泌腺 胃腸管分泌腺，壁細胞	単独で変化なし 平滑筋攣縮抑制 散瞳，調節麻痺 気管支拡張・分泌抑制 ドライアイ，口渇，皮膚乾燥 胃酸分泌抑制

表V-11 ムスカリン受容体拮抗薬の臨床適用とその作用点

構造	抗コリン薬【受容体選択性*】	用法	臨床適用〔主な作用点〕
第三級アミン	アトロピン	点眼	診断，治療用散瞳，調節麻痺〔M_3〕
		内服	胃・十二指腸潰瘍〔M_1, M_3〕，胃腸の痙攣性疼痛〔M_3〕，胆石・尿路結石の疝痛〔M_3〕，麻酔前投薬〔M_3〕
		注射	有機リン系殺虫剤・コリン作用薬中毒〔M_1, M_2, M_3〕；徐脈，A-V ブロック〔M_2〕
	スコポラミン	注射	麻酔前投薬
	トロピカミド	点眼	診断，治療用散瞳，調節麻痺〔M_3〕
	ピペリドレート	内服	胃・十二指腸潰瘍〔M_1, M_3〕，胃腸の痙攣性疼痛〔M_3〕，過敏性腸症候群
	ピレンゼピン 【M_1 選択的】	内服	胃液分泌亢進，胃・十二指腸潰瘍
	トルテロジン フェソテロジン イミダフェナシン オキシブチニン プロピベリン ソリフェナシン 【M_3 選択的】	内服	膀胱過活動抑制〔M_1〕；神経因性膀胱，膀胱過刺激による頻尿，失禁
	トリヘキシフェニジル ビペリデン ピロヘプチン マザチコール	内服	Parkinson 症候群（特に振戦），薬物性 Parkinson 症候群
第四級アンモニウム	ブチルスコポラミン メチルスコポラミン プロパンテリン チメピジウム ブトロピウム チキジウム 【M_3 選択的】 メペンゾラート	内服	鎮痙〔M_3〕；胃腸炎，胃腸の痙攣性疼痛 胆石・尿路結石の疝痛
	イプラトロピウム	噴霧剤	気管支拡張〔M_3〕，気管支喘息，肺気腫〔M_3, M_2〕
	チオトロピウム	吸入剤	慢性閉塞性肺疾患（COPD）〔M_3〕

* 結合するムスカリン受容体サブタイプの選択性

臨床応用

アトロピンは，鎮痙薬，副交感神経興奮薬および有機リン化合物中毒の解毒，迷走神経性徐脈，房室伝導障害，麻酔前投与，ECT の前投与，夜尿症，Parkinson 病が，スコポラミンは，麻酔前投与と特発性および脳炎後 Parkinson 症候群が適応とされているが，多くは受容体サブタイプに選択的な拮抗薬が用いられる．

散瞳薬：アトロピン点眼による散瞳と調節麻痺は 2 週間も持続し，虹彩後癒着の予防や，屈折検査などに用いる．

麻酔前投与：刺激性麻酔薬による唾液分泌と気道分泌の亢進を抑制するため，麻酔前投与薬としてアトロピンが使用される．気管支拡張作用も有用である．手術後の脱クラーレ作用の目的にネオスチグミン（コリンエステラーゼ阻害薬）を用いるときにもアトロピンを併用し，ムスカリン様作用を遮断する．アトロピンは麻酔や手術中に起こる迷走神経反射，コリン作用薬による心血管虚脱，迷走神経過緊張による徐脈，房室ブロック等に用いられる．

スコポラミンはアトロピンと比べて頻脈を起こしにくいので，心臓手術患者に麻酔前投与薬として用いる．術後疼痛に対してアヘンアルカロイドとベラドンナアルカロイドの合剤として用いられる．

第三級アミンムスカリン拮抗薬

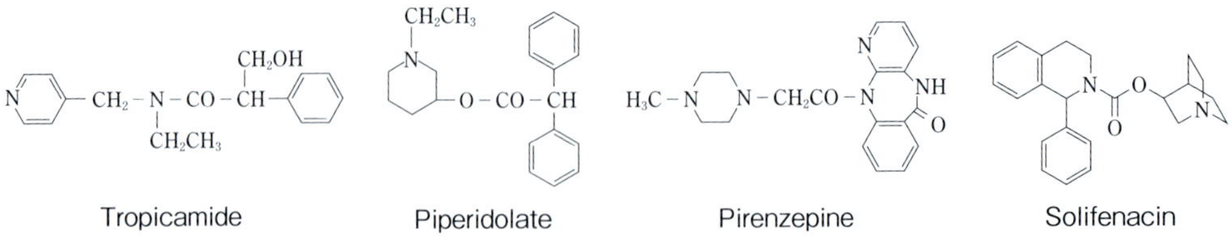

ベラドンナアルカロイド第四級アンモニウム誘導体

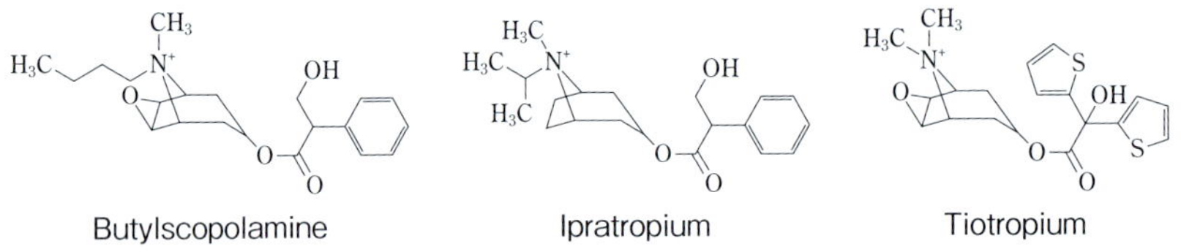

第四級アンモニウムムスカリン拮抗薬

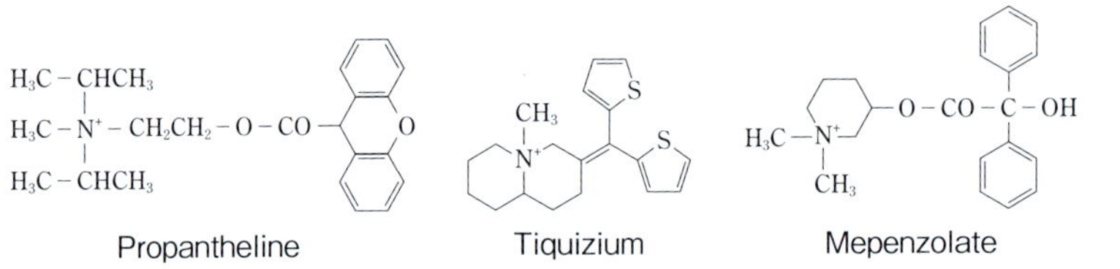

図Ⅴ-10　主な合成ムスカリン受容体拮抗薬

有機リン化合物およびキノコ中毒の解毒：神経毒ガス，殺虫剤の中毒の解毒にアトロピンを使用する．重症筋無力症の治療薬ネオスチグミンのムスカリン様作用を抑制するためにアトロピンを併用する．毒キノコに含まれるムスカリンの迅速性キノコ中毒の解毒にアトロピンが有効である．他のキノコによる遷延性キノコ中毒には無効である．

禁　忌　緑内障，排尿障害，麻痺性イレウス，心不全，不整脈，喘息の患者には禁忌である．

ベラドンナアルカロイド誘導体および合成ムスカリン受容体拮抗薬

ベラドンナアルカロイドの中枢作用は，麻酔前投与薬など鎮静作用が末梢作用と協力して好ましい場合もあるが，末梢作用のみを目的とする場合は副作用となる．Tropine や scopine の N-CH_3 にアルキル基を追加したベラドンナアルカロイド第四級アンモニウム誘導体は，脳血液関門を通過し難くなり中枢性副作用は減少し，抗ムスカリン作用が強くなり抗ニコチン作用をもつようになる．しかし，消化管，結膜からの吸収は経口投与で 0～20% まで低下する．さらに受容体サブタイプ選択性を高め全身性副作用の軽減を目的に多くのムスカリン受容体拮抗薬が合成された．

第三級アミンムスカリン受容体拮抗薬

散瞳薬：アトロピンは作用時間が長いので眼底検査に短時間作用型の第三級アミン拮抗薬**トロピカミド**(tropicamide)が合成された．瞳孔括約筋および毛様体筋の M_3 受容体を遮断し，瞳孔散大と調節麻痺(近接視困難)を起こす．第三級アミンであるアトロピン，トロピカミドは結膜嚢から十分吸収され眼球内に取り込まれる．

胃・十二指腸潰瘍治療薬：**ピレンゼピン**(pirenzepine)は，神経節と腸クロム親和性様細胞に局在する M_1 受容体に選択的に結合し胃液分泌を抑制する．**ピペリドレート**(piperidolate)は消化管の痙攣性疼痛に用いる．

頻尿治療薬：過活動膀胱における尿意切迫感，頻尿，切迫性尿失禁には M_3 受容体に選択性の高いムスカリン受容体拮抗薬が用いられる．膀胱の M_3 受容体の遮断は平滑筋を弛緩させ蓄尿容量を増加させる．**トルテロジン**(tolterodine)，**フェソテロジン**(fesoterodine)，**イミダフェナシン**(imidafenacin)，**オキシブチニン**(oxybutynin)，**ソリフェナシン**(solifenacin，M_3 選択性が高い)，**プロピベリン**(propiverine，抗ムスカリン作用と Ca^{2+} チャネル遮断作用)がある．

Parkinson 病治療薬(☞ 314 頁)：**トリヘキシフェニジル**(trihexyphenidyl)，**ビペリデン**(biperiden)，**ピロヘプチン**(piroheptine)，**マザチコール**(mazaticol)が，Parkinson 症候群の振戦や筋固縮など初期症状にもちいられ，薬物性 Parkinson 症候群には必須の薬である．

第四級アンモニウムムスカリン受容体拮抗薬

鎮痙薬：第四級アンモニウム化合物は，鎮痙作用(M_3)に神経節遮断作用(N_N)を併せもち，脳血液関門を通過しにくく中枢性副作用が少ない．スポラミンの第四級アンモニウム誘導体である**ブチルスコポラミン**(butylscopolamine)，**メチルスコポラミン**(methylscopolamine)は，持続的な強力な鎮痙作用，胃液分泌抑制作用をもつ．合成第四級アンモニウム化合物の**プロパンテリン**(propantheline)，**チメピジウム**(timepidium)，**ブトロピウム**(butropium)，**チキジウム**(tiquizium，M_3 選択性が高い)は，鎮痙・鎮痛作用があり胃・十二指腸潰瘍，胆石症，尿管結石に用いられる．**メペンゾラート**(mepenzolate)は，過敏性大腸症候群に用いる．

気管支拡張・分泌抑制薬：アトロピンやスコポラミンの第四級アンモニウム誘導体である**イプラトロピウム**(ipratropium)，**グリコピロニウム**(glycopyrronium)，**チオトロピウム**(tiotropium)が噴霧あるいは吸入薬として用いられる．シナプス前 M_2 受容体を遮断して ACh 遊離抑制に拮抗し，M_3 受容体を介して気管支収縮を抑制する．チオトロピウムは M_1 と M_3 受容体に選択性をもちシナプス前 M_2 受容体を介する ACh 遊離抑制の拮抗作用は少ない．迷走神経過緊張による慢性閉鎖性肺疾患(COPD)の気管支収縮は，M_3 受容体選択性があり作用時間の長いチオトロピウムが用いられる．チオトロピウムは β_2 刺激薬と比べて気管支拡張作用は弱く，第一選択薬ではないが，気管支喘息の長期管理薬として用いられる．

副作用

①副交感神経遮断症状：散瞳，調節障害，眼圧上昇，口渇，便秘，顔面潮紅，頻脈，血圧上昇．②中枢症状：第三級アミン抗ムスカリン作用薬では中枢性副作用が現れることがある．特に小児では点眼薬が鼻粘膜から吸収され，副交感性副作用に加えて中枢性副作用が起こる場合があり注意を要する．

禁 忌

緑内障，重篤な心疾患，潰瘍性大腸炎，麻痺性イレウス，前立腺肥大による排尿障害，高温環境にある患者，妊婦，および本薬過敏症には禁忌である．

抗コリン作用をもつ薬

H_1 受容体拮抗薬，フェノチアジン系抗精神病薬，三環系抗うつ薬は高用量で抗コリン作用を現す．したがって，抗コリン作用薬との併用には注意を要する．

ニコチン受容体拮抗薬 Nicotinic receptor antagonists

ACh やコリン作用薬のニコチン作用を遮断するニコチン受容体拮抗薬は，自律神経節の末梢神経型 N_N 受容体を遮断する神経節遮断薬と神経筋接合部の筋肉型 N_M 受容体を遮断する骨格筋弛緩薬に分類される．

神経節遮断薬 Ganglionic blocking drugs

神経節遮断薬の作用は交感，副交感の両神経節ともに現れるので，各臓器の自律神経支配に交感または副交感神経系のいずれが優勢であるかによって，神経節遮断に伴う生理的変化が影響される．例えば，血管は交感神経支配が優位なために通常，収縮状態にあり，節遮断薬を用いると交感，副交感の両神経の伝達が遮断されるが，筋緊張を保っている交感神経系の伝達遮断の影響が現れ，血管の収縮緊張が除去されて血圧降下をきたす．副交感神経支配の優位な心臓，虹彩，毛様体筋，胃腸管，膀胱，唾液腺では節遮断によって副交感神経遮断作用が現れる．自律神経支配臓器で，交感，副交感のいずれが優位であるか(**表Ⅴ-12**)を知ることによって，節遮断薬の各臓器に対する薬理作用を予測することができる．

ヘキサメトニウム Hexamethonium

ACh による神経節伝達はヘキサメトニウムによって遮断されることから，自律神経節の神経型ニコチン受容体は C_6 受容体とも称される．ヘキサメトニウムは高血圧治療に最初に成功した薬である．

メトニウム化合物：ビス第四級アンモニウム塩［polymethylene bis-trimethyl-ammonium，$(CH_3)_3N^+$-$(CH_2)_n$-$N^+(CH_3)_3$］の構造をもち，メチレン基 5 個のペンタメトニウム，6 個のヘキサメトニウムは強力な神経節遮断作用を示す．メチレン基が増加すると神経筋接合部遮断作用が現れ，メチレン基 10 個のデカメトニウム(decamethonium, C_{10})は強力な骨格筋弛緩作用をもつ．

表Ⅴ-12 各種効果器における交感・副交感神経の優位性と節遮断による効果 (Koelle, 1975)

部位	優位な自律神経	節遮断効果
動脈	交感神経(アドレナリン作用性)	血管拡張，血圧下降，末梢血流増加
静脈	交感神経(アドレナリン作用性)	血管拡張，血液貯留，静脈還流量減少，心拍出量の減少
心臓	副交感神経(コリン作用性)	拍動数の増加
虹彩	副交感神経(コリン作用性)	散瞳
毛様体筋	副交感神経(コリン作用性)	毛様体筋麻痺
胃腸管	副交感神経(コリン作用性)	緊張と運動の減少，便秘
膀胱	副交感神経(コリン作用性)	尿貯留
唾液腺	副交感神経(コリン作用性)	口内乾燥(分泌減少)
汗腺	交感神経(コリン作用性)	無汗症(分泌減少)

神経筋接合部遮断薬 Neuromuscular blocking agents（図V-11）

神経筋接合部の神経伝達の遮断は骨格筋弛緩を引き起こす．筋肉型 N_M 受容体はデカメトニウムで遮断されるので，C_{10} 受容体とも呼ばれている．神経筋接合部遮断薬は末梢性骨格筋弛緩薬に属し，①神経筋接合部遮断薬，②骨格筋に直接作用して筋収縮を抑制する薬に分類される．麻酔や脱臼整復時の筋弛緩や痙性麻痺など著しい痙攣に用いられる．

作用様式

神経筋接合部遮断薬の作用様式には競合性と脱分極性があるが，両薬ともに終板の N_M 受容体に結合して作用を発現し，骨格筋自体への作用を起こさないので筋の機能は保持されている．神経終末からの ACh 遊離を抑制することもない．

1）競合性遮断薬 Competitive blocking drugs

d-ツボクラリン *d*-tubocurarine

d-ツボクラリンは数種のアルカロイドの混合物である**クラーレ**（curare）から単離結晶化されて化学構造の判明したアルカロイドである．現在，臨床では用いられていない．

> クラーレは南米土着民らが動物を麻痺させるために使用した種々の矢毒の総称である．*d*-ツボクラリンは *Chondodendron tomentosum* の樹皮から得られる．

薬理作用

神経筋接合部遮断による骨格筋の弛緩は，小さく急速な運動を担う小筋（眼瞼筋，外眼筋，嚥下筋，発声筋など）に始まり，眼瞼下垂，斜視，嚥下困難，言語障害などが起こる．次いで躯幹筋，四肢筋，最後に肋間筋，横隔膜が弛緩して呼吸が停止する．*d*-ツボクラリンの呼吸停止は作用持続は短く，呼吸中枢を抑制しないので人工呼吸が有効である．全身麻酔薬（エーテル，ハロタンなど）は終板の膜安定化作用をもつので，*d*-ツボクラリンの作用は増強される．

競合性遮断薬

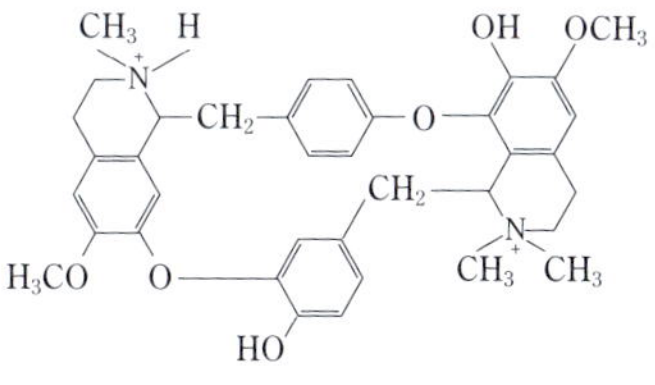

d-Tubocurarine

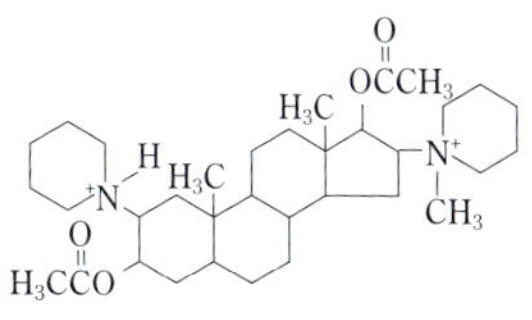

Vecuronium

脱分極性遮断薬

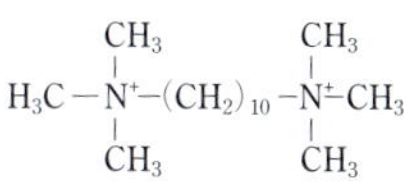

Decamethonium

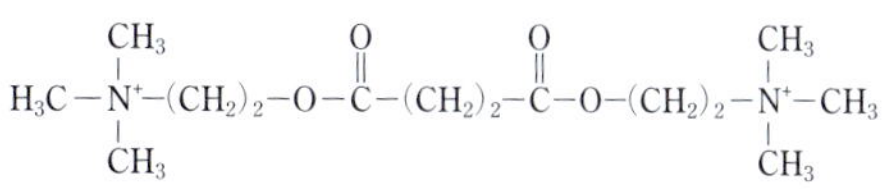

Suxamethonium

図V-11 神経筋接合部遮断薬
神経筋接合部遮断薬の構造の特徴は，① ACh と類似の構造を分子内に有し，②第四級アンモニウム基を有することである．薬のイオン化された陽性部と受容体側の陰性部との間に静電気的結合が起こり，遮断作用が現れる．

表Ⅴ-13 競合性遮断薬と脱分極性遮断薬の作用比較

	競合性	脱分極性	
		第Ⅰ相	第Ⅱ相
神経筋接合部遮断薬	*d*-ツボクラリン ベクロニウム ロクロニウム	デカメトニウム スキサメトニウム	
終板電位に対する作用	抑制	脱分極	抑制
コリンエステラーゼ阻害の影響	拮抗	増強	拮抗
競合性遮断薬前処置の影響	協力	拮抗	増強
脱分極性遮断薬前処置の影響	無効または拮抗	タキフィラキシー	増強
筋選択性	呼吸筋＞四肢筋	呼吸筋＜四肢筋	呼吸筋＜四肢筋
体温低下の影響	減弱	増強	増強
回復時間	30〜60 分	4〜8 分	20 分以上

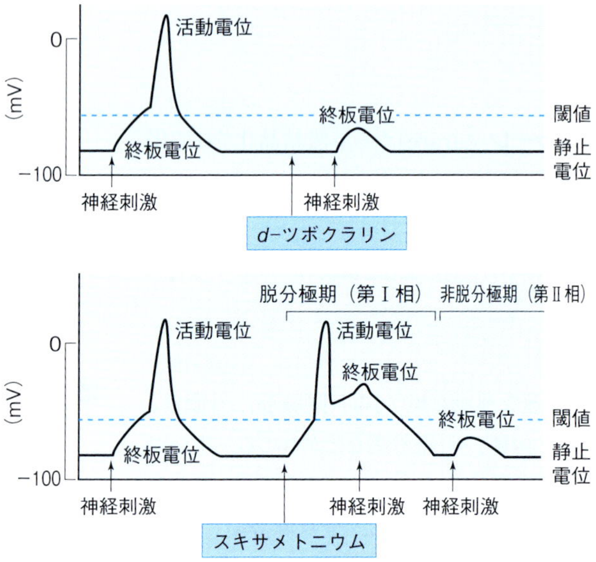

図Ⅴ-12 神経筋接合部遮断薬の作用様式の比較
競合性遮断薬：*d*-ツボクラリンが原型である．遊離されたACh と競り合って終板の N_M 受容体を占有し，ACh によって生じる終板電位の大きさを減少して筋への伝達を遮断する．
脱分極性遮断薬：デカメトニウムに代表され，二相性の遮断作用を示す．
第Ⅰ相—ACh と同様にニコチン受容体と結合して終板の脱分極を持続している状態である．脱分極性遮断薬はACh に比べてアセチルコリンエステラーゼによってほとんど分解されないので終板の脱分極を持続し，再分極しない状態が続く．初期には筋の線維束性収縮と最大攣縮の増大がみられる．持続性脱分極の状態にある終板は神経終末から遊離されるACh に対して反応せず活動電位が発生しないので筋収縮を起こさない（脱分極性遮断）．
第Ⅱ相—終板電位はもとの分極状態に回復しているが，競合性遮断薬の場合と類似の筋弛緩が起こる．

自律神経節や副腎髄質の遮断作用が現れ，血圧が下降することがある．マスト細胞からヒスタミンを遊離し，気管支痙攣，低血圧，唾液腺分泌の増加が起こる．

ベクロニウム Vecuronium，ロクロニウム Rocuronium

d-ツボクラリンの約 5 倍の効力をもち作用持続も長い．*d*-ツボクラリンと異なり，交感神経遮断作用はなく，ヒスタミン遊離作用もない．ベクロニウムは循環系に対する作用がなく筋弛緩薬として頻用されている．ベクロニウム誘導体であるロクロニウムは作用発現時間が短い．

2）脱分極性遮断薬 Depolarizing blocking drugs

デカメトニウム（decamethonium, C_{10}）とスキサメトニウムがあるが，いずれも 2 個の第四級アンモニウム構造をもつ．スキサメトニウムが現在臨床的に用いられている．

スキサメトニウム Suxamethonium（サクシニルコリン Succinylcholine）

薬理作用

神経筋接合部遮断による筋弛緩は投与後 1 分以内に起こり，2 分以内でその作用は最大になり，通常 5 分以内に消失する．極端に作用時間が短いのは，スキサメトニウムが肝臓や血漿中の非特異性コリンエステラーゼによって速やかに加水分解されるためである．作用発現が速く，作用持続時間が短いので緊急時の気管内挿管などの操作のために用いられている．初期に神経節に興奮作用が現れ一過性の徐脈を起こし，次いで頻脈を起こすことがある．

神経筋接合部遮断薬の臨床応用・副作用・禁忌

臨床応用

①外科手術時の麻酔の補助薬：骨格筋の弛緩により手術操作を容易にする．②整形外科手術：骨折の整復や脱臼の補正に用いる．③検査：咽頭鏡，気管支鏡，食道鏡等を挿入する場合に用いる．

副作用・禁忌

①悪性高熱症．②筋肉痛：初期に一過性の筋収縮を起こすために，後に筋肉痛をきたす．③徐脈：心臓のムスカリン受容体に対する作用による．④高カリウム血症：重症の熱傷，広汎性挫滅性外傷，腎不全の患者では血中のカリウムの増加が起こり，心停止を起こすことがある．⑤眼内圧上昇作用：緑内障患者に禁忌．

家族性非特異性コリンエステラーゼ欠損症：スキサメトニウムなど筋弛緩薬が分解されず作用が長びくので全身麻酔終了後に人工呼吸器を抜去する際に注意が必要である．

悪性高熱症 Malignant hyperthermia：ほとんどの揮発性麻酔薬や神経筋遮断薬（特にスキサメトニウム）によって急速に体温が上昇し，60～70% が死に至る症候群である．これは骨格筋細胞内の筋小胞体膜にあって Ca^{2+} 放出チャネルとして機能するリアノジン受容体蛋白質の分子に遺伝的に異常があるために，上記薬物により長時間にわたって Ca^{2+} 放出チャネルが開口して細胞内 Ca^{2+} 濃度が上昇することにより起こる．治療にはダントロレンが用いられる．

骨格筋直接弛緩薬

ダントロレン Dantrolene

ヒダントイン（hydantoin）誘導体で，骨格筋の興奮収縮連関に対する抑制作用により，筋小胞体からの Ca^{2+} 遊離を減少させる．筋の活動電位は発生するが，筋収縮は起こらない．各種脳脊髄性痙性麻痺，悪性高熱症の治療に用いられる．

副作用として，ねむけ，頭痛，めまい，不眠，痙攣，脱力感，肝機能障害，尿失禁，排尿困難，血圧変動，消化器症状がみられる．

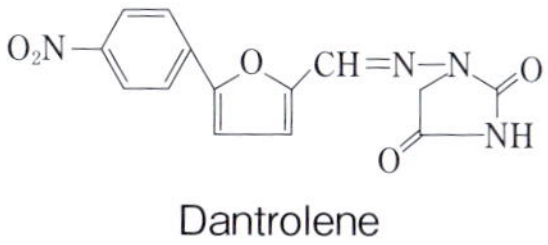

Dantrolene

4 アドレナリン作用薬

アドレナリン作用薬(adrenergic drugs)とは，アドレナリン作用性神経刺激の効果に類似した作用を現す薬で，多くの薬は交感神経シナプスに作用するので交感神経作用薬(sympathomimetic drugs)という．アドレナリン作用薬には，生体アミンであるドパミン，ノルアドレナリン，アドレナリンの他にイソプレナリンなどの合成薬がある．作用の発現様式には，①アドレナリン作用性神経に作用して，伝達物質である内因性ノルアドレナリンの効果を介して作用を現すもの，②アドレナリン受容体に結合して直接作用するもの，③両者の作用を併有するものの 3 種類の型がある．

カテコラミン Catecholamines

ドパミン，ノルアドレナリン(ノルエピネフリン)，アドレナリン(エピネフリン)はカテコール核* とエチルアミン $-CH_2CH_2NH_2$，あるいはエタノールアミン側鎖 $-CH(OH)CH_2NH_2$ をもつ生体アミンで，イソプレナリンはノルアドレナリンのアミノ基にイソプロピル基が結合した合成化合物で，これらの物質はカテコラミンと称せられる．いずれも *l* 体が生理活性をもつ(☞ 129 頁)．

*カテコール核

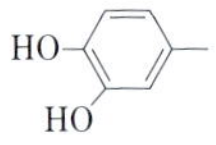

ノルアドレナリン Noradrenaline，アドレナリン Adrenaline，イソプレナリン Isoprenaline(イソプロテレノール Isoproterenol)

カテコラミンは受容体に直接作用する代表的な薬である．臓器によって興奮や抑制の多様な作用を示し，結合する受容体によって α 作用(α-effect)および β 作用(β-effect)と呼ぶ．アドレナリン受容体は，その存在部位，機能，作用薬，拮抗薬との親和性から α_1，α_2，β_1，β_2，β_3 と分類される(**表 V-14**)．作用薬が受容体に結合した後の作用メカニズム(細胞内情報伝達様式)にも違いがある．

ノルアドレナリンは α_1，α_2 受容体に同程度に作用し，β_1 受容体にも作用するが，β_2 受容体への作用は非常に弱い．アドレナリンは α，β 作用ともに，ノルアドレナリンと同等かあるいはより強く，α_1，α_2 および β_1，β_2 受容体への作用比はほぼ等しい．イソプレナリンは β 作用薬で，β_1 と β_2 の作用はほぼ等しい．高濃度のイソプレナリンは β_3 受容体へ作用する．

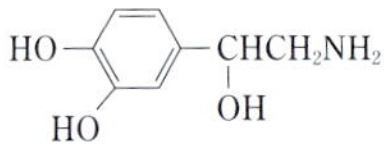

Noradrenaline

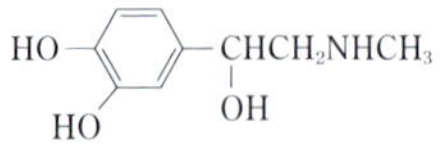

Adrenaline

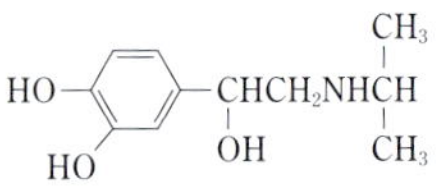

Isoprenaline

表V-14　アドレナリン受容体サブタイプの特徴

受容体サブタイプ	情報伝達様式	親和性	主な機能
α_1	IP_3・DG↑ Ca^{2+} 濃度↑	NA≧AD≫Iso	血管収縮，血圧上昇，散瞳，立毛，発汗，括約筋収縮， グリコーゲン分解，糖新生
α_{2A}，α_{2C}	cAMP↓ Ca^{2+} 濃度↓	AD≧NA≫Iso	NA および ACh の遊離抑制，血小板凝集，外分泌抑制， インスリン分泌抑制，脂肪分解抑制
α_{2B}	cAMP↓ NOS↓	AD＝NA≫Iso	特定血管平滑筋収縮
β_1	cAMP↑	Iso＞AD＝NA	心機能亢進（心拍，拍出力），レニンおよび抗利尿ホルモン放出亢進
β_2	cAMP↑	Iso＞AD≫NA	平滑筋弛緩（気管支，血管，胃腸管，子宮，膀胱壁）， 骨格筋弛緩，肝臓グリコーゲン分解亢進，インスリン分泌亢進
β_3	cAMP↑ Ca^{2+} 濃度↑ NOS↑	AD＝NA Iso＝AD≫NA	脂肪分解亢進 特定の血管弛緩，心筋収縮抑制

AD：アドレナリン，NA：ノルアドレナリン，Iso：イソプレナリン

アドレナリン作用薬の構造活性相関――アドレナリン作用薬の基本構造はフェニルエチルアミン（phenylethylamine）で，ベンゼン環とアミノ基の間に炭素原子が2個存在する場合に最も強い作用活性が得られる．ベンゼン環の3，4位に水酸基が付くとα，β作用は最大となり，ベンゼン環に置換基をもたないアミン類は末梢性作用を現さない用量で強力な中枢興奮作用を示す．ベンゼン環に水酸基を欠くアドレナリン作用薬は消化管から吸収され，カテコール-*O*-メチルトランスフェラーゼ（COMT）による不活性化を受けない．また，ベンゼン環3，4位の水酸基を3，5位に再配置するとCOMTによる分解への抵抗性が増す．アミノ基に置換基のないノルアドレナリンなどはα受容体に対する選択的作用が強く，メチル基の付いたアドレナリンやイソプロピル基が付いたイソプレナリンは，β作用が強くなるように，大きな置換基が付くとβ受容体に対する選択性が増加する．第三級アミンはαおよびβ受容体に対する効果が消失する．

循環器作用

心臓：β―心機能が亢進する．β_1が優位であるがβ_1およびβ_2受容体を介して洞結節の調律を増加させ，洞房結節の伝導速度を速め心拍数が増加する（positive chronotropic effect）．心筋収縮力を増加させ，拍出量が増大する（positive inotropic effect）．拍出量は心収縮力の関数で脈圧として現れβ_2作用に影響される．アドレナリンやイソプレナリンを過量投与すると自動能が増し，血圧上昇による反射性徐脈が加わると上室性不整脈さらに心室性不整脈を生じることがある．高濃度のカテコラミンはβ_3受容体を介して心収縮を抑制する．　薬理作用

血管：α_1―ノルアドレナリン，アドレナリンは最も強い血管収縮薬である．ノルアドレナリンは脳血管，冠状血管を除くすべての血管を収縮させ，末梢血管抵抗や静脈圧が増大し，収縮期圧，拡張期圧，脈圧はともに上昇し，反射性徐脈が起こる．

β_2―骨格筋の血管床での細静脈緊張が低下し，内臓の血管を拡張させ血流量は増加し，末梢血管抵抗が減少し，拡張期圧の下降がみられる．アドレナリンでは収縮期圧はやや上昇するが，平均血圧には変化がみられない．イソプレナリンでは平均血圧が低下する．

アドレナリン反転――動物にアドレナリン1 μg/kgを急速に静脈注射すると，緩徐に静脈内に注入した場合と違って，急速な血圧上昇とそれに続く血圧の下降の二相性の血圧反応が現れる．α_1受容体拮抗薬を前もって投与しておくと，血圧上昇（α_1作用）が消失して血圧下降（β_2作用）だけが現れる．これをアドレナリン反転という（☞**図V-15** 270頁）．

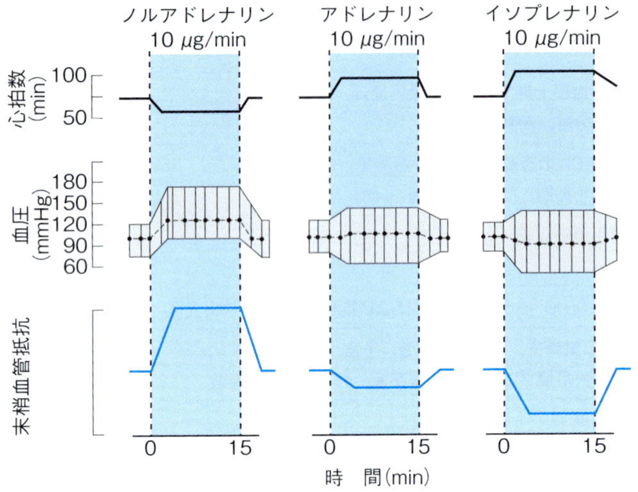

図Ⅴ-13　ヒト循環系に対するノルアドレナリン(NA)，アドレナリン(AD)，イソプレナリン(Iso)静脈注射の効果(10〜20 μg/min；Goodman & Gilman, 11th eds. 2006)

NA：α作用により血管抵抗が増大し，収縮期圧，拡張期圧，脈圧はともに上昇する．平均血圧が上昇すると，迷走神経を介する減圧反射により心拍数の減少が起こる．
AD：少量のADではβ作用のみが現れ，心拍数の増加と血圧の下降がみられる．大量のADではβ作用にα作用が加わり，収縮期圧は上昇するが拡張期圧がやや低下するため，平均血圧はほとんど変化がなく，反射性の心拍数減少は現れない．
Iso：強い$β_1$作用により心機能は著明に亢進し，心拍数，心拍出量が増大し，収縮期圧は上昇する．$β_2$作用により骨格筋や内臓血管の拡張により拡張期圧は低下し，平均血圧は低下する．

平滑筋作用

アドレナリン，イソプレナリンは強い気管支平滑筋拡張作用をもち，特に，気管支喘息のように気管支平滑筋が収縮しているときに拡張作用が著明に認められ，生理的拮抗薬として治療効果をあげる(ヒスタミン誘発気管支収縮に対する抗ヒスタミン薬のような競合型拮抗ではない)．散瞳はアドレナリンを健常者の結膜に滴下しても起こらないが，交感神経切除後やある種の緑内障患者にアドレナリンを点眼すると強く散瞳が起こる．アドレナリンは血管収縮により健常者や開放隅角(単性)緑内障患者の眼圧を低下させる．

収縮：$α_1$ —血管平滑筋，瞳孔散大筋，胃腸管括約筋，膀胱三角筋と括約筋，尿管．$α_{2B}$ —腎血管平滑筋

弛緩：$β_2$ —骨格筋，腹部内臓，肺，腎臓，冠血管の血管平滑筋，気管支筋，子宮筋，膀胱基底部平滑筋．$β_3$ —大血管弛緩．

代謝調節

生体内のアドレナリンの生理作用は代謝調節である．ノルアドレナリンの代謝作用は大量投与の場合に限られる．

血糖上昇：$α_2$ —インスリン分泌が抑制され，末梢組織への糖の取り込みが減少する．

$β_2$ —肝臓でグリコーゲンの分解が亢進し，糖新生が増加し，血中の糖およびケトン体が増加する．$β_2$作用によりグルカゴン分泌を亢進させるが，インスリン分泌も増加させるので高血糖はそれほど著しくならない．

脂肪分解：$β_3$ —脂肪細胞のトリグリセリドリパーゼを活性化し，脂肪分解が亢進し，血中遊離脂肪酸が上昇する．血清コレステロール，リン脂質，リポ蛋白も増加する．

$α_2$ —脂肪分解は抑制される．

酸素消費増大：代謝は亢進し熱産生が増大する．

血漿カリウムの一過性上昇：肝臓からのグルコースの輸送により一過性高カリウム血症が伴い，次いで筋肉に摂取されて血漿カリウムは減少する．血漿カリウムが減少すると筋肉カリウムは肝臓へ転送され，血中無機リン濃度が減少する．

中枢作用

カテコラミンは治療用量を投与しても中枢作用はほとんど現れない．これは，血液脳関門を通過

しないからである．時には不穏，不安，頭痛，振戦が現れることがある．

体内動態

ノルアドレナリン，アドレナリンは経口投与しても胃腸で分解され，肝臓で急速に抱合あるいは酸化されるので，静脈内に投与する．イソプレナリンは，主として噴霧剤として用いられる．静注したノルアドレナリンの約 50% はアドレナリン作用性神経終末に取り込まれ，約 50% がモノアミンオキシダーゼ（MAO）およびカテコール-*O*-メチルトランスフェラーゼ（COMT）によって代謝され不活性化される．アドレナリンは約 30% がアドレナリン作用性神経終末に取り込まれ，約 70% が酵素分解を受ける．このような不活性化機構によりノルアドレナリンやアドレナリンの作用は急速に終結し，ノルアドレナリン，アドレナリン，イソプレナリンおよびその代謝物は尿中に排泄される（☞ 136 頁）．

臨床適用

アドレナリンの局所投与：局所麻酔の際に手術野の血流を抑え，局所麻酔薬の吸収を遅らせ，作用を延長するために薬液に添加する．抗鼻閉薬として鼻粘膜に塗布する．散瞳薬として点眼して用いる．アトロピンなど抗コリン作用薬と違って散瞳に調節麻痺を伴わない．眼圧降下作用があるので緑内障の治療に用いる．止血の目的で口腔内投与，内視鏡を用いて胃・十二指腸出血部位へ投与する．

気管支拡張薬：気管支喘息発作，Adams-Stokes 症候群にはイソプレナリンを静注，カプセル，吸入として投与する．

心臓刺激薬：アドレナリン，イソプレナリンは心ブロックのとき，房室伝導の改善，心室自動能の亢進のため注射剤として，ノルアドレナリンはショックのときに静脈内投与することがある．アドレナリンは薬への過敏症と，急性アレルギーの症状を改善し，救命にも有効なときがある．

副作用と禁忌

ノルアドレナリン，アドレナリンは，大量あるいは頻回投与による血圧の急上昇，心臓刺激作用により，頭痛，不安，心悸亢進，めまい，振戦，悪寒，悪心，嘔吐などの副作用が現れ，脳出血，急性肺浮腫を起こすことがある．ハロタン麻酔下では心室性不整脈を惹起する．

ノルアドレナリンは血管外へもらすと血管収縮のため組織壊死を起こす．アドレナリンは血糖上昇作用により糖尿病症状を増悪させる．イソプレナリンは，心悸亢進，不整脈，胃腸症状，末梢血管拡張による顔面潮紅，発汗などが現れる．

慢性コカイン中毒，甲状腺機能亢進，動脈硬化，心室性頻拍，ハロタン麻酔下では強い副作用が現れるので，禁忌である．

■ ドパミン Dopamine（3,4-Dihydroxyphenylethylamine）

ドパミンは生体内で L-DOPA から生合成され，ノルアドレナリンの前駆体である（☞ 130 頁）．中枢神経系の伝達物質であり，末梢にも少数のドパミン作用性神経が存在する．

末梢でのドパミン受容体は D_1，D_2 に分類されている．**D_1 受容体**は G 蛋白質と複合体を形成し，アデニル酸シクラーゼを活性化し，細胞内 cAMP を増加させる．血管平滑筋に存在し，腎血管や内臓血管を拡張する．**D_2 受容体**は交感神経からのノルアドレナリン遊離や，副交感神経からのアセチルコリン遊離を抑制する**シナプス前受容体**である（☞ 142 頁）．

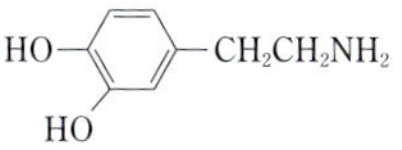

Dopamine

薬理作用 **血管**：腎血管や内臓血管に作用し血流を増大させる．血管 D_1 受容体への直接作用による．

消化管：胃副交感神経節後神経の D_2 受容体に作用してアセチルコリン遊離を抑制し，胃運動を抑制する．

心臓：中等量のドパミンは心収縮力を増加し，心拍出量は増大する．その際，心拍数と血圧には変化はない．これはドパミンが交感神経終末に作用し，ノルアドレナリンを遊離させ，心臓 β_1 受容体および血管 α_1 受容体を刺激するが，同時に D_1 受容体への作用による腎・内臓血管拡張が起きるからである．

血圧：大量のドパミンでは血管収縮作用が強くなり血圧が上昇する．これは α 受容体への直接作用による．

臨床適用と副作用 急性循環不全に昇圧薬として静脈内に持続投与する．腎血管拡張作用により昇圧時に乏尿を伴わないので，出血，敗血症などにより反射性血管収縮を伴ったショックにも有効で汎用される（☞ 418 頁）．

治療量での副作用は少ないが，頭痛，不安，心悸亢進，不整脈，胃腸症状が現れることがあり，時に麻痺性イレウス，末梢虚血など重大な副作用が生じることもある．褐色細胞腫，末梢血管障害の患者への使用は避ける．

非カテコラミン・アドレナリン作用薬

カテコラミン前駆アミノ酸やカテコール核をもたないアドレナリン作用薬が合成され，臨床的に用いられているものがある．非カテコラミン類（noncatecholamines）にはアドレナリン作用性神経の終末部に働いてノルアドレナリンを生成し，あるいは遊離させ，間接的にアドレナリン受容体に働く間接型アドレナリン作用薬と，効果器の受容体に直接作用する直接性アドレナリン作用薬に分類できる．エフェドリンなどのように，間接作用と直接作用をもつ薬もある．

間接型アドレナリン作用薬

チラミン Tyramine：アドレナリン作用性神経終末で，ノルアドレナリンと置換することにより，ノルアドレナリンを遊離させ，間接的にアドレナリン受容体に作用する．薬理作用はノルアドレナリン様であるが，頻回投与でタキフィラキシーが現れる．これはノルアドレナリン貯蔵プールが枯渇するためである．臨床適用はないが，モノアミンオキシダーゼ（MAO）阻害薬使用時にチラミンを多く含んだ食物（チーズ，赤ワイン，チョコレート，にしん，肝臓）をとると高血圧発作を起こすことがある．

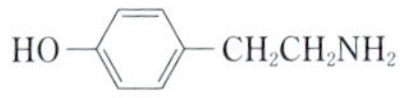

Tyramine

アンフェタミン Amphetamine，メタンフェタミン Methamphetamine

アンフェタミンは β-phenylisopropylamine のラセミ体で，*d* 体デキストロアンフェタミン（dextro-amphetamine）は力価が *l* 体の 3〜4 倍である．メタンフェタミンは特に強い中枢興奮作用があり，ヒロポンと呼ばれ，**覚醒剤**として指定されている．

アドレナリン作用性神経および中枢ノルアドレナリン神経，ドパミン神経の終末に働いて，①ノルアドレナリンやドパミンを遊離させ，②取り込みを阻害し，③ MAO を阻害することによって，強い交感神経興奮作用と中枢興奮作用を現す．覚醒作用が強く，習慣性を形成し，統合失調症様の精神興奮症状を示す（☞ 303，384 頁）．

アメジニウム Amezinium

MAO 阻害作用とノルアドレナリン取り込み抑制作用によりノルアドレナリン様の昇圧作用を示す．本態性低血圧症，透析施行時の血圧低下治療に用いる．

ドロキシドパ Droxidopa（L-*threo*-Dihydroxyphenylserine）

生理的なノルアドレナリン前駆体ではないが，生体内に入ると大部分が末梢でノルアドレナリンになる．ノルアドレナリンは経口投与すると容易に肝臓の MAO によって分解され，作用時間が短いため点滴静注しなければならないが，ドロキシドパは前駆アミノ酸で MAO の基質とならないため，経口投与可能な長時間型の昇圧薬として有効である．ノルアドレナリン欠乏による難治性自律神経障害性疾患に対して経口投与することができる（ノルアドレナリン補充療法）．

家族性アミロイドポリニューロパチーおよび Shy-Drager 症候群の起立性低血圧，失神，立ちくらみの治療に用いられる（☞ 418 頁）．投与量の 0.1% 以下が脳へ入り，Parkinson 病の治療に用いられる（☞ 313 頁）．

メチルドパ Methyldopa

DOPA 誘導体であるメチルドパは，持続性の高血圧治療薬として妊娠高血圧に用いられる間接型中枢性 α_2 受容体作用薬である．メチルドパは，中枢および末梢カテコラミン細胞に取り込まれ，芳香族 L-アミノ酸デカルボキシラーゼによって α-メチルドパミンに変換され，さらに α-メチルノルアドレナリンとなり小胞に貯蔵される．神経が興奮すると α-メチルノルアドレナリンがノルアドレナリンに代わって偽伝達物質として遊離される．降圧作用は，α-メチルノルアドレナリンの血管収縮作用がノルアドレナリンより弱いことが抗高血圧作用の機序とされていたが，α-メチルノルアドレナリンの血管平滑筋収縮作用はノルアドレナリンと変わらないことから，脳幹血管運動中枢の α_{2A}，α_{2C} 受容体に作用し交感神経抑制により血圧を下降させると考えられている（☞ 140，412 頁）．

表 V-15　非カテコラミン・アドレナリン作用薬の分類と臨床用途

分　類	α 作用薬	用　途	β 作用薬	用　途
間接型	チラミン メタンフェタミン ドロキシドパ メチルドパ	試薬 中枢興奮 昇圧 中枢性降圧	フロプロピオン	Oddi 筋弛緩
混合型			エフェドリン	気管支拡張
直接型（受容体作用型）	フェニレフリン ナファゾリン（α_1）	昇圧，点眼 局所血管収縮	ドブタミン（β_1）	心臓刺激
	クロニジン（α_2）	中枢性降圧	サルブタモール（β_2）	気管支拡張

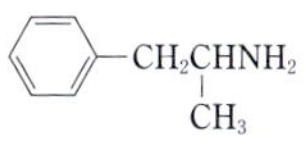

Amphetamine

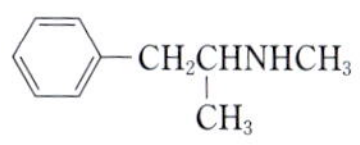

Methamphetamine

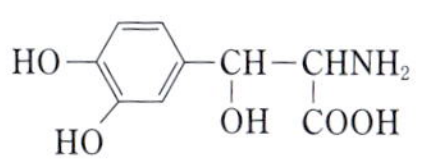

Droxidopa

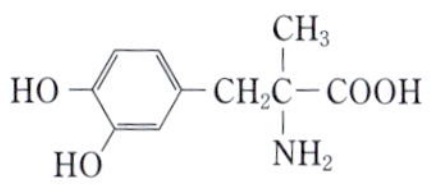

α-Methyldopa

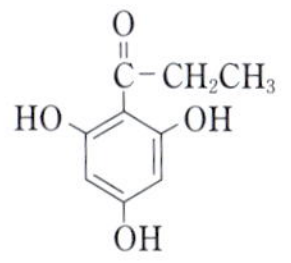

Flopropione

ジピベフリン Dipivefrine

アドレナリンのプロドラッグで開放隅角緑内障，高眼圧症に点眼薬として用いる．

ドカルパミン Docarpamine

ドパミンのプロドラッグで経口投与で持続的に血中ドパミン濃度を維持できる．ドパミン点滴からの離脱に用いる．

フロプロピオン Flopropione

カテコラミンの分解酵素 COMT を阻害してノルアドレナリンの分解を防ぎ β 受容体を介して Oddi 括約筋など平滑筋を弛緩させる鎮痙薬である．胆道ジスキネジア，胆石症，胆嚢炎，胆管炎，膵炎，尿路結石に鎮痛，鎮痙の目的で用いる(☞ 138 頁)．

混合型アドレナリン作用薬

エフェドリン Ephedrine，メチルエフェドリン Methylephedrine

エフェドリンは天然の植物に含まれるアドレナリン作用薬で，アドレナリン類似の化学構造をもつ．不斉炭素が二つあり，四つの異性体がある．*l* 体が活性が強く，*l* 体またはラセミ体が気管支喘息の予防および治療薬である．エフェドリンのアミノ基にさらに 1 個のメチル基が入ったものがメチルエフェドリンで，エフェドリンと比べて β_2 作用が強く，他の作用は弱いので，気管支喘息に用いられる．選択的 β_2 受容体作用薬の開発とともに使用頻度は減少している．

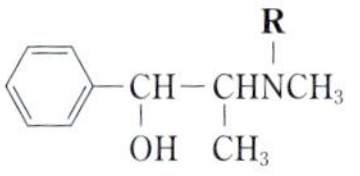

Ephedrine　R：H
Methylephedrine　R：CH_3

> エフェドリンは中国で何世紀にもわたって使用されてきたマオウ(麻黄) *Ephedra vulgaris* に含まれるアルカロイドで，1887 年，長井によって単離され，三浦によって散瞳作用があることが認められていた．1925 年 Chen らによって薬理作用が詳しく研究され，1927 年に合成が成功して以来，アドレナリン作用薬として広く使用されるようになった．マオウは現在でも漢方薬として用いられている．

薬理作用　*l*-エフェドリンはアドレナリン作用性神経終末に作用してノルアドレナリンを遊離させ，間接的にアドレナリン作用を現すと同時に，直接受容体に作用して β 作用を示す．MAO によって分解されず，作用時間が 7〜10 倍も長いので静注だけでなく経口投与することができる．その作用は短時間内に頻回投与すると減弱する(耐性，tachyphylaxis)．これはノルアドレナリン遊離による間接型アドレナリン作用薬の特色である．

血圧：血管収縮作用(α_1)と心臓刺激作用(β_1)により，徐々に血圧が上昇し，数時間持続する．α 遮断薬で拮抗されるノルアドレナリン様の反応で，アドレナリン反転が現れることは少ない．

平滑筋：アドレナリンより弱いが持続的気管支拡張作用(β_2)があり，気管支喘息の予防と持続的治療に用いる．消化器，膀胱筋は弛緩し(β_2，β_3)，散瞳筋，括約筋，膀胱三角筋は収縮する(α_1)．

中枢神経系：弱い中枢興奮作用があり，中枢性鎮咳作用を示す．中枢でのカテコラミン神経からの伝達物質の遊離によるアンフェタミン様の覚醒作用があり，乱用されることがある．

アドレナリン受容体作用薬（表Ⅴ-16，図Ⅴ-14）

α_1 受容体作用薬（☞ 418 頁）

フェニレフリン（phenylephrine），**エチレフリン**（etilefrine）はアドレナリン類似の構造をもつ α_1 受容体作用薬であり，**ミドドリン**（midodrine）は COMT で分解されないので持続時間が長い．いずれも末梢血管の α_1 受容体を刺激して血管収縮をもたらす昇圧薬である．フェニレフリンは急性低血圧に，エチレフリン，ミドドリンは本態性低血圧，起立性低血圧などに用いる．

ナファゾリン（naphazoline），**テトラヒドロゾリン**（tetrahydrozoline），**トラマゾリン**（tramazoline）は鼻粘膜や結膜への局所投与される局所血管収縮薬である．

α_2 受容体作用薬（☞ 412 頁）

クロニジン（clonidine），**グアナベンズ**（guanabenz）は，選択的 α_2 受容体作用薬であり，中枢性降圧薬として高血圧の治療に用いられている．メチルドパは α_2 受容体作用薬のプロドラッグである（☞ 265 頁）．

降圧機序――中枢 α_2 受容体刺激による交感神経発射の抑制，②末梢アドレナリン作用性神経終末のシナプス前膜 α_2 受容体に作用し，交感神経興奮によるノルアドレナリン遊離を抑制する．

β_1 受容体作用薬（☞ 402 頁）

ドブタミン（dobutamine）は，心臓の β_1 受容体に直接作用しドパミンの 4 倍の強い心機能亢進作用を示し，心拍数，心拍出量が増大する．平均血圧が上昇するが，血管収縮作用はほとんどなく，末梢血管抵抗の増大によるものではない．急性循環不全に点滴静注する．副作用としては，不整脈，血圧上昇，胃腸症状，頭痛がある．

デノパミン（denopamine）は選択的 β_1 受容体作用薬で副作用が少ない．慢性心不全に内服薬として投与する．

表Ⅴ-16　アドレナリン受容体作用薬

受容体	作用薬		薬理作用	臨床適用
α_1	フェニレフリン エチレフリン	ミドドリン	持続性血管収縮	低血圧症
	ナファゾリン テトラヒドロゾリン	トラマゾリン	局所血管収縮	鼻充血 結膜充血
α_2	クロニジン	グアナベンズ	中枢性降圧	高血圧症
β_1	ドブタミン デノパミン		心機能亢進	心不全 心原性ショック
β_2	リトドリン	イソクスプリン	子宮弛緩	切迫流・早産
	トリメトキノール サルブタモール テルブタリン フェノテロール サルメテロール	プロカテロール クレンブテロール ホルモテロール ツロブテロール インダカテロール	気管支拡張	気管支喘息 慢性気管支炎 肺気腫 気管支拡張症
β_3	ミラベグロン		膀胱平滑筋弛緩	過活動膀胱

α_1 受容体作用薬

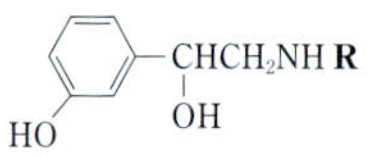

Phenylephrine **R**: CH_3

Etilefrine **R**: C_2H_5

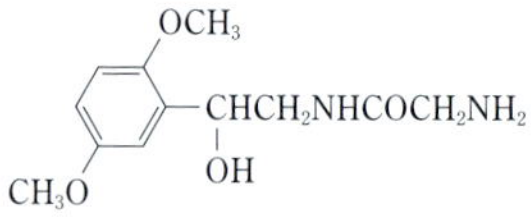

Midodrine

α_2 受容体作用薬

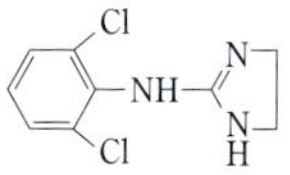

Clonidine

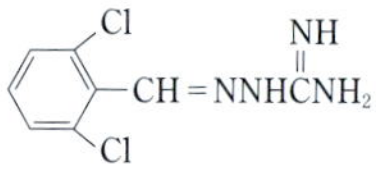

Guanabenz

β_1 受容体作用薬

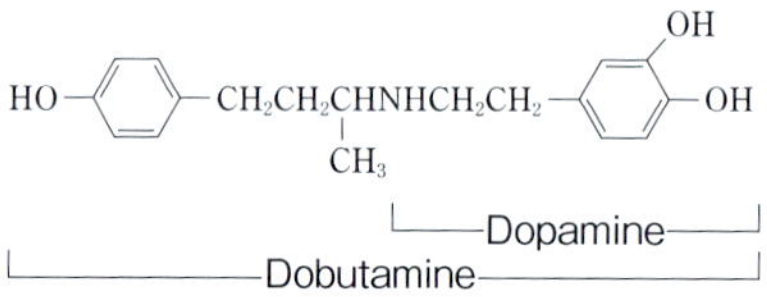

Dopamine

Dobutamine

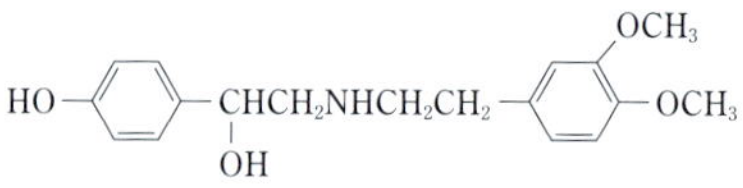

Denopamine

β_2 受容体作用薬

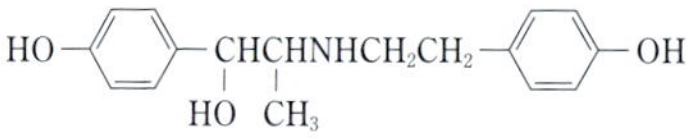

Ritodrine

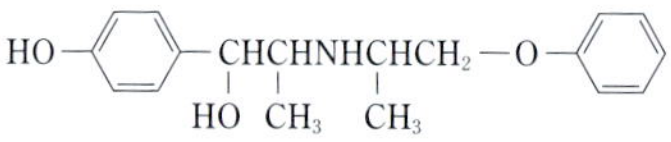

Isoxsuprine

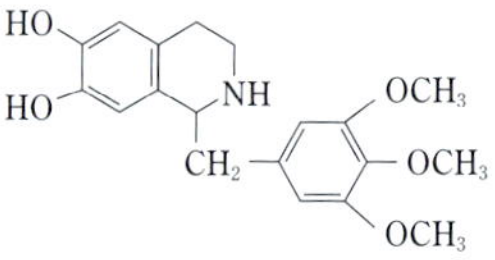

Trimetoquinol

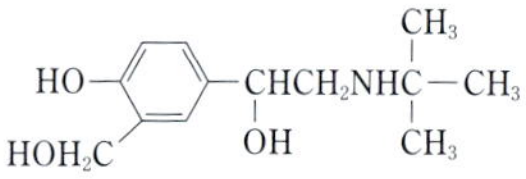

Salbutamol

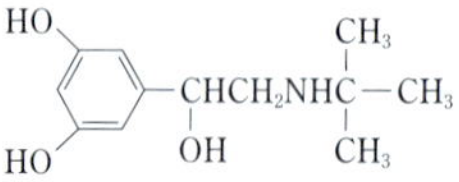

Terbutaline

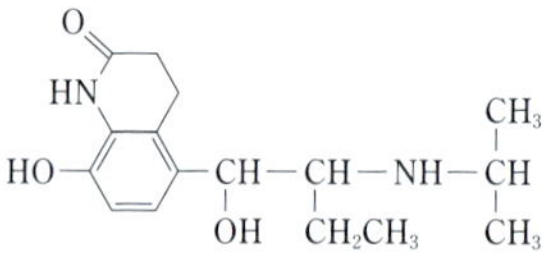

Procaterol

β_3 受容体作用薬

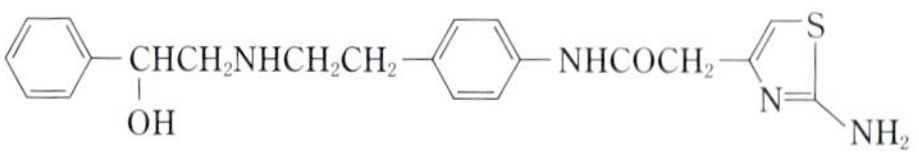

Mirabegron

図V-14 アドレナリン受容体作用薬

β_2 受容体作用薬

β_2 受容体作用薬は子宮弛緩薬(☞ 450 頁)，血管拡張薬(☞ 420 頁)，気管支拡張薬(☞ 486 頁)として臨床的に応用されている.

リトドリン(ritodrine)は選択的 β_2 受容体作用薬で切迫流・早産に用いる子宮弛緩薬であり，**イソクスプリン**(isoxsuprine)は子宮弛緩薬および血管拡張薬として用いられている.

トリメトキノール(trimetoquinol)はイソキノリン核構造をもち，気管支拡張作用はイソプレナリンよりもやや強く，持続時間が長い．心臓刺激作用はイソプレナリンよりは弱い.

サルブタモール(salbutamol)，**テルブタリン**(terbutaline)，**ツロブテロール**(tulobuterol)，**プロカテロール**(procaterol)，**フェノテロール**(fenoterol)，**ホルモテロール**(formoterol)，**クレンブテロール**(clenbuterol)，**サルメテロール**(salmeterol)，はイソプレナリンの類似の構造をもち，心臓刺激作用が少なく比較的選択的に β_2 受容体に作用し，気管支，子宮，骨格筋支配血管などの平滑筋を弛緩させる．イソプレナリンより安定で COMT によって代謝されにくいので，経口投与することもでき，持続性の気管支拡張作用が得られる．気管支喘息の管理と発作の治療およびその他の疾患による気管支筋攣縮の治療に主に経口剤，吸入剤，噴霧剤，貼布剤として用いる．副作用は，心悸亢進，高血圧，不安，振戦，悪心，嘔吐，頭痛，胃腸症状など交感神経刺激症状が現れる．頻回投与によって効力が低下する.

β_3 受容体作用薬

β_3受容体作用薬は，脂肪分解作用による肥満や糖尿病の治療薬として期待されたが，その開発は不成功に終わった．しかし，ヒト膀胱の β 受容体のほとんど(97%)が，β_3 受容体であることが明らかになり，尿失禁をもたらす過活動膀胱の治療薬として，β_3 受容体作用薬が開発された．**ミラベグロン**(mirabegron)は β_3 受容体を介して膀胱平滑筋を弛緩させ，蓄尿機能を高める．副作用として肝障害，頻脈などがあり，心臓疾患のある患者には禁忌である．また，生殖器への影響が懸念されるため，若年者への投与は控える.

5 抗アドレナリン作用薬

抗アドレナリン作用薬（antiadrenergic drugs）は交感神経遮断薬（sympatholytic drugs）とも呼ばれる．α および β 受容体を遮断するアドレナリン受容体拮抗薬と交感神経節後神経であるアドレナリン作用性神経（adrenergic nerve）の機能を抑制するアドレナリン作用性神経遮断薬に分類される．

直接アドレナリン受容体に結合して，アドレナリン作用薬の α 作用および β 作用を特異的に遮断する薬には，α 受容体拮抗薬（α 遮断薬）と β 受容体拮抗薬（β 遮断薬）がある．高血圧，不整脈，狭心症などの治療に汎用されている重要な薬である．

α 受容体拮抗薬 α-Receptor antagonists（α 遮断薬）

α 遮断薬（α-blockers）には非選択的に α 受容体を遮断するものと選択的に α_1 あるいは α_2 受容体に結合し，その作用を遮断するものがある．**α_1 受容体**は，血管平滑筋など効果器に分布し，**α_2 受容体**は神経終末に分布し伝達物質遊離を抑制するなどシナプス前制御に関与している．

Dale（1905）が麦角製剤の注射の後，アドレナリンの昇圧反応が降圧反応に変わることを観察した（**図 V-15**）．これは"**アドレナリン反転** adrenaline reversal"と呼ばれ，アドレナリンの α 作用である血管収縮が α 遮断薬である麦角製剤で抑制され，β 作用である血管拡張が優位になったためである．このようにアドレナリン受容体拮抗薬の作用は薬の受容体への選択性と効果器における受容体の分布により左右される．

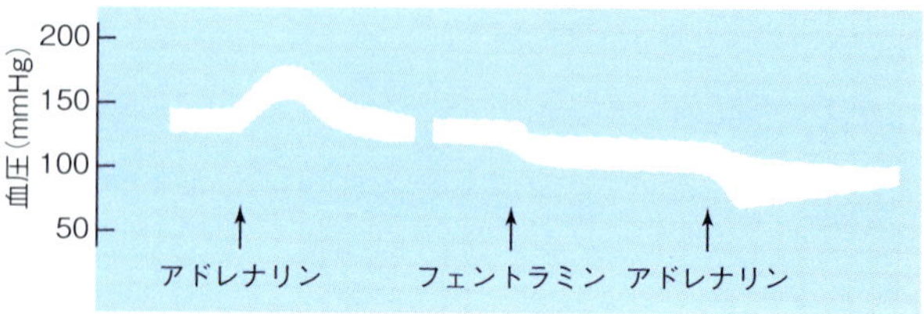

図 V-15　α 遮断薬によるアドレナリン作用の反転
ペントバルビタール麻酔イヌの血圧．アドレナリン 1 μg/kg，フェントラミン 5 mg/kg 静脈注射

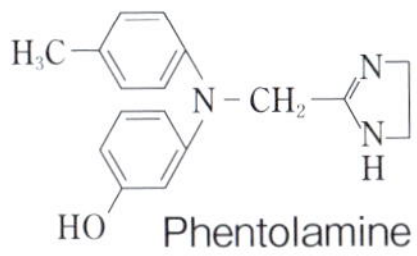

非選択的 α 受容体拮抗薬（図 V-16）

フェントラミン Phentolamine

イミダゾリン誘導体（imidazoline derivatives）で，競合的 α 受容体拮抗作用を示し，作用は中等度で比較的一過性である．α_1 受容体拮抗により血管平滑筋弛緩が現れ，次に反射性頻脈や血漿レニン活性上昇が起こる．α_2 受容体拮抗によってはノルアドレナリン遊離が増し β 作用（心筋興奮や冠血管拡張）が現れる．その他，副交感神経様作用（消化管運動亢進，唾液腺，気道分泌促進），ヒスタミン様作用（胃液分泌促進，末梢血管拡張），抗セロトニン作用，K^+ チャネル遮断作用など，広範な薬理作用を示す．褐色細胞腫の手術前・手術後の血圧調整や診断に用いられる．

麦角アルカロイド Ergot alkaloids

麦角は，主にイネ科の植物に生える黒い爪のようなものでエルゴットと呼び，食べると手足が黒ずんだり，ボロボロになってちぎれたり，精神錯乱を起こした．この麦角の害は紀元前の古文書に記録が残されている．麦角の繁殖しやすいライ麦が普及するとともに麦角中毒が広まり中世ヨーロッパで猛威をふるい続け，近世にはロシアでの「麦角病」の大流行が記録されている．麦角はライ麦に寄生するカビの菌核で，含まれるアルカロイドは 40 種類にも及ぶ．「麦角アルカロイド」は最初に見いだされた α 受容体拮抗薬であり，麦角は新しい麻薬幻覚剤「LSD-25」を生み出した．

麦角アルカロイドには α 受容体と 5-HT 受容体に部分作用薬（partial agonist）および拮抗薬（antagonist）として作用するものもあり薬理作用は多岐にわたる．ドパミン受容体に作用薬として働くものもある．麦角アルカロイドのうち半合成された数種類のものだけが臨床で使用されている．

麦角アルカロイド：アミン型

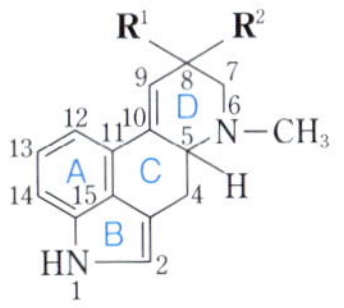

d-Lysergic acid	R^1: $-\mathrm{COOH}$	R^2: $-\mathrm{H}$
d-Isolyseric acid	R^1: $-\mathrm{H}$	R^2: $-\mathrm{COOH}$
d-Lysergic acid diethylamide（LSD）	R^1: $-\mathrm{CON(CH_2CH_3)_2}$	R^2: $-\mathrm{H}$
Ergometrine	R^1: $-\mathrm{CONHCH(CH_3)CH_2OH}$	R^2: $-\mathrm{H}$
Methylergometrine	R^1: $-\mathrm{CONHCH(CH_2CH_3)(CH_2OH)}$	R^2: $-\mathrm{H}$

麦角アルカロイド：アミノ酸型

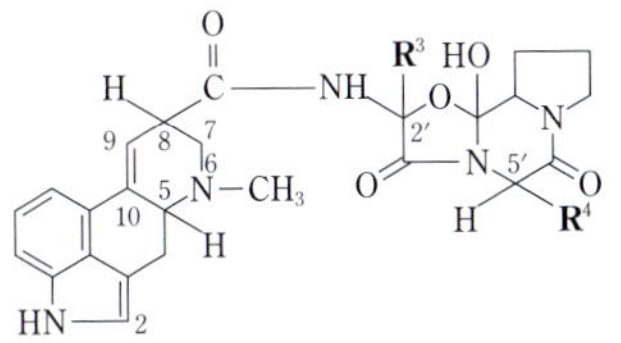

Ergotamine	R^3: $-\mathrm{CH_3}$	R^4: $-\mathrm{CH_2C_6H_5}$	
Dihydroergotamine	R^3: $-\mathrm{CH_3}$	R^4: $-\mathrm{CH_2C_6H_5}$	〔9,10-dihydro 体〕
Dihydroergotoxine	R^3: $-\mathrm{CH(CH_3)_2}$	R^4 ＊	〔9,10-dihydro 体〕
Bromocriptine	R^3: $-\mathrm{CH(CH_3)_2}$	R^4: $-\mathrm{CH_2CH(CH_3)_2}$	〔2 位に Br^-〕

＊Dihydroergotoxine は，dihydroergocornine（R^4：$-\mathrm{CH(CH_3)_2}$），dihydroergocriptine（R^4：$-\mathrm{CH_2CH(CH_3)_2}$），dihydroergocriptine（R^4：$-\mathrm{CH_2C_6H_3}$）の 3 種の等量混合物である．

図 V-16 非選択的 α 受容体拮抗薬
天然麦角アルカロイドのうち加水分解するとリゼルギン酸とアミンを生ずるものをアミンアルカロイド，リゼルギン酸の他にアンモニア，ピルビン酸，プロリンおよびもう一つの非極性側鎖アミノ酸を生ずるものをアミノ酸アルカロイドと呼ぶ．

薬理作用

血管：エルゴタミン(ergotamine)は，強力な血管収縮が長時間続く．これはα_1受容体の部分アゴニストとして作用するからである．大量では四肢の虚血から壊死をきたすこともある．しかし，交感神経興奮状態やαアゴニストが存在すると拮抗作用を示しアドレナリンの昇圧反応を抑制しβ作用である血管拡張が優位になる「アドレナリン反転」を引き起こす(☞**図V-15**)．頭蓋内脳実質外血管では5-$HT_{1B/1D}$受容体を介して血管平滑筋が収縮する．ジヒドロエルゴタミンはα受容体拮抗薬としての作用が強くエルゴタミンと比べると血管収縮作用は弱い．ジヒドロエルゴトキシンは限局した血管収縮作用があるが，血管中枢の抑制による血管拡張と血圧降下を示す．

子宮：エルゴメトリン(ergometrine，エルゴノビン ergonobine ともいう)は妊娠子宮平滑筋に特異的に作用し律動的収縮を起こし妊娠末期には強い収縮が生じる．

中枢：ブロモクリプチン(bromocriptine)と**ペルゴリド**(pergolide)は脳下垂体と線条体で強力なD_2受容体作用薬として働き，持続的に血中プロラクチン値を低下させ，成長ホルモン過剰分泌を抑制し，Parkinson 病症状の錐体外路症状を改善する．**リゼルギン酸ジエチルアミド**(D-lysergic acid diethylamide, LSD)では幻覚を誘発するが，治療量の麦角アルカロイドで幻覚が現れることはない．LSD は末梢では強力な5-HT_2受容体拮抗薬として働き，中枢ではD_2受容体作用薬として作用する．

臨床適用と副作用

片頭痛・末梢循環障害：エルゴタミンは単独またはカフェインとの合剤として片頭痛や頭部外傷後遺症の循環不全に使用される．抗片頭痛作用は，頭蓋内脳実質外血管の収縮(5-$HT_{1B/1D}$)や三叉神経の神経伝達の阻害(5-HT_{1F})による．

子宮収縮止血：エルゴメトリンの子宮収縮は血管を圧迫して止血効果を現すので胎盤分娩後出血に用いる．

持続性ドパミンD_2受容体作用薬：ブロモクリプチン，ペルゴリドは Parkinson 病，下垂体性巨人症，高プロラクチン性乳汁漏出症，高プロラクチン性排卵障害に用いる．

連用により末梢血管の循環障害を起こし，四肢の壊疽を起こすことがある．ジヒドロ誘導体にはこの障害作用は少ない．また冠状動脈収縮により狭心症を起こすこともある．その他，延髄最後野にある**化学受容器引き金帯**(chemoreceptor trigger zone, CTZ)のドパミンD_2受容体に作用し嘔吐を起こす．大量では痙攣や精神障害など中枢作用がみられる．エルゴメトリンは子宮収縮薬として用いられる(☞ 450 頁)．

表V-17 麦角アルカロイドの作用点

分類	一般名	α受容体	D受容体	5-HT受容体	子宮収縮
アミノ酸型	エルゴタミン	血管，平滑筋(α_1)：拮抗，部分作用 中枢：拮抗	CTZ：D_2作用	平滑筋：拮抗(5-$HT_{1A/1C}$) 血管：部分作用(5-$HT_{1B/1D}$) 中枢：作用(弱)，拮抗	強
	ジヒドロエルゴタミン	血管，平滑筋，神経：部分作用，拮抗	交感神経節：非選択的拮抗	特定の平滑筋：部分作用，拮抗	強
	ブロモクリプチン ペルゴリド	拮抗(弱)	中枢：D_2作用(強)	拮抗(弱)	弱
アミン型	エルゴメトリン メチルエルゴメトリン	血管：部分作用 拮抗(弱)	脳血管：拮抗(弱) 中枢：部分作用，拮抗	臍帯，胎盤血管：部分作用 平滑筋：拮抗(強) 中枢：部分作用，拮抗	強
	リゼルギン酸ジエチルアミド(LSD)	拮抗(弱)	作用(強)	拮抗 中枢：作用(5-$HT_{1A/2A/2C/6/7}$)	—

拮抗：アンタゴニスト，作用：アゴニスト，部分作用：部分アゴニスト

選択的 α_1 受容体拮抗薬（図V-17）

プラゾシン(prazosin)はキナゾリン(qunazoline)系 α_1 受容体拮抗薬の代表的な薬であり，その他，**テラゾシン**(terazosin)，**ドキサゾシン**(doxazosin)，**ブナゾシン**(bunazosin)，**ウラピジル**(urapidil)がある．シナプス後膜 α_1 受容体を遮断し，伝達を抑制する．α_1 受容体拮抗により抵抗血管および容量血管が拡張し，全末梢血管抵抗が減少の結果，血圧が持続的に降下する(☞ 411 頁)．血管平滑筋弛緩薬にみられる反射性頻脈や血漿レニン活性上昇は少なく，α_2 受容体拮抗を介する心臓刺激作用も弱い．

選択的 α_1 受容体拮抗薬は本態性高血圧症，腎性高血圧症，褐色細胞腫による高血圧症に降圧薬として使用されるが，心不全発症が増加するため，第一選択薬ではなくなっている．ウラジピル，テラゾシンは特に前立腺肥大症を伴う排尿障害を合併する高血圧症に有効である．

タムスロシン(tamsulosin)，**ナフトピジル**(naftopidil)，**シロドシン**(silodosin)は下部尿管平滑筋の $\alpha_{1A/1D}$ 受容体に選択的に拮抗して強い弛緩作用を示し，前立腺肥大症に伴う排尿障害の治療薬として用いられる．

キナゾリン誘導体

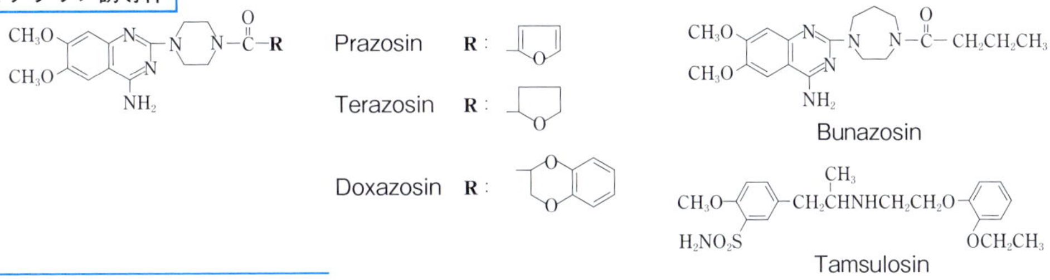

図V-17　選択的 α_1 受容体拮抗薬

α_2 受容体拮抗薬

ヨヒンビン Yohimbine：西アフリカの原産の *Corynanthe yohimbe* という植物の樹皮に含まれるアルカロイドである．シナプス前膜に存在する α_2 受容体を選択的に遮断し，交感神経興奮に応じて遊離されるノルアドレナリン量を増加する．また末梢性セロトニン受容体の遮断作用がある．容易に中枢に浸透して，頻脈，血圧上昇，発汗，振戦など自律神経に対する中枢性の効果が現れる．催淫薬として用いられたことがあるが，抗 α_2 作用が臨床的に利用されることはない．

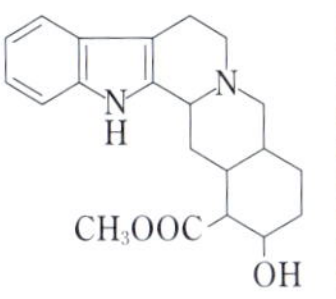

Yohimbine

β 受容体拮抗薬 β-Receptor antagonists（β 遮断薬）

β 遮断薬(β-blockers)は β 受容体と特異的に結合し，カテコラミンの β 作用を競合的に抑制する．β 遮断薬のうち心臓の β_1 受容体拮抗作用をもつ薬は高血圧，不整脈，狭心症の治療や予防に広く用いられる．平滑筋の β_2 受容体拮抗の目的で β 遮断薬を臨床応用することはない．

化学構造——β 遮断薬は主としてイソプレナリン(isoprenaline)の構造を修飾することにより開発された．最初に見いだされた β 遮断薬はジクロロイソプレナリン(dichloroisoprenaline)であり，その他多くの拮抗薬もイソプレナリンと類似の構造で，イソプロピル基などの置換基の付いた芳香族アルキルアミンである．β 位の水酸基が旋光性を決定し，作用薬も拮抗薬も *l* 体の活性が高い．部分的 β 作用薬(partial β-agonist)としての性質をもつものもある．

β 受容体には β_1 (**心臓促進性**)，β_2 (**平滑筋弛緩性**) および β_3 (**脂肪分解促進性**) のサブタイプが区別されている．受容体選択性をもとにして，非選択的 β 遮断薬，β_1 遮断薬，β_2 遮断薬に分類されている．さらに，部分アゴニスト活性(内因性交感神経刺激作用，intrinsic sympathomimetic activity, ISA)，膜安定化作用(局所麻酔作用およびキニジン様作用)の有無，血液脳関門通過性(脂溶性，水溶性)により分類することができる(**表Ⅴ-18**)．

表Ⅴ-18　β 遮断薬の作用比較

分　類	一般名	β 遮断効力	ISA	膜安定化作用	脂溶性	半減期(時)	適応症
非選択的 β_1，β_2 遮断薬	プロプラノロール	1	—	＋＋	高	3〜10	高血圧，狭心症，不整脈
	ナドロール	0.5	—	—	低	14〜24	高血圧，狭心症，不整脈
	ニプラジロール	0.5〜1	—	—	—	3〜5	高血圧，狭心症
	チモロール	5〜10	±	—	中	4〜5	緑内障，高眼圧症
	ピンドロール	5〜10	＋	±	低	3〜4	高血圧，狭心症，不整脈
選択的 β_1 遮断薬	アテノロール	1	—	—	低	6〜11	高血圧，狭心症，不整脈
	ビソプロロール	10	—	—	低	8〜12	高血圧，狭心症，不整脈，心不全
	エスモロール	0.5〜1	—	—	低	0.06	不整脈
	メトプロロール	0.5〜2	—	±	中	2〜7	高血圧，狭心症，不整脈
	ベタキソロール	5〜10	—	＋	—	11〜13	高血圧，狭心症
	アセブトロール	0.3	＋	＋	低	3〜4	高血圧，狭心症，不整脈
	セリプロロール	0.5	＋	—	—	1.5〜6	高血圧，狭心症

ISA：intrinsic sympathomimetic activity

非選択的 β 受容体拮抗薬

プロプラノロール，**ピンドロール**(pindolol)，**チモロール**(timolol)，**カルテオロール**(carteolol)，**ナドロール**(nadolol)，**ニプラジロール**(nipradilol)などがある(**図Ⅴ-18**)．

プロプラノロール Propranolol

β 遮断薬は，安静時の正常心臓にはほとんど効果がないが，運動時のように交感神経が緊張しているときは強い効果が現れる．また，アドレナリン作用薬の β_1 作用(心臓興奮作用)および β_2 作用(血管，気管支などの平滑筋弛緩作用)のいずれにも拮抗する．プロプラノロールなど膜安定化作用をもつものは末梢神経に対しては局所麻酔作用，交感神経終末 β_2 受容体拮抗によるノルアドレナリン遊離抑制作用を示す．プロプラノロールはラセミ体で，β 受容体拮抗作用は *l* 体が強力であるが，膜安定化作用は *l* 体と *d* 体は等価である．

薬理作用と臨床応用

循環系

抗不整脈作用：β 遮断薬の最も重要な効果は心臓作用である．β_1 受容体拮抗作用により，心拍数は緩徐になり，心収縮力は低下し，心拍出量は減少する．房室伝導を抑制し，心筋の自動能が低下する．このような心臓の β_1 受容体拮抗作用により，不整脈，特に交感神経緊張に由来する不整脈に対して著明な抑制作用を示す．膜安定化作用のある β 遮断薬ではキニジン様作用が加わるが，その作用はあまり強くない(☞ 395 頁)．

狭心症予防作用：運動，寒冷刺激，ストレスなどで交感神経が緊張すると，心機能が亢進し，酸素消費量が増大する．冠状血管硬化症では酸素供給が不足して狭心症発作を誘発する．β 遮断薬は心拍数，血圧，心収縮速度を下げることで，酸素消費を減少させるので，狭心症発作の予防に有効である(☞ 407 頁)．

非選択的β受容体拮抗薬

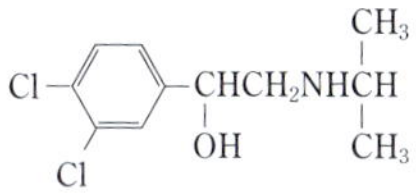

Dichloroisoprenaline

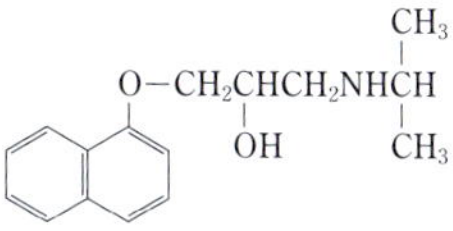

Propranolol

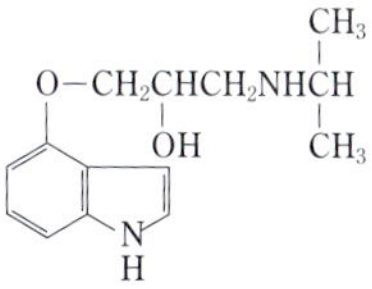

Pindolol

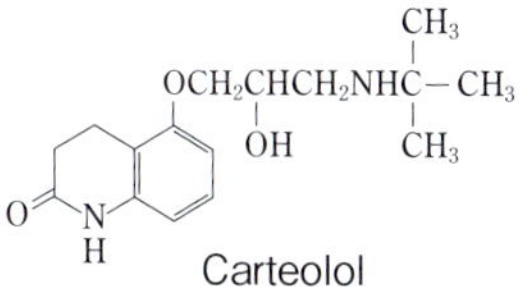

Carteolol

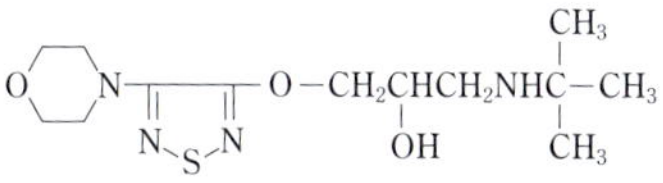

Timolol

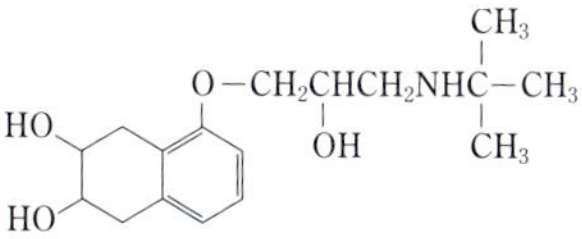

Nadolol

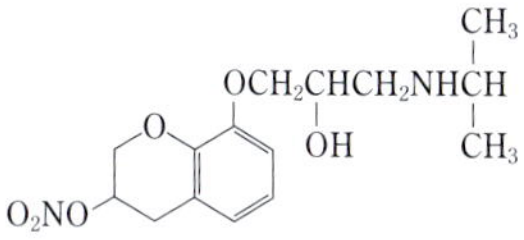

Nipradilol

β_1 受容体拮抗薬

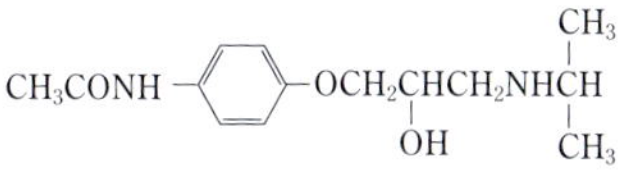

Practolol

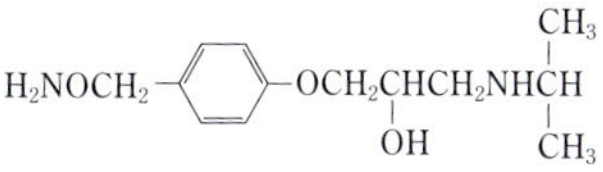

Atenolol

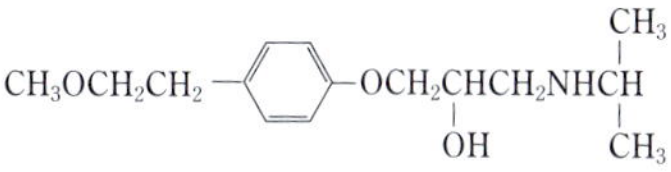

Metoprolol

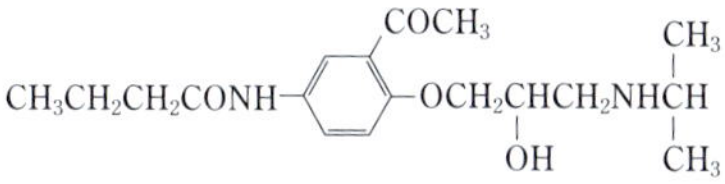

Acebutolol

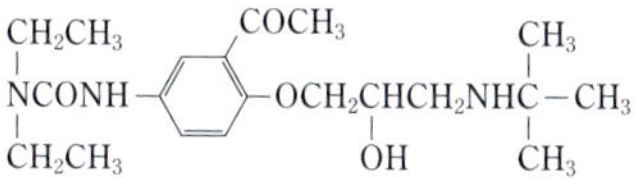

Celiprolol

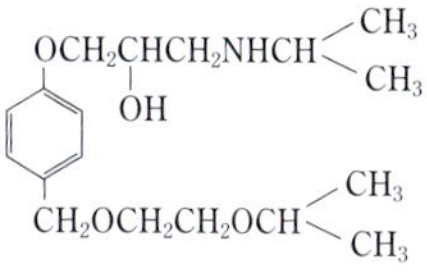

Bisoprolol

αβ受容体拮抗薬

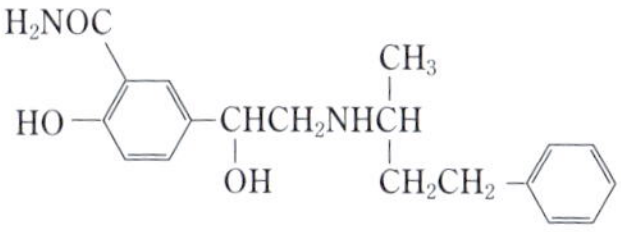

Labetalol

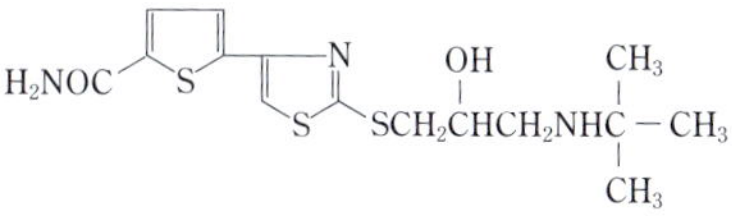

Arotinolol

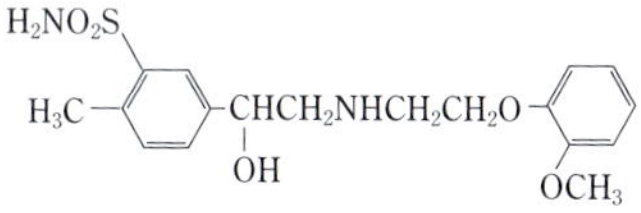

Amosulalol

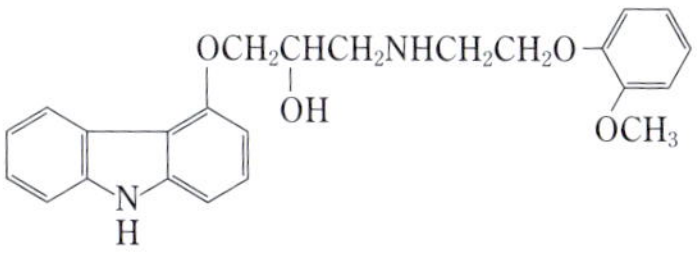

Carvedilol

図V-18 β受容体拮抗薬

抗高血圧作用：β 遮断薬を連続投与すると，初期に心拍数，心拍出量が減少し，脳血管を除く末梢血管抵抗が増大する．しかし，7～10 日後には末梢血管抵抗の上昇は消失し，血圧は降下する．血圧下降の機序として，心拍出量の減少に対する末梢血管系の適応，レニン遊離抑制，中枢 β 受容体拮抗，ノルアドレナリン遊離の抑制などが考えられている（☞ 410 頁）．

抗心不全作用：心不全による交感神経亢進による致死的不整脈および心筋組織リモデリングを防ぎ，心筋のエネルギー代謝を改善する（☞ 402 頁）．

代　謝

β 遮断薬は糖質および脂質代謝を抑制する．代謝反応抑制作用は，β 受容体-アデニル酸シクラーゼ系の一連の機構に対する抑制作用である．β 遮断薬単独では正常の血糖値に影響しないが，交感神経機能亢進あるいはアドレナリン作用薬による血糖上昇，血中インスリン増加，脂肪酸上昇に拮抗する．心臓，骨格筋における糖分解は β 受容体拮抗により抑制される．

平滑筋

β 受容体拮抗によって健常者の多くの平滑筋臓器はほとんど影響を受けない．反応の現れる重要な臓器は気管支および細気管支で，交感神経支配を強く受けている気管支筋が収縮を起こし，気道抵抗を増大する．

副作用　副作用は β 受容体拮抗作用に基づくものである．心不全の誘発あるいは増悪を起こすことがある．投薬を急に中止した後，心室性不整脈，狭心症発作，心筋梗塞，血圧上昇が起こることがある．気管支喘息患者では気道狭窄が著明に発現するためプロプラノロールは禁忌であり，β_2 受容体拮抗活性が低く β_1 受容体拮抗作用の特異性が高い薬を使用する．

選択的 β_1 受容体拮抗薬

心臓などの β_1 受容体に対する拮抗作用の特異性が高い薬であり，気管支喘息患者の循環器疾患の治療に比較的安全に用いることができる．プラクトロール（practolol）は β_1 遮断薬の原型であるが，副作用のため，臨床的に用いられなくなり，代わって**アテノロール**（atenolol）が用いられる．この薬の β_1 受容体拮抗活性はプラクトロールの約 3 倍で，プロプラノロールの活性にほぼ等しく，長時間型である．

その他に**メトプロロール**（metoprolol；プロプラノロールと同程度の活性），**アセブトロール**（acebutolol；プラクトロールと等価）と**セリプロロール**（celiprolol）は ISA があり，**ビソプロロール**（bisoprolol）は，内因性交感神経刺激作用 ISA はなく，長時間型である（**表Ⅴ-18**）．

エスモロール（esmolol），**ランジオロール**（landiolol）は超短時間作用型で不整脈の緊急処置に用いる．

β_2 受容体拮抗薬

血管，気管支などの β_2 受容体を介する弛緩作用を比較的選択的に遮断する薬である．メトキサミン（methoxamine）の *N*-ブチル誘導体である**ブトキサミン**（butoxamine）が代表的な遮断薬であるが臨床では使用されることはない．

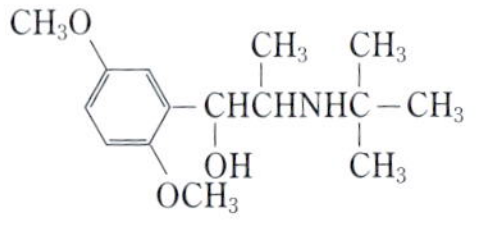

Butoxamine

αβ 受容体拮抗薬（αβ 遮断薬 αβ-blockers）

αβ 遮断薬は高血圧の治療薬として用いられる（☞ 411 頁）．α_1，β_1，β_2 受容体を遮断する薬には**ラベタロール**（labetalol），**アロチノロール**（arotinolol），**アモスラロール**（amosulalol），**カルベジロール**（carvedilol），α_1，β_1 受容体拮抗作用をもつ**ベバントロール**（bevantolol）がある．α_1 受容体拮抗作用により血管を拡張させるが，β_1 受容体拮抗作用をもつため反射性頻脈が起こらない．ラベタロール，アロチノロールは β 受容体拮抗作用が α 受容体拮抗作用より強いが，アモスラロールはほぼ 1：1 である（**表 V-19**）．

表 V-19　αβ 遮断薬の効力比較

一般名	ISA	β_1 選択性	α/β 比	適応症
ラベタロール	＋	—	1：3	高血圧
アモスラロール	—	—	1：1	高血圧
アロチノロール	—	—	1：8	高血圧，狭心症，不整脈，振戦
カルベジロール	—	—	1：8	高血圧，狭心症，心不全
ベバントロール	—	＋	1：14	高血圧

小胞モノアミントランスポーター阻害薬

レセルピン（reserpine ☞ 132 頁），**テトラベナジン**（tetrabenazine）は中枢神経系，末梢アドレナリン作用性神経，副腎髄質を含めた多数の臓器においてカテコラミンやセロトニンを徐々に減少させ枯渇させるアミン枯渇薬（amine depletor）である．レセルピンは高血圧治療薬や抗精神病薬として，テトラベナジンはハンチントン病に伴う舞踏病に用いられていたが，2019 年販売中止となった．

レセルピンはキョウチクトウ科に属するヒマラヤ山中原産のインド蛇木 *Rauwolfia serpentina* の根から抽出されるラウオルフィア・アルカロイドの代表的な薬である．根はインド民間薬として古くから毒蛇の咬傷の治療薬として用いられ，20 種のアルカロイドを含んでいる．その中でレセルピンが最も強い中枢神経系に対する静穏作用および交感神経系に対する抑制ないし拮抗作用をもつ．

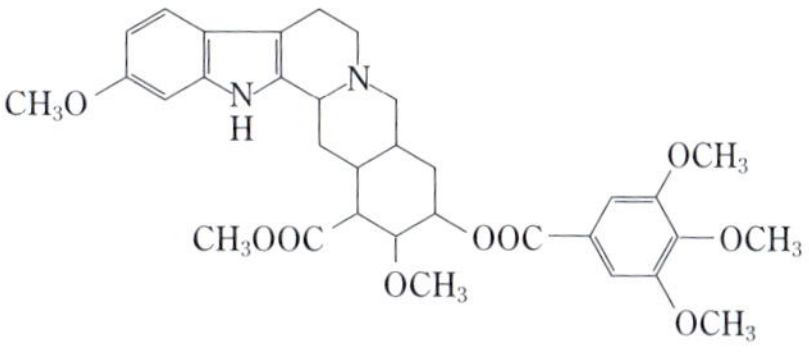

Reserpine

小胞モノアミントランスポーター（VMAT）阻害による
モノアミン枯渇の機序——①ノルアドレナリンの貯蔵顆粒への取り込みを阻害しノルアドレナリンを神経終末内に遊離させる．遊離されたノルアドレナリンは MAO によって分解される．②ドパミンの貯蔵顆粒への取り込みを阻害し，貯蔵顆粒内に存在するドパミン β-ヒドロキシラーゼによるドパミンからノルアドレナリンへの生合成が抑制される．細胞質内のドパミンは MAO によって分解される．レセルピンによるカテコラミンの遊離は神経衝撃による遊離（開口分泌）とは異なり，ドパミン β-ヒドロキシラーゼの遊離を伴わず，主として脱アミノされた不活性化物質が細胞外に出てくるので，遊離されたノルアドレナリンの薬理作用はレセルピンの静脈注射直後は一過性に現れるがそれ以外はほとんど現れない．

アドレナリン作用性神経終末を破壊する薬

6-ヒドロキシドパミン（6-hydroxydopamine, 6-OHDA）は，選択的にアドレナリン作用性神経終末に取り込まれ，6-OHDA の酸化物のセミキノン体が生体高分子の SH および NH_2 が不可逆性の共有結合をすることによって，神経終末の変性をきたす．このような変化は，4 週間たつと回復してくる．副腎髄質細胞，交感神経節細胞，その他の神経系，Schwann 細胞には作用しない．静脈内または腹腔内に投与した 6-OHDA は血液脳関門を通過しないので中枢への影響はみられない．実験的に動物のアミンの病態（脱交感神経）モデルの作製に用いられている．

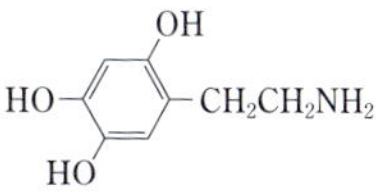

6-Hydroxydopamine

6 中枢神経の構造と機能

ニューロンの脱分極や過分極は興奮性あるいは抑制性伝達物質によるシナプス入力によって定まる．ほとんどの神経作用薬は，神経細胞体内部や軸索伝導に伴って起きる現象に影響するのではなく接合部に作用しシナプスで起きる現象に関連している（例外は局所麻酔薬）．その一つのモデルとして末梢神経薬理を学習してきた．しかし，多彩な行動や病態に対する中枢作用薬の効果は，薬の分子レベルや単一のニューロンに対する効果から説明するにはあまりにも複雑な現象である．このような中枢神経作用薬の作用点と作用機序解明へのアプローチとして，イオンチャネルや受容体のサブクラスの同定，細胞内情報伝達機構の解明，薬への曝露によって発現が促進される遺伝子の発見，シナプス形成や調節に関わる物質の同定，神経機能地図の作成などがある．神経機能地図（神経伝達物質や神経修飾物質の分布）の作成は，精神症状や神経症状と中枢神経作用薬の作用機序を理解するために特に重要なアプローチである．

神経情報処理の多様性

■ シナプス伝達

ヒトの脳内には1,000億個に及ぶ神経細胞が他の神経細胞との間にシナプス（synapse）を形成しており，主に化学物質による神経伝達が行われる．神経細胞内で発生した電気的インパルスはシナプス部位で化学的シグナルに変換され，シナプス後神経細胞の受容体に結合して，電気インパルスに戻されるか，神経細胞内のシグナル伝達反応を誘発して，シナプス前神経終末からシナプス後神経細胞に一方向性に伝達される．シナプスは二つの神経細胞の軸索-樹状突起の間に形成されるだけでなく，軸索-細胞体，軸索-軸索の間にもシナプス結合が形成される．

■ 逆行性神経伝達 Retrograde neurotransmission

シナプス後細胞からシナプス前細胞へ情報が送られる場合がある．気体状の伝達物質である一酸化窒素（NO）はシナプス後細胞で生成され拡散する過程でさまざまなcGMPに感受性のある標的に作用する．神経成長因子（NGF）はシナプス後部位から放出されシナプス前細胞の小胞に取り込まれ逆行性輸送により神経核にまで達する．また，内因性マリファナといわれるエンカンナビノイド（encannabinoid）は，シナプス後細胞で生成されシナプス前部にあるカンナビノイド受容体に作用する逆行性神経伝達の例である．

■ シナプス領域外神経情報処理――容量伝達

細胞間情報伝達にはギャップ結合やシナプスなど1：1の細胞が対応するwiring transmission以外に内分泌や傍分泌のように細胞外液を三次元に拡散してシナプス領域外の多数の細胞に情報を伝達する容量伝達（volume transmission）という概念がある．

モノアミン神経の軸索にはバリコシティが連なり樹状突起との間に通過終末といわれる緩やかなシナプスを形成するが，明確なシナプスを形成していないものも多く認められる．モノアミン神経樹状突起の自己受容体は，樹状突起から遊離したモノアミンを受容し神経伝達を制御する容量伝達の例である．α_{2A}，D_{2S}，5-HT_{1A} 受容体はシナプス接合部のない軸索，樹状突起，アストロサイト突起にも存在し，容量神経伝達によって活性化される．容量神経伝達の例の一つは，前頭前野のドパミン神経である．神経伝達の際シナプス外へあふれ出た(spillover)ドパミンは，線条体ドパミン神経と異なり，ドパミントランスポーターがほとんど存在しない前頭前野では，再取り込みされず自由に拡散し，シナプス領域外のドパミン受容体に到達することができる．

モノアミン神経だけでなくグルタミン酸やGABAもシナプス間隙からあふれ出て，または，アストロサイトから放出されて細胞間に拡散し，シナプス外のNMDA受容体，$GABA_B$受容体，ベンゾジアゼピン非感受性の$GABA_A$ $\alpha\beta\delta$受容体を活性化する．

このようにシナプス外での神経伝達の多様性が明らかになり，中枢作用薬の作用機序との関連が重要になっている．

■ 化学シナプスの構造

シナプス間隙が約30 nmでシナプス後膜の裏打ち(肥厚)がシナプス前膜より厚い非対称な**興奮性のGray Ⅰ型**(**図Ⅴ-19A-1**)と，シナプス間隙が約20 nmでシナプス前後膜の裏打ちが対称で差のない**抑制性のGray Ⅱ型**(**図Ⅴ-19A-2**)の2種類がある．シナプス前終末には多数の伝達物質を生成し貯蔵するシナプス小胞が含まれ，球型(S型 spherical；40～50 nm)の小胞はアセチルコリンなど興奮性伝達物質を含み，扁平型(F型 flat；長径50 nm，短径25 nm)の小胞にはGABAなど抑制性伝達物質が含まれている．

アミン神経の軸索は高度に分岐した無髄線維からなり終末に近づくと多数のバリコシティー(varicosity，軸索瘤)が連なっている．細胞体の10～100倍の高濃度のアミンを含むバリコシティーには電子密度の高い有芯小胞を含む多様なシナプス小胞(40～120 nm)が集積している．バリコシティーは樹状突起の多くの分枝とゆるやかなシナプスを形成する．これを**通過終末**(en passant terminal)と呼ぶ(**図Ⅴ-19B**)．

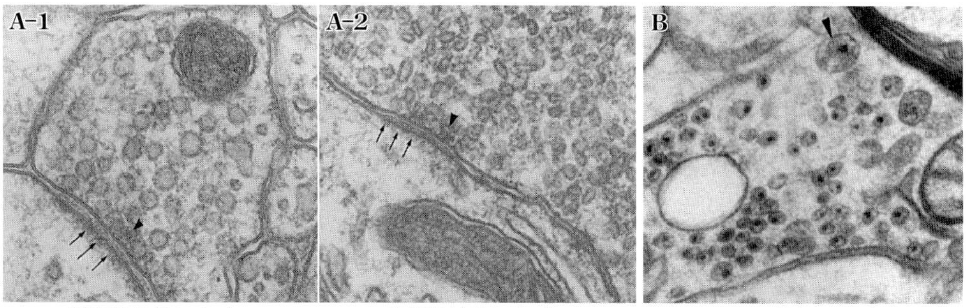

図Ⅴ-19　シナプスの電子顕微鏡写真(遠山，1985)
(A)シナプス後膜の裏打ち(肥厚)：矢印，シナプス前膜：矢頭，(B)アミン神経の軸索：矢頭

■ 神経伝達物質の投射系

ドパミン神経系（図Ⅴ-20）

ドパミン含有神経細胞群は主に中脳に，一部は視床下部に存在し，A_8～A_{17}までの10群に分類されている．チロシンヒドロキシラーゼ（TH），芳香族L-アミノ酸デカルボキシラーゼ（AADC）の活性は認められるが，ドパミンβ-ヒドロキシラーゼ（DBH）の活性は認められない．

①**中脳線条体系**（mesostriatal system）：主として $\mathbf{A_9}$（黒質緻密質）および $\mathbf{A_{10}}$（腹側被蓋野），$\mathbf{A_8}$（赤核後核）の一部のドパミン神経は長い線維を背側線条体（尾状核・被殻）と側坐核，嗅結節，腹側線条体へ投射している．線条体は全脳ドパミン量の80%を含む．黒質-線条体系の変性によるドパミン減少がParkinson病の主な病変である．

②**中脳-辺縁系**（mesolimbic system）：A_{10}, A_9, A_8 のドパミン神経は長い線維を前頭前野皮質，前帯状回皮質，内嗅皮質，その他の辺縁系（海馬，嗅結節，中隔，側坐核，扁桃体，梨状葉）へ投射する．側坐核は報酬に対する応答を司る報酬系として機能し，依存性薬物によりドパミン濃度が上昇し，薬物乱用などの行動を強化する．ドパミントランスポーター（DAT）はコカイン受容体ともいわれ，皮質下ドパミン神経の過活動が統合失調症のDA仮説の根拠となっている．

③**中脳-皮質系**（mesocortical system）：腹側被蓋野 A_{10} には前頭前野および前帯状回皮質に投射するドパミン細胞がある．この系のドパミン細胞はDATおよび自己受容体を欠きドパミンの基本濃度が高く，短期作業記憶，注意の維持，行動の選択などの認知機能の調節に関与している．統合失調症の認知機能障害，陰性症状，ADHD，Tourette症候群に前頭前野ドパミン系低下の関与が指摘されている．自己受容体に作用する D_2 受容体拮抗薬は陰性症状には効果がなく長期投与による耐性も形成されない．

④**間脳脊髄系**（diencephalospinal system）：$\mathbf{A_{11}}$（背側および後視床下部，不確帯，尾側視床）のドパミン細胞から脊髄へ長い線維を投射する．

⑤**脳室周囲系**（periventricular system）：$\mathbf{A_{11}}$（中脳水道周囲灰白質，尾側視床脳室周囲灰白質）から中脳水道周囲灰白質，内側視床，視床下部へ投射する．

⑥**不確帯-視床下部系**（incertohypothalamic system）：視床下部尾側（$\mathbf{A_{11}}$），不確帯（$\mathbf{A_{13}}$），視床下部脳室周囲（A_{14}）のドパミン細胞から視床下部背側前部と外側中隔核へ投射する．

⑦**隆起-下垂体系**（tuberohypophysial system）：視床下部弓状核（$\mathbf{A_{12}}$）および脳室周囲核（A_{14}）から下垂体間葉および正中隆起へ投射し，下垂体ホルモン分泌を調節する．プロラクチンの分泌抑制はこの系の機能の指標となる．

⑧**視床下部ドパミン神経**：$\mathbf{A_{15}}$（A_{14} の外側で後部視床下部に広がる領域に散在する）視床下部内で局所回路を形成する．

⑨**傍糸球体ドパミン神経**（periglomerular DA neuron），**網膜ドパミン神経**（retinal DA neuron）：$\mathbf{A_{16}}$（嗅球傍糸球体），$\mathbf{A_{17}}$（網膜のアマクリン細胞）は知覚に関与する短いドパミン神経で局所回路を形成する．

ノルアドレナリン神経系（図Ⅴ-21）

ノルアドレナリン含有神経細胞群は主に橋・延髄に存在する．青斑核は約1,500のノルアドレナリン含有神経が密集する最大の細胞群（A_6）であり，橋-延髄外側網様体および迷走神経核近傍にもノルアドレナリン含有細胞群がある（$\mathbf{A_1}$, $\mathbf{A_2}$, $\mathbf{A_5}$, $\mathbf{A_7}$）．これらの細胞にはノルアドレナリン合成酵素，TH，AADC，DBHに加えてトランスポーターが存在する．ノルアドレナリン系は広く脳全体に分布し，多くの機能調節に関与し，向精神薬，自律神経薬の作用点の一つとされている．

①**青斑核-皮質系**：中心被蓋路の背側を経て，内包，内側前脳束を通って大脳皮質，海馬へ分布する系である．側枝が基底核，小脳，視床下部，延髄，頸髄へも投射している．

②**網様体-視床下部系**：外側網様体，迷走神経核近傍の細胞から中心被蓋路の腹側束を経て内側前脳束を通って，視床下部，中隔へ分布する．

③**脳室周囲系**：脳室周囲および中心灰白質を通る系で，視床，視床下部および中隔の脳室周囲層へ分布する．

④**延髄-脊髄系**：延髄網様体のノルアドレナリン含有神経から脊髄前角，側角，後角へ投射する．

アドレナリン神経系

アドレナリンを生合成する神経はPNMTの免疫組織化学により同定することができる．アドレナリン神経細胞群は延髄腹外側に**C1**，背側に**C2**，正中線近傍に**C3**が存在する．C1は延髄腹外側のノルアドレナリン（NA）神経群 A_1 の吻側に続いて存在し，視床下部へ投射し，一部は脊髄交感神経節前神経に投射している．C2は迷走神経核群おもに弧索核にNA細胞 A_2 と混在し，視床下部室傍核に投射するC1，C2は循環系と内分泌系の調節に関わっている．C3は視床下部，青斑核，脊髄交感神経側柱に投射している．アドレナリン神経は主として自律神経機能の調節に関与している．

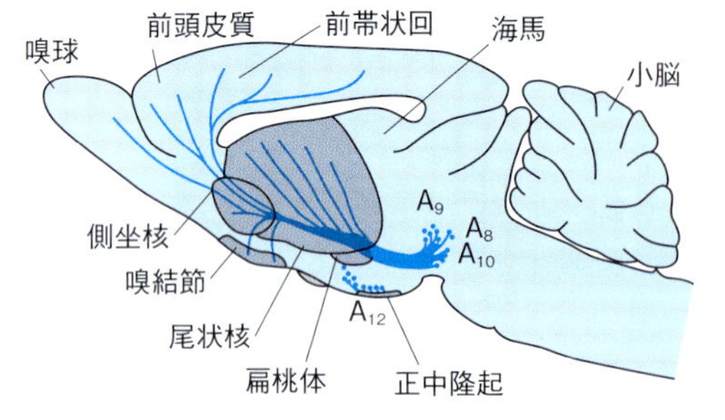

図Ⅴ-20　ドパミン神経系（Ungerstedt, 1971）
ラット脳矢状断面．A_8～A_{12}：ドパミン神経細胞

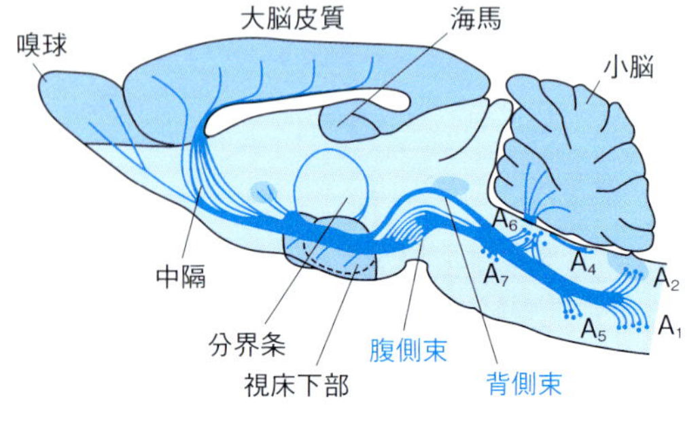

図Ⅴ-21　ノルアドレナリン神経系（Ungerstedt, 1971）
A_1～A_7：ノルアドレナリン神経細胞

セロトニン神経系（図Ⅴ-22）

脳，脊髄には 0.4～0.8 μg/g のセロトニン（5-HT）が含まれ，その濃度はカテコラミンとほぼ同じレベルである．脳内の 5-HT は特定の神経細胞内で生合成され神経細胞内に存在し 5-HT 神経系を形成している．グリア細胞には含まれていない．神経終末部には細胞体より高濃度に生合成酵素，トリプトファンヒドロキシラーゼ，AADC および 5-HT トランスポーターが局在する．主な 5-HT 含有神経（B_1～B_9）は延髄，橋，中脳の中央部の縫線核群に分布し，第四脳室底の最後野，尾側青斑核および脚間核にも存在する．

① **5-HT 上行路**：背側縫線核（B_7）からの線維は背側を上行して新線条体，淡蒼球，側坐核へ，内側を黒質へ上行する．B_7，正中縫線核（B_8），内側毛帯内・周囲部（B_8）の 5-HT 細胞は視床下部で内側前脳束を通り中脳，間脳，前脳へ投射する．B_7 から大脳皮質，小脳皮質，視床に密に分布し，B_8 は辺縁系に多くの線維を送る．

② **5-HT 下行路**：B_7 から青斑核，背側被蓋核，橋縫線核へ，大縫線核（B_3）は脊髄後角・中間質，不確縫線核（B_2）および淡蒼縫線核（B_1）からは脊髄前角へ投射する．

橋縫線核（B_6），第四脳室底中央部（B_6, B_4）はその両投射路へ線維を送っている．

ヒスタミン神経系（図Ⅴ-23）

ヒスタミン神経細胞は，主に後部視床下部の結節乳頭核（tubermammillary nucleus）に巨大細胞群（ヒトでは 64,000 個より多い）を形成している．ヒスタミン神経はカテコラミン神経と同様に，バリコシティー（varicosity，軸索瘤：こぶ状の膨らみ）をもつ無髄線維で多くの終脳，中脳，小脳に分布し，サブスタンス P，メチオニンエンケファリン，ナトリウム利尿ペプチドなどと共存している．

アセチルコリン神経系（図Ⅴ-24）

中枢のアセチルコリン（ACh）含有神経は生合成酵素コリンアセチルトランスフェラーゼの局在により確認できる．ACh ニューロンは Ch1～6 に分類され，投射ニューロンと局所回路ニューロンの二つのタイプがある．副交感神経核，交感神経核，脊髄運動ニューロン，脳神経運動ニューロン，線条体ニューロン，大脳皮質など運動機能に関する神経および辺縁系，大脳など情動や知能に関与する神経が ACh ニューロンであることが示されている．

①**局所回路ニューロン**：大脳皮質，線条体，側坐核，嗅結節，Calleja 嗅覚小島（ICj）の介在ニューロンが ACh を伝達物質としている．

②**投射ニューロン**：

前脳内側基底部細胞群―Ch1 内側中隔野，Ch2, 3 対角帯，Ch4 Meynert 基底核，無名質，視交叉前野巨大細胞を含む前脳内側基底部に広がる大細胞群があり，大脳皮質，海馬，嗅球，扁桃体，視床網様核へ投射する．内側手綱核の ACh ニューロンは脚間核へ投射する．

脚橋-被蓋細胞群―Ch6 脚橋被蓋神経核と外背側被蓋神経核の ACh ニューロンは視床と内側手綱核など多くの間脳領域に投射する上行路と，下行して橋，網様体，深部小脳核，前庭神経核，脳神経に分布する．

③**脳神経-脊髄神経**：脳神経Ⅲ～Ⅶ（動眼，滑車，三叉，外転，顔面），脳神経Ⅸ～Ⅻ（舌咽，迷走，副，舌下神経核），脊髄前角 α，γ 運動ニューロンおよび側角ニューロンが ACh 産生細胞である．

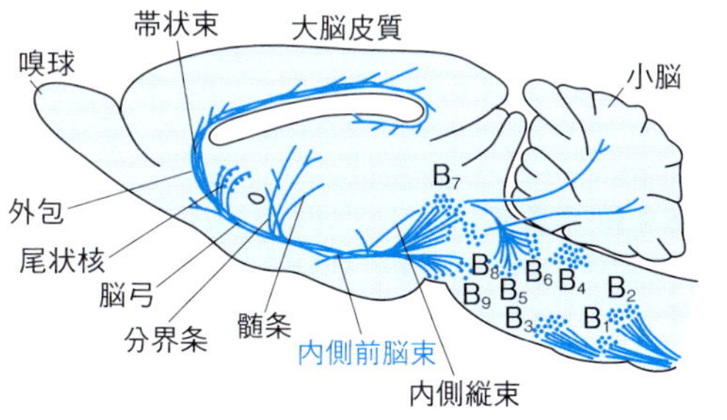

図Ⅴ-22　セロトニン神経系（Breese, 1975）
B_1～B_9：セロトニン神経細胞

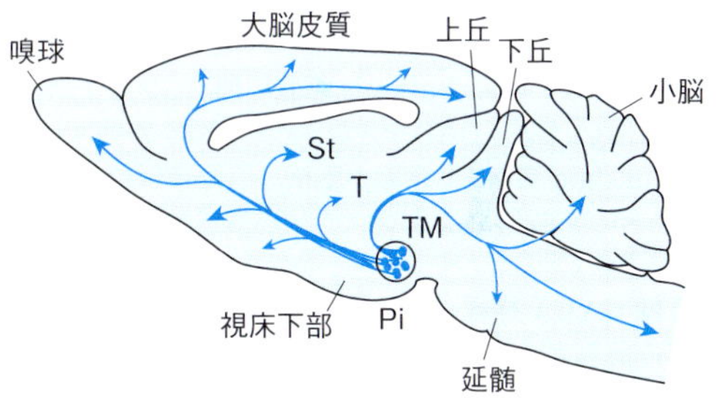

図Ⅴ-23　ヒスタミン神経系（Schwartz & Arrang, 2002）
Pi：下垂体，St：中隔野，T：視床，TM：結節乳頭核

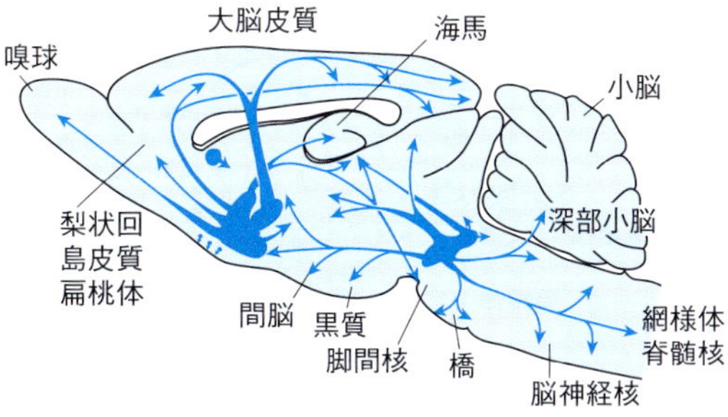

図Ⅴ-24　アセチルコリン神経系（Butcher & Woolf, 1986, 1989）

GABA 神経系（図Ⅴ-25）

GABA 神経には，GABA およびグルタミン酸デカルボキシラーゼ（GAD）が局在する．

GABA 神経は主として短い軸索をもつ介在ニューロンで大脳皮質，海馬，小脳扁桃体など広範囲に分布するが，長い軸索をもち GABA 神経路を形成するものもある．

①**海馬 GABA 神経**：GABA は内在性の籠細胞（basket cell）に含まれている．GABA 含有神経終末が，海馬の錐体細胞や歯状回の顆粒細胞のまわりに高密度に分布し，シナプスを形成している．

②**嗅球 GABA 神経**：顆粒細胞と糸球体周囲細胞の樹状突起に GAD および GABA が含まれており，僧帽細胞（mitral cell）の樹状突起とシナプスを形成している．その形態から内在性ニューロンと考えられる．

③**線条体-黒質系**：GABA は黒質に最も高濃度（8〜10 nmol/g）に含まれる．黒質の GABA は尾状核，被殻，淡蒼球に細胞体をもつニューロンの終末に含まれる．尾状核では GABA 量は 6.43 nmol/g でアセチルコリンやドパミンの約 30〜40 倍の高濃度である．代謝回転はアセチルコリンの 17 倍，ドパミンの約 800 倍と非常に速い．GABA 神経終末は黒質神経細胞との間に軸索-樹状突起間あるいは軸索-細胞体間シナプスを形成し，黒質ドパミン神経に抑制をかけている．被殻 GABA 細胞の脱落による被殻-黒質，被殻-淡蒼球 GABA 神経系の変性が Huntington 舞踏病の病因とされている．

④**小脳 GABA 神経**：Purkinje 細胞，星状細胞（stellate cell），籠細胞，Golgi 細胞が抑制性神経であり，GABA を伝達物質としている．Purkinje 細胞周囲および分子層に多量の GABA および GAD を含むシナプスボタンが終末している．Purkinje 細胞から深部小脳核，前庭神経核（Deiters nucleus）への投射路は GABA を伝達物質とすることが厳密に同定されている．

⑤**脊髄 GABA 神経**：脊髄後角で一次求心線維終末にシナプス前抑制を，前角でシナプス後抑制をかけるのは GABA 神経である．GABA や GAD は後角に濃度が高く，後角 GABA 含有細胞は介在神経とされている．Rexed Ⅱ〜Ⅲ層（脊髄後角表層）に高密度に分布している GABA 神経は神経終末とシナプスを作るだけでなく，樹状突起や細胞体とシナプスを作り，シナプス前抑制および後抑制の両方に関与している．

⑥**網膜 GABA 神経**：網膜での GABA あるいは GAD は，双極細胞，アマクリン細胞および網膜神経節細胞がシナプスを形成する内網膜層に高濃度に分布する．アマクリン細胞が GABA 含有細胞である．

グルタミン酸神経系（図Ⅴ-26）

興奮性アミノ酸にはグルタミン酸（Glu）とアスパラギン酸（Asp）があり，神経細胞には高濃度に存在するため区別するのが困難であったが，Glu 抗血清と神経型 Glu トランスポーターの抗体によって特定の神経細胞での局在が明らかになった．

①**大脳皮質 Glu ニューロン系**：大脳皮質第Ⅴ，Ⅵ層の錐体細胞は Glu ニューロンであり，錐体路，交連系および連合系ニューロンの起始核である．大脳皮質から線条体，側坐核，嗅隆起，扁桃体，視床，外側膝状体，上丘，下丘，黒質，腹側被蓋，橋核，後索核，脊髄へ投射する下行路．

②**皮質下の Glu ニューロン系**：海馬，前障，視床非特殊核，視床腹内側核，外側膝状体背側核から大脳皮質へ投射し，視床下核から淡蒼球，黒質網様質へ分布する．

③**脳神経**：視神経，三叉神経節，中脳路核，顔面神経膝神経節，舌咽神経上神経節，迷走神経上・下神経節に Glu 神経が含まれている．

④**一次求心 Glu 神経**：後根神経節には大型，小型 Glu ニューロン神経が脊髄後角Ⅱ〜Ⅵ層に終わり，かつ，自己受容体によりシナプス伝達制御を受けている．

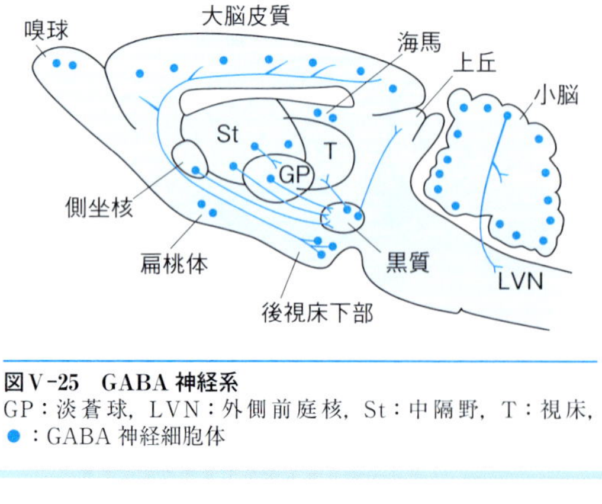

図Ⅴ-25　GABA 神経系
GP：淡蒼球，LVN：外側前庭核，St：中隔野，T：視床，●：GABA 神経細胞体

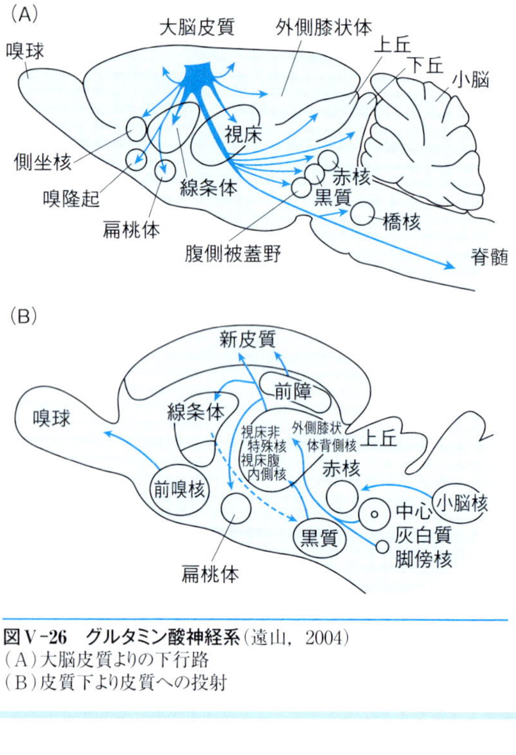

図Ⅴ-26　グルタミン酸神経系（遠山，2004）
（A）大脳皮質よりの下行路
（B）皮質下より皮質への投射

7

抗精神病薬

抗精神病薬(antipsychotic drugs)は，精神病症状(幻覚，妄想，精神運動興奮など)や躁症状に効果を示す薬物であり，統合失調症をはじめ，双極症(躁うつ病)やうつ病，さらには身体因性精神障害(器質性・症状性精神障害)などにみられる精神病状態の治療にも用いられる．第一世代(従来型)抗精神病薬の多くは定型抗精神病薬(ドパミン拮抗薬)に分類される．強力なドパミン D_2 受容体拮抗作用に加えて，多様な神経伝達物質受容体に対する拮抗作用を示すことから，神経遮断薬(neuroleptics)とも呼ばれる．錐体外路症状，自律神経症状，内分泌症状や悪性症候群などの副作用を惹起しやすいことから，その使用頻度は減少している．第二世代抗精神病薬(セロトニン・ドパミン拮抗薬)は非定型抗精神病薬とも呼ばれ，D_2 受容体拮抗作用だけではなく多くのセロトニン(特に $5\text{-}HT_{2A}$)受容体に対する拮抗作用を示す．定型抗精神病薬にみられた強力な D_2 受容体拮抗作用による錐体外路症状などの副作用は軽減したが，体重増加や糖尿病，脂質異常症などメタボリックシンドローム誘発のリスクを高めた．その他，D_2 受容体の部分アゴニストとして作用する非定型抗精神病薬もある．また，治療抵抗性統合失調症に対してはクロザピンが用いられる．

統合失調症 Schizophrenia

統合失調症は遺伝的な要因が関わる内因性精神病の一つで，Kraepelin により縦断的な経過から早発痴呆(dementia praecox)と呼ばれたが，後に Bleule, E は横断的な視点を重視して schizophrenia と呼ぶことを提唱した．

Schizophrenia は，わが国では精神分裂病と呼ばれてきたが，2002 年に「統合失調症」と改称された．統合失調症の多くは 10 代後半から 30 代前半までに発症し，男女差は明らかではなく，生涯有病率は 1%前後である．一卵性双生児の発病一致率は約 50%と高く，遺伝要因の関与は明らかであるものの，発症に大きな影響を与える特定の遺伝子はみつかっておらず，産科的合併症等をはじめ人生早期における環境要因の関与も想定されている．統合失調症の主な症状は，幻覚，妄想，精神運動興奮などの**陽性症状**と意欲・自発性欠如，会話の貧困，感情の平板化などの**陰性症状**であり，さらに**認知機能障害**や**感情面の障害**を伴う．慢性化のプロセスとして，再燃と寛解を繰り返しながら陰性症状が目立つようになり，人格水準の低下をきたすことが多い．

統合失調症治療薬の歴史

インド蛇木(*Rauwolfia serpentina*)のアルカロイドは古くから高血圧，不眠症，精神異常に効果のあることが知られていた．これらのアルカロイドの中で，レセルピンは歴史的には抗精神病薬として使用されたことがあったが，その後降圧薬として位置付けられた．1950 年，フランスの Charpentier によってフェノチアジン誘導体のクロルプロマジンが，抗ヒスタミン薬として合成された．外科医である Laborit らは，クロルプロマジンには麻酔増強作用と人工冬眠(artificial hibernation)を起こす作用があることを見いだした．クロルプロマジンが示す特異な鎮静作用に着目した Laborit の示唆により，1952 年に Delay と Deniker が精神病の治療に初めて使用しその効果が見いだされ，その後抗精神病薬として位置付けられた．1950 年代後半以降現在に至るまで，ブチロフェノン誘導体をはじめ，多くの抗精神病薬が開発されている．1960 年代にはスイスで錐体外路系副作用が少ない抗精神病薬としてクロザピンが合成され，1980 年代以降の第二世代である非定型抗精神病薬開発の礎となった．1990 年代以降，錐体外路症状のリスクが軽減された非定型抗精神病薬は，統合失調症治療薬の主役となるとともに，その作用スペクトラムの広さから双極症をはじめその他の精神疾患の治療にも用いられている．しかし，抗精神病薬の効果が十分ではない統合失調症の存在が課題で，そうした治療抵抗性の統合失調症に対してクロザピンの有効性が認められている．

統合失調症の病態仮説

ドパミン仮説：抗精神病薬は統合失調症の幻覚や妄想などの陽性症状に有効で，その臨床用量とドパミン D_2 受容体拮抗の力価とはよく相関する．一方，ドパミン作用薬であるアンフェタミンやメタンフェタミンなどの覚醒剤は，統合失調症と区別しがたい陽性症状を引き起こし，その症状は抗精神病薬によって改善する．これらのことから，統合失調症ではドパミン神経伝達の亢進（あるいは過感受性）がみられ，陽性症状と関連するとするドパミン仮説が提唱され，統合失調症にとどまらず精神病症状の病態と考えられている．過活動とされるドパミン神経系は，腹側被蓋野から側坐核をはじめとする辺縁系に投射する中脳-辺縁系である．この過活動には，大脳皮質における抑制性のGABA作動性介在ニューロンの障害の関与が想定されている．陰性症状や認知機能障害には，中脳-皮質系のドパミン神経系の低活性が想定されており，グルタミン酸神経伝達の失調などの関与が考えられている．

グルタミン酸仮説（NMDA受容体機能低下仮説）：グルタミン酸のイオンチャネル型受容体の一つNMDA受容体の非競合的阻害薬であるフェンシクリジンや類似の化学構造をもつケタミンが，統合失調症様の陽性症状とともに自閉や感情の平板化などの陰性症状や認知機能障害を惹起すること，抗NMDA受容体抗体による自己免疫性脳炎には統合失調症様の精神病状態が出現することなどから，統合失調症ではNMDA受容体機能の低下が想定されている．皮質脳幹グルタミン酸神経系は，腹側被蓋野で中脳辺縁ドパミン神経系を調節しているが，皮質の抑制性GABA介在ニューロンに存在するNMDA受容体の機能低下やフェンシクリジンやケタミンなどによるNMDA受容体への拮抗が起こると，GABAによる抑制が働かず皮質脳幹グルタミン酸神経系は過活性となり，中脳辺縁ドパミン神経系の過活動を引き起こす．これが，幻覚や妄想などの陽性症状発現の機序と考えられている．一部の皮質脳幹グルタミン酸神経系は，腹側被蓋野の抑制性GABA介在ニューロンを介して中脳皮質ドパミン神経系を制御している．皮質のGABA介在ニューロンに存在するNMDA受容体の機能低下や薬物によるNMDA受容体拮抗による皮質脳幹グルタミン酸神経系の過活性は，腹側被蓋野における抑制性GABA介在ニューロンは過活動をもたらし，中脳皮質ドパミン神経系の抑制が引き起こされる．これが陰性症状や認知機能障害の機序とされている．

グルタミン酸神経伝達の機能失調は，統合失調症関連遺伝子の探索研究からも支持されており，若年期に発症するという臨床特性を有する統合失調症を，シナプスの形成，分化，刈り込みの異常としてとらえる神経発達障害仮説としての側面を有している．

■ 抗精神病薬の作用機序

ドパミン D_2 受容体拮抗作用：統合失調症の急性期・増悪期にみられる陽性症状に対する効果（抗精神病作用）は，中脳-辺縁系での D_2 受容体拮抗作用が主に関与するとされる．線条体（尾状核と被殻）での D_2 受容体拮抗は錐体外路症状（Parkinson症候群，ジストニア，アカシジア，遅発性ジスキネジア）を，下垂体前葉での D_2 受容体拮抗は高プロラクチン血症，乳汁分泌などの内分泌系の副作用を誘発する．抗精神病薬は延髄最後野の化学受容器引き金帯（chemoreceptor trigger zone, CTZ）における D_2 受容体拮抗により制吐作用を現す．抗精神病薬の中枢ドパミン神経系における D_2 受容体拮抗作用は特異性に乏しいため，錐体外路症状や内分泌系の副作用を回避することは困難である．中脳-皮質系のドパミン活性の低下が統合失調症の陰性症状や認知機能障害と関連しているならば，抗精神病薬はさらにその活性を低下させる可能性があり，抗精神病薬が陰性症状に奏功しにくい背景とされる．D_2 受容体の部分アゴニストとして作用する抗精神病薬もある．抗精神病効果に必要な D_2 受容体占有率は，PET（positron emission tomography）研究によれば約60%以上とされ，80%を超えると錐体外路症状などの副作用出現のリスクが高まると考えられている．

セロトニン $5\text{-}HT_2$ 受容体拮抗作用：非定型抗精神病薬の主要な特性であるが，$5\text{-}HT_{2A}$ 受容体拮抗作用によるドパミン神経系の制御には部位選択性があるとされている．黒質線条体系や漏斗下垂体系ではドパミン放出を促進し，D_2 受容体拮抗による錐体外路症状や高プロラクチン血症を軽減する．中脳-辺縁系ではドパミン放出を抑制し抗精神病効果を増強する一方，中脳-皮質系ではドパミン放出を促進し陰性症状や認知機能障害，感情面の障害を軽減する．$5\text{-}HT_{2C}$ 受容体拮抗作用は，耐糖能異常，脂質代謝異常に関与し，食欲亢進，体重増加によりメタボリックシンドロームのリスクを高める．5-HT_2 受容体拮抗作用は，ノルアドレナリン・ドパミンの遊離促進を介する抗うつ作用に関与している．

セロトニン 5-HT_{1A} 受容体部分アゴニスト作用：5-HT_{2A} 受容体と同様の部位選択性のドパミン神経系の制御に関わり，錐体外路症状の軽減，抗不安・抗うつ作用に関与している．

ムスカリン受容体拮抗作用：一般には副作用と関連するが，錐体外路症状に対しては抑制的に作用する．

■ 臨床適用と副作用

臨床適用

精神疾患・神経疾患：統合失調症，双極症，精神病性うつ病，身体因性精神病などにおける精神病症状（幻覚，妄想，精神運動興奮など）や躁症状に用いられる．Huntington 舞踏病，Tourette 症候群などにおける不随意運動に用いられることがある．

制吐薬：フェノチアジン誘導体（プロクロルペラジンなど）やベンザミド誘導体（スルピリドなど）が制吐薬として用いられる．化学受容器引き金帯（CTZ）における D_2 受容体拮抗による．乗物酔いには効果はなく，外科手術，放射線宿酔，化学物質による悪心，嘔吐に有効である．CTZ には 5-HT_3 受容体も存在し，5-HT_3 受容体拮抗薬（オンダンセトロンなど）が抗悪性腫瘍薬による悪心・嘔吐に用いられている（☞ 495 頁）

その他：難治性しゃっくりに効果がある．

副作用

D_2 受容体拮抗への選択性が高く力価の高い抗精神病薬は，錐体外路系副作用が出やすく，低力価の抗精神病薬の副作用は，自律神経系作用，過鎮静が目立ちやすい．5-HT_{2A} 受容体拮抗作用を有する非定型抗精神病薬は，定型抗精神病薬に比べて錐体外路症状は軽度で，内分泌症状もリスペリドン，パリペリドンを除けば軽度であるが，メタボリックシンドローム発症のリスクが高い薬物が多い．

錐体外路症状――投薬後比較的短期間に現れるものに，急性ジストニア（数日以内），Parkinson 症候群，アカシジアがあり，長期投与により遅発性ジスキネジアがみられることがある．アカシジアを除けば，非定型抗精神病薬では定型に比べて軽微であることが多い．

薬物性 Parkinson 症候群 Drug-induced parkinsonism：抗精神病薬によって高率に発症する錐体外路症状で，動作緩慢（bradykinesia）・無動症（akinesia），筋強剛，振戦を三徴候とする．投与開始から 1～2 カ月で出現することが多く，中高年で特に起こりやすい．高力価で D_2 受容体拮抗作用の強い定型抗精神病薬で起こりやすく，非定型抗精神病薬はそれに比べると起こしにくい．D_2 受容体拮抗によって線条体におけるアセチルコリン神経伝達が亢進することによる症状であるため，中枢性抗コリン薬が有効である．抗コリン作用の強い抗ヒスタミン薬であるプロメタジンも用いられる．一般に，抗コリン作用が強い抗精神病薬では薬物性 Parkinson 症候群のリスクは低い．

ジストニア Dystonia：筋緊張の異常な亢進の持続によって生じる不随意運動．眼球上転発作，眼瞼痙攣，舌の捻転突出，体幹のねじれ，斜頸，後頸など大きな苦痛を伴う症状がみられる．抗精神病薬投与開始から数日以内に起きることが多く急性ジストニア（acute dystonia）と呼ばれ，若年者でリスクが高い．中枢性抗コリン薬（特に筋肉注射）が著効する．

アカシジア Akathisia：静座不能症とも呼ばれる．じっと座っていられず，下肢のムズムズ感，ソワソワ感を伴う．落ち着きのなさやイライラがみられるため，精神病症状の悪化とみなされ，抗精神病薬の増量によりさらに症状の悪化を招くことがある．薬物性錐体外路症状の一つに位置付けられるが，中枢性抗コリン薬の効果は他の錐体外路症状に比べると不確実で，ベンゾジアゼピン系抗不安薬，β 受容体拮抗薬などが有効である．また，5-HT_{2A} 受容体拮抗薬が有効なこともある．他の錐体外路症状を起こしにくい非定型抗精神病薬でも比較的よくみられる．

遅発性ジスキネジア Tardive dyskinesia：長期にわたる抗精神病薬投与に関連して起きる代表的な遅発性錐体外路症状である．口-舌-顔面に主に現れる常同性不随意運動(orofacial dyskinesia)が多いが，重症になると，不随意運動は四肢，躯幹にも現れ舞踏病様の症状を示す．可逆性のものもあるが，長期にわたり治療抵抗性であることも少なくない．D_2 受容体拮抗作用が強く薬物性パーキンソン症候群をきたしやすい抗精神病薬ほど遅発性ジスキネジアを発症しやすいことから，定型抗精神病薬に比べて非定型抗精神病薬では発症のリスクは低い．長期にわたる D_2 受容体拮抗による線条体シナプス後 D_2 受容体の過感受性が可逆性に乏しくなったことが発症の主な要因とされている．抗精神病薬の増量は一時的に症状を緩和することもあるが，効果は持続しない．VMAT2(vesicular monoamine transporter type 2)阻害薬である**バルベナジン**(valbenazine)が有効である．

痙攣――高用量のクロザピンとゾテピンでみられることが多い．

精神症状――ねむけ，傾眠，過鎮静，認知機能の低下，抑うつ，不快気分(dysphoria)が現れる．過鎮静は，主にヒスタミン H_1 受容体拮抗や α_1 受容体拮抗が関わる．思考抑制，無感情，無関心が目立つ場合，抗精神病薬による欠陥症候群(neuroleptic-induced deficit syndrome)とも呼ばれ，二次性の陰性症状の一つである．高力価・高用量の定型抗精神病薬でみられることが多い．

内分泌症状――下垂体前葉の D_2 受容体拮抗によりプロラクチン分泌が亢進する．女性では乳汁分泌，無月経，男性では女性化乳房，性欲減退，射精不能などがみられる．視床下部を介した 5-HT_{2A} 受容体刺激によってプロラクチン分泌は亢進することから，5-HT_{2A} 受容体拮抗作用を有する非定型抗精神病薬では，リスペリドン，パリペリドンを除けば軽度である．

代謝障害――主に 5-HT_{2C}，H_1，M_3 受容体拮抗作用は，食欲亢進，体重増加をきたすとともに糖尿病，脂質異常症などメタボリックシンドロームのリスクを高める．M_3 受容体は膵臓の β 細胞に存在し，その拮抗により耐糖能異常をきたすことで 2 型糖尿病発症のリスクを高める．非定型抗精神病薬，低力価型の定型抗精神病薬でリスクが高く，特に，クロザピン，オランザピン，ゾテピンで顕著である．

QT 延長と致死性不整脈――心電図上 QT 延長をきたしやすいいくつかの抗精神病薬は，致死性不整脈(torsades de pointes)のリスクがあり，抗精神病薬の投与中にみられる突然死の主要な要因とされる．その機序として，心臓の K^+ チャネル，特に HERG(human ether-a-go-go related gene)を介した再分極抑制が考えられている．

自律神経症状――α_1 受容体拮抗とムスカリン受容体拮抗が自律神経系副作用の主な原因となる．抗 α_1 作用により低血圧，起立性低血圧，反射性頻脈，射精障害が起こることがある．抗コリン作用により口渇，鼻閉，排尿障害，便秘，麻痺性イレウス，かすみ眼，緑内障増悪が起こることがある．α_1 受容体拮抗の強い抗精神病薬では，アドレナリンの投与により β_2 刺激作用よる低血圧がみられることがある(アドレナリン反転)．

過敏症反応――クロルプロマジンをはじめとする脂肪族フェノチアジン類で起こりやすい．黄疸を伴う急性肝障害をはじめ，発疹や浮腫などのアレルギー性皮膚炎が現れることがある．光線過敏症による皮膚，角膜，水晶体へ色素沈着が起こることもある．クロザピンでは致死的な顆粒球減少症が 0.8～2% でみられる．

表V-20　抗精神病薬の受容体拮抗作用

分類		一般名	受容体									
			D_1	D_2	D_3	D_4	5-HT_{1A}	5-HT_{2A}	5-HT_{2C}	H_1	mACh	α_1
第一世代（従来型）抗精神病薬	フェノチアジン誘導体	クロルプロマジン	＋	⧺	⧺	＋	－	⧻	⧺	⧺	＋	⧻
		レボメプロマジン	＋	⧺	⧺		－	⧺		⧻	＋	⧻
		ペルフェナジン	＋	⧺		－	－	⧺		⧺	±	⧺
		フルフェナジン	＋	⧺	⧺	＋	－	＋	＋	＋	±	⧺
		プロペリシアジン	＋	⧺				⧺				⧺
	ブチロフェノン誘導体	ハロペリドール	±	⧺	＋	＋	－	＋	－	±	－	＋
		ブロムペリドール	±	⧺	＋	±	－	±	－	±	－	＋
		スピペロン	－	⧻	⧺	⧺	⧺	⧺	＋	±	±	＋
	ベンズアミド誘導体	スルピリド	－	＋	⧺	＋	±	±		±	±	±
		スルトプリド	－	⧺		－	－	±		－	±	±
		ネモナプリド	－	⧻	⧺	⧺	＋	±		－	－	±
	イミノベンジル誘導体	クロカプラミン	＋	⧺	⧺	＋	±	⧻	⧺	＋	±	＋
		モサプラミン	＋	⧺	＋	＋	±	⧺	－	⧺	－	＋
	チエピン誘導体	ゾテピン	＋	⧺	⧺	⧺	＋	⧻	⧺	⧻	＋	⧻
第二世代（非定型）抗精神病薬	ベンズイソキサゾール誘導体	リスペリドン	±	⧺	⧺	⧺	±	⧻	⧺	⧺	－	⧺
		パリペリドン	±	⧺	⧺	⧺	±	⧻	＋	⧺	－	⧺
	ベンズイソチアゾール誘導体	ペロスピロン	－	⧺	⧺	⧺	⧺	⧻	⧺	⧺	－	⧺
	シクロオクタピリジン誘導体	ブロナンセリン	－	⧻	⧻	±	－	⧺	＋	－	±	＋
	ジベンゾチアゼピン誘導体	クロザピン	±	±	±	⧺	±	⧻	⧺	⧻	⧺	⧺
	チエノベンゾチアゼピン誘導体	オランザピン	±	＋	＋	＋	±	⧺	⧺	⧺	＋	⧺
	ベンゾチアゼピン誘導体	クエチアピン	±	＋	＋	±	＋	＋	±	⧺	＋	⧺
	フェニルピペラジン誘導体	アリピプラゾール	－	⧻	⧻	＋	⧺	⧺	＋	＋	－	＋

悪性症候群 Neuroleptic malignant syndrome——抗精神病薬による致死的で重篤な副作用である．①高熱（38℃以上，しばしば40℃以上），多量の発汗，血圧の変動，頻脈，蒼白など自律神経症状，②筋強剛を主とする錐体外路症状，血中クレアチンキナーゼの上昇，③意識変容・意識障害に至る精神症状が主症状である．その他，白血球増多，血中・尿中ミオグロビンの上昇などもみられる．抗精神病薬による自律神経中枢（特に体温中枢）および錐体外路系における D_2 受容体の強力な拮抗が主に関与しているため，非定型抗精神病薬よりも定型抗精神病薬でリスクが高く，非定型抗精神病薬が精神病治療の主役となって以後，頻度は減少し軽症化している．悪性症候群が疑われる場合，速やかに抗精神病薬を中止する．輸液，昇圧，気道確保等の全身管理を行い，解熱薬の効果が乏しいため物理的に全身を冷却する．治療薬としては，ダントロレン（骨格筋弛緩薬）が重要で，ブロモクリプチンなどのドパミンアゴニストが用いられることもある．

耐性——精神依存はない．鎮静作用には投与開始後数日から数週の間に耐性が現れるが，抗精神病作用，錐体外路症状，制吐作用には耐性は目立たない．

第一世代（従来型）抗精神病薬

第一世代抗精神病薬は，従来型抗精神病薬とも呼ばれ，強力なドパミン D_2 受容体拮抗作用により抗精神病効果を示し，多くは定型抗精神病薬（ドパミン受容体拮抗薬）に属する．ただし，第一世代の抗精神病薬にも非定型抗精神病薬としての特性を有するものもある．一般に高い抗精神病効果を示すが，錐体外路症状などの副作用も目立つため，第二世代の抗精神病薬が第一選択薬として用いられることが多い．

フェノチアジン誘導体 Phenothiazine derivatives

フェノチアジンは三環構造をもち，二つのベンゼン環がSとN原子で連結されている．10位につく基(R^1)によって次の3種類に分類される(**表Ⅴ-21**)．

脂肪族系(R^1は dimethylaminopropyl 基)：**クロルプロマジン**(chlorpromazine)に代表され，D_2受容体だけではなくα_1，H_1，5-HT_2，ムスカリン受容体など多くの受容体拮抗作用を有する．類似薬に**レボメプロマジン**(levomepromazine)がある．

ピペラジン系(R^1は piperazine 基)：**フルフェナジン**(fluphenazine)，**ペルフェナジン**(perphenazine)がある．D_2受容体拮抗作用がより強く，比較的ムスカリン受容体拮抗作用が弱いのが特徴である．類似薬に**プロクロルペラジン**(prochlorperazine)がある．

ピペリジン系(R^1は piperidine 基)：**プロペリシアジン**(propericiazine)がある．クロルプロマジンと似た受容体拮抗特性を示す．

フェノチアジン誘導体は側鎖によって抗精神病作用の力価，錐体外路機能への作用，鎮静作用，自律神経作用にそれぞれ特徴をもっている．ピペラジン系は力価が強く，錐体外路症状がでやすいが，鎮静作用は弱いなどである．

ブチロフェノン誘導体 Butyrophenone derivatives

合成鎮痛薬メペリジンから出発して合成された一連のブチロフェノン誘導体は，**ハロペリドール**に代表され，強いD_2受容体拮抗作用をもつ力価の高い抗精神病薬である． 類似薬として，**ブロムペリドール**(bromperidol)，**スピペロン**(spiperone)，**チミペロン**(timiperone)，**ピパンペロン**(pipamperone)などがある．ピパンペロンは，D_2受容体拮抗作用よりも5-HT_2受容体拮抗作用が強く，非定型抗精神病薬としての特性を有している．

ハロペリドール Haloperidol

精神運動興奮，幻覚，妄想など陽性症状に特に有効である．躁状態やせん妄に対しても用いられる．フェノチアジン類より鎮静作用は弱いが，抗精神病作用は強力である．抗ヒスタミン作用，抗コリン作用は弱く，フェノチアジン類より自律神経系の副作用は少ないが，錐体外路症状のリスクは高い．高用量の長期投与では，欠陥症候群や不快気分(dysphoria)といった行動毒性を引き起こすことがある．

ベンズアミド誘導体 Benzamide derivatives

スルピリド Sulpiride

スルピリドは，脳内移行性が低く抗精神病薬としての力価は低いが，選択的D_2，D_3受容体拮抗作用がある．少量では末梢D_2受容体拮抗作用により，制吐作用や胃運動促進作用が現れ，胃機能調節薬として用いられる(☞ 494頁)．低用量で抗うつ作用，高用量で抗精神病作用を示す．鎮静作用や自律神経作用は弱いが，D_2受容体拮抗による高プロラクチン血症をきたしやすく，高用量投与では錐体外路症状を引き起こしやすい．

表Ⅴ-21　第一世代抗精神病薬の分類と構造

分　類	薬物名	構　造	R^1	R^2
フェノチアジン誘導体 脂肪族系	Chlorpromazine	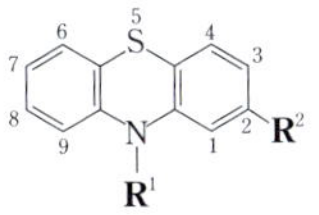	$-CH_2CH_2CH_2-N<{CH_3 \atop CH_3}$	Cl
	Levomepromazine		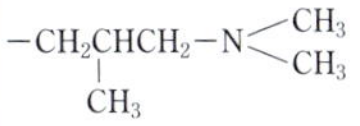	OCH_3
ピペラジン系	Perphenazine		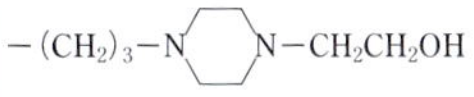	Cl
	Fluphenazine		〃	CF_3
	Prochlorperazine		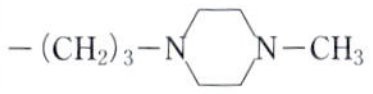	Cl
ピペリジン系	Propericiazine		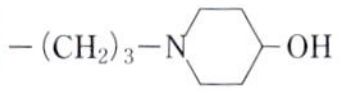	−CN
ブチロフェノン誘導体	Haloperidol	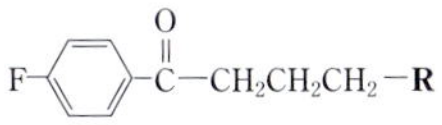	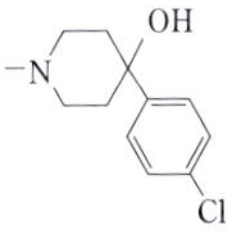	
	Spiperone		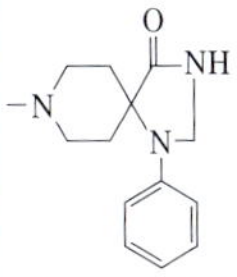	
ベンズアミド誘導体	Sulpiride	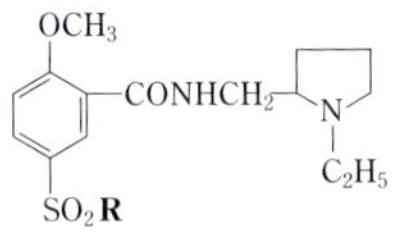	NH_2	
	Sultopride		C_2H_5	
	Nemonapride	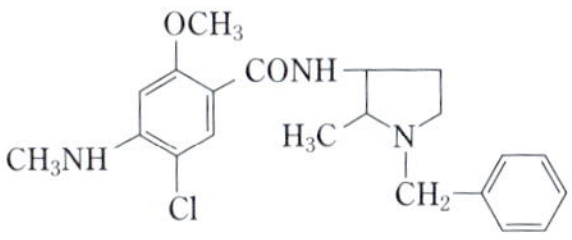		
イミノジベンジル誘導体	Clocapramine	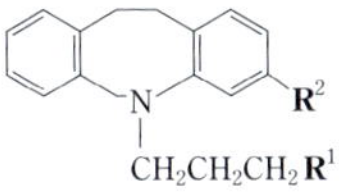	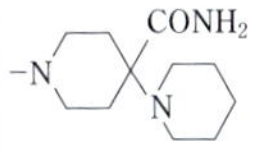	Cl
	Mosapramine		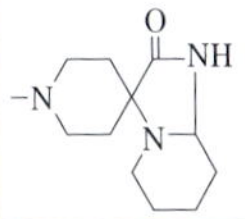	Cl
チエピン誘導体	Zotepine	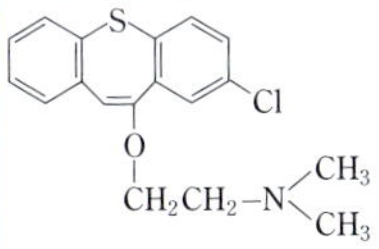		

他のベンズアミド類として，**スルトプリド**(sultopride)は，統合失調症や躁病の興奮および幻覚・妄想状態が適応とされる．**ネモナプリド**(nemonapride)は，D_2，D_3，D_4受容体に強い親和性をもつ高力価の抗精神病薬である．**チアプリド**(tiapride)は，緩和な抗精神病薬であり，脳梗塞後遺症に伴う攻撃行動，精神運動興奮，徘徊，せん妄，遅発性ジスキネジア，Parkinson病に伴うジスキネジアなどに用いるが，統合失調症に対する適応はない(☞ 324頁)．

イミノジベンジル誘導体 Iminodibenzyl derivatives

低力価の抗精神病薬で，**クロカプラミン**(clocapramine)はクロルプロマジン様作用を示すが，鎮静作用は強くない．類似薬として**モサプラミン**(mosapramine)がある．5-HT_2 受容体拮抗作用が強く第一世代であるが，非定型抗精神病薬としての特性を有している．

チエピン誘導体 Thiepine derivatives

ゾテピン(zotepine)は，D_2 および 5-HT_{2A} 受容体拮抗作用を有し，臨床薬理学的特性からは非定型抗精神病薬である．適応症は統合失調症であるが，双極症の躁状態への効果を有する．メタボリックシンドロームのリスクが高い．高用量では，尿酸を低下させるとともに，痙攣を起こすことがある．

インドール誘導体 Indol derivatives

オキシペルチン(oxypertine)は，D_2 および 5-HT_{2A} 受容体拮抗作用ともに，ドパミンやノルアドレナリンを枯渇させる作用を有する．

第二世代(非定型)抗精神病薬(図V-27)

第二世代抗精神病薬は，非定型抗精神病薬とも呼ばれ，D_2 受容体拮抗作用に加えて 5-HT_{2A} 受容体拮抗作用を有する．錐体外路症状が少なく陰性症状や認知機能障害への効果も期待され，現在統合失調症の第一選択薬となっている．非定型抗精神病薬の薬理学的特性としては，①5-HT_2 受容体拮抗作用(特に，強力な 5-HT_{2A} 受容体拮抗作用)，②D_2 受容体への弱い結合親和性(クロザピン，クエチアピン)，③ドパミン部分作動性(アリピプラゾール，ブレクスピプラゾール)，④複数のドパミン，セロトニン受容体への結合特性などがあげられる．作用スペクトラムも広く，統合失調症にとどまらず，双極症，うつ病などにも用いられる．5-HT_{2A} 受容体拮抗作用によりセロトニンによるドパミン神経への抑制が解除されるため，アカシジアを除けば錐体外路症状は軽度で，リスペリドン，パリペリドン以外では高プロラクチン血症といった内分泌系の副作用も少ない．また，一部の非定型抗精神病薬が示す 5-HT_{1A} 部分アゴニスト作用も，錐体外路症状の軽減，さらには抗不安・抗うつ作用と関連するとされる．

リスペリドン Risperidone

ハロペリドールに代わる統合失調症の基本的治療薬の一つである．強力な**5-HT_{2A} 受容体拮抗**作用と**D_2 受容体拮抗**作用を併せもつことにより，幻覚，妄想など陽性症状への効果とともに錐体外路性副作用は比較的軽微であることが特徴である．しかし，高用量では錐体外路症状が発現し，定型抗精神病薬の臨床特性に近づく．頻度の高い副作用としては，アカシジアや他の非定型抗精神病薬では比較的少ない高プロラクチン血症があげられる．

類似薬として，**パリペリドン**(paliperidone)，**ペロスピロン**(perospirone)，**ブロナンセリン**(blonanserin)，**ルラシドン**(lurasidone)などがある．パリペリドンは，リスペリドンの主要な活性

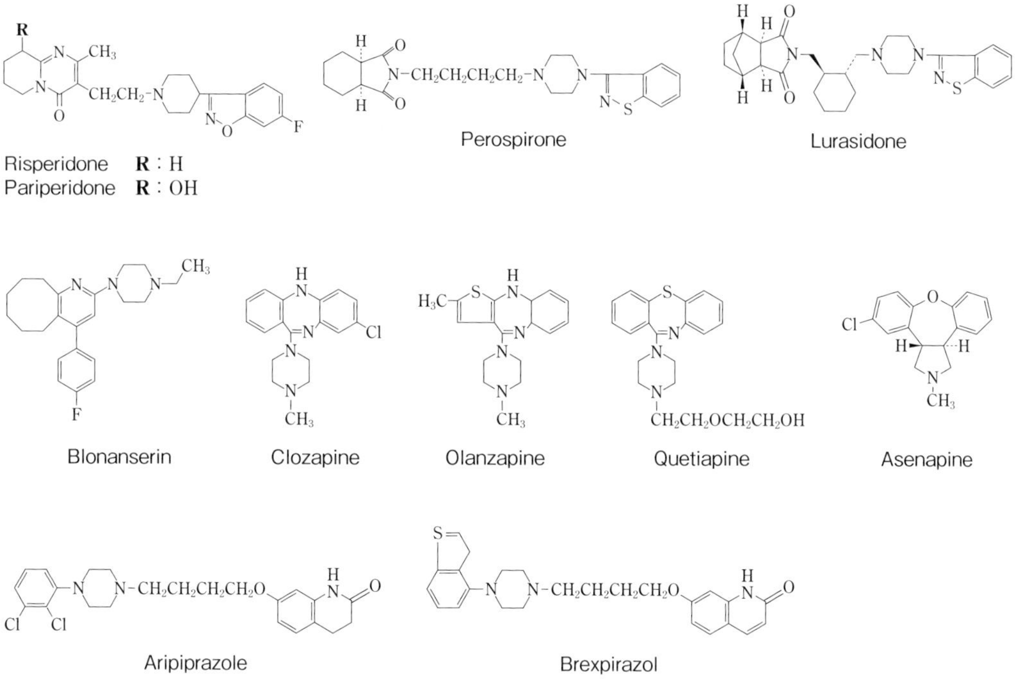

図V-27 非定型抗精神病薬の構造

代謝物で腎排泄性を示す．ペロスピロンとルラシドンには，5-HT_{1A}受容体部分アゴニスト作用があり抗不安・抗うつ作用との関連が考えられている．ルラシドンは，統合失調症に加えて双極性うつ病に対しても有効である．メタボリックシンドロームのリスクが低い．ブロナンセリンは，5-HT_{2A}受容体拮抗作用よりD_2受容体拮抗作用がやや強いが，脳内移行性が高くリスペリドンやパリペリドンに比べると高プロラクチン血症の頻度は低く，体重増加やねむけは比較的少ない．

クロザピン Clozapine

非定型抗精神病薬のプロトタイプとされるジベンゾジアゼピン誘導体の抗精神病薬で，他の抗精神病薬には効果が乏しい（治療抵抗性）統合失調症の特に陽性症状に対する効果が認められている．攻撃性・衝動性にも有効とされ，自殺予防効果を有するとされる．クロザピンは，5-HT_{2A}，5-HT_{2B}，5-HT_{2C}受容体に強く結合するが，D_2受容体結合への親和性は弱くD_4受容体結合に高い親和性を示す．その他M_1～M_5，α_1，H_1受容体など多くの受容体に結合する．錐体外路症状，遅発性ジスキネジアやプロラクチン値上昇などのD_2受容体拮抗による副作用はほとんどみられない．

抗コリン作用をはじめ種々の受容体への拮抗作用により，強い鎮静作用，便秘・麻痺性イレウス，心筋炎，体重増加・糖尿病，高用量での痙攣などの多くの副作用がみられる．特徴的な副作用として誤嚥性肺炎の原因ともなりうる流涎があり，主要な活性代謝物であるノルクロザピンがM_4受容体のアゴニストと作用するためとされている．さらに，無顆粒球症という致死的な副作用のため，他の抗精神病薬では効果の乏しいあるいは忍容性が不十分な治療抵抗性の統合失調症に用いられる．無顆粒球症，心筋障害，糖尿病性アシドーシス，糖尿病性昏睡などの重篤な副作用に十分対応でき，クロザピン患者モニタリングサービスに登録された医師・薬剤師のいる医療機関で投与が可能である．他の抗精神病薬で効果の乏しい一部の統合失調症がなぜクロザピンに反応するか，そのメカニズムはわかっていない．類似薬としてオランザピン，クエチアピン，アセナピンがあるが，治療抵抗性統合失調症への効果は認められていない．

オランザピン(olanzapine)は，チエノベンゾジアゼピン誘導体で，D_2，D_3，D_4，5-HT_{2A}，5-HT_{2C}，5-HT_6，α_1，H_1 受容体にほぼ同程度の拮抗作用を示す．鎮静的で抗コリン作用が比較的強い．顕著な食欲亢進，体重増加がみられ，メタボリックシンドロームのリスクが高い．

クエチアピン(quetiapine)は，ジベンゾチアゼピン誘導体で，H_1 および α_1 受容体に高い親和性，D_2，5-HT_{2A} 受容体への結合はそれらに次ぐ親和性を有する．D_2 受容体への結合親和性が抗精神病薬のなかでクロザピンと同程度に弱く，錐体外路症状の発現は少ない．Parkinson 病，Lewy 小体型認知症における精神病症状に対して投与することができる．

アセナピン(asenapine)は，鎮静作用は強いが，抗コリン作用がほとんどなく体重増加などメタボリックシンドロームのリスクも比較的少ない．肝臓および消化管での初回通過効果が大きいため，舌下錠が用いられる．

副作用　クロザピン，オランザピン，クエアチピンの重大な副作用には，糖尿病の誘発・悪化による高血糖，糖尿病性アシドーシスおよび昏睡がある．モニタリングが義務付けられていないオランザピン，クエアチピンは，糖尿病には禁忌である．体重増加は，主に 5-HT_{2C} および H_1 受容体拮抗作用，耐糖能異常は主に M_3 受容体拮抗作用によるとされる．

■ アリピプラゾール Aripiprazole

アリピプラゾールは，ドパミン **D_2 受容体部分アゴニスト**である．脳内でドパミンが大量に放出されているときは抑制的に，少量放出時には促進的に作用し，ドパミン神経系を安定させる．**5-HT_{2A} 受容体拮抗**作用および **5-HT_{1A} 受容体部分アゴニスト**作用を併せもつ．過鎮静をきたしにくく，プロラクチン分泌には抑制的に作用し，錐体外路症状も比較的軽度であるが，アカシジアはよくみられる．非定型抗精神病薬のなかでは肥満，脂質異常症，糖尿病などのリスクは比較的軽度である．類似薬に**ブレクスピプラゾール**(brexpiprazol)がある．アリピプラゾールに比べると，D_2 受容体に対する部分アゴニスト活性は弱められているが，アカシジアの頻度は低い．

抗精神病薬の剤形・投与法――精神病の治療では，経口(舌下錠，口腔内崩壊錠，液剤を含む)以外にも，興奮が著しく急速な鎮静を要する場合には，注射製剤，内服に抵抗感がある場合には，貼付剤が用いられることがある．断薬により再発・再燃を繰り返す場合には，持続性注射剤［デポ剤，LAI (long-acting injection)］が有用である．

8

抗うつ薬・気分安定薬・精神刺激薬

気分の異常には抑うつ気分を主症状とする抑うつ状態，気分の高揚を主症状とする躁状態がある．気分症（mood disorder）は，抑うつ状態のみがみられるうつ病と抑うつ状態に加えて躁状態がみられる双極症（躁うつ病）に分かれる．うつ病や抑うつ状態の治療に用いられる薬を抗うつ薬と呼ぶ．歴史的にはモノアミンオキシダーゼ（MAO）阻害薬がまず抗うつ薬として導入されたが，ほどなくイミプラミンで代表される三環系抗うつ薬に取って代わられ，最近では選択的セロトニン再取り込み阻害薬（SSRI），セロトニン・ノルアドレナリン再取り込み阻害薬（SNRI）およびミルタザピン，ボルチオキセチンなどが主役となっている．抗うつ作用をもつ薬に共通した薬理学的特性は，モノアミンの代謝，再取り込み，受容体に作用し，モノアミン（特にセロトニンとノルアドレナリン）の神経伝達を促進することである．

双極症の治療薬は，当初躁病や躁状態に対する効果から抗躁薬とされたが，双極症における抑うつ状態に対する効果や再発予防効果がみられることもあるため，気分安定薬と呼ばれるようになった．気分安定薬に共通した作用機序は明らかにされていないが，代表的な気分安定薬であるリチウムは，グリコーゲン合成酵素キナーゼ 3β（GSK-3β）阻害，イノシトール 1-リン酸分解酵素（IMPase）の阻害を主な作用点として，G 蛋白質の調節やプロテインキナーゼ C の阻害を含むシグナルカスケードへの影響を介して神経保護作用，抗アポトーシス作用，神経可塑性の増強に関わっている．覚醒アミンは，モノアミン神経系の機能亢進により精神機能，神経機能の過活動をもたらし，依存に至りやすく精神病状態や躁状態に至ることがある．

気分症（気分障害）Mood disorder——感情症（感情障害）とも呼ばれ，その下位分類としてうつ病と双極症（双極性障害，躁うつ病）が位置付けられていたが，DSM-5［アメリカ精神医学会による診断基準，2013］ではうつ病と双極症は独立し，気分症という上位概念は消失した．その背景には，うつ病が遺伝的要因が関わる内因性とストレス因による反応性（心因性）を含む広い疾病概念であるのに対し，内因性精神病である双極症は，分子遺伝学的知見により統合失調症との近縁性が明らかになったことなどがある．

双極症（躁うつ病）とうつ病——メランコリー（melancholia：黒胆汁症），マニー（mania）という言葉はギリシャ時代すでに用いられていた．Kraepelin によって 1899 年に疾患概念として確立された「躁うつ病」は，統合失調症とならんで素質や遺伝的な要因が発症に関与する代表的な内因性精神病である．躁状態では気分爽快，意欲亢進，観念奔逸，多弁，過活動などを主症状とし，抑うつ状態では抑うつ気分，思考制止，意欲低下，睡眠障害および自殺念慮などが現れる．Kraepelin は，病相が周期的経過をとることを重視し，内因性うつ病を含め「躁うつ病」としたが（一元論），その後の臨床遺伝学的知見により，躁状態と抑うつ状態という対照的な極性を示す双極症と抑うつ状態だけを繰り返すうつ病とは生物学的にかなり異質であることが明らかとなり（二元論），薬物治療のあり方の違いにも反映されている．双極症の生涯有病率は統合失調症とほぼ同じく1％前後と考えられ，男女差は目立たない．一方，うつ病の生涯有病率については，疾病概念の拡大（内因性だけではなく心因性を含む）もあって 5〜10％とする報告が多く，女性が男性の約 2 倍と多い．

うつ病のモノアミン仮説とその後

レセルピンやメチルドパの投与中に抑うつ状態が現れることがあり，これらの降圧薬は，いずれも中枢カテコラミン神経系に作用してカテコラミン量を低下させる．レセルピンではセロトニン量も減少する．この時現れる抑うつ状態は，脳内ノルアドレナリンおよびセロトニンの減少によるものと考えられた．うつ病に有効な三環系抗うつ薬は，ノルアドレナリンおよびセロトニンの再取り込みを阻害してシナプスでの濃度を高める．同じく抗うつ効果を有するモノアミンオキシダーゼ(MAO)阻害薬もノルアドレナリンやセロトニンの分解を阻害して，シナプスでの利用率を高める．うつ病では脳内ノルアドレナリンあるいはセロトニンが欠乏しているとするのが，うつ病のモノアミン仮説である．

しかし，抗うつ薬のモノアミンに対する急性効果とうつ病に対する比較的緩徐な臨床効果という時間的乖離の存在，うつ病患者における脳内ノルアドレナリンあるいはセロトニンの低下を支持する直接的な知見に乏しいなど矛盾も少なくない．

1960年代～1970年代主流であったモノアミン仮説は，1980年代のモノアミン受容体(過感受性)仮説(うつ病ではシナプス後のモノアミン受容体が過感受性となっており，抗うつ薬はそれを是正する)，1990年代の細胞内伝達系不均衡仮説(抗うつ薬はシナプス後のシグナルカスケードや遺伝子発現に適応的な変化をもたらす)，2000年代以降の神経可塑性仮説(抗うつ薬は脳由来神経栄養因子(BDNF)などの活性化を通じて，海馬での神経細胞の新生を促進するとともに，神経可塑性やシナプス可塑性を変化させる)などが提唱されるに至っている．

視床下部-下垂体-副腎皮質(HPA)系仮説

うつ病の病態をストレス反応系であるHPA系の障害として捉える仮説で，うつ病ではストレスによって生じたHPA系の機能亢進に対してフィードバック機能が適切に働かず，機能亢進が持続しているとする．ストレスによる糖質コルチコイドの放出促進は，BDNFの低下をきたし海馬の神経細胞新生が減少すると，海馬を介したHPA系のフィードバック機構が障害され，ストレス脆弱性を形成すると考えられる．

薬物による躁状態・抑うつ状態——メチルドパなど脳内モノアミンを減少させる降圧薬は抑うつ状態を誘起する．MAO阻害薬，モノアミン再取り込み阻害薬など脳内モノアミンを増大させる薬物，交感神経刺激薬は，躁状態を惹起することがある．抗うつ薬による躁状態は双極症で起きやすい．ステロイドホルモンによって躁状態あるいは抑うつ状態，インターフェロンでは抑うつ状態を生じることがある．

抗うつ薬 Antidepressant drugs

三環系抗うつ薬，非三環系(四環系など)抗うつ薬，選択的セロトニン再取り込み阻害薬(SSRI)，セロトニン・ノルアドレナリン再取り込み阻害薬(SNRI)などに分類される．うつ病治療の第一選択薬としては，過量服薬における致死性を含め重篤な副作用が少なく消化器症状を除けば忍容性の高いSSRIやSNRI，ミルタザピン，ボルチオキセチンなどが用いられることが多い．一方，重症のうつ病，内因性(メランコリー型)うつ病には，三環系抗うつ薬がより有用とされる．

作用機序　主な抗うつ薬は，モノアミントランスポーター(特に，セロトニンとノルアドレナリン)を阻害してモノアミンの神経終末への取り込みを抑制する．一部の抗うつ薬は，アドレナリン自己受容体であるα_2受容体の阻害作用が主な作用機序である．モノアミン再取り込み阻害作用は直ちに生じるが，抗うつ作用が現れるまでは通常少なくとも1～2週間を要する．再取り込み阻害によるシナプス間隙のセロトニンやノルアドレナリンの濃度上昇は，シナプス後膜の受容体およびその下流のセカンドメッセンジャー系の変化，遺伝子の発現調節，神経栄養因子の変化，神経可塑性の変化等を通じて抗うつ効果をもたらすと考えられている．

モノアミン再取り込み阻害作用——多くの抗うつ薬はノルアドレナリンやセロトニンの再取り込み阻害により，シナプス間隙のノルアドレナリンやセロトニンの濃度を上昇させる．一般に，第二級アミンの三環系抗うつ薬はノルアドレナリン取り込み阻害作用が強く，第三級アミンの三環系抗うつ薬ではセロトニン取り込み阻害作用が加わる．生体では，第三級アミンのイミプラミン，アミトリプチリンは第二級アミン(それぞれデシプラミン，ノルトリプチリン)に代謝されるので，ノルアドレナリン取り込み阻害作用が *in vitro* に比べてより強くなる．SSRI や SNRI は，セロトニンやノルアドレナリンのトランスポーター阻害作用に薬理作用が特化されている．

SSRI による抗うつ効果発現の機序——SSRI によってセロトニントランスポーターが阻害されると，セロトニン神経の軸索終末が存在する脳領域よりも縫線核にある細胞体樹状突起領域でセロトニンが増加する．増加したセロトニンは細胞体樹状突起領域の 5-HT_{1A} 自己受容体を刺激する．やがて，5-HT_{1A} 自己受容体はダウンレギュレーション(down regulation)を引き起こし脱感作(desensitization)に至る．いったん脱感作されると自己受容体を介したセロトニン遊離の抑制は解除され，軸索終末からのセロトニン遊離は促進しセロトニン神経伝達は増強される．シナプス間隙および周辺のセロトニン濃度が高まると，シナプス後セロトニン受容体の脱感作を引き起こす．こうして起きるシナプス後神経細胞における変化は，標的細胞におけるセカンドメッセンジャー系，遺伝子発現調節，神経栄養因子等に影響を与え抗うつ効果をもたらすと考えられている．

神経伝達物質受容体に対する拮抗作用——三環系抗うつ薬は程度の差こそあれ，H_1，α_1，5-HT_2，ムスカリン受容体など種々の神経伝達物質受容体拮抗作用，電位依存性 Na^+ チャネル拮抗作用を示し，主に副作用と関連している．非三環系抗うつ薬は，三環系抗うつ薬に比べるとこうした神経伝達物質受容体拮抗作用はやや弱い．アミトリプチリン，ミルタザピン，ミアンセリン，セチプチリン，トラゾドンなど，いくつかの抗うつ薬は 5-HT_{2A} 受容体拮抗作用を有しており，抗うつ効果の増強との関連が考えられている．ミルタザピン，ミアンセリン，セチプチリンは，アドレナリン自己受容体である α_2 受容体拮抗作用を示し，抗うつ効果の主な作用点とされている．SSRI や SNRI は，こうした神経伝達物質受容体拮抗作用をほとんど欠いている．

MAO 阻害薬：1951 年にイソニアジド(isoniazid)およびそのイソプロピル誘導体であるイプロニアジド(iproniazid)は，結核の治療薬として開発されたが，結核患者にイプロニアジドを投与すると気分高揚がみられることが明らかとなった．1952 年に Zeller らによりイプロニアジドの MAO 阻害作用が見いだされて以来，抗うつ薬として MAO 阻害薬が合成されたが，肝毒性，チラミン反応(チーズ効果；高血圧クリーゼ)，強い薬物相互作用等があることから，抗うつ薬としては用いられない．非可逆的 MAO-B 阻害薬であるセレギリン(selegiline)が Parkinson 病治療薬として用いられるが，MAO 阻害薬とモノアミン再取り込み阻害作用を有する抗うつ薬との併用は禁忌である．

三環系抗うつ薬 Tricyclic antidepressants

分 類

第三級アミン三環系抗うつ薬 Tertiary amine tricyclites

イミプラミン(imipramine)，**アミトリプチリン**(amitriptyline)に代表され，ノルアドレナリンおよびセロトニンの再取り込みを阻害する．類似薬に，**トリミプラミン**(trimipramine)，**ドスレピン**(dosulepin)，**クロミプラミン**(clomipramine)，**ロフェプラミン**(lofepramine)がある．クロミプラミンは，セロトニン再取り込み阻害作用が強く，強迫症の治療にも用いられる．ドスレピン，ロフェプラミンは，抗コリン作用や H_1 受容体拮抗作用は比較的弱い．

第二級アミン三環系抗うつ薬 Secondary amine tricyclites

ノルトリプチリン(nortriptyline)は，ノルアドレナリンの取り込み阻害作用が強く，抗コリン作用や H_1 受容体拮抗作用は比較的弱い．

第三級アミン

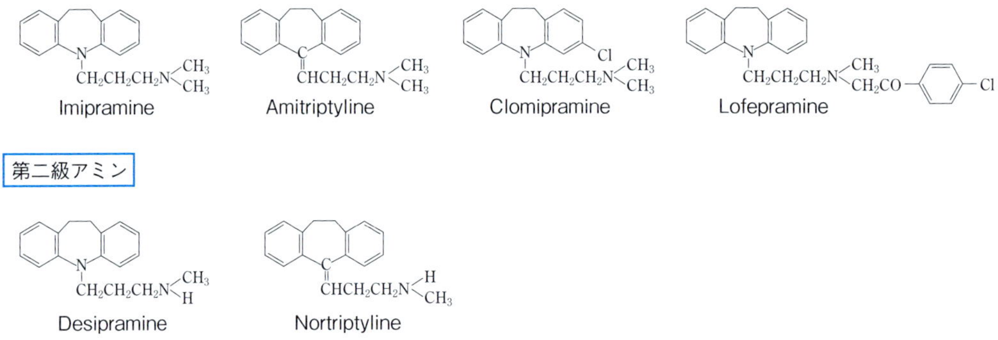

第二級アミン

図Ⅴ-28　三環系抗うつ薬

化学構造――イミプラミンはジベンズアゼピン誘導体(dibenzazepines)でフェノチアジン環とよく似た三環構造をもち二つのベンゼン核がエチレン-CH_2CH_2-で連続されている．アミトリプチリンは，チオキサンチン環の二つのベンゼン核が-CH_2CH_2-で連続されたジベンゾシクロヘプタジン誘導体(dibenzocycloheptadienes)である．側鎖は第三級アミンでアミトリプチリンの主な代謝物である脱メチル体はノルトリプチリンで側鎖は第二級アミンである．またイミプラミン，ロフェプラミンの脱メチル体はデシプラミンである(**図Ⅴ-28**)．

体内動態　イミプラミン(アミトリプチリン)は消化管からよく吸収され，脱メチル化，酸化および水酸化により代謝される．生体内での脱メチル化によって薬理活性は失われず，ノルアドレナリンの再取り込み阻害作用が強いデシプラミン(ノルトリプチリン)に変化する．ロフェプラミンも，生体内でデシプラミンに代謝される．

臨床適用　三環系抗うつ薬は，うつ病以外では，慢性疼痛(アミトリプチリン)，強迫症(クロミプラミン)，片頭痛予防，遺尿症などにも用いられる．H_1 受容体および α_1 受容体拮抗作用などによる静穏・鎮静作用があり，焦躁や不眠が目立つ場合には有用である．程度の差こそあれ抗コリン作用を有することが，特に高齢者のうつ病への投与で問題となる．重症のうつ病，内因性(メランコリー型)うつ病には特に有用とされる．

副作用　三環系抗うつ薬の副作用は，強い神経伝達物質受容体拮抗作用，主にムスカリン受容体，H_1 受容体および α_1 受容体拮抗作用などによる．

末梢症状：抗コリン作用により口渇，便秘，排尿障害，瞳孔調節障害，眼圧亢進(緑内障の悪化)，頭，首，上肢の発汗などが起こる．低用量の三環系抗うつ薬によって心拍増加，心収縮力増加，血圧上昇など**交感神経刺激作用**が現れる．高用量になると，Na^+ チャネル遮断による**キニジン様作用**による刺激伝導系の抑制(QT 間隔の延長)，心収縮力の抑制および **α_1 受容体拮抗作用**による起立性低血圧，反射性頻脈などが現れる．心疾患のある患者，高齢者への投与は避けるべきである．

中枢神経症状：主に **M_1，M_2，H_1 および α_1 受容体拮抗作用**による．アミトリプチリンは最も強く，イミプラミンは中等度，ノルトリプチリンは弱い中枢性の副作用をもつ．中枢性抗コリン作用によりせん妄が起こることがある．**ねむけ・鎮静**は，H_1 受容体・α_1 受容体拮抗作用による．アミトリプチリンで最も強く，イミプラミンは中等度，ノルトリプチリンは比較的弱い．H_1 受容体拮抗作用によって精神運動機能低下がみられることがある．**体重増加**は，H_1 受容体と 5-HT_{2C} 受容体の拮抗作用によって視床下部の満腹中枢が抑制され食欲が亢進することによる．すべての三環系抗うつ薬でみられるが，アミトリプチリンで特に顕著である．
急性中毒：抗コリン作用によるアトロピン中毒様作用，Na^+ チャネル阻害作用，α_1 受容体拮抗作用，セロトニン，ノルアドレナリン過剰による作用等から，過量服用による致死性は高い．

非三環系抗うつ薬

マプロチリン Maprotiline

四環系抗うつ薬とされるが，ノルトリプチリンと類似の構造をもち三環系抗うつ薬と同様の薬理学特性を示す．**ノルアドレナリンの取り込み阻害作用**が強く，抗コリン作用は比較的弱いが H_1 受容体拮抗作用は強い．自律神経系の副作用は従来の三環系抗うつ薬より少ない．

ミアンセリン Mianserin

四環系抗うつ薬で，セロトニン再取り込み阻害作用はなくノルアドレナリン再取り込み阻害作用も弱い．**シナプス前 α_2 自己受容体拮抗**によるノルアドレナリン遊離増強が抗うつ作用に主に関与すると考えられている．また，**5-HT_{2A}，5-HT_{2C}，5-HT_3，H_1 受容体拮抗作用**を有する．副作用として，ねむけ，体重増加がよくみられる．三環系抗うつ薬でみられる抗コリン性副作用や心血管系への影響はごく少ない．類似薬に，**セチプチリン**(setiptiline)がある．

トラゾドン Trazodone

トラゾドンはトリアゾロピリジン誘導体(triazolopyridines)に属し，**セロトニン再取り込み阻害作用**と**5-HT_{2A}，5-HT_{2C} 受容体拮抗作用**に加え，H_1 受容体と α_1 受容体拮抗作用を示す．抗コリン作用はごく弱い．鎮静作用のためねむけが多く，まれに持続性勃起症(priapism)を起こすことがある．抗うつ薬として用いられることは比較的少なく，不眠やせん妄に用いられることが多い．

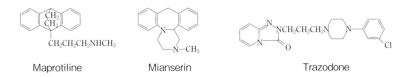

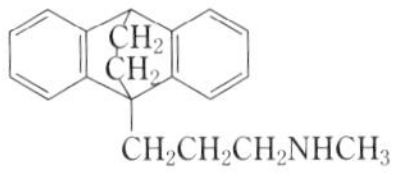

Maprotiline

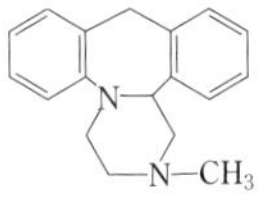

Mianserin

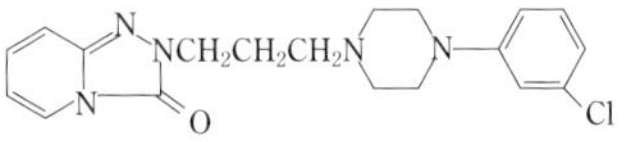

Trazodone

選択的セロトニン再取り込み阻害薬 Selective serotonin reuptake inhibitors (SSRI)

SSRI はセロトニン神経終末に存在するセロトニントランスポーターに特異的に作用し，セロトニンの神経終末への再取り込みを阻害し，シナプス間隙のセロトニン濃度上昇させることによって抗うつ作用を現すとされる．SSRI はアドレナリン受容体，H_1 受容体，ムスカリン受容体などへの親和性が低く，三環系抗うつ薬でみられた神経伝達物質受容体拮抗による自律神経系副作用が少ないのが特徴で，忍容性の高い抗うつ薬である．心血管系への影響が少ないため過量服薬での致死性が低い．抗不安作用を有していることから，パニック症，強迫症，社交不安症等にも効果を示し，摂食症，月経前不快気分症，心的外傷後ストレス症などにも用いられることがある．SSRI は**うつ病治療の第一選択薬**の一つに位置付けられている．三環系抗うつ薬に比べると鎮静作用が弱く，焦燥や不眠が強い場合は留意する必要がある．各 SSRI におけるセロトニン再取り込み阻害以外の薬理学的特性との関連から SSRI 間の反応性に差がみられることがある．

フルボキサミン Fluvoxamine，パロキセチン Paroxetine，セルトラリン Sertraline，エスシタロプラム Escitalopram

フルボキサミンは，σ_1 受容体結合特性をもつ．肝薬物代謝酵素チトクロム P450（CYP）1A2，2C19，3A4 などを阻害するため，薬物相互作用に注意が必要である．

パロキセチンは，抗コリン作用があるが三環系抗うつ薬に比べると弱い．弱いノルアドレナリン再取り込み阻害を示す．CYP2D6 を強く阻害するため，薬物相互作用に特に注意が必要である．主に CYP2D6 にて代謝されるため投与量と血中濃度の関係は非線形で，賦活症候群や中止後症状をきたしやすい．

セルトラリンは，弱いドパミン再取り込み阻害を示し，σ_1 受容体結合特性をもつ．CYP2D6 に弱い阻害作用を示す．

エスシタロプラムは，ほぼ純粋なセロトニン再取り込み阻害薬で，CYP2D6 にごく弱い阻害作用を示すのみで薬物相互作用も少ない．主に CYP2C19 で代謝される．高用量では心電図上 QTc 延長のリスクがある．

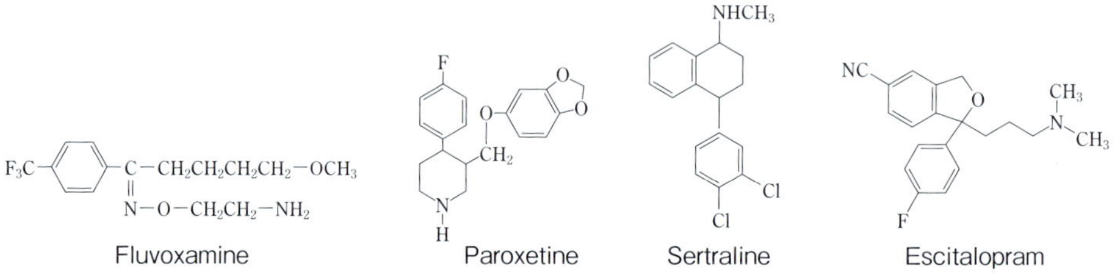

副作用　SSRI は，三環系抗うつ薬が示す神経伝達物質受容体拮抗作用とそれに伴う副作用は目立たないが，セロトニン受容体刺激による特徴的な副作用がみられる．

消化器症状：最も頻度が高く，嘔気・悪心・下痢等がみられる．

賦活症候群 Activation syndrome：投与初期ないしは増量時には中枢神経刺激症状がみられることがある．不安，焦燥，敵意，易刺激性，パニック発作などの多彩な精神症状とともに，攻撃性・衝動性の亢進による自殺関連行動や暴力的な犯罪との関連が示唆されている．特に若年者に対する投与で留意すべきである．

感情反応性の低下・無関心：高用量の SSRI でみられることがあるアパシー類似の精神症状で，過剰なセロトニンにより前頭葉におけるドパミン神経伝達が抑制されることによるとされる．

中止後症状：急な断薬により，めまい・ふらつき，悪心および頭痛等の身体症状がみられることがある．

性機能障害：性欲減退，勃起不全，オルガズム障害などが起きることがある．

低ナトリウム血症・抗利尿ホルモン不適合分泌症候群（SIADH）：SSRI でよくみられ，高齢者では注意が必要である．

QT 延長：高用量のエスシタロプラムでみられる．

出血傾向：セロトニンは血小板凝集に関わるが，SSRI は血小板におけるセロトニンの取り込みを阻害し，出血のリスクを高める．セロトニン再取り込み阻害能の強い SNRI でも同様のリスクがあり，NSAIDs やアスピリンとの併用でそのリスクが高まる．

セロトニン症候群：焦燥，落ち着きのなさ，不眠，興奮，混乱など精神症状の変化，発汗，下痢，悪心，頻脈，散瞳，発熱，血圧上昇などの自律神経系の亢進症状，振戦，筋緊張亢進，腱反射亢進，ミオクローヌスなどの神経筋症状がみられる．SSRI 単剤ではまれだが，セロトニン再取り込み阻害作用をもつ抗うつ薬との併用，薬物相互作用により起きることがある．

セロトニン・ノルアドレナリン再取り込み阻害薬
Serotonin-noradrenaline reuptake inhibitors (SNRI)

SNRI はセロトニントランスポーターならびにノルアドレナリントランスポーターに特異的に作用し，セロトニンとノルアドレナリンの神経終末への再取り込みを阻害し，シナプス間隙のセロトニン，ノルアドレナリン濃度上昇によって抗うつ作用を現すとされる．さらに，前頭葉ではドパミントランスポーターが乏しくドパミン再取り込み能を有するノルアドレナリントランスポーターを阻害することによってドパミンを増加させることになる．SSRI 同様，各種神経伝達物質受容体拮抗作用はほとんどない．うつ病治療の第一選択薬に位置付けられている．慢性疼痛にも有効である．SSRI 同様，焦燥や不眠が強い場合は留意が必要である．

ミルナシプラン Milnacipran，デュロキセチン Duloxetine，ベンラファキシン Venlafaxine

ミルナシプランは，セロトニン再取り込み阻害作用よりもノルアドレナリン再取り込み阻害作用がやや優位で，特に高用量では交感神経刺激による高血圧，α_1 受容体を介した排尿困難・尿閉等の副作用が問題となる．CYP に対する阻害作用に乏しく薬物相互作用をきたしにくい．

デュロキセチンは，セロトニン再取り込み阻害作用よりもノルアドレナリン再取り込み阻害作用がやや弱い．交感神経刺激，ノルアドレナリン受容体刺激による副作用出現はミルナシプランに比べると少ない．CYP2D6 に対する弱い阻害作用を示す．

ベンラファキシンは，ノルアドレナリン再取り込み作用よりもセロトニン再取り込み阻害作用が優位で，消化器症状，性機能障害，低ナトリウム血症など SSRI に特徴的な副作用発現の頻度が高く，高用量では，交感神経刺激による高血圧や頻脈などが問題となる．CYP に対する阻害作用に乏しく薬物相互作用をきたしにくい．

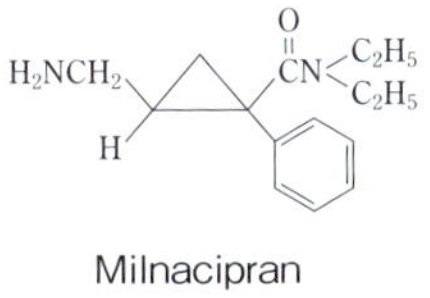
Milnacipran

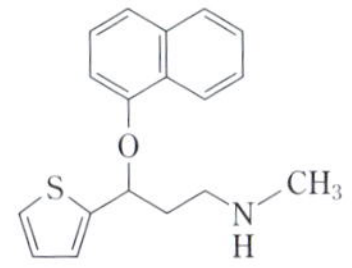
Duloxetine

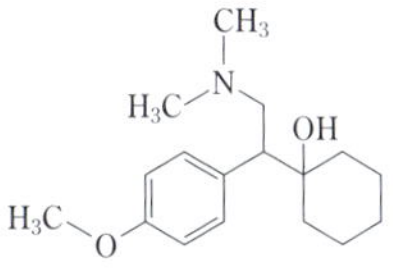
Venlafaxine

SNRI は，三環系抗うつ薬が示す神経伝達物質受容体拮抗作用とそれに伴う副作用は目立たないが，セロトニン受容体刺激による特徴的な副作用に加えて，交感神経刺激，アドレナリン受容体刺激による副作用がみられる． 副作用

消化器症状：嘔気・悪心・下痢等の頻度が最も高く，特にベンラファキシンで多い．

排尿困難・尿閉：膀胱頸部，尿道，前立腺の α_1 受容体刺激作用による．ミルナシプランでよくみられ，特に男性で問題となることが多い．

頻脈，血圧上昇，頭痛，発汗，口渇など：主に交感神経刺激による．

性機能障害：ベンラファキシンを除けば比較的軽微である．

その他の抗うつ薬

ミルタザピン Mirtazapine

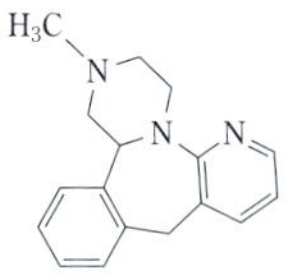

Mirtazapine

ミアンセリンやセチプチリンに類似した構造および薬理学的特性を示す．ミルタザピンは，中枢シナプス前 α_2 自己受容体に対して拮抗作用を示し，ノルアドレナリン遊離を増加させる．さらに，セロトニン神経に存在するシナプス前 α_2 ヘテロ受容体に対して拮抗作用を示し，セロトニン遊離を増加させる．また，ミルタザピンは，5-HT_{2A}，5-HT_{2C}，5-HT_3，H_1 受容体拮抗作用を示す．副作用としては，5-HT_3 受容体拮抗作用を有することから消化器症状はみられないが，5-HT_1 受容体拮抗によるねむけや体重増加が多い．

ボルチオキセチン Vortioxetine

セロトニン再取り込み阻害作用が最も強いが，5-HT_3 受容体アンタゴニスト，5-HT_{1A} 受容体アゴニスト，5-HT_{1B} 受容体部分アゴニスト，5-HT_{1D} 受容体および 5-HT_7 受容体アンタゴニストなど，多くのセロトニン受容体への結合活性を示す．こうしたセロトニン受容体結合活性は多くの神経伝達物質の遊離をもたらすとされるが，抗うつ効果とどう関連するのかは明らかではない．5-HT_3 受容体拮抗作用を有するが，嘔気・悪心等の消化器症状はある程度出現する．CYP に対する阻害作用に乏しく薬物相互作用をきたしにくい．

気分安定薬 Mood stabilizer

双極症の治療薬として，躁状態および抑うつ状態の両者に有効であるとともに，病相予防効果を示す薬物は気分安定薬と呼ばれるが，一般に抗躁効果に比べると抗うつ効果は弱い薬物が多い．抗躁効果から，従来抗躁薬（antimanic drugs）と呼ばれていた薬物が含まれる．リチウムが代表的であるが，抗てんかん薬であるバルプロ酸，カルバマゼピン，ラモトリギンがあげられる．また，多くの非定型抗精神病薬が双極症の治療に用いられている．

炭酸リチウム Lithium carbonate

リチウムは 1859 年 Garrod により痛風の治療薬として用いられたが，1940 年代には減塩療法を必要とする心臓病，高血圧，腎臓病患者に，食塩の代用として塩化リチウムが用いられ，多くの中毒患者，死亡例を生むことになった．1949 年にオーストラリアの Cade によってリチウムが躁病に効果のあることが見いだされ，1954 年には，デンマークの Schou によって，炭酸リチウムの躁病への有効性が確立された．1960 年代には，双極症の病相予防効果を含めた治療薬として認められるようになった．米国では 1960 年代に躁病の治療薬として紹介されるも，副作用への懸念から，治療薬として認可されたのは 1970 年代であった．わが国では 1980 年より抗躁薬として使用されている．

リチウムはアルカリ金属で一価の陽イオン（Li^+）である．体内では痕跡量が存在する．健常者では治療濃度のリチウムは明らかな中枢作用を示さないことが多いことが向精神薬としてのリチウムの特徴である．双極症に対する効果の発現には 1～2 週間を要することが多い．双極症患者のうち，おおよそ 3 人に 1 人が完全反応者（full responder）とされ，それ以外は部分的にしか反応しないか（partial responder），効果がみられない非反応者（non-responder）である．

臨床適用

双極症における最も基本的な薬物であり，躁状態，抑うつ状態のいずれにも対応し，特に躁状態に対する効果が顕著である．病相の再発予防にも有効である．うつ病に対する抗うつ薬の効果を増強することがある．自殺予防効果を有し衝動性や攻撃性の軽減によるとされる．

作用機序――リチウムの気分安定薬としての作用の分子機構に確定的なものはないが，標的因子としてGSK-3β（グリコーゲン合成酵素キナーゼ 3β glycogen synthase kinase-3β），IMPase（イノシトール一リン酸分解酵素 inositol monophosphatase）が注目されている．これらのシグナル伝達系への作用が興奮性神経伝達を抑制し，抑制性神経伝達を亢進させ，神経栄養因子の増加を介して神経の保護と新生，アポトーシスの抑制，神経可塑性の増強，概日リズムの安定化に関わると考えられている．

GSK-3β 阻害説：GSK-3β は，Wnt，インスリン，脳由来神経栄養因子（BDNF）などのシグナルを下流に送る経路の制御因子として機能している．GSK-3β は恒常的に活性化されているが，外部からの刺激によって活性化された PKA，PKB，PKC よってリン酸化され活性が低下する．Li^+ はマグネシウム結合部位の競合的阻害あるいは Akt/PKB 経路の活性化を介して GSK-3β の酵素活性を阻害する．GSK-3β は，神経の保護と新生，アポトーシスの抑制，神経可塑性の増強，概日リズムの安定化などに関わり，GSK-3β の機能調節の異常は，双極症をはじめ，統合失調症，アルツハイマー病，2 型糖尿病，悪性腫瘍などさまざまな疾患の病態発現への関与が示唆されている．

イノシトール枯渇説（IMPase の阻害）：G 蛋白質共役型受容体は PLC（phospholipase C）を活性化し，PIP_2 を DG と IP_3 に変換する．IP_3 は小胞体の Ca^{2+} を放出させるシグナルとなる．IP_3 は IP_2 に脱リン酸化され，最終的に IMPase によって脱リン酸化されイノシトールとなる．Li^+ は，IMPase を阻害し細胞内イノシトールが減少する，イノシトールが枯渇すると PIP_2 の再合成が阻害され，受容体刺激シグナルに対応して DG と IP_3 は生成されず PKC の活性化は生じない．DG と IP_3を介する中枢神経シグナル伝達は抑制される．バルプロ酸およびカルバマゼピンにもイノシトール系シグナル伝達の阻害が認められている．

体内動態――Li^+ は消化管から速やかに吸収され，1～6 時間で最大血中濃度に達する（t_{max}：2～4 時間，$t_{1/2}$：18～30 時間）．Li^+ は主に腎から尿中へ排泄される．血漿蛋白と結合しないので糸球体で容易に濾過されるが，その 70～80％は近位尿細管で再吸収される（Li^+ のクリアランスは糸球体濾過量の 20～30％である）．Li^+ の近位尿細管での再吸収は Na^+ と同じ能動輸送系によるもので，Na^+ 再吸収増加因子（チアジド系利尿薬，脱水，減塩）によって増加し，Li^+ の排泄は減少する．Li^+ は 70～80％再吸収されるのに対して，水の再吸収は 90～98％であるため，遠位尿細管での Li^+ 濃度は高濃度となり腎毒性と関連するとされる．

血中濃度のモニタリング――Li^+ の有効血中濃度と中毒濃度の差が少ないので治療効果，副作用や中毒の発現の指標として定期的に測定しモニタリングする必要がある．躁状態の急性期治療では Li^+ 血中濃度は 0.6～1.0 mEq/L，病相予防のための維持期では 0.4～0.8 mEq/L が目安である．Li^+ 血中濃度が 1.5 mEq/L をこえると中毒症状が現れることが多い．いずれもリチウム服薬後 12 時間以上の基準濃度（服薬直前の最低値；トラフ値）である．

副作用

多尿，多飲，浮腫，体重増加，消化器症状（悪心，食欲不振，下痢など），白血球増多症，皮膚症状（痤瘡，乾癬の悪化，脱毛など）などがみられる．用量依存性が明らかな副作用として，手指振戦がある．長期にわたる維持療法では，甲状腺機能低下症，副甲状腺機能亢進症（高カルシウム血症），腎機能障害・腎性尿崩症，心電図変化・心伝導障害などに留意する．催奇形性として絶対的な頻度は低いものの Epstain 心奇形が知られている．母乳への移行も高いため，授乳は勧奨されない．

中　毒――リチウム中毒は腎の Li^+ 排泄能の低下またはリチウムの過量服用による．腎疾患をはじめ，Na^+ の低下（発汗，利尿薬，減塩食，摂食不良など），脱水，出産後など Li^+ の排泄能の低下しているときは特に注意が必要である．リチウム中毒では，血中濃度が 1.5 mEq/L をこえると，食欲不振，嘔気，下痢などの消化器症状，粗大な手指振戦，脱力等がみられ，2.0 mEq/L をこえると傾眠，腱反射亢進や構音障害等が加わり，2.5 mEq/L をこえると，ミオクローヌス，痙攣，意識障害に至り生命の危険が高まる．リチウム中毒では，定期的な血中濃度モニタリングとともに中毒の初期症状に注意して予防につとめる必要がある．軽症の中毒では輸液，重症では腹膜灌流，血液透析を行う．

薬物相互作用——頻用される薬物の中に Li^+ と相互作用を示すものがある．非ステロイド抗炎症薬，チアジド系利尿薬，アンジオテンシン変換酵素阻害薬，スピロノラクトンなどは Li^+ の腎排泄を減少させるので，リチウム中毒に注意が必要である．一方，キサンチン誘導体，アセタゾラミド，フロセミド，浸透圧利尿薬，炭酸水素ナトリウムは，Li^+ 排泄を増加させる．

気分安定薬としての抗痙攣薬

すべての抗痙攣薬が双極症に有効ではないが，バルプロ酸とカルバマゼピンは躁状態に，ラモトリギンは抑うつ状態に特に有効である．

バルプロ酸 Valproic acid (☞ 349 頁)

リチウムとほぼ同等の抗躁効果を示し，安全濃度域が広く忍容性が高いため，リチウムとならんで**双極症の躁状態に対する第一選択薬**に位置付けられている．片頭痛にも有効である．作用機序として，電位依存性 Na^+ チャネル阻害，GABA 神経伝達の増強とともに，GSK-3β，PKC，MARCKS (myristoylated alanine-rich C kinase) を阻害し，ERK (extracellular signal-related kinase)，BCL2 (cytoprotective protein B-cell lymphoma/leukemia-2 gene)，GAP43 (growth associated protein 43) などを活性化するが，いずれが抗躁効果，気分安定化作用に関わっているかはよくわかっていない．ラピッド・サイクリング (病相頻発)，不機嫌，精神病症状を伴う躁状態などリチウムに反応しにくい病像に対しても有用である．

副作用 体重増加，脱毛，過鎮静をはじめ血小板減少症，肝機能障害，多嚢胞性卵巣症候群，急性膵炎，高アンモニア血症などに注意が必要である．用量依存性の明らかな催奇形性と児の認知機能障害・行動障害のリスクのため，妊娠可能な女性への投与は控える．グルクロン酸抱合の阻害によって，ラモトリギンの血中濃度を上昇させるので併用には注意が必要である．

カルバマゼピン Carbamazepine (☞ 349 頁)

興奮や精神病症状を伴う重症の躁状態の治療に用いられることが多い．電位依存性 Na^+ チャネルの α サブユニットを阻害する．三叉神経痛など神経障害性疼痛にも有効である．副作用として，白血球減少症，肝機能障害，低ナトリウム血症・SIADH，骨髄抑制や致死性の薬疹 (Stevens-Johnson 症候群，中毒性表皮壊死症，薬物性過敏症症候群) を起こすことがある．チトクロム P450 (特に CYP3A4) の酵素誘導のため，併用薬の血中濃度を下げることがある．催奇形性を有するとされるため，妊娠可能な女性への投与は控えることが望ましい．

ラモトリギン Lamotrigine (☞ 351 頁)

抗痙攣薬であるラモトリギンは，双極症の抑うつ状態に効果を示す数少ない気分安定薬である．電位依存性 Na^+ チャネルの α サブユニットの阻害作用やグルタミン酸遊離抑制作用がある．

致死性の薬疹(Stevens-Johnson 症候群，中毒性表皮壊死症，薬物性過敏症症候群)を起こすことがあるため，少量から漸増する必要がある．バルプロ酸との併用には特に注意を要する．

気分安定薬としての非定型抗精神病薬(☞ 290 頁)

非定型抗精神病薬は双極症の基本的な治療薬で，効果の発現が早く，躁状態における精神病症状(幻覚妄想など)に対してだけではなく躁状態，さらには躁状態の予防にも有効である．アリピプラゾール，リスペリドン，パリペリドン，ゾテピンなどがあげられる．ルラシドンやクエチアピンなどの一部の非定型抗精神病薬は，双極症の抑うつ状態にも効果を示す．非定型抗精神病薬の双極症における気分安定化効果の作用機序は明らかではないが，D_2 受容体拮抗ないしは部分アゴニスト作用に加えて，5-HT_{2A} 受容体拮抗や 5-HT_{1A} 部分アゴニスト作用，α_2 受容体拮抗作用を有する点が注目されている．

中枢興奮薬 Central nervous system stimulants

中枢興奮薬は薬の主な作用部位によって以下に分類されるが，精神刺激薬である脳型興奮薬について述べる．

脳型興奮薬：アンフェタミン類，コカイン，キサンチン誘導体があり，精神刺激薬とも呼ぶ．
脳幹型興奮薬：痙攣薬と，呼吸中枢や血管運動中枢を刺激する蘇生薬がある．
脊髄型興奮薬：痙攣毒であるストリキニーネが代表的なものである．

覚醒アミン

アンフェタミン類は，連用すると耐性が生じ強い精神依存が起こるとともに，幻覚妄想などの精神病症状を惹起することから，覚醒剤取締法によりその取り扱いについて厳しく規制されている．ストレスや飲酒などで突然，幻覚・妄想などの精神病症状が再燃することがある(フラッシュバック)．医薬品としては，アンフェタミンのメチル化化合物であるメタンフェタミン(ヒロポン®)がわが国では代表的であるが，法規制により医療で用いられることは基本的にはない．*d*-アンフェタミンのプロドラッグであるリスデキサンフェタミンが注意欠如/多動症(ADHD)に用いられる．覚醒剤取締法の対象外であるメチルフェニデートは，ADHD の治療など限られた目的で使用される．

メタンフェタミン Methamphetamine(☞ 384 頁)

メタンフェタミンは，末梢交感神経刺激様作用を示すより低濃度で中枢興奮作用が現れる．覚醒剤の作用は個人差があり，そのときの精神・身体状況によって異なった作用が現れる．覚醒作用はきわめて強く，疲労感の減弱，気分発揚，多幸感が現れる．能力増進感は表面作業能率の上昇を伴うが，誤りが増加する．連用により著しい精神依存が生じる．長期連用によって依存に至ると，統合失調症に類似した幻覚・妄想等が出現するようになることが多い．

リスデキサンフェタミン Lisdexamfetamine

d-アンフェタミンにL-リシンが結合したプロドラッグで，加水分解による*d*-アンフェタミンへの変換は徐々に起こり血中濃度が持続的に安定する．*d*-アンフェタミンに比べると依存性は低いと考えられ，ADHDの治療に用いられる．

メチルフェニデート Methylphenidate

メチルフェニデートは，ピペリジン誘導体(piperidine derivatives)であり，緩和なデキストロアンフェタミン様の中枢興奮作用をもつ．ADHD，ナルコレプシーに用いられる．カテコラミンの感受性を増大するので高血圧患者や交感神経興奮状態では注意を要する．連用による薬物依存はアンフェタミン類に比べると少ない．メチルフェニデート(リタリン®)は乱用されたこともあって，難治性うつ病，遷延性うつ病への適応が削除された．現在，ナルコレプシーには一般的な錠剤(IR型)，ADHDには乱用リスクが少ない徐放型(SR型)の製剤が用いられる．

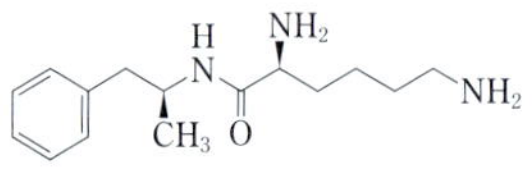

Lisdexamfetamine

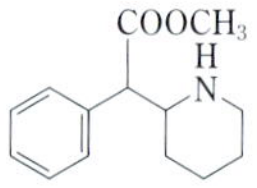

Methylphenidate

作用機序――アンフェタミン類は，偽基質(pseudosubstrate)として細胞膜およびシナプス小胞のモノアミントランスポーターの阻害およびMAO阻害により中枢興奮作用を示す．メタンフェタミンは，①細胞膜モノアミントランスポーター(主にDAT，NET)におけるモノアミンの取り込みを競合的に阻害するとともに，高用量では基質として細胞内へ取り込まれ，②シナプス小胞トランスポーター(VMAT2)におけるモノアミン取り込みの競合的阻害とMAO阻害により細胞質に増加したモノアミンはトランスポーターの内向き輸送過程を逆転させ，チャネル様活性を誘起してモノアミンの放出(nonvesicular release)を起こす．その結果シナプスにおけるモノアミン濃度が上昇して中枢興奮作用が現れる．特に，脳内報酬系である中脳辺縁ドパミン神経の活性化が快感，多幸を引き起こし，精神依存を発現させる．

一方，メチルフェニデートでは，細胞膜モノアミントランスポーター(主にDAT，NET)に対してアロステリックに阻害するが，細胞内に取り込まれることはなく，シナプス小胞トランスポーターにも作用せず，モノアミンの放出(nonvesicular release)を起こすこともない．アンフェタミン類との依存性の違いに関連している．

その他の精神刺激薬

ペモリン Pemoline

アンフェタミン類とは化学構造が異なるoxazolidine誘導体の精神刺激薬である．ドパミンの放出を促進し再取り込みを阻害する．ナルコレプシーや軽症うつ病などに適応があるが，うつ病治療での使用は推奨されてない．重篤な肝障害のリスクがある．

モダフィニル Modafinil

覚醒を維持するための精神刺激薬の一つで，主な作用機序はヒスタミン系を介した大脳皮質の賦活化やGABA遊離抑制作用である．アンフェタミン類，メチルフェニデートやペモリンとは異なり，ドパミン系の賦活化作用は弱く，陶酔作用が少ないため，依存性も低いとされるが，乱用の恐れのある薬物として，メチルフェニデートと同じく第一種向精神薬として指定されている．ナルコレプシー，特発性過眠症，閉塞性睡眠時無呼吸症候群に伴う日中の過度のねむけに用いる．

選択的ノルアドレナリン再取り込み阻害薬

アトモキセチン Atomoxetine

ノルアドレナリントランスポーターの選択的阻害作用により前頭前野のノルアドレナリンとドパミンを増加させるが，側坐核では両者ともに増加しないため依存性はないと考えられている．ADHD に用いる．食欲不振，胃腸症状，易刺激性，不眠，動悸，体重減少などの副作用が現れることがある．

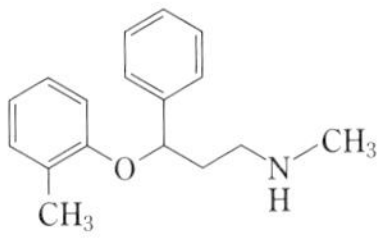

Atomoxetine

選択的 α_{2A} 受容体アゴニスト

グアンファシン Guanfacine

脳内，特に前頭前野におけるシナプス後 α_{2A} 受容体をアゴニストとして直接刺激し，ノルアドレナリン神経伝達を増強する．ADHD に用いる．副作用として，ねむけ，頭痛，低血圧などがある．

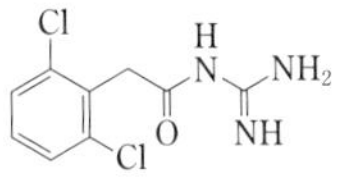

Guanfacine

注意欠如/多動症 Attention-deficit hyperactivity disorder (ADHD)——不注意，多動性，衝動性を主要症状とする疾患で，学齢期の約 3～5%，男児に多く発症する．他の精神疾患の併存が多い．4，5 歳から小学校低学年に多く認められる．多動性は発達に伴い改善することが多いが，不注意や衝動性は思春期に至っても持続し，長期にわたり問題となることも少なくない．前頭前野におけるドパミンとノルアドレナリンの失調が明らかにされている．アトモキセチン，メチルフェニデート，リスデキサンフェタミン，グアンファシンが治療薬として認められている．

キサンチン誘導体 Xanthines

キサンチンのメチル誘導体であるカフェイン，テオフィリン (theophylline)，テオブロミン (theobromine) は，大脳皮質および延髄の興奮により中枢機能および循環機能の亢進を起こす．

キサンチン類は非選択的ホスホジエステラーゼ阻害薬であり，カフェインは中枢興奮薬，テオフィリンおよび類似薬は気管支拡張薬，強心利尿薬，血管拡張薬として用いられている．ホスホジエステラーゼ (phosphodiesterase，PDE) は，細胞内 cAMP および cGMP を加水分解する酵素で 11 種のファミリーに分類されている．cAMP を基質とする PDE3 の阻害薬は強心薬，抗血栓薬として，cGMP に選択的な PDE5 阻害薬は血管拡張薬として用いられている．

メチルキサンチンは天然に存在し，コーヒー *Coffea arabica* の種子にはカフェイン，茶 *Tea sinensis* の葉には，カフェイン，テオフィリン，ココア *Theobroma cacao* にはテオブロミン，カフェインが含まれる．カフェインはコーヒー（0.8～2.3%），茶（2～4%），ココア（0.05～0.8%），コーラ（2～4%）など嗜好品として最も多く用いられる中枢興奮薬である．

カフェイン Caffeine

作用機序——①非選択的ホスホジエステラーゼ阻害薬であり，cAMP および cGMP の分解を抑制し，cAMP および cGMP をセカンドメッセンジャーとする受容体機能を亢進させる．②アデノシン受容体拮抗薬であり，カフェインは A_1，A_{2A} 受容体を，テオフィリンは A_1，A_{2B} 受容体に拮抗して神経伝達物質遊離を脱抑制する（☞ 167 頁）．

薬理作用

中枢神経系：大脳皮質および延髄中枢の興奮を起こす．常用量で覚醒，不穏，精神緊張を生じ，知覚および運動機能を高める．さらに，呼吸中枢，血管運動中枢，迷走神経中枢興奮が起こり，麻酔薬などによる中枢抑制と拮抗する．脳細動脈に作用して収縮させ脳血流量を減少させるので血管拡張性および脳圧亢進性頭痛に効果がある．大量では脊髄反射が亢進し，間代性痙攣が起こる．

骨格筋：疲労感の減弱，活動性増大が起こる他，骨格筋に直接作用して，酸素消費，熱産生の増大を起こし，筋小胞体からの Ca^{2+} の遊離によって筋収縮が生ずる．

心筋・平滑筋：カフェインと比べてテオフィリン，テオブロミンは末梢作用が強い．心筋や平滑筋細胞内に cAMP が増大し，β 受容体刺激様の心筋興奮（β_1 作用）や平滑筋弛緩（β_2 作用）が現れる．心機能亢進，末梢血管拡張や気管支筋弛緩作用がみられる．

利尿作用：利尿作用はテオフィリンが最も強く，カフェインが弱い．カフェインの利尿は minor diuretics と呼ばれ，循環系に作用し腎血流が増大して利尿が起こる．

その他：カフェインは胃液分泌亢進作用が強く，胃潰瘍を生じさせることがある．胃酸分泌を誘起する H_2 受容体刺激はアデニル酸シクラーゼを活性化し，カフェインがホスホジエステラーゼを阻害して cAMP を増加させ，胃液分泌を増大させる．

耐性・依存・副作用

中枢興奮作用には耐性が生じないが，利尿作用や血管拡張作用には耐性が生ずる．軽度の習慣性がある．不眠，不穏，精神興奮，感覚障害，骨格筋緊張，振戦，頻脈，呼吸促進がみられる．

9

Parkinson 病治療薬

付．神経変性疾患治療薬

Parkinson 病は中脳黒質ドパミン含有細胞が変性脱落する神経変性疾患であり，黒質-線条体系のドパミンが欠乏し，振戦，動作緩慢，固縮などの錐体外路症状が生じる．ドパミン前駆物質としてレボドパを用いたドパミン補充療法が著効して以来，レボドパをはじめとするドパミン作用薬が Parkinson 病治療の主流となっている．

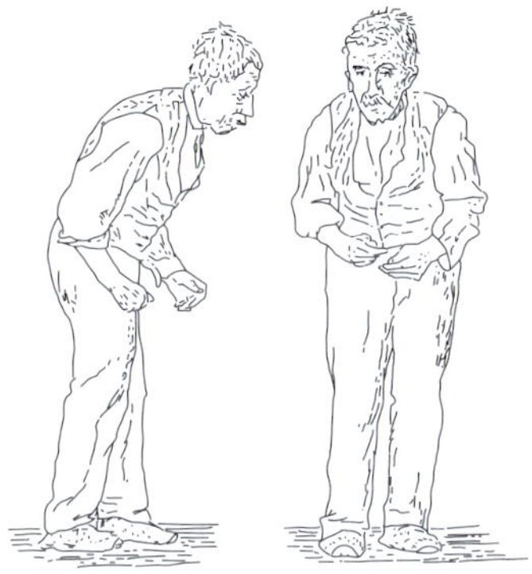

図Ⅴ-29 上体を前屈し，肘と膝を軽く屈曲した Parkinson 病の典型的な姿勢(Gowers：A manual of diseases of the nervous system, 1893)

Parkinson 病――病名の由来は，1817 年，英国の医師 J. Parkinson が，振戦麻痺(shaking palsy)と名付けたことによる．静止時の振戦(tremor)，固縮(rigidity)，動作緩慢(bradykinesia)，姿勢反射障害(postural disability)，歩行障害(gait disturbance)を主症状とする．特に特徴的なのは**図Ⅴ-29** に示すような前屈前傾姿勢で，手の振りが少ない小股歩行を呈する．神経変性疾患の中では最も有病率が高く(日本人口 10 万人当たり約 100 人)，大多数は孤発性で，40～70 歳で発症し，高齢者ほど有病率が高い．脳血管障害，ウイルス性脳炎，頭部外傷，マンガンや一酸化炭素中毒，薬物中毒(レセルピン，抗精神病薬)，脳腫瘍などに続発するものは，**Parkinson 症候群**(parkinsonism)という．

Parkinson 病の主な病変は，中脳の黒質緻密帯(substantia nigra, pars compacta)のメラニン含有ドパミン神経の脱落変性によるドパミン欠乏状態である．黒質や線条体では，チロシンヒドロキシラーゼ，芳香族 L-アミノ酸デカルボキシラーゼ，ドパミントランスポーターが減少する．軽症の患者でも 70～80% のドパミン欠乏がみられ，重症患者では 90% をこえる．線条体では，ドパミンの抑制性調節に対してアセチルコリン神経がムスカリン受容体を介して促進的に作用してバランスをとり，不随意運動の調節を行っている．Parkinson 病ではドパミン抑制の減弱により，線条体 GABA 神経へのアセチルコリン入力は過剰興奮状態となり，淡蒼球内節と黒質網様帯の活動が増大して視床から大脳皮質への興奮性入力が抑制される．Parkinson 病の脳病変は黒質-線条体路ドパミン神経の変性に始まり，次第にその他のドパミン神経，青斑核ノルアドレナリン神経，縫線核セロトニン神経ニューロペプチド神経にも変性が及ぶ疾患である．

また，Parkinson 病患者では交感神経節後神経からのノルアドレナリン遊離が減少し，起立性低血圧をきたすことが明らかになり，心筋 MIBG シンチグラムにより，心臓の筋肉内のノルアドレナリン神経密度が減少していることが Parkinson 病の診断に用いられる．

家族性 Parkinson 病の原因遺伝子——Parkinson 病は一般的には孤発性であるが，10～15% の患者は家族歴を有し，約 5% はメンデル遺伝する．Parkinson 病を起こす可能性があると同定された遺伝子には同定された順に「PARK」という名前が付けられており，現在までに 23 の PARK 遺伝子が同定されている．これらの遺伝子異常は常染色体優性遺伝を示すもの，常染色体劣性遺伝を示すものもある．これらの遺伝子には Parkinson 病発症への関与が確定されていないものや，危険因子とされているものもある．Parkinson 病の発症には，これら複数の遺伝子が関わり，シナプス伝達の機能異常，蛋白質分解系異常の関与が推定される．

MPTP 神経毒性：Parkinson 病は黒質-線条体ドパミン神経を選択的に障害する内因性または外因性神経毒の蓄積が原因ではないかとの説がある．1983 年，ヒトやサルで MPTP（1-methyl-4-phenyl-1,2,3,6-tetrahydropyridine）が，Parkinson 病様症状を起こすことが報告され，神経毒説が急浮上した．MPTP は，容易に体内へ入り血液脳関門を通過し，グリア細胞の中でモノアミンオキシダーゼ B（MAO-B）により MPP^+ に変換される．MPP^+ は，ドパミントランスポーターによりドパミン細胞に選択的に取り込まれ，ミトコンドリア電子伝達系の複合体Ⅰを阻害して神経毒性を発すると考えられている．孤発性 Parkinson 病では脳内で内因性神経毒が生成蓄積する，あるいは，外因性に食物などから環境化学物質が取り込まれるなど毒物説が有力視されるようになってきた．殺虫剤の成分 rotenone は複合体Ⅰの阻害薬であり，Parkinson 病を誘発する危険因子として注目されている．

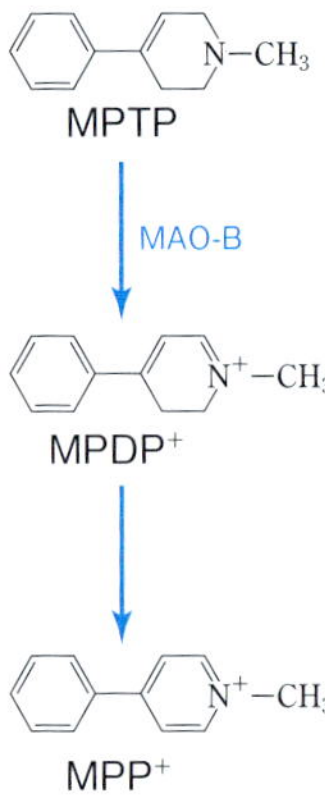

ドパミン作用薬

ドパミン前駆物質であるレボドパによるドパミン補充療法は Parkinson 病治療の基本である．現在，レボドパ単剤で使用することはほとんどなく，レボドパの脳内移行を高め，末梢性副作用を軽減する末梢芳香族 L-アミノ酸デカルボキシラーゼ阻害薬（decarboxylase inhibitor, DCI）との合剤が用いられている．ドパミンアゴニストはレボドパの長期使用による副作用の発症を防ぐため病初期から使用される．その他，ドパミン遊離を促進する薬やドパミンの分解酵素であるモノアミンオキシダーゼ阻害薬がレボドパの効果増強の目的で用いられる．

ドパミン作用薬は Parkinson 病に最も有効で，脳炎後 Parkinson 症候群，外傷性や中毒性 Parkinson 症候群にも効果がある．しかし，D_2 受容体拮抗薬である抗精神病薬によって起こる薬物性 Parkinson 症候群には無効であり，脳血管性のものにも効果が少ない．

レボドパ Levodopa

レボドパは現在 Parkinson 病の症状改善に最も有効な薬である．生体内では L-チロシンから合成されるドパミンの前駆物質 **L-DOPA**（L-3,4-dihydroxyphenylalanine）で，芳香族 L-アミノ酸デカルボキシラーゼによってドパミンに生合成される（**図Ⅴ-30**）．Parkinson 病脳で欠乏しているドパミンを補充する目的でドパミンを投与しても血液脳関門を通過できず，脳内に移行しない．芳香族 L-アミノ酸であるレボドパは血液脳関門を通過することができる．そこで，脳内でドパミンに変換されることを期待してレボドパによるドパミンの補充療法が行われる．

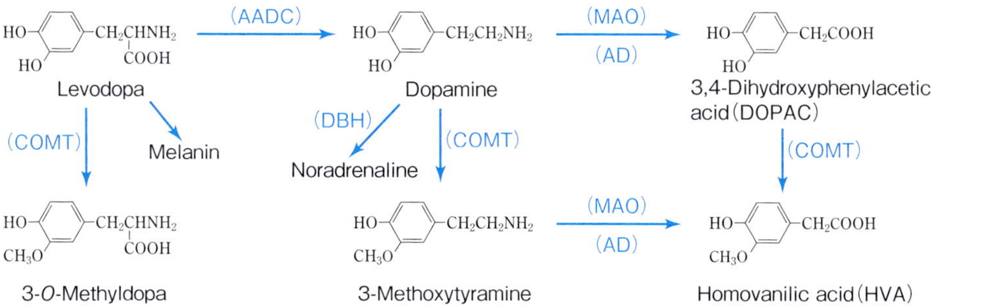

図 V-30　レボドパの主な代謝経路
AD : aldehyde dehydrogenase, COMT : catechol-*O*-methyltransferase, DBH : dopamine-*β*-hydroxylase, AADC : aromatic L-amino acid decarboxylase, MAO : monoamine oxidase. 青矢印は主な経路を示す(☞ 137 頁).

体内動態

経口投与されたレボドパは，小腸から芳香族 L-アミノ酸の能動輸送システムによって急速に吸収され，10～20% が全身循環に入る．95% 以上のレボドパが末梢臓器に広く分布する芳香族 L-アミノ酸デカルボキシラーゼによって脱炭酸されドパミンになるため，脳循環へ入るレボドパは 1% 以下である．レボドパの一部は 3-*O*-メチルドパ(3-*O*-methyldopa)になり，血液脳関門を通過してから脱メチル化され L-DOPA になる．生成されたドパミンは大部分がモノアミンオキシダーゼによって DOPAC となり，カテコール-*O*-メチルトランスフェラーゼ(COMT)によって HVA となる．約 80% が 24 時間以内に尿中に排泄される．レボドパ投与患者の線条体でのドパミンは 4～8 倍高くなるが，Parkinson 病患者ではドパミン神経終末が変性しているため生成されたドパミンを貯蔵することができず半減期が短い．

末梢芳香族 L-アミノ酸デカルボキシラーゼ阻害薬(DCI)

カルビドパ(carbidopa)および**ベンセラジド**(benserazide)は血液脳関門を通過しないので，末梢臓器の芳香族 L-アミノ酸デカルボキシラーゼ(AADC)だけを阻害することができる．レボドパが脳へ到達するのは服薬量の 1% 以下である．これはエンテロクロマフィン細胞，肝臓，腎臓に高い活性をもつ AADC によりレボドパからドパミンが生成され，血液脳関門を通過できなくなるからである．脳血管内皮細胞にも AADC が存在し，酵素性関門を形成している．DCI によってレボドパの末梢での消費を軽減し(economizer とも呼ぶ)，末梢でのカテコラミンによる副作用を抑制することができる．カルビドパ，ベンセラジドともに単独で用いることはなく，レボドパ：カルビドパ 10：1，レボドパ：ベンセラジド 4：1 の割合で合剤として用いる．現在レボドパは，ほとんどが DCI の合剤で投与されている．

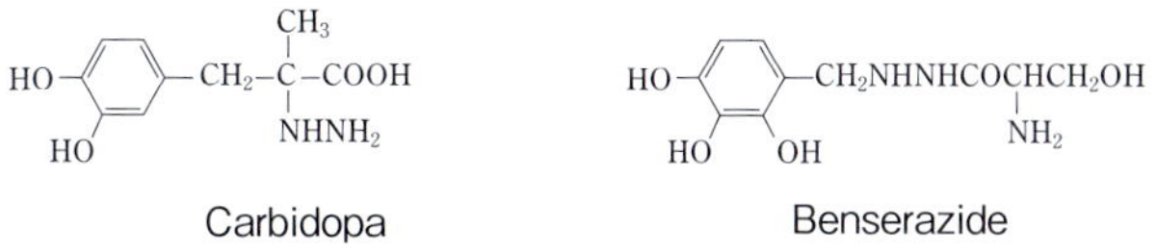

薬理作用と臨床適用

レボドパ単独投与

脳内に入りドパミンに生成されるのはごくわずかで，線条体で不足したドパミンの補充には，大量のレボドパ内服を必要とする．レボドパは段階的に増量し症状に合わせて 500 mg～5 g/日を経口投与する．十分な治療効果が現れるのに 1 カ月以上を要する．

錐体外路症状：無動症，筋強剛には80%近くの患者に有効であるが，振戦にはやや効果が劣る．日常動作や歩行障害は著明に改善し，姿勢，表情，言語の異常にも効果が現れる．

精神機能：うつ的な気分が改善し，活力，性欲が回復し，若返り感，健康感が現れる．

レボドパ・DCI合剤の特徴

①レボドパの臨床有効量をカルビドパは1/10，ベンセラジドは1/4に減量することができる．
②レボドパの末梢性副作用，悪心，嘔吐，不整脈を軽減することができる．
③末梢でのレボドパ消費を軽減できるので，早く有効濃度へ到達する．
④ビタミンB_6のレボドパへの拮抗作用*が減少する．
⑤レボドパ作用の変動は減少する．
⑥中枢性副作用の神経症状や精神症状はレボドパ単独より強くなることがある．

*ビタミンB_6はAADCを活性化して末梢でのレボドパのドパミンへの変換を増大させ脳内移行を抑制する．

副作用　レボドパは末梢で95%以上がドパミンになり，一部はノルアドレナリン，アドレナリンとなって生理活性を現し副作用を起こす．レボドパを単剤で使用すると末梢で代謝されたドパミンに起因する副作用が顕著になる．

消化器症状：悪心，嘔吐，食欲不振などが多くの患者でみられる．嘔吐中枢CTZのD_2受容体刺激よって起こるレボドパの嘔吐は末梢D_2受容体拮抗薬ドンペリドンによって抑制できる．

循環器症状：約30%の患者に起立性低血圧が現れるが，数週間で耐性が生じることが多い．不整脈，頻脈は高齢者に多くみられる副作用であり．β遮断薬によって抑制できる．

精神症状：興奮，不眠，幻覚(多くは幻視)，妄想，躁状態などが起こる．

長期使用の問題点　**Wearing-off現象**：レボドパ療法を続けていると，次第に薬効持続時間が短縮し，レボドパ服用後数時間を経過すると効果が消退する現象をいう．患者は薬の効果が切れるのを自覚する．Up and down現象もほぼ同じ意味で用いられる．

No-on/delayed on現象：no-on現象はレボドパを服用しても効果発現がみられない現象，delayed on現象は効果発現に時間を要する現象をいい，いずれも末梢におけるレボドパの吸収障害が主な原因と考えられている．

On-off現象：レボドパの服用時間に関係なく症状がよくなったり(on)，突然悪くなったりする(off)現象をいう．

不随意運動：レボドパの血中濃度が高いときに出現するpeak-dose dyskinesia(**ジスキネジア**)とレボドパの血中濃度の上昇期と下降期に2相性に出現するdiphasic dyskinesiaがある．2相性の発現機序はよくわかっていない．ジスキネジアは，舌のこねまわし，首をねじる，腰ふり，手足の屈伸など舞踏病・アテトーゼ様運動などが混ざった複雑な不随意運動を指す．Parkinson病患者ではドパミン神経の変性に伴うドパミン受容体の過感受性(super-sensitivity)があり，レボドパによって線条体ドパミン受容体が過剰に反応する結果，異常不随意運動が生じると考えられている．**ドーパ誘発性ジスキネジア**(dopa-induced dyskinesia)とも呼ばれる．

ドパミン受容体作用薬(ドパミンアゴニスト，☞ 141〜143 頁)

ドパミン受容体には D_1，D_2，D_3，D_4，D_5 の 5 種のサブタイプがある．これらのサブタイプは，従来の薬理学的分類に従うと D_1 様受容体(D_1，D_5)と D_2 様受容体(D_2，D_3，D_4)の 2 種類に分類される．ドパミンアゴニストは主として D_2 受容体に作用して抗 Parkinson 効果を発揮する．麦角アルカロイド誘導体のブロモクリプチン，ペルゴリド，カベルゴリンと非麦角アルカロイド誘導体のタリペキソール，プラミペキソール，ロピニロールが臨床で用いられている．

ブロモクリプチン Bromocriptine，ペルゴリド Pergolide，カベルゴリン Cabergoline

ブロモクリプチンは D_2 アゴニストであるが，D_1 受容体を軽度に拮抗する．半減期は 3〜6 時間で 1 日 1 回から始め維持量では 2〜3 回に分服する．ペルゴリド，カベルゴリンは，D_1，D_2 受容体に作用するが，半減期は 28 時間，65 時間と長く 1 日 1 回投与で有効血中濃度が保たれる．

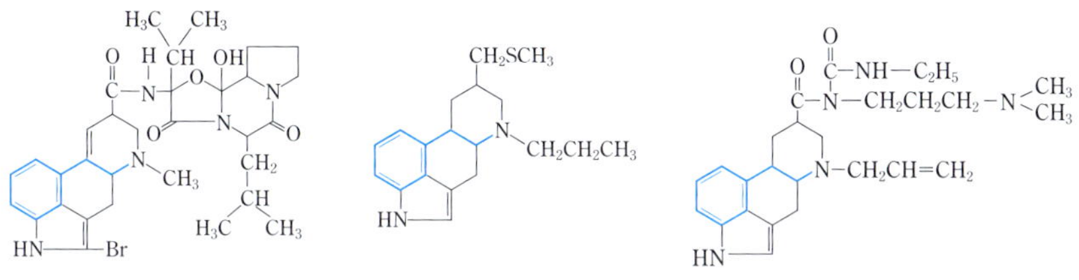

錐体外路症状：ドパミンアゴニストは抗コリン作用薬やアマンタジンよりも Parkinson 病症状改善効果が強いが，レボドパよりは弱い．ジスキネジアなどの不随意運動を惹起することはない． **薬理作用と臨床適用**

下垂体前葉ホルモン分泌抑制：下垂体前葉には D_2 受容体が存在し，ブロモクリプチンが結合すると G_i 蛋白質を介してアデニル酸シクラーゼ活性を抑制し，β 受容体刺激によるプロラクチン分泌が抑制される．成長ホルモンの分泌も同様な機序で抑制される．高プロラクチン血症，乳漏症，末端肥大症および下垂体性巨人症の治療に用いられる．

副作用

麦角アルカロイド系のドパミンアゴニストへの反応は個人差が大きいので注意深く使用量を決める必要があり，10〜20 mg/日でも，めまい，悪心，嘔吐が起こる．重症では末梢性制吐薬ドンペリドンを併用する．低血圧はそれほど高頻度ではないが，使用初期に現れ，重症のこともある．腹痛，便秘，複視を伴う調節障害が現れることがある．50〜100 mg/日では重症の副作用，精神症状，肢端紅痛症が現れ，投薬を中止せざるを得ない場合もある．

また，麦角アルカロイド系のドパミンアゴニスト，特にガベルゴリンは心弁膜障害を起こすことが知られており，ドパミンアゴニストの第一選択薬としては推奨されない．非麦角アルカロイド系のドパミンアゴニスト(後述)が第一選択薬として使用される．

タリペキソール Talipexole，プラミペキソール Pramipexole，ロピニロール Ropinirol

タリペキソールはアゼピン誘導体で D_2 受容体作用薬であり，ベンゾチアゾール誘導体であるプラミペキソールは D_2 様受容体(D_2，D_3，D_4)，特に D_3 受容体への親和性が高く，5-HT_{1A} 受容体，α_2 受容体への親和性も認められる．ロピニロールは構造や D_2/D_3 受容体の親和性の比がドパミンに類似し，ジスキネジアや幻覚の発現が少ない．D_3 受容体刺激作用はうつ症状の強い症例に効果がある．レボドパの長期使用による問題点，特に運動系の合併症の発症を遅らせる効果があり，病初期からの積極的な使用が推奨されている．70 歳以下で認知症がない早期 Parkinson 病患者には治療開始薬として単独で用いる．ドパミンアゴニスト単独で十分な効果が得られない場合や，高齢者や認知障害のある患者にはレボドパ・DCI 合剤と併用する．非麦角系ドパミンアゴニストは消化器症状は少ないが，突発性睡眠や日中の過眠が起こりやすい．

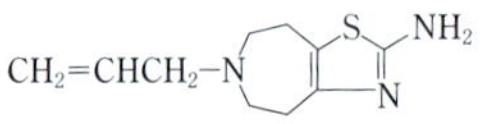

Talipexole

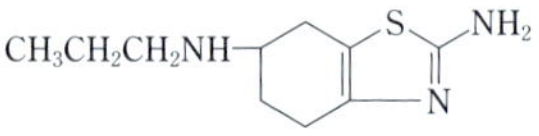

Pramipexole

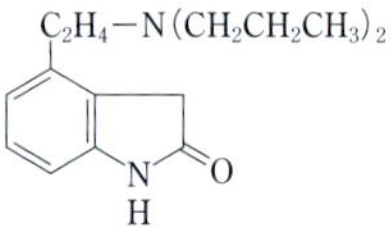

Ropinirol

アポモルヒネ Apomorphine

D_1 受容体，D_2 受容体の非選択的アゴニストである．Wearing off 現象の off 時に皮下注射で投与し，off 症状を一時的に速やかに改善させるレスキュー療法に用いられる．経口投与ではないので，速やかに薬効が現れ，アポモルヒネの催吐効果も現れない．

モノアミンオキシダーゼ B（MAO-B）阻害薬（☞ 138 頁）

セレギリン Selegiline

モノアミンオキシダーゼ（MAO）には A 型と B 型があるが，MAO-B は神経外に存在し，シナプス間隙へ遊離されたドパミンを分解する．セレギリンは MAO-B の選択的阻害作用をもち，線条体のドパミンシナプス間隙でのドパミン濃度を上昇させ，ドパミン神経系を賦活させる．特に，レボドパと併用するとレボドパから生成したドパミンの分解を防ぎ，Parkinson 病症状改善効果を増強し作用時間を延長することができる．Wearing-off 現象が出現している進行期の患者にレボドパと併用すると off の時間の短縮がみられる．

非特異的な MAO 阻害薬と比べて副作用は少ないが，用量が多くなると MAO-B に対する選択性が失われ，致死的なカテコラミン作用の増強作用（例えばチラミンを含んでいるチーズを摂取した際の高血圧発作）が現れる可能性がある．選択的セロトニン取り込み阻害薬や三環系抗うつ薬との併用は，セロトニン症候群が出現することがあるので禁忌とされている．

カテコール-*O*-メチルトランスフェラーゼ（COMT）阻害薬

エンタカポン Entacapone（☞ 138 頁）

末梢でのレボドパの代謝酵素は，芳香族 L-アミノ酸デカルボキシラーゼ（AADC）と COMT である（**図Ⅴ-30**）．COMT 阻害作用を示すエンタカポンは，AADC の阻害薬である DCI と同様，主に末梢においてレボドパの代謝を抑制し，その血中濃度と脳内移行を高める．レボドパ長期投与による wearing-off 現象における off 時間の短縮効果を有し，レボドパ＋DCI 合剤と併用される．副作用は，レボドパの増強作用によるジスキネジア，悪心，起立性低血圧および肝臓の COMT 阻害による肝障害があげられる．

その他のカテコラミン系薬

アマンタジン Amantadine

A 型インフルエンザに対し予防効果のある抗ウイルス薬である(☞ 587 頁). 錐体外路症状の改善効果はレボドパより弱い. 筋強剛, 寡動, 姿勢障害に有効であり, 振戦への効果はやや劣る. 即効性(2～5 日)で用量を調節しやすい. 初期治療に単独で用いられるが, 症状が進行した場合はレボドパ・DCI 合剤と併用すると相乗効果が得られる. レボドパ・DCI 合剤を長期使用した際に生じるジスキネジアを減少させる.

副作用はレボドパや抗コリン作用薬と比べると少なく, 軽度で可逆的であるが, 200 mg/日以上の用量では副作用が現れる. 口渇, 不眠, 食欲不振, 便秘, 頭重感, 精神症状(幻視, 精神錯乱)などの副作用がある.

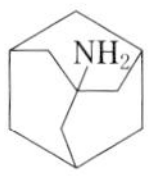

Amantadine

作用機序——1969 年インフルエンザ予防の目的で Parkinson 病患者に投与したところ, 症状が改善したことが報告され, Parkinson 病に対する治療効果があることが明らかになった. アマンタジンのドパミン神経系賦活作用の機序は不明な点が多い. 従来, 動物実験の結果から線条体におけるドパミン遊離促進作用であるとされてきたが, 通常量では脳内の細胞外ドパミンやドパミン代謝物濃度には変化がなく, この説は否定的である. アマンタジンはレボドパ誘発性のジスキネジアに効果を示すが, その効果発揮にグルタミン酸 NMDA 受容体拮抗作用が関与しているとされている(☞ 119 頁). アマンタジンは脳代謝賦活薬としても用いられる(☞ 324 頁).

ドロキシドパ Droxidopa(☞ 265 頁)

L-*threo*-ジヒドロキシフェニルセリン(L-*threo*-dihydroxyphenylserine, L-*threo*-DOPS)は生体内で芳香族 L-アミノ酸デカルボキシラーゼによって L-ノルアドレナリンに変換される合成前駆物質である. Parkinson 病脳ではドパミンに加えてノルアドレナリンの欠乏があり, 錐体外路症状, うつ状態, 自律神経症状の一因とされている. レボドパ投与中の Parkinson 病患者のすくみ足, 姿勢反射障害, 構音障害の改善に有効であるが, 有効率は必ずしも高くない. また, 持続性経口昇圧薬として用いられ, Parkinson 病の起立性低血圧に対しても有用である.

経口投与したドロキシドパはノルアドレナリンの欠乏した状態では脳へ移行し, ノルアドレナリンを補充する. 末梢性デカルボキシラーゼ阻害薬と併用すると, 末梢臓器でのドロキシドパの代謝を抑えて血中濃度を維持し, 脳内移行を助けると同時に, 末梢性交感神経性副作用を抑えて有効に脳ノルアドレナリンを補充することができる.

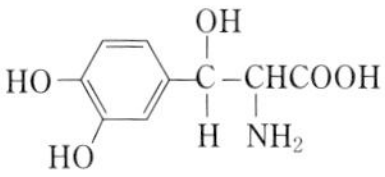

Droxidopa

ゾニサミド Zonisamide

ゾニサミドは，わが国で開発された抗てんかん薬であるが(☞ 351 頁)，Parkinson 病に対しても有効であることが最近明らかになった．作用機序には，ドパミン合成酵素であるチロシン水酸化酵素の発現上昇を介したドパミン合成の亢進や，軽度のモノアミン分解酵素阻害作用が指摘されている．レボドパ含有製剤と併用して使用され，運動症状の改善と wearing-off 現象の off 時間の短縮が得られる．

中枢性抗コリン作用薬 Centrally active anticholinergic drugs(☞ 255 頁)

レボドパによるドパミン補充療法が確立される 1960 年以前，約半世紀にわたって Parkinson 病の治療薬として抗コリン作用薬が使用されてきた．現在ではレボドパやドパミンアゴニストが基本治療薬物となり，抗コリン作用薬は補助的な役割しかもたないようになった．しかし，現在でも振戦を主体とする軽症 Parkinson 病には初期治療薬として使用され，薬物性 Parkinson 症候群にはなくてはならない薬である．末梢性副交感神経性副作用や精神症状の少ない**トリヘキシフェニジル**(trihexyphenidyl)，**ビペリデン**(biperiden)が汎用されている．

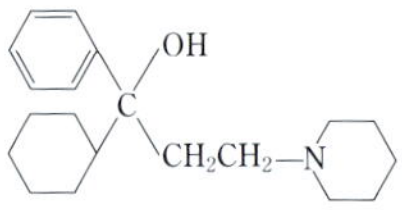

Trihexyphenidyl

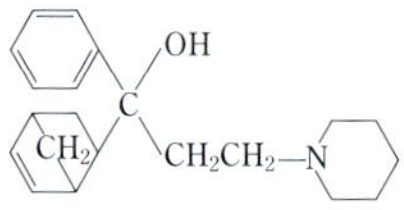

Biperiden

作用機序――Parkinson 病ではドパミンが減少し，相対的に線条体アセチルコリン神経の機能亢進状態にある．線条体ムスカリン受容体を遮断する薬が，Parkinson 病に有効と考えられる．特に，抗精神病薬によるドパミン受容体遮断によって生ずる薬物性 Parkinson 症候群ではレボドパなどドパミン系薬は効果がなく，抗コリン作用薬が有効である．近年，認知症では脳アセチルコリン神経の変性，機能低下が注目されている．認知障害を伴う Parkinson 病や高齢者では，長期間，抗コリン作用薬を投与することは認知症を助長したり，せん妄を起こす可能性があるので慎重に投与する必要がある．

薬理作用

錐体外路症状の改善：抗コリン作用薬は Parkinson 病の全般症状に対してアマンタジンや少量のレボドパとほぼ同等の効果を発現する．振戦に対して有効であるがその効果はレボドパと同等ないしはやや劣るというもので抗コリン薬だけに特異的な効果ではない．薬物性 Parkinson 症候群には唯一の治療薬で単独使用される．

副作用と禁忌

末梢性ムスカリン受容体遮断によって現れる副交感神経遮断症状(かすみ目，散瞳，緑内障の悪化，尿貯留，尿閉，胃腸運動障害)および中枢ムスカリン受容体遮断による精神症状(幻覚，錯乱)，記銘障害や認知障害(高齢者)などが副作用として問題になる．

禁忌：緑内障，重症筋無力症，尿路閉塞性疾患．

アデノシン A_{2A} 受容体拮抗薬 Adenosine A_{2A} receptor antagonist

イストラデフィリン Istradefylline

ドパミン神経伝達の修飾とはまったく異なった機序をもつ Parkinson 病治療薬である.

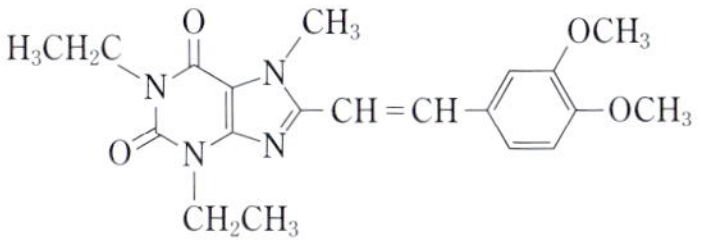

Istradefylline

大脳基底核回路――大脳皮質から線条体(被殻，尾状核)にグルタミン酸神経の投射を受け，線条体，淡蒼球外節，視床下核を経て淡蒼球内節/黒質網様体に至る間接路と線条体から直接，淡蒼球内節/黒質網様体に至る直接路によって調節されている．間接路は黒質緻密部からのドパミン神経によって抑制的に調節されている．Parkinson 病において黒質緻密部のドパミンが欠乏すると間接路の線条体から淡蒼球外節へ向かう経路への抑制が解除され，間接路が活性化される．この現象が運動機能の低下につながると考えられている(**図V-31**)．

作用機序

A_{2A} 受容体は，この間接路を形成する線条体の GABA・エンケファリン含有中型有棘ニューロン(medial spiny neuron, MSN)の活動性を調節する．MSN の細胞体がある線条体では，MSN に投射する GABA 性入力に対し A_{2A} 受容体抑制的に作用し，MSN の興奮をもたらす．MSN の投射先の淡蒼球外節の MSN の神経終末に存在する A_{2A} 受容体は GABA の遊離を増強させる．このように A_{2A} 受容体は，線条体と淡蒼球での GABA 性神経伝達に対して，抑制と促進というまったく逆の効果を及ぼし，二相性に MSN の活動性を活性化し，その結果，淡蒼球での GABA 遊離を増加させる働きをもつ．

A_{2A} 受容体拮抗薬のイストラデフィリンは，この二相性の MSN 活性化作用を抑制し，MSN から淡蒼球外節への GABA 遊離を減少させることにより，ドパミン欠乏状態における間接路の活性化を正常状態に戻し Parkinson 病の運動機能の低下に対し効果を発揮すると考えられている．

臨床応用

進行期の Parkinson 患者の wearing-off 現象を改善させる目的で，レボドパ，ドパミンアゴニストなどの他の Parkinson 病治療薬とともに併用される．Off 時間の短縮と on 時の運動障害の改善が得られる．また，ジスキネジアを増加させないことも特徴である．

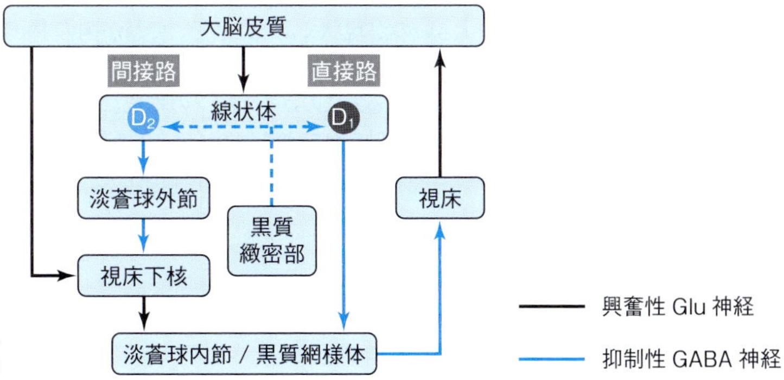

図V-31　大脳基底核回路

表Ⅴ-22　主な Parkinson 病治療薬

分　類	一般名	特　徴	副作用・禁忌
ドパミン前駆物質	レボドパ	血液脳関門通過後ドパミン転換 線条体ドパミン補充	**禁忌**：妊婦 **副作用**：悪心，嘔吐，食欲不振，便泌，ジスキネジア（wearing-off 現象，on-off 現象），悪性症候群，幻覚，妄想，興奮，起立性低血圧
	レボドパ・カルビドパ合剤 レボドパ・ベンセラジド合剤	中枢以外の脱炭酸化を抑制して中枢へのレボドパの移行を可能とし，その作用を増強する	
ドパミン受容体作用薬（ドパミンアゴニスト）	ブロモクリプチン ペルゴリド カベルゴリン	麦角系アゴニスト 非高齢者，認知障害（－）患者の初期治療	**禁忌**：妊婦，産褥期高血圧，薬物性過敏症 **副作用**：食欲不振，悪心，肺線維性変化，間質性肺炎，幻覚，妄想，興奮，ねむけ，めまい，起立性低血圧，悪性症候群
	タリペキソール プラミペキソール ロピニロール	非麦角系アゴニスト 非高齢者，認知障害（－）患者の初期治療 ドパミン神経保護作用	
	アポモルヒネ	非選択的ドパミンアゴニスト 皮下注射で投与 off 時のレスキュー療法に使用	**副作用**：突発性睡眠，傾眠，悪心
MAO-B 阻害薬	セレギリン	MAO-B 阻害によりレボドパの分解を抑制し，その治療効果を延長する	**禁忌**：三環系抗うつ薬，SSRI との併用 **副作用**：幻覚，妄想，錯乱，狭心症，悪心，肝機能障害，めまい
COMT 阻害薬	エンタカポン	末梢におけるレボドパの代謝を抑制し治療効果を増強する	**副作用**：ジスキネジアの増強，起立性低血圧，肝障害
ノルアドレナリン前駆物質	ドロキシドパ	すくみ足，無動，起立性低血圧症	**禁忌**：狭隅角緑内障，妊婦 **副作用**：食欲不振，悪心，頭痛，幻覚，妄想，血圧上昇
抗コリン薬	トリヘキシフェニジル ビペリデン	軽症の治療導入薬 振戦，筋固縮などに有効 薬物性 Parkinson 症候群に対する治療薬	**禁忌**：閉塞隅角緑内障，前立腺肥大，重症筋無力症 **副作用**：めまい，ふらつき，口渇，尿路閉塞性障害，眼調節障害，錯乱，妄想，興奮，排尿困難
その他	アマンタジン	抗ウイルス薬 ジスキネジアの抑制	**禁忌**：妊婦 **副作用**：幻覚，口渇，肝機能異常，食欲不振
	ゾニサミド	抗てんかん薬 レボドパと併用 運動症状の改善	**副作用**：日中過眠
	イストラデフィリン	アデノシン A_{2A} 受容体拮抗薬 間接路の抑制 ジスキネジアを生じない	**副作用**：便秘

Parkinson 病治療ガイドライン――Parkinson 病治療薬はさまざまなものがあり，その治療方針において，専門家間の意見の相違が大きいのが現状であった．そこでわが国の Parkinson 病治療を標準化するために，日本神経学会が中心となり，ガイドラインが作成されており，現在は「Parkinson 病治療ガイドライン 2018」に基づく治療が行われている．このガイドラインの作成には国内外の Parkinson 病の薬物治療に関する多数の臨床治験の結果が反映されており，エビデンスに基づく Parkinson 病治療の標準化を目指している．本教科書の内容もこのガイドラインに沿うように執筆した．

付．神経変性疾患治療薬

神経変性疾患とは，特別の誘因がなく，ある特定の神経細胞群が徐々に変性脱落していく疾患の総称である．Parkinson 病，Huntington 病，Alzheimer 病，多系統萎縮症，進行性核上性麻痺，筋萎縮性側索硬化症などが含まれる．この中で Parkinson 病には根治療法ではないが薬物療法が確立されて，予後は著しく改善している．それ以外の神経変性疾患には原因治療は困難で対症療法薬も十分なものがない．

Huntington 病

1872 年家族性の舞踏病(chorea)として報告された．多くは 35 歳以後に発症する常染色体性優性遺伝疾患で舞踏病様の不随意運動と認知症および感情障害を主症状とする．1993 年に第 4 染色体短腕の原因遺伝子が同定され，ハンチンチン(Huntingtin)と名付けられた．患者ではハンチンチンのコーディング領域の CAG 繰り返し配列が異常に増加し，世代を経るごとに繰り返し数が増加し，症状も増悪する(表現促進現象)．これらの遺伝形式をもつ遺伝疾患は，CAG からグルタミンが翻訳されることから**ポリグルタミン病**といわれている．Huntington 病では尾状核・被殻，前頭葉に変性が起こる．淡蒼球および黒質へ投射する線条体 GABA ニューロンの変性が特徴である．

【治療】 舞踏病様不随意運動には比較的少量の抗精神病薬(統合失調症治療薬)，チアプリド，ハロペリドール，ペルフェナジンおよびモノアミン小胞体トランスポーター(VMAT2)阻害薬であるテトラベナジンが用いられる．線条体 GABA ニューロン変性のため黒質・線条体ドパミン神経等が脱抑制され機能亢進が起きる．抗精神病薬により線条体ドパミン受容体は遮断される．筋固縮の強い患者にはレボドパ療法が奏功することがある．

進行性核上性麻痺

Progressive supranuclear palsy(PSP)

Parkinson 症状，核上性注視麻痺を中核症状とする変性疾患で，40 歳以降に発症し緩除進行性である．垂直性眼球運動障害で下方視優位に障害され，階段を降りることが困難になる．眼球頭位反射によって眼球は動くので，核上性の眼球運動障害(動眼神経核よりも上位の障害)とされている．進行すると仮性球麻痺，首の後屈，認知症などの症状を示す．Parkinson 病に準じた薬物療法を行うが反応は悪く，十分な治療効果は得られない．

筋萎縮性側索硬化症

Amyotrophic lateral sclerosis(ALS)

脊髄前角細胞の著明な脱落と錐体路変性を特徴とする運動ニューロン変性疾患である．大部分は孤発性であるが，家族性 ALS ではスーパーオキシドジスムターゼ(superoxide dismutase, SOD)の遺伝子変異が見いだされている．多くは 40 歳以降に発症し，男性に多くみられる．一側上肢の筋萎縮から始まり，他側上肢，両下肢へと筋萎縮が進み，嚥下障害，言語障害に呼吸筋麻痺が加わり死に至る．筋には線維束収縮がみられる．知能と眼球運動は普通は障害されないので，眼球運動でコミュニケーションをとることができる．原因は不明であるが，フリーラジカル，興奮性アミノ酸による神経毒性，自己免疫，ウイルス感染などが病因として提唱されている．

【治療】 興奮性アミノ酸による毒性の抑制と神経保護作用が作用機序とされる**リルゾール**(riluzole)や，フリーラジカルによる酸化ストレスを抑制する**エダラボン**(edaravone)は，症状を改善する効果はないが，病勢の進展を遅らせることができる．痙縮の対症療法として $GABA_B$ アゴニストであるバクロフェンなどの骨格筋弛緩薬が用いられる．

多系統萎縮症 Multiple system atrophy(MSA)

線条体黒質変性症(striatonigral degeneration, SND)，Shy-Drager 症候群(Shy-Drager syndrome, SDS)，オリーブ橋小脳萎縮症(olivopontocerebellar atorophy, OPCA)の三つの疾患は病理学的所見が類似しているので包括して多系統萎縮症といわれる．

①線条体黒質変性症(SND)：被殻と黒質の変性を主体とし，発症年齢は 40～70 歳で遺伝性はない．症状は Parkinson 病ときわめて似ており鑑別が必要である．Parkinson 病治療薬が用いられるが，ほとんど効果がない．

② Shy-Drager 症候群(SDS)：脊髄中間外側核が障害され自律神経症状主体の症状が出現する．起立性低血圧，失神，尿失禁，陰萎，発汗低下，便秘などの自律神経症状に小脳症状や Parkinson 症候群が加わる．起立性低血圧に対してミドドリン，ドロキシドパ，ジヒドロエルゴタミンが用いられる．

③オリーブ橋小脳萎縮症(OPCA)：発症年齢は 40～60 歳代で失調性歩行障害などの小脳症状から発症する．発症後 2～5 年後に線条体黒質変性症としての Parkinson 症候群が加わり，筋固縮，動作緩慢，姿勢反射異常などを呈する．また，さらに進行すると Shy-Drager 症候群の自律神経症状が出現してくる．橋底部が著明に萎縮する．甲状腺刺激ホルモン放出ホルモン**プロチレリン**(protirelin)とその誘導体**タルチレリン**(taltirelin)により，運動失調の改善や進行の鈍化を認める(☞ 503 頁)．Parkinson 症候群には，Parkinson 病治療薬を用いる．自律神経障害の治療は Shy-Drager 症候群の治療に準ずる．

10

抗認知症薬，脳卒中治療薬

Alzheimer 病に代表される認知症疾患の知的機能を改善しようとするのが抗認知症薬である．脳卒中治療薬には，脳血管障害の原因となる血栓を防ぎ，血流を回復させる脳循環改善薬と，脳組織の保護や代謝亢進をはかる薬物がある．

■ 認知症 Dementia

認知症は一度正常に発達した知的機能が脳の器質障害により持続的に低下する症候群である．社会生活に大きな困難を生じ，老化による正常な知的機能低下とは異なる．Alzheimer 病，脳血管性認知症が代表的な認知症である．加齢は認知症の最大のリスク因子であり，2020 年の 65 歳以上の高齢者の認知症有病率は 16.7%，80 歳以上では 30% に近い発症率といわれ，**Alzheimer 病**はその 50% 以上を占める．認知症の最も重要な症状は知的機能の障害，特に記憶障害であり，食事をしたこと，入浴したことなど経験自体を忘れてしまう．また，忘れたこと自体を忘れて，病気であることが自覚できなくなるのが特徴である．最初に，日時，次に，場所，さらに，この人が誰であるかわからなくなる．加えて，実行機能障害，失行，失認，失語など記憶以外の認知機能障害を示し，食事，入浴，排泄，衣服の脱着に介助が必要になる．また，易怒性，焦燥，不安，抑うつ，幻覚，妄想，睡眠障害など心理症状や，徘徊，拒絶，暴言，暴力，失禁・不潔行動など行動症状が生じ，これらを認知症の行動・心理症状(behavioral and psychological symptoms in dementia, BPSD)と称する．この結果，日常生活，社会生活が障害され，介護が困難になる．

分　類　**認知症**——認知症は多様な病因から生じる症候群である．

①神経変性疾患(neurodegenerative diseases) ---------------------------------------〔治療困難な認知症〕
　Alzheimer 病，前頭側頭型認知症，Lewy 小体型認知症，Huntington 舞踏病など

②脳血管性認知症(vascular dementia) ---〔予防可能な認知症〕
　広範な脳領域に及ぶ脳梗塞や脳出血

③二次性の認知症 --〔原因疾患の治療〕

Alzheimer 病——記憶障害と認知機能障害などを示し，進行性に悪化する神経変性疾患である．アミロイド β 蛋白質の沈着である老人斑(senile plaque)，リン酸化タウ蛋白質などの沈着による神経原線維変化(neurofibrillary tangle)，広汎な神経細胞の脱落といった脳病理所見が特徴であり，死後脳の剖検により診断が確定する．暫定的には臨床像に加え脳画像診断や血液検査などで診断する．本疾患は 1906 年に Alzheimer が初老期に進行性の記憶・認知機能障害を示す患者を報告したことに端を発するが，その後 65 歳以上の老年期に発症する認知症にも同様の脳病理所見が観察されて，年齢に関わらず Alzheimer 病と呼ぶようになった．病因は不明であるが，最も強い遺伝素因はアポ蛋白 E(ApoE)の E4 対立遺伝子保有である．加齢，栄養状態，運動，社会活動といった環境因子にも影響される．ごく一部に家族性(遺伝性)のものもあり，65 歳までに発症する早発型となる．その原因遺伝子として，アミロイド前駆蛋白質(amyloid precursor protein, APP)遺伝子や，APP を切断して Aβ ペプチドを産生する

プレセニリン遺伝子（presenirin-1，presenirin-2）が知られている．しかしアミロイドの沈着は正常な老齢者にもみられ，Alzheimer 病の大半を示す孤発例における病態は不明である．

薬物性認知症——薬による認知症症状の発現には，中枢神経への直接作用あるいは薬による代謝障害が原因の間接作用によるものがあり，高齢者に起こりやすい．抗コリン性 Parkinson 病治療薬，抗不安薬・催眠薬（ベンゾジアゼピン系，バルビツール系）は特に発現頻度が高く，抗てんかん薬，抗精神病薬，抗うつ薬など中枢作用薬が 80% を占める．その他，降圧薬，抗ヒスタミン薬，非ステロイド抗炎症薬，抗菌薬，抗ウイルス薬，インターフェロンなどによっても認知症症状が現れることがある．大半は投薬中止により回復するが，抗悪性腫瘍薬と放射線照射併用時には不可逆性症状を起こすこともある．

Alzheimer 型認知症治療薬

アセチルコリンエステラーゼ（AChE）阻害薬（☞ 246 頁）

コリン仮説——1970 年代に Alzheimer 病患者の死後脳に大脳皮質や海馬に投射するアセチルコリン（ACh）神経の起始核である Meynert 核（前脳基底核）の神経細胞が変性脱落していることが見いだされた．ACh 神経の脱落に合致しこれらの領域の ACh 合成酵素，コリンアセチルトランスフェラーゼ（ChAT）が減少し，認知症の程度と相関すること，げっ歯類でムスカリン型 ACh 受容体拮抗薬が認知機能障害を生じることが示され，ACh 神経脱落が Alzheimer 病の病因の一つとして一躍注目を浴びた．そこで減少した脳内 ACh を増やす**抗認知症薬**として，前駆物質による ACh 補充療法，ACh 放出促進薬，ACh 分解酵素阻害薬の開発が進められた．1993 年にアセチルコリンエステラーゼ（AChE）もブチリルコリンエステラーゼ（BuChE）も阻害する可逆性非選択的コリンエステラーゼ（ChE）阻害薬であるタクリンが米国で発売されたが，肝機能障害などの副作用が強く，普及しなかった．その後，AChE への選択性が高い可逆性選択的 AChE 阻害薬であるドネペジルが Alzheimer 型認知症治療薬として実用化され，さらに AChE や BuChE への阻害作用をもつ治療薬が複数開発された．いずれも認知機能障害の進行を 6～12 カ月程度遅らせることはできるが，疾患そのものの進行を抑えることはできない．

ドネペジル Donepezil，ガランタミン Galanthamine，リバスチグミン Rivastigmine

作用機序

アセチルコリンエステラーゼ阻害作用：ドネペジルは AChE を可逆的に特異的に競合阻害する．ガランタミンの AChE 阻害作用の特異性はドネペジルの 1/4 と弱く，リバスチグミンは，AChE 阻害作用よりもグリア細胞や血管内皮細胞に発現するブチリルコリンエステラーゼ（butyrylcholinesterase, BuChE）の阻害作用が強い．これらの阻害薬は，神経の AChE あるいはグリア細胞の BuChE の活性を阻害し，シナプス間隙の ACh の分解を抑制して ACh 神経の変性による病態の進行を抑制する．

ニコチン性 ACh 受容体感受性亢進作用：ガランタミンは AChE 阻害作用はドネペジルと比べると弱いが，アロステリック活性化リガンドとして，ACh とは異なる部位に結合し，$\alpha 7$ および $\alpha 4\beta 2$ ニコチン性 ACh 受容体の感受性を亢進させることが報告されている．単独ではアゴニストとして作用しないため，長期投与によって受容体感受性を低下させる耐性は生じにくく，持続的にニコチン性受容体の感受性を亢進させる効果が期待されている．

臨床応用

　軽症から中等度の Alzheimer 型認知症患者への，ドネペジルおよびガランタミンは経口投与，リバスチグミンは経皮投与により，認知障害，記憶障害，言語障害を改善し，病状の進行を抑制することができる．ただし，ACh 神経の変性が進んだ重症の認知症には効果がみられない．Alzheimer 病以外の認知症への適用は，ドネペジルは Lewy 小体型認知症に，ガランタミンは脳血管性認知症にも用いられる．

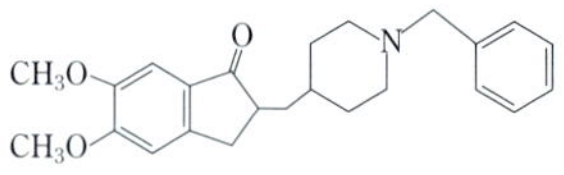

Donepezil

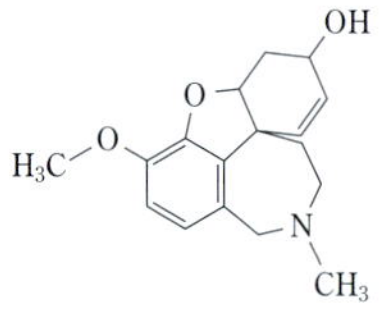

Galanthamine

副作用 ドネペジルおよびガランタミンは末梢組織に多い BuChE の阻害作用が少ないため，末梢性副作用，肝毒性がほとんどない．リバスチグミンは BuChE の阻害作用による末梢性副作用を避けるために経皮吸収型のパッチ剤として用いられる．心疾患，消化性潰瘍などの既往歴のある患者で末梢性コリン性副作用が現れる場合は，末梢性抗ムスカリン薬の投与によってコントロールすることができる．ChE 阻害は副交感神経系を増強することから，徐脈や失神のリスクがある．

NMDA グルタミン酸受容体拮抗薬(☞ 117 頁)

グルタミン酸仮説――Alzheimer 病におけるアセチルコリン作用性神経の脱落は神経細胞死である．この神経細胞死の機序は不明であるが，一般に興奮性神経伝達物質のグルタミン酸による神経細胞の過剰興奮が NMDA 型グルタミン酸受容体を介した細胞内 Ca^{2+} 濃度の上昇を引き起こして神経細胞死(興奮毒性)を誘導することが示された．メマンチンは当初は糖尿病治療薬としての開発に失敗した薬物であるが，その後 NMDA 受容体阻害作用が確認され，さらに臨床試験により Alzheimer 病における認知機能改善効果が示された．

メマンチン Memantine

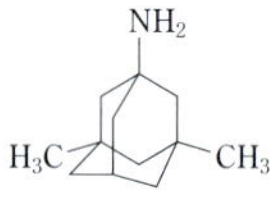

Memantine

メマンチンは，中等度から高度 Alzheimer 型認知症患者の認知症症状の進行を抑制する．メマンチンは，Parkinson 病治療薬アマンタジンと同じ六角形が 3 個組み合わさったアダマタン骨格の代謝されにくいを構造をもち，低親和性の NMDA 受容体非競合性電位依存性拮抗薬である．選択的に NMDA 受容体の PCP 結合部位に作用し Mg^{2+} と置換してチャネル機能を阻害することが，神経細胞傷害の進行抑制の作用機序とされている．

MK-801，PCP など NMDA 受容体拮抗薬と比べてメマンチンは細胞毒性や精神症状など重篤な副作用が少ないのはチャネル機能阻害が一時的であることによると考えられている．

副作用は，めまい，便秘，体重減少，頭痛等．重篤な副作用として痙攣，失神，意識消失，精神症状(激越，幻覚，錯乱等)が現れることがある．

メマンチンは当初興奮毒性による神経細胞死を抑制することで疾患の進行を抑えることが期待されたが，実際には認知機能障害の進行を遅らせることしかできず，病態の進行を抑制することはできない．メマンチンには NMDA 受容体拮抗作用以外に多様な薬理作用があることから，メマンチンによる症状改善効果のメカニズムには議論がある．

認知症の疾患修飾薬 Disease modifying drug

Alzheimer 病がアミロイド β 沈着(老人斑)に起因するとの仮説から，アミロイド β 凝集体を標的としたモノクローナル抗体が Alzheimer 病治療薬として開発され，アミロイド β 抗体薬レカネマブが承認された．その他，アミロイド β やタウ蛋白の産生・分解，神経細胞死のメカニズムを標的とした創薬も進められている．

レカネマブ Lecanemab

可溶性アミロイドβ凝集体(プロトフィブリル)に対するヒト化モノクローナル抗体である．脳内に沈着するアミロイドβ凝集体に選択的に結合して，脳内からこれを除去することで Alzheimer 病の病態進行を抑制する疾患修飾作用が示唆されている．アミロイドβの蓄積を伴う軽度の認知機能障害および軽度認知症と診断された患者に用いられる．副作用としては脳微小出血，脳浮腫，頭痛等を引き起こすことがある．

認知症の行動・心理症状(BPSD)の治療薬

認知症では記憶・認知機能障害の他，易怒性，焦燥，不安，抑うつ，幻覚，妄想，睡眠障害など心理症状や，徘徊，拒絶，暴言，暴力，失禁・不潔行動など行動症状が生じ，これら認知症の行動・心理症状(behavioral and psychological symptoms in dementia, BPSD)は，コリンエステラーゼ阻害薬やメマンチンでも軽減するが，効果は限定的であり，介護者・医療従事者には大きな負担となることから，認知症の中核症状とは別に治療する．記憶・認知機能への影響や老年期特有のリスクに配慮しつつ，各症状に関わる神経系を標的とした薬物を用いる(**表V-23**)．

表V-23 BPSD と治療薬

異常のある神経系		機能異常	異常神経系との関連が推定される症状	治療薬
セロトニン神経系	中脳縫線核-大脳皮質，海馬，扁桃核	↓↓	攻撃行動，幻覚，うつ症状	抗精神病薬(5-HT_2 受容体拮抗薬) 抗うつ薬
ノルアドレナリン神経系	青斑核-大脳皮質，海馬，淡蒼球	↓↓	意欲・自発性低下，うつ症状	ノルアドレナリン補充療法 抗うつ薬
ドパミン神経系	中脳腹側被蓋野-前頭葉	→	幻覚，妄想，せん妄，意欲・自発性低下，	抗精神病薬(D_2 受容体拮抗薬) ドパミン賦活薬
	黒質-線条体	↓	錐体外路症状	ドパミン賦活薬
GABA 神経系	大脳皮質	→，↓	不眠	ベンゾジアゼピン

脳卒中治療薬

脳卒中とは血栓・塞栓による脳梗塞や血管の破裂による脳出血やくも膜下出血により脳が傷害を受けた状態である．神経細胞は ATP 依存的に静止膜電位を維持しており，脳血流の途絶により脳の酸素・エネルギー供給が停止すると静止膜電位の維持が難しくなる．その結果，興奮性アミノ酸の放出とイオン環境の変化をもたらし，大量の Ca^{2+} 流入により血管収縮が起こり脳血流がさらに低下し，病巣部では Ca^{2+} 依存性の酵素活性化による細胞傷害因子の生成や蛋白質の異化反応やフリーラジカル産生が神経細胞死を引き起こす契機となる．一般に神経細胞は生後には新たに生成されず，神経細胞が死に至ると再生されず，その障害は長期的なものとなる．脳梗塞の急性期にはこれらの疾患の治療には血栓溶解薬，局所線溶療法，抗凝固薬，抗血小板薬といった脳循環改善薬やフリーラジカルを捕捉する脳保護薬が用いられる．

脳出血やくも膜下出血の急性期は外科的治療の対象となることが多いが，脳浮腫改善薬，止血薬，降圧薬の適用がある．また，くも膜下出血では脳血管攣縮が生じることが多く，血管平滑筋収縮を抑制する薬物の適用がある．脳卒中後に併発する疲労・抑うつ，攻撃性，せん妄など精神・神経症状には薬物治療も行われる．脳梗塞の慢性期には脳卒中の後遺症に対するリハビリテーションの他，高血圧，糖尿病，脂質異常症，血栓形成傾向など危険因子への治療が主になる．

急性期の治療薬（表Ⅴ-24）

①意識障害患者では救命を目的とした緊急処置，呼吸管理，血圧管理，脳浮腫対策をする．血圧管理にはカルシウム拮抗薬，自律神経節遮断薬が用いられる．その他の症状には抗不安薬，制吐薬，抗痙攣薬，睡眠薬などが用いられる．

②脳出血，くも膜下出血では止血を目的とした治療を行う．虚血性脳卒中では脳組織が不可逆的障害を被る前に虚血を除去するために血栓溶解法を行う．

③脳血流改善と脳神経細胞保護を目的とした薬物療法を行う．

表Ⅴ-24　急性期の脳循環障害治療薬

分　類	一般名	適　用	薬効と作用機序
血栓溶解薬（☞429頁）	組織プラスミノーゲン活性化因子（t-PA）	脳梗塞発症後3時間以内 静脈注射	フィブリンに親和性が高い プラスミン生成によるフィブリン分解
	尿プラスミノーゲン活性化因子（ウロキナーゼ Urokinase, u-PA）	脳梗塞発症後6時間以内 動脈注射	フィブリンに親和性が低い プラスミン生成によるフィブリン分解
抗凝固薬（☞427, 428頁）	アルガトロバン　Argatroban	脳梗塞発症後48時間内 血小板凝集抑制，血管収縮抑制	フィブリン生成阻害
	ヘパリン（少量）　Heparin	脳血栓症	アンチトロンビンⅢと複合体を形成し，凝固因子を阻害
	DOAC	心原性脳塞栓症	トロンビンや第Xa因子を阻害
抗血小板薬（☞426頁）	オザグレル　Ozagrel	くも膜下出血，脳血栓症早期に持続点滴 血小板凝集抑制，脳底動脈攣縮の抑制	選択的TX合成酵素阻害による TXA_2産生抑制とPG_2生成促進
	アスピリン　Aspirin	虚血性脳血管障害 血小板凝集抑制	COX-1阻害によるTXA_2合成阻害
脳保護薬	エダラボン　Edaravone	脳梗塞発症後24時間以内 脳血管内皮細胞傷害保護	フリーラジカル，アラキドン酸由来過酸化脂質などの消去
	シロスタゾール　Cilostazol	脳梗塞，血小板凝集抑制	PDE3阻害
	クロピドグレル　Clopidogrel	虚血性脳血管障害，血小板凝集抑制	$P2Y_{12}$受容体拮抗
くも膜下出血治療薬	ファスジル　Fasudil	くも膜下出血後早期点滴静注 血管平滑筋攣縮による脳虚血症状改善 頭蓋内出血の発現に注意を要する	ミオシン軽鎖のリン酸化阻害 代謝が速く水酸化体が強い作用をもつ
	クラゾセンタン　Clazosentan	くも膜下出血後早期点滴静注 血管平滑筋攣縮による脳虚血症状改善	エンドセリン受容体拮抗

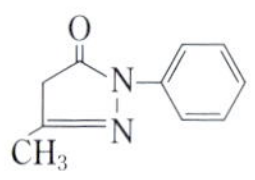

Edaravone

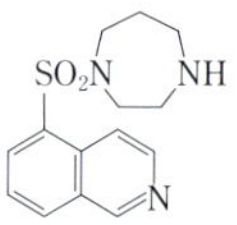

Fasudil

脳梗塞・脳出血後遺症の治療薬（表V－25）

慢性脳循環障害，脳梗塞，脳出血の後遺症には脳循環を改善し，二次的に脳代謝を賦活させる薬を用いる．これらの薬の効果は一般に強いものではなく，2〜8 週の連続投与で徐々に現れるものが多い．

表V－25　脳梗塞・脳出血後遺症の治療薬

治療薬	適　用	薬効と作用機序
イフェンプロジル Ifenprodil	脳循環障害によるめまい，頭痛の抑制 精神症状の改善 （抑うつ，不安，興奮，焦躁）	脳・虚血病巣部血流量増加 （α 遮断と血管平滑筋直接作用） 血小板凝集抑制作用（NMDA 受容体 GluN2B 遮断）
ニセルゴリン Nicergoline	慢性脳梗塞後遺症による意欲低下， 情緒障害	脳・虚血病巣部血流量増加（α_1 遮断） 脳エネルギー代謝改善
イブジラスト Ibudilast	慢性脳循環障害によるめまい	PDE 阻害，TLR4 遮断など 脳血流増加 抗血栓，抗炎症作用

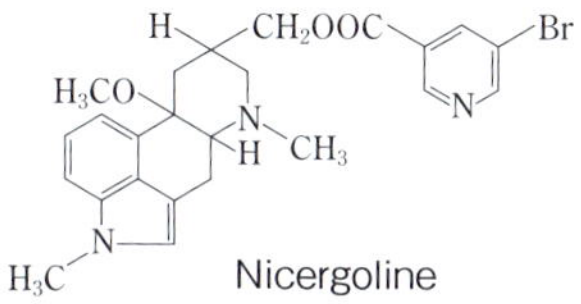

Nicergoline

脳エネルギー代謝賦活薬（表V－26）

脳酸素，グルコース消費の改善，ATP 産生増などエネルギー代謝を賦活し，急性期および後遺症治療に用いる．

表V－26　脳エネルギー代謝賦活薬

治療薬	適　用
メクロフェノキサート　Meclofenoxate	頭部外傷，脳手術後の意識障害，頭部外傷後遺症
シチコリン　Citicoline（CDP-choline）	頭部外傷，脳手術後の意識障害，脳出血後の片麻痺， 脳梗塞急性期意識障害
ATP	頭部外傷後遺症（脳出血直後）
GABA	脳梗塞後遺症に伴う神経症状，精神症状

脳卒中治療薬の臨床適用

脳循環の改善薬は自覚症状（頭重，頭痛，立ちくらみ，めまい，手足のしびれ，肩こりなど）への有効率が比較的高く，精神症状，神経症状の改善は有効率が低い．自覚症状の改善により日常生活動作障害が改善される．多くの場合は脳エネルギー代謝賦活薬と併用する．

一過性脳虚血発作：脳梗塞や脳循環不全による一過性脳虚血発作には血小板凝集抑制作用や赤血球変形能改善作用をもち，微小循環を改善する脳循環改善薬が有効である．

脳動脈硬化症：脳血管拡張作用をもつ薬を投与すると自覚症状に改善が認められる．

禁忌と副作用　脳出血急性期(頭蓋内出血が止まっていない患者)や脳梗塞急性期(一応の修復がされるまでの13〜14週間)の患者で脳血管拡張薬の使用を控える．脳出血急性期には病巣部の血流が減少する"**盗血現象**(steal syndrome)"が起こることがある．妊婦・授乳婦への投与は原則として避ける．また，低血圧の患者への脳血管拡張薬の使用は好ましくない．時に消化器症状，発疹，めまい，発汗，口渇などの副作用がみられる．

脳卒中後の精神・神経症状治療薬

脳卒中後には全身性の炎症に起因する疲労や抑うつ，攻撃性，せん妄など精神症状がしばしば出現する．抑うつには選択的セロトニン再取り込み阻害薬(selective serotonin reuptake inhibitor, SSRI)など抗うつ薬(☞297頁)に加え，NMDA受容体阻害作用とドパミン系賦活作用を併せもつアマンタジンが有効であることがある．攻撃行動や精神興奮にはD_2受容体拮抗薬のチアプリドを用いることがある．また脳卒中後には上肢や下肢の筋肉の痙縮が生じ，手や肘が開かない，足がしっかり地面につかない，などの症状が生じることがある．この痙縮を緩和するため，特定の筋肉に神経伝達を阻害するボツリヌス毒素を注入する治療が行われる．

アマンタジン Amantadine(☞Parkinson病治療薬，313頁)

A型インフルエンザに有効な抗ウイルス薬であるアマンタジンは，NMDA阻害作用とドパミン系に対する間接アゴニスト作用を有する．Parkinson病治療薬としての効果はそれほど大きくないが，脳血管障害による疲労や抑うつに有効であり，認知症に随伴するParkinson症状に用いる．副作用には不眠，不穏，興奮，夜間せん妄があり，適用と用量に注意が必要である．

チアプリド Tiapride(☞289頁)

D_2受容体拮抗作用をもち，緩和な抗精神病薬であり，脳梗塞後や高年者の精神症状，攻撃行動，精神興奮，徘徊，せん妄を改善する．遅発性ジスキネジア，Parkinson症候群に伴うジスキネジアに有効である．また，コリン性神経終末に存在するシナプス前D_2受容体に結合してACh遊離を促進するコリン神経賦活作用もある．副作用として時に不整脈，血圧変動が現れることがある．長期投与や過量になると錐体外路性副作用が現れる．

11

抗不安薬・催眠薬

不安や不眠は医師が日常最もよく遭遇する症状である．不安や緊張を選択的に除去あるいは軽減することを目的とする薬を抗不安薬（antianxiety drugs）と呼ぶ．催眠薬（hypnotics）は正常の睡眠と似た中枢神経抑制状態を起こす薬をいう．睡眠薬（sleeping pills）とも呼ぶ．主な抗不安薬，催眠薬は $GABA_A$ 受容体に作用して GABA 神経系の機能を亢進する中枢抑制薬である．抗不安薬にはベンゾジアゼピン系抗不安薬，$5\text{-}HT_{1A}$ 受容体作用薬および選択的セロトニン再取り込み阻害薬がある．催眠薬はベンゾジアゼピン系催眠薬，バルビツール酸系催眠薬，メラトニン受容体作用薬，オレキシン受容体拮抗薬，その他の催眠薬に分けられる．

抗不安薬 Anxiolytics

抗不安薬には，$GABA_A$ 受容体と $5\text{-}HT_{1A}$ 受容体に作用する薬物がある．ベンゾジアゼピン系薬は，$GABA_A$ 受容体に作用して扁桃体や大脳皮質の GABA 神経活動を増強し，$5\text{-}HT_{1A}$ 受容体作用薬や選択性セロトニン再取り込み阻害薬は，縫線核セロトニン神経の抑制性入力を増強して不安症に関わる神経路の過活動を抑制する．

抗不安薬の歴史

鎮静（sedation）および静穏作用（tranquilizing action）をもつ薬が精神科治療に導入され，精神運動興奮や幻覚妄想を抑制する薬を強力精神安定薬（major tranquilizer），不安緊張を除く薬を穏和精神安定薬（minor tranquilizer）と呼んでいたが，両者は薬理作用が著しく異なるので，前者を抗精神病薬，後者を抗不安薬と称する．

ストレスや緊張・不安を緩和するために，古くからアルコールが用いられ，今世紀に入ってからはバルビツール酸類などの催眠薬が鎮静薬として用いられてきた．1954 年に中枢性筋弛緩薬であるメフェネシンの誘導体であるメプロバメートが抗不安薬として紹介された最初の薬で，広く精神科治療に用いられた．これらの薬は連用により耐性や身体依存性が現れ，1950 年代後半にはより安全な抗不安薬としてベンゾジアゼピン誘導体が開発され，最初のクロルジアゼポキシドは，神経症患者の不安を改善する効果が強く，副作用の少ないことから，1961 年にわが国で精神科治療に導入された．続いて，ジアゼパム，オキサゼパムなど一連のベンゾジアゼピン系抗不安薬が開発され，催眠作用の強いものは催眠薬として，抗痙攣作用の強いものは抗てんかん薬として広い用途をもつに至った．

1980 年代に入ってベンゾジアゼピンの有害事象が少ない抗不安薬としてセロトニン神経に作用する抗不安薬の開発が進められた．1985～1986 年には欧米でアザピロン誘導体のブスピロンが抗不安薬として承認されていたが，わが国では，このブスピロンを改良して $5\text{-}HT_{1A}$ 受容体作用薬タンドスピロンが依存性のない抗不安薬として開発され，1995 年に上市された．1990 年頃からは抗うつ薬選択的セロトニン再取り込み阻害薬に抗不安効果があることが明らかになり，不安症の治療に広く用いられている．

不安症 Anxiety disorder――不安は脅威を感じる状態では正常な感情であるが，不安や恐怖の感情が過剰に付きまとってしまい，日常生活に支障をきたす状態を不安症という．不安を感じるものや症状の出方はさまざまであり，WHO の ICD-11 では不安または恐怖関連症候群として**全般不安症**，**パニック症**，**広場恐怖症**，**限局性恐怖症**，**社交不安症**，**分離不安症**などに分類している．

不安症状と神経回路——不安症の主な症状は，過度の恐怖（パニック，恐怖症）と憂慮（不安・抑うつ気分，予期不安，強迫観念）である．うつ病の中核症状は抑うつ気分や興味の喪失であるが，不安症の睡眠障害，集中困難，疲労感，精神運動症状，覚醒症状などの症状は，うつ病と重複し，不眠症，疼痛性障害，多動症など多くの精神障害と併存する．

恐怖の感情は，扁桃体と前帯状皮質との神経回路により調節され，その過活動によって生じるとされている．恐怖反応は，扁桃体から中脳水道周囲灰白質を介して運動反応を，扁桃体から視床下部-下垂体-副腎系を介して内分泌反応を，扁桃体から傍小脳脚核への神経路を介して呼吸反応を引き起こす．また，脅威を感じると生じる心血管系の反応は扁桃体から青斑核への神経路により調節される．憂慮の症状は，大脳皮質-線状体-視床-皮質回路の機能不全と関連している．COMT 活性が低い遺伝子変異型では前頭前皮質のドパミン系が過剰に活性化され，ストレスによる心配症の発症リスクが高くなる．

ベンゾジアゼピン系抗不安薬

精神・神経疾患の治療には 20 種類以上ものベンゾジアゼピン誘導体が用いられている．これらの薬は薬物動態および薬理作用の特徴によって抗不安薬，鎮静薬，催眠薬，抗痙攣薬，筋弛緩薬として使い分けられている．

作用機序（☞ 104 頁）——中枢 $GABA_A$ 受容体は 4 回膜貫通型の複数のサブユニットで構成されるヘテロ五量体の Cl^- チャネルで，2 分子の GABA が α と β サブユニットの N 末端の細胞外領域から形成される GABA 結合部位に結合する．ベンゾジアゼピンはシナプス膜の $GABA_A$ 受容体の特定の部位に結合して，GABA による Cl^- コンダクタンスを高め，シナプス膜を過分極して神経過活動を抑制する．ベンゾジアゼピン感受性 $GABA_A$ 受容体は，二つの β サブユニット，一つの γ（$\gamma2$ あるいは $\gamma3$）サブユニットと二つの α サブユニット（$\alpha1$，$\alpha2$ あるいは $\alpha3$）から構成されている．GABA 結合部位には 2 分子の GABA が結合するが，ベンゾジアゼピン結合部位（BZD 受容体）には 1 分子のベンゾジアゼピンが結合する．シナプス後膜 BZD 受容体に結合したベンゾジアゼピンは，GABA による Cl^- チャネルの開口頻度を高め抑制を促進する．不安の調節に重要なのは $\alpha2$，$\alpha3$ をもつベンゾジアゼピン感受性 $GABA_A$ 受容体で抗不安薬の標的と考えられるが，ベンゾジアゼピン系抗不安薬は α サブユニットに非選択的に結合する．BZD 受容体は $\omega1$ と $\omega2$ 受容体に分類され，$\alpha1$ サブユニットを含む $\omega1$ 受容体は催眠，鎮静作用に，$\alpha2$，$\alpha3$ を含む $\omega2$ 受容体は抗不安作用，筋弛緩作用に関わるとされている．

ベンゾジアゼピン感受性 $GABA_A$ 受容体は，大脳皮質，辺縁系，間脳，脳幹網様体に多く分布し，抗不安作用は辺縁系や大脳皮質の，睡眠作用は脳幹網様体やその他の部位の $GABA_A$ 受容体機能の亢進による神経過活動の抑制による．ベンゾジアゼピンの筋弛緩作用は，脊髄のシナプス前抑制を増強させることによる．抗痙攣作用は大脳皮質，海馬，扁桃に分布する受容体にベンゾジアゼピンの結合により，GABA 神経機能が亢進して，痙攣閾値が上昇し，痙攣発作を抑制する．

表Ⅴ-27 抗不安薬と抗精神病薬の比較

	抗不安薬（穏和精神安定薬）	抗精神病薬（強力精神安定薬）
主要薬物	ベンゾジアゼピン誘導体	フェノチアジン誘導体
臨床適用	神経症	統合失調症
主な作用機序	$GABA_A$ 受容体機能亢進	D_2 受容体拮抗
薬理作用	抗不安作用 催眠作用 筋弛緩作用 抗痙攣作用 （薬物依存性） 自律神経中枢の抑制作用	抗幻覚妄想作用 鎮静作用 制吐作用 錐体外路症状 体温下降作用 自律神経作用 心血管作用 内分泌作用

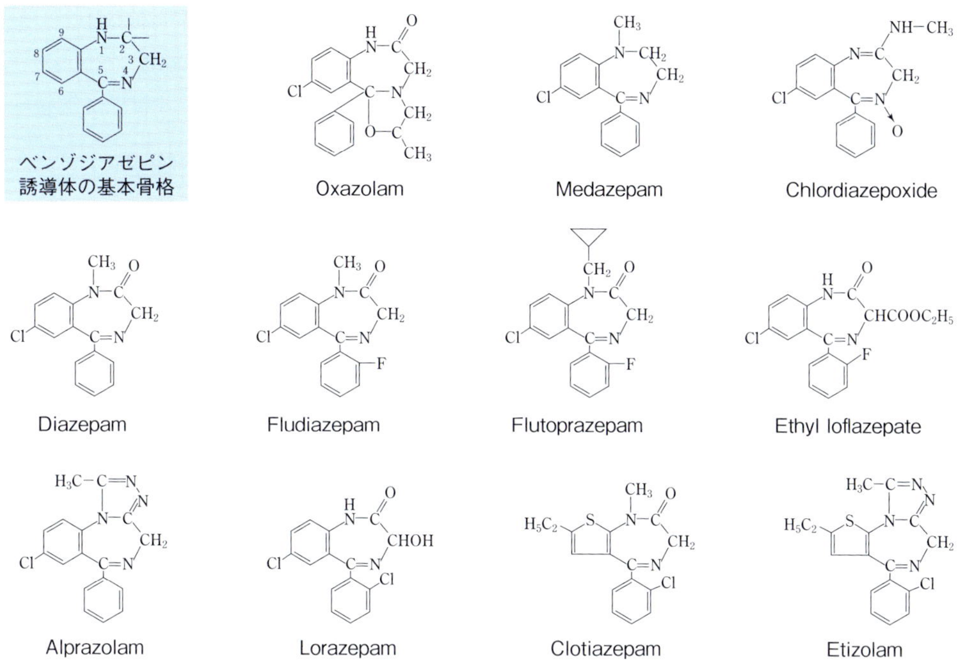

図 V-32　ベンゾジアゼピン系抗不安薬

表 V-28　ベンゾジアゼピン系抗不安薬の分類と体内動態

	一般名	作用時間(半減期，hr)	作用強度
超長時間型	ロフラゼプ酸エチル(ethyl loflazepate)	122	中
	フルトプラゼパム(flutoprazepam)	190	強
長時間型	オキサゾラム(oxazolam)	30～100(活性代謝物を含む)	弱
	メダゼパム(medazepam)		弱
	クロルジアゼポキシド(chlordiazepoxide)		弱
	フルジアゼパム(fludiazepam)		中
	メキサゾラム(mexazolam)		中
	クロキサゾラム(cloxazolam)		強
	ジアゼパム(diazepam)		中
中間型	アルプラゾラム(alprazolam)	10～20	中
	ロラゼパム(lorazepam)	8～19	強
	ブロマゼパム(bromazepam)	30	強
短時間型	フルタゾラム(flutazolam)	3.5	中
	クロチアゼパム(clotiazepam)	4～5	弱
	エチゾラム(etizolam)	6	中

服薬の中断により時に強い不眠と不安など退薬症状が現れることがある．その機序として DBI (diazepam-binding inhibitor)産生の抑制，追い出しによる欠乏によって退薬症状が現れるとされ，半減期の長いベンゾジアゼピンでは退薬症状は少なく，半減期の短いものほど DBI の生成までの間の欠落状態が長く，退薬症状が強くなると考えられている．

構造活性相関(図 V-32)——① 1 位に $-CH_3$ があれば活性が増強されるが，側鎖が長くなれば減弱する．② 2 位の $-CO$ は活性が高まる．③ 3 位の $-OH$ は活性が減弱する．④ 4 位と 5 位の間の二重結合がジヒドロ化されると弱くなる．⑤ 5 位のフェニル環の 2′ 位にハロゲンが入ると活性は増強される．4′ 位に入ると減弱する．⑥ 7 位の置換基の強さは $NO_2 > Br > CF_2 > CN > Cl$ の順である．

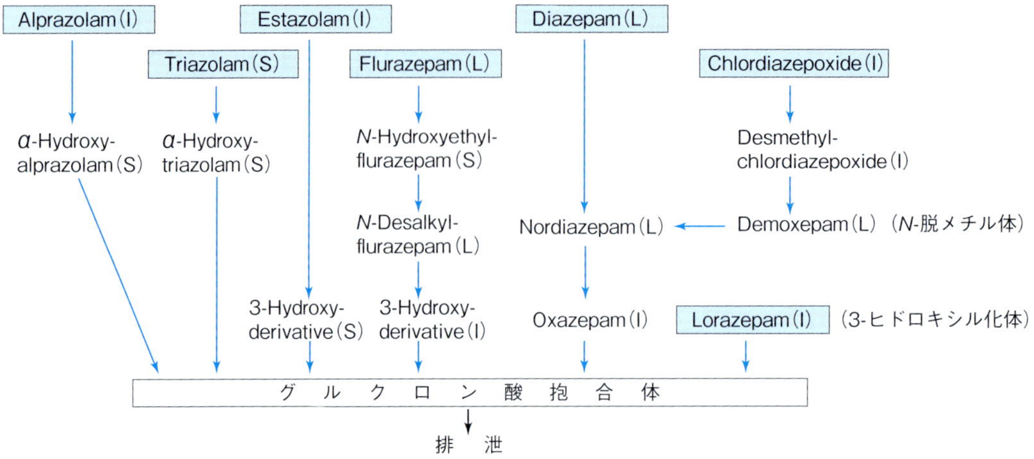

図V-33 ベンゾジアゼピン誘導体の代謝経路
S：短時間型，I：中間型，L：長時間型

体内動態と分類　ベンゾジアゼピン誘導体は消化管からよく吸収され，有効血中濃度に達する時間，持続時間に差があり半減期により分類される．

代謝――ベンゾジアゼピン誘導体は主に脱メチル化，脱アミノおよび水酸化反応により不活性化されグルクロン酸抱合体として尿中へ排泄される(**図V-33**)．クロルジアゼポキシドの四つの代謝物，*N*-desmethyl誘導体，demoxepam, nordiazepamおよびoxazepamが薬理学的活性を有する活性代謝物である．投与後2～4時間目ころから*N*-desmethyl誘導体が血中に検出され，12～24時間にわたって増加し続ける．ジアゼパムの主な代謝物はnordiazepamで，水酸化されてoxazepamとなる．その他のベンゾジアゼピン誘導体も同様の代謝経路をとる．短時間型および中間型ベンゾジアゼピン誘導体は，主として直接グルクロン酸抱合体として尿中に排泄される．グルクロン酸抱合は加齢や肝障害の影響を受けにくいので，老人や肝障害のある人にも比較的安全に使用できる．長時間型ベンゾジアゼピン誘導体は活性代謝物を生じ半減期も長い．夜間服用すると催眠薬として働き，翌日抗不安薬として作用するなど長時間効果を示す．肝薬物代謝酵素は加齢や肝障害の影響を受けやすく，連用によって蓄積するので，老人や肝障害者への投与は注意が必要である．

薬理作用　**抗不安作用**：意識や高次精神機能に対する影響は少なく，選択的に不安や緊張を緩和する．不安，緊張，抑うつ，興奮，過労などが原因で起こる睡眠障害を改善する．神経症や心身症にみられる自律神経症状を改善する．

抗痙攣作用：痙攣発作波の閾値を上昇させ抗痙攣作用をもつ．

筋弛緩作用：脊髄反射を抑制し，中枢性筋弛緩をきたす．高年者では強く現れる．

自律神経反応の抑制：視床下部自律神経中枢の刺激による交感神経興奮反応，血圧上昇，心機能亢進などが抑制される．

催眠作用：常用量でREM睡眠の抑制が少なく，第4睡眠期を抑制する．

麻酔薬，鎮痛薬の増強：ハロタンやモルヒネの作用を増強する．

動物行動――①自発運動抑制作用があり，その作用は抗精神病薬よりも弱い．鎮静作用を反映する．②探索行動は新しい環境に対する恐怖や不安に基づく行動で，ベンゾジアゼピンの少量で増大し，大量で減少する．③強い抗葛藤作用(anticonflict effect)を示す．この作用は抗不安薬に特異的で，抗精神病薬や抗うつ薬にはみられない．④種々の実験的に誘発された攻撃行動の抑制を馴化作用(taming effect)という．馴化作用はベンゾジアゼピン，抗精神病薬にみられ，抗不安薬の特異的な作用ではない．

臨床適用と副作用

ベンゾジアゼピン系薬は広い臨床適用をもち，短時間型ベンゾジアゼピンは睡眠導入薬として，中間型のものは抗不安薬，催眠薬，長時間型は抗不安薬，催眠薬，抗痙攣薬と用途に合わせて選択される．

①不安障害，心身症の不安，緊張，焦躁，抑うつ，不眠など不安を伴うほとんどすべての病態に有効であるが，性格的要因の強い解離性障害，強迫性障害などには効果が期待できない．軽症うつ病，統合失調症に現れる不安緊張に用いることもある．
②アルコール依存症の離脱症状およびせん妄状態に対する予防薬・治療薬．
③睡眠時随伴症：学童期に認められることの多いノンレム睡眠からの覚醒障害である夢遊病(sleep walking)，夜驚症(night terrors)の治療．
④麻酔前投与薬としてニトラゼパム，オキサゾラム，ブロマゼパムが用いられる．内視鏡などの検査時，電気的除細動を行うときにジアゼパムの静注を行う．分娩時はオキサゼパムのような中間型のものを用いる．
⑤その他：高血圧症，胃・十二指腸潰瘍，更年期障害，月経困難症，チック，夜尿症，眼精疲労，めまい，器質的脳疾患に基づく不安，緊張状態，頭痛，不眠などが適応となる．トフィソパムは自律神経失調，更年期障害に用いる．

副作用

ベンゾジアゼピン誘導体は治療指数が高く安全性の高いのが特徴である．副作用は互いによく似ており，その特徴は薬物動態の相違で現れる(**表V-29**)．

表V-29 ベンゾジアゼピン誘導体の有害反応

副作用	[一般的な副作用] ねむけ，行動力低下，運動失調(1～5%)． 自動車の運転の際や高年者への投薬，他の中枢抑制薬(バルビツール酸誘導体，アルコール，オピオイド，降圧薬，抗てんかん薬など)との相互作用で問題となる． [持ち越し hangover] 長時間型の薬では翌日へ精神運動機能抑制の持ち越しがある． [一過性前向性健忘 anterograde amnesia] 麻酔前投与薬として用いる理由の一つである． [過度の鎮静] 高年者では蓄積を起こし，過度の鎮静や性欲，身体活動の低下を生じ，うつ状態，認知障害，せん妄が悪化する可能性がある． [逆説反応 paradoxical response] 脱抑制によってかえって不安が高まり，易刺激性，興奮，攻撃性，錯乱がみられることがまれにある． [その他] きわめてまれに白血球減少症，肝障害，心疾患，腎障害および精神病の悪化．
禁　忌	急性狭隅角緑内障および重症筋無力症． 高齢者，授乳婦，心疾患，肝障害，腎障害のある人には注意して投薬する必要がある．
耐性・依存	バルビツール酸誘導体より頻度は少ないが，長期投与によって耐性や精神および身体依存が起こることがある．長期投与後退薬すると，不安，不眠，興奮，痙攣などの退薬症状が現れることがある．半減期の短い薬は蓄積しにくいが退薬症状はより急激で程度も強い．半減期の長い薬は蓄積しやすいが退薬症状は現れても軽度である．

5-HT_{1A} 受容体作用薬（☞表Ⅳ-14 154 頁）

縫線核のセロトニン細胞は抑制性入力として，前頭前皮質，海馬，扁桃体など辺縁系に広く投射している．5-HT_{1A} 受容体は，セロトニン神経が投射する脳領域のシナプス後膜に存在するだけでなく，縫線核神経の細胞体・樹状突起には自己受容体として神経活性を抑制性に制御している．5-HT_{1A} 受容体作用薬の抗不安作用には辺縁系などに存在するシナプス後膜の 5-HT_{1A} 受容体の関与が強いとされている．非定型抗精神病薬や抗うつ薬も 5-HT_{1A} 受容体結合能をもち，錐体外路症状の抑制や抗うつ効果に関連している．5-HT_{1A} 受容体作用薬の主な細胞内シグナル経路は抑制性 G 蛋白質 $G_{i/o}$ を介したアデニル酸シクラーゼの抑制であり，プロテインキナーゼ A の標的蛋白質のリン酸化は抑制される．一方，細胞膜の過分極は，主に G 蛋白質と共役した内向き整流 K^+ チャネルの活性化によって引き起こされる．アザピロン誘導体は，細胞体・樹状突起 5-HT_{1A} 受容体の自己受容体には完全アゴニストとして，セロトニン神経の活動を抑制し，辺縁系のヘテロ 5-HT_{1A} 受容体へは部分アゴニストとして標的神経の活動を抑制する．

タンドスピロン Tandospirone

タンドスピロンは，5-HT_{1A} 受容体の最も選択的なアゴニストである．不安，抑うつに関与する大脳辺縁系の 5-HT_{1A} 受容体に部分アゴニストとして作用する．ベンゾジアゼピン系薬にみられる鎮静，催眠，筋弛緩，依存症，記憶障害などの有害作用が少なく，高齢者や長期投与に適した抗不安薬である．効果の発現には 2 週間近くかかるが，重症筋無力症など筋弛緩作用のある抗不安薬が禁忌とされる疾患にも用いることができる．

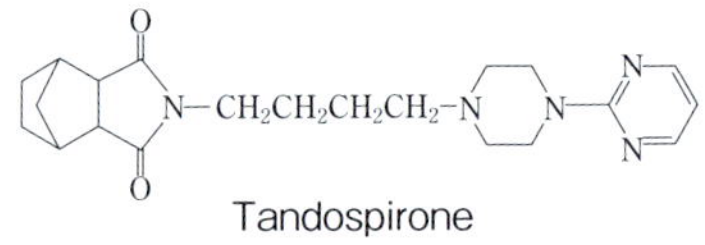

Tandospirone

作用機序——セロトニン神経投射先のヘテロ受容体に作用して，大脳辺縁系神経の過活動を抑制し，縫線核セロトニン神経の細胞体樹状突起の自己受容体に作用すると過分極を生じセロトニン神経活動は抑制される．タンドスピロンを反復投与すると，自己受容体は脱感作されセロトニン神経の抑制性入力としての活動は回復し，シナプス後膜へのセロトニン性抑制入力はより強く現れる．慢性投与時にもシナプス後膜の 5-HT_{1A} 受容体には変化はみられず，抗不安効果は，辺縁系のヘテロ 5-HT_{1A} 受容体への部分アゴニストとして標的神経の活動を抑制することによる．タンドスピロンの抗うつ作用の作用機序はまだ明確にはなっていないが，縫線核自己受容体および辺縁系ヘテロ受容体の両者の関与が考えられている．

選択的セロトニン再取り込み阻害薬 Selective serotonin reuptake inhibitor（SSRI）

不安症の症状，関連する神経回路および神経伝達物質はうつ病と重複し，モノアミン再取り込み阻害作用のある抗うつ薬は抗不安効果を有している．特に自律神経系副作用が少ない SSRI は強迫性障害，社交不安症，パニック症など不安症に適応をもつ．ベンゾジアゼピンのような有害事象は少ないが，速効性はなく効果発現には時間がかかる（☞ 297 頁）．

作用機序——セロトニン再取り込み阻害薬により，シナプス間隙のセロトニンが増加すると5-HT_{1A}受容体を介した自己抑制機構が働く．反復投与すると脱感作(1〜2週間)が生じる．自己抑制が外れると，セロトニン神経活動が上昇し，シナプス後5-HT_{1A}受容体を介した抗不安・抗うつ効果が発現する．

催眠薬 Hypnotics

催眠薬とは睡眠と似た中枢神経抑制状態を起こす薬をいう．ベンゾジアゼピン系催眠薬，非ベンゾジアゼピン系催眠薬，バルビツール酸系催眠薬は$GABA_A$受容体作用薬であり，覚醒神経系を抑制して睡眠を誘起する．オレキシン受容体拮抗薬は睡眠の恒常性を維持し，メラトニン受容体作用薬は概日リズムを正常化する．

睡眠薬の歴史

紀元前350年代に，古代ギリシャの哲学者アリストテレスの自然学小論文集の中で「睡眠と覚醒」が論じられ，眠りをよくするものとして，ワイン，ヒナゲシ，マンダラゲ，レイグラスがあげられている．さらに，中世には，大麻，ヒヨスチンなどが不眠に用いられていた．化学物質としての最初の催眠薬は，1869年に合成された抱水クロラールであったが，1900年代にはバルビツール酸系鎮静催眠薬が開発され置き換わった．バルビツール酸系には睡眠性と致死性の重大な副作用があり，1960年代には，ベンゾジアゼピン系催眠薬，1990年代には，非ベンゾジアゼピン系催眠薬と安全性が高まって使いやすくなった$GABA_A$受容体作用薬が長期間不眠治療の主流となった．20世紀末にはナルコレプシーの原因のオレキシンが発見され，睡眠制御機構の理解が進み，新規治療薬の開発につながった．2010年には，体内時計を整えるメラトニン受容体作用薬，2020年にはオレキシン受容体拮抗薬など新規の睡眠薬が登場している．

睡　眠

睡眠は，脳波と眼球運動のパターンによって急速眼球運動を伴う睡眠をレム睡眠，急速眼球運動を伴わない睡眠をノンレム睡眠と呼ぶ．正常な眠りは，まずノンレム睡眠から始まり，一気に深い眠りに入る．睡眠段階4の深睡眠から徐々に眠りが浅くなり，レム睡眠へと移行する．このような約90分の周期が，一晩に3〜5回繰り返される．後半になるにつれてレム睡眠が増えてくる．

ノンレム睡眠 Non-rapid eye movement (Non-REM) sleep：ノンレム睡眠は4段階に分けられる．覚醒期には低振幅速波のα波，急速眼球運動，高振幅筋電図がみられるが，Stage Ⅰ(入眠期)，傾眠状態では，覚醒時にみられたα波が減少し，低振幅除波，遅い眼球運動，筋緊張の低下，Stage Ⅱ(浅眠期)には，低振幅不規則のθ〜δ波，瘤波，紡錘波がみられる．Stage Ⅲ(中等度睡眠期)には，低周波(1〜4 Hz)高振幅の徐波δ波が20〜50%増える．Stage Ⅳ(深眠期)には，δ波が50%以上となり，丘波がみられ深い睡眠に入る．入眠直後の徐波睡眠に一致して成長ホルモンの分泌がみられること，ノンレム睡眠中は副交感神経優位であることなどから，何らかのエネルギー保存機構と関連した睡眠と考えられる．

レム睡眠 Rapid eye movement (REM) sleep：急速な眼球運動を伴い，低振幅の除波が混入する覚醒パターンの脳波を示す．レム睡眠相では，夢体験が高率に現れる．脳活動は覚醒時と似ており，エネルギー消費率も覚醒時とほぼ同等である．急速眼球運動だけが起こるのは，眼筋以外を制御する運動ニューロンの働きが抑制されているためである．レム睡眠はノンレム睡眠相を経て移行し，全睡眠の20〜25%を占める．レム睡眠中は脳が活発に働いており，日中の情報整理，記憶の整理や定着が行われている．Alzheimer病やうつ病では，睡眠中のδ波が減少することが知られている．レム睡眠は入眠後2時間以内に現れるが，入眠から30分以内にレム睡眠が現れた場合はうつ病，ナルコレプシー，概日リズム障害，薬物依存症などの病態が疑われる．

不眠症 Insomnia——不眠は，「夜間の不眠症状が週に2回以上あり，その状態が少なくとも1カ月以上持続し，その結果として日中の機能障害を伴うもの」と定義されている．不眠，特に慢性不眠は，ねむけ，倦怠，集中困難，精神運動機能低下，抑うつや不安など精神・身体症状を伴うことが多く治療が必要になる．睡眠障害は，国際的な診断指針では，病態上の特徴や症状の共通性から，不眠症，睡眠関連呼吸障害群，中枢性過眠群，概日リズム睡眠・覚醒障害群，睡眠時随伴症群，睡眠関連運動障害群，その他の7疾患群に分類されている［睡眠障害国際分類第3版(ICSD-3)］．不眠症は罹患頻度の高い代表的な睡眠障害で，成人の多くが入眠困難，中途覚醒，早朝覚醒，熟眠困難などの症状を有し，10%が不眠症(原発性不眠症，精神生理性不眠症，その他の二次性不眠症)に罹患している．

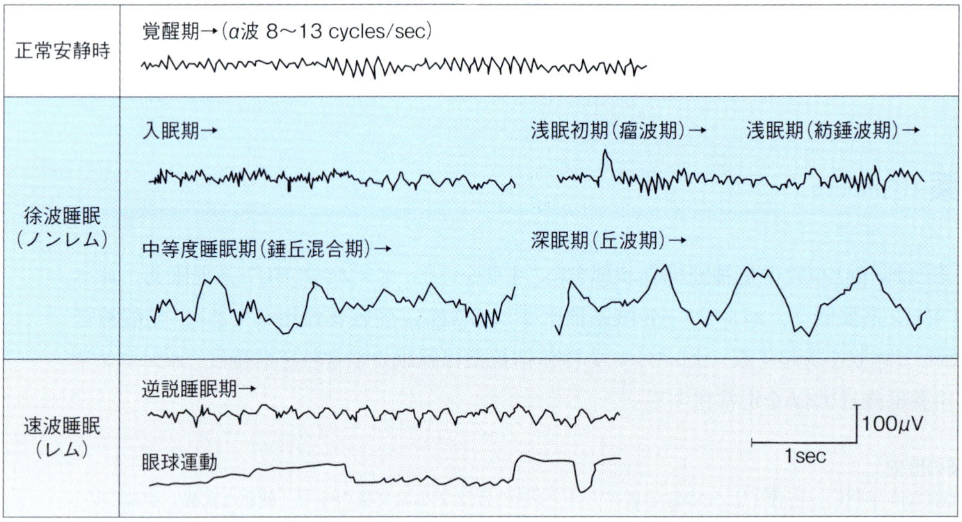

図Ⅴ-34　睡眠時脳波波形のパターン

不眠(insomnia)**の原因**

①生理的要因：不適切な環境，生活習慣，学習は原発性睡眠障害の原因となる．

②身体的疾患：高血圧，糖尿病，不整脈，夜間狭心症，喘息，慢性閉塞性肺疾患，消化性潰瘍，胃食道逆流症，不随意運動，疼痛性疾患，痒み，頻尿など身体的苦痛，更年期障害など．

③心理的要因：急性，慢性のストレスや喪失体験，心的外傷体験など．

④精神疾患：うつ病，双極症，統合失調症，認知症，てんかんなど．

⑤嗜好品：アルコール，ニコチン，カフェイン．

⑥薬剤：睡眠薬の離脱症状，覚醒剤，抗 Parkinson 病薬，降圧薬，気管支拡張薬，抗悪性腫瘍薬，ステロイド．

睡眠と覚醒の制御機構——視床下部前方の腹外側視索前核は睡眠中枢，後方の結節乳頭核は覚醒中枢とされている．脳幹からの上行性網様体賦活系を構成する覚醒神経系にはヒスタミン，ノルアドレナリン，ドパミン，アセチルコリン，セロトニンが関わり，過覚醒から睡眠状態までの覚醒度が決められる．覚醒状態では青班核ノルアドレナリン神経系と縫線核セロトニン神経系からの覚醒刺激が結節乳頭核ヒスタミン神経系の働きを強めて，睡眠中枢である腹外側視索前野の GABA 神経の活動を抑制している．逆に睡眠状態になると腹外側視索前野の GABA 神経が結節乳頭核ヒスタミン神経系の働きを抑制して，覚醒状態を睡眠状態へと切り替える．この睡眠状態と覚醒状態の切り替えには視床下部の後部外側野と脳弓周囲核に分布するオレキシン神経系が関与し睡眠の恒常性を維持している．さらに，脳の活動によって生合成された PGD_2 が脳室液内に蓄積してくると，視床下部のアデノシン神経を介して睡眠-覚醒調節系に働きかけ覚醒が抑制され睡眠が誘発される．また，視交叉上核にある体内時計は，メラトニン，光，活動に影響を受け 24 時間の周期で睡眠と覚醒を切り替える．睡眠覚醒周期は体内のホルモン分泌の周期的変化を伴って視床下部を中心に制御されている．

ベンゾジアゼピン系催眠薬

ベンゾジアゼピン系催眠薬は，$GABA_A$ 受容体の GABA 結合部位とは異なる部位ベンゾジアゼピン(BZD)受容体に結合して GABA シナプス伝達を増強する正のアロステリック調節物質である．レム睡眠の抑制が少なく自然に近い睡眠が得られ，耐性，依存，致死性などの点でバルビツール酸系薬より安全であるとして催眠薬および麻酔前投与薬として広く用いられている．

表V-30　ベンゾジアゼピン系・非ベンゾジアゼピン系催眠薬の体内動態

分類		一般名	半減期(hr)	用量(頓用)(mg)
ベンゾジアゼピン系	長時間型	フルラゼパム(flurazepam)	47～100*	10～30
		ハロキサゾラム(haloxazolam)	42～123*	5～10
		クアゼパム(quazepam)	32	20
	中間型	エスタゾラム(estazolam)	18～31	1～4
		ニトラゼパム(nitrazepam)	18～38	5～10
		フルニトラゼパム(flunitrazepam)	7～30*	0.5～2
	短時間型	ロルメタゼパム(lormetazepam)	10	1～2
		リルマザホン(rilmazafone)**	10	1～2
	超短時間型	エチゾラム(etizolam)	6	3
		ブロチゾラム(brotizolam)	3～6	0.25
		トリアゾラム(triazolam)	2.1～4.6	0.25～0.5
非ベンゾジアゼピン系		ゾルピデム(zolpidem)	1.5	5～10
		ゾピクロン(zopiclone)	4	7.5～10
		エスゾピクロン(eszopiclone)	5.1	2～3

* 活性代謝物を含む.
** リルマザホンは体内で速やかに代謝されて環を巻き，ベンゾジアゼピン誘導体となり作用を発現する.

作用機序——ベンゾジアゼピン感受性 $GABA_A$ 受容体は，二つの β サブユニット，一つの γ(γ2 あるいは γ3)サブユニットと二つの α サブユニット(α1，α2 あるいは α3)から構成されている．ベンゾジアゼピンが GABA の存在下で BZD 受容体に結合すると，GABA 単独で結合している時より Cl^- チャネルの開口頻度が大きく上昇し，抑制が増強される．催眠作用に重要な α1 サブユニットをもつ BZD 受容体(ω1 受容体)であり，ベンゾジアゼピン系催眠薬も非ベンゾジアゼピン系催眠薬も $GABA_A$ 受容体の正のアロステリック調節物質として GABA シナプス伝達を増強する．腹外側視索前野の GABA 神経が結節乳頭核ヒスタミン神経系の働きを抑制して睡眠が誘起され，脳幹からの上行性網様体賦活系を構成する覚醒神経系の過活動を抑制する．その結果，催眠作用が増強される(☞ 326 頁)．

体内動態と分類

ベンゾジアゼピン誘導体はいずれも消化管からよく吸収され，治療量では 1～3 時間で最高血中濃度に達する．一方，排泄は一般に遅く，数日間にわたり徐々に尿中に排泄される．血中半減期は活性代謝物を生成するものは長く，特に *N*-desmethyl 誘導体や *N*-desalkyl 誘導体を生成するものの半減期は 100 時間に及ぶ(長時間型)．さらに，半減期の 24 時間前後のもの(中間型)，半減期の 10 時間前後のもの(短時間型)，半減期の数時間以下のもの(超短時間型)に分けられる(**表V-30**)．

薬理作用

催眠作用：ベンゾジアゼピン系催眠薬によって入眠潜時の短縮，入眠後の覚醒回数と時間の減少，全睡眠時間の延長が現れる．治療量ではレム睡眠の抑制は少なく，ノンレム睡眠と徐波睡眠を延長する．長期間使用後服薬を中止するとレム睡眠の増加が起こる．入眠薬としては超短時間型・短時間型が，中途覚醒や早期覚醒のような睡眠維持障害には中間型・長時間型が用いられる．

健常者では自然睡眠と同様な睡眠をもたらすが，呼吸器や循環器疾患のある場合は延髄抑制が生じ，呼吸や新血管系が抑制され，反跳性不眠の起こりやすさも異なる．作用発現潜時，作用時間，反跳性不眠の起こりやすさによって使い分けられる．

その他：ベンゾジアゼピン系催眠薬の抗不安作用，筋弛緩作用，抗痙攣作用は，α2，α3 サブユニットをもつ BZD 受容体にも非選択的に結合することによる．

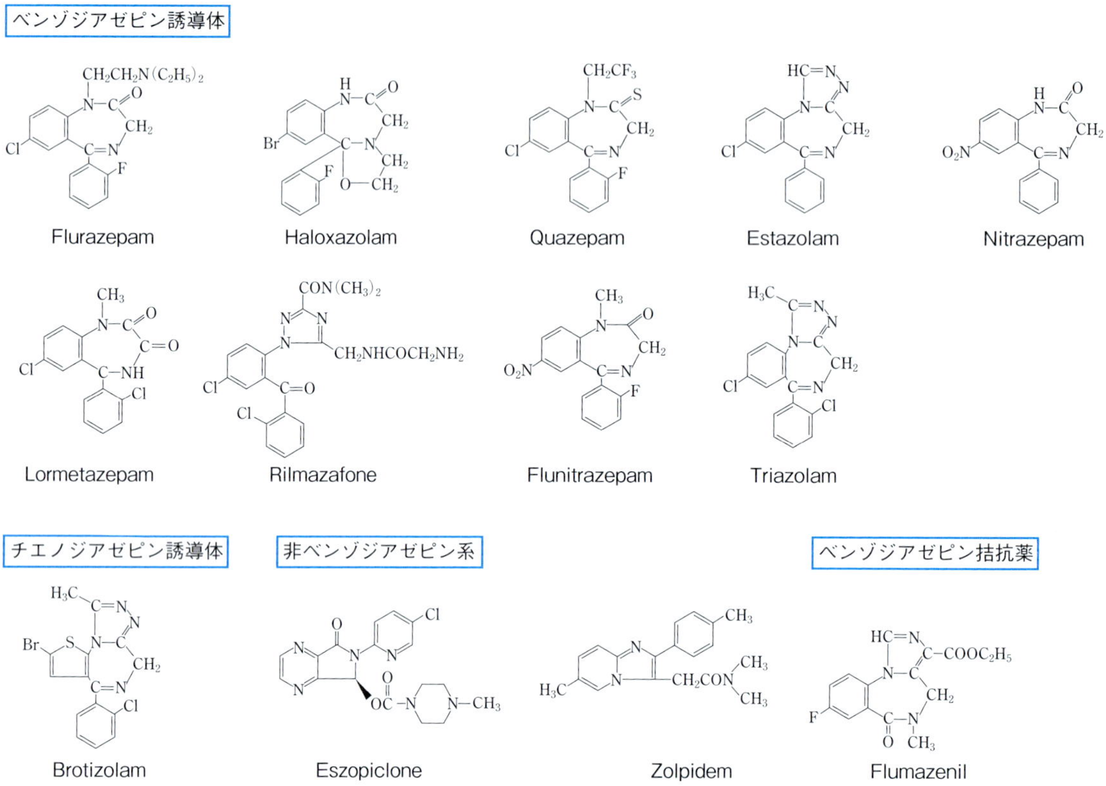

図Ⅴ-35　ベンゾジアゼピン系催眠薬，非ベンゾジアゼピン系催眠薬，ベンゾジアゼピン拮抗薬

副作用　ベンゾジアゼピン系催眠薬は，バルビツール酸系催眠薬と比べて，レム睡眠の抑制が少ない，耐性・依存形成の可能性が少ない，致命的な中毒は起こらないなど副作用が少ないのが特徴であるが，次のような点には注意して，薬の種類と量を選択する必要がある．

①長時間型は翌日へ精神運動機能抑制の持ち越し(hangover)を起こしやすい．長時間型の薬では血中半減期が長く，退薬による反跳現象を起こすことはない．

②短時間型では hangover は現れないが，連用を中止すると反跳性不眠(rebound isomnia)を引き起こし，不安が強くなるので，退薬は徐々に行うことが肝要である．短時間型のものは他の催眠薬よりも前向性健忘(anterograde amnesia)，cluster syndrome(離人症，不安感，希死念慮)，せん妄を起こしやすいため短期・少量投与にとどめる．特にアルコールとの併用は避けるべきである．

③筋弛緩作用があるので重症筋無力症，急性狭隅角緑内障には禁忌である．

④高用量による過度の鎮静および呼吸抑制解除のためには，ベンゾジアゼピン拮抗薬の**フルマゼニル**(flumazenil)を用いる．

非ベンゾジアゼピン系催眠薬

非ベンゾジアゼピン系催眠薬は，ベンゾジアゼピン(BZD)と化学構造は異なるが $GABA_A$ 受容体の BZD 結合部位(BZD 受容体)に作用して GABA 神経機能を亢進させる超短時間型催眠薬である．ベンゾジアゼピン系薬の有害作用が少ない中等度の催眠効果が得られることから入眠薬として汎用されている．

ゾルピデム Zolpidem，ゾピクロン Zopiclone，エスゾピクロン Eszopiclone

ゾピクロンは不眠症の深睡眠を回復させる超短時間型催眠薬であり，麻酔前投与薬としても用いられる．非選択的にベンゾジアゼピン結合部位 $\omega1/2$ 受容体に作用して緩やかな催眠・鎮静作用が得られる．弱い抗不安作用，筋弛緩作用を示す．ゾピクロンはラセミ体で薬理活性の大部分は S 体が有する．**エスゾピクロン**はゾピクロンを光学分割して得られた S 体で強い催眠作用を示す．ベンゾジアゼピン様副作用は弱いが，口中の苦味が服薬翌日まで残る問題がある．

ゾルピデムは $\omega1$ 受容体 $\alpha1$ サブユニットにより選択的に作用する(最も選択的に $\alpha1$ サブユニットに結合するザレピロンはわが国では未発売である)．催眠・鎮静が主な作用で 1 時間以内に効果が現れ，レム睡眠に影響することなく徐波睡眠を増加させる，半減期が 1～2 時間の超短時間型催眠薬である．比較的持ち越し効果や反跳現象などの副作用が少ないことから精神科にとどまらず一般の診療科でも入眠薬の第一選択薬として汎用されている．ただし，ベンゾジアゼピンの睡眠効果と比較すると作用は中程度のため重度の不眠症に対しては効果が期待できない．ゾルピデムの適応は統合失調症や躁うつ病の不眠症は除くとされている．しかし，非ベンゾジアゼピン系催眠薬の精神疾患に伴う不眠症に関するガイドラインは示されていないが，耐性や依存性が少ないことから長期的な不眠の治療にも用いられている．

作用機序――BZD 受容体は γ サブユニットを含む $GABA_A$ 受容体であり，ゾピクロンは非選択的に $\omega1/\omega2$ BZD 受容体と結合し，ゾルピデムは $\alpha1$ サブユニットを含む $\omega1$ BZD 受容体に選択的に結合する．$\alpha1$ 選択性の高いゾルピデムは鎮静作用が強く，$\alpha2$ サブユニットが関与する抗不安作用，$\alpha2$，$\alpha3$ サブユニットが関与する筋弛緩作用はほとんど現れない．記憶に関与する辺縁系には $\alpha1$ サブユニットの発現が少ないことが記憶障害など副作用が少ない理由である．

一般的な副作用としては，起床後のねむけやふらつき，倦怠感があり，身体平衡と立位安定性の障害による転倒や骨折のリスクがある．長期間・高用量の使用によって耐性の形成や依存が生じることがあるため，短期的な使用に限られ，最小有効量の投与にとどめることが推奨されてきた．しかし，ゾピクロンの乱用の実態が確認され，麻薬及び向精神薬取締法の第 3 種向精神薬となり，処方箋医薬品，習慣性医薬品に指定されている． 副作用

バルビツール酸系催眠薬

バルビツール酸誘導体(barbiturates)は 1903 年 Fisher と von Mering によって導入され，最も重要な鎮静・催眠薬として使用されてきた．しかし，バルビツール酸誘導体には強い依存性，過量による急性中毒などの欠点があるため，現在では，催眠薬としてはほとんど用いられない．バルビツール酸誘導体は主として抗痙攣薬，静脈麻酔薬として使用される．

表Ⅴ-31　バルビツール酸誘導体の化学構造，分類と主な用途

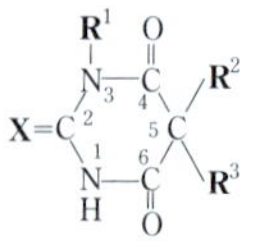		X	R[1]	R[2]	R[3]	主な用途
長時間 6時間以上	フェノバルビタール	O	H	C_2H_5	Phenyl	熟眠薬， 抗てんかん薬
	バルビタール	O	H	C_2H_5	C_2H_5	熟眠薬
中間型 3～6時間	アモバルビタール	O	H	C_2H_5	C_5H_{11}	入眠薬，熟眠薬
短時間型 3時間以下	ペントバルビタール	O	H	C_2H_5	C_5H_{11}	入眠薬，熟眠薬
	セコバルビタール	O	H	$CH_2CH=CH_2$	C_5H_{11}	
超短時間型	チオペンタール	S	H	C_2H_5	C_5H_{11}	静脈麻酔薬
	チアミラール	S	H	$CH_2CH=CH_2$	C_5H_{11}	

化学構造――バルビツール酸はマロン酸と尿素のアミノ基二つが結合したマロニル尿素である．バルビツール酸には中枢抑制作用はないが，5位と3位に種々の置換基を入れたバルビツール酸誘導体には中枢抑制作用が現れる．チオバルビツール酸は尿素の代わりにチオ尿素の入った化合物で，バルビツール酸の2位の＞C＝Oが＞C＝Sになったものである．バルビツール酸誘導体は硫黄元素が入ると脂溶性が増す．

体内動態と分類

バルビツール酸誘導体は作用の持続時間から，長時間型，中間型，短時間型，超短時間型に分類される（**表Ⅴ-31**）

作用機序

$GABA_A$受容体-Cl^-チャネル複合体において，バルビツール酸誘導体はピクロトキシン結合部位と同じCl^-チャネルに結合し，Cl^-チャネルを開口する．その結果，細胞内にCl^-が流入し，シナプス膜に過分極が起こり，抑制性神経機能を亢進させ，興奮性シナプス伝達を抑制する（☞104頁）．

バルビツール酸結合部位――バルビツール酸誘導体はGABAやベンゾジアゼピン結合部位には結合せず，$GABA_A$受容体の膜貫通部位TM2の9アミノ酸により形成されるCl^-チャネルに結合し，Cl^-チャネル開口を延長する．バルビツール酸誘導体の結合には$\beta3$サブユニットが重要で$\alpha6$サブユニットとの組み合わせにより最大の効果が現れる．バルビツール酸結合部位はバルビツール酸様作用を示す神経ステロイド結合部位とも異なる．麻酔量以下の濃度でグルタミン酸によるシナプス膜脱分極を抑制し，高濃度では電位依存性Na^+チャネルを遮断する．

薬理作用と臨床応用

バルビツール酸系催眠薬の一次作用は中枢抑制作用である．

鎮静・抗不安：少量のバルビツール酸誘導体の服用によって鎮静作用および，抗不安作用が同時に現れてくる．鎮静量は麻酔量の約1/4量である．

脱抑制：鎮静量と催眠量の中間量のバルビツール酸誘導体によって酩酊状態，興奮，多幸感が現れる．高次中枢からの抑制系の抑制（脱抑制）による．

催眠：少量でも状況によって催眠効果が現れるが，麻酔量の約1/3まで増量すると確実に催眠が現れる．睡眠は刺激によって覚醒する．睡眠が深くなるとレム睡眠も抑制される．

表V-32 バルビツール酸系催眠薬の有害反応

副作用	［一般的副作用］頭痛，めまい，脱力感，悪心，嘔吐，食欲不振，胃腸症状，皮疹，発熱， ［持ち越し hangover］翌日までねむけ，精神運動機能の抑制が残るので自動車の運転や危険な作業は避ける必要がある．
相互作用	慢性投与によって薬物代謝酵素チトクロム P450 を誘導する．薬物相互作用に注意する．
急性中毒	過誤や自殺の目的で多量を服用，薬物服用を忘れた患者が急に過量の薬を服用した場合， 昏睡，呼吸抑制，血圧下降，体温下降，反射消失，呼吸麻痺で死に至る． 治療は呼吸・循環機能を保持し，尿排泄の促進，胃洗浄，血液透析 （フェノバルビタール中毒のときは炭酸水素ナトリウムを用いる）． 高年者や小児では鎮静より興奮や錯乱が起こることがある．
禁　忌	腎機能，肝機能，呼吸機能の低下している場合および器質性脳疾患患者．
耐　性	連用すると耐性が形成され，初回量より多量の薬がないと眠れなくなる． 肝薬物代謝酵素の誘導による代謝分解の促進（代謝性耐性 metabolic tolerance）や，神経細胞の感受性の低下（機能性耐性 functional tolerance）による．
依　存	夜間に大量の薬を必要とするだけでなく昼間にも薬を飲まずにはいられなくなる． 精神的依存だけでなく身体的依存を起こし，連用を急に中止すると退薬症状を起こす．
退薬症状	服薬中止後 24 時間以内に始まり 2〜3 日目をピークとして 1〜2 週間で徐々に消退する． 不安，不眠，嘔吐，悪心，脱力感，振戦，痙攣発作，せん妄が出現する． 反跳現象としてレム睡眠が増加する．起立性低血圧，冠動脈疾患や消化性潰瘍の悪化． 長期間大量のバルビツール酸系催眠薬服用患者は徐々に減量しなければならない．

麻酔：致死量の約 1/2 まで増量すると麻酔状態となる．これは睡眠と違って刺激によって覚醒せず，血中濃度が低下するまで覚醒させることはできない．この状態では体温調節中枢，呼吸中枢，血管運動中枢を含むすべての中枢が抑制される．大量では麻酔第Ⅲ期からさらに第Ⅳ期に入り，呼吸抑制によって死に至る．催眠薬としての治療指数は高く安全であるが，麻酔薬としての治療指数は低く危険であり，全身麻酔薬としての使用は不適当である．超短時間型のものだけが，麻酔の導入や吸入麻酔の補助として使用される（☞ 361 頁）．

抗痙攣：麻酔量で抗痙攣作用をもつが，特に長時間型のフェノバルビタールは選択的抗痙攣作用があり抗てんかん薬として用いられる（☞ 350 頁）．

バルビツール酸系催眠薬の副作用・急性中毒などの有害反応を**表V-32**にまとめて示した． 副作用

メラトニン受容体作用薬

ラメルテオン Ramelteon

松果体ホルモンであるメラトニンは睡眠・覚醒サイクルを含む概日リズムの調節に重要な役割を果たしている（☞ 146 頁）．メラトニン MT_1/MT_2 受容体特異的アゴニストであるラメルテオンは，MT_1 受容体へはメラトニンの約 6 倍，MT_2 受容体へは約 3 倍の親和性で結合する．視交叉上核の神経発火を抑制し（MT_1），位相前進効果を現して（MT_2），睡眠・覚醒サイクルを正常化して生理的な睡眠をもたらす不眠治療薬である．時差ぼけやシフトワーカーの概日リズム性睡眠障害の治療に有効である．

$GABA_A$ 受容体作用薬である睡眠薬にみられる筋弛緩作用，前向性健忘，反跳性不眠や依存性などの副作用はない．

メラトニン受容体作用性入眠改善薬

メラトニン(melatonin)は，生体内物質のメラトニンそのものであり，MT 受容体に作用することによって，入眠促進し，体内時計を整える．安全性はきわめて高いが，6〜15 歳の神経発達症のみに適用されている．

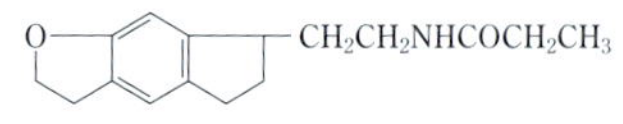

Ramelteon

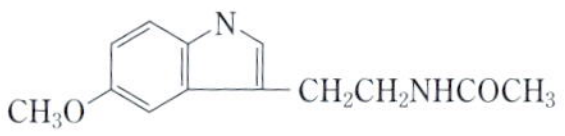

Melatonin

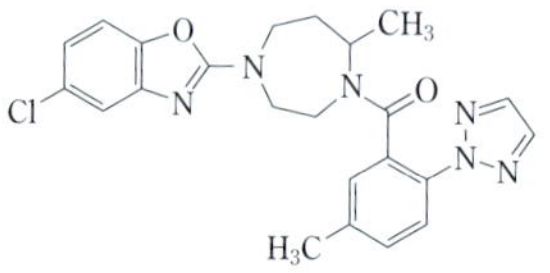

Suvorexant

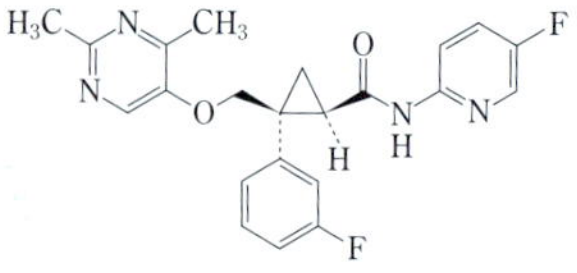

Lemborexant

オレキシン受容体拮抗薬

スボレキサント Suvorexant，レンボレキサント Lemborexant

スボレキサントは選択的にオレキシン受容体に拮抗して不眠症に治療効果を示す睡眠導入薬である．覚醒促進神経ペプチドのオレキシン A，オレキシン B が作用するオレキシン 1 およびオレキシン 2 シナプス後受容体への選択性が高く，可逆的な拮抗作用により中〜長時間覚醒状態を抑制する．レンボレキサントは，オレキシン 1 受容体およびオレキシン 2 受容体の両方に対する拮抗薬であるが，オレキシン 2 受容体に対する拮抗作用が強い．$GABA_A$ 受容体作用薬の副作用である耐性，依存性，反跳性不眠，筋弛緩や呼吸抑制が少なく長期的に使用できる．

副作用としては疲労，傾眠，頭痛があり，飲酒，中枢抑制薬，CYP3A 阻害あるいは誘導薬との相互作用には注意を要する．

オレキシン/ヒポクレチン Orexin/Hypocretin(☞ 183 頁)――摂食中枢である視床下部外側野の神経細胞はオレキシン A，オレキシン B の 2 種のペプチドを産生する．オレキシン含有神経は視床下部の弓状核や腹内側野に投射し摂食行動の制御に関与している(☞ 186 頁)．オレキシン A は二つの G 蛋白質共役型のオレキシン 1(OX1)およびオレキシン 2(OX2)のシナプス後受容体に作用し，オレキシン B は OX2 受容体に作用する．このオレキシン神経が変性するとナルコレプシーという睡眠障害になることが明らかになり，オレキシンが覚醒の維持に関与することが示された．オレキシン神経は，広く脳内に分布し，青斑核ノルアドレナリン，縫線核セロトニン，腹側被蓋野ドパミン神経，結節乳頭核ヒスタミン神経，脚傍被蓋核/外背側被蓋核のアセチルコリン神経および視床室傍核など覚醒・睡眠に関与する領域へも投射している．オレキシン神経系はバランスが負に傾くと活性化して覚醒や適応行動を制御して適切な摂食行動を維持すると考えられている．

その他の催眠薬

バルビツール酸誘導体と本質的に同じ適応をもつ薬として，アルコール，抱水クロラール，トリクロホス，ブロモバレリル尿素，ピペリジンジオン誘導体があるが，バルビツール酸誘導体より優れた点は見いだせず，現在使われていないものが多い．

サリドマイドの催奇性：サリドマイド(thalidmide)はドイツで開発された催眠薬でピペリジンジオン誘導体である．バルビツール酸誘導体と同程度の催眠作用があるが急性毒性で死に至るようなことはなく，安全で理想的な催眠薬と考えられた．しかし，強い催奇形性を示し，妊娠 24〜36 日の間に 1 回その催眠量を服用しただけで，四肢欠如の奇形をもった子供が多数誕生し，社会問題となった．サリドマイドはラセミ体で *S*(−)が催奇形性に関与すると考えられている．それ以来，新薬試験が厳重になり，妊娠三カ月間はいかなる薬の使用も控えるようになった．しかし，近年サリドマイドは Hansen 病の痛みの特効薬あるいは抗悪性腫瘍薬，免疫刺激薬として注目され，再び四肢奇形児が問題視されている．

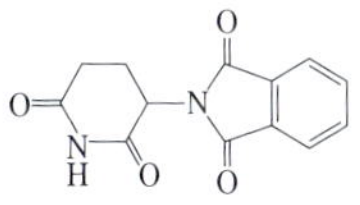

Thalidmide

脂肪族アルコール類

脂肪族アルコール類は中枢神経抑制作用を示し，基礎麻酔薬，催眠薬として用いられたこともある．エタノール，イソプロパノールは消毒薬として用いられる．アルコール飲料による急性中毒，慢性中毒は毒性学的に重要であり，社会問題になっている．

エタノール Ethanol(エチルアルコール)C_2H_5OH

体内動態

アルコール飲料(ビール 4〜5%，ワイン 10〜20%，日本酒 14〜16%，蒸留酒 30〜70% アルコール含有)を摂取すると胃および小腸から急速に吸収される．吸収速度は胃内の食物の存在で遅延する．吸収されたアルコールは体内の水分に分布し，体内アルコール濃度は組織内水含有量に比例する．呼気のアルコール含有量は肺の血中アルコール含有量と平行するので，呼気中含有量の測定により，血中濃度を知ることができる．尿中濃度は血中濃度と比例しない．

代謝——エタノールは主として肝臓で NAD 依存性**アルコールデヒドロゲナーゼ**(alcohol dehydrogenase, ADH)によって酸化され，アセトアルデヒドが生成され，次いで**アルデヒドデヒドロゲナーゼ**(aldehyde dehydrogenase, **ALDH**)によって酢酸となる．酢酸はさらにアセチル CoA に変換される．大部分のアセチル CoA は TCA 回路へ入って CO_2 と水に酸化されるが，一部のアセチル CoA は脂肪酸やコレステロールの生成に用いられ，アルコールの連用によって脂肪肝が発生する原因の一つとなる．エチルアルコールの 90〜95% は ADH により代謝されるが，残りの数 % は肝ミクロソームの NADP 依存性エタノール酸化系(microsomal ethanol oxidizing system, MEOS)により代謝される(**図 V-36**)．

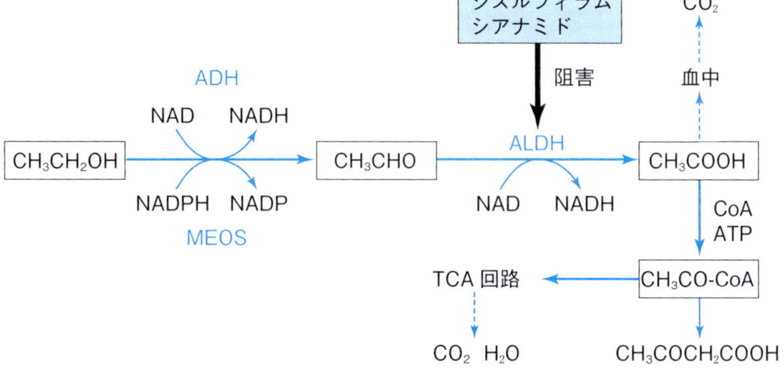

図 V-36　アルコールの主な代謝経路

アルコール摂取後の急性脂質異常症は交感神経系の亢進によるものであり，β受容体を介して蓄積脂肪から脂肪が動員される．一方，慢性アルコール中毒者の脂質異常症はリポ蛋白リパーゼの活性が低下し，血中脂肪の分解が遅れるためと推定される．

ADH および ALDH——ヒト肝臓の ADH および ALDH にはアイソザイムがあり，その発現には人種差が知られている(☞ 636 頁)．ALDH にはⅠ～Ⅳまでのアイソザイムがあり，東洋人の 40% には ALDH Ⅰが欠如しているため，飲酒後にアセトアルデヒドの濃度が高くなり，アセトアルデヒド症状(悪心，嘔吐，顔面潮紅，心拍増加，拍動性頭痛，皮膚温上昇，最低血圧低下)を現す．

薬理作用

局所作用：エタノールは蛋白凝固作用と脱水作用のため，皮膚や粘膜の収斂作用と発汗防止作用を示す．殺菌作用は 70% 水溶液で最も強い．神経線維に 90% エタノール溶液を適用すると伝達を遮断し痛みを消失させる．消毒薬，薬の溶剤として用いる．

中枢神経系：中枢神経抑制作用をもち，この抑制作用は大脳皮質，小脳，脊髄，最後に延髄の順に起こる“下行性抑制”である．アルコールの見かけ上の興奮は抑制性制御機序の抑制によるものである(脱抑制)．その作用は全身麻酔薬の麻酔第Ⅰ期と第Ⅱ期に相当するが，その時期が長い．意識喪失が始まると急に延髄麻痺に移行し，急性アルコール中毒で死に至る．

呼吸および循環系：少量で呼吸促進を，多量で呼吸は抑制される．脳血流量に影響しないが，末梢血管を拡張させる．多量のエタノールは徐脈と血圧下降をきたす．皮膚血管拡張により顔が赤くなり暖かく感じる．しかし，寒冷刺激による血管収縮を抑制するので，熱の損失は非常に速く，内部温度は下降する．中毒量では体温調節中枢が抑制され，強い体温の下降が起こる．寒季に体を暖めるためにアルコールを飲むことは適当でない．

消化管：少量のアルコールは酸やペプシンが豊富な胃液分泌を促進し，食欲や消化を増進する．胃酸過多の患者にはよくない．この作用はアトロピンで拮抗されず，ガストリン分泌の促進に，粘膜への直接作用による．中毒量では胃液分泌は抑制され，消化機能は低下する．アルコールは胃内にガスを発生させる．

肝臓：アルコールは肝臓の脂肪の蓄積を促進し．脂肪肝から肝硬変が起こる．

内分泌系：アルコールはアドレナリンを遊離させる．一時的に高血糖，脂質異常症になりやすい．下垂体後葉から抗利尿ホルモンの分泌を抑制し利尿を起こす．最初は水分摂取量と関係なく，次いで水分摂取量に関連して利尿が起こる．

急性中毒

アルコールの急性中毒症状として酩酊，運動失調，視力障害，反応の遅延，脱抑制による興奮，意識消失，昏睡，体温下降，心機能および呼吸抑制が現れる．血中濃度 80 mg/100 mL で酩酊，350 mg/100 mL 以上では生命の危険が生じる(**表Ⅴ-33**)．治療は胃洗浄，対症療法，呼吸管理が行われる．重症では腹膜あるいは血液透析が必要である．

表Ⅴ-33　アルコールの中枢作用

アルコール血中濃度	症　状
50 mg/100 mL 以下	脱抑制行為(行動活発，おしゃべり，興奮，自制心欠如など)
50～200 mg/100 mL	情緒不安定，感覚機能低下，運動能力低下，思考判断力低下
200～300 mg/100 mL	錯乱，視力障害，言語障害，記憶喪失
300～350 mg/100 mL	昏迷，意識喪失
350～600 mg/100 mL	昏睡，呼吸，循環系不全→死

二日酔 Hangover——多量のエタノール摂取後，翌日まで頭痛，振戦，めまい，脱力感，血圧変動，悪心，嘔吐などの症状が残存することをいう．二日酔はアルコール中毒に伴う禁断症状の一種と考えられ，アルコール飲料を投与して有効なこともあるが，アルコール依存症が発生する可能性があるので留意する必要がある．一般に脱水とアシドーシスに対する処置を行う．

アルコール依存症 Alcohol dependence syndrome(☞ 384 頁)

アルコールを定期的に大量摂取すると高度の身体的依存と中等度の耐性を生ずる．アルコール依存症では，他の薬物乱用によってみられない臓器病変や症状が現れる．肝臓の脂肪変性，肝硬変，アルコール性胃炎，アルコール性心筋症，浮腫，細かい振戦，多発性末梢神経障害，体力，能力，意志力の低下，Korsakoff 症候群，Wernicke 脳症，小脳変性による歩行失調および門脈圧亢進症などの合併症が起こる．これらの病変の中にはアルコールの直接作用ではなく，むしろ栄養障害，特にビタミン B_1 の欠乏によるものもある．

アルコール依存症患者が急に断酒すると禁断症状が現れる．振戦せん妄と呼び，手指振戦，自律神経症状，眼振，記憶喪失，幻覚，被害妄想，せん妄が現れ，痙攣発作を伴う．治療にはベンゾジアゼピン系薬を用いる．

作用機序——アルコールは抑制性神経伝達を増強し興奮性神経伝達を減弱する．アルコールは，GABA 神経終末のシナプス前 G 蛋白共役型受容体の細胞内伝達系に働き GABA 遊離を促進する．シナプス $GABA_A$ 受容体およびグリシン受容体に直接結合したアルコールは，モジュレーターとして働き Cl^- チャネル機能を亢進し，シナプス外 $GABA_A$ 受容体に働き tonic inhibition を増強する．また，シナプス前代謝型グルタミン酸受容体と電位依存性 Ca^{2+} チャネルに働きグルタミン酸遊離を抑制する．**NMDA 受容体**膜貫通部のポリアミン部位に結合したアルコールは，モジュレーターとして働きチャネル機能を抑制する．アルコールによる中脳腹側被蓋野(VTA)の GABA 介在神経へのグルタミン酸入力の抑制が，側坐核ドパミン神経系を脱抑制してドパミン遊離を増大させ高揚感を引き起こし，精神依存の原因となる．アルコールによる抑制系の機能亢進と興奮系の機能抑制の継続によって $GABA_A$ 受容体の down regulation と NMDA 受容体の up regulation が起きる．このような状態でアルコールから離脱すると，グルタミン酸神経系が過剰に興奮し禁断症状が現れ，中枢興奮および神経細胞死の原因となる．

断酒補助薬

アルコール依存症患者の飲酒欲求を抑制する断酒維持の補助薬である．WHO ガイドラインでは「アルコール依存症再発予防薬」と称されている．急性アルコール中毒症には効果がない．

アカンプロサート Acamprosate

アカンプロサート(*N*-アセチルホモタウリン)は GABA 受容体アゴニスト，ホモタウリンの類似構造をもち，NMDA 受容体の内在性モジュレーターポリアミン(スペルミジン/スペルミン)結合部位に結合して部分アゴニストとして作用し，エタノール離脱による興奮性神経の異常活性化を抑制してグルタミン酸の神経毒性から神経細胞を保護する効果を示す．

酒量抑制薬

駆虫薬の開発研究中に偶然，ジスルフィラムが，アルコールに対して非常に不快な副作用を起こすことが観察され，慢性アルコール中毒に対する酒量抑制薬として導入された．

ジスルフィラム Disulfiram

化学的に tetraethylthiuram disulfide で Antabuse と呼ばれる．代表的な酒量抑制薬(嫌酒薬)である．ジスルフィラム服用後アルコールを飲むと悪心，嘔吐，潮紅，心悸亢進，頭痛が現れ，血圧は著明に下降する．これは典型的なアセトアルデヒドの中毒症状である(Antabuse 反応)．ジスルフィラムはアルデヒドデヒドロゲナーゼを阻害し，血中アセトアルデヒド濃度は 1 mg/100 mL へ上昇する．ジスルフィラムの投薬を中止してもアルコール不耐性(alcohol intolerance)が 1 週間くらい続く．ジスルフィラムのアルデヒドデヒドロゲナーゼ阻害作用は特異性が低く，ドパミン *β*-ヒドロキシラーゼも阻害する．まれに，糖尿病薬であるトルブタミド(tolbutamide，スルホニル尿素誘導体)がアルコール不耐性を示すことがある．

シアナミド Cyanamide

シアナミドはアルデヒドデヒドロゲナーゼを特異的に阻害する．

ジスルフィラムは個体差が大きく十分な抗酒作用が得られない場合がある，遅効性で数日間連用しなければ効果が得られない，激しい副作用を伴うなどの欠点があるため，現在ではシアナミドが断酒療法および節酒療法に汎用されている．シアナミドを 1 週間飲ませた後飲酒試験(平常飲酒量の 1/10 以下を飲ませる)を行い維持量を決める．飲酒試験時には急激なシアナミド-アルコール反応(顔面潮紅，血圧低下，胸部圧迫感，心悸亢進，呼吸困難，失神，頭痛，悪心，嘔吐，めまい，痙攣)が現れることがある．

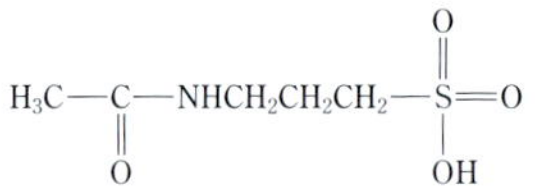

Acamprosate

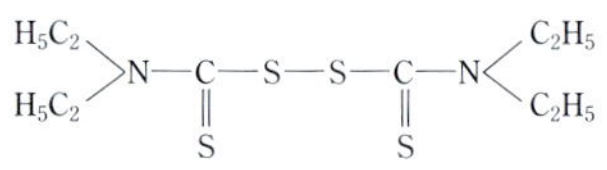

Disulfiram

$H_2NC\equiv N$

Cyanamide

メタノール Methanol(メチルアルコール)CH_3OH：治療的用途はない．誤用による中毒が重要である．メタノールは肝臓で ADH により酸化され，ホルムアルデヒドが生成し，ALDH によりギ酸になる．この代謝速度が遅いのでアシドーシスになり，頭痛，めまい，悪心，異常興奮，昏睡が現れる．ホルムアルデヒドにより網膜組織のヘキソキナーゼが阻害され，網膜の変性をきたし，視力障害から失明に至ることもある．中毒の治療として肝臓で代謝されやすいエタノールを投与し，メタノールの酸化を遅らせる．炭酸水素ナトリウムの静注や血液の透析を行ってアシドーシスを防ぐなどの処置をする．

イソプロパノール Isopropanol(イソプロピルアルコール)$(CH_3)_2CHOH$：揮発性が低いが殺菌力は強いので，50〜70 vol% 溶液が消毒薬として用いられる．

12 抗てんかん薬・中枢性筋弛緩薬

痙攣(convulsion)の治療に用いられる薬が抗痙攣薬(anticonvulsants)であるが，運動系上位中枢に働き過剰発射を抑制する抗てんかん薬(antiepileptic drugs)と，脊髄シナプス反射を抑制して筋痙攣を抑制する中枢性骨格筋弛緩薬に分けられる．てんかんには，バルビツール酸誘導体，ヒダントイン誘導体，カルバマゼピン，エトスクシミド，ゾニサミド，ベンゾジアゼピン誘導体，バルプロ酸などが，局所性筋緊張亢進，筋痙攣には中枢性骨格筋弛緩薬が用いられる．

抗てんかん薬 Antiepileptic drugs

てんかんの薬物治療はCharles Locock(1857)によってKBrが用いられたのが最初であった．その後1912年以来，主要な抗てんかん薬として広く使用されているのはフェノバルビタールであり，現代の多くの抗てんかん薬の原型となった．1938年にMerritおよびPutnumによって開発されたフェニトインが画期的な抗てんかん薬として臨床へ導入され，さらに，多くの新しい薬が開発され，多剤併用処方が行われるようになった．しかし，てんかん発作の型と薬の臨床効果および作用機序の理解が深まり，現在ではてんかん発作の国際分類をもとに，発作型に適合する薬を選択し，血中濃度をモニターしながら，なるべく意味のない多剤併用を避け，単剤治療が行われるようになった．

■ てんかんの分類

てんかん(epilepsy)とは，慢性の脳の病気であり，大脳の神経細胞が過剰に興奮するために，脳の発作性症状が反復性に起こることを特徴とする．発作は突然に起こり，通常とは異なる身体症状，意識，運動および感覚の変化が生じる．痙攣(運動の発作)があれば，てんかんの可能性が高いと考えられる．

ILAE(国際抗てんかん連盟 International League Against Epilepsy)てんかん発作型・分類2017(**図V-37**)に基づいて，てんかん発作型と抗てんかん薬を解説する(**表V-34**，**表V-35**)．

てんかんの発作は，まず，焦点起始発作，全般起始発作，起始不明発作に分類される．

焦点起始発作(focal onset seizure)

従来までの部分発作(partial seizure)にあたる．限局した脳部位の神経細胞が過興奮状態となり，その支配下の運動系，感覚系，自律神経系などに異常が発生する．

焦点起始発作は，意識が保持されるか，意識がなくなる(減損する)かで，焦点意識保持発作と焦点意識減損発作に分類される．

焦点意識保持発作(aware)：皮質障害部位［焦点(focus)］に限定された運動，知覚，自律神経および精神症状が生じる．

焦点意識減損発作(impaired awareness)：短時間の意識障害とともに認知障害，感情障害，幻覚などの精神症状，自動症等を伴う場合もある．

さらに，焦点起始発作は，運動系の発作を起始発作とするか否かという観点から，焦点運動起始発作と焦点非運動発作に分類される．

焦点運動起始発作(motor onset)：自動症発作，脱力発作，間代発作，てんかん性スパズム，運動亢進発作，ミオクロニー発作，強直発作が含まれる．

焦点非運動発作(nonmotor onset)：自律神経発作，動作停止発作，認知発作，情動発作，感覚発作といった発作が含まれる．

さらに，焦点起始発作として始まり，両側性に強直間代発作が広がっていく発作型を**焦点起始両側強直間代発作**(focal to bilateral tonic-clonic)と分類する．

全般起始発作(generalized onset seizure)

発作の始まりから大脳全体の神経細胞の過興奮によって起こる発作であり，意識障害が伴う．焦点起始発作と同様に運動系の発作か否かという観点から，全般運動発作と全般非運動発作に分類される．

全般運動発作(motor)：強直間代発作，間代発作，強直発作，ミオクロニー発作，ミオクロニー強直間代発作，ミオクロニー脱力発作，脱力発作，てんかん性スパズムなどの発作が含まれる．

全般非運動発作(nonmotor)：従来の欠神発作(absence)に相当する．定型欠神発作，非定型欠神発作，ミオクロニー欠神発作，眼瞼ミオクロニーなどの発作が含まれる．

起始不明発作(unknown onset)

焦点起始発作か全般起始発作か区別がつかない発作を起始不明発作と分類する．

起始不明発作においても，運動性の発作か否かで，**起始不明運動発作**(強直間代発作，てんかん性スパズム)，**起始不明非運動発作**(動作停止発作)に分類される．さらにそれらの観点で分類不能であれば**分類不能発作**(unclassified)となる．

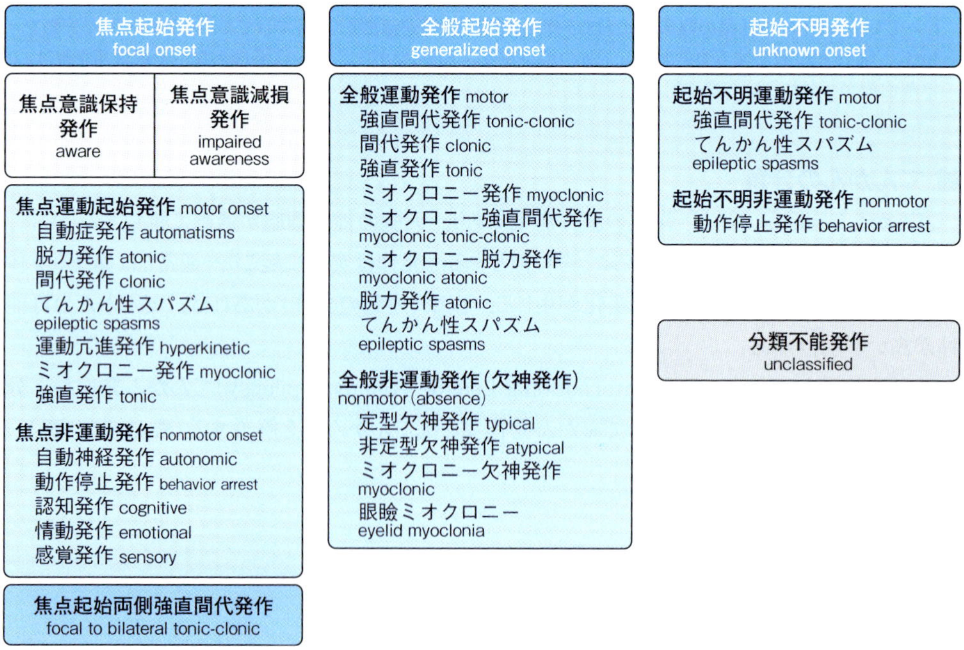

図Ⅴ-37　ILAE2017年発作型分類―拡張版―

(R.S. Fisher et al.：ILAE2017年てんかん発作型の操作的分類の使用指針．てんかん研究 37(1)：26, 2019より転載)

表V-34 焦点起始発作の選択薬

	薬剤名(略号)	主な作用機序	主な副作用
第一選択薬	カルバマゼピン(CBZ)	電位依存性 Na^+ チャネル抑制	めまい，複視，眼振，失調，ねむけ，低ナトリウム血症，発疹，血球減少，肝障害，SJS, DIHS, TEN
	ラモトリギン(LTG)	電位依存性 Na^+ チャネル抑制	ねむけ，めまい，複視，発疹，血球減少，肝障害，SJS, DIHS, TEN
	レベチラセタム(LEV)	SV2A 結合	めまい，頭痛，精神症状(不機嫌，易怒性など)
	ゾニサミド(ZNS)	Na^+ チャネル阻害，Ca^{2+} チャネル阻害，GABA 増強，CA 阻害	ねむけ，無気力，食欲不振，発汗減少，尿路結石，発疹，肝障害
	トピラマート(TPM)	Na^+ チャネル阻害，Ca^{2+} チャネル阻害，GABA 増強，興奮性アミノ酸受容体抑制，CA 阻害	ねむけ，無気力，食欲不振，発汗減少，尿路結石
第二選択薬	フェニトイン(PHT)	電位依存性 Na^+ チャネル抑制	めまい，複視，眼振，失調，ねむけ，発疹，血球減少，肝障害，SJS, DIHS, TEN
	ガバペンチン(GBP)	Ca^{2+} チャネルに結合し伝達物質遊離調節	ねむけ，めまい，倦怠感，頭痛，複視，ミオクローヌス
	バルプロ酸(VPA)	$GABA_A$ 受容体を介した抑制の増強，グルタミン酸を介した興奮の阻害，電位依存性 Na^+ チャネル阻害，Ca^{2+} チャネル阻害	血小板減少，肥満，脱毛，振戦，利尿，フィブリノゲン低下，肝障害，急性膵炎
	フェノバルビタール(PB)	$GABA_A$-Cl^- ベンゾジアゼピン受容体，Na^+・Ca^{2+} チャネル阻害，グルタミン酸受容体阻害	ねむけ，鎮静，不穏，興奮，多動，失調，発疹，肝障害，血球減少
	クロバザム(CLB)	$GABA_A$ 受容体を介した抑制の増強	ねむけ，流涎，失調，行動異常，気道分泌過多，発疹
	クロナゼパム(CZP)	$GABA_A$ 受容体を介した抑制の増強	ねむけ，流涎，失調，行動異常
	ペランパネル(PER)	非競合的 AMPA 受容体阻害	ねむけ，失調，精神症状
	ラコサミド(LCM)	Na^+ チャネル阻害	ねむけ，失調

CA：炭酸脱水酵素，TEN：toxic epidermal necrolysis, DIHS：drug-induced hypersensitivity syndrome,
SJS：Stevens-Johnson syndrome
クロバザム(マイスタン)，ガバペンチン(ガバペン)，トピラマート(トピナ)，ペランパネル(フィコンパ)は，2018 年 2 月の時点ではわが国では他の薬剤との併用での使用で承認されている．
トピラマート(トピナ)は欧米では焦点および全般発作両者に承認されているが，わが国の 2018 年 2 月時点での承認は焦点起始発作のみである．
(日本神経学会監修：てんかん診療ガイドライン 2018，28 頁，医学書院，2018 より改変して転載)

表V-35 てんかん発作型と選択薬および慎重投与すべき薬剤

発作型	第一選択薬	第二選択薬	慎重投与すべき薬剤
焦点起始発作	カルバマゼピン，ラモトリギン，レベチラセタム，ゾニサミド，トピラマート	フェニトイン，バルプロ酸，クロバザム，クロナゼパム，フェノバルビタール，ガバペンチン，ペランパネル，ラコサミド	
全般起始発作 強直間代発作 間代発作	バルプロ酸(妊娠可能年齢女性は除く)	ラモトリギン，レベチラセタム，トピラマート，ゾニサミド，クロバザム，フェノバルビタール，フェニトイン，ペランパネル	フェニトイン
欠神発作	バルプロ酸，エトスクシミド	ラモトリギン	カルバマゼピン，ガバペンチン，フェニトイン
ミオクロニー発作	バルプロ酸，クロナゼパム	レベチラセタム，トピラマート，ピラセタム，フェノバルビタール，クロバザム	カルバマゼピン，ガバペンチン，フェニトイン
強直発作 脱力発作	バルプロ酸	ラモトリギン，レベチラセタム，トピラマート	カルバマゼピン，ガバペンチン

(日本神経学会監修：てんかん診療ガイドライン 2018，31 頁，医学書院，2018 より改変して転載)

各分類に含まれる主な発作

自動症：意識が曇って落ち着かない様子で体を動かす，舌をならす，舌なめずりをする，歩き回るなどの行動がみられる．

脱力発作：体が前方へ転倒したり，急に力が抜けて尻餅をついたりする発作である．

強直発作：口を固く食いしばり，手足を伸ばした格好で全身を硬くし，数秒〜数十秒間持続する発作である．

間代発作：膝などを折り曲げる格好をとり，手足をガクガクと一定のリズムで曲げ伸ばしする発作である．

強直間代発作：最もよくみられるてんかん発作である．強直発作から間代発作に移行し意識が消失する．大発作とも呼ばれていた．

ミオクロニー発作：ミオクローヌスが主体となる発作である．ミオクローヌスとは一部の筋肉に，おおむね 1 秒間隔で起こる律動的な不随意運動である．正常でも睡眠時にみられることがある．

てんかん性スパズム：四肢を左右対称性に一瞬，固くする発作を 5〜40 秒ごとに繰り返す発作．点頭てんかんとも呼ばれる．乳児に発症する West 症候群でみられる．

欠神発作：痙攣を伴わない数秒間の意識障害発作で，顔面や四肢の異常運動（ミオクローヌス，眼瞼ミオクロニー）を伴うこともある．脳波では，3 Hz の棘徐波複合を示すことが特徴である．小発作とも呼ばれていた．

自律神経発作：上腹部の突き上げるような不快感，嘔気・嘔吐，急な発汗などがみられる．

情動発作：側頭葉下面皮質に焦点があるとき，不安，恐怖，怒り，多幸感を感ずることがある．

認知発作：一過性の健忘，既視体験，夢幻様体験が起こることもある．

てんかん重積状態 Status epilepticus

てんかん発作は，通常 1〜2 分で停止することが多い．てんかん重積状態とは，発作が 5 分以上続くか，または，短い発作でも反復し，その間の意識の回復がない状態をさす．長期間てんかん発作が持続すると脳に損傷が起き，長期的な後遺障害を残す可能性があるので，てんかん重積状態は，抗てんかん薬の静脈などで，直ちに治療を開始し発作を停止させる必要がある．

てんかんの遺伝子変異――てんかんが症状として現れる種々のてんかん症候群で，さまざまな遺伝子変異が判明している．その中には，ニコチン受容体，$GABA_A$ 受容体，Na^+ チャネル，K^+ チャネル，Ca^{2+} チャネル，Cl^- チャネルのサブユニットをコードする遺伝子の変異が含まれており，てんかんをチャネロパチーとする概念が提唱されている．また，シナプス小胞の融合に関わる遺伝子の変異も含まれる．しかしながら，これらの変異が認められても必ずしもてんかんを発症するわけではなく，その予後を正確には断定できない．遺伝子異常の同定が確定診断につながるてんかん症候群には，進行性ミオクローヌスてんかん，Angelman 症候群，Rett 症候群，Dravet 症候群など一部に限られる．

抗てんかん薬は，グルタミン酸作用性神経伝達の興奮を抑えることと，GABA 作用性神経伝達を促進し抑制性を賦活化することで，神経細胞の異常興奮が波及することを抑制する．

興奮性の抑制には，電位依存性 Na^+ チャネルと Ca^{2+} チャネルの阻害，シナプス小胞蛋白質（SV2A）の機能阻害によるシナプス前終末からのグルタミン酸遊離抑制，シナプス後膜の受容体を介する興奮性の抑制が関与する．一方，ベンゾジアゼピン系薬などは，GABA 作動性神経伝達を促進させる．また，抗てんかん薬の作用は，複数の機序が関わることもある（**図Ⅴ-38，表Ⅴ-36**）．

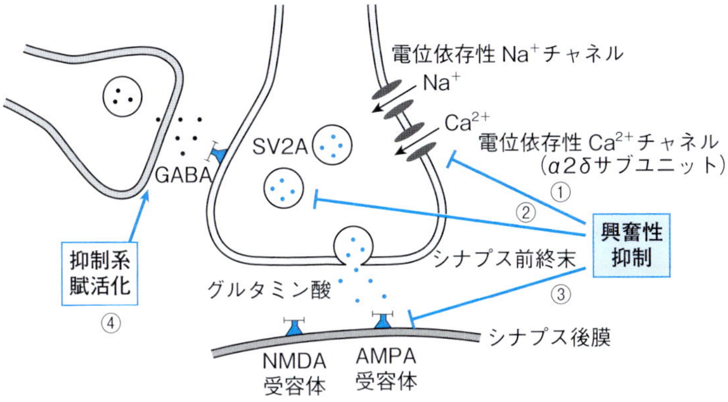

図Ⅴ-38　抗てんかん薬の作用機序
①神経興奮性抑制，②シナプス前終末からのグルタミン酸遊離抑制，③シナプス後膜の受容体を介する興奮性の抑制，④GABA 作動性神経伝達の促進．SV2A：シナプス小胞蛋白質 2A

表Ⅴ-36　抗てんかん薬の分子標的

薬品名	電位依存性 NA チャネル	L 型・N 型 電位依存性 Ca^{2+} チャネル	T 型電位 依存性 Ca^{2+} チャネル	電位依存性 K^+ チャネル	GABA 受容体	GABA 分解	グルタミン 酸受容体	SV2A
フェニトイン	⧻							
カルバマゼピン	⧻							
ラモトリギン	⧻	⧺						
ゾニサミド	⧻		⧺					
ラコサミド	⧻							
エトスクシミド			⧻					
トピラマート	⧺	⧺		＋	⧺		⧺	
ガバペンチン	＋	⧺				＋		
フェノバルビタール		＋			⧻		＋	
ベンゾジアゼピン					⧻			
バルプロ酸	⧺		⧺			⧺		
ペランパネル							⧻	
レベチラセタム		＋			＋			⧻

⧻：主たる標的分子，⧺：想定される標的分子，＋：可能性のある標的分子．

フェニトイン Phenytoin (PHT)，エトトイン Ethotoin

1919 年にフェニルエチルヒダントインが鎮静薬として使用されたが，発熱，皮膚過敏症，好酸球増多症など副作用が強く使われなくなった．フェニルエチルヒダントインの *N*-メチル誘導体がメフェニトインである．メフェニトインも体内で脱メチル化され，フェニルエチルヒダントインを生じ，副作用を示す．1938 年に Merritt と Putanan により，フェニトイン(ジフェニルヒダントイン)が比較的毒性が低く，鎮静作用を示さない抗てんかん薬として紹介された．ブロム塩やフェノバルビタールの抗痙攣作用が偶然発見されたのに対して，フェニトインは電撃痙攣を抑制する薬として開発されたもので，今日でも価値ある抗てんかん薬の一つである．

ヒダントイン誘導体(hydantoins)にはバルビツール酸誘導体と化学構造上の共通部分があり，フェニトイン，エトトインがある．バルビツール酸誘導体と同様，強直間代発作，焦点意識減損発作に有効な代表的な抗痙攣薬である．

フェニトインは焦点起始両側強直間代発作，てんかん重積状態の第二選択薬である．神経細胞膜の電位依存性 Na^+ チャネルの不活性化からの回復を遅らせ Na^+ の流入を阻止して神経膜を安定化し，発作焦点からのてんかん発射の広がりを阻止する．

消化管からよく吸収され，90% は血漿蛋白と結合する．半減期は 24〜40 時間と長い．治療血中濃度は 10〜20 μg/mL で，4〜5 日で定常血中濃度に達する．血中濃度が 10 μg/mL に達すると，わずかな増量で血中濃度が急に上昇し．中毒症状が現れるので血中濃度のモニターが重要である．

副作用と毒性

中枢神経症状：眼球振盪，複視，めまい，運動失調，構語障害をきたすことがある．これらの副作用は血中濃度が 20 μg/mL をこえると用量依存性に起こるが，減量すれば消失する．長期投与によって認知障害，学習能力の低下が起こる．フェノバルビタールとの併用時に小児に起こりやすい．

結合組織症状：治療開始後 2〜3 カ月で成人の 40%，小児の 60% に歯肉の過形成（歯肉の増殖）が起こる．投与中止で徐々に消失する．また，Dupuytren 拘縮がみられることがある．

異所性発毛症：患者の 5% に治療開始後数カ月で多毛が起こり，投薬を中止しても消失しない場合もある．

過敏性反応：紅斑など皮膚症状，リンパ球増多などの血液障害を起こす．

ビタミン障害：長期投与によってビタミン D 代謝障害による骨軟化症，低カルシウム血症を，葉酸吸収障害により悪性貧血，巨赤芽球症を起こすことがある．ビタミン K 抑制により血液凝固因子が活性化されず，胎児，新生児に出血傾向がみられることがある．

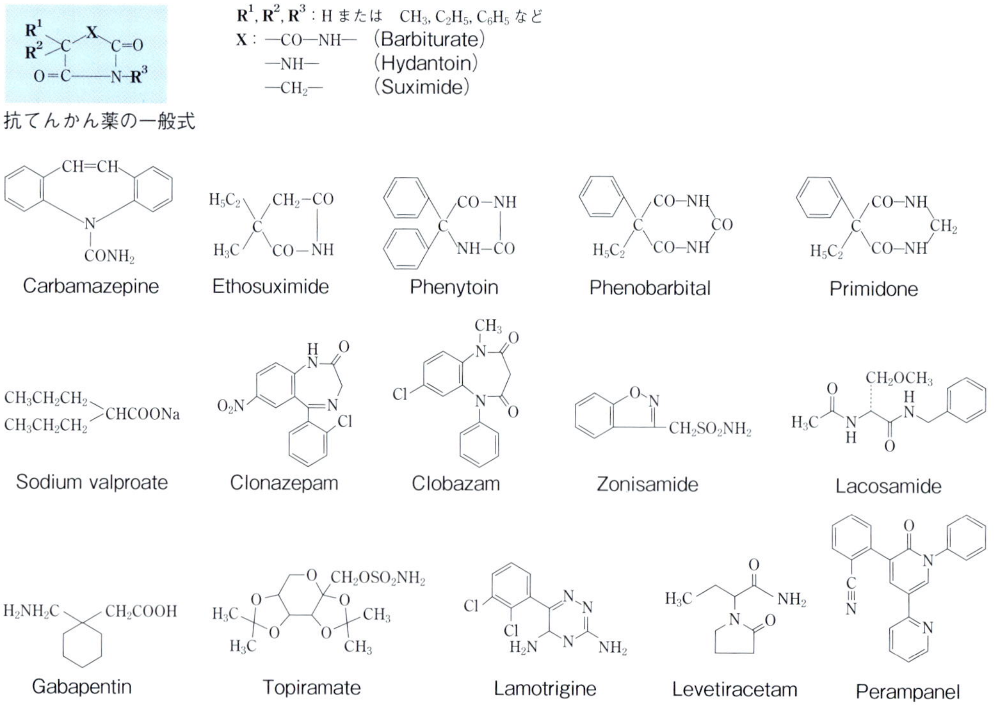

図Ⅴ-39　抗てんかん薬

催奇形性：胎児性ヒダントイン症候群（水頭症，口蓋裂，小頭症，巨脳症，心奇形，横隔膜・鼠径・臍ヘルニア，発達遅滞など）として知られているが，フェニトインに特有の作用でなく，すべての抗てんかん薬に共通する作用である．てんかん患者で出産を希望する女性には，抗てんかん薬の催奇形性に関する情報を提供するとともに，なるべく単剤投与を行い，産婦人科医との連携を密にすることが大切である．

カルバマゼピン Carbamazepine（☞ 302 頁）

欠神発作以外のてんかん，特に**焦点起始発作の第一選択薬**となっている．イミノスチルベン誘導体であるカルバマゼピンは，化学構造や薬理作用は三環系抗うつ薬と関連があり，急性躁病，難治性躁病，てんかんに伴う感情障害および精神症状，統合失調症の精神運動興奮，小児の行動異常にも用いられる．1960 年代には三叉神経痛治療薬として，1974 年に抗てんかん薬としての用途が拡大された．

急性毒性はフェニトインと同様であるが，特に複視，めまい，運動失調などの眼球・前庭・小脳症状が多い．慢性毒性は再生不良性貧血，低ナトリウム血症が，過敏症としては Stevens-Johnson 症候群などの皮膚症状，SLE が報告されている．

作用機序――カルバマゼピンの抗痙攣作用は，電位依存性 Na^+ チャネルの不活性状態と不応期を延長して Na^+ の細胞内流入を阻止して神経膜を安定化させ，てんかん巣の反復活動電位発火を抑制することによる．気分安定作用には，Ca^{2+} チャネル活性の低下による神経伝達の抑制，ドパミン支配領域のアデニル酸シクラーゼ（AC5），D_2 あるいは NMDA 受容体を介するアラキドン酸カスケードなど細胞伝達系の抑制など複数の機序が考えられている．三叉神経痛や神経因性疼痛に対する鎮痛作用は，電位依存性 Na^+ チャネル，Ca^{2+} チャネルの遮断により傷害部位，後根神経節，脊髄後角などの痛覚伝達神経の過興奮状態を抑制することによる．

エトスクシミド Ethosuximide（ESM）

サクシニミド誘導体エトスクシミドは欠神発作の第一選択薬である．ペンテトラゾール痙攣に拮抗するのが特徴であり，電気ショック痙攣の閾値を上昇させる．エトスクシミドは視床ニューロンの低閾値（T 型）Ca^{2+} 電流を遮断して皮質の棘徐波複合形成，欠神発作を抑制する．副作用として食欲不振，体重減少などが，時にねむけ，頭痛，運動失調，まれに血液障害が起こる．

バルプロ酸 Valproic acid（VPA）（☞ 109 頁，302 頁）

全般起始発作の第一選択薬として広く用いられる．各種てんかんに伴う不機嫌や易怒性など性格行動障害や躁状態にも抑制効果がある．副作用として胃腸不快感，血液障害，体重増加，致死的肝障害，薬物代謝障害，催奇性があげられている．

作用機序――治療量のバルプロ酸は，フェニトインやカルバマゼピンと同様に電位依存性 Na^+ チャネルを抑制し，不活性状態からの回復を延長して神経細胞の反復性電気活動を抑制する．さらに，エトクスシミドと同様視床ニューロンの低閾値 T 型 Ca^{2+} 電流を抑制する．高用量のバルプロ酸では，分解酵素 GABA トランスアミナーゼが阻害され脳内の GABA 量が増加する．それによる抑制性 GABA シナプス機能亢進も抗てんかん作用に関与するかどうかは明らかでない．

■ フェノバルビタール Phenobarbital(PB)，プリミドン Primidone

フェノバルビタールは長時間型バルビツール酸誘導体で，最初に用いられた古典的な抗てんかん薬であり，現在も抗てんかん薬の代表薬の一つとして広く用いられている．強直間代発作および皮質焦点起始発作に有効で，発作の予防およびてんかん重積状態の中断の目的で用いられる(有効血中濃度 10〜30 μg/mL)．欠神発作には効果がない．熱性痙攣，子癇，薬毒物による痙攣にも用いられる．

体内動態　フェノバルビタール 0.1〜0.2 g/日を経口投与すると小腸から吸収され，血中濃度は 10〜12 時間でピークに達する．フェノバルビタールは過度の鎮静作用を現さない量で有効な抗痙攣作用を示すのが，催眠薬や麻酔薬として用いる他のバルビツール酸誘導体と異なる点である．作用時間は長く，半減期は 24〜140 時間である．

副作用　フェニトインと比較すると安全な薬で副作用は少ないが，血中濃度が 30 μg/mL をこえると副作用が現れる．投薬の開始や増薬したときに，過度の鎮静(ねむけやめまい)を現すが，慢性投与によって耐性が形成される．突然投薬を中止すると強直間代発作を誘発するので，徐々に減薬する必要がある．大量投与によって血中濃度 60 μg/mL となると，耐性のない場合は強い中毒症状を伴う(依存の項，☞ 383 頁)．フェノバルビタールは肝薬物代謝酵素(CYP3A)の誘導作用があるので多剤との併用には注意を要する．

プリミドンは欠神発作以外のほとんどの型のてんかんに有効である．生体内でフェノバルビタールとフェニルエチルマロンアミド(PEMA)の 2 種の活性代謝物を生成する．プリミドンの血中半減期は 3〜12 時間と変動幅がある．フェノバルビタールと PEMA の半減期はそれぞれ 24〜140 時間と 24〜48 時間であるが，慢性投与により蓄積するので，投薬開始後，数日遅れてフェノバルビタールの血中濃度の上昇がみられる．かなりのねむけとめまいを起こすので，少量から投薬を開始し，750〜1,500 mg/日まで徐々に増量する．血中濃度が 10 μg/mL 以上で運動失調と嗜眠状態を伴う．CYP3A，CYP2B6 の誘導による併用薬との相互作用に注意を要する．

■ ベンゾジアゼピン Benzodiazepine(BZD)(☞ 326 頁)

ベンゾジアゼピン誘導体のうち，抗痙攣作用の強いものはてんかんの治療に，特に，**ジアゼパム**(diazepam)，**ニトラゼパム**(nitrazepam)，**クロナゼパム**(clonazepam)，**クロバザム**(clobazam)など代謝活性物質を生成し作用時間の長いものが用いられる．

ジアゼパムはてんかん発作重積症の第一選択薬である．ジアゼパムの静注により重積状態を中断することができる．静注時には呼吸抑制に注意する．ジアゼパムの静注でも発作が止まらない場合は，フェニトイン，フェノバルビタール，レベチラセタムなどの静注を試みる．さらにミダゾラム，プロポフォール，チオペンタールなどの静脈麻酔薬の静注を試みることもある．

ニトラゼパム，クロナゼパム，クロバザムは**ミオクローヌス発作**，**欠神発作**に有効である．他の抗てんかん薬と併用することが多い．症候性痙攣の対症治療に用いる(症候性痙攣にはその他フェニトインやフェノバルビタールを用いる)．

ゾニサミド Zonisamide（ZNS）

ゾニサミドはウレイド構造を含まない特徴をもつベンズイソキサゾール誘導体である．スルホンアミド基をもつが炭酸脱水酵素阻害作用は弱い．欠神発作やミオクローヌス発作を除く全般発作，および部分発作に有効である．

作用機序――ゾニサミドはT型Ca^{2+}電位を抑制する．Na^+チャネルの不活性化を延長して反復発火の持続を抑制する．高用量で炭酸脱水酵素阻害作用があるが抗てんかん作用の機序とはされていない．

その他（新世代抗てんかん薬）

他の抗てんかん薬では治療効果が不十分な部分発作および全般発作の併用療法に補助薬として用いる．認知機能障害などの副作用が少なく薬物代謝酵素誘導を起こすことが少ないので併用療法に使いやすい．

ガバペンチン Gabapentin（GBP）

焦点起始発作の第一選択薬で効果が不十分な患者に対して第二選択薬として併用して使用される．ほとんど代謝されずCYPを誘導しないので併用しやすい．三叉神経痛，片頭痛，神経因性疼痛にも有効である．副作用として鎮静，小児の行動変化，運動障害，白血球減少があげられる．

作用機序――$GABA_B$受容体作用薬バクロフェンと類似の構造をもつ合成アミノ酸であるが，GABA受容体には結合しない．電位依存性Ca^{2+}チャネルの$\alpha 2\delta$サブユニットに結合し，前シナプス性にCa^{2+}流入を減少させることによりグルタミン酸遊離を抑制してシナプス後膜興奮を抑制すると考えられるが，抗痙攣作用の機序は十分に解明されていない．鎮痛作用はGABA入力を抑制し青斑核神経を脱抑制して下行性ノルアドレナリン疼痛抑制経路を活性化することによる．

トピラマート Topiramate（TPM）

焦点起始発作の第一選択薬として用いる．三叉神経痛，片頭痛，神経因性疼痛にも有効である．CYP3A4の酵素誘導を起こす抗てんかん薬との併用によって血中濃度が低下することがある．副作用として続発性閉塞隅角緑内障，腎・尿路結石，体重減少などがある．

作用機序――電位依存性Na^+チャネルを抑制して神経膜を安定化し，電位依存性Ca^{2+}チャネルを抑制して，グルタミン酸受容体機能抑制し，過分極K^+電流を活性化して$GABA_A$受容体機能増強するなど多様な作用により部分発作および二次的全般発作を抑制する．

ラモトリギン Lamotrigine（LTG）

焦点起始発作の第一選択薬，強直間代発作の第二選択薬として用いる．

ラモトリギンはグルクロン酸*S*-転移酵素（GT）で代謝されるのでGTを阻害するバルプロ酸との併用は皮膚粘膜眼（Stevens-Johnson）症候群など皮膚障害の発症リスクが高まる．

作用機序――電位依存性Na^+チャネル不活性化によって神経膜を安定させ，電位依存性Ca^{2+}チャネルを抑制してグルタミン酸遊離を抑制することによって抗痙攣作用を現す．

レベチラセタム Levetiracetam(LEV)

焦点起始発作の第一選択薬，強直間代発作，間代発作，ミオクロニー発作の第二選択薬として用いる．酵素誘導や阻害作用がなく，薬物相互作用を起こさない脳シナプス小胞蛋白質 2A(SV2A)と特異的に結合して神経伝達物質の遊離を抑制する．

ペランパネル Perampanel

イオンチャネル型グルタミン酸受容体の一つである AMPA 受容体の非競合的拮抗薬である．AMPA 受容体の作用を抑制し神経細胞の過剰な興奮を抑えることにより，てんかん発作を抑制する作用を表す．焦点発作の単剤療法として，あるいは，他の抗てんかん薬で十分な効果が認められない強直間代発作に対する抗てんかん薬との併用療法として用いられる．副作用として，浮動性めまい，傾眠，発疹，痒み，易刺激性などがある．

ラコサミド Lacosamide

他の抗てんかん薬で十分な効果が認められない焦点起始発作に対する併用療法として用いられる．他のてんかん薬と同様に，電位依存性 Na^+ チャネルの阻害により抗てんかん作用を発揮すると考えられているが，同じ電位依存性 Na^+ チャネル阻害作用をもつカルバマゼピンが Na^+ チャネルの急速不活性化を促進するのに対し，ラコサミドは，緩徐不活性化を促進すると考えられている．

痙攣薬 Convulsants

ピクロトキシンは脳各部位，特に脳幹に，ペンテトラゾールはほとんどすべての脳部位に働き，ストリキニーネは脊髄を興奮させて痙攣を誘発する．これらの薬は臨床で使用されることはないが，抗痙攣薬の研究には重要な薬物である．

ピクロトキシン Picrotoxin――東インド産のツヅラフジ科の植物の種子に含まれる物質で，ピクロトキシニン(picrotoxinin，活性部分)(**図Ⅴ-40**)とピクロチン(picrotin，不活性部分)に分解される．ピクロトキシンは Cl^- チャネル遮断薬であり，$GABA_A$ 受容体機能の遮断を引き起こし，GABA によるシナプス前抑制(presynaptic inhibition)が遮断される(**図Ⅴ-41**，☞ 104 頁)

①呼吸・血管運動中枢の興奮作用：延髄に作用し，呼吸促進，血圧の上昇が現れる．嘔吐中枢，迷走神経中枢の興奮により徐脈，嘔吐が現れる．体温は下降する．

②痙攣作用：上位中枢に作用して痙攣を起こす．初めは拮抗筋の協調が保たれた間代性痙攣(clonic convulsion)が起こり，次いで協調性が失われ，強直性-間代性痙攣(tonic-clonic convulsion)となる．最後は呼吸抑制で死亡する．これらの作用はバルビツール酸誘導体によって特異的に拮抗される(**表Ⅴ-37**)．

ペンテトラゾール Pentetrazol――カルジアゾール，メトラゾール，ペンチレンテトラゾールとも呼ばれ，化学名は pentamethylenetetrazol である．中枢の広い部位に興奮作用を示し，ニューロンの不応期を短縮するため単一刺激が反復性発射を起こす．ベンゾジアゼピン結合部位に作用して Cl^- チャネルを遮断し，興奮作用を示す(**表Ⅴ-37**)．

①痙攣作用：精神病のショック療法に痙攣誘発薬として用いられたことがある．ペンテトラゾール 10% 溶液 5 mL の急速静注で，不安が起こり，最初，強直性，引き続いて間代性痙攣が約 1 分間起こり，疲労と睡眠が続く．てんかん患者の痙攣を誘発する．
②呼吸・血管中枢興奮作用：麻酔薬や催眠薬中毒に拮抗し，蘇生薬の一つであった．

ストリキニーネ Strychnine——*Strychnos nux*-vomica という植物の種子から得られたアルカロイドである．主として脊髄に作用して反射興奮性を高める．運動ニューロンに対する介在ニューロンによるシナプス後抑制（postsynaptic inhibition）を遮断する．介在ニューロン（Renshaw 細胞）の伝達物質であるグリシンと競合して遮断する（**図 V-41**，☞ 110 頁）．
①痙攣作用：脊髄反射の興奮性が亢進し，わずかな知覚刺激により反射性筋収縮を起こす．用量が多くなると反射性筋収縮運動が協調性を失い全身痙攣へと拡大する．強直性痙攣（tonic convulsion）が特徴であり，破傷風でみられるような後弓反張（opistotonus）が起こる．ストリキニーネ中毒の痙攣や致死に対してバルビツール酸誘導体が効果的な拮抗薬である．

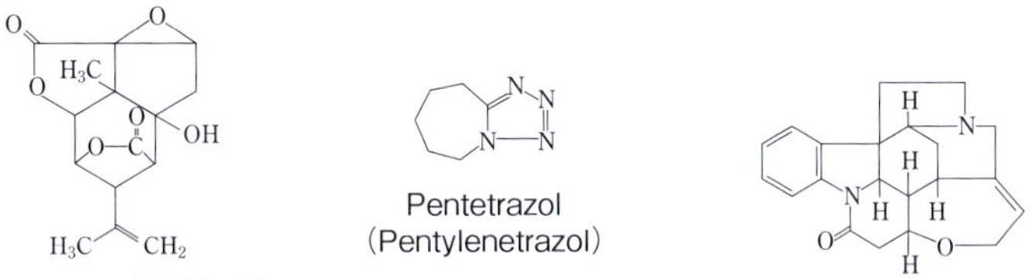

Picrotoxinin（活性部分）　Pentetrazol（Pentylenetetrazol）　Strychnine

図 V-40　痙攣薬

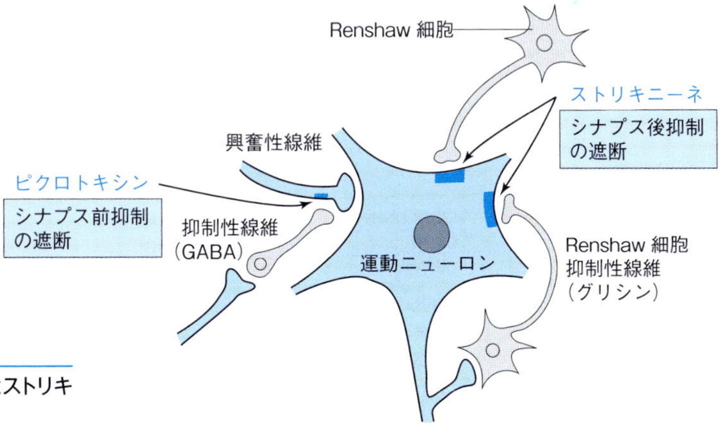

図 V-41　ピクロトキシンとストリキニーネの作用部位

表 V-37　抗痙攣薬および痙攣薬の結合部位と作用

	$GABA_A$ 受容体		Cl^- チャネル	Cl^- チャネルへの作用
	GABA 結合部位	ベンゾジアゼピン結合部位	ピクロトキシン結合部位	
抗痙攣薬	GABA，ムシモール	ベンゾジアゼピン	プリン，ピリミジン，フェニトイン，バルビツール酸誘導体	開
痙 攣 薬	ビククリン	*β*-カルボリン，ペンテトラゾール	ピクロトキシン	閉

中枢性筋弛緩薬 Central muscle relaxants

中枢性筋弛緩薬は，主として脊髄反射を抑制して骨格筋の異常収縮や痙縮（spasticity）に対して抗痙攣作用を現す．

痙縮をきたす疾患（脳血管障害後遺症，脳性麻痺，SMON，脊髄損傷，痙性麻痺，神経変性疾患），反射性筋収縮（筋緊張性頭痛，頸肩腕症候群，腰痛），筋肉の異常収縮（こむらがえり，stiff-man 症候群）に用いられる．

脊髄反射——運動機能に関与するすべての中枢神経は直接または介在神経を介して脊髄前角細胞に終わる．前角の α 運動ニューロンは骨格筋に随意運動を指令し，小型の γ 運動ニューロンは骨格筋の筋紡錘内筋線維に達し反射路を介して緊張を調節している．中枢からの情報は最初に刺激閾値の低い γ 運動ニューロンを興奮させ，筋紡錘を活性化する．その情報は Ia 線維を経て α 運動ニューロンに送り込まれ脊髄神経反射路を形成している．伸展反射は筋紡錘（伸展受容体）の情報が Ia 求心神経線維により α 運動ニューロンを興奮させ伸筋を収縮させる単シナプス性脊髄反射であり，屈筋反射は伸筋を支配している α 運動ニューロンにインパルスが入ると同時にその軸索側副枝を介して抑制性介在神経 Renshaw 細胞へ伝達され屈筋を支配する神経を抑制する．代表的な多シナプス性脊髄反射である．

メフェネシン（mephenesin）に代表される中枢性骨格筋弛緩薬は運動系上位中枢や神経筋接合部には働かず脊髄多シナプス反射を抑制して筋痙縮（spasticity）を抑制する．主として脊髄における介在ニューロンを含む多シナプス性反射の経路（polysynaptic reflex，屈筋反射）の抑制により γ 運動ニューロン活動を抑制し筋弛緩を起こす．ベンゾジアゼピン類，バクロフェンなどは GABA 介在神経機能を増強するとともに上位中枢へも作用し抗不安作用をもつ（**図Ⅴ-42**，**表Ⅴ-38**）．

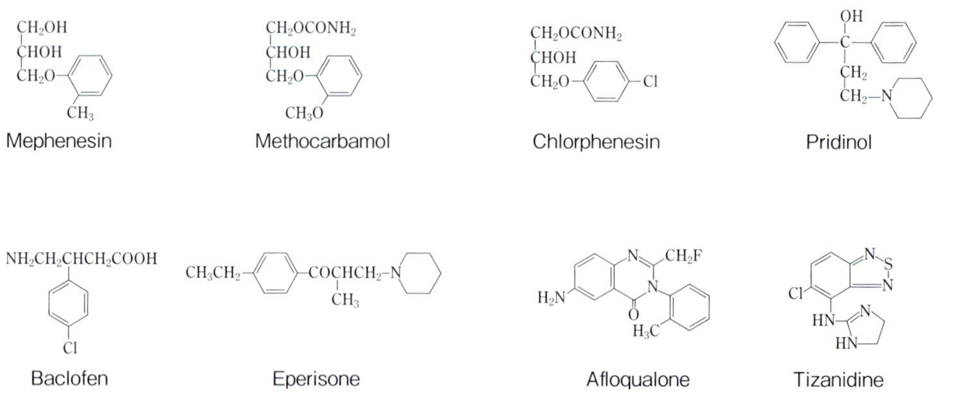

図Ⅴ-42　中枢性骨格筋弛緩薬

表V-38 中枢性骨格筋弛緩薬の分類とその特徴

分 類	一般名	特 徴
プロパンジオール誘導体	メフェネシン	抗ストリキニーネ作用：作用は弱く，作用時間も短い．睡眠，麻酔量以下で選択的脊髄多シナプス経路抑制
	メトカルバモール クロルフェネシン プリジノール	メフェネシン様の抗ストリキニーネ作用（長時間型）．筋痙縮を伴った整形外科疾患，ストリキニーネ中毒，破傷風など
$GABA_B$ 受容体アゴニスト	バクロフェン （β-[4-chlorophenyl] GABA）	$GABA_B$ 受容体作用薬：脊髄単および多シナプス反射を抑制 多発性硬化症や脊髄損傷に伴う筋痙縮に有効 ねむけ，めまい，脱力感などがあり，慢性投与を急に中止すると不安，頻脈，幻覚などが現れる．
ベンゾジアゼピン誘導体	エチゾラム	$GABA_A$ 受容体作用薬 骨格筋弛緩は最も強い． 鎮静作用が強く，呼吸抑制，依存形成が短所
β-アミノプロピオフェノン誘導体	トルペリゾン エペリゾン	（従来の中枢性筋弛緩薬とは構造を異にするアミノケトン化合物） 脊髄多シナプス反射を抑制し，筋弛緩作用はメフェネシンより強い．エペリゾンは血管平滑筋に直接作用して血管を拡張する．
キナゾリノン誘導体	アフロクアロン	脊髄および脳幹網様体の介在ニューロンに作用して，多および単シナプス反射経路を抑制し筋弛緩効果を生じる． 中枢抑制作用は比較的弱く，筋弛緩作用の特異性が高い．
イミダゾリン誘導体	チザニジン	アドレナリン α_2 受容体作用薬でクロニジン様の作用を示す． 脊髄多シナプス性反射を抑制し筋緊張緩和作用，作用量で疼痛緩和作用 脳脊髄性疾患に起因する痙性麻痺および低用量で頸症候群，腰痛症など有痛性痙縮に有効

13 全身麻酔薬

麻酔の目的は，外科手術などの生体侵襲により引き起こされるストレス反応を制御することと手術などの処置を行いやすい状況を作り出すことである．全身麻酔薬は全身投与することにより意識消失を伴う麻酔状態を作り出す薬物で，肺から吸入させる吸入麻酔薬と静脈注射により投与される静脈麻酔薬に大別され，$GABA_A$ 受容体などに作用する．全身麻酔に必要な条件は無意識，不動化，無痛であるが，実際には全身麻酔薬だけでこれらの必要条件を満たすことは難しいことが多いので，麻薬性オピオイド鎮痛薬，筋弛緩薬，局所麻酔薬などが全身麻酔薬と併用される．

麻酔の目的・分類と全身麻酔の必要条件

生体に手術侵襲が加わると強いストレス反応が引き起こされる．ストレス反応には神経系(痛み，交感神経活性化，体動)，循環系(血圧上昇，頻脈)，内分泌系(視床下部-下垂体前葉-副腎皮質系の活性化，下垂体ホルモンの放出)，免疫系(インターロイキン 1 やインターロイキン 6 の放出)などを介する反応があり，全身に生じる．このような反応は生体をストレスから守るために引き起こされるもので，一種の防御反応と考えられるが，強いストレス反応はかえって生体に悪影響を及ぼす可能性がある．そこで，このストレス反応を制御して生体への悪影響を軽減し，同時に手術をしやすい状況を提供することが麻酔の目的である．

分　類　麻酔の目的を達成するために実際に用いられる方法は全身麻酔法と局所麻酔法(区域麻酔法)に大別される．全身麻酔法と局所麻酔法の大きな違いは，前者が意識レベルに影響を及ぼすのに対して，後者では意識レベルは変化しないことである．実際の臨床では，全身麻酔法と局所麻酔法の利点を生かすために，しばしば両者が併用される．全身麻酔法で意識を消失させるために投与されるのが全身麻酔薬で，投与経路によって吸入麻酔薬と静脈麻酔薬に大別される．局所麻酔法では，主に電位依存性 Na^+ チャネルを遮断して神経伝導を抑制する局所麻酔薬を使用する．全身麻酔薬と局所麻酔薬は薬理学的には全く異なる薬物である．

全身麻酔の必要条件　Woodbridge は，全身麻酔の必要条件として**無意識**(unconsciousness)，**不動化**(immobilization)，**無痛**(analgesia)の三つを提唱した．この 3 条件は全身麻酔の作用機序が明らかではなかった時代に提唱されたものであるが，現在行われている全身麻酔法も基本的にはこの 3 条件を満たすことを目標としている．

バランス麻酔——全身麻酔薬は全身麻酔の目的で開発されて使用されている薬物であるが，必ずしも3条件を均等に満たすものではない．多くの全身麻酔薬は意識を消失させる目的では優れているが，無痛，不動化の条件を満たすためには高用量投与が必要となり，循環抑制などの副作用が現れることが多い．そこで，不動化の目的で筋弛緩薬，無痛の目的で麻薬性オピオイド鎮痛薬や局所麻酔法を併用することが多い．このように，目的に応じて複数の薬物を組み合わせて全身麻酔を行う方法をバランス麻酔と呼ぶ．現在では全身麻酔薬単独で全身麻酔法が行われることは少ない．

吸入麻酔薬

吸入麻酔法では，吸入麻酔薬を吸気中に混合して肺胞から吸収させ，吸入麻酔薬が血流を介して中枢神経系に到達すると麻酔状態が得られる．吸入麻酔薬はガス麻酔薬と揮発性麻酔薬に分類される．ガス麻酔薬は常温で気体として存在するもので，**亜酸化窒素**（nitrous oxide，笑気）に代表される．揮発性麻酔薬は常温では液体として存在し，蒸発させてから気体として投与されるもので，**イソフルラン**（isoflurane），**セボフルラン**（sevoflurane），**デスフルラン**（desflurane）がある．1845年に亜酸化窒素が初めて臨床使用されてからさまざまな吸入麻酔薬が開発されてきたが，副作用や爆発性を有することを理由に使用されなくなり，現在臨床的に使用可能な吸入麻酔薬は上記の4種類である．

いずれの吸入麻酔薬を使用する際にも麻酔器が必要である．ガス麻酔薬はボンベに封入された状態で供給されて，適切な濃度を吸気中に混合して投与される．揮発性麻酔薬は液体として供給されて，それぞれの麻酔薬に対応する気化器を用いて気化させた後に吸気中に混合して投与される．

構造

ガス麻酔薬の亜酸化窒素は，窒素原子と酸素原子からなる単純な分子である．揮発性麻酔薬（イソフルラン，セボフルラン，デスフルラン）は炭素原子3個あるいは4個を有するエーテル構造を骨格として，水素原子がハロゲン元素（Cl，F）で置換されている．骨格と置換されたハロゲン元素の種類と位置の違いによって，各麻酔薬の物理化学的性質や麻酔作用の差が生じる．

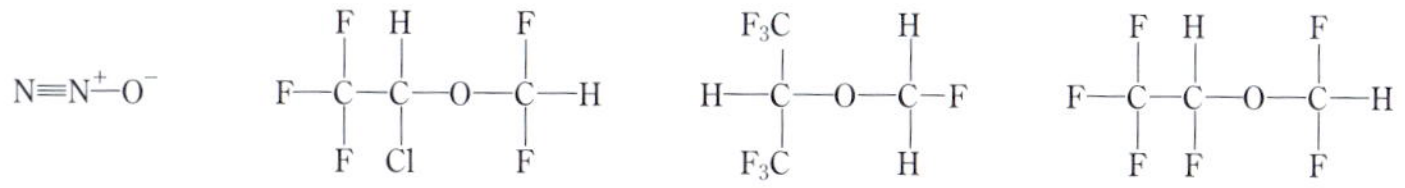

Nitrous oxide　Isoflurane　Sevoflurane　Desflurane

力価

吸入麻酔薬の力価を比較する際には，最小肺胞濃度（minimum alveolar concentration, MAC）が用いられる（**表V-39**）．MACはED_{50}に相当する指標であり，半数のヒトにおいて，侵害刺激（皮膚切開）によって生じる体動を抑制する吸入麻酔薬の肺胞内濃度である．MACが小さいほど麻酔作用が強いことを示す．亜酸化窒素のMACは100%を超えているが，大気圧下では濃度70%程度以上の亜酸化窒素吸入は不可能で，亜酸化窒素単独では十分な麻酔作用が得られないことを意味している．

表Ⅴ-39 吸入麻酔薬の特徴

	亜酸化窒素	イソフルラン	セボフルラン	デスフルラン
分子量	44	184.5	200.1	168
血液/ガス分配係数(37℃)	0.47	1.4	0.65	0.45
油/ガス分配係数(37℃)	1.3	90.8	47～54	19
最小肺胞濃度(MAC)(%)	104	1.28	2.05	6.0
代謝率(%)		0.2	5	0.02

薬物動態 吸入された吸入麻酔薬は肺胞内分圧(P_A)と混合静脈血中分圧の圧較差による拡散によって肺胞膜と肺毛細血管壁を通過して血液中に溶解され，動脈血中分圧(P_a)が得られる．吸入麻酔薬は血液の循環によって全身に分布し，さまざまな薬理作用を示す．血流によって中枢神経系に到達した吸入麻酔薬の分圧(P_{CNS})が一定レベルに達すると麻酔状態が得られる．平衡状態に到達すると，$P_A = P_a = P_{CNS}$となり，P_AはP_{CNS}すなわち吸入麻酔薬の効果部位における分圧と一致することになる．P_AとP_{CNS}が平衡に達する速さは，麻酔の導入速度つまり麻酔がかかる速さあるいは麻酔開始から意識がなくなるまでの時間に反映される．導入速度は，①肺胞換気量，②吸入麻酔薬濃度，③血液/ガス分配係数，④心拍出量，⑤肺胞気-混合静脈血分圧較差に影響される．血液/ガス分配係数(**表Ⅴ-39**)が小さいほど導入速度が速く，亜酸化窒素は揮発性麻酔薬よりも導入速度が速く，揮発性麻酔薬の中ではデスフルランの導入速度が最も速い．血液中に溶解された吸入麻酔薬が組織に到達すると拡散によって各組織に移行するが，その際の拡散速度は組織/血液分配係数，組織血流量によって決まる．

吸入麻酔薬の投与を中止して酸素あるいは空気による換気を続けると体内に存在する吸入麻酔薬が排出され，P_{CNS}が閾値を下回ると麻酔状態から覚醒する．覚醒速度も導入速度と同様に血液/ガス分配係数に影響され，血液/ガス分配係数が小さいほど覚醒速度が速い．

体内に取り込まれた吸入麻酔薬の一部は肝臓で代謝される(**表Ⅴ-39**)．吸入麻酔薬の代謝率は低いので，投与中止後に麻酔作用が消失して覚醒するのは，麻酔薬が分解されて麻酔作用がない代謝産物に変化するからではなく，投与された麻酔薬が代謝を受けずにそのまま排出されるからである．

作用機序 吸入麻酔薬の作用機序は完全には解明されていないが，作用機序に関連してこれまでに以下のような現象が報告されている．

圧拮抗 Pressure reversal：動物が置かれた環境の気圧が高いほど吸入麻酔薬の必要量が増加する．生体内における吸入麻酔薬と生体分子との相互作用は圧力により解除される性質の作用であることを示唆する．

Meyer-Overton rule(**図Ⅴ-43**)：吸入麻酔薬のMACと脂質溶解度(油/ガス分配係数)(**表Ⅴ-39**)は逆相関し，脂質に溶けやすい麻酔薬ほどMACが小さい，つまり麻酔作用が強い．この事実は，生体内で吸入麻酔薬が作用するのは細胞膜を構成する脂質あるいは蛋白質分子内に存在する疎水性領域であることを示唆する．

除脳ラットにおけるMAC：健常ラットと中脳レベルで脳幹を切断した除脳ラットでイソフルランMACを比較すると有意な差は認められない．この結果は，吸入麻酔薬が有する侵害刺激に対する逃避反応抑制効果に関しては脳よりも脊髄レベルが重要であることを意味し，全身麻酔薬の作用には脳だけではなく脊髄も重要な役割を果たすことを示唆する．

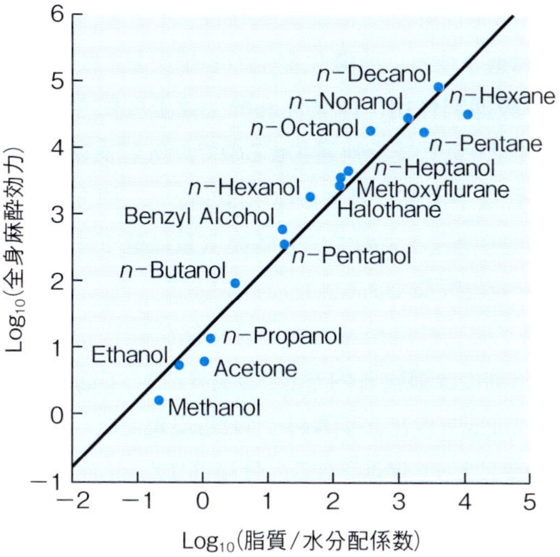

図V-43 Meyer-Overton rule

ホタル発光酵素ルシフェラーゼに対する吸入麻酔薬の作用：吸入麻酔薬は可溶性蛋白質であるホタル発光酵素ルシフェラーゼの発光作用を抑制することが示され，吸入麻酔薬は蛋白質に作用して蛋白質分子の機能を修飾することが明らかになった．

イオンチャネルに対する吸入麻酔薬の作用：さまざまなイオンチャネルに対する吸入麻酔薬の作用が検討され，揮発性麻酔薬は抑制性神経伝達物質受容体であるγアミノ酪酸の $GABA_A$ 受容体やグリシン受容体の作用を促進させること，亜酸化窒素は興奮性伝達物質受容体であるグルタミン酸受容体の一種であるNMDA受容体の作用を抑制することが示されている．その他にもニコチン性アセチルコリン受容体，電位依存性 Na^+ チャネル，電位依存性 Ca^{2+} チャネルなどさまざまな受容体やイオンチャネルの作用に影響を及ぼすことが知られている．

薬理作用

麻酔作用：吸入麻酔薬は中枢神経に作用することによって麻酔作用を示すが，すべての中枢神経系機能が一様に抑制されるのではなく，一般に高次機能は低濃度の吸入麻酔薬で抑制される．侵害刺激によって引き起こされる体動を抑制するためには1 MACの吸入麻酔薬濃度が必要であるが，0.3 MAC程度で意識消失が生じ，さらに低濃度の吸入麻酔薬で記憶抑制が引き起こされる．

［麻酔深度の評価］かつては，自発呼吸運動パターン，瞳孔径，眼球運動，各種反射などの臨床徴候を観察することによって麻酔の程度つまり麻酔深度が評価されていた．現在では筋弛緩薬，麻薬性オピオイド鎮痛薬などが併用されることが多く，臨床徴候から麻酔深度を評価することが困難で，脳波をもとにして麻酔深度を判断することが多い．吸入麻酔薬投与により脳波上に高振幅徐波，高濃度投与によりburst suppression（群発性活動と10 μV以下の抑制脳波が交代して現れる状態）が出現し，さらに高濃度では平坦脳波に至る．

鎮痛作用：揮発性麻酔薬では弱く，多くの場合には他の鎮痛手段（局所麻酔法，麻薬性オピオイド鎮痛薬など）が併用される．亜酸化窒素の鎮痛作用は揮発性麻酔薬よりは強いが，大気圧下では単独で十分な濃度を投与することができないので，やはり他の鎮痛手段と併用されることが多い．

頭蓋内圧上昇作用：揮発性麻酔薬は脳血管拡張作用が強く，脳代謝を強く抑制するにもかかわらず脳血流を増加させて頭蓋内圧上昇を起こす．

血圧下降作用：揮発性麻酔薬は濃度依存性に心筋収縮力を抑制して血管を拡張させるので，心拍出量と血圧は低下する．亜酸化窒素の心拍出量と血圧に対する作用は弱い．

気管支弛緩・呼吸抑制作用：揮発性麻酔薬は濃度依存性に気管支平滑筋細胞内 Ca^{2+} 濃度を低下させることにより気管支を弛緩させるので，気管支喘息の治療に用いられることがある．亜酸化窒素には気管支平滑筋に対する作用は少ない．揮発性麻酔薬は呼吸中枢に対する直接作用により呼吸抑制を引き起こすので，分時換気量は低下する．亜酸化窒素の呼吸抑制作用は揮発性麻酔薬に比べると軽微である．

骨格筋弛緩作用：揮発性麻酔薬は弱い骨格筋弛緩作用を有し，非脱分極性筋弛緩薬の作用を増強する．骨格筋には細胞質内 Ca^{2+} の上昇によって筋小胞体膜上の Ca^{2+} 放出チャネル（リアノジン受容体）から Ca^{2+} 放出が引き起こされる現象 Ca^{2+}-induced Ca^{2+} release があり，この現象は揮発性麻酔薬によって促進される．骨格筋リアノジン受容体に変異を有する場合には，揮発性麻酔薬によって細胞質内 Ca^{2+} の異常な上昇，異常な筋収縮と発熱を生じる悪性高熱症を発症することがある．

静脈麻酔薬

静脈麻酔薬（**図Ⅴ-44**）は静脈内に投与することによって中枢神経系に作用させて麻酔状態が得られる薬物であるが，筋肉注射などの方法で投与されることもある．静脈投与には単回投与法と持続投与法がある．単回投与法は麻酔導入時などに一時的に深い麻酔深度を得るために用いられ，持続投与法は麻酔状態を維持する目的で微量ポンプを用いて麻酔薬を静脈内に投与する方法である．

薬物動態　静脈麻酔薬の薬物動態は，中枢コンパートメントと二つの末梢コンパートメントからなる3-コンパートメントモデルで近似される（**図Ⅴ-45**）．二つの末梢コンパートメントは血流や平衡に達する速さに違いがあり，それぞれが主に内臓および骨格筋，主に脂肪に対応している．3-コンパートメントモデルで各速度定数を設定した上で血中濃度の時間依存性変化を推測すると，単回投与された後の血中濃度の推移は三つの指数関数の和で示され，実測値とよく一致する．プロポフォールの

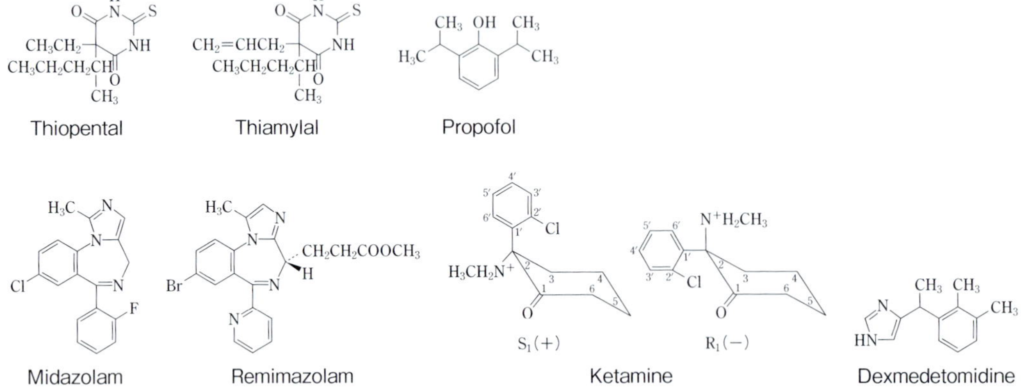

図Ⅴ-44　静脈麻酔薬の構造

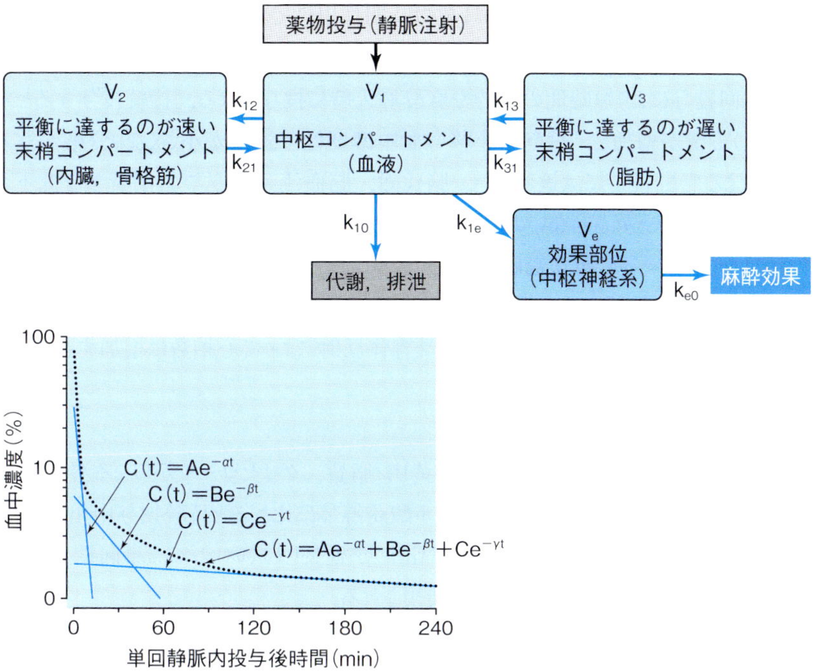

図V-45 静脈麻酔薬の薬物動態を表現する3-コンパートメントモデルと単回投与後の血中濃度変化のシミュレーション

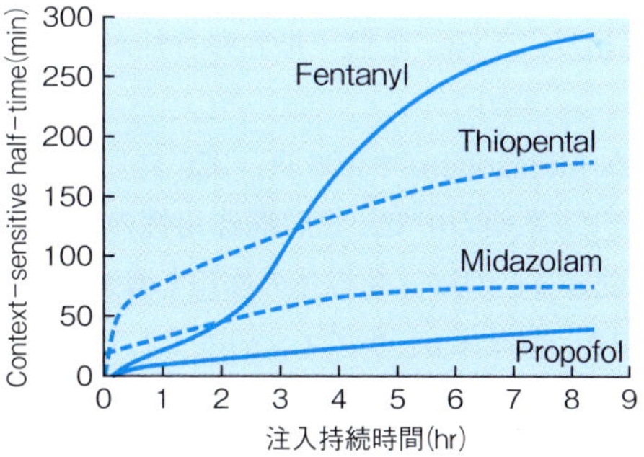

図V-46 Context-sensitive half-time

持続投与法では，目標とする血中濃度を指定して3-コンパートメントモデルから適切な注入速度を計算して投与する方法 target-controlled infusion が用いられることもある．

薬物を持続静注により血中濃度を一定に維持した後，投与を中止した際に血中濃度が半分に低下するまでの時間を context-sensitive half-time と呼び，投与中止までの持続静注時間に依存する（**図V-46**）．静脈麻酔薬の中では，チオペンタールはプロポフォールに比べて持続静注時間が長くなるほど context-sensitive half-time が延長する傾向が強い．

■ バルビツール酸誘導体 Barbiturates（☞ 109 頁，335 頁）

バルビツール酸誘導体は作用時間の差により超短時間作用性から長時間作用性まで分類される．$GABA_A$ 受容体とグリシン受容体の作用を増強し，抑制性神経伝達を促進して神経細胞の興奮を抑制する．

静脈麻酔薬として投与されるのは超短時間作用性である**チオペンタール**(thiopental)と**チアミラール**(thiamylal)で，静注後 10〜20 秒で意識消失が得られ，15〜30 分で意識が回復するので，単回投与により短時間の麻酔や麻酔導入時に投与される．持続投与すると末梢コンパートメントへの蓄積が増加し，投与中止後の血中濃度低下速度が小さくなり覚醒が遅れるので，持続投与による麻酔維持には適さない．脳代謝，脳血流量，脳酸素消費量を低下させる作用があり，頭蓋内圧を上昇させないので，蘇生時や脳外科手術中の脳保護の目的で投与される．鎮痛作用はなく，かえって痛覚過敏を引き起こすことがある．呼吸中枢に対する作用によって投与量依存性に呼吸を抑制する．中枢神経系に対する作用と心臓および末梢血管に対する直接作用によって血圧が低下し，それに対する圧受容体反射によって心拍数は増加する．

■ プロポフォール Propofol

非水溶性であるため，大豆油，卵黄リン脂質，グリセロールからなる溶媒に溶解されている．投与後の意識消失が速く，バルビツール酸誘導体に比べると持続投与中止後の血中濃度低下が遅くなりにくい(context-sensitive half-time が延長しにくい)ので，単回投与による麻酔導入だけではなく持続静注による麻酔維持にも使用される．

脳代謝，脳血流量，脳酸素消費量を低下させ，心拍出量低下，末梢血管抵抗低下を伴う血圧低下を引き起こす．呼吸抑制作用があり，単回投与により麻酔導入を行う際に呼吸停止に至ることもある．筋弛緩作用はなく，筋弛緩薬の作用を増強することもない．制吐作用があり，全身麻酔の合併症である術後の悪心・嘔吐を軽減することができる．

高用量長時間使用により重篤な副作用が発生して死に至ることがあり，集中治療中の小児への投与は禁忌とされている．胎盤・母乳移行性があり注意を要する．

■ ミダゾラム Midazolam(☞ 106 頁，326 頁)

ベンゾジアゼピン系薬の中で，短時間作用性のミダゾラムを静脈麻酔薬として使用することがある．$GABA_A$ 受容体とグリシン受容体の作用を増強し，Cl^- 流入を促進して神経細胞の興奮を抑制する．$GABA_A$ 受容体 $\alpha1$ サブユニットを介して鎮静，健忘，抗痙攣作用，$GABA_A$ 受容体 $\alpha2$ サブユニットを介して抗不安，筋弛緩作用を示す．濃度依存性に脳代謝を抑制し，脳酸素消費量と脳血流量を低下させる．呼吸抑制作用があり，二酸化炭素あるいは低酸素による呼吸促進作用を抑制する．循環系に対する作用は弱いが，末梢血管拡張作用によって血圧は低下する．ベンゾジアゼピン拮抗薬フルマゼニルを投与すると，意識が回復し，呼吸抑制作用にも拮抗することができる．ミダゾラム分子にエステル結合を導入することによって，エステラーゼにより分解されて短時間で麻酔作用が消失する**レミマゾラム**(remimazolam)は，ミダゾラム類似の麻酔作用を有し，作用時間が短いので持続投与による全身麻酔にも適している．

■ ケタミン Ketamine(☞ 119 頁，386 頁)

ケタミンはフェンシクリジン誘導体として合成された薬物で，光学異性体である R(−)-ケタミンと S(＋)-ケタミンが混合したラセミ体であり，R(−)に比べて S(＋)-ケタミンが強い作用を示す．

脳波上は大脳皮質が徐波化していても大脳辺縁系では覚醒波が観察されることから解離性麻酔薬と呼ばれ，他の静脈麻酔薬のように睡眠に似た麻酔状態ではなくカタレプシー様の麻酔状態となる．麻酔からの覚醒時に，不快な夢をみること，浮遊感や幻覚を感じることが特徴で，興奮，混乱，多幸感，恐怖などを伴うことがある．不快な精神症状はジアゼパムやドロペリドールにより軽減することができる．下行抑制系の活性化と脊髄後角における痛覚伝達抑制による鎮痛作用があり，特に体表面の痛みを強く抑制する．脳代謝，脳血流量，頭蓋内圧を上昇させる．循環系に対する直接抑制作用を有するが，中枢を介する交感神経活性化作用により血圧が上昇し，心拍数が増加する．呼吸抑制作用は弱く，気管支拡張作用がある．

興奮性神経伝達の抑制（NMDA 型グルタミン酸受容体拮抗作用）：NMDA 受容体は GluN1 と GluN2A～D サブユニットから構成される．ケタミンは非競合性拮抗薬として Mg^{2+} 結合部位と重なるフェンシクリジン結合部位に結合して NMDA 受容体機能に拮抗する．大脳に密に存在する NMDA 受容体の遮断が麻酔作用に，脊髄後角痛覚系の二次ニューロン NMDA 型受容体の遮断が鎮痛作用に関与する（☞ 118 頁）．

■ デクスメデトミジン Dexmedetomidine

α_2 受容体作用薬であり，α_2 受容体に対する親和性は α_1 受容体の約 1,300 倍である．青斑核 α_{2A} 受容体に結合して青斑核からのノルアドレナリン放出を抑制することにより鎮静作用を示し，自然睡眠に近い鎮静が得られる．単独で深い鎮静状態を得ることは難しいが，他の鎮静薬や鎮痛薬と組み合わせることにより良好な鎮静が得られる．脊髄後角 α_{2A} 受容体あるいは α_{2C} 受容体に作用して痛覚伝導を抑制することにより鎮痛作用を示す．循環系に対しては，交感神経終末からのノルアドレナリン放出抑制により低血圧，徐脈を生じることがある．呼吸抑制作用は少ない．

静脈麻酔法

■ 神経遮断性麻酔 Neuroleptoanesthesia，神経遮断性無痛法 Neuroleptoanalgesia (NLA)

バランス麻酔の一種で，強力な鎮痛薬と神経遮断薬（neuroleptic）を併用することによって，呼びかけに応答できる程度の意識を残しながら，不安が除かれて周囲に対して無関心な鎮静状態，手術可能な無痛状態を得る方法である．揮発性麻酔薬や静脈麻酔薬を用いる場合に比べて循環系に対する抑制作用が弱いのが利点である．NLA 原法では，鎮痛薬として麻薬性オピオイド鎮痛薬である**フェンタニル**，神経遮断薬としてブチロフェノン誘導体である**ドロペリドール**を用い，意識を消失させるために亜酸化窒素を併用することもある．**NLA 変法**として，鎮静薬としてベンゾジアゼピン誘導体（ミダゾラム，ジアゼパム），鎮痛薬として拮抗性鎮痛薬であるペンタゾシンなどを使用することもある．

■ 全静脈麻酔

従来，全身麻酔薬として吸入麻酔薬が広く用いられてきたが，持続投与可能な静脈麻酔薬，短時間作用性の麻薬性オピオイド鎮痛薬や筋弛緩薬の開発により，静注薬のみで全身麻酔を行うことが可能になった．麻酔薬としてプロポフォール，麻薬性オピオイド鎮痛薬として**レミフェンタニル**あるいはフェンタニル（☞ 373 頁），筋弛緩薬としてロクロニウムあるいはベクロニウムが用いられる．全静脈麻酔の利点として，吸入麻酔薬が放出されることによる環境への影響が避けられることがあげられる．

14 局所麻酔薬

局所麻酔薬(local anesthetics)は知覚神経の伝導を遮断し，無痛を生じさせることを目的とする薬物である．一般にその作用は局所に限られ，可逆的である．

局所麻酔薬は Na^+ チャネル孔内の特異的結合部位に結合して，イオンの細胞内への流入を遮断し，活動電位の発生を抑制することにより神経伝導を遮断するので，基本的に神経線維の種類を問わず作用しうる．局所麻酔薬が吸収された場合の全身作用の多くも中枢神経ならびに末梢神経系の伝導遮断による．しかし，局所麻酔薬は神経の種類によって遮断が起こる速度が異なり，また刺激頻度/電位依存性の抑制作用がある．これらの性質は知覚，中でも痛覚を最初に消失させるという臨床上重要な特性を有している．麻酔薬の投与法により麻酔効果を局所に限定することができる．局所麻酔薬にはコカインに代表されるエステル型とリドカインなどのアミド型に分類される(**図Ⅴ-47**)．

化学構造――コカインの安息香酸の部分に局所麻酔作用があることから，**ベンゾカイン**(アミノ安息香酸エチル)を基に合成局所麻酔薬が作られた(**図Ⅴ-47**)．これらは，芳香環，アルキル鎖，アミノ基の共通した基本構造をもつ．芳香環は脂質親和性を，アミノ基は親水性をもつ．芳香環とアルキル鎖の結合にはエステル型とアミド型がある．ベンゾカイン以外は第二級，第三級アミン(弱塩基性)であり，酸性ではイオン化しやすい．

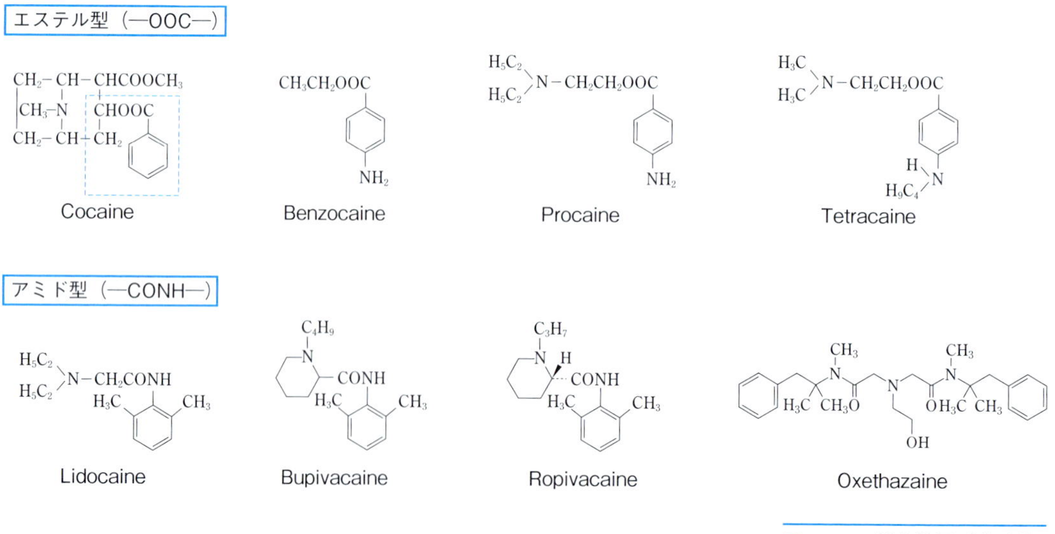

図Ⅴ-47　代表的局所麻酔薬

薬理作用

局所麻酔薬は知覚神経，自律神経，運動神経いずれの末梢神経の神経伝導も遮断する．一般に神経線維の局所麻酔薬に対する感受性は，細い線維ほど高く，無髄線維は有髄線維より高い．自律神経線維，細い無髄C線維（痛覚を伝える），細い有髄Aδ線維（痛覚と温度感覚を伝える）が，太い有髄のAγ，Aβ，Aα線維（体位，触覚，圧覚，運動の情報を伝える）より先に遮断される．特に，細い感覚神経線維（特に痛覚）は高頻度刺激で長い活動電位（～5 msec）を発生するので，刺激頻度/電位依存性抑制を受けやすく局所麻酔薬への感受性が高い．局所麻酔薬はRanvierの絞輪部分に作用しやすいので，有髄神経の跳躍伝導を遮断するには2～3個の絞輪の範囲（数mm以上）に適用する必要がある．

作用機序——局所麻酔薬はNa^+チャネルに直接作用することにより，活動電位の発生に必要な膜のNa^+に対する一過性の透過性の増大を抑制する．その結果活動電位の上昇率を減少させ，神経衝撃伝導を遮断する．局所麻酔薬にはK^+チャネルの抑制作用もあるが，より高濃度を必要とし，その抑制は静止膜電位に大きな変化を与えない．

局所麻酔薬の結合部位：電位依存性Na^+チャネルは，α，β_1，β_2の三つの糖蛋白質サブユニットからなり，膜を貫通するαサブユニットがチャネルとして機能する（**図V-48A**）．αサブユニットは分子内に4個の繰り返し構造（Ⅰ～Ⅳ）を有し，それぞれがαヘリックス構造をなす6個の膜貫通部位（S1～S6）からなる（☞86頁）（**図V-48B**）．局所麻酔薬はⅠ，Ⅲ，ⅣドメインS6の疎水性アミノ酸と相互作用する（**図V-48C**）．

局所麻酔薬の作用様式

①陽イオン型局所麻酔薬がNa^+チャネルの内側に結合：陽イオン型の局所麻酔薬は，神経軸索の内側から作用させると神経伝導を遮断するが，外側に作用させても有効ではない．一方，遊離塩基の局所麻酔薬は内側から作用させても弱い．このことは，局所麻酔薬の作用点は軸索の内側にあること，活性型は陽イオン型であることを示している．しかし，細胞膜を通過しうるのは遊離塩基である．したがって作用を発現するためには，まず遊離塩基で細胞膜を通過して細胞内に到達し，陽イオン型の状態でNa^+チャネルに内側から結合することが必要である（**図V-48A**）．

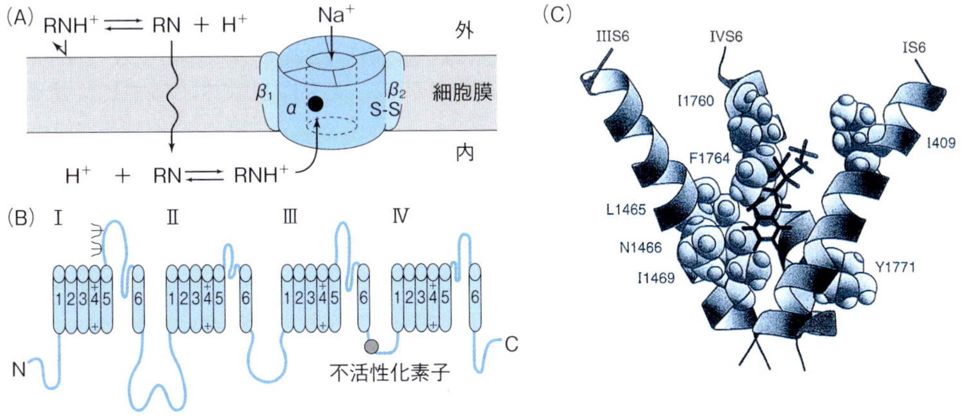

図V-48　局所麻酔薬の作用様式
（**A**）細胞膜Na^+チャネルサブユニット構造と局所麻酔薬の作用様式
（**B**）Na^+チャネルのαサブユニットの配列．円柱は膜貫通のヘリックス部位を，＋はプラス荷電のアミノ酸残基を示す．このセグメントが電位センサーとして働く．（Catterall, W.A., Neuron, **26**, 13-25, 2000，一部改変）
（**C**）Na^+チャネルのαサブユニットⅠ，Ⅲ，ⅣのS6セグメントを示す．それら三つの膜貫通セグメントのアミノ酸残基が局所麻酔薬結合のために重要とみなされ，エチドカイン分子はこの部位に結合するとされている．
（Yarov-Yarovoy, V., McPhee, J.C., Idsvoog, D., et al., J. Biol. Chem. **277**, 35393-35401, 2002）

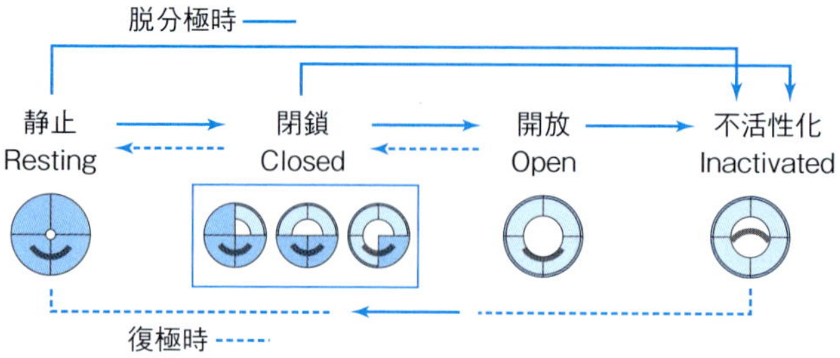

図Ⅴ-49 Na⁺ チャネル状態の電位変化による動的変化
脱分極時には静止（四つのドメインがすべて閉鎖），閉鎖（一つから三つのドメインが開口）および開放（すべてのドメインが開口）状態から不活性化（ドメインⅢとⅣを結ぶ不活性化ゲートがチャネルの入り口を細胞内側から塞ぐ）状態へ移行できる．復極時には不活性化状態から直接静止状態へもどる．

②Na^+ チャネル開閉状態と局所麻酔薬の感受性：Na^+ チャネルは開口後 msec の速さで不活性化されるが，この間に静止，閉鎖，開放，不活性化の 4 種の状態がある．局所麻酔薬は開放状態や不活性化状態に強い親和性を有し，静止状態への回復を 50〜100 倍も遅らせる．

③刺激頻度/電位依存性抑制 Use-dependent inhibition：局所麻酔薬による抑制は細胞膜の連続的な脱分極により作用がより強くなる．これは連続脱分極によりチャネルの開放状態が増加し，チャネル内の結合部位にイオン化した局所麻酔薬が作用しやすくなるためである（**図Ⅴ-49**）．この刺激頻度に依存した効果は，局所麻酔薬の pK_a 値，脂溶性，分子の大きさによって影響を受ける．

麻酔効果に影響する要素

膜膨張によるイオンチャネルの遮断：ベンゾカインは電荷を生じず，脂溶性が高い．Na^+ チャネルに直接作用するのではなく，膜中に入り込み膜を膨張させ Na^+ チャネルを圧迫して阻害する．

pH の影響：局所麻酔薬の水溶液中で遊離塩基と陽イオンの量的比は，次の式で規定される．

$$\log\left[\frac{\text{遊離塩基}}{\text{陽イオン}}\right]=\mathrm{pH}-\mathrm{p}K_a$$

溶液の pH と薬物の pK_a に依存し，pH が酸性に傾くと陽イオン型が増加する．また pK_a が大きい化合物はイオン化しやすい．炎症巣で局所麻酔効果が弱いのは，炎症巣では pH が酸性に傾くので陽イオン型が増加し，作用部位へ到達しにくいためと考えられている．

副作用と中毒

全身症状には，麻酔操作と関連する神経性のもの，および局所麻酔薬が循環血液中へ吸収されることによる薬物中毒と，薬物アレルギーによるものがある．

麻酔操作による合併症：神経性ショックは，麻酔操作に対する不安や疼痛による迷走神経反射に基づく心拍数の減少，血圧低下による．また精神的ストレスにより過呼吸となる過換気症候群がある．これらにより脳血流量と酸素供給が低下して意識の消失が起こることがある．必要に応じてベンゾジアゼピン誘導体を投与する．

急性中毒：循環系へ吸収されて起こる急性中毒は，軽度の場合は，自律神経求心線維麻痺による循環反射の消失による脳虚血症状である．重症の場合は，呼吸中枢を含む中枢神経系の抑制，痙攣誘発，循環虚脱などのショック症状である．人工呼吸，昇圧処置，心停止の徴候があるときは心臓マッサージを行う．痙攣誘発は，抑制神経系の抑制による見かけ上の興奮と考えられ，その処置や予防にはベンゾジアゼピン誘導体が有効である．

運動神経の抑制や筋終板に対する抑制により筋弛緩を生じる．まれに，急激な体温上昇，筋強直，アシドーシス，ミオグロビン尿等を伴う悪性高熱が現れることがある．悪性高熱の治療にはダントロレンが用いられる．悪性高熱症の遺伝的素因をもつ場合はアミド型局所麻酔薬は禁忌である．

過敏症：局所麻酔薬に対しアレルギー症状あるいはアナフィラキシーショックなどの過敏反応を示す例がまれにみられる．特にエステル型局所麻酔薬の代謝物パラアミノ安息香酸（*p*-aminobenzoic acid, PABA）による．アミド型は過敏症を起こさないが，注射液に保存剤として PABA 類似物メチルパラベンなどを含む場合は同様の問題を生じる．皮内テストなど，過敏反応の有無は事前に調べておくことが大切である．

局所麻酔薬投与法

表面麻酔 Surface(topical) anesthesia：塗布または洞内注入により粘膜表面や創面の知覚麻痺を起こす方法．極性の高いものは浸透性が悪いので使われない．

浸潤麻酔 Infiltration anesthesia：注射局所部位より周囲組織に浸潤し，知覚神経末端に直接薬物が作用してその部位の知覚麻痺を起こす方法．手術部位を囲むように局所麻酔薬を浸潤させるフィールドブロックもこれに含まれる．

伝達麻酔 Conduction anesthesia：神経幹，神経叢，神経節などの周囲に局所麻酔薬を注射し，その支配下組織の知覚麻痺を起こさせる方法．三叉神経，上腕神経叢，尺骨神経，坐骨神経ブロックなどがある．

脊髄くも膜下麻酔(脊椎麻酔) Spinal anesthesia：脊髄くも膜下腔に薬物を注入して神経根を麻痺し，その支配下の広領域の感覚を消失させる方法．注射部位は第2腰椎と第5腰椎の間で行うことが多く，腰椎麻酔(lumbar anesthesia)といわれる．体位と薬液の比重から麻酔域を調節することができる．麻酔域上限が胸髄10以下を低位，胸髄4以上を高位脊髄くも膜下麻酔と呼ぶ．麻酔域が頸髄4以上に及ぶと呼吸障害が起こり人工呼吸が必要となることがある．

硬膜外麻酔 Epidural anesthesia：硬膜外腔に注入して脊髄神経の麻痺を起こす方法．胸部，腰部，仙骨(仙骨管内)麻酔が選ばれる．

吸収・代謝

エステル型の局所麻酔薬は血漿中のコリンエステラーゼや肝臓エステラーゼにより加水分解されるので作用時間が短い．脊髄液中にはエステラーゼが存在しないので脊髄に投与された局所麻酔薬は血中に吸収されるまで投与部位にとどまる．一方，アミド型は血漿蛋白との結合性が強く，エステラーゼでは加水分解されず，作用時間が長い．また肺への分布が高い．主として肝臓のCYP酵素で*N*-脱アルキル化，続いて加水分解などの代謝を受ける．アミド型局所麻酔薬は血漿α_1-酸性糖蛋白質と強く結合する(55〜95%)．癌，手術，外傷，心筋梗塞などによるα_1-酸性糖蛋白質の増加は代謝を遅らせる．

血管収縮薬の併用——コカインは，交感神経終末モノアミントランスポーターによるノルアドレナリンの再取り込みを抑制して血管を収縮させるので，血管への吸収が遅く，作用は持続する．血管収縮作用のない合成局所麻酔薬は血管収縮薬が併用される．血管収縮薬は，血管を収縮させることにより，①局所麻酔作用時間の延長，②局所麻酔薬の全身毒性の減少，③手術局所の止血という効果をもたらす．反面，創傷部への血流が低下し，低酸素障害，組織壊死を引き起こすことにも留意が必要である．血管収縮薬として，アドレナリンが用いられる．これらのβ作用はカプサイシン感受性侵害受容器を抑制することで術後疼痛を軽減させる作用もある．狭心症，高血圧症，糖尿病，甲状腺機能亢進症などアドレナリン禁忌の場合は血管収縮性ポリペプチドである**フェリプレシン**(felypressin)配合剤が適している．

エステル型局所麻酔薬

コカイン Cocaine

アンデス山岳地では原住民が何世紀にもわたって，コカ葉を噛むことによって，高所での長時間の肉体労働に耐え，疲労と空腹を癒した．19世紀後半になって，欧米ではコカ葉抽出物が飲み物として普及した．やがてその耽溺性が明らかとなり禁止された．1860年ドイツのNiemannはコカ葉からコカインを単離，舌を麻痺させる作用のあることを発見．1884年Freudはコカインの広範な薬理作用について報告し，局所麻酔への応用の可能性を示唆した．同年，Kollerはコカインを眼科手術時の局所麻酔に初めて応用し，アメリカのHallは4%コカインを用いて無痛抜歯に成功，翌年Halsteadは神経幹の伝達麻酔の方法を普及させ，局所麻酔薬としての有用性が確立された．しかしその強い精神興奮作用のため，中枢作用の少ないプロカイン(1905)が合成されると，リドカイン(1948)をはじめ，多くの優れた合成局所麻酔薬が開発され，今日用いられている．

コカインはエステル型の局所麻酔薬のプロトタイプであるが，その毒性と麻薬性のため適用は表面麻酔に限られている．末梢では，適用部位周辺の交感神経終末シナプス間隙のノルアドレナリン濃度を高め，血管を収縮させて持続性の局所麻酔効果を発現する．中枢神経系ではモノアミン取り込み阻害により強い中枢興奮作用を現す．特にドパミン取り込み阻害は精神的発揚をもたらし，連用により精神的依存をきたしやすい．

その他のエステル型局所麻酔薬

プロカイン(procaine)は，アレルギー反応を起こしやすい．粘膜からの浸透性が低いので表面麻酔には用いられない．**テトラカイン**(tetracaine)は効力が強く脊椎麻酔に用いられる．**アミノ安息香酸エチル**(ethylaminobenzoate，別名ベンゾカイン)や**ピペリジノアセチルアミノ安息香酸エチル**は，内服で胃炎，胃潰瘍における疼痛，嘔吐に用いられる．

アミド型局所麻酔薬

リドカイン Lidocaine

アミド型のプロトタイプで，麻酔深度が大きく，中時間作用型で作用発現は速い．表面，浸潤，伝達，脊髄麻酔などすべての麻酔によく使われる(**表Ⅴ-40**)．また，静脈内投与で抗不整脈薬としても使用される．CYP1A2，CYP3A4で代謝される．重大な副作用として，ショック，意識障害，振戦，痙攣，異常感覚，知覚・運動障害，悪性高熱などがある．エステル型過敏の個体には第一選択薬である．

その他のアミド型局所麻酔薬

ブピバカイン(bupivacaine)はラセミ体で，その心毒性は*R*(＋)-鏡像異性体による．神経毒性および細胞傷害がジブカインより少なく，血管収縮作用がある．長時間作用型**レボブピバカイン**(levobupivacaine)はブピバカインの*S*(－)-鏡像異性体で心毒性が少ない．術後鎮痛に適している．**ロピバカイン**(ropivacaine)は*S*(－)-鏡像異性体．神経膜 Na^+ チャネルへの選択性が高く，心筋 Na^+ チャネルへの作用は弱い．長時間作用型．**メピバカイン**(mepivacaine)には強い血管収縮作用があり，中時間作用型で作用発現が早い．**ジブカイン**(dibucaine)は毒性が強いので，表面麻酔，仙骨麻酔や腰椎麻酔に用いられる．**オキセサゼイン**(oxethazaine)は，強酸性下(胃液内)で局所麻酔作用を発揮する消化管粘膜局所麻酔薬である．また，胃幽門部粘膜を麻酔し，ガストリンの遊離を抑制し，間接的に胃酸分泌を抑制する．内服で食道炎，胃炎，胃・十二指腸潰瘍，過敏性腸症候群に伴う疼痛，酸症状，嘔吐などに用いられる．

表Ⅴ-40　局所麻酔薬の分類と特徴

分類	一般名	pK_a	固有効力	毒性	適用
エステル型	コカイン	8.7	2.5	1.5	表面
	プロカイン	8.9	0.26	0.47	浸潤，伝達，硬膜外
	テトラカイン	8.5	9.5	4.3	表面，脊髄
	アミノ安息香酸エチル	2.9			表面
アミド型	リドカイン	7.9	1	1	表面，浸潤，伝達，脊髄，硬膜外
	メピバカイン	7.6	1	1	浸潤，伝達，硬膜外
	ブピバカイン	8.1	4	4	伝達，脊髄，硬膜外
	ロピバカイン	8.1			伝達，脊髄，硬膜外
	ジブカイン	8.5	14	6.3	表面，浸潤，脊髄

固有効力，毒性はリドカインを1としたときの比較．

15

鎮痛薬

痛みは本来，生体に対する警告系としての機能を果たしているが，過剰で持続的な痛みは除去しなければならない．鎮痛薬は意識喪失を起こさず，触覚などの他の諸感覚に影響を与えない用量で選択的に臨床上問題となる痛みを抑制する薬である．主として中枢に作用し強力な鎮痛作用をもつオピオイド鎮痛薬（narcotic analgesics）を中心とする薬物群と，主に末梢に作用し抗炎症作用と鎮痛作用を併せもつ非ステロイド抗炎症薬（nonsteroidal anti-inflammatory drugs, NSAIDs）を中心とする非オピオイド鎮痛薬に大別される．疼痛の種類と発症機序，麻薬性オピオイド鎮痛薬・非麻薬性オピオイド鎮痛薬・非オピオイド鎮痛薬・その関連薬の薬理作用とその機序および痛み治療の実際について解説する．

■ 痛みの種類とメカニズム

痛みは持続する期間により大きく急性疼痛と慢性疼痛（3 カ月以上持続または再発する痛み）に分類される．また，2020 年に改訂された国際疼痛学会による疼痛の分類によると，痛みはそのメカニズムにより，**侵害受容性疼痛**，**神経障害性疼痛**および**痛覚変調性疼痛**に分類される．臨床的にはこれら 3 つの疼痛が混在する場合も少なくない．侵害受容性疼痛は生理的疼痛とも呼ばれ，生体警告機構としての役割を有することから必ずしも除痛を必要としない場合がある．一次感覚神経は，痛みを引き起こす刺激（侵害刺激と呼ばれる）を感知する**侵害受容器**（nociceptor）として機能している．痛みを受容・伝達する感覚神経は，組織学的には有髄の **Aδ 線維**（直径 1〜5 mm，伝導速度 10〜25 m/sec）と無髄の **C 線維**（直径 0.3〜1 mm，伝導速度 0.5〜2 m/sec）からなる．表在性痛覚のうち，局在性の刺すような速い痛みは Aδ 線維，うずくような遅い痛みは C 線維によって伝えられる．C 線維侵害受容器はポリモーダル侵害受容器（polymodal nociceptor）と呼ばれることもあり，機械的刺激，熱的刺激および炎症性ケミカルメディエーターなど多種類の侵害刺激に応じる．一方，触覚は有髄の比較的太い **Aβ 線維**により伝達される．

侵害受容性疼痛

「非神経性の組織の損傷あるいは損傷が起こりうる強い刺激が，侵害受容器を活性化することによって引き起こされる痛み」と定義されている．機械的刺激，熱的刺激，酸などによる化学的刺激が，侵害受容器を介して一次感覚神経を活性化することにより惹起される．唐辛子の辛味成分カプサイシン（capsaicin）の受容体である TRPV1 は，6 回膜貫通型の TRP（transient receptor potential）チャネルファミリーに属し，43℃ 以上の熱刺激または H^+ によって活性化する．TRP チャネルファミリーの中には TRPV1 以外にも温度センサーとしての役割を果たしているものがあり，熱刺激により活性化される TRPV2，温刺激により活性化される TRPM3，冷刺激で活性化される TRPM8 や TRPA1 などが痛みに関与すると考えられている．

炎症性疼痛は，組織損傷や炎症により産生される炎症性ケミカルメディエーターが C 線維の一次感覚神経を活性化することにより惹起される（**図 V-50**）．炎症局所において種々の細胞から放出されるブラジキニン（BK），セロトニン（5-HT），ヒスタミン（His），プロスタグランジン類（PG），ATP，あるいは H^+ は C 線維の侵害受容器を刺激する．これらのケミカルメディエーターは，PKA や PKC などの活性化を介して熱受容体 TRPV1 を修飾，温度感受性を高め，体温レベルでも TRPV1 を活性化させるメカニズムが報告されている．炎症性サイトカインの刺激によりマクロファージやケラチノサイトから放出される神経成長因子(NGF)も，細胞内情報伝達機構を介して Na^+ チャネルを修飾・興奮させることが知られている．炎症性疼痛には，PG 合成に関わるシクロオキシゲナーゼ(COX)を阻害する NSAIDs が代表的な治療薬である．

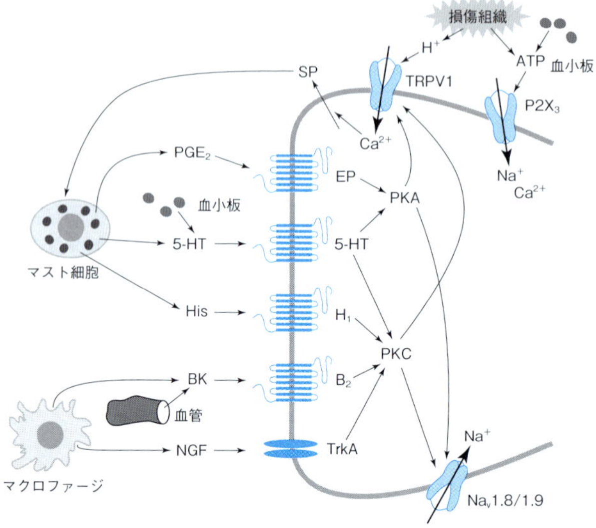

図Ⅴ-50　炎症性疼痛の発症メカニズム

神経障害性疼痛(図Ⅴ-51)

「体性感覚神経系の損傷あるいは病変によって引き起こされる痛み」と定義されている．外傷，癌，糖尿病，ウイルス感染(帯状疱疹ウイルスやヒト免疫不全ウイルスなど)，化学療法薬や脳卒中などに起因する感覚神経あるいは中枢神経の損傷や機能異常によって発症する疼痛であり，痛覚過敏(hyperalgesia：通常でも痛みを引き起こす刺激が，通常よりもより強い痛みを惹起する状態)やアロディニア(allodynia：通常では痛みを引き起こさない刺激(触刺激など)が，痛みを惹起する状態)を呈する．神経障害性疼痛に対する治療法は確立していないが，第一選択薬として**プレガバリン**(pregabalin)などのガバペンチノイド，デュロキセチンや三環系抗うつ薬，第二選択薬としてトラマドールが用いられ，他の鎮痛薬で痛みのコントロールが困難な場合，第三選択薬として麻薬性オピオイド鎮痛薬が用いられることがある．その病態メカニズムとして，損傷した感覚神経の周囲に浸潤してきた炎症性細胞による神経炎症応答や，無髄 C 線維あるいは有髄 Aδ 線維の細胞体(脊髄後根神経節)における遺伝子発現変化などが関与していると考えられている．ガバペンチノイドの標的分子である Ca^{2+} チャネル $\alpha 2\delta$ サブユニットは，正常では C 線維に発現するが，神経障害後は有髄の Aδ あるいは Aβ 線維にも新たに発現する．アロディニアは，本来は触覚を伝える Aβ 線維からの入力が，誤って脊髄後角二次侵害受容性神経細胞を興奮させてしまうことによると考えられている．そのメカニズムとして，脊髄後角におけるミクログリアやアストロサイトなどのグリア細胞から放出されるサイトカイン・ケモカインや神経成長因子などの関与が明らかにされつつある(中枢性感作)．脂質メディエーターの 1 つであるリゾホスファチジン酸(LPA)も神経障害性疼痛の発症メカニズムに関与することが報告されている．

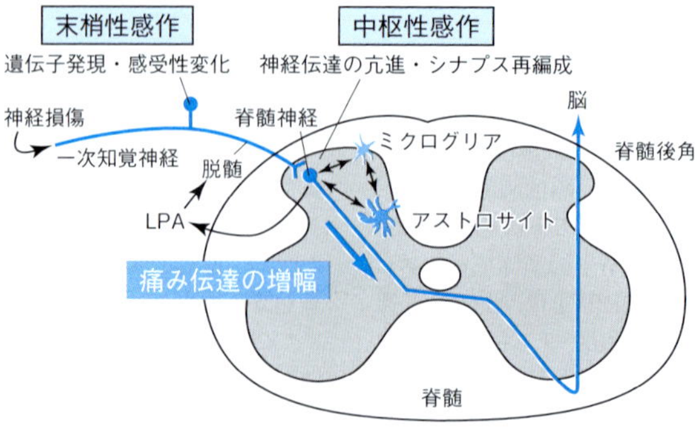

図Ⅴ-51　神経障害性疼痛発症メカニズム(作業仮説)

痛覚変調性疼痛

侵害受容性疼痛を引き起こす「非神経性の組織の損傷あるいは損傷が起こりうる強い刺激による侵害受容器の活性化」や，神経障害性疼痛の原因となる「体性感覚神経系の損傷あるいは病変」がないにもかかわらず生じる痛みであり，痛みの発生に関わる神経回路の変化によって生じると考えられている．線維筋痛症や，過敏性腸症候群の痛み，原因不明の慢性腰痛などが痛覚変調性疼痛に分類される．線維筋痛症は，閉経後の中高年女性に多く発症する難治性慢性痛疾患であり，人口の2%にも及ぶ．全身の疼痛を主症状とし，不眠やうつ病などの精神神経症状，過敏性腸症候群，逆流性食道炎，過活動性膀胱などの自律神経系の症状を随伴症状とする病気である．抗炎症薬や麻薬性オピオイド鎮痛薬の有効性が低く，プレガバリンやデュロキセチンなどに有効性が認められている．

痛覚伝達系（**図Ⅴ-52**）

一次感覚神経は，脊髄後角において二次侵害受容性神経細胞とシナプスを形成する．一次感覚神経の神経伝達物質は Aδ 線維ではグルタミン酸，C 線維ではグルタミン酸やサブスタンス P（SP）である．脊髄後角の二次神経の軸索は反対側の前側索を上行し，視床の中継核を介して大脳皮質感覚野（SⅠ・SⅡ）へ伝達される経路（**図Ⅴ-52**，青色）と，下部脳幹-大脳辺縁系へ伝達される経路がある．前者は視床腹側基底核群（後外側腹側核，後内側腹側核）に入力する新脊髄視床路（部位のはっきりした即時痛の伝達）と，脳幹網様体に側枝を出しながら上行し視床の内側に位置する髄板内核群（外側中心核，束傍核）に入力する旧脊髄視床路（鈍くうずくような遅延痛の伝達）に分けられる．脊髄から下部脳幹の腕傍核を中継核として大脳辺縁系を構成する扁桃体・分界条床核に入力される経路は，視床や皮質を介さずに扁桃体・分界条床核に至る経路であり，痛みに対する嫌悪・不安・恐怖反応および自律神経反応に関与する．頸部より上の痛みは三叉神経から視床を経て大脳皮質へ伝達される．内臓痛では，脊髄神経系を介する経路に加え，迷走神経を介する経路がある．

疼痛抑制系（**図Ⅴ-52**）

痛みは生理的状態においても内在的な抑制的制御を受けている．その主な役割を果たすものは中脳や橋・延髄などの脳幹部から脊髄へと下行性に投射する，5-HT やノルアドレナリン（NA）などのモノアミン神経系である．脊髄から下位脳幹部に上行してきた痛覚情報は，視床下部や中脳水道周囲灰白質・延髄網様体（5-HT 神経核である大縫線核および周辺細胞群を含む）レベルで β エンドルフィン（β-End）やエンケファリン（Enk）含有神経を活性化する．こうしたオピオイド神経は抑制性神経であり，同じく抑制性神経である GABA 神経を抑制することによる脱抑制機構を介して，橋・延髄からの下行性 5-HT 神経や青斑核（A6），橋（A5，A7）からの下行性 NA 神経を介する痛覚抑制系を駆動させる（**図Ⅴ-52**，黒色）．下行性 5-HT 神経は一次感覚神経の入力を受ける脊髄後角内の二次神経に対し，5-HT_1 受容体を介して直接的に疼痛伝達を抑制する機構と 5-HT_2 や 5-HT_3 受容体を介し GABA 介在神経を活性化させ間接的に抑制する機構を有している．下行性 NA 神経による痛覚情報伝達抑制は，一次感覚神経終末上のシナプス前 α_2 受容体を介した抑制機構と GABA 介在神経上の α_1 受容体を介したものがある．

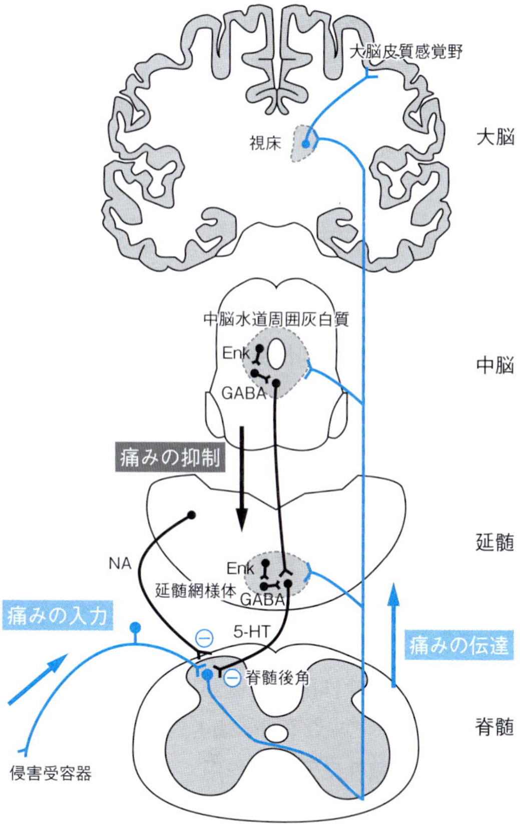

図Ⅴ-52　一次感覚神経から中枢への痛覚伝達経路および疼痛抑制経路

麻薬性オピオイド鎮痛薬 Narcotic analgesics

アヘンアルカロイドと麻薬性鎮痛薬：ケシ *Papaver somiferum* の未熟果実（ケシ坊主）から得られるアヘンにはモルフィナン骨格をもつアルカロイドが25％含有されている．その中でモルヒネ含量は7～17％で最も多く，ノスカピン，コデイン，パパベリンと続いている．モルヒネ，コデインなどフェナントレン誘導体は鎮痛作用と依存形成がみられるが，パパベリンやノスカピンなどベンジルイソキノリン誘導体には鎮痛作用がなく，麻薬に含まれない．モルヒネやオキシコドン，フェンタニルなどの麻薬性オピオイド鎮痛薬の強力な鎮痛作用は，オピオイド受容体（「オピオイドペプチド」の項を参照）のうち，主として μ（MOP）受容体を介したものである．μ 受容体はこれら薬物の依存形成にも主要な役割を果たしているため，強力な鎮痛作用と依存形成能（麻薬性）の分離は成功していない．

モルヒネ Morphine

モルヒネはアヘンアルカロイドの一種で麻薬性鎮痛薬の基本形であり，中等度から高度の疼痛を伴う各種癌における鎮痛などに用いられる．

薬理作用と副作用

鎮痛作用：①侵害情報を伝える一次感覚神経終末に作用して情報伝達物質の遊離を抑制する，②一次感覚神経から侵害情報を受容する脊髄後角の二次神経を抑制する，③中脳水道周囲灰白質や延髄網様体細胞に働き脊髄への下行性疼痛抑制系を強める，ことがモルヒネの鎮痛作用機序の中心となっている．μ 受容体は一次感覚神経では侵害性の Aδ や C 線維に発現し，触覚に影響しない．痛みがある状態では，モルヒネによる依存形成が抑制されることから，モルヒネを適正使用する限りにおいて，依存形成はあまり問題にはならないとされている．鎮痛作用には耐性が生じるため痛みの程度に応じた増量が必要である．有効限界はない．

鎮静作用：ねむけ，思考力，記銘力などの低下が起こる．

呼吸抑制作用：①延髄呼吸中枢へ直接作用し，血液中の炭酸ガス分圧の増加に対する呼吸中枢の反応性を低下させることによる．治療用量で分時換気量が低下するが，初めは呼吸数減少，次いで一回呼吸量の減少のためである．

消化管に及ぼす作用：胃・大腸・小腸の平滑筋を収縮させる．蠕動運動が減少，分節運動が増える．便秘は代表的な薬理作用の一つであるが，耐性は形成されない．ヒトにおける消化管運動抑制には，腸神経叢の μ 受容体が主な役割を果たしている．

鎮咳作用：気道が刺激されると，延髄の孤束核などに情報が入力され咳反射が生じる．オピオイドは孤束核への入力を抑制し，鎮咳作用を発揮する．

催吐作用：延髄第四脳室底にある化学受容器引き金帯（chemoreceptor trigger zone, CTZ）への直接作用により，悪心，嘔吐を惹起するが，比較的耐性が形成されやすい．

瞳孔に及ぼす作用：動眼神経核の刺激による副交感神経の興奮を介した，瞳孔括約筋の収縮により生ずる縮瞳作用には耐性形成が認められず，容易に発見できるモルヒネ中毒症状である．

瘙痒誘発作用：鎮痛用量のモルヒネの静脈注射により痒みを生じることがあり，皮膚のマスト細胞からのヒスタミン遊離が原因とされている．また，脊髄くも膜下腔や硬膜外腔への投与でも痒みを生じることがあり，脊髄での痒みの情報伝達機構への作用が考えられている．

その他：中枢作用として，傾眠，情緒変調，精神混濁，多幸感などがある．神経内分泌に対しては，ゴナドトロピン放出ホルモン，副腎皮質刺激ホルモン放出因子の遊離抑制，黄体形成ホルモン，卵胞刺激ホルモン，ACTHなどの血中濃度低下，プロラクチンや成長ホルモンなどの分泌異常を引き起こす．治療量で眼圧の低下がみられる．モルヒネは心筋に大きな影響を及ぼさないが，末梢血管抵抗の減少，圧受容体反射の抑制により起立性低血圧を起こすことがある．

体内動態

経口投与されたモルヒネは胃腸管から吸収される．吸収されたモルヒネは肝初回通過効果により代謝されるため生体利用率は25% 程度である．主な代謝産物は3 位あるいは6 位の水酸基がグルクロン酸抱合されたモルヒネ-3-グルクロニド(M-3-G)とモルヒネ-6-グルクロニド(M-6-G)である．グルクロン酸抱合体は脳内移行がモルヒネより悪いが，脳内でもその存在は確認されている．これらの抱合体のうちM-6-G はモルヒネより強い鎮痛効果を示し，モルヒネの鎮痛作用の一部をなす．M-3-G に鎮痛作用はないがモルヒネの副作用の一部に関連するとされる．モルヒネとその代謝物の排泄は主として腎臓で行われている．

臨床適用

モルヒネは注射剤，経口剤(水剤，カプセル剤，徐放剤)，坐剤などの各種剤形で投与される．各種剤形の開発によりモルヒネの適正使用が容易になり各種癌における疼痛治療が可能になった．ほとんどの疼痛に有効であるが，長期投与は耐性や依存の発現が問題となるので，医師の指導のもと，各種癌における疼痛，術後疼痛，心筋梗塞疼痛などに用いられる．その他，鎮静，鎮痙，鎮咳，麻酔前投与および麻酔補助の目的で用いられる．

コデイン Codeine(☞ 484 頁)

コデインは，軽度，中等度の鎮痛効果を示すので弱オピオイドとされている．コデイン自体はオピオイド受容体に対する親和性が低く，投与されたコデインの5〜15% が肝薬物代謝酵素CYP2D6 により *O*-脱メチル化を受けてモルヒネに代謝変換され鎮痛作用を示す．鎮痛効果はモルヒネの1/6，鎮静・睡眠作用は1/4 程度とされている．一方，咳嗽中枢に対する抑制作用は強く，強力な鎮咳作用を発揮するため，鎮咳薬としても使用される．

オキシコドン Oxycodone

オキシコドンは主に癌疼痛治療に用いられる強オピオイドであり，乱用防止機構が備わった徐放錠は慢性疼痛にも使用可能である．μ と κ 受容体のアゴニストであるが，鎮痛作用は主に μ 受容体を介している．生体利用率は60% とモルヒネよりも高いため，鎮痛効果は経口でモルヒネの1.5 倍であるが，静脈内投与では2/3 程度になる．有効限界はない．CYP3A4 やCYP2D6 により代謝される．瘙痒感やせん妄などはモルヒネより弱い．塩酸塩として主に経口徐放剤が用いられ，突出痛に，臨時追加投与(レスキュードーズ)できる速放剤も用いられる．

フェンタニル Fentanyl

フェンタニルは μ 受容体アゴニストで，脂溶性が高く，血液脳関門を容易に通過するため，モルヒネの1/100 程度の投与量で同等の鎮痛効果が得られる．注射剤や経皮吸収型製剤(パッチ製剤)の他，突出痛の鎮痛目的に口腔粘膜吸収剤も利用できる．経皮吸収型製剤の生体利用率は高く92% である．有効限界はない．蓄積性があり，鎮痛作用の調節が難しいといった問題がある．モルヒネと比較して，便秘を生じにくい．中等度から高度の癌疼痛の他，慢性疼痛にも使用できる．投与量を微調整できる24 時間あるいは72 時間ごとの貼り替えパッチ製剤が発売されている．注射剤は全身麻酔における鎮痛のために使用される(☞ 363 頁)．

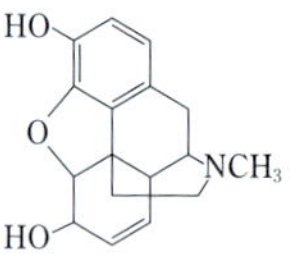

Morphine

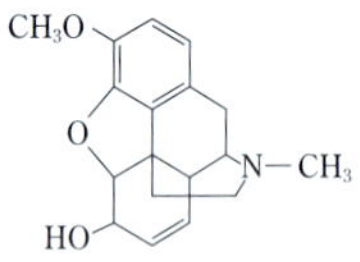

Codeine

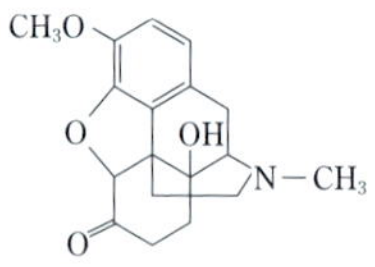

Oxycodone

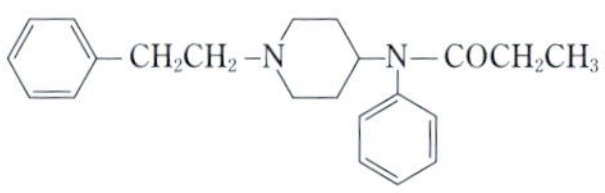

Fentanyl

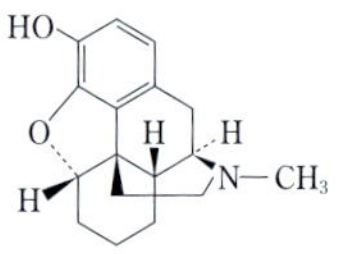

Hydromorphone

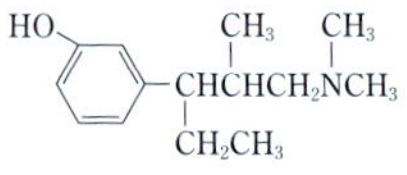

Tapentadol

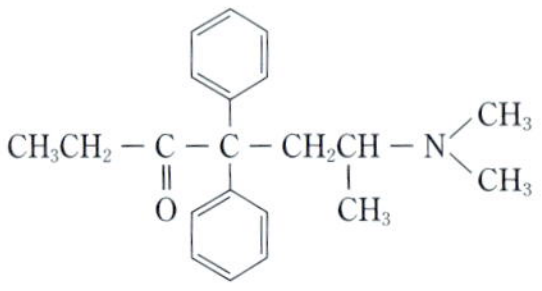

Methadone

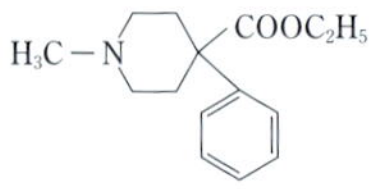

Pethidine (Meperidine)

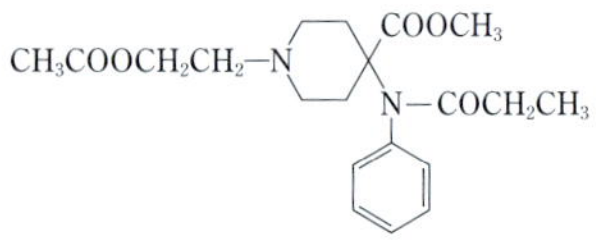

Remifentanil

ヒドロモルフォン Hydromorphone

半合成オピオイド鎮痛薬で，構造的にモルヒネと類似し，μ受容体に作用し鎮痛効果を発揮する．鎮痛効果はモルヒネの約5倍である．癌疼痛に強オピオイドとして使用される．徐放錠，速放錠および注射剤がある．

タペンタドール Tapentadol

トラマドール（後述）のμ受容体アゴニスト活性とノルアドレナリン再取り込み阻害作用を強化し，セロトニン再取り込み阻害作用を減弱させた合成オピオイドである．中等度から高度の疼痛を伴う各種癌における鎮痛に使用される．μ受容体に対する親和性はモルヒネと比較すると1/10～1/100であるが，鎮痛効果は1/1.5～1/4である．神経障害性疼痛にも有効と報告されている．主として肝臓でグルクロン酸抱合により代謝されるため，薬物相互作用や腎障害による影響を受けにくい．半減期は約5時間で，約70％が抱合体として，約3％が未変化体として尿中に排泄される．乱用防止機構が備わった徐放錠がある．

メサドン Methadone

1940年頃合成された非常に古い薬で，米国では1970年代から使用されてきた（ヘロイン依存患者の治療薬としても利用）．わが国では，2013年販売開始され，第4段階のオピオイド鎮痛薬とも位置付けられている．長時間作用型のμ受容体アゴニスト作用に加えて，NMDA受容体拮抗作用を有する．鎮痛効果はモルヒネとほぼ同等であり，生体利用率は85％と高い．代謝酵素はCYP3A4，CYP2B6およびCYP2D6など多岐にわたる．他の強オピオイドで治療困難な中等度から高度の疼痛を伴う各種癌における鎮痛に用いられるが，QT延長や心室頻拍などの副作用があり死亡例も報告されているため，癌疼痛治療に精通しリスク等の十分な知識をもつ医師のもとに適切と判断される場合に使用される．

ペチジン Pethidine（Meperidine）

μ受容体アゴニストであり，鎮痛効果はモルヒネの1/8である．代謝物ノルペチジンの蓄積による振戦，痙攣などの中枢神経系副作用が現れるため，癌疼痛治療には適さない．

レミフェンタニル Remifentanil(☞ 363 頁)

超短時間作用型の麻薬性オピオイド鎮痛薬で μ 受容体アゴニストである．鎮痛効果はモルヒネの約 50〜100 倍強力である．フェンタニルとは同程度の鎮痛効果を示す．作用時間は約 1 分と速いが，構造内にエステル結合を有し，血液中，および組織内の非特異的エステラーゼにより速やかに代謝されるため，血中半減期が 8〜20 分と非常に短い．蓄積しないため投与量を素早く調節することが可能で手術終了後の呼吸抑制などの副作用リスクも軽減でき，全身麻酔用鎮痛薬として用いられる．レミフェンタニル製剤には添加物として，脊髄後角における抑制性の神経伝達物質であるグリシンを含むため，硬膜外およびくも膜下への投与は不可である．

麻薬性オピオイド鎮痛薬の副作用とその対策

モルヒネを過量投与・摂取した場合に急性中毒を生じる．昏睡，呼吸抑制が現れ，呼吸中枢麻痺により死に至ることがある．軽度の呼吸抑制には呼吸刺激薬ドキサプラム，強度の呼吸抑制にはオピオイド拮抗薬ナロキソンを用いる．

オピオイド鎮痛薬による副作用のうち，便秘は耐性が形成されないため，塩類下剤，大腸刺激性下剤が併用される．悪心・嘔吐は，2 週間程度で耐性が生じる．ねむけ，めまい，せん妄などの中枢性副作用が生じた際にはオピオイドを減量するか，他のオピオイド鎮痛薬にスイッチングする．

耐性と依存性の形成は疼痛管理におけるオピオイド鎮痛薬の適用をためらう原因の一つになっていたが，諸種の剤型の開発と適正使用のマニュアル化によって，この副作用は大きな障害にならなくなった．痛みがある状態ではオピオイド鎮痛薬による依存形成が抑制されることから，この副作用が重要な問題になるのは乱用されたときである(☞ 382 頁)．

非麻薬性オピオイド鎮痛薬(麻薬拮抗性オピオイド鎮痛薬)

ペンタゾシン Pentazocine

κ 受容体アゴニスト，μ 受容体部分アゴニストである．鎮痛効果はモルヒネの 1/2〜1/4 程度であり有効限界(天井効果)を有する．モルヒネ等の麻薬性鎮痛薬に対して拮抗性を有するため，麻薬拮抗性オピオイド鎮痛薬あるいは拮抗性鎮痛薬とも呼ばれる．麻薬性鎮痛薬使用時では鎮痛効果低下や退薬症状(下痢，頻脈，発汗，腹痛，頭痛，流涎，あくび，不眠，不安などの症状)を誘発する可能性がある．注射剤は癌疼痛，術後疼痛，心筋梗塞，消化性潰瘍による疼痛，腎・尿路結石による疼痛，麻酔補助に用いる．錠剤は癌疼痛のみに適用が認められている．疼痛緩和持続時間がモルヒネよりも短く，依存性は少ないが，大量連用により薬物依存を生じることがある．精神異常発現作用がより強く，鎮痛効果と呼吸抑制が少ない．乱用を防止するために，ペンタゾシン錠剤にはナロキソン(後述)が含有されている．水に溶解して自己注射投与しても効果が得られないが，経口投与では，ナロキソンは肝代謝により消失し，ペンタゾシンによる鎮痛効果が得られる．

ブプレノルフィン Buprenorphine

μ受容体とκ受容体の部分アゴニストであり，鎮痛効果はモルヒネの33倍であるが有効限界がある．麻薬拮抗性オピオイド鎮痛薬あるいは拮抗性鎮痛薬とも呼ばれる．ブプレノルフィンの注射剤は癌疼痛，術後疼痛，心筋梗塞の鎮痛，および麻酔補助として，坐剤は術後疼痛や癌疼痛に用いる．テープ剤が非オピオイド鎮痛薬で治療困難な変形性関節症や腰痛症に伴う慢性疼痛に用いられる．副作用は悪心・嘔吐が特徴的で，食物を見ると誘発されることが多く，プロクロルペラジンやドロペリドールなどの制吐薬の予防的投与を必要とする．半減期は5時間である．

トラマドール Tramadol

代表的な弱オピオイドで，注射剤および経口剤として使用されている．オピオイドと非オピオイドの両方の性質を有する．オピオイドとしては，トラマドールとCYP2D6による活性代謝物，モノ-*O*-脱メチル体(M1)が，μ受容体に対する親和性を示すが，活性代謝物のほうが10倍程度強い．ただし，モルヒネの親和性に比較して，それぞれ1/1,000，1/100程度である．非オピオイドとしては，ノルアドレナリンとセロトニンの再取り込み阻害作用を有し，下行性疼痛制御系を増強する．鎮痛作用は経口剤でモルヒネの1/5とされる．長期投与による耐性や乱用の危険性が少ないが，薬物乱用の経験のある患者などには慎重投与が必要とされている．アセトアミノフェンを含む配合錠は非癌性慢性疼痛や抜歯後の疼痛に用いられる(☞378頁)．

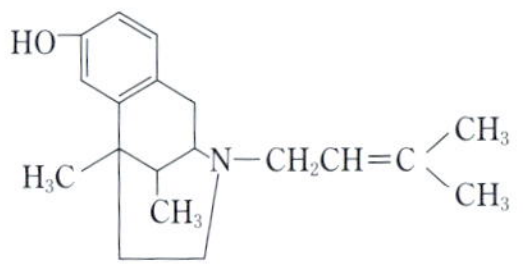

Pentazocine

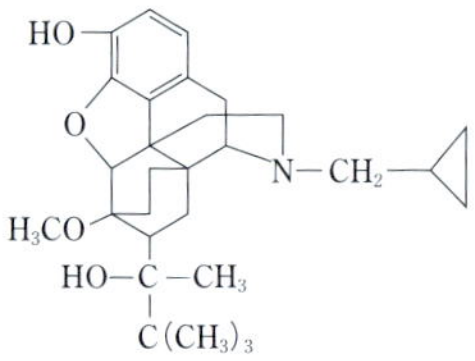

Buprenorphine

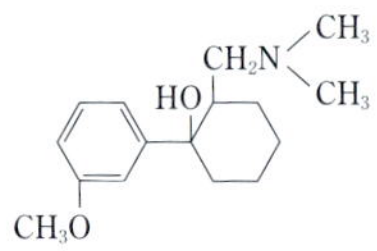

Tramadol

オピオイド受容体拮抗薬

ナロキソン Naloxone

ナロキソンはμ受容体との親和性は高いが，それ自体では鎮痛作用などを示さないオピオイド受容体拮抗薬である．δとκ受容体に対してもμ受容体のそれぞれ1/15と1/40の効力で拮抗作用を示す．注射剤がオピオイドによる急性中毒，特に呼吸抑制の治療などに用いられる．ナロキソンは経口投与では肝初回通過効果により速やかに代謝され，全身循環前に70%が代謝物として尿排泄される．米国で販売されているナルトレキソンは，モルヒネ骨格の*N*-メチル基が*N*-シクロプロピル基に置換された構造を有するオピオイド受容体拮抗薬で，米国ではアルコール依存症の治療に用いられている．

レバロルファン Levallorphan

μ受容体拮抗薬．κ受容体にも拮抗作用を有する．オピオイドによる呼吸抑制の治療に用いる．

ナルメフェン Nalmefene

μ受容体とδ受容体に対してはアンタゴニスト，κ受容体に対しては部分アゴニストとして作用することにより，アルコール依存症患者において飲酒量の低減作用を発揮すると考えられているが，明確な作用機序は不明．

ナルデメジン Naldemedine

末梢性μ受容体拮抗薬．消化管のμ受容体に対する拮抗作用により，オピオイド誘発性便秘症を改善する．中枢移行性が低いため，オピオイドの鎮痛作用には拮抗しない．

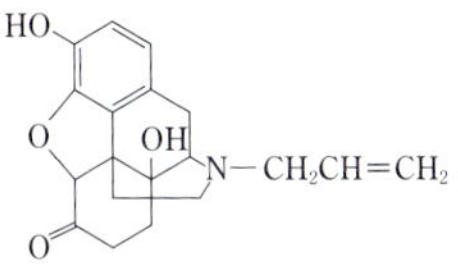

Naloxone

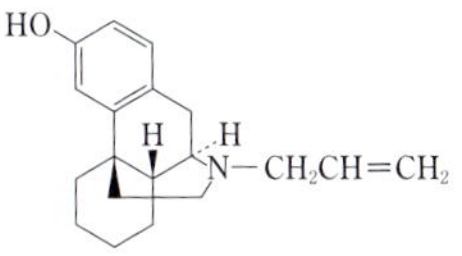

Levallorphane

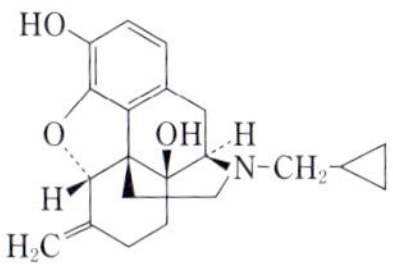

Nalmefene

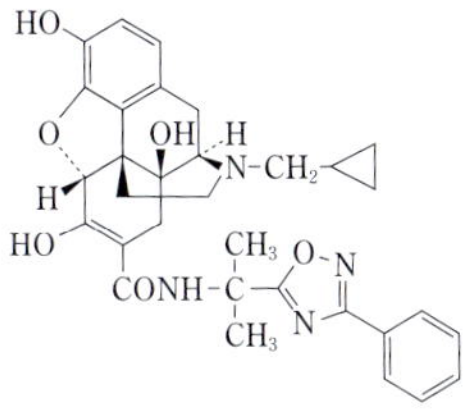

Naldemedine

癌疼痛治療について

癌治療を受けている患者の55%，進行性・転移性・終末期の患者の66%が痛みを訴えている．癌患者における痛みには，組織へ浸潤・転移した腫瘍細胞によるATP，サイトカインなどの放出や酸性化による一次感覚神経の活性化や，腫瘍組織による神経の圧迫による痛み，さらには，外科手術や化学療法・放射線療法に伴う痛みがあり，侵害受容性疼痛と神経障害性疼痛の性質を併せもつことが多い．これらのことから，オピオイド鎮痛薬だけでは十分な鎮痛が得られない場合もある．

癌疼痛管理は，軽度の痛みに対し非オピオイド鎮痛薬であるNSAIDsやアセトアミノフェンを単独で用い，中等度～高度の痛みにはメサドンを除く強オピオイド鎮痛薬（モルヒネ，ヒドロモルフォン，オキシコドン，フェンタニル，タペンタドール）が推奨されている．一方，弱オピオイド鎮痛薬（コデイン，トラマドール）やブプレノルフィンは，中等度の痛みに対し患者の選好や医療現場の状況などで強オピオイドが投与できない場合に推奨される．これらで適切な鎮痛効果が得られない場合，鎮痛補助薬として抗うつ薬，ガバペンチノイド，抗てんかん薬，抗不整脈薬，ステロイドなどが用いられる．強オピオイドは，麻薬指定されているが，疼痛患者が医師の指導のもとで適正に使用すれば，安全な優れた鎮痛効果を得ることができ，依存性が生じることは少ない．オピオイド鎮痛薬の徐放製剤は癌疼痛のうち持続痛に用いられ，速放製剤は突出痛に対してレスキュー目的に用いられる．

WHOの癌疼痛ガイドライン：1986年に提案されたWHO方式癌疼痛治療法では五つの基本原則（経口投与，定時投与，段階的投与，個別投与，細かい配慮）を掲げ，痛みを3段階に分け段階的に鎮痛薬を使い分け（3段階除痛ラダー），癌患者を痛みから開放することを目標としていた．2018年にWHOからエビデンスに基づいた癌疼痛治療のガイドラインが新たに発表され，疼痛治療の目標が，患者にとって許容可能な生活の質を維持できるレベルまで痛みを軽減することに変更され，個々の患者の痛みを包括的に評価し，個別に治療計画を立てることが重要であるとされた．五つの基本原則のうち段階的投与は削除され，必要に応じて第2段階，第3段階から開始するとされた．ただし，3段階除痛ラダーの概念は，痛みの重症度評価に基づく適切な疼痛治療の必要性を説明するものとして，癌疼痛治療の一般的なガイドあるいは教育ツールとして現在も有用である．

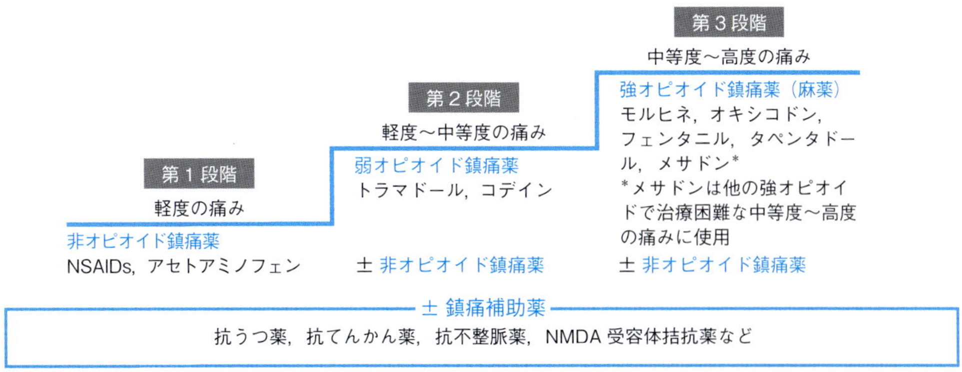

図V-53 WHOの癌疼痛ガイドライン（3段階除痛ラダー）

その他のオピオイド受容体に作用する治療薬

ナルフラフィン Nalfurafine

κ 受容体に選択的なアゴニストとして作用することにより，脊髄での痒みの情報伝達を抑制する．透析患者や慢性肝疾患患者における瘙痒症において，既存治療で効果不十分な場合に用いる．

非オピオイド鎮痛薬

侵害受容性疼痛，炎症性疼痛に対し，中枢性鎮痛作用を示すアセトアミノフェンや，COX 阻害作用のある NSAIDs などの抗炎症薬が用いられる．多くの種類の痛みに対して，通常第一選択薬として用いられる．癌疼痛に用いる際は，軽度の痛みの場合に単独で用いられ，中等度以上の痛みがある場合は，オピオイド鎮痛薬との併用が推奨される．

アセトアミノフェン Acetaminophen

COX に対する阻害作用は弱く，抗炎症作用は示さないため，NSAIDs とは区別されている．その鎮痛作用は視床と大脳皮質における痛覚閾値を高めることによると考えられている．肝障害，アナフィラキシー，顆粒球減少症や喘息発作などの副作用はあるが，NSAIDs と比較して胃腸障害などの副作用は少なく，小児の鎮痛や解熱にも用いられる．CYP による主要な代謝物である *N*-アセチル-*p*-ベンゾキノンイミン（NAPQI）が肝障害の原因となる．アナフィラキシーは外用薬でも発生しており，要注意である．経口剤の他，注射剤がある．

非ステロイド抗炎症薬（NSAIDs）

NSAIDs は，COX 阻害作用を有し，抗炎症薬・抗血小板薬としてだけでなく，解熱鎮痛薬としても多用される．末梢への作用として，炎症部位でプロスタグランジン類産生を抑制し，末梢侵害受容器への刺激を低下させる．一方で，視床下部の体温調節中枢に作用し，解熱作用を示す．NSAIDs には多くの種類があり，これらは化学構造により作用の特徴は異なっているが，鎮痛効果は共通する薬理作用である．副作用として胃腸障害，腎障害，肝障害，出血傾向などが生じることがある．セレコキシブやメロキシカムなどの COX-2 選択的阻害薬は，胃腸障害や出血傾向などの副作用が少ないとされる（☞ 459 頁）．

神経障害性疼痛治療薬

帯状疱疹後神経痛や糖尿病による神経障害性疼痛や線維筋痛症などの痛覚変調性疼痛において，適用があれば用いる．

プレガバリン Pregabalin，ミロガバリン Mirogabalin

プレガバリンやミロガバリンなどのガバペンチノイドは，中枢神経系において，シナプス前終末に存在する電位依存性 Ca^{2+} チャネル（Ca_v）の $\alpha 2\delta$ サブユニット（$\alpha 2\delta 1$，$\alpha 2\delta 2$）に結合し，Ca^{2+} チャネルの細胞表面での発現量および Ca^{2+} 流入を抑制することにより，グルタミン酸など興奮性神経伝達物質の遊離を抑制し，過剰興奮した神経を鎮静化する．この他，脊髄後根神経節（DRG）

からシナプス前終末への Ca^{2+} チャネルの軸索輸送を抑制することも報告されている.

適応疾患には帯状疱疹後神経痛，糖尿病性ニューロパチーなどの神経障害性疼痛と，線維筋痛症に伴う疼痛がある．プレガバリンの最高用量は，600 mg(神経障害性疼痛)と 450 mg(線維筋痛症)とされている．プレガバリンは代謝をほとんど受けず，約 99%が未変化体として尿中に排泄される．高頻度にめまい，ねむけ，浮腫が認められ，特に高齢者では転倒のリスクに十分に注意する．浮腫には，L 型 Ca^{2+} チャネルの活性抑制による血管拡張作用の関与が示唆されている．ミロガバリンは，$\alpha2\delta$ サブユニットに対してプレガバリンより高い結合親和性を示す．適応疾患は神経障害性疼痛である.

デュロキセチン Duloxetine

セロトニン・ノルアドレナリンの再取り込みを抑制し，下行性疼痛抑制系を増強する．ドパミントランスポーターには作用しないとされる．疼痛治療薬としては，糖尿病性神経障害に伴う疼痛，線維筋痛症，慢性腰痛症，変形性関節症に用いられる.

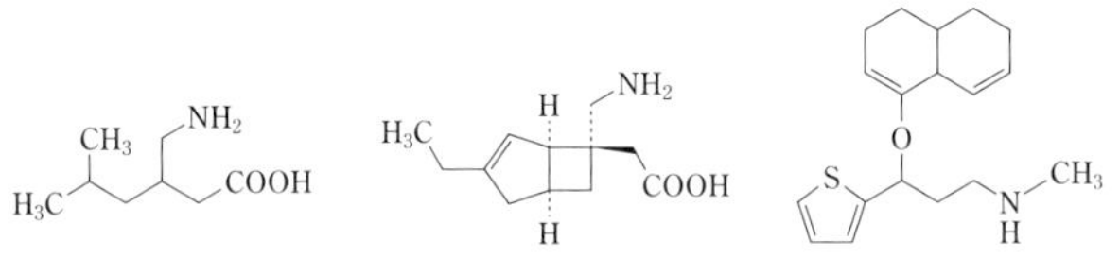

Pregabalin　　Mirogabalin　　Duloxetine

鎮痛補助薬

主たる薬理作用には鎮痛作用を有しないが，鎮痛薬と併用することにより鎮痛効果を高める薬物である．癌疼痛治療に鎮痛補助薬として用いられる他，神経障害性疼痛を含む慢性疼痛にもその鎮痛作用を期待して用いられる．現状においては，その多くが適応外の使用となる.

抗うつ薬：灼熱痛(しびれるような痛み，焼けるような痛み)や異常感覚を伴う持続性疼痛，しびれ感などに用いられる．作用機序は，モノアミン再取り込み阻害による下行性疼痛抑制系の増強によるとされている．三環系抗うつ薬のアミトリプチリン，アモキサピン，ノルトリプチリンなどが使用されており，このうちアミトリプチリンは末梢性神経障害性疼痛に保険適用を有する.

抗てんかん薬：カルバマゼピン，バルプロ酸，クロナゼパムが発作性の刺すような痛みや電撃痛に有効である．カルバマゼピンは電位依存性 Na^+ チャネルを遮断することにより作用するとされており，三叉神経痛の治療に使用される．ガバペンチンは電位依存性 Ca^{2+} チャネルの $\alpha2\delta$ サブユニットを阻害し，難治性の神経障害性疼痛に対して有効とされる.

抗不整脈薬：メキシレチン，リドカインなどがよく用いられる．電位依存性 Na^+ チャネルを遮断することにより作用する．メキシレチンは糖尿病性神経障害に伴う自覚症状(自発痛・しびれ感)の改善に保険適用がある.

NMDA 受容体拮抗薬：脊髄レベルにおける神経伝達物質グルタミン酸を介した痛覚情報伝達を抑制することにより，慢性疼痛を抑制するとされる．ケタミンはその代表であるが，麻薬としての規制を受けている.

16

薬物の耐性と依存性

付．ドーピング

依存性薬物を繰り返し摂取すると精神依存が形成され，さらに中枢抑制薬は一般的に身体依存も形成する．依存症に陥ると特異的な治療薬がないため，対症療法やアゴニスト療法（依存性の弱い同種の薬物に置き換える）が行われる．耐性は薬物の繰り返し使用により，その効果が低下することである．依存性薬物の多くは耐性を形成するが，コカインと大麻は耐性を形成せず，一方，依存性薬物以外でも耐性を形成する薬物がある．

わが国では戦後，1970～1980年代，そして1995年頃より覚醒剤の乱用が増加し，現在も続いており，第三次乱用期と呼ばれ大きな社会問題になっている．また，危険ドラッグ（脱法ドラッグ）の乱用が増加し，指定薬物として規制されている．さらに，処方薬乱用と呼ばれ，向精神薬などの乱用も問題視されている．一方，依然として大麻の乱用も後を絶たないが，有機溶剤の乱用は減少している．指定薬物，有機溶剤，大麻等の乱用は麻薬や覚醒剤乱用の入り口になることから，これらの薬物はゲートウェイ・ドラッグと呼ばれている．

関連用語――世界保健機関（WHO）は1957年に**耽溺**（addiction）とは耐性，精神依存および退薬症状が著明にみられ，個人および社会に対する弊害が大きい薬物反復摂取の状態を指し，さらに**習慣**（habituation）とは耐性および精神依存が耽溺ほど著明ではなく，また退薬症状もみられず，弊害はあっても個人に限局する薬物反復摂取の状態を指すとすることを提案した．しかし，身体依存の有無，精神依存の強弱および弊害の大きさの三者は一元的でないことから，1964年に**薬物依存**（drug dependence）という用語に統一された．**薬物乱用**（drug abuse）とは薬物を医学的常識，法規則，あるいは社会的慣習に故意に反した目的あるいは用法のもとに過剰摂取する行為をいう．また，類似の用語として誤用（misuse），医用外使用（non-medical use）や処方薬乱用（prescription abuse）がある．

■ 薬物依存

薬物依存とは「生体と薬物との相互作用の結果として起こるある種の精神的な，ある場合には身体的な状態のことである．その薬物の精神的効果を体験するために，またあるときはその薬物が切れたときに起こる不快感を避けようとして，持続的あるいは周期的に薬物を摂取したいという強迫的欲求を常に伴っている行動やその他の反応によって特徴付けられるものである」と定義されている（WHO, 1964）．薬物依存は，①精神的に薬物に頼り，薬物に対する強迫的欲求（渇望craving）を示す状態（**精神依存** psychological dependence）と，②身体が薬物の存在下に適応した状態であり，休薬により**退薬症状**（離脱症状 withdrawal symptom）が発現する状態（**身体依存** physical dependence）に分けられる．依存性薬物を繰り返して摂取すると多幸感や爽快感が発現し，再び薬物を摂取したいという強迫的欲求が起き，多くの場合この効果には耐性が形成される．その結果，使用量や使用頻度が増加し，身体依存も形成される．強迫的欲求には快感を求める場合と不快感（退薬症状）を避ける場合の2種類ある．精神および身体依存がともに形成されると相俟って非常に強度な薬物摂取欲求を示すことになる．

表V-41　WHO による依存形成薬物の分類(カートは除外しニコチンを加えてある)

	分　類	薬　物	身体依存	精神依存	耐性	退薬症状	依存症の治療	法規制
中枢抑制薬	アルコール	アルコール	⧻	⧺	⧺	振戦，せん妄，痙攣など	ジアゼパム* アカンプロサート ナルメフェン	未成年飲酒禁止法
中枢抑制薬	バルビツレート類	バルビツール酸誘導体 ベンゾジアゼピン誘導体	⧻ +	⧺ +	⧺ +	振戦，せん妄，痙攣など	ペントバルビタール ジアゼパム	麻薬及び向精神薬取締法
中枢抑制薬	オピオイド	ヘロイン，モルヒネ，コデイン，フェンタニル	⧻	⧻	⧻	流涙，食欲不振，下痢など	メサドン療法**	麻薬及び向精神薬取締法
中枢抑制薬	大麻	マリファナ(ハシシュ)	+	⧺(+)	+	睡眠障害，食欲不振，易刺激性，不安	対症療法	麻薬及び向精神薬取締法
中枢抑制薬	有機溶剤	トルエン，シンナー，アセトン，エーテル，クロロホルム	+	+	+		対症療法	毒物劇物取締法
中枢興奮薬	アンフェタミン	メタンフェタミン，メチルフェニデート		⧻	⧻		対症療法***	覚醒剤取締法，麻薬及び向精神薬取締法
中枢興奮薬	コカイン	コカイン		⧻			対症療法	麻薬及び向精神薬取締法
中枢興奮薬	幻覚発現薬	LSD-25，メスカリン，シロシビン		⧻	⧺		対症療法	麻薬及び向精神薬取締法
中枢興奮薬	ニコチン	ニコチン	+	⧺	+	イライラ，不快感	アゴニスト療法	未成年者喫煙禁止法

+：依存および耐性を有することを示し，数によりその強さを示す．
* 米国ではナルトレキソンも使用されている．
** わが国では麻薬依存者に麻薬を使用することは法的に禁止されている．
*** 幻覚，妄想などの精神症状には D_2 受容体拮抗薬(ハロペリドールなど)，興奮時にはベンゾジアゼピン系薬物が用いられる．

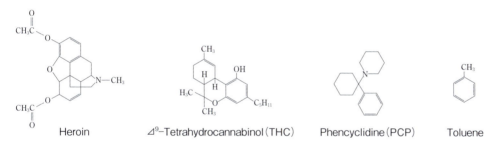

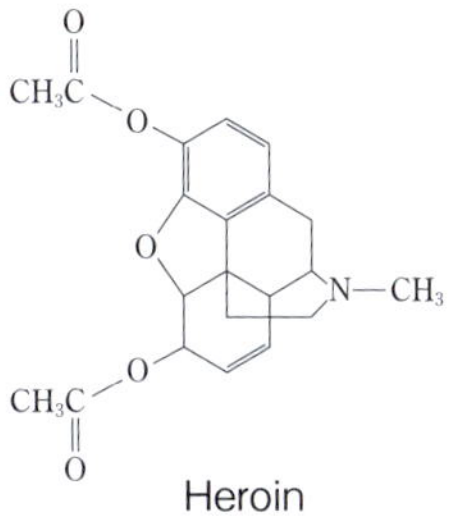

Heroin

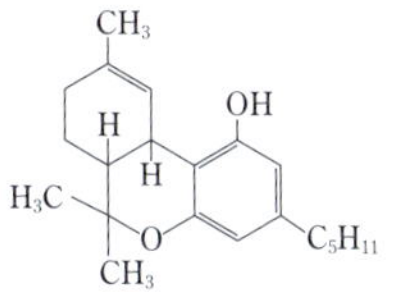

⊿^{9}–Tetrahydrocannabinol (THC)

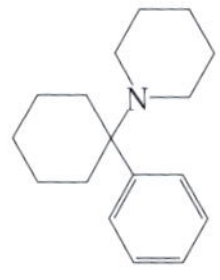

Phencyclidine (PCP)

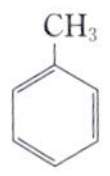

Toluene

■ 耐　性 Tolerance

耐性とは薬物の効果が反復使用により減弱し，目的の効果を得るためには増量しなければならない現象をいう．依存性薬物の多くは耐性を形成するが，コカインのように耐性を形成しない依存性薬物もある(**表V-41**)．また，依存性薬物以外でも耐性を形成する薬物がある．薬物耐性は発現機構から代謝耐性と機能耐性に分類される．

代謝耐性(metabolic tolerance)：フェノバルビタールやアルコールのように薬物によってチトクロム P450 が誘導され，薬物代謝が促進される結果，血中濃度が低下し薬の効果が減弱することをいう(☞ 647 頁)．

機能耐性(functional tolerance)：薬の濃度に適応して，薬物受容体数が増減する，あるいは受容体と細胞内情報伝達系が脱共役(uncoupling)する**組織耐性**(system tolerance)と，薬物の効果を代償して行動遂行能力を回復する**行動耐性**(behavioral tolerance)がある．

作用薬の反復投与では受容体数の減少による下向き調節(ダウンレギュレーション)，反対に拮抗薬は受容体数の増加による上向き調節(アップレギュレーション)により耐性を示す．モルヒネの反復投与では受容体数に変化がなく，受容体と細胞内情報伝達系の脱共役が耐性の原因とされている．また，機能耐性は薬物の各薬理作用に一律に形成されるものではない．モルヒネの中枢抑制作用には耐性が形成されやすいが，末梢作用には耐性が形成されにくい．

逆耐性(reverse tolerance, sensitization)：モルヒネによるマウスの自発運動促進作用は反復投与により増強されることからこう呼ばれている．このような現象はメタンフェタミンやコカインなどでもみられ，**フラッシュバック現象**と関連するとされている．

薬物依存の形成機序——中脳に存在する腹側被蓋野を起始核とし側坐核に投射している中脳辺縁ドパミン神経系(mesolimbic dopaminergic system)は脳内報酬系(intracranial reward system)といわれ，この神経系の活性化が快感を引き起こすことが知られている．事実，オピオイド，アルコール，覚醒剤，コカインなどの依存性薬物は側坐核におけるドパミン量を明らかに増加させる．また，ドパミン受容体拮抗薬により，精神依存の形成は抑制されることから，精神依存の形成・維持には中脳辺縁ドパミン神経系の活性化が基本的な役割をもつと考えられている．このドパミン神経系はグルタミン酸神経から興奮入力とセロトニン神経，GABA 神経から抑制性調節を受けている．覚醒剤，コカインなどは直接中脳辺縁ドパミン神経系を刺激するが，モルヒネ，中枢抑制薬，幻覚発現薬は，GABA 神経，セロトニン神経，グルタミン酸神経を介して間接的に中脳辺縁ドパミン神経系を活性化する．逆耐性やフラッシュバック現象が起きる場合にも側坐核ドパミン量の増加がみられている．

依存性薬物の種類

WHO は 1969 年に依存性薬物を 9 タイプに分類している(**表Ⅴ-41**)．依存性薬物はすべて精神依存を形成し，これに身体依存が伴う薬物はオピオイド，バルビツール酸誘導体，アルコール，大麻，有機溶剤およびニコチンの 6 タイプである．また，各タイプに属する薬は相互に交差依存性を，耐性を形成する薬は交差(叉)耐性を示す．これまでにオピオイド，ベンゾジアゼピン系薬，中枢興奮薬の乱用が，最近では，大麻や指定薬物といわれる危険ドラッグの乱用も大きな社会問題になっている．また，中枢作用薬のうち，抗うつ薬，抗躁薬や抗精神病薬は一般的に依存性を示さないとされているが，選択的セロトニン再取り込み阻害薬(SSRI)は退薬症状が生じることがある．

オピオイド Opioids(☞ 372 頁)

ヘロイン(heroin)や，麻薬性鎮痛薬のモルヒネ，オキシコドン，フェンタニルや麻薬性鎮咳薬のコデイン，ジヒドロコデインは最初は不快感を生じるが，連用により多幸感，陶酔感が得られ，

表Ⅴ-42　向精神薬の分類

第 1 種	第 2 種	第 3 種	
セコバルビタール メチルフェニデート モダフィニル	アモバルビタール ブタルビタール フルニトラゼパム ブプレノルフィン ペンタゾシン	アルプラゾラム アロバルビタール エスタゾラム	オキサゼパム クロナゼパム ジアゼパム など

向精神薬はその乱用の危険性および医療上の有用性の程度により第 1 種から第 3 種までに分類されている．

同時に耐性が現れ，次第に用量や投与頻度が増え，強い精神および身体依存を発現する．また，麻薬拮抗性オピオイド鎮痛薬のペンタゾシンやブプレノルフィン（第２種向精神薬；**表Ｖ-42**）の連用も精神および身体依存を発現する．ヘロインやモルヒネによって身体依存が形成されると，急激な休薬およびオピオイド受容体拮抗薬や麻薬拮抗性オピオイド鎮痛薬の投与により退薬（離脱）症状が誘発される．退薬症状は“自律神経系の嵐”とも呼ばれ，不快気分，悪心または嘔吐，筋肉痛，流涙，鼻漏，散瞳，立毛，発汗，下痢，あくび，発熱，不眠などが発現する．

作用機序——オピオイドはオピオイド受容体，主に μ 受容体に結合し，腹側被蓋野の抑制性 GABA 介在ニューロンの活性を抑制して，中脳辺縁ドパミン神経系を脱抑制して，投射先である側坐核におけるドパミン遊離を促進させ，ドパミン受容体を活性化することにより精神依存を発現する．麻薬拮抗性オピオイド鎮痛薬は μ および κ 受容体に結合し，精神依存は μ 受容体を介し発現するが，モルヒネと比べて耐性，身体依存は軽度である．

身体依存および退薬症状の発現には μ 受容体を介した青斑核-大脳皮質ノルアドレナリン神経系の活性化が重要であり，α_2 受容体作用薬や β 受容体拮抗薬がモルヒネの退薬症状を抑制することから，α_2 および β 受容体の関与が示唆されている．

わが国では医療用麻薬であるモルヒネ，オキシコドン，フェンタニル，ヒドロモルフォン，メサドンが癌疼痛治療に広く使用されているが，WHO では長年の臨床経験から，麻薬性オピオイド鎮痛薬を鎮痛目的で適切に使用する限り，精神依存は発生しないことを明示している．しかし，癌治療の進歩により癌サバイバーも増加していることから，使用量は最低限度にとどめ，治療期間は最長でも６カ月で休薬を考慮して減量する．

慢性疼痛下では麻薬性オピオイド鎮痛薬は精神依存を起こさない——疼痛があると，①炎症性刺激によるダイノルフィン神経系の活性化によって，側坐核の κ 受容体を持続的に刺激してドパミン神経系の活性を抑制するために精神依存は起こりにくい．②神経障害性の痛み刺激による脊髄からの視床，視床下部への入力が，β エンドルフィン神経を活性化して腹側被蓋野の GABA 神経上の μ 受容体が脱感作され，ドパミン神経の脱抑制による精神依存が生じにくいと考えられている．

□ 中枢抑制薬（バルビツレート類とアルコール）

■ バルビツール酸誘導体（☞**表Ｖ-31** 336頁，**表Ｖ-32** 337頁）

WHO の依存性薬物分類は，ベンゾジアゼピン誘導体，バルビツール酸誘導体および非バルビツール酸誘導体を含めてバルビツレート類としている（**表Ｖ-41**）．鎮静催眠薬や抗不安薬を長期にわたって服用すると身体依存が形成され，急激な休薬により自律神経系過活動，手指振戦の増加，不眠，悪心/嘔吐，幻視/幻覚/錯覚，精神運動興奮，不安，痙攣大発作などの退薬（離脱）症状が発現する．

作用機序——①バルビツール酸誘導体は肝チトクロム P450 を誘導し薬物代謝を促進する結果，血中濃度が低下し，薬の効果が減弱して代謝耐性を示す．②バルビツール酸誘導体は $GABA_A$ 受容体に作用し，直接あるいは間接的に Cl^- チャネルを開口して抑制性神経機能を亢進させる．非競合的 NMDA 受容体拮抗薬がバルビツール酸誘導体の身体依存形成を抑制することから，身体依存の形成には抑制性 $GABA_A$ 受容体と興奮性 NMDA 受容体の機能的なバランスの変化が関与する．③精神依存の発現はこれらの薬物がもつ抗不安作用に起因する可能性も示されている（☞ 337頁）．

アルコール（☞ 339 頁）

アルコールは中枢抑制作用をもつ嗜好品である．節度ある適度な飲酒（日本酒換算 1 合：アルコール 20 g）は健康を増進するが，多量飲酒（日本酒で 3 合以上）は臓器障害や依存性を引き起こす．急激に飲酒を中断することにより自律神経系過活動，手指振戦，不眠，悪心/嘔吐，幻覚/錯覚，精神運動興奮，不安，強直間代発作などの退薬（離脱）症状が発現する．

作用機序——①アルコールはアルコールデヒドロゲナーゼ（ADH）で代謝されてアセトアルデヒドとなり，アルデヒドデヒドロゲナーゼ（ALDH）により酢酸と水に代謝される．②アルコール血中濃度が 0.05% 以上になると肝ミクロソームのアルコールオキシダーゼ（MEOS）の誘導により血中濃度が低下し，代謝耐性を示す．③アルコールは組織耐性および行動耐性を示し，依存時には GABA 含量が増加し，飲酒中断時には反対に低下して，$GABA_A$ 受容体数の減少および Cl^- の流入減少を示し，NMDA 受容体数の増加がみられる．抑制性 $GABA_A$ 受容体の機能増強と興奮性 NMDA 受容体の機能低下がアルコールの身体依存形成に関与している．④精神依存の発現には，中脳辺縁ドパミン神経系の活性化を介する側坐核ドパミン神経系の活性化が関与する．

アルコール依存症治療薬

シアナミド，ジスルフィラムは ALDH 阻害して飲酒によるアセトアルデヒド濃度を高め，不快感を起こす．また，アカンプロサートは NMDA 受容体を抑制して飲酒欲求を抑える．さらに，ナルメフェンはオピオイド受容体に拮抗作用を示して飲酒欲求を抑える．

作用機序——シアナミド，ジスルフィラムは ALDH を阻害してアセトアルデヒドを増加させて，心拍数増加，潮紅，悪心・嘔吐，頭痛などを引き起こすため，飲酒が不快感を引き起こす．一方，アルコール依存時にはアルコールにより増強された GABA 神経系とバランスをとるため興奮性 NMDA 受容体が亢進する．アルコール摂取を中断すると GABA 神経活性が減少し，NMDA 受容体が相対的に過剰興奮となり，アルコール摂取欲求を示す．アカンプロサートは主に NMDA 受容体の過剰興奮を抑制して，飲酒欲求を抑制する．ナルメフェンはオピオイド μ および δ 受容体を拮抗して飲酒欲求を抑制する．

中枢興奮薬（アンフェタミン類とコカイン）

アンフェタミン類（☞ 303 頁）

覚醒剤には**アンフェタミン**と**メタンフェタミン**がある．わが国ではメタンフェタミンがナルコレプシー，各種の昏睡，インスリンショック，うつ病・うつ状態などを適応症として現在も医薬品として製造販売されているが，治療目的で使用されることはほとんどない．わが国では戦後覚醒剤の深刻な乱用（第一次乱用期）を初めて経験した．その後昭和 40 年代になり再び乱用が起き，1984（昭和 59）年をピークとし，その後減少した（第二次乱用期）が，1995（平成 7）年頃よりまた乱用が増加し，現在もなおこの第三次乱用期が続いている．第三次乱用期の特徴は中・高生など乱用の低年齢化，注射から吸引への移行などがあげられる．

メタンフェタミンの反復使用による陶酔感，多幸感などの症状には耐性が形成される．一方で統合失調症様の幻覚，妄想，錯乱などの症状は投与回数に依存して増強され（逆耐性），これは覚醒剤精神病と呼ばれている．このような状態は，覚醒剤の使用を中止してもストレス，飲酒などにより精神症状が再発することがあり（フラッシュバック現象），一生続くといわれている．

メチルフェニデートは精神興奮作用がメタンフェタミンよりも弱く，また食欲抑制や交感神経興奮作用などの副作用もメタンフェタミンより弱く，依存性の危険が少ないとされ，ナルコレプシー，小児および成人期の注意欠如/多動症（ADHD）に用いられる．一方，2007 年まで難治性うつ病にも用いられ，合法覚醒剤として“処方薬乱用”が社会問題になり，うつ病への処方が中止となった．

作用機序——覚醒剤，メチルフェニデートはモノアミントランスポーターおよび MAO 阻害作用により脳内ノルアドレナリン，ドパミンおよびセロトニン神経終末からそれぞれの神経伝達物質の遊離を促進し，さらに神経終末への再取り込みも抑制してシナプス間隙におけるカテコラミン，セロトニン濃度を上昇させる．その結果，疲労感の減退，気分発揚，多幸感，食欲抑制などの薬理作用を発現する．覚醒剤は中脳辺縁ドパミン神経系の直接刺激により投射先である側坐核におけるドパミンの遊離促進および再取り込み阻害を示し，シナプス間隙のドパミン濃度を上昇させて，ドパミン受容体の活性化により精神依存が発現する．覚醒剤の反復使用によって逆耐性が生じ，ドパミン遊離は増強され，精神症状はより強くなる．

コカイン Cocaine（☞ 367 頁）

表面麻酔薬であるコカインは全身投与により中枢興奮作用，特に気分高揚，多幸感を示すことから精神依存を引き起こす．長期連用により覚醒剤精神病類似の精神病状態に陥ることもある．米国ではコカインと炭酸水素ナトリウムと反応させて作るクラックを火であぶり，その煙を吸うなどの方法で乱用されている．

作用機序——コカインは中脳辺縁ドパミン神経系の前シナプス神経膜に分布するドパミントランスポーターに結合し，ドパミンの再取り込みを阻害する．その結果，シナプス間隙のドパミン量が増加し，ドパミン受容体を活性化して中枢興奮作用，気分高揚，多幸感などを引き起こして精神依存を発現する．また，コカインはノルアドレナリンやセロトニンの再取り込みも阻害するが，コカインの中枢作用の発現にはドパミン神経系に対する作用が最も重要である．覚醒剤と同様に逆耐性が生じ，同量の薬物に対する反応は次第に増強する．

大麻類

大麻草は精神作用を発現するカンナビノイド（cannabinoids, CB）を含有し，その中で**テトラヒドロカンナビノール**（Δ^9-THC）は精神作用を引き起こす主成分である．一方，カンナビジオール（CBD）は精神作用を示さずに，抗てんかん作用や抗不安作用を示す．CB は少量で中枢神経の抑制作用と興奮作用を発現し，大量ではカタレプシーを含む抑制作用が主体になる．このような抑制作用が発現しているときでも，外来刺激に対して過度の反射や興奮を示すことがあり，一般的な中枢抑制薬とは質的に異なっている．CB は鎮静作用以外に，鎮痛，食欲亢進，体温低下，カタレプシーなどの作用を示す．一方，大麻喫煙時には無関心，自発性低下，集中力，思考能力低下などが生じることがあり，動因喪失症候群として知られている．

作用機序——カンナビノイド（CB）受容体は 7 回膜貫通型 G 蛋白質共役型受容体であり，アデニル酸シクラーゼを阻害して cAMP の産生を減少させる．CB 受容体は中枢型 CB_1 と末梢型 CB_2 受容体に分類されている．CB_1 受容体は認知や記憶にかかわる海馬や大脳皮質に多く分布し，運動の制御に関わる大脳基底核，黒質，小脳などにも多く分布している．CB の精神依存は CB_1 受容体を介して発現すると考えられる．

幻覚発現薬

幻覚発現薬のLSD-25，メスカリン，シロシン，シロシビンなどはセロトニン(5-HT)神経系の起始核である縫線核の神経活動を抑制し，さらに投射先である中脳におけるセロトニンの代謝回転を抑制することにより，幻覚作用を発現するとされている．これらの幻覚作用が5-HT_2受容体拮抗薬により抑制されることもセロトニン神経系の関与を示している．LSD型幻覚発現薬の精神作用はシナプス前神経に自己受容体として存在する5-HT_{1A}受容体を介したセロトニン神経活動の低下およびシナプス後5-HT_{2A}受容体の部分アゴニスト活性によると考えられている(☞153頁)．

フェンシクリジン(phencyclidine, PCP)，**ケタミン**，デキストロメトルファン，ジゾシルピン(MK-801)などの非競合的NMDA受容体拮抗薬が幻覚を発現する(☞118，362頁)．これらの薬物はGluN1とGluN2AあるいはGluN2Bサブユニットで構築されたNMDA受容体を遮断するが，幻覚発現にはGluN2Aサブユニットが関与している(☞117頁)．

危険ドラッグ(脱法ドラッグ)——「麻薬又は向精神薬には指定されておらず，麻薬又は向精神薬と類似の有害性を有することが疑われているものであって，専ら人の乱用に供することを目的として製造，販売等がなされるもの」とされている．危険ドラッグはカンナビノイド系およびカチノン系などに分類され，それぞれの代表的なものとして(4-エチルナフタレン-1-イル)(1-ペンチル-1H-インドール-3-イル)メタノン(JWH210)や*N*-エチルブフェドロンがある．これらの違法薬物を指定薬物として規制するため「薬事法の一部を改正する法律」が2007年4月より施行された(現：医薬品医療機器等法)．指定薬物とは「中枢神経系の興奮若しくは抑制又は幻覚の作用(当該作用の維持又は強化の作用を含む)を有する蓋然性，かつ，ヒトの体に使用された場合に保健衛生上の危害が発生するおそれのある物」として，厚生労働大臣が指定する物質である．現在，亜硝酸イソブチル等2,405物質(2022年3月現在)が指定されている．

有機溶剤

有機溶剤には芳香族炭化水素(トルエン，キシレン)，脂肪族炭化水素(ノルマルヘキサン)，塩化脂肪族炭化水素(トリクロルエタン)，アルコール(メタノール)，エステル(酢酸エチル)，ケトン(メチルエチルケトン)などがある．多くはシンナーとして吸引される．最近，有機溶剤の乱用は激減している．有機溶剤の精神依存は脱抑制期に生じる多幸感や発揚感，さらに脱抑制時にしばしば現れる幻覚や異常体験に起因する．また，シンナー乱用者の脳が萎縮することも明らかにされている．有機溶剤の作用はアルコールや麻酔薬と類似していることから，抑制性$GABA_A$受容体と興奮性NMDA受容体の機能的なバランス異常が関与していると考えられている．

ニコチン(☞245頁)

ニコチンはタバコの葉に2～8%含まれ，この葉を燃やして煙で吸うとニコチンが体内に摂取される．WHOの依存性薬物にニコチンは含まれていないが，ニコチンには強化効果*があり，慢性摂取後の休薬により退薬症状を示すことから，ニコチンは精神依存，身体依存，さらに耐性を形

* 薬物自己摂取行動の発現頻度が高くなる．

成することが明らかであり，タバコ離脱状態やタバコ使用障害が「国際疾病分類」第 10 版(ICD-10)やアメリカ精神医学会の「精神疾患の分類と診断の手引き」第 5 版(DSM-5)に取り上げられている．わが国でもニコチン依存症が病気として認められ，ニコチン依存症管理料およびニコチン貼付剤やバレニクリンが保険適用となっている．

ニコチンは脳に広く分布するニコチン性アセチルコリン受容体に作用し数多くの神経伝達物質の連鎖的放出を促進する．特に中脳辺縁ドパミン神経系に作用して，ドパミンの遊離を促す喫煙は，喫煙行動そのものが動機となって強化され，精神依存を形成する．禁煙を始めるとイライラ・不快感，集中力低下，疲労感，倦怠感，ねむけ，口寂しさ，食欲亢進，不眠，頭痛，便秘，たばこに対する渇望等のニコチン退薬症状が現れる．これらの症状は，禁煙後 2～3 日でピークとなり，1～3 週間で消失する．

作用機序――依存形成に関与する部位とされている中脳辺縁ドパミン神経系を直接あるいは脱抑制によって活性化し，側坐核でドパミン遊離を起こし喫煙による快感や満足感をもたらす．中枢型ニコチン性アセチルコリン受容体には多様なサブユニット構成をもつものがあり，ニコチンへの親和性が高い$(\alpha4)_2(\beta2)_3$ニコチン性アセチルコリン受容体が主にシナプス前部に局在して神経伝達物質遊離を調節している．ニコチンへの慢性曝露によって$(\alpha4)_2(\beta2)_3$受容体の上向き調節と耐性が生じニコチン依存症に関与するとされている．

禁煙補助薬

ニコチン Nicotine(☞ 245 頁)

貼付剤として皮膚からニコチンをゆっくり吸収し血中ニコチン濃度を一定に保ち，禁煙による退薬症状を抑える．循環器・呼吸器・消化器・代謝性疾患など基礎疾患をもち禁煙が必要とされた喫煙者に禁煙の補助として用いる．禁煙の成功率は約 2 倍になる．妊婦，授乳婦，重篤な循環器疾患患者には使用しない．アナフィラキシー様症状，接触皮膚炎，不眠，頭痛，異夢，悪夢などの副作用を示すことがある．

バレニクリン Varenicline(☞ 246 頁)

$\alpha4\beta2$ ニコチン性アセチルコリン受容体部分作用薬であり，ニコチンを含まないニコチン依存症の喫煙者に対する経口禁煙補助薬である．喫煙により得られる満足感を抑制し，禁煙に伴う退薬症状およびタバコに対する渇望感を軽減し，禁煙の成功率を約 3 倍に高める．異常な夢，不眠，頭痛，便秘，悪心，鼓腸，食欲不振などの副作用を示すことがある．

作用機序――ニコチン依存形成に寄与する $\alpha4\beta2$ ニコチン性アセチルコリン受容体に高い結合親和性と選択性をもつ．ニコチン濃度が低いときはニコチンより弱いドパミン遊離促進作用を示し，離脱症状が軽減される．ニコチン濃度が高いときは拮抗作用を示し，ドパミン遊離抑制により喫煙による満足感が得られにくくなり喫煙習慣が抑制される．

付．ドーピング

ドーピング

スポーツにおけるドーピングとは「選手の健康にとって潜在的に有害で，かつ，または競技能力を増幅させる可能性がある手段（物質あるいは方法）を使用すること」である．競技者の生体からの検体に，禁止物質やその代謝物，マーカーが存在した場合，あるいは禁止物質・禁止方法を使用，または使用を企てた場合，ドーピングと判断される．ドーピング行為が禁止される理由は，競技の公平性を守るため，スポーツイメージ悪化の防止のため，一般社会への悪影響の防止などの理由があるが，なによりも競技者の健康を危険にさらすことがないようにすることが目的である．ドーピングを目的とした場合の禁止薬物の使用量は治療量の数十倍から数百倍が用いられるため，その有害作用は，治療量による副作用よりもはるかに激烈な形で現れ，急性症状だけでなくスポーツ競技を引退してから何年，何十年後に現れることもある．

欧米では（2005年）ドーピング検査結果の2%強が違反を疑われたが，わが国では（2004年）0.11%と低い値であった．意図的であれ，不注意であれ，ドーピングが起きる原因の一つは薬の知識の不足があげられる．2005年国際アンチ・ドーピング条約が採択され，わが国でも批准された．国際社会が団結してアンチ・ドーピングを推進している．禁止物質と同様の作用をもつ薬物について「全ての競技者は自分が服用する薬物，補助食品，OTC薬または他の製品に禁止薬物が含まれていない事を自分で確認しなければならない」と明言されているが，医師や薬剤師は競技者と同等の責任があることを認識し，正確な知識と対応を心がけなければならない．

ドーピング検査における禁止物質・禁止方法

世界アンチ・ドーピング機構により定期的にドーピング禁止物質・方法のリストを公表し，多くの競技団体はこれに即してドーピングコントロールを行っている．禁止物質の種類，禁止方法，ある特定状況下での禁止物質の種類，競技会外検査の4項目について規定している（**表Ⅴ-43**）．

禁止物質は，興奮薬，蛋白同化薬，利尿薬，さらにペプチドホルモン・類似物質およびその同族体に分類されている．**特定状況下の禁止物質**とは，競技種目や規模（例えばオリンピック）により禁止物質となる薬物や，局所麻酔薬や副腎皮質ステロイドのように医療目的でのみ使用が認められる薬物のことである．ドーピング禁止薬物であっても局所療法のみ許可されているものや事前申告があれば使用可能なものもある．

世界中の薬物を網羅するには限界がある．興奮薬では，リストの最初に警告として『これは禁止物質をすべて網羅したリストではない．このリストに掲載されていない多くの物質が，「および関連物質」という表現によって禁じられるものとする』とされている．禁止薬物の判断においては，禁止物質と化学構造や薬理作用が類似しているか否かといった薬学的専門知識による判断が必要とされる．

理解不足や不注意によるドーピングには，医療機関での治療時の処方薬が原因となる場合と，総合感冒薬，鎮咳去痰薬，解熱鎮痛薬，乗物酔止め，漢方製剤などの一般用医薬品や健康食品などが原因となる場合がある．

表Ⅴ-43　世界アンチ・ドーピング規定における禁止物質と禁止方法

①常時禁止される物質と方法（競技会（時）および競技会外）	
禁止物質	
S0．未承認物質	
S1．蛋白同化薬	
1．蛋白同化男性化ステロイド薬（AAS）	
2．その他の蛋白同化薬	
S2．ペプチドホルモン，成長因子および関連物質	
S3．β_2刺激薬	
S4．ホルモン調節薬および代謝調節薬	
1．アロマターゼ阻害薬	
2．選択的エストロゲン受容体調節薬	
3．他の抗エストロゲン作用を有する薬物	
4．ミオスタチン機能を修飾する薬物	
S5．利尿薬および隠蔽薬，隠蔽操作など	
禁止方法	
M1．血液および血液成分の操作	
M2．化学的・物理的操作	
M3．遺伝子ドーピング	
②競技会（時）に禁止される物質と方法	
禁止物質	禁止方法
S0～S5	M1
S6．興奮薬	M2
S7．麻薬	M3
S8．カンナビノイド	
S9．糖質コルチコイド	
③特定競技で禁止される物質	
P1．β遮断薬	競技会で禁止（一部で競技外も禁止）

第VI章
循環器薬理

ヒトが恒常性を維持して生存するためには，各臓器間での情報伝達と物質の輸送が必須である．循環系は，臓器の構造や機能の維持に必要な物質の供給や不要な代謝産物の除去，臓器の機能調節に不可欠なホルモンなどの輸送，体温の調節などの重要な役割を担っており，ポンプとしての心臓の機能異常や血管の閉塞・狭窄による循環不全は生命に対する重大な結果を招く．薬理学は循環器薬理学とともに発展してきたといっても過言ではなく，異なる作用メカニズムを有する多数の循環系作用薬があり，実際に多くの患者の救命や QOL の改善に大きな貢献をしている．循環系作用薬の作用メカニズムを理解することは，薬理学全体の理解を深めることになる．

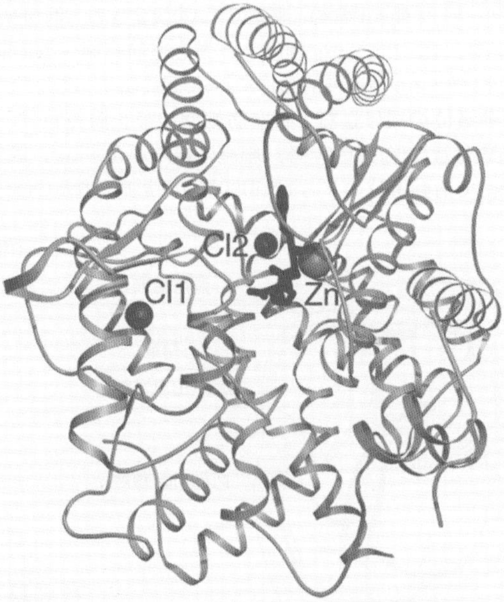

アンギオテンシン変換酵素（ACE）三次元構造と阻害薬の結合部位

アンギオテンシンII（AII）は血圧調節に関与し心血管系組織障害をきたす循環ペプチドであり，ACE 阻害薬は AII の生成を抑制することから，循環器疾患の治療薬として広く用いられている．ACE は 1277 アミノ酸のポリペプチドからなる糖蛋白質で N ドメインと C ドメインの二つの活性部位があるが，腎・心血管系症状には C ドメイン活性部位を抑制する必要がある．図は ACE 分子の全体像，活性部位の Zn イオンと ACE 阻害薬リシノプリルの carboxylate group が共有結合している．阻害薬の C ドメイン親和性は Cl^- 濃度により上昇する．

Cl1，Cl2：クロライドイオン結合部位

(Natesh, R. et al., Biochemistry **43**, 8718, 2004)

1 心臓作用薬

心臓は全身組織に必要な量の血液を駆出するポンプである．その収縮は洞房結節の歩調取り電位により制御され自動的に起こるが，収縮の頻度や強さは自律神経や体液性因子により制御されている．心筋が機械的作業のために大量に消費する酸素は，冠血流により供給される．ここでは，心臓の生理機能が破綻した状態である不整脈（収縮の頻度と秩序の異常），心不全（収縮力低下とそれを補うための生体の過剰反応），虚血性心疾患（冠血管の異常による冠血流の低下）の薬物療法を取り扱う．

心筋細胞の電気生理（図Ⅵ-1）

心臓の刺激伝導系の細胞は律動的な活動電位を繰り返し発生させる自動能をもっている．洞房結節の細胞はペースメーカーとして働き正常の心臓のリズムを決定する．洞房結節で発生した活動電位は作業心房筋細胞，房室結節，His-Purkinje 線維，作業心室筋細胞へと伝導される．心筋細胞の興奮は，細胞膜に存在するイオンチャネルの連携的動作によって起こる．

心室筋細胞の活動電位の成り立ち：心室筋細胞の静止膜電位は，内向き整流性 K^+ チャネル電流（I_{K1}）により－80 mV 付近に保たれている．細胞に刺激が達すると，膜電位依存性 Na^+ チャネルが開口し，急速に脱分極して活動電位の立ち上がり（0 相）が形成される（Na^+ 活動電位）．その後，膜電位依

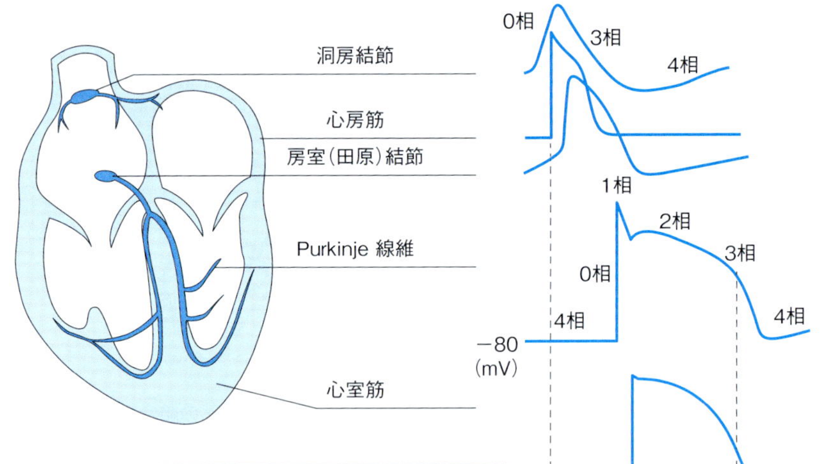

活動電位相	洞房・房室結節	Purkinje 線維	心房・心室筋
0：脱分極相（立ち上がり）	I_{Ca}↑↑	I_{Na}↑↑	I_{Na}↑↑
1：初期再分極相	I_K ↑	I_{to} ↑	I_{to} ↑
2：プラトー相		I_{Ca}↑ I_K↑	I_{Ca}↑ I_K↑
3：再分極相	I_{Ca}↓ I_K↑	I_{Ca}↓ I_K↑ I_{K1}↑	I_{Ca}↓ I_K↑ I_{K1}↑
4：静止電位相（拡張期）	I_f↑（前半） I_{NCX}↑（後半）	I_{K1}↑	I_{K1}↑

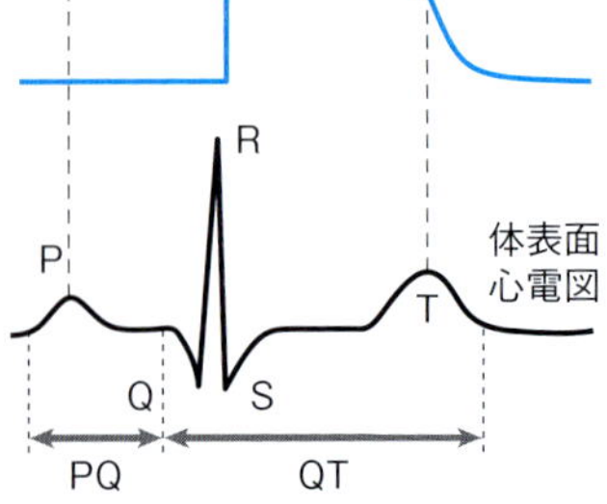

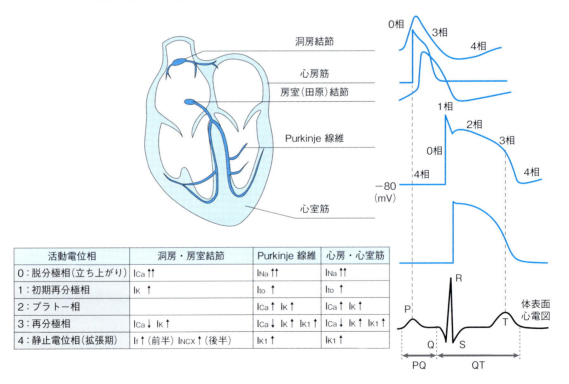

図Ⅵ-1　心臓の興奮と心筋活動電位，体表面心電図との関係

存性 Na^+ チャネル電流(I_{Na})は急速に不活性化し，続いて一過性外向き K^+ チャネル電流(I_{to})が活性化して，膜電位は一時的に過分極する(1 相)．その後，膜電位依存性 L 型 Ca^{2+} チャネル電流(I_{Ca})と遅延整流性 K^+ チャネル電流(I_K)が活性化して内向き電流と，外向き電流の大きさが釣り合い，膜電位は安定する(2 相)．I_K には，その活性化が速い成分(I_{Kr})と遅い成分(I_{Ks})とが存在する．やがて I_{Na} と I_{Ca} が不活性化を受けて消退し，I_{Kr}，I_{Ks}，I_{K1} が増大すると，膜電流の総和が外向きとなり，細胞膜は過分極し(3 相)，静止膜電位に固定される(4 相)．

心房筋細胞の活動電位の成り立ち：心房筋細胞でも 0 相は I_{Na} により形成されるが，その 2 相は心室筋細胞より短い．これは心房筋細胞に，遅延整流性 K^+ チャネル電流の非常に速い成分(I_{Kur})が存在することによる．

洞房・房室結節の活動電位の成り立ち：洞房結節，房室結節では，I_{K1} が少なく静止膜電位が浅く I_{Na} が不活性化しているので 0 相は I_{Ca} によって構成される(Ca^{2+} 活動電位)．洞房結節および刺激伝導系の細胞では，4 相の前半は主に HCN(hyperpolarization-activated cyclic nucleotide-gated)チャネルを介する内向き I_f 電流，後半は主に細胞内 Ca^{2+} 濃度の変化により駆動される内向き NCX(Na^+-Ca^{2+} exchanger)電流による時間依存性の脱分極が生じ自動能を示す．4 相の傾きは洞房結節で最も急峻で，心臓全体の歩調取りとなる(☞ 84 頁)．

心筋細胞の興奮収縮連関(図 VI-2)——活動電位に伴い I_{Ca} が流れると，細胞内へ流入した Ca^{2+} はリアノジン受容体を開口させ，筋小胞体から Ca^{2+} 遊離を引き起こし，収縮が起こる．活動電位が終了すると，細胞質の Ca^{2+} の約 70% は Ca^{2+} ポンプを介して筋小胞体に取り込まれ次の収縮に再利用されるが，残りは主として形質膜の Na^+-Ca^{2+} 交換体によって細胞外に放出される．細胞内 Ca^{2+} 濃度が低下すると，心筋は弛緩する．

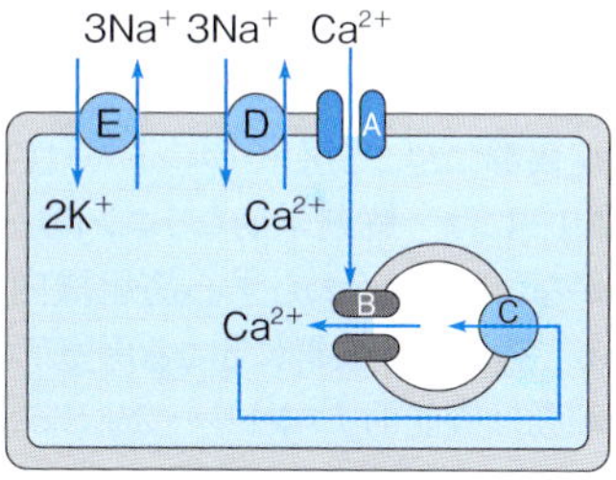

図 VI-2　心筋細胞の興奮収縮連関
A：L 型 Ca^{2+} チャネル
B：リアノジン受容体
C：Ca^{2+} ポンプ
D：Na^+-Ca^{2+} 交換体
E：Na^+/K^+ ポンプ

冠循環——心筋は，拡張期に流れる冠血流によって酸素が供給される．酸素負債能力に欠ける冠循環では，冠血流の維持が重要である．運動などにより心筋酸素消費が亢進すると，冠血流は最大 5 倍程度にまで増大する．冠動脈は自己調節が顕著であり，灌流圧が低下しても冠血流量はわずかしか低下しない．心外膜下の太い冠動脈に強い狭窄があると，これら細動脈レベルでの血流調節は効果を発揮できず心筋虚血が起こる．

抗不整脈薬 Antiarrythmic drugs

正常な洞性調律(normal sinus rhythm)でないものを**不整脈**という(**表 VI-1**)．

表 VI-1　代表的不整脈

頻脈性不整脈	洞性頻脈，心房粗動，心房細動，発作性上室頻拍(房室リエントリー頻拍，心房頻拍) 心室頻拍，心室細動，倒錯型心室頻拍(torsades de pointes)
徐脈性不整脈	洞不全症候群，房室ブロック
期外収縮	上室性期外収縮，心室性期外収縮

■ 不整脈発生の機序

①自動能の亢進

β受容体刺激，低カリウム血症，機械的伸展刺激などにより，刺激伝導系細胞の活動電位４相の脱分極速度が高まり，正常自動能の亢進あるいは異常自動能を発揮し，異所性ペースメーカーが生ずることがある．また虚血などで静止膜電位が浅くなると，本来自動能を有さない作業心筋細胞などが自動能を獲得し異所性拍動（心房頻拍，心室頻拍など）を生じることがある．

②後脱分極と triggered activity

後脱分極（afterdepolarization）は正常な活動電位に引き続き起こる異常な脱分極である（**図Ⅵ-3**）．このうち３相終了後に発生するものを遅延後脱分極（delayed afterdepolarization, DAD），２相の終わりから３相の途中に現れるものを早期後脱分極（early afterdepolarization, EAD）という．いずれもその大きさが閾値に達すると，異常な活動電位，triggered activity を引き起こす．DAD は，虚血，強い交感神経刺激，ジギタリス中毒などで心筋細胞の Ca^{2+} 過負荷が生じたときに発生する．EAD は，低カリウム血症，I_{Kr}，I_{Ks}，I_{K1}，I_{Na}，I_{Ca} などの遺伝子異常，徐脈，Ⅲ群の抗不整脈薬をはじめとする種々の薬などにより，活動電位幅が極端に延長したときに発生する（QT 延長症候群に伴い倒錯型心室頻拍など心室性不整脈が生じる）．

③リエントリー Reentry

心筋の興奮は洞房結節から心室筋細胞へと秩序だって伝導し消失するが，病的組織（解剖学的または機能的に不応期と伝導速度が異なる部位）があると，興奮の一部がもとに来た方向に引き返してしまう．これをリエントリーという（**図Ⅵ-4**）．上位から来た興奮は，病的組織（右の回路）で不応期にあたり消失するが，正常組織（左の回路）を通って下位へと伝導する．興奮が病的組織の遠位端に到達したとき病的組織が不応期を脱していると興奮は病的組織に侵入し上位に戻る．興奮が上位に戻ったときに正常組織が不応期でなければ，興奮は再び正常組織に戻ってゆく．心筋の不応期が短く，また伝導速度が遅いほど，リエントリー回路は安定する．

リエントリーが関与する不整脈としては，心房細動，心房粗動，房室結節リエントリー性頻拍，WPW 症候群に起こる房室リエントリー性頻拍，陳旧性心筋梗塞に伴う心室頻拍，心室細動などがある．リエントリーには，解剖学的なリエントリー回路が存在する解剖学的リエントリーと，解剖学的なリエントリー回路がないにもかかわらず心筋組織内の不応期の不均一性によりリエントリーが生じる機能的リエントリーがある．WPW 症候群に起こる房室リエントリー性頻拍は解剖学的リエントリーの代表であり，心房細動，心室細動は機能的リエントリーで生じる．

心筋細胞の不応期——心筋細胞に刺激を２連続したとき，刺激間隔が十分長いと活動電位間に I_{Na} または I_{Ca} が不活性化から十分に回復し二つの活動電位を誘発する．しかし，刺激間隔が短いと，I_{Na} または I_{Ca} は不活性化からの回復が不十分となり，２番目の刺激は活動電位を誘発しなくなる．二つの活動電位を誘発しうる最短の刺激間隙を不応期という．

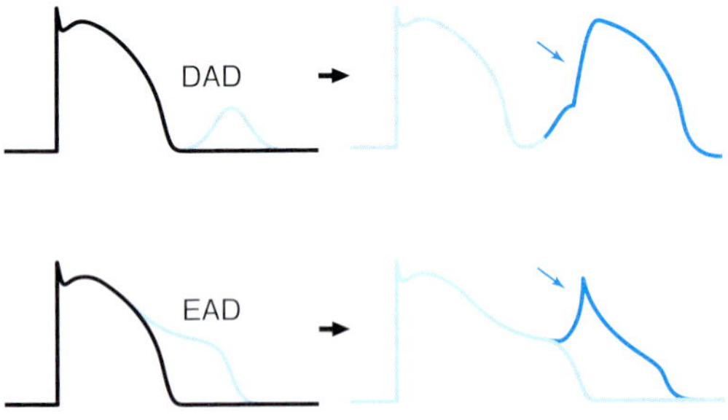

図Ⅵ-3　遅延後脱分極（DAD），早期後脱分極（EAD）と triggered activity（↘）
（Dan M. Rodan : Goodman & Gilman's Pharmacological Basis of Therapeutics, 11th ed., p. 906, 2005）

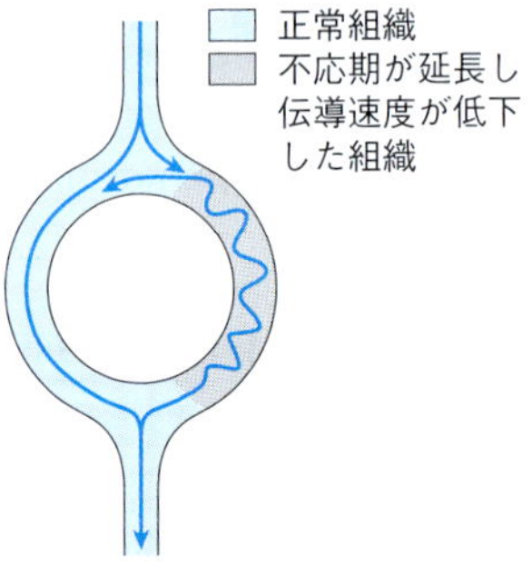

図Ⅵ-4　リエントリーの発生機序

■ 抗不整脈薬の分類

1970 年代から Vaughan Williams 分類（**表Ⅵ-2**）が広く用いられてきた．Ⅰ群は Na^+ チャネル遮断薬，Ⅱ群は β 遮断薬，Ⅲ群は K^+ チャネル遮断薬，Ⅳ群は Ca^{2+} チャネル遮断薬と分類されている．しかし，多くの抗不整脈薬は複数の作用を有し，一つの範疇に分類できないことが多い．現在は，薬のチャネルや受容体に対する効果を網羅的に列挙した Sicilian Gambit 分類（**表Ⅵ-3**）が用いられることが多い．

表Ⅵ-2　Vaughan Williams 分類と適応不整脈

	作用機序		薬	適　応
Ⅰa	Na^+ チャネル遮断	活動電位延長	キニジン，プロカインアミド，ジソピラミド，シベンゾリン，ピルメノール	上室性期外収縮，心室性期外収縮，上室頻拍，心室頻拍，心房細（粗）動
Ⅰb		活動電位短縮	リドカイン，フェニトイン，メキシレチン，アプリンジン	心室性期外収縮，心室頻拍
Ⅰc		活動電位不変	プロパフェノン，フレカイニド，ピルシカイニド	Ⅰaと同じ
Ⅱ	β 受容体拮抗		プロプラノロール，メトプロロール，アテノロール	洞性頻脈，上室頻拍，心室性期外収縮，心室頻拍，心房細（粗）動（心拍数の調節）
Ⅲ	K^+ チャネル遮断	活動電位延長	アミオダロン，ソタロール，ニフェカラント	心房細動（肥大型心筋症合併），心室頻拍 心室細動（致死的，再発性，他剤無効例）
Ⅳ	Ca^{2+} チャネル遮断		ベラパミル，ジルチアゼム，ベプリジル	上室頻拍，心室頻拍，心房細（粗）動（心拍数の調節）

表Ⅵ-3　Sicilian Gambit 分類（抗不整脈薬ガイドライン委員会：抗不整脈薬ガイドライン，ライフメディコム，2000）

一般名	チャネル						受容体				ポンプ	臨床効果			心電図上の影響		
	Na^+			Ca^{2+}	K^+	I_f	α	β	M_2	A_1	Na^+,K^+-ATP アーゼ	左室機能	洞調律への影響	心外性の副作用の有無	PQ	QRS	JT
	fast	med	slow														
リドカイン	○											→	→	◍			↓
メキシレチン	○											→	→	◍			↓
プロカインアミド		●			◍							↓	→	●	↑	↑	↑
ジソピラミド			●		◍				○			↓	→	◍	↑↓	↑	↑
キニジン		●			◍		○		○			→	↑	◍	↑↓	↑	↑
プロパフェノン		●						◍				↓	↓	○	↑	↑	
アプリンジン		●		○	○	○						→	→	◍	↑	↑	→
シベンゾリン			●	○	◍				○			↓	→	○	↑	↑	→
ピルメノール			●		◍				○			↓	↑	○	↑	↑	↑→
フレカイニド			●		○							↓	→	○	↑	↑	
ピルシカイニド			●									↓→	→	○	↑	↑	
ベプリジル	○			●	◍							?	↓	○			↑
ベラパミル	○			●			◍					↓	↓	○	↑		
ジルチアゼム				◍								↓	↓	○	↑		
ソタロール					●			●				↓	↓	○	↑		↑
アミオダロン	○			○	●		◍	◍				→	↓	●	↑		↑
ニフェカラント					●							→	→	○			↑
ナドロール								●				↓	↓	○	↑		
プロプラノロール	○							●				↓	↓	○	↑		
アトロピン									●			→	↑	◍	↓		
アデノシン										■		?	↓	○	↑		
ジゴキシン									■		●	↑	↓	●	↑		↓

拮抗作用の相対的強さ　○低　◍中等　●高　　■作用薬
I_f：過分極活性化内向き電流　M_2：ムスカリン受容体　A_1：アデノシン受容体　JT：QT 間隔に相当

Na$^+$ チャネル遮断薬(☞ 86 頁)

薬理作用 Na$^+$ チャネルを遮断して Na$^+$ 活動電位を抑制し，異常自動能と triggered activity を抑制する．伝導速度を低下させると同時に，Na$^+$ チャネルの不活性化からの回復を遅延させ不応期を延長させる．これらの薬がリエントリー性不整脈を抑制するか増悪するかは，それらが伝導速度と不応期に与える効果のバランスにより決まる．

純粋に Na$^+$ チャネルを遮断すると活動電位幅は不変(Ic 群：**プロパフェノン** propafenone，**ピルシカイニド** pilsicainide など)ないしは短縮(Ib 群：**メキシレチン** mexiletine，**アプリンジン** aprindine など)する．しかし**プロカインアミド**(procainamide)，**ジソピラミド**(disopyramide)，**キニジン**(quinidine)，**シベンゾリン**(cibenzoline)，**ピルメノール**(pirmenol)などは，I_K も抑制するので活動電位幅を延長する(Ia 群)．この効果も不応期の延長を生じ，リエントリー不整脈を抑制するのに役立つ．

Ia 群

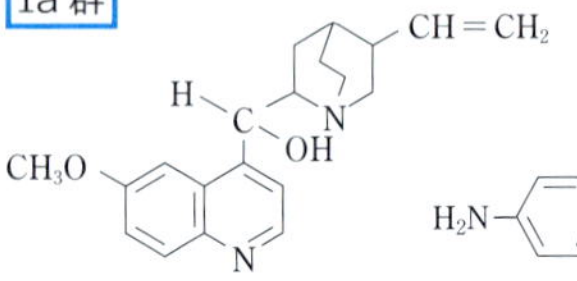
Quinidine

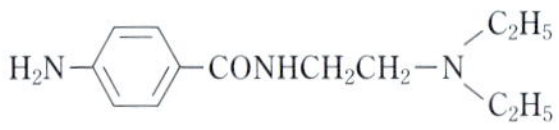
Procainamide

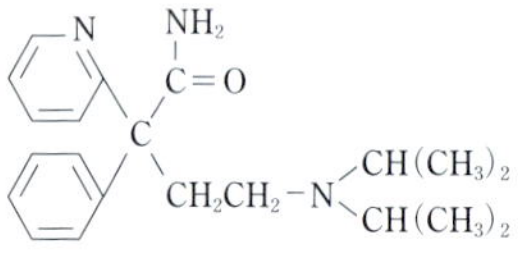
Disopyramide

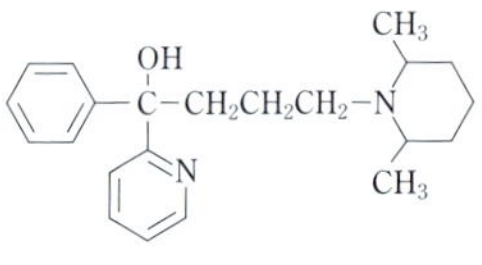
Pirmenol

Ib 群

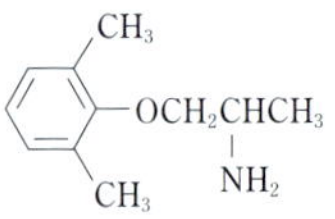
Mexiletine

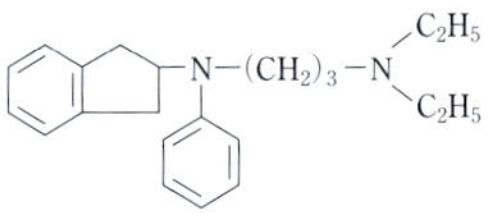
Aprindine

Ic 群

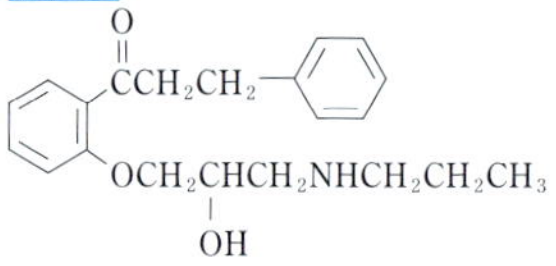
Propafenone

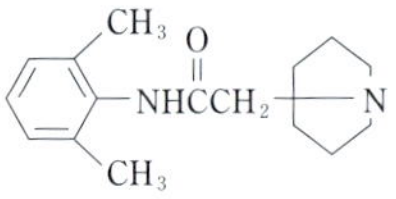
Pilsicainide

状態依存性チャネル遮断——ほとんどの Na$^+$ チャネル遮断薬は，閉鎖状態より開口または不活性化状態の Na$^+$ チャネルに対して高い親和性を有し，活動電位中で Na$^+$ チャネルに結合し，活動電位間で Na$^+$ チャネルから解離する．Na$^+$ チャネル遮断薬の効果は，徐脈より頻脈で，心拍数が一定のときは，解離速度が遅いものが蓄積しやすい．

副作用 Na$^+$ チャネル遮断薬の多くは細胞内 Na$^+$ 濃度を低下させ Na$^+$-Ca^{2+} 交換体を介した細胞内 Ca^{2+} 汲み出しを刺激して，心収縮力抑制を引き起こす．また伝導速度の低下により，不整脈を増悪させることがある．キニジンは多くの不整脈にも有効であるが，キニジン中毒(cinnchonism；頭痛，めまい，耳鳴り)，心機能抑制，消化器症状，アレルギー症状などの副作用があり，ジゴキシンの血中濃度を上昇させる．プロカインアミド，キニジンなどは，可逆性エリテマトーデスを起こすことがある．ジソピラミド，キニジン，シベンゾリン，ピルメノールは，抗コリン作用により不整脈，尿閉などを示す．

K⁺ チャネル遮断薬(☞ 83 頁)

主として I_{Kr} を抑制して活動電位幅を延長し，不応期を延長することによりリエントリー性不整脈を抑制する．**アミオダロン**(amiodarone)，**ニフェカラント**(nifekalant)，**ソタロール**(sotalol)などがある．低カリウム血症と徐脈が重なったとき，活動電位幅を極端に延長し，EADとそれに伴う triggerd activity により，倒錯型心室頻拍(torsades de pointes)を起こすことがある．アミオダロンは K^+，Na^+，Ca^{2+} チャネル，β受容体の遮断作用をもち，ほとんどの不整脈に有効であるが，甲状腺機能異常や肺線維症など重大な副作用があるため，他の薬が無効な例に限って用いられる．

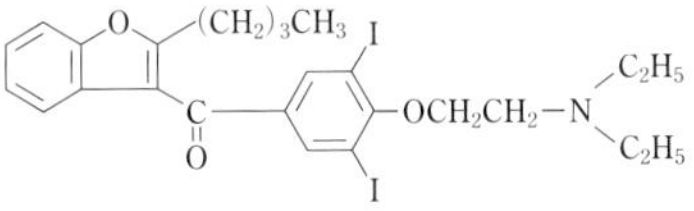

Amiodarone

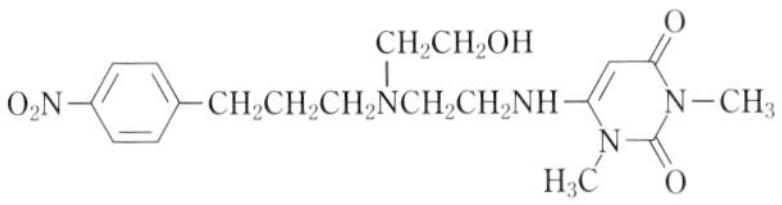

Nifekalant

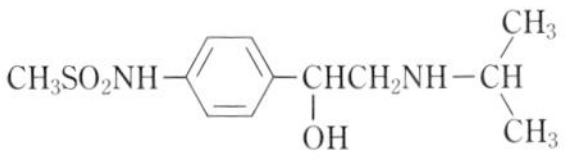

Sotalol

Ca^{2+} チャネル遮断薬(☞ 78 頁)

Ca^{2+} 活動電位を抑制して，洞房結節・房室結節の興奮性，伝導速度を低下させ，不応期を延長する．また心筋細胞の Ca^{2+} 過負荷を軽減して，DAD に由来する不整脈を抑制する．**ベラパミル**(verapamil)，**ジルチアゼム**(diltiazem)などがある．心房粗細動の際の心室拍動数の調整(WPW 症候群以外)，房室結節リエントリー性頻拍，心室性期外収縮，心室頻拍などの再発予防に用いられる．副作用は，低血圧，心機能抑制など過剰な薬理作用による．**ベプリジル**(bepridil)は Ca^{2+}，Na^+，K^+ チャネルの遮断作用があり，多剤抵抗性の不整脈に用いる．

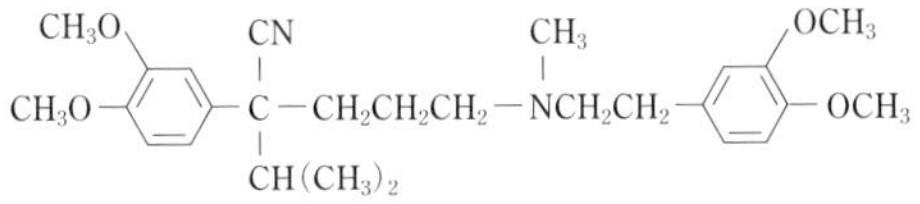

Verapamil

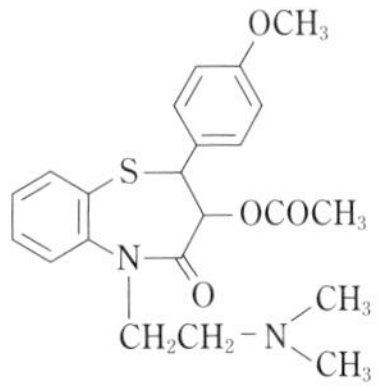

Diltiazem

β受容体拮抗薬(☞ 273 頁)

β受容体拮抗作用とそれに伴う心筋細胞内 cAMP の減少により，Ca^{2+} 電流が減少し，房室結節の伝導速度の低下と不応期の延長が起こり，また異常自動能が抑制される．また交感神経による傍糸球体装置刺激を抑制し，種々の不整脈の原因となる低カリウム血症を抑制する．交感神経緊張に伴う頻脈性不整脈に有効で，短時間型の**ランジオロール**(landiolol)，**エスモロール**(esmolol)は静注で急性不整脈の緊急処置に用いられる．内因性交感神経刺激作用(ISA)を有さないプロプラノロールやメトプロロールなどは心筋梗塞後に予防的にも用いられ，心保護作用がある．

その他の抗不整脈薬

アトロピン（atropine）は，ムスカリン受容体（心臓では M_2）を抑制し，副交感神経緊張に伴う洞徐脈，房室ブロックを解除する（☞ 251 頁）．

ATP は，血中で迅速にアデノシンに分解され，アデノシン A_1 受容体を介して G 蛋白質制御 K^+ チャネルを活性化し，洞房結節，心房筋，房室結節の活動電位を短縮して過分極を誘発する．また細胞内 cAMP を減少させる．房室結節リエントリー性頻脈の停止，交感神経緊張に伴う DAD の抑制に用いられる（☞ 168 頁）．

ジギタリス（digitalis）は，細胞膜の Na^+/K^+ ポンプ（Na^+, K^+-ATP アーゼ）を抑制する強心薬であり，副交感神経を刺激して，房室結節の不応期を延長するので，房室結節リエントリー性頻拍の停止や，心房細動を有する患者の心拍数の調節（WPW 症候群以外）に用いられる．低カリウム血症時に不整脈を誘発することがある（☞ 401 頁）．

抗不整脈薬の副作用

催不整脈性：この副作用から抗不整脈薬の適用は，不整脈が，①それ自体致死的である場合，②血行動態に悪影響を与える場合，③非常に強い自覚症状を伴う場合に限ろうとする方向にある．またカテーテルを用いて不整脈の原因となる心筋組織を焼灼するカテーテルアブレーション法や，植え込み型ペースメーカーや，植え込み型除細動器が，薬物療法を補完する新たな治療法として定着しつつある．

電気的リモデリングの予防：心筋梗塞，心肥大/心不全，慢性心房細動などにより，イオンチャネルの発現レベルに変化が生じて不整脈が起こりやすくなる（電気的リモデリング）ことから，アンギオテンシン系抑制薬などにより，電気的リモデリングを防ぐ治療（upstream approach）が重要である．

薬物誘発性 QT 延長症候群：抗ヒスタミン薬，抗生物質，抗精神病薬などきわめて雑多な薬が，膜電位依存性 K^+ チャネル（特に I_{Kr}）をブロックし活動電位を延長し倒錯型心室頻拍（Torsades de pointes）を生じる．顕著な QT 時間延長や不整脈が生じた際には，即座にこれらの薬の投与を中止する．

経口抗凝固薬の慢性心房細動への応用（☞ 427 頁）

慢性心房細動では，心房内に血栓が形成され，脳動脈塞栓症をきたしやすい．そこで，血栓形成を防止するためにビタミン K 還元酵素阻害薬（ワルファリン），トロンビン直接阻害薬（ダビガトラン），第 X_a 因子阻害薬（エドキサバン，リバーロキサバン，アピキサバン）などが用いられる．

心不全治療薬

心不全は，心臓の収縮または拡張機能の障害により，心臓が適切に末梢組織に血液を供給できない状態で，あらゆる器質的心疾患の結果として生じる．易疲労，動悸，労作時・安静時呼吸困難，肺うっ血，頸動脈怒張，肝脾腫，下腿浮腫などの臨床症状は，New York Heart Association（NYHA）の心機能分類に従い 4 段階に分類されている（**表Ⅵ-4**）．

心不全の病態生理——急性心筋梗塞などで，急激に心拍出量が低下すると，交感神経が緊張し，残存した心筋の収縮力を高めると同時に，血管収縮を誘発して静脈還流量を高め，心拍出量と血圧を維持する（**図Ⅵ-5**）．その後，圧利尿の低下と腎血流量低下に伴うレニン-アンギオテンシン-アルドステロン系の賦活が体液貯留を生じ，中心静脈圧を上昇させ，心拍出量を維持する．これらの代償機転は急性期には血行動態を安定化させるが，慢性的にはアンギオテンシンⅡ（AⅡ）による心筋後負荷増大や心筋の機能的・器質的変性（リモデリング）および線維化をきたし心機能をさらに悪化させ悪循環に陥る．

表Ⅵ-4　NYHA 心機能分類（慢性心不全）

Ⅰ度	心疾患を有するが，そのために身体活動が制限されることのない患者 （通常の身体活動では疲労，動悸，呼吸困難，または狭心症状をきたさない）
Ⅱ度	心疾患を有し，そのために身体活動が軽度～中等度制限される患者 （安静時は無症状であるが，通常の身体活動では疲労，動悸，呼吸困難，または狭心症状をきたす）
Ⅲ度	心疾患を有し，そのために身体活動が高度に制限される患者 （安静時は無症状であるが，通常以下の身体活動で疲労，動悸，呼吸困難，または狭心症状をきたす）
Ⅳ度	心疾患を有し，そのために非常に軽度の身体活動でも愁訴をきたす患者 （安静時においても心不全症状あるいは狭心症状をきたす．わずかな身体活動でも愁訴が増加する）

心不全の薬物療法（図Ⅵ-5）

心不全の薬物療法は，症状の緩和と入院を要する症状の悪化，長期管理と生存期間の延長を治療目標とする．急性期には，血行動態の改善のために低用量の β_1 受容体作用薬，前負荷を軽減するために利尿薬，硝酸薬を経静脈投与する．慢性期には，過剰な代償機構を防ぐためのアンギオテンシン変換酵素阻害薬，アンギオテンシンⅡ受容体拮抗薬，および β 受容体拮抗薬の経口投与が心不全の標準治療である．アンギオテンシン受容体ネプリライシン阻害薬，利尿薬，強心薬などが併用される．

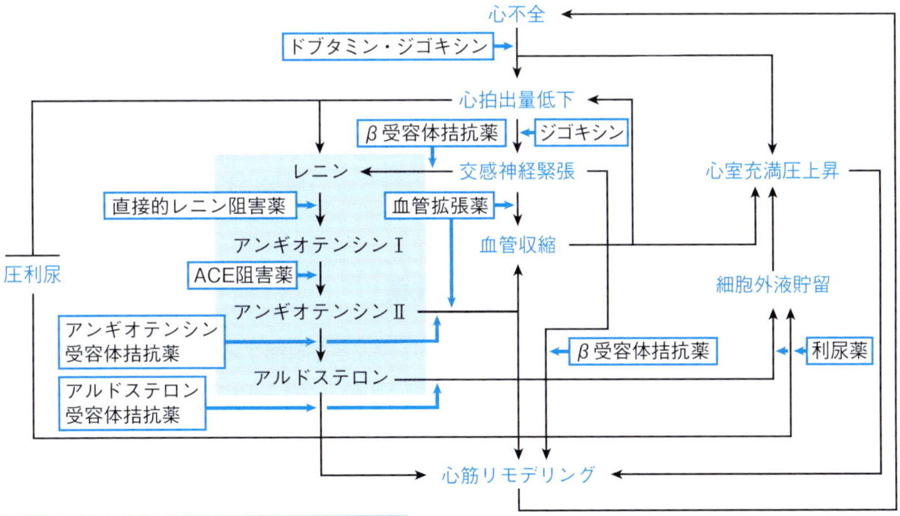

図Ⅵ-5　心不全の病態生理と心不全治療薬の作用点

レニン-アンギオテンシン-アルドステロン（RAA）系阻害薬

アンギオテンシン変換酵素（ACE）阻害薬（☞ 202，413 頁）

心不全では，レニン-アンギオテンシン系が賦活され（**図Ⅵ-5**），AⅡによって血管抵抗を上げて心臓の後負荷を増し，心筋に直接作用して心肥大や心筋のリモデリングを誘発し，副腎皮質からのアルドステロン分泌を誘発し，交感神経活動を亢進させる．

ACE 阻害薬の**エナラプリル**(enalapril)，**リシノプリル**(lisinopril)は AⅡの合成を阻害し，これら心不全の増悪因子を軽減し予後を改善する．さらに，ACE が抑制され増加したブラジキニンの血管弛緩作用もその薬効に関与している．NYHA 分類Ⅰ～Ⅳ度の慢性心不全に用いられる．最も頻度の高い副作用は乾性咳嗽である．致死的な血管性浮腫が起こることがある．またスピロノラクトンとの併用で，高カリウム血症を生じやすい．

アンギオテンシンⅡ受容体拮抗薬(ARB)(☞ 202，414 頁)

AⅡの主な作用は AT_1 受容体を介するもので，**ロサルタン**(losartan)，**カンデサルタン**(candesartan)など AT_1 受容体拮抗薬が臨床適用されている．AT_1 受容体への AⅡの結合を選択的に阻害して，AⅡの心不全増悪リスクを抑制するとともに，間接的に AT_2 受容体を刺激して，ACE 阻害薬にはない心血管保護効果を発揮し予後を改善する．ARB は ACE 阻害薬のようにブラジキニンの分解を阻害しないので，この機序による血管拡張作用はない．乾性咳嗽などにより ACE 阻害薬が使用できない慢性心不全患者に用いる．ACE 阻害薬より副作用が少ない．NYHA 分類Ⅰ～Ⅳ度の慢性心不全に用いられる．

β受容体拮抗薬(☞ 273 頁)

カルベジロール(carvedilol)は非選択的 β 受容体拮抗薬で α_1 受容体拮抗作用を併せもち，**メトプロロール**(metoprolol)，**ビソプロロール**(bisoprolol)は選択的 β_1 受容体拮抗薬である．心不全で過剰に亢進した交感神経作用に拮抗して，致死性不整脈を防ぐ，心筋組織のリモデリングを防ぐ，心筋組織のエネルギー代謝を改善するなどの機序が提唱されており予後を改善する．投与開始直後一過性に心機能を抑制することがあるが，長期投与により徐々に心機能を改善する．駆出分画 35% 未満で NYHA 分類Ⅱ～Ⅲ度の心不全患者に投与する．ごく少量から投与を開始し，数カ月かけて徐々に増加する．急激な投与量の増加による心不全の悪化に注意する．

グアニル酸シクラーゼ-cGMP 系活性化薬

cGMP は心筋収縮，血管緊張，心臓リモデリングなどを調節するシグナル分子であり，**グアニル酸シクラーゼ**により GTP から生成される．グアニル酸シクラーゼには細胞質に存在する**可溶性グアニル酸シクラーゼ**(soluble guanylate cyclase, **sGC**)と 1 回膜貫通型の**ナトリウム利尿ペプチド受容体**と共役する膜結合型グアニル酸シクラーゼの 2 種がある．sGC は一酸化窒素(NO)によって活性化され(☞ 209 頁)，膜結合型グアニル酸シクラーゼは細胞外領域にナトリウム利尿ペプチドが結合すると活性化される．グアニル酸シクラーゼ活性化によって GTP から生成した cGMP はプロテインキナーゼ G を活性化して，**平滑筋を弛緩**させ，**血管拡張**を起こす．

有機硝酸エステル(硝酸薬)(☞ 405 頁)

生体内で一酸化窒素(NO)を放出し，血管平滑筋細胞の可溶性グアニル酸シクラーゼを活性化し，血管平滑筋を弛緩させる．心臓の主として前負荷を軽減させるが後負荷も軽減して心拍出量を増大させる．また，太い冠動脈に対して比較的選択的な拡張作用を有するので，虚血性心疾患による心不全患者の冠血流を増大し，心臓の収縮および拡張能を改善する．血圧が安定した急性心不全の血行動態を制御するために静脈内投与で用いられる．

頻度が高い副作用は，低血圧であるが，長期投与では耐性が形成され，硝酸薬の効果が減弱する．

■ 可溶性グアニル酸シクラーゼ(sGC)刺激薬

ベルイシグアト(vericiguat)は，sGC 刺激薬であり，**NO-sGC-cGMP 経路**を標的とする新たな作用機序を有する心不全治療薬である．sGC を直接刺激する作用と，内因性 NO に対する sGC の感受性を高める作用の二つの機序により NO-sGC-cGMP 経路を活性化させるベルイシグアトは，酸化ストレスでヘムを失い NO 不感受性となった sGC の β 鎖の N 末端ドメインのヘム結合部位に結合し感受性を高める．その結果，cGMP の産生を促進し，血管拡張や抗炎症・抗線維化作用を発揮し心不全患者の生命予後を改善する．

■ ナトリウム利尿ペプチド

ANP(atrial natriuretic peptide)は主として心房，BNP(brain natriuretic peptide)は主として心室から分泌され，さまざまな心疾患に関与している．BNP は心不全において分泌量が著増するため心不全のマーカーとして診断に，ANP は心不全の治療薬として使用される(☞ 197 頁)．

カルペリチド(carperitide)は遺伝子組換えヒト ANP で，血管平滑筋のナトリウム利尿ペプチド GC-A 受容体に結合し，**膜結合型グアニル酸シクラーゼ**を活性化させることにより細胞内の cGMP を増加させ，強い血管拡張と利尿作用を示す．心臓の前負荷および後負荷の軽減による心筋保護作用が期待され，難治性心不全に用いられる．副作用としては血圧の低下と徐脈があるため，低血圧，右室梗塞，脱水の状態では使用禁忌となる．

■ アンギオテンシン受容体ネプリライシン阻害薬 Angiotensin receptor blocker neprilysin inhibitor(ARNI)

サクビトリルバルサルタン(sacubitril valsartan)は NYHA Ⅱ～Ⅲ度の左室駆出率が低下した標準治療を受けている患者に用いられる．ネプリライシン(蛋白質分解酵素)の阻害によって**ナトリウム利尿ペプチド**の分解が抑制され，血管拡張作用，利尿作用，RAA 系抑制作用，交感神経抑制作用，心肥大抑制作用，抗線維化作用およびアルドステロン分泌抑制作用などのナトリウム利尿ペプチドの作用が亢進する．一方，バルサルタンの **AT_1 受容体拮抗**作用は，血管収縮，腎ナトリウム・体液貯留，心筋肥大および心血管リモデリング異常に対する抑制作用をもたらす．

□ 利尿薬(☞ 438 頁)

腎臓は心不全において細胞外液貯留に中心的役割を果たす．利尿薬は細胞外液量を減少させ，うっ血症状を軽減する．不全心の心機能曲線の勾配は緩やかなので，利尿薬による**前負荷の軽減**で心拍出量はあまり低下しない．

ループ利尿薬

ループ利尿薬はヘンレ係蹄上行脚の Na^+-K^+-$2Cl^-$ 共輸送体を阻害し水分移動を抑制することにより利尿作用を示す．心不全の治療には，主としてループ利尿薬の**フロセミド**(furosemide)，**アゾセミド**(azosemide)，**トラセミド**(torasemide)がうっ血性心不全に用いられる．

アルドステロン受容体拮抗薬

鉱質コルチコイドであるアルドステロンは，腎臓の集合管に作用して Na^+ と水の再吸収を促進し，循環血漿量増加を促し血圧を上昇させる．アルドステロン受容体拮抗薬は，カリウム保持性利尿薬であり，**スピロノラクトン**(spironolactone)，**エプレレノン**(eplerenone)がうっ血性心不全に用いられる．低カリウム血症，低マグネシウム血症を軽減するが，副作用として ACE 阻害薬や K^+ 補充薬との併用で高カリウム血症を生じやすい．さらに心筋のリモデリングを抑制する．NYHA 分類Ⅳ度の患者の予後を改善するとして心不全標準治療への追加投与が推奨されている．

Na^+/グルコース共輸送体(SGLT2)阻害薬

原尿中に排泄されたグルコースは，主として近位尿細管曲部上皮細胞の頂上膜冊子縁に存在する SGLT2(sodium-glucose cotransporter 2)により Na^+ と一緒に再吸収される．**ダパグリフロジン**(dapagliflozin)と**エンパグリフロジン**(empagliflozin)は，SGLT2 の競合的かつ可逆的な選択的阻害薬で，血糖低下作用に加えて**浸透圧利尿**と**ナトリウム利尿**作用による心負荷軽減作用がある．2 型糖尿病，慢性心不全(標準的な治療を受けている患者に限る)，慢性腎臓病の治療に用いられる．作用機序については心筋の Na^+/H^+ 交換体への直接作用による心筋収縮改善作用，ケトン体増加に伴う心筋 ATP 産生増加による心筋効率改善作用なども提唱されているが，いまだ明らかにされていない．

洞房結節 HCN チャネル遮断薬

イバブラジン(ivabradine)は，HCN チャネルを遮断，これが担う洞房結節細胞の過分極活性化陽イオン電流(I_f)を抑制し，β 受容体を介さず洞性徐脈を誘発し，拡張期を延長して静脈還流を増加させる新規作用機序の経口剤である．心臓の伝導性，収縮性，再分極および血圧に影響することなく心拍数だけを減少させ慢性心不全の予後を改善する．適応は，洞調律かつ投与開始時の安静時心拍数が 75 回/分以上の慢性心不全である．

HCN チャネル(hyperpolarization-activated cyclic nucleotide-gated cation channel)——心臓刺激伝導系の洞房結節に最も多く発現する HCN ペースメーカーチャネルである．過分極と cAMP によって活性化すると非選択的に陽イオンを内向きに透過し，ペースメーカー電流(I_f)を生み出す．HCN チャネルは 6 回膜貫通型の膜蛋白質で，第 4 膜貫通ドメインにアルギニンやリジンが電位センサーの中心となっている．cAMP は細胞内 C 末端側に結合する．

強心薬 Cardiotonics

強心薬には心筋細胞内 Ca^{2+} 濃度あるいは収縮蛋白質の Ca^{2+} に対する感受性を上昇させるものがある．ジギタリスは Na^{+}/K^{+} ポンプ(☞ 96 頁)を阻害し，β刺激薬やホスホジエステラーゼ(PDE)阻害薬は細胞内 cAMP を増加させて，細胞内 Ca^{2+} 濃度を上昇させ強心作用を示す．主に急性心不全および慢性心不全の増悪期の症状緩和の目的に用いられる．

ジギタリス Digitalis

ジギタリスは，ステロイド骨格に不飽和ラクトン環と糖が結合した構造を有する強心配糖体(cardiotonic glycosides)で，強い心収縮力増強作用をもつ．臨床で広く用いられているジギタリス製剤は**ジゴキシン**(digoxin)である(**図Ⅵ-6**)．

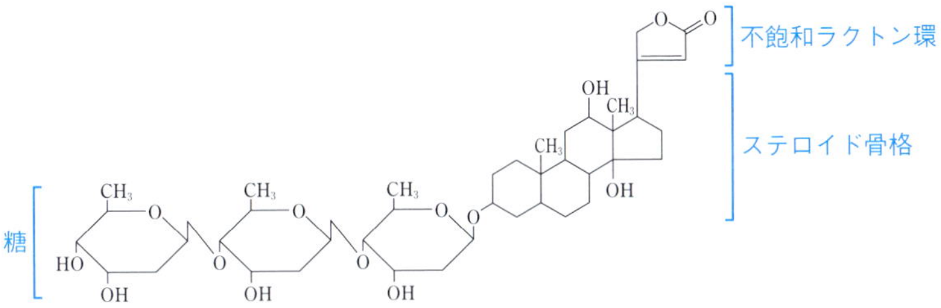

図Ⅵ-6 ジゴキシンの構造

> 強心配糖体はジギタリス類の葉，*Digitalis purpurea* や *Digitalis lanata* からとるジギトキシン，ジゴキシン，ラナトシド C，キョウチクトウ科の *Strophanthus* 類の種子からとる K-ストロファンチン，G-ストロファンチン(ウアバイン)がある．これ以外にもオモトや，動物界由来としてはガマから由来するブフォトキシン(bufotoxin)がある．現在はジゴキシンが臨床で使われている．

Na^{+}/K^{+} ポンプ阻害：ジギタリスは心筋細胞の形質膜の Na^{+}/K^{+} ポンプの α サブユニットに結合し，Na^{+} の細胞外排出と K^{+} の細胞内取り込みによる細胞内外のイオン勾配形成を阻害する． 作用機序

心収縮力増強作用：心筋の収縮期に増加した細胞内 Ca^{2+} の一部は，Na^{+}-Ca^{2+} 交換体を介して細胞外に放出される(☞**図Ⅵ-2D**)．ジギタリスが Na^{+} ポンプを抑制して，細胞内 Na^{+} 濃度が上昇すると，Na^{+}-Ca^{2+} 交換体を介して細胞内 Ca^{2+} の濃度が上昇する．これにより，活動電位に伴う筋小胞体(Ca^{2+} 貯蔵庫)の Ca^{2+} 含量が増加して，強心作用を現す(☞ 97 頁)．その結果，心不全による代償性交感神経興奮を低下させ，心拍数，前負荷，後負荷が減少して心機能効率がよくなる． 薬理作用

電気生理的作用：治療濃度のジギタリスは，副交感神経緊張を高め，交感神経緊張を下げることにより，洞房結節・房室結節の機能を抑制する．房室結節の有効不応期を延長し，伝導速度を低下させて心房細動においては心拍数を減少させる．心電図では PQ 間隔が延長し，T 波が平坦化し，さらに，QT 間隔が短縮し，T 波の逆転，ST の盆状降下がみられる．

催不整脈作用：高濃度のジギタリスは，交感神経緊張を高め，同時に心筋に直接作用して細胞内 Ca^{2+} 過負荷により遅延後脱分極を誘発する．その結果，心臓各部位での期外収縮，頻拍，

細動など不整脈が生じる．房室ブロックを伴う心房頻拍が最も典型的なジギタリス誘発性不整脈であり，心室性期外収縮と正常律動が連結して起こる二段脈もみられる．

臨床適用 ①うっ血性心不全（NYHA 分類Ⅰ～Ⅳ度）に心筋保護作用のある他の心不全薬と併用する．

②心房細動や心房粗動患者では房室結節の有効不応期を延長し，伝導速度を低下させて心拍数を減少させる．ジゴキシンの消化管吸収率は高く，ほぼ未変化体のまま腎から排泄される．ジギタリスの治療域はきわめて狭いので，血中濃度のモニタリング（TDM）が重要である（ジゴキシンの血中濃度は 1.0 ng/mL 以下に保つ）．薬物相互作用にも注意が必要である．

副作用 特に重要な副作用は不整脈である（**表Ⅵ-5**）．血清 K^+ 値低下時に増強される．低カリウム血症で毒性を高められるのは，ジギタリスは Na^+/K^+ ポンプの K^+ 結合前の中間体に親和性が高いことによる．心不全の治療では，ジギタリスがループ利尿薬と併用されることが多いので，血清 K^+ 値の変動には注意が必要である．

表Ⅵ-5 ジギタリスの副作用

精神神経	せん妄，疲労，違和感，錯乱状態，非定型的めまい，悪夢
視覚	色覚異常，複視
消化器	食欲不振，嘔気，嘔吐，腹痛
呼吸器	低酸素症に伴う過換気
心臓	不整脈

cAMP を増加させる強心薬

作用機序 心筋の収縮力を増強する目的で，ホスホジエステラーゼ（PDE）阻害あるいはアデニル酸シクラーゼの活性化によって cAMP を増加させる薬が心不全に用いられる．心筋細胞内に増加した cAMP が cAMP 依存性プロテインキナーゼを活性化し，L 型 Ca^{2+} チャネルをリン酸化するとチャネルの活性が高まり，多くの Ca^{2+} が細胞内に流入する．流入した Ca^{2+} は心筋小胞体のリアノジン受容体に働き，多量の Ca^{2+} を放出させることにより，細胞内 Ca^{2+} 濃度が上昇して心筋の収縮力が増大する．心筋の非リン酸化型ホスホランバンは心筋小胞体型 Ca^{2+} ポンプと結合して活性が抑制されているが，cAMP 依存性プロテインキナーゼによりリン酸化されると Ca^{2+} ポンプが解離して脱抑制され，Ca^{2+} ポンプ活性が高まり筋小胞体の Ca^{2+} が増加し強心作用を現す（☞ 96 頁）．

β_1 受容体作用薬（☞ 263，267 頁）

デノパミン（denopamine）は選択的 β_1 受容体作用薬で心収縮力を増強し，慢性心不全に経口投与される．部分作用薬であるので耐性は生じにくく，不整脈誘発などの副作用も少ない．

ドブタミン（dobutamine），**ドパミン**（dopamine）は急性または重症心不全の血行動態を改善する．ドブタミンは β_1 受容体に作用し，強い心収縮力増強作用を示す．末梢血管収縮（α_1）はなく，むしろ β_2 作用により肺動脈などでは血管拡張作用を示す．血圧への影響は少ない．心拍出量の増加によって中枢性交感神経緊張が低下して心拍数は減少する．迅速に耐性を生じるので，短期間の循環補助の目的で経静脈的に用いられる．副作用として頻脈，不整脈が起こることがある．

ドパミンは，低用量で腎血流増加(D_1)による利尿作用，中等量で心収縮力増大(β_1)，高用量では末梢小動脈収縮(α_1)による昇圧作用を示す．抗ショック薬として急性心不全に点滴静注される．低用量のドパミンと中等量のドブタミンは併用療法は，副作用を少なくし利尿と強心作用の治療効果をあげることができる．

コルホルシンダロパート Corforsin daropate

急性心不全患者に経静脈的に投与され，アデニル酸シクラーゼを直接活性化して強心作用と血管拡張作用を示す．

ホスホジエステラーゼ(PDE)3 阻害薬

非選択的に PDE を阻害するキサンチン誘導体は強心作用と利尿作用を示し心不全に用いられたが，現在は，比較的選択的に PDE3 を阻害する**ミルリノン**(milrinone)，**オルプリノン**(olprinone)が経静脈的に急性または重度心不全に投与される．細胞内 cAMP 濃度を高めて，心収縮力増強作用と血管弛緩作用を示す．

ピモベンダン(pimobendan)は，PDE3 阻害に加えて，心筋の収縮蛋白質トロポニンの Ca^{2+} 感受性を高めて強心作用を示す．経口的に急性または慢性心不全に投与される．副作用として不整脈，血圧低下が起こることがある．

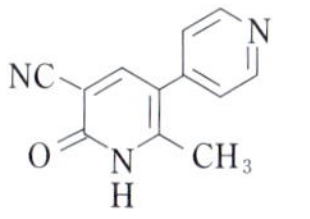

Milrinone

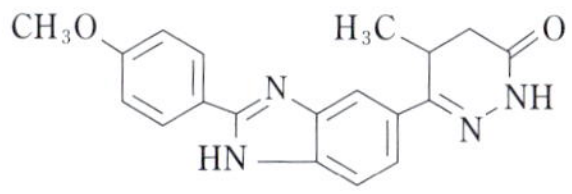

Pimobendan

抗狭心症薬 Antianginal drugs

心臓の酸素需要に応じて冠動脈は数倍に拡張する予備能を有し，正常の心臓では酸素の需要と供給のバランスが保たれている．**狭心症**(angina pectoris)は，冠血流による心筋への酸素供給と心筋の酸素消費のバランスが崩れ，心筋の一部が一過性に酸素欠乏(虚血)状態に陥るために発生する病態である(**図Ⅵ-7**)．“胸が(pectoris)狭くなる(angina)”という語源が示すとおり，胸部の比較的広い範囲に感じる絞扼感(狭心痛)が特徴で，しばしば肩・上肢・頸・歯・心窩部などに放散する．狭心痛は通常数分で消失し，30 分をこえることはまれである．ニトログリセリンの投与によって速やかに消失する．

狭心症の分類(表Ⅵ-6)——発作時の状況により，労作によって誘発される労作狭心症と安静時に出現する安静狭心症に分けられる．労作狭心症は，冠動脈に器質的狭窄があるため，労作により心筋酸素需要が増加しても供給が追いつかない状態であり，安静狭心症は，冠動脈攣縮や血栓形成などにより，心筋への酸素供給が不足した状態である．また，症状の安定性によって安定狭心症と不安定狭心症に分けられる．後者の多くは，動脈硬化性プラーク(粥腫)が破裂し，血栓が形成されることにより発症し，しばしば心筋梗塞を引き起こす．さらに発生機序によって，動脈硬化性狭窄による器質性狭心症，血管壁の異常収縮による冠攣縮性狭心症，血栓形成による冠血栓性狭心症に分けられる．実際の狭心症ではこれらの機序が混在することが多い．冠血栓性狭心症は不安定狭心症にほぼ対応する．

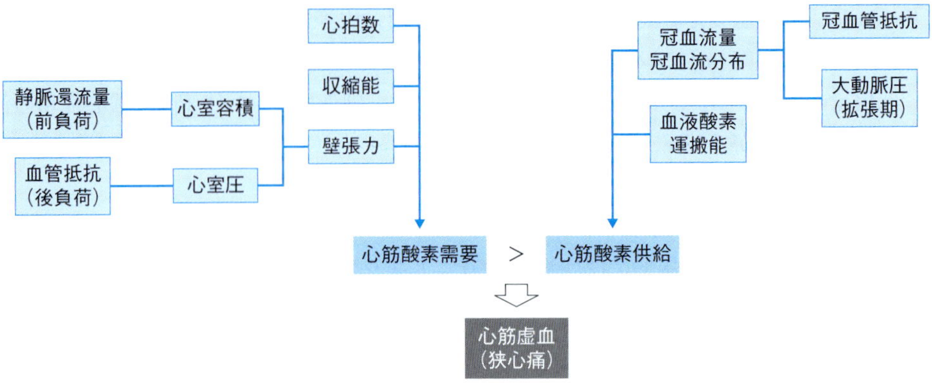

図Ⅵ-7　心筋における酸素の需要供給バランスと狭心症
冠循環では動静脈の酸素濃度較差はほぼ最大であり，これをさらに増大させて酸素供給を増やすことはまず不可能である．酸素需要と供給のバランスを取り戻すには，需要を減らすか，虚血部心筋への血流配分を増やす必要がある．

表Ⅵ-6　狭心症の分類

- 狭心症の分類法
  - 発症の状況
    - 労作狭心症
    - 安静狭心症
  - 症状の安定性
    - 安定狭心症
    - 不安定狭心症
  - 発生の機序
    - 器質性狭心症
    - 冠攣縮性狭心症
    - 冠血栓性狭心症

■ 抗狭心症薬の分類(表Ⅵ-7)

薬物治療の目的は，狭心症発作改善と心筋梗塞予防の二つである．狭心症発作改善には有機硝酸エステル(硝酸薬)，Ca^{2+} チャネル遮断薬(カルシウム拮抗薬)，β 受容体拮抗薬(β 遮断薬)を用い，心筋の酸素需要を低下させるか，虚血部への血流増加により酸素供給を増加させる(**表Ⅵ-8**)．これらが狭義の抗狭心症薬である．心筋梗塞予防には，血小板凝集抑制薬(抗血小板薬)，血液凝固抑制薬(抗凝固薬)を用いる．

表Ⅵ-7　抗狭心症薬

分　類		主 な 薬
抗狭心症薬(狭義)	硝酸薬	ニトログリセリン，二硝酸イソソルビド，一硝酸イソソルビド，ニトロプルシドナトリウム，ニコランジル
	Ca^{2+} チャネル遮断薬	ベラパミル，ジルチアゼム，ニフェジピン，エホニジピン，アムロジピン
	β 受容体拮抗薬	プロプラノロール，アテノロール，カルベジロール，ビソプロロール
抗血栓薬	抗血小板薬	アスピリン，クロピドグレル，プラスグレル，チカグレロル
	抗凝固薬	ヘパリン，ワルファリン

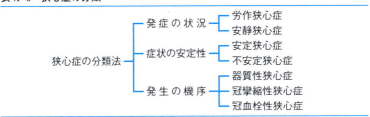

表Ⅵ-8　各抗狭心症薬の心血行動態に及ぼす影響

	心拍数	前負荷	後負荷	心収縮力	冠血流量
硝酸薬	↑	↓	↓	—	↑or —
Ca^{2+} チャネル遮断薬	↓ or ↑	—	↓	↓or —	↑
β受容体拮抗薬	↓	— or ↑	↑（長期では↓）	↓	— or ↑

有機硝酸エステル Organic nitrates（**硝酸薬**）

硝酸薬は狭心症の型を問わずいずれにも有効であり（**図Ⅵ-8**），**狭心症発作時の第一選択薬**である．多価アルコールと硝酸のエステルであり，体内で一酸化窒素（NO）を放出する“NO 供与体”として働く．NO は血管内皮細胞などで生理的にも合成される活性分子であり（☞ 208 頁），硝酸薬の薬効は NO によってもたらされる．硝酸薬は体内で**活性代謝物 NO を生成するプロドラッグ**と考えることができる．

史上初の硝酸薬は，1867 年に Brunton によって狭心症への有効性が示された亜硝酸アミル（amyl nitrite）である．しかし亜硝酸アミルは非常に揮発性が高く，治療薬としては用いにくい．今日まで最も頻繁に用いられてきたのは，1879 年 Murrell により狭心症への効果が確立されたニトログリセリンである．1846 年 Sobrero により初めて化学合成され，その強力な爆発性に目をつけた Nobel によりダイナマイトが開発された．

ニトログリセリン（nitroglycerin）はグリセリンの硝酸エステル（三硝酸グリセリン glyceryl trinitrate）であり，硝酸薬の原型といえるが，正確にはニトロ化合物（C-NO_2 を有する化合物）ではない．しかし“ニトロ”グリセリンと呼び習わされ，正式名称としても認められている．やや揮発性を有する油状物質である．

二硝酸イソソルビド（isosorbide dinitrate），**一硝酸イソソルビド**（isosorbide mononitrate），**ニコランジル**（nicorandil）など，さまざまな硝酸薬が開発されている．K_{ATP} チャネル作用薬（K^+ チャネル開口薬）としての作用を併せもつニコランジルを除けば，硝酸薬の薬効はいずれも遊離された NO によると考えられるため，薬種間の相違は主として薬物動態の相違といえる．

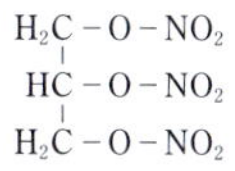
Nitroglycerin

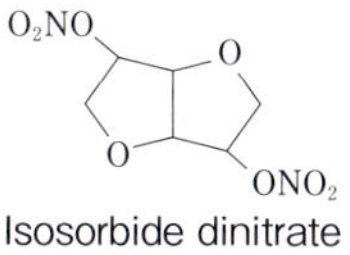
Isosorbide dinitrate

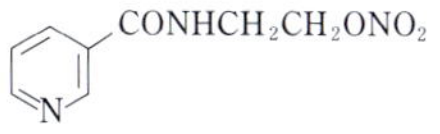
Nicorandil

作用機序——硝酸薬は体内で脱ニトロ化され，NO を遊離する．脱ニトロ化を触媒する酵素は明らかではないが，2 型アルデヒドデヒドロゲナーゼやチトクロム P450 などの関与が示唆されている．NO は，血管平滑筋および血小板の可溶性グアニル酸シクラーゼを活性化し，**cGMP** の産生を促す．cGMP は cGMP 依存性プロテインキナーゼを活性化し，ミオシン軽鎖の脱リン酸化を介して，平滑筋を弛緩させ，血小板凝集を抑制する．

薬理作用　低濃度のニトログリセリンは動脈より静脈をより強く拡張させる．**静脈還流量（前負荷）が減り，心室拡張終期圧が低下し，心筋酸素消費量が減少する**．これは，静脈にはNOを遊離させる酵素が豊富に含まれることによる．高濃度では動脈も拡張するので血圧（後負荷）も低下するが，代償性の交感神経活性亢進により頻脈と血管収縮が起こり血圧を回復させようとする．冠動脈も拡張させるため一時的に冠血流量は増えるが，心拍出量と動脈圧が低下して，冠血流量はやがて低下する．ただし，心外膜の太い冠動脈は拡張されやすく，心内膜下の細動脈は拡張されにくいので，スティール現象を起こさずに血管が拡張しきっている虚血部へ優先的に血液を送り込み酸素供給量を増加させる利点がある．冠動脈攣縮を抑制するので冠攣縮性狭心症にも有効である．血小板凝集も抑制するので，不安定性狭心症に静脈内投与で用いることがある．

ニコランジルは硝酸薬であると同時にATP感受性K^+チャネル開口薬でもあり（☞84頁），細胞膜のK^+透過性を亢進させて活動電位の再分極を早め，Ca^{2+}流入を減少させ，Ca^{2+}チャネル遮断薬に類似した作用も示す．

薬物動態――硝酸薬は肝代謝酵素により還元的な加水分解を受け，水溶性の高い脱ニトロ代謝物に変換される．ニトログリセリンは**初回通過効果**を受けやすく，脱ニトロ化された二硝酸グリセリンの血管拡張作用はニトログリセリンの約1/10なので，経口投与で効果を得るのは難しい．**舌下錠**や**舌下噴霧**により，発作時に口腔内静脈から吸収させる．最大血中濃度は4分，半減期は1〜3分，作用時間は20〜30分である．二硝酸イソソルビドの場合，最大血中濃度は舌下投与で6分以内，半減期は45分であるが，脱ニトロ化代謝物も比較的強い血管拡張作用を有し，作用時間は3〜6時間と長いので，内服でも使用される．血管拡張作用の一部は代謝物の効果と考えられる．一硝酸イソソルビドも有意な初回通過効果を受けないので経口投与でも良好な生体利用率が得られる．

臨床適用　硝酸薬はあらゆる型の狭心症の発作改善に有効である．**耐性**を生じやすく，頻繁な投与や持続的投与は薬効を著しく減弱するので，狭心症発作時かストレスの増大が予想されるときだけ間欠的に投与する．1日最低8時間は投与を中断し，発作のない時間帯の血中濃度を十分下げるべきである．

発作の予防を目的として，二硝酸イソソルビドなどの経口硝酸薬製剤が用いられる．有効血中濃度が保たれるように十分な量を投与する必要がある．経口製剤以外に，口腔粘膜貼付剤，皮膚貼付剤，軟膏などがあるが，耐性獲得に十分注意する必要がある．また，不安定狭心症，手術時の血圧コントロール，高血圧性緊急症，急性心不全などには注射剤が用いられる．

心筋梗塞急性期や心筋梗塞二次予防への硝酸薬の効果についてはさまざまな報告があるが，確立したエビデンスは得られていない．

副作用　副作用の大部分はNOの循環器作用に対する二次的反応である．血管拡張や心拍出量減少による血圧低下，潮紅，頭痛，めまい，失神，代償性交感神経活性化による動悸，頻脈などがある．他の血管拡張薬との併用による血圧低下には注意を要する．特に，シルデナフィルなどのホスホジエステラーゼ5（PDE5）阻害薬と併用すると，細胞内cGMPが過剰になり，血管緊張が極度に低下して急性循環不全をきたすため，併用は禁忌である．

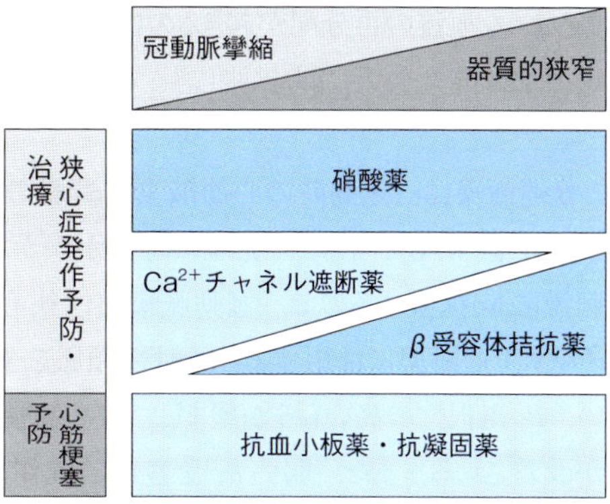

図Ⅵ-8 抗狭心症薬の適用
硝酸薬はあらゆる型の狭心症，Ca^{2+} チャネル遮断薬は主に冠攣縮性狭心症，β受容体拮抗薬は主に器質性狭心症（労作狭心症）に有効である．抗血栓薬（抗血小板薬・抗凝固薬）は，血栓形成による狭心症の悪化，心筋梗塞への進行を防止するために用いられる．

Ca^{2+} チャネル遮断薬 Calcium channel blockers（カルシウム拮抗薬）（☞ 78，412 頁）

薬理作用

Ca^{2+} チャネル遮断薬は冠動脈平滑筋を弛緩させ冠血流を増加させる．抗狭心症作用は主として心筋への**酸素供給量増加**による．冠動脈以外の動脈の拡張（後負荷減少）による心筋酸素消費量の減少も抗狭心症作用に寄与する．静脈への作用は弱く，前負荷にはほとんど影響しない．

ベラパミル（verapamil）と**ジルチアゼム**（diltiazem）では，心拍数の減少，刺激伝導時間延長，心筋収縮力の抑制による心筋酸素消費量の低下も抗狭心症作用に貢献する．ジヒドロピリジン系は血管拡張作用が強いが，特に**ニフェジピン**（nifedipine）のような短時間作用性薬物では血圧降下により反射性に交感神経が活性化されて心拍数が増し，心筋酸素消費量はむしろ増加する可能性がある．

臨床適用

ニトログリセリンほどの速効性はないので，**狭心症発作の予防薬**として使用される．冠攣縮性狭心症に特に有効であるが，冠血流増加と心筋酸素需要減少により労作狭心症にも有効である（**図Ⅵ-8**）．また，不安定狭心症ではしばしば冠攣縮が起こるため，Ca^{2+} チャネル遮断薬が用いられる．ただしジヒドロピリジン系は，反射性心拍数増加，冠灌流圧低下，スティール現象などにより狭心症を悪化させる場合がある．このため，作用持続時間の長いもの（ニフェジピンの徐放剤やアムロジピンなど）や，T 型 Ca^{2+} チャネル遮断作用を併せもち，徐拍作用のあるエホニジピンなどが用いられる．ベラパミルとジルチアゼムは心不全を悪化させる可能性があるので，心機能障害，刺激伝導障害のある場合は禁忌である．

β受容体拮抗薬 β-receptor antagonists（β遮断薬）（☞ 273 頁，410 頁）

薬理作用

交感神経系の緊張によりβ受容体が活性化されると，心拍数・心筋収縮力が増加し，心筋の酸素消費が増加する．β遮断薬は，$β_1$ 受容体拮抗作用により心筋仕事量を減らし，**酸素消費量を低下させる**．また，長期投与により血管抵抗（後負荷）は減少し，これも心筋酸素消費量の減少に寄与する．心拍数と心筋収縮力の低下は駆出期の延長と心室拡張終期容量の増大により酸素消費量を増す方向に働くが，それでも正味の効果は酸素消費を減少させる．

β遮断薬は，心拍数減少により心臓の拡張期を延長させるため，冠血流量を増加させる方向に働くが，健常部の冠血流を相対的に減少させ，虚血部の血流を増加させるという特徴がある．

このような血流の再分配が起きるのは，健常部の冠動脈はβ_2受容体拮抗作用により収縮するが，虚血部は酸素欠乏により拡張しきっておりβ受容体拮抗作用では収縮しないためである．

臨床適用 β遮断薬は，運動時の心筋酸素消費量の増大を抑制し，労作狭心症の重症度と頻度を低下させる（**図Ⅵ-8**）．作用の発現に時間がかかるため**予防目的**で用いられる．冠動脈はβ_2受容体刺激により拡張するので，冠動脈攣縮性狭心症には単独で用いるべきではない．硝酸薬やCa^{2+}チャネル遮断薬に併用すると反射性頻脈を予防できる．心仕事量を減らすためには，ISAのない，β_1選択性の高いものが望ましい．心筋梗塞発症後にISAのないβ遮断薬を用いると生存率が改善される．また，弱いα_1受容体拮抗作用があり血管収縮を起こしにくい$\alpha\beta$遮断薬も用いられる．不安定狭心症への有効性は明らかではない．

抗血小板薬・抗凝固薬（☞ 426頁）

動脈硬化により形成された粥腫（atheroma）が破裂すると，内皮欠損部位に血小板が粘着・凝集し，血栓が形成される．不安定狭心症の多くは，冠動脈内で血栓の形成と溶解が繰り返されている状態（冠血栓性狭心症）と考えられる．**冠血栓性狭心症の予防・治療**および**心筋梗塞発症の予防**を目的として，抗血小板薬の**アスピリン**（aspirin），**クロピドグレル**（clopidogrel），**プラスグレル**（prasugrel），**チカグレロル**（ticagrelor），抗凝固薬の**ヘパリン**（heparin），**ワルファリン**（warfarin）などが用いられる（**図Ⅵ-8**）．

アスピリンは，心筋梗塞の発生率や心筋梗塞発症後の死亡率を明らかに減少させる．ADP受容体$P2Y_{12}$拮抗薬（クロピドグレルやプラスグレルなど）も有効である．ただし，類薬のチクロピジンはしばしば重篤な有害反応を引き起こすので，使用される機会は減っている．経皮的冠動脈形成術（PCI）時の血栓予防では，アスピリンと$P2Y_{12}$拮抗薬の併用も行われる．ヘパリン（未分画ヘパリンまたは低分子量ヘパリン）は，不安定狭心症を抑制し心筋梗塞を予防する効果が認められている．不安定狭心症に対するワルファリンの有益性については証拠が不十分で，出血に注意すべきである．

2

高血圧治療薬およびその他の血管作用薬

血管作用薬は，直接または間接的に血管に作用して血管収縮または拡張作用を呈する薬の総称であり，高血圧治療薬，低血圧治療薬および末梢血管拡張薬に分類される．前二者は正常範囲から逸脱している血圧を是正するために用いられ，末梢血管拡張薬は器質的および機能的に生ずる閉塞性動脈疾患の治療に用いられる．これらの中で最も多く使用されているのは，高血圧治療薬である．

高血圧治療薬 Antihypertensive drugs（降圧薬 hypotensive drugs）

高血圧は正常範囲以上の血圧が持続する状態であり（**表Ⅵ-9**），その血圧を低下させる薬が高血圧治療薬（降圧薬とも呼ばれる）である．高血圧が持続すると，脳卒中（脳梗塞，脳出血，くも膜下出血など），心臓病（虚血性心疾患，心肥大，心不全など），腎臓病（腎硬化症など）などの重篤な合併症が高頻度で発生することが知られており，これらの心血管合併症を防止するために高血圧治療を行うことが重要である．血圧は心拍出量と末梢血管抵抗により規定される（血圧＝心拍出量×末梢血管抵抗）が，その他に循環血液量，血液粘稠度および大動脈の弾力といった多くの因子が影響する．高血圧治療薬はこれらの諸因子にさまざまな機序により作用して降圧効果をもたらす．高血圧の頻度は30歳以上の成人では40%強に達し，大部分（95%）は原因の不明な本態性高血圧（essential hypertension）であり，原因疾患が明らかな高血圧は二次性高血圧（secondary hypertension）と呼ばれる．

■ 高血圧治療薬の分類（表Ⅵ-10）

高血圧治療薬には，腎臓からNa^+・水排泄を促進することにより循環血液量を減少させる利尿薬，交感神経系を中枢あるいは末梢で抑制する交感神経抑制薬，血管平滑筋細胞内へのCa^{2+}流入を抑制して血管を拡張させるCa^{2+}チャネル遮断薬，アンギオテンシンⅡ（AⅡ）の産生を

表Ⅵ-9　成人における血圧の分類

分　類	診察室血圧（mmHg）			家庭血圧（mmHg）		
	収縮期血圧		拡張期血圧	収縮期血圧		拡張期血圧
正常血圧	＜120	かつ	＜80	＜115	かつ	＜75
正常高値血圧	120～129	かつ	＜80	115～124	かつ	＜75
高値血圧	130～139	かつ/または	80～89	125～134	かつ/または	75～84
Ⅰ度高血圧	140～159	かつ/または	90～99	135～144	かつ/または	85～89
Ⅱ度高血圧	160～179	かつ/または	100～109	145～159	かつ/または	90～99
Ⅲ度高血圧	≧180	かつ/または	≧110	≧160	かつ/または	≧100
（孤立性）収縮期高血圧	≧140	かつ	＜90	≧135	かつ	＜85

（日本高血圧学会高血圧治療ガイドライン作成委員会：「高血圧治療ガイドライン2019」ライフサイエンス出版，18頁，表2-5より許諾を得て転載）

表Ⅵ-10　高血圧治療薬

分　類	主な薬	主な作用機序	副作用
Ca^{2+} チャネル遮断薬			
ジヒドロピリジン系	ニフェジピン，ニカルジピン	Ca^{2+} 流入抑制（血管）	まれ
ベンゾチアゼピン系	ジルチアゼム	Ca^{2+} 流入抑制（心臓，血管）	徐脈，房室ブロック
ACE 阻害薬	カプトプリル，エナラプリル，テモカプリル，イミダプリル	血管拡張，アルドステロン分泌抑制，臓器保護作用	空咳，血管神経性浮腫
アンギオテンシンⅡ受容体拮抗薬（ARB）	ロサルタン，カンデサルタン，バルサルタン，オルメサルタン	血管拡張，アルドステロン分泌抑制，臓器保護作用	まれ
レニン阻害薬	アリスキレン	血管拡張，アルドステロン分泌抑制，臓器保護作用	まれ
利尿薬			
チアジド系利尿薬	ヒドロクロロチアジド	Na^{+}・水再吸収阻害	低カリウム血症，低ナトリウム血症
ループ利尿薬	フロセミド	Na^{+}・水再吸収阻害	低カリウム血症，低ナトリウム血症
カリウム保持性利尿薬（Na^{+} チャネル遮断薬）	トリアムテレン	Na^{+}・水再吸収阻害，K^{+} 排泄抑制	高カリウム血症
アルドステロン受容体拮抗薬	スピロノラクトン，エプレレノン，エサキセレノン	Na^{+}・水再吸収阻害，K^{+} 排泄抑制，臓器保護作用	高カリウム血症
β 遮断薬		心拍出量減少，レニン分泌抑制	心機能抑制，気管支喘息，低血糖発作誘発
非選択性	プロプラノロール		
β_1 選択性	アセブトロール，アテノロール，メトプロロール，ベタキソロール		
$\alpha\beta$ 遮断薬	ラベタロール，カルベジロール アロチノロール，アモスラロール	血管拡張，心拍出量減少	心機能抑制，立ちくらみ
α 遮断薬	プラゾシン	血管拡張	立ちくらみ，頻脈
交感神経作用薬　中枢性	クロニジン，メチルドパ	交感神経中枢抑制	ねむけ，うつ状態
末梢性	レセルピン	末梢交感神経での NA 枯渇	副交感神経刺激症状
エンドセリン受容体拮抗薬	ボセンタン，アンブリセンタン，マシテンタン	血管拡張，平滑筋増殖抑制	肝障害
血管平滑筋作用薬	ヒドララジン	血管拡張	顔面潮紅，頻脈

抑制するアンギオテンシン変換酵素（ACE）阻害薬，AⅡの作用を受容体レベルで抑制するAⅡ受容体拮抗薬（ARB），レニン阻害薬，アルドステロン受容体拮抗薬および末梢血管に直接作用する血管拡張薬などがある．これらの降圧薬の中で，第一選択薬として推奨されるのは，Ca^{2+} チャネル遮断薬，ACE 阻害薬，ARB，利尿薬の 4 種類である．

利尿薬 Diuretics（☞ 441 頁）

利尿薬は，高血圧治療薬として使用されている．最も使用頻度の高いのはチアジド系利尿薬であり，主に併用薬として用いられてきたが，降圧薬との配合薬として用いられることが多い．

β 受容体拮抗薬（β 遮断薬 β-blockers）（☞ 273 頁）

β 遮断薬は，心臓の β_1 受容体への選択性，内因性交感神経刺激作用（intrinsic sympathomimetic activity, ISA）および膜安定化作用の有無によって分類される．また，その化学構造により水溶性および脂溶性に分けられる．心拍出量を低下させ，心臓の仕事量を減弱させることから，虚血性心疾患（労作性狭心症，心筋梗塞後），頻脈，甲状腺機能亢進を合併する高血圧患者，高レニン性高血圧などにきわめて有効である．

作用機序——受容体選択性：β_1 遮断による降圧作用には，①心拍出量の減少(心筋収縮力・心拍数の減少)と，②傍糸球体細胞からのレニン分泌の抑制によるＡⅡの減少，という二つの機序がある．非選択的 β 遮断薬には，β_1 遮断による作用に加えて，中枢神経系を介する交感神経活動の抑制，圧受容体反射の抑制および交感神経シナプス前 β_2 遮断によるノルアドレナリン遊離抑制も関与する．脂溶性 β 遮断薬の作用には，中枢 β 遮断が関与している可能性がある．
部分アゴニスト活性：ISA を有する β 遮断薬の降圧には，β_1 遮断による心拍出量抑制に加えて，β_2 アゴニスト作用による血管拡張が関与する．β_2 アゴニスト活性は気管支喘息患者の高血圧治療に利点となる．心臓に対する抑制効果は ISA のない薬に比べて小さい．

副作用

β_1 遮断による徐脈，房室ブロック，心不全など，β_2 遮断による気管支喘息の誘発や慢性閉塞性肺疾患の悪化，インスリン使用中の糖尿病患者における低血糖発作の誘発，などがある．ISA のないものでは，閉塞性動脈疾患の悪化や，血清トリグリセリドの増加と HDL コレステロールの減少などの脂質代謝への悪影響が知られている．脂溶性の β 遮断薬は，悪夢，うつ，不眠などの中枢性の副作用をきたしやすい．突然投薬を中止すると離脱症候群(withdrawal syndrome；狭心症，心筋梗塞，褐色細胞腫様高血圧など)が現れることがあるので徐々に減薬していく．

$\alpha\beta$ 受容体拮抗薬($\alpha\beta$ 遮断薬 *αβ*-blockers)(☞ 277 頁)

α_1 遮断による血管拡張作用と，β 遮断による心拍出量の減少およびレニン産生の抑制などにより降圧効果がもたらされる．α_1 遮断による反射性頻脈などは β_1 遮断作用により抑制され，β 遮断薬よりも血行動態的に優れた効果が得られる．

臨床適用と副作用

$\alpha\beta$ 遮断薬は，多くの高血圧患者に対して有効である．特に，褐色細胞腫のように，α，β 両受容体刺激による特殊な高血圧に有効で，ラベタロール(labetalol)は妊娠高血圧症候群の第一選択薬である．副作用は，α_1 遮断作用による立ちくらみ，β 遮断作用による徐脈，心不全，気管支喘息などを生じることがある．

α_1 受容体拮抗薬(α_1 遮断薬 *α*₁-blockers)(☞ 273 頁)

プラゾシン(prazosin)などの α_1 遮断薬の適用は限られており，前立腺肥大や脂質異常症を合併する高血圧症および褐色細胞腫の手術前の血圧コントロールのために使用される．全身の血管は交感神経が持続的に緊張を保っており，α_1 遮断により主として細動脈が拡張して末梢血管抵抗が低下する．α_1 遮断薬は心抑制作用を伴わず，末梢血管拡張が得られるのが特徴である．また，糖・脂質代謝を改善し，前立腺肥大のある患者では排尿困難を改善するなどの利点がある．

副作用は，下肢の静脈の拡張による血液貯留とそれに伴う心臓への還流量減少による立ちくらみ(起立性低血圧)が生じやすい．圧反射により，心臓支配の交感神経活動が亢進し，頻脈や動悸を生じることがある．

中枢性および末梢性交感神経抑制薬(☞ 265, 267, 277 頁)

α_2 作用薬は脳幹部の血管運動中枢に存在する α_2 受容体を刺激して交感神経活動を低下させ，降圧効果をもたらす．

メチルドパ(methyldopa)：妊娠高血圧症候群では安全性が証明されており，第一選択薬である．L-ドーパの類似体であり，中枢および末梢のノルアドレナリン含有神経に取り込まれた後，メチルノルアドレナリンとなり，偽神経伝達物質として放出される．主として脳幹部の血管運動中枢に存在する α_2 受容体にアゴニストとして作用し，交感神経活動を中枢レベルで抑制し，心拍出量および末梢抵抗の減少をきたす．メチルドパの作用は持続性であり，クロニジンよりも中枢性副作用は少ないが，まれに溶血性貧血や肝障害をきたすことがある．

クロニジン(clonidine)，**グアナベンズ**(guanabenz)：選択的 α_2 アゴニストで血管運動中枢を抑制して持続性の降圧作用を示す．ねむけ，うつ状態，口渇，性欲低下など中枢性副作用がある．服薬を急に中止すると離脱症候群をきたし，血圧が急上昇するなどの危険な状態を生じることがある．

Ca^{2+} チャネル遮断薬 Ca^{2+} channel blockers(カルシウム拮抗薬)(☞ 78, 407 頁)

現在使用されている高血圧治療薬の中で，Ca^{2+} チャネル遮断薬は最も強力で，しかも重篤な副作用が少ないこと，利尿薬に次いで安価であることから，多くの高血圧患者に第一選択薬として使用される．ジヒドロピリジン系(**ニフェジピン** nifedipine，**ニカルジピン** nicardipine，**アムロジピン** amlodipine，**アゼルニジピン** azelnidipine など)，ベンゾチアゼピン系(**ジルチアゼム** diltiazem)，フェニルアルキルアミン系(**ベラパミル** verapamil)に分類される．ジヒドロピリジン系の Ca^{2+} チャネル遮断薬が多用されており，10 種類以上のものが用いられていて，作用持続時間に長短がある．これらは電位依存性 L 型 Ca^{2+} チャネルの遮断薬であるが，T 型 Ca^{2+} チャネルへの抑制作用があるもの(**エホニジピン** efonidipine)や N 型 Ca^{2+} チャネルに抑制作用のあるもの(**シルニジピン** cilnidipine)もある．

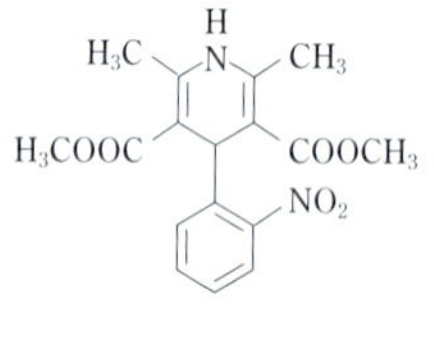
Nifedipine

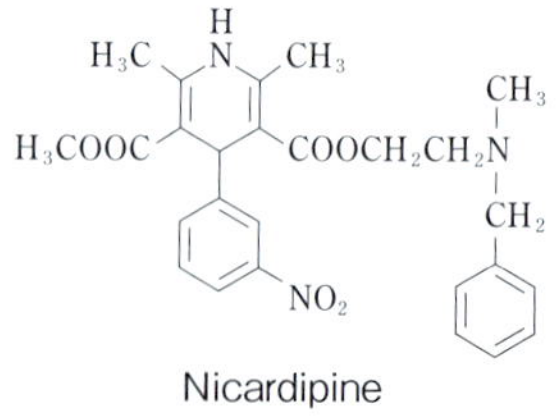
Nicardipine

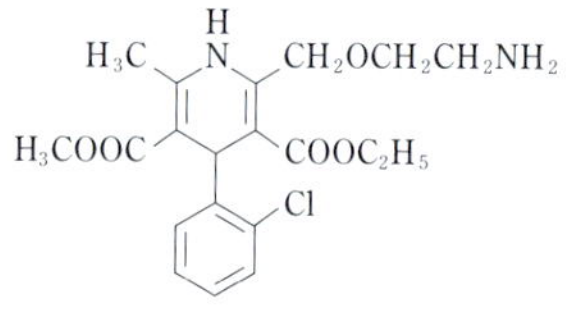
Amlodipine

表Ⅵ-11　Ca^{2+} チャネル遮断薬の心臓および血管平滑筋に対する作用の比較

	血管平滑筋弛緩作用	心筋の収縮力抑制	洞房結節における自動能抑制	房室結節における伝達抑制
ニフェジピン	⧺	±	±	—
ジルチアゼム	⧺	＋	⧻	⧻
ベラパミル	⧺	⧻	⧻	⧻

薬理作用

Ca^{2+} チャネル遮断薬は血管平滑筋膜の電位依存性 L 型 Ca^{2+} チャネルに結合して Ca^{2+} 流入を抑制し，血管平滑筋の弛緩をきたす．特に，細動脈は高い感受性を有し，末梢血管抵抗が低下し，降圧効果がもたらされる．心筋や刺激伝導系（洞房結節，房室結節，His 束，Purkinje 線維など）の細胞にも L 型 Ca^{2+} チャネルが存在するが，ジヒドロピリジン系は臨床薬用量では心臓に対してはほとんど影響を与えない．一方，ベラパミルおよびジルチアゼムは心機能抑制作用があり，血圧低下とともに心拍数・収縮力の低下をきたす（**表Ⅵ-11**）．そのため，心不全や高度徐脈がある患者への使用は禁忌である．

ニフェジピンには心機能抑制作用がない——平滑筋のジヒドロピリジン系薬（DHP）に対する高感受性は次のように説明される．①心筋と血管平滑筋では L 型 Ca^{2+} チャネルの異なるスプライスバリアントが発現しており，心筋型は深い膜電位（過分極側）では DHP と結合せず，浅い膜電位（脱分極側）でのみ DHP と結合するのに対して，血管平滑筋型は深い膜電位および浅い膜電位の両方で DHP と結合する性質を有する．②血管平滑筋の非興奮時の膜電位は心筋に比べて浅い．①と②により，非興奮時には，DHP は心筋の Ca^{2+} チャネルとは結合せず，血管平滑筋の Ca^{2+} チャネルとのみ結合して阻害することになる．

アンギオテンシン変換酵素阻害薬

Angiotensin converting enzyme（ACE）inhibitors（☞ 202，397 頁）

ACE 阻害薬は，血管収縮因子アンギオテンシンⅡ（AⅡ）産生を抑制し，血管弛緩因子ブラジキニンの増加による降圧作用，および臓器障害の予防・改善作用がある循環器疾患治療薬である．副作用も少なく，あらゆる高血圧症に第一選択薬として，単独または利尿薬や Ca^{2+} チャネル遮断薬と併用して広く用いられている．**カプトプリル**（captopril），**エナラプリル**（enalapril）が代表的な薬である．エナラプリルや他の多くの ACE 阻害薬は経口吸収をよくするためにプロドラッグ（prodrug）として投与され，肝臓のエステラーゼで分解され活性型となる．**テモカプリル**（temocapril）は胆汁排泄型であり，腎疾患の患者にも用いられる．**イミダプリル**（imidapril）は空咳が比較的少ない．

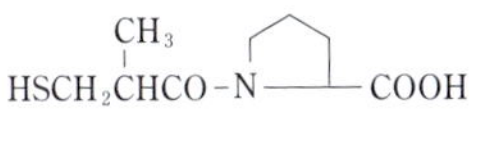

Captopril

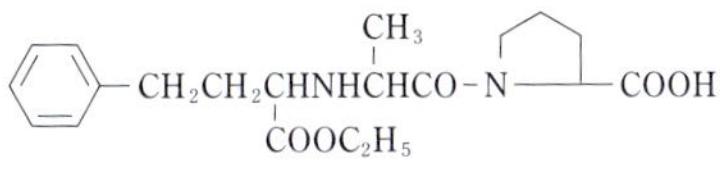

Enalapril

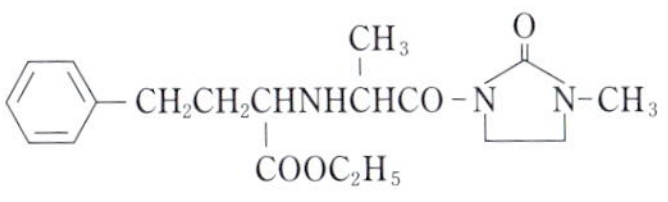

Imidapril

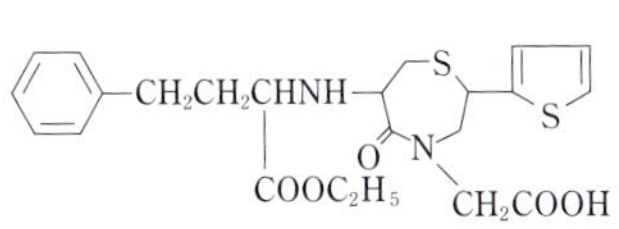

Temocapril

作用機序——1）AⅡの昇圧作用は主として，①細動脈への直接作用による血管収縮，②交感神経刺激伝達の増強による血管収縮，③アルドステロン分泌促進を介する Na^{+}・水再吸収の増加と体液量の増加が関与する．腎臓の傍糸球体細胞から血中に分泌されたレニンにより，アンギオテンシノーゲンから不活性型のアンギオテンシンⅠ（AⅠ）が生成され，主に肺の血管内皮表面に存在する ACE によって活性型の AⅡへ転換される．ACE 阻害薬は AⅠからの AⅡ産生を抑制する．

2）ブラジキニンなどキニン類は，血管内皮細胞表面で前駆物質であるキニノーゲンにプロテアーゼのカリクレイン（kallikrein）が作用することにより生成される．産生されたブラジキニンは血管内皮細胞の B_2 受容体を介して NO およびプロスタサイクリン合成を増加させて，血管拡張をきたす．ブラジキニン不活性化酵素**キニナーゼⅡ**は ACE と同じ分子であり，ACE 阻害薬によるキニナーゼⅡの抑制によるブラジキニンの増加も降圧効果に寄与している．

3）ACE 阻害薬は，AⅡによる組織リモデリングの抑制作用があり（後述），高血圧による心血管系の臓器障害の発症・進展を抑えて，長期的な生命予後を改善する．

組織レニン-アンギオテンシン系とリモデリング——組織レニン-アンギオテンシン系で産生されたAⅡは，心血管系をはじめとする多くの組織構成細胞に直接作用して，①細胞の遊走・増殖，②心筋細胞の肥大，③線維芽細胞による細胞外マトリックス産生により，組織リモデリング（形態学的変化）を生じ，高血圧に合併する血管壁の肥厚・線維化や心肥大・線維化の原因となる．

臨床適用と副作用

Ⅰ度からⅢ度のすべての高血圧に対して，単独または利尿薬や Ca^{2+} チャネル遮断薬との併用で広く用いられている．降圧作用の他に，臓器障害の改善や進展抑制作用を有するために，高血圧による臓器合併症や糖尿病などがある患者に対して積極的に使用される．

副作用は，ブラジキニンが増量することと関係し，①**空咳**が服用者の 20～30% という高頻度でみられ，まれに，②**血管神経性浮腫**を生じて呼吸困難から死に至ることもある．妊婦，授乳中は禁忌となる．

アンギオテンシンⅡ受容体拮抗薬

Angiotensin Ⅱ receptor blocker（ARB）（☞ 202，398 頁）

AⅡの受容体には，AT_1 および AT_2 の 2 種類があり，AⅡの作用の大部分は AT_1 受容体を介する．ARB は AT_1 受容体拮抗薬であり，良好な降圧効果を示し，ほとんどすべての高血圧に対して第一選択薬として用いられている．ACE 阻害薬と同様に組織リモデリング抑制作用を有し，心血管系合併症の発症・進展阻止や生命予後改善の効果が優れている．ACE 阻害薬と異なり，キニン系に対する影響はなく咳などの副作用が少ないことから，Ca^{2+} チャネル遮断薬に次いで多用されている．**ロサルタン**（losartan），**カンデサルタン**（candesartan），**バルサルタン**（valsartan），**オルメサルタン**（olmesartan）などがある．臨床応用と禁忌は ACE 阻害薬と同様である．カンデサルタンとオルメサルタンはプロドラッグであるカンデサルタンシレキセチル（candesartan cilexetil），オルメサルタンメドキソミル（olmesartan medoxomil）として投与され，作用が強力で持続時間が長い．

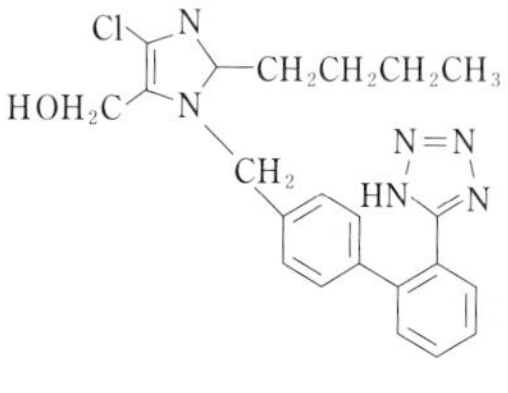

Losartan

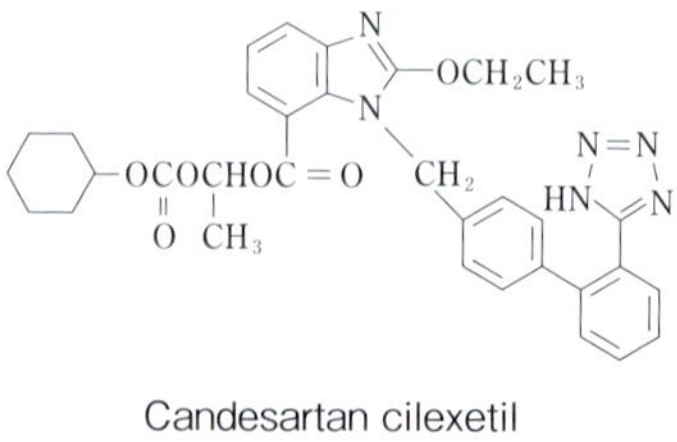

Candesartan cilexetil

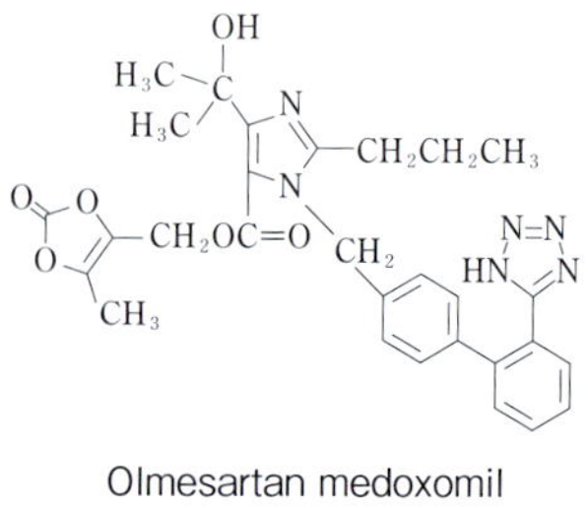

Olmesartan medoxomil

表Ⅵ-12　ACE 阻害薬と AⅡ受容体拮抗薬の相違点

	ACE 阻害薬[*1]	AⅡ受容体拮抗薬(ARB)[*1]
降圧機序	血管収縮因子 AⅡの産生抑制 ・レニン-アンギオテンシン系での AⅡ産生を抑制して AT_1 受容体を介する血圧上昇作用を抑制 ・キマーゼによる AⅡ産生は抑制せず[*2] 血管弛緩因子ブラジキニンの分解抑制	AT_1 受容体遮断 ・AⅡの昇圧作用の抑制 ・機械的刺激による AT_1 受容体活性化も抑制 ・キマーゼ由来の AⅡ作用も抑制 AT_2 受容体刺激 ・過剰の AⅡによる AT_2 受容体の刺激[*3]
ブラジキニン副作用	ブラジキニン蓄積による空咳などの副作用	ブラジキニン蓄積はない

[*1] ACE 阻害薬/ARB 投与は，反射性にレニン活性と AⅡ産生の増加をきたす．
[*2] キマーゼは ACE 様活性をもつ酵素で，組織レニン-アンギオテンシン系では一部の AⅡがこの酵素により産生される．
[*3] AT_2 受容体は AT_1 受容体に対して機能的な拮抗作用をもつ．

作用機序——AT_1 受容体を介する AⅡの作用を遮断することにより，降圧効果および心血管系の臓器合併症の進展抑制に寄与している．ACE 阻害薬と異なり，キニン系に対する影響はない．一方，AT_1 受容体は細胞伸展などの機械的刺激により活性化されるが，ARB はこのような受容体の活性化も抑制することができる(**表Ⅵ-12**)．

伸展刺激によるアンギオテンシン受容体の活性化——G 蛋白質共役型受容体はアゴニストが結合した時のみに活性化されると考えられてきたが，AT_1 受容体は細胞伸展などの機械的刺激によっても活性化され，血行力学的負荷による心肥大形成において重要な役割を果たす．このアゴニスト非依存性の AT_1 受容体活性化は ARB によって抑制される．すなわち，AT_1 受容体は恒常的活性をもち，ARB は逆アゴニスト作用を発揮する．

エンドセリン受容体拮抗薬(☞ 202 頁)

エンドセリンは血管収縮性ペプチドで ET-1, ET-2, ET-3 の 3 種類があり，受容体は $\mathbf{ET_A}$ および $\mathbf{ET_B}$ の 2 種類からなる．血管内皮細胞で産生される ET-1 は血管平滑筋の ET_A および ET_B 受容体に作用し，収縮および平滑筋の増殖をきたす．ET-1 は一部の高血圧，動脈硬化，心不全など慢性循環器疾患で著しく上昇しており，ET_A および ET_B 受容体の非選択的拮抗薬である，**ボセンタン**(bosentan)および**マシテンタン**(macitentan)，選択的 ET_A 受容体拮抗薬である**アンブリセンタン**(ambrisentan)は軽～中等症の肺動脈性肺高血圧症の治療に用いられる．肝障害が発現するため，妊婦，肝障害のある患者には用いない．

レニン阻害薬

アリスキレン(aliskiren)は，レニンを強力かつ選択的に阻害することにより，アンギオテンシノーゲンから AⅠへの変換を遮断し，AⅠおよび AⅡの濃度を低下させ(☞ 199 頁)，持続的な降圧効果を発揮する新しい作用機序の高血圧治療薬であるが，生体利用率が 2～3% と低いうえに，食事により消化管吸収が半減するなど，個体間および個体内変動が大きい．血管浮腫や高カリウム血症の副作用には注意を要する．

アルドステロン受容体拮抗薬(Aldosterone receptor antagonist)

スピロノラクトン(spironolactone), **エプレレノン**(eplerenone), **エサキセレノン**(esaxerenone)は腎臓におけるカリウム保持性利尿薬としての作用の他に, アルドステロンの直接的な心血管系および腎障害に対する臓器保護作用をもつ. 低レニン性高血圧, 治療抵抗性高血圧, 原発性アルドステロン症などに有効である. K^+ 排泄を抑制するため, 高カリウム血症を起こすことがある. スピロノラクトンはアルドステロン受容体に対する選択性が低いため, 月経異常や女性化乳房などの副作用があるが, エプレレノンとエサキセレノンは選択性が高く副作用はまれである.

血管拡張薬

ヒドララジン(hydralazine)は細動脈の平滑筋に直接作用して血管拡張をきたす(静脈系には影響しない). ヒドララジンは, 速効性があるので高血圧緊急症に用いられる. 末梢血管抵抗の低下により, 交感神経とレニン-アンギオテンシン系が活性化され, 頻脈, 血漿レニン活性の増加, 体液の貯留などをきたすので, 交感神経遮断薬や利尿薬と併用するのがよい. 血管拡張は脳動脈, 冠状動脈, 腎動脈で比較的選択的に起こる. 副作用としては酸素消費の増加による狭心症の他に, 動悸, 血管拡張に伴う顔面潮紅や頭痛などがある. 肝障害者への投与は禁忌である. 最近, 使用されることはほとんどなくなってきたが, 妊娠高血圧症候群では第一選択薬の一つとされている.

高血圧治療薬の選択

高血圧治療薬の第一選択薬として, Ca^{2+} チャネル遮断薬, ARB, ACE 阻害薬, 利尿薬(チアジド系)の 4 種類があり, 単独あるいは併用により用いる. これらの薬には積極的適応(**表Ⅵ-13**)および不適応(**表Ⅵ-14**)となる病態が存在するので, それらを考慮して薬物を選択する. 治療目標は 130/80 mmHg 未満とする.

表Ⅵ-13　主要降圧薬の積極的適応

合併症	Ca^{2+} チャネル遮断薬	ARB/ACE 阻害薬	チアジド系利尿薬	β遮断薬
左室肥大	●	●		
LVEF の低下した心不全		●	●	●
頻脈	●*			●
狭心症	●			●
心筋梗塞後		●		●
蛋白尿/微量アルブミン尿を有する CKD		●		

* 非ジヒドロピリジン系. LVEF：左室駆出率, CKD：慢性腎臓病.
(日本高血圧学会高血圧治療ガイドライン作成委員会：「高血圧治療ガイドライン 2019」ライフサイエンス出版, 77 頁, 表 5-1 より改変して転載)

表Ⅵ-14　主要降圧薬の禁忌もしくは慎重使用例

分　類	禁　忌	慎重使用例
Ca^{2+} チャネル遮断薬	徐脈(非ジヒドロピリジン系)	心不全
ARB	妊娠	腎動脈狭窄症*, 高カリウム血症
ACE 阻害薬	妊娠, 血管神経性浮腫, 特定の膜を用いるアフェレーシス/血液透析	腎動脈狭窄症, 高カリウム血症
利尿薬(チアジド系)	体液中の Na^+, K^+ が減少している病態	痛風, 妊娠, 耐糖能異常
β遮断薬	気管支喘息, 高度徐脈, 未治療の褐色細胞腫	耐糖能異常, 閉塞性肺疾患, 末梢動脈疾患

* 両側性腎動脈狭窄の場合は原則禁忌
(日本高血圧学会高血圧治療ガイドライン作成委員会：「高血圧治療ガイドライン 2019」ライフサイエンス出版, 77 頁, 表 5-2 より改変して転載)

表Ⅵ-15　高血圧緊急症に用いられる降圧薬

薬剤(分類)		用法	副作用・注意点	主な適応
血管拡張薬	ニカルジピン (Ca^{2+} チャネル遮断薬)	持続静注	頻脈，頭痛，顔面潮紅，局所の静脈炎など	ほとんどの緊急症．頭蓋内圧亢進や急性冠症候群では要注意
	ジルチアゼム (Ca^{2+} チャネル遮断薬)	持続静注	徐脈，房室ブロック，洞停止など	急性心不全を除くほとんどの緊急症
	ニトログリセリン (硝酸薬)	持続静注	頭痛，嘔吐，頻脈，メトヘモグロビン血症，耐性が生じやすいなど	急性冠症候群
	ニトロプルシド (硝酸薬)	持続静注	悪心，嘔吐，頻脈，高濃度・長時間でシアン中毒など	ほとんどの緊急症．頭蓋内圧亢進や腎障害例では要注意
	ヒドララジン (血管拡張薬)	静注	頻脈，顔面潮紅，頭痛，狭心症の増悪，持続性の低血圧など	子癇(第一選択薬ではない)
交感神経抑制薬	フェントラミン (α 遮断薬)	静注	頻脈，頭痛など	褐色細胞腫，カテコラミン過剰
	プロプラノロール (β 遮断薬)	静注	徐脈，房室ブロック，心不全など	他薬による頻脈抑制

肺水腫，心不全や体液の貯留がある場合にはフロセミドやカルペリチドを併用する
添付文書上は，ニカルジピンとジルチアゼムが「高血圧性緊急症」を適応疾患として有している
(日本高血圧学会高血圧治療ガイドライン作成委員会：「高血圧治療ガイドライン 2019」ライフサイエンス出版，170 頁，表 12-3 より改変して転載)

積極的適応や禁忌・慎重投与となる病態がない一般的高血圧に対しては，①レニン-アンギオテンシン(RA)系阻害薬(ACE 阻害薬または ARB)，② Ca^{2+} チャネル遮断薬，③利尿薬の単剤から開始し，降圧効果が不十分であれば 2 剤併用あるいは 3 剤併用を行う．3 剤の十分量を投与しても血圧が目標値以下とならない治療抵抗性高血圧の場合には，第一選択薬以外の降圧薬を追加して 4 剤以上の併用療法を行う．

妊娠高血圧症候群(160/110 mmHg 以上)の治療は胎児への安全性の観点から，妊娠 20 週未満ではメチルドパ，ラベタロール，ヒドララジンを第一選択薬とし，20 週以降では 3 剤にニフェジピンを加えた 4 剤を第一選択薬とする．高血圧脳症などの高血圧緊急症では，急速な臓器障害の進行を抑制するため，入院してただちに注射薬(**表Ⅵ-15**)による降圧治療を開始する．

低血圧治療薬，昇圧薬 Vasopressors

血圧は心拍出量と末梢血管抵抗により規定される(血圧＝心拍出量×末梢血管抵抗)ので，血圧を上昇させるためには心拍出量または末梢血管抵抗を増加させればよい．一般的に，末梢血管抵抗を増加させるとより大きい昇圧効果が得られるので，末梢血管収縮作用を有する薬を用いることが多い．昇圧薬の適応となる低血圧には，本態性低血圧，起立性低血圧などの軽症例と，ショックなどの重症例がある．ショックは，血圧の急激な低下により(収縮期血圧 90 mmHg 以下)，急性の全身性循環不全をきたす病態であり，臓器血流低下による臓器機能不全を引き起こす．原因により，心原性ショック，循環血流量減少性(出血性)ショック，血管運動性ショック(敗血症性，アナフィラキシー性など)に分けられる．ショックの緊急処置として，プライマリケアの ABC，すなわち気道の確保(Airway，気管内挿管)，呼吸の確保(Breathing，人工呼吸)，循環の確保(Circulation，静注路を確保して輸液を行う)を施行するとともに，原因に応じた特異的な処置(出血ならば止血と輸液，敗血症ならば抗菌薬の投与)を行う．ショックによる低血圧にはドパミン作用薬またはアドレナリン作用薬が使用される．

ドパミン作用薬(☞ 263，267 頁)

心筋梗塞やうっ血性心不全などに起因する心原性ショックに対しては，**ドパミン**(dopamine)および**ドブタミン**(dobutamine)が用いられる．

ドパミンは，低用量では血管(特に，腎臓，腸間膜および冠状動脈)の **D_1 受容体**に作用し，これらの血管を拡張させる．腎臓では，腎血流の増加の他に，糸球体濾過率および Na^+ 排泄の増加をきたす．中用量では，心筋の β_1 受容体にも作用して，心筋収縮力の増加をきたすが，末梢血管抵抗はほとんど変化しないので，脈圧と収縮期血圧は増加するが，拡張期血圧は不変である．高用量では，血管の α_1 受容体にも作用し，全身性の血管収縮をきたす．過量になると，頻脈，心室性不整脈，尿量減少をきたす．

低～中用量のドパミンは，末梢抵抗にほとんど影響を与えずに心拍出量の増加と Na^+ 利尿をきたすので，心拍出量と腎機能の低下を伴う循環不全状態(心原性ショック)の治療に有効である．

ドブタミンは，β_1 受容体にかなり選択的に作用し，1 回拍出量と心拍出量の増加をきたすが，心拍数の増加は軽度である．血圧および末梢血管抵抗もほとんど変化しない．

アドレナリン作用薬(☞ 264～267 頁)

アドレナリン作用薬は，強力な末梢血管収縮作用と心収縮力増強作用があるので，血管運動性ショックなど末梢血管拡張を原因とするショックに用いられる．

心原性ショックでドパミンやドブタミンによる治療効果が不十分なとき，ノルアドレナリン，α_1 刺激薬である**フェニレフリン**(phenylephrine)なども，昇圧と心拍出量増加の目的で用いる．エフェドリンは混合型作用薬であり，交感神経終末からノルアドレナリンを遊離させるとともに，α，β 受容体に直接作用するので，速効性の比較的安全な昇圧薬として腰椎麻酔中の低血圧に静注剤として用いられる．

敗血症による血管運動性ショックでは，末梢血管拡張是正のためにノルアドレナリンやフェニレフリンが用いられ，アナフィラキシーによる血管運動性ショックでは，末梢血管拡張と気管支収縮を是正するために，アドレナリンが用いられる．

本態性低血圧症(収縮期圧 $<$ 100 mmHg)のような慢性疾患に対しては，経口投与可能で作用時間の長い**ミドドリン**(midodrine)や**エチレフリン**(etilefrine)を用いる．ミドドリンは選択的 α_1 刺激薬であり，エチレフリンは α および β 刺激薬である．**アメジニウム**(amezinium)はノルアドレナリンの再取り込み抑制，神経内の MAO 阻害によって間接的に交感神経機能を亢進させる．本態性低血圧，透析施行時の血圧低下の改善に用いられる．

ドロキシドパ(droxidopa)はノルアドレナリンの前駆体であり，経口投与可能な昇圧薬として家族性アミロイドニューロパチーおよび Shy-Drager 症候群に用いる．

血管拡張薬 Vasodilators

血管拡張薬は血管に直接作用することにより，血管拡張をきたす薬であり，末梢循環障害の治療に用いられる．末梢循環障害は，①閉塞性動脈硬化症，閉塞性血栓血管炎（いわゆるBuerger 病），糖尿病性細小血管症などの器質的動脈疾患，② Raynaud（レイノー）病や先端紫藍症（手足冷え症）などの血管機能障害，あるいは，③深部静脈血栓などにおいてみられる．それぞれの原疾患に対する治療が必要であるが，血管拡張薬は補助療法として用いられる（**表Ⅵ-16**）．

プロスタグランジン製剤（☞ 218 頁）

プロスタグランジンの血管拡張作用は，血管平滑筋の PGE 受容体（EP_1～EP_4 のうち EP_2 および EP_4）および PGI 受容体（IP）の活性化を介した cAMP の増加により引き起こされる．PGE_1 である**アルプロスタジル**（alprostadil）および PGE_1 誘導体である**リマプロスト**（limaprost）は EP_2, EP_4 および IP 受容体に作用し，PGI_2 である**エポプロステノール**（epoprostenol）および PGI_2 誘導体である**ベラプロスト**（beraprost）は IP 受容体に作用する．これらの薬は血小板凝集抑制作用も有する（☞ 426 頁）．

ホスホジエステラーゼ阻害薬

シロスタゾール（cilostazol）はホスホジエステラーゼ 3（phosphodiesterase 3, PDE3）の選択的阻害薬であり，血小板および血管平滑筋で cAMP の分解を抑制して cAMP 濃度を増加させることにより，血管拡張作用および抗血小板作用を現す（☞ 426 頁）．

表Ⅵ-16 血管拡張薬の分類

分類		重要な薬	主な作用機序	代表的な疾患
プロスタグランジン類	PGE_1 および PGE_1 誘導体	アルプロスタジル リマプロスト	EP_2, EP_4, IP 受容体/ cAMP 増加	末梢循環障害
	PGI_2 および PGI_2 誘導体	エポプロステノール ベラプロスト	IP 受容体/cAMP 増加	末梢循環障害 肺動脈性肺高血圧症
ホスホジエステラーゼ阻害薬	PDE3 阻害薬	シロスタゾール	cAMP 増加	末梢循環障害
	PDE5 阻害薬	シルデナフィル	cGMP 増加	肺動脈性肺高血圧症
可溶性グアニル酸シクラーゼ刺激薬		リオシグアト	cGMP 増加	肺動脈性肺高血圧症
エンドセリン受容体拮抗薬	ET_A，ET_B 拮抗薬	ボセンタン マシテンタン	血管平滑筋収縮抑制，血管平滑筋増殖抑制	肺動脈性肺高血圧症
	ET_A 拮抗薬	アンブリセンタン	同上	肺動脈性肺高血圧症
		クラゾセンタン	血管平滑筋収縮抑制	遅発性脳血管攣縮
TXA_2 合成酵素阻害薬		オザグレル	血管平滑筋収縮抑制	遅発性脳血管攣縮
Rho キナーゼ阻害薬		ファスジル	血管平滑筋収縮抑制	遅発性脳血管攣縮
交感神経作用薬	β 受容体作用薬	イソクスプリン	cAMP 増加	末梢循環障害
その他	ニコチン酸系薬	ヘプロニカート	血管平滑筋への直接作用 （作用機序不明）	末梢循環障害
	ヒドララジン	ヒドララジン	血管平滑筋への直接作用 （作用機序不明）	高血圧

シルデナフィル(sildenafil)はPDE5の選択的阻害薬であり，cGMPの分解を抑制してcGMP濃度を増加させることにより，平滑筋弛緩をきたす．肺動脈拡張および陰茎海綿体(平滑筋組織)の弛緩による海綿体の怒張と勃起をきたすので，肺動脈性肺高血圧症および勃起不全に使用される(☞210，449頁)．

可溶性グアニル酸シクラーゼ(sGC)刺激薬

グアニル酸シクラーゼはGTPからcGMPを産生する反応を触媒する酵素で，心房性ナトリウム利尿ペプチド(ANP)受容体に組み込まれた膜結合型酵素とNOにより活性化される可溶性酵素の2種類がある．**リオシグアト**(riociguat)は可溶性グアニル酸シクラーゼを直接活性化してcGMP産生を増加させることにより，平滑筋弛緩をきたす．肺動脈性肺高血圧症に使用される．

エンドセリン受容体拮抗薬

ET_AおよびET_B受容体の非選択的拮抗薬である**ボセンタン**(bosentan)および**マシテンタン**(macitentan)，選択的ET_A受容体拮抗薬である**アンブリセンタン**(ambrisentan)は肺動脈性肺高血圧症の治療に用いられる．選択的ET_A受容体拮抗薬**クラゾセンタン**(clazosentan)は，くも膜下出血後数日して発症する遅発性脳血管攣縮の治療薬として使用される．

TXA_2合成酵素阻害薬(☞477頁)

トロンボキサンA_2(TXA_2)は，主に血小板で，アラキドン酸からシクロオキシゲナーゼおよびTXA_2合成酵素などの働きにより産生され，半減期は約30秒ときわめて短い．TXA_2は強い血管収縮作用および血小板凝集作用を有しており，TXA_2合成酵素阻害薬であるオザグレルは，くも膜下出血後の遅発性脳血管攣縮の治療薬として使用される．

Rhoキナーゼ阻害薬

血管平滑筋収縮の強度はミオシン軽鎖(MLC)のリン酸化量に依存し，リン酸化量はミオシン軽鎖キナーゼ(MLCK)活性とミオシン軽鎖ホスファターゼ(MLCPh)活性により決定される．ET-1刺激などの平滑筋収縮をきたす刺激は，細胞内Ca^{2+}濃度上昇を介してMLCK活性の増加とMLCのリン酸化をきたす．同じ刺激は，細胞内Ca^{2+}濃度上昇を介さずにRhoキナーゼを活性化して，MLCPhのリン酸化とその活性抑制を誘発する．したがって，Rhoキナーゼ活性を阻害すると，MLCの脱リン酸化が促進され平滑筋は弛緩する．Rhoキナーゼ阻害薬であるファスジルは，くも膜下出血後の遅発性脳血管攣縮の治療薬として使用される．

交感神経作用性血管拡張薬(☞269頁)

血管平滑筋に存在するβ_2受容体の刺激はcAMP濃度増加を介して血管拡張をきたし，α_1受容体の刺激は血管収縮をきたす．血管拡張の目的のために，β_2作用薬として**イソクスプリン**(isoxsuprine)が用いられている．

ニコチン酸系薬 Nicotinic acids

ヘプロニカート(hepronicate)は血管平滑筋に直接作用して末梢血管を拡張し，血流量を増加させる．Raynaud病・Buerger病・閉塞性動脈硬化症などの末梢循環障害や凍傷に用いる．

付．頭痛薬

■ 頭痛の分類

頭痛は非常に身近な症状で，15 歳以上の日本人の 3 人に 1 人が“頭痛もち”であるといわれている．頭痛の診療ガイドライン 2021 によると，頭痛は一次性と二次性に分類され，二次性頭痛は頭痛の原因疾患(くも膜下出血や脳腫瘍など)が明らかな症候性頭痛で，一次性頭痛は明らかな原因疾患が認められないものをさす．一次性頭痛は，①片頭痛，②緊張型頭痛，③群発性頭痛およびその他の三叉神経・自律神経性頭痛，④その他の一次性頭痛，に分類される．

片頭痛――年間有病率は 8.4% であり，20～40 歳代の女性に多い．片側性かつ拍動性の頭痛発作(4～72 時間持続)が反復性に起こり，悪心・嘔吐を伴う．約 1/3 の患者では，前兆として局所神経症状がある(**表 Ⅵ-17**)．古典的には，脳血管内で血小板が活性化され，貯蔵されていたセロトニンが放出されて血管収縮をきたした後，セロトニン枯渇のために血管緊張が維持できずに異常な血管拡張が起こり，拍動性頭痛が生じるとされてきた(セロトニン血管説)．

最近の三叉神経血管説(**図 Ⅵ-9**)では，何らかの刺激がまず脳膜(硬膜および軟膜)動脈に分布する三叉神経終末に加わって calcitonin gene-related peptide(CGRP)が放出され，血管拡張，血管透過性亢進による血漿蛋白漏出，血管周囲のマスト細胞からの脱顆粒を起こす神経原性炎症が誘発される．炎症のため三叉神経終末におけ

表 Ⅵ-17　国際頭痛分類(第 3 版)による片頭痛分類

1. 前兆のない片頭痛
2. 前兆のある片頭痛
   1) 典型的前兆を伴う片頭痛
   2) 脳幹性前兆を伴う片頭痛
   3) 片麻痺性片頭痛
   4) 網膜片頭痛
3. 慢性片頭痛
4. 片頭痛の合併症
   1) 片頭痛発作重積
   2) 遷延性前兆で脳梗塞を伴わないもの
   3) 片頭痛性脳梗塞
   4) 片頭痛前兆により誘発される痙攣発作
5. 片頭痛の疑い
   1) 前兆のない片頭痛の疑い
   2) 前兆のある片頭痛の疑い
6. 片頭痛に関連する周期性症候群
   1) 再発性消化管障害
   2) 良性発作性めまい
   3) 良性発作性斜頸

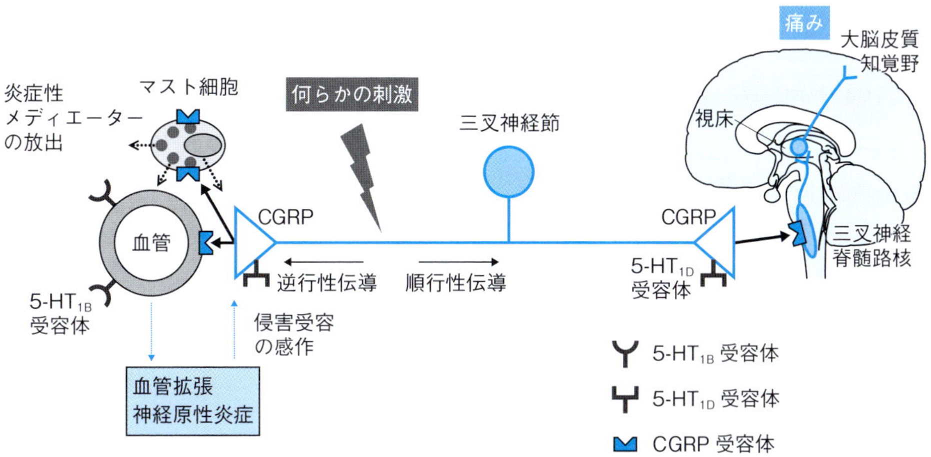

図 Ⅵ-9　片頭痛の三叉神経血管説
脳膜血管に分布する三叉神経終末に何らかの刺激が加わると，順行性に疼痛シグナルが中枢側に伝導されるとともに，逆行性伝導によって神経ペプチドが三叉神経終末から放出される．その結果，血漿成分の漏出による神経原性炎症と血管拡張が引き起こされる．これらの変化が，三叉神経の感作と侵害刺激を引き起こし，頭痛の原因となる．

る侵害受容が感作され，通常は痛みとして感じない血管の拍動が拍動性頭痛を引き起こす．CGRP は血管拡張と神経原性炎症のトリガーとして重要な役割を担うが，内因性セロトニンの関与は小さい．“何らかの刺激”は，大脳皮質拡延性抑制（cortical spreading depression：大脳皮質を緩徐に伝播する脱分極波で，遷延性の神経活動の抑制が続く）と呼ばれる皮質の異常な興奮による．

発作特効薬である**トリプタン系薬**（triptans）は，セロトニン受容体（5-HT_{1B} および 5-HT_{1D}）アゴニストであり，次の薬理作用により効果を発揮する．①脳膜血管平滑筋の 5-HT_{1B} 受容体を刺激して血管収縮をきたして，CGRP による血管拡張を是正する，②三叉神経終末のシナプス前 5-HT_{1D} 受容体刺激により CGRP 放出を抑制して，血管への逆行性刺激伝達と三叉神経脊髄路核における順行性刺激伝達も抑制する．2021 年に上市された 5-HT_{1F} 受容体アゴニストである**ラスミジタン**は，直接的な血管収縮をきたすことなく，三叉神経終末のシナプス前 5-HT_{1F} 受容体刺激により CGRP 放出を抑制して，CGRP による血管の過度な拡張と炎症，侵害刺激伝達を抑制する．トリプタン系薬と比べて血管系への影響が少なく，心血管系疾患やコントロール不良の高血圧を合併する片頭痛患者にも安全に使用できる．

急性期治療薬として，軽度～中等度には消炎鎮痛薬，中等度～重度にはトリプタン系薬または 5-HT_{1F} 受容体アゴニストが用いられる（**表Ⅵ-18**）．エルゴタミンは副作用が多く，トリプタン系薬や 5-HT_{1F} 受容体アゴニストの効果が不十分な時に使用される．

従来から**発作予防薬**として，内服薬であるロメリジン（Ca^{2+} チャネル遮断薬），バルプロ酸（抗てんかん薬）およびプロプラノロール（β 受容体遮断薬）などが経験的に用いられてきた．2021 年に上市された**抗 CGRP 抗体**（ガルカネズマブ，フレマネズマブ）および**抗 CGRP 受容体抗体**（エレヌマブ）は 4 週に 1 回皮下注射するが，発作回数や発作強度の減少などに有効である．

緊張型頭痛――緊張型頭痛の 1 年有病率は約 20% で一次性頭痛のなかで最も頻度が高い．典型的には，頭痛は両側性，非拍動性であり，悪心・嘔吐を伴わない．長期間の不適切な姿勢などにより頭頸部筋群の緊張が高くなって疼痛を生じるとともに，炎症により第一次感覚ニューロンの神経終末が感作されて疼痛閾値が低下することが原因である．消炎鎮痛薬が治療薬として用いられる．

群発頭痛――群発頭痛の有病率は片頭痛や緊張型頭痛に比べて少ない（10 万人あたり 56～401 人）．男女比は約 6：1 で 20～40 歳代での発症が多い．片側の眼窩を中心にえぐられるような激痛と結膜充血，流涙，鼻漏などの副交感神経刺激症状や，交感神経機能低下による縮瞳や眼裂縮小などを伴う．三叉神経の異常興奮が原因で，自律神経系が影響を受ける．発作にはトリプタン系薬が有効で，局所麻酔薬，エルゴタミン，消炎鎮痛薬なども使用される．

表Ⅵ-18　片頭痛治療薬　（慢性頭痛の診療ガイドラインに基づく）

	分　類	一般名	作用機序	使用禁忌（副作用）
急性期治療薬	トリプタン系薬	スマトリプタン ゾルミトリプタン エレトリプタン リザトリプタン ナラトリプタン	5-$HT_{1B/1D}$ 受容体作用薬 脳膜血管の収縮，痛覚伝達抑制，神経原性炎症抑制	虚血性心疾患，脳血管障害，末梢血管障害，コントロール不良高血圧
	セロトニン受容体作用薬	ラスミジタン	5-HT_{1F} 受容体作用薬 痛覚伝達抑制，神経原性炎症抑制	（セロトニン症候群，動悸，めまい）
	麦角アルカロイド	エルゴタミン** ジヒドロエルゴタミン	5-$HT_{1A/1B/1D/1F/2A/2B}$ 受容体作用薬 脳膜血管の収縮，痛覚伝達抑制，神経原性炎症抑制	虚血性疾患，脳血管障害，末梢血管障害，コントロール不良高血圧
	消炎鎮痛薬	アセトアミノフェン アスピリン イブプロフェン ジクロフェナク ナプロキセン	シクロオキシゲナーゼ阻害 鎮痛作用，抗炎症作用	胃腸障害，腎障害，気管支喘息
	キサンチン誘導体	カフェイン 抗炎症薬との合剤	アデノシン受容体アンタゴニスト ホスホジエステラーゼ阻害 抗炎症作用	（循環器症状，不眠，不安）
発作予防薬*	抗 CGRP 抗体	ガルカネズマブ	CGRP の不活性化	（アナフィラキシー，血管浮腫，じんま疹）
	抗 CGRP 受容体抗体	フレマネズマブ エレヌマブ	CGRP 受容体の不活性化	

* その他の発作予防薬として，抗てんかん薬，抗うつ薬，β 遮断薬，Ca^{2+} チャネル遮断薬，ACE 阻害薬/ARB，A 型ボツリヌス毒素などが用いられる．

** エルゴタミン・カフェイン・イソプロピルアンチピリン配合薬のみ使用可能．

3

血液・造血器作用薬

血液凝固・血栓形成と血栓溶解

血管が損傷したときの生理的な止血には次の過程がある(4 ステップモデル).

ステップ 1. 血小板と血管内皮下組織の粘着

ステップ 2. 血小板の活性化と凝集(一次止血栓)

ステップ 3. 血小板表面における凝固反応＝フィブリン塊形成の進行(二次止血栓)

ステップ 4. 血栓の融解(線溶)

血小板による一次止血(ステップ 1, 2, 図Ⅵ-10)

血管が損傷すると, 血管内皮下組織に血漿中の von Willbrand 因子(vWF)が結合し, 血小板は膜上の糖蛋白質 GP Ⅰb/Ⅸ複合体により vWF と結合すると粘着する. 粘着した血小板は活性化し, ADP や TXA_2 など血小板凝集物質の放出によりさらに活性化される. そして, 活性化血小板上の GP Ⅱb/Ⅲ a 複合体がフィブリノーゲンと結合して, 血小板は凝集する(一次止血栓).

vWF(von Willebrand 因子) : 分子量約 50 万から 2,000 万に及ぶ多量体構造を形成する高分子量の糖蛋白質であり, 血管内皮細胞や骨髄巨核球から産生される. vWF は血管損傷部位において血小板を内皮下結合組織へ粘着させる機能を有する.

GP Ⅱb/Ⅲa(glycoprotein Ⅱb/Ⅲa) : インテグリンファミリーと呼ばれる蛋白質に属する血小板膜糖蛋白質で, 血小板表面に最も豊富に発現する. 生理的にはフィブリノーゲンの受容体として作用し, 血小板の凝集や粘着に重要な役割を果たす. その欠損症/異常症は血小板無力症として知られ, 特発性血小板減少症の標的抗原の一つと考えられている.

凝固系カスケードによる二次止血(ステップ 3, 図Ⅵ-11)

血小板凝集による一次止血栓ができると, 血小板表面における凝固反応, すなわちフィブリン塊形成の進行が起こる(二次止血栓). 血管損傷部位において血液への組織液の

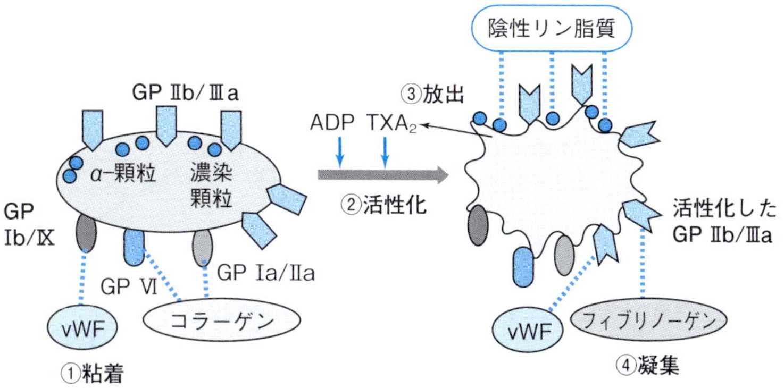

図Ⅵ-10　血小板による一次止血

血管内皮下組織に固相化された vWF と血小板上の膜蛋白質 GP Ⅰb/Ⅸとの結合によって血小板の粘着が起こり, 活性化した血小板膜上の GP Ⅱb/Ⅲa を介してフィブリノーゲンと結合することにより血小板凝集が引き起こされる.

vWF : von Willebrand factor, GP Ⅱb/Ⅲa : glycoprotein Ⅱb/Ⅲa, TXA_2 : thoromboxane A_2

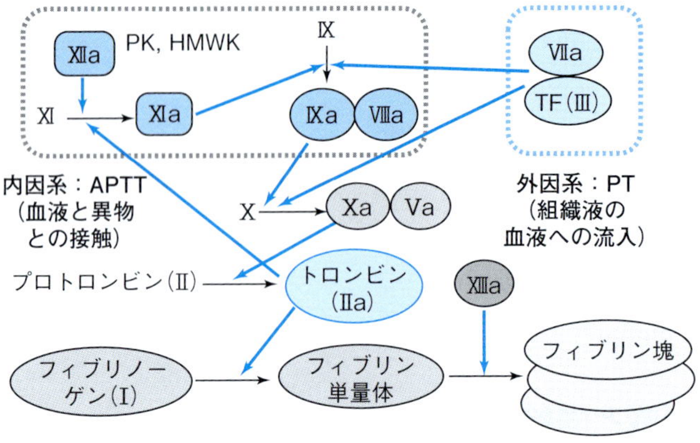

図Ⅵ-11　凝固系による二次止血

凝固系カスケードの活性化による二次止血には，血液と異物との接触により第Ⅻ因子が活性化して始まる内因系と，組織液が血液へ流入して TF が第Ⅶ因子を活性化して始まる外因系とがある．内因系の開始には接触系(contact system)の活性化が起こり，カリクレイン-キニン系の活性化が起こる．
PK : prekallikrein，HMWK : high molecular weight kininogen，TF : tissue factor，APTT : activated partial thromboplastin time，PT : prothrombin time

流入が起こり，組織因子(TF)が細胞表面上のリン脂質層上で第Ⅶ因子と複合体を形成し，さらに第Ⅸ，X因子の活性化を起こす(外因系)．

一方，内因系の凝固因子の活性化は，血液と異物，例えば血管損傷部位に露出したコラーゲンとの接触によって，第Ⅻ因子が活性化することにより始まる．活性化された第Ⅻ因子(第Ⅻa 因子)は第Ⅺ因子を活性化，第Ⅺa 因子は第Ⅸ因子を活性化，第Ⅸa 因子は Ca^{2+}，リン脂質の存在下で活性化した第Ⅷa 因子の補助を得て第X因子を活性化する．第Xa 因子は Ca^{2+}，リン脂質の存在下で第Ⅴa 因子および第Ⅷa 因子と複合体を作り，プロトロンビン(第Ⅱ因子)を切断して，トロンビン(第Ⅱa 因子)を生成する．トロンビンはフィブリノーゲン(第Ⅰ因子)を活性化し，フィブリン単量体を形成し，フィブリン単量体は第ⅩⅢa 因子の作用により重合して安定化し，フィブリン塊が完成する．

トロンビンのその他の作用：

①トロンビンは，第Ⅺ，Ⅷ，Ⅴ因子を活性化し，凝固反応を促進する正のフィードバック機構をもつ．

②トロンビンがトロンボモジュリン(thrombomodulin, TM)と結合して凝固促進作用が消失する．トロンビン・TM 複合体はビタミン K 依存性蛋白であるプロテイン C(PC)を血管内皮 PC 受容体との結合を介して活性化し，別のビタミン K 依存性蛋白であるプロテイン S(PS)を補因子として第Ⅴa，Ⅷa 因子を分解することにより，凝固を阻害する(**図Ⅵ-12A**)．

③トロンビンは血管内皮細胞に働いて，エンドセリン産生の促進やプロスタサイクリン(PGI_2)の放出，血管透過性の亢進，血管平滑筋の遊走・増殖などを引き起こす．

凝固阻止因子

凝固阻止因子として，前述の PC/PS 系の他，組織因子経路インヒビター(tissue factor pathway inhibitor, TFPI)とアンチトロンビン(AT)が知られる．

TFPI は Ca^{2+} 依存性に TF-第Ⅶa 因子複合体と結合して第Xa，Ⅶa 因子活性を阻害する．AT は凝固プロテアーゼを抑制する SERPIN(serine protease inhibitor)の一つで，ATⅢはトロンビン，第Ⅸa，Xa，Ⅻa 因子などの活性を阻害する．その作用はヘパリン存在下で促進される(**図Ⅵ-12B**)．

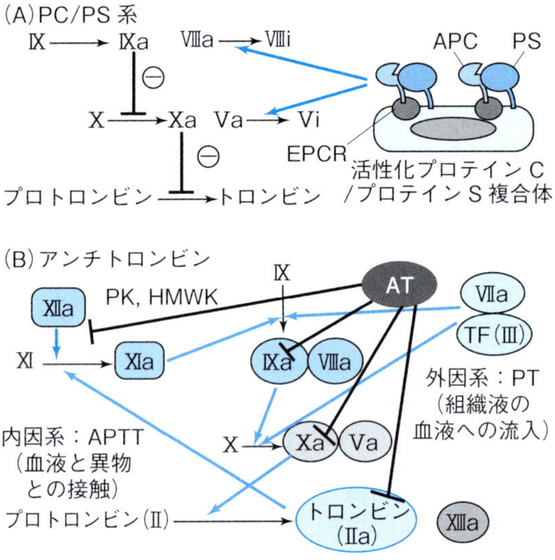

図Ⅵ-12　凝固阻止因子

(A)PC/PS 系：活性化 PC は PS を補因子として，Ⅴa，Ⅷa を分解・不活性化することにより凝固を阻害する．PC/PS : protein C/protein S，APC : activated protein C，EPCR : endothelial protein C receptor

(B)アンチトロンビン(AT)：AT は凝固プロテアーゼを抑制し，トロンビンや第Ⅸa，Xa，Ⅻa 因子などの活性を阻害する．AT : antithrombin，PK : prekallikrein，HMWK : high molecular weight kininogen，TF : tissue factor

線溶系（ステップ 4，**図VI-13**）

形成された血栓は，プラスミノーゲン-プラスミン系（線溶系）により分解される．プラスミンは，プラスミノーゲンがプラスミノーゲン活性化因子（plasminogen activator, PA）により限定分解されることにより産生される．PA には内皮細胞で産生される組織型 PA（t-PA）と尿中で発見されたウロキナーゼ型 PA（u-PA）とが存在する．

プラスミンは，フィブリン塊を分解して，FDP や D-dimer といった分解産物を生成する．

内皮細胞が分泌する PA インヒビター 1（PAI-1）は t-PA と結合して，PA によるプラスミンの産生を阻害する．また，α_2 プラスミンインヒビター（α_2-PI）はプラスミン・プラスミノーゲンとフィブリンとの結合を阻害することにより，線溶系を制御する．

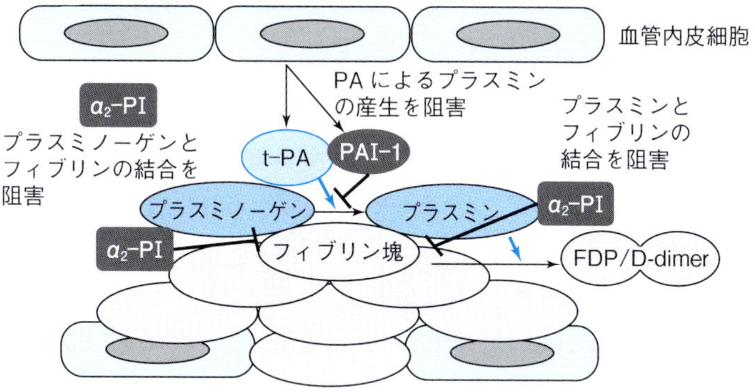

図VI-13　線溶系による血栓の融解とその制御機構

PA がプラスミノーゲンを限定分解し，プラスミンが生成する．フィブリン塊は，プラスミンにより分解されて FDP や D-dimer となる．

線溶系の制御：PAI-1 は t-PA と結合して PA によるプラスミンの産生を阻害し，α_2-PI はプラスミン・プラスミノーゲンとフィブリンとの結合を阻害してフィブリン塊の分解を抑制する．

t-PA : tissue plasminogen activator，PAI-1 : tissue plasminogen activator inhibitor-1，α_2-PI : α_2-plasmin inhibitor，FDP : fibrinogen/fibrin degradation products

止血薬 Hemostatics

血管強化薬 Capillary stabilizers

各種紫斑病や出血に，単独または併用で，**カルバゾクロム**（carbazochrome）が経口および静注剤として用いられる．

凝固促進薬 Coagulation accelerators

ビタミン K（vitamin K）は，肝臓で合成される凝固因子（第Ⅱ，Ⅶ，Ⅸ，Ⅹ因子）の生成を促進することにより，ビタミン K 欠乏が推定される出血や新生児低プロトロンビン血症などに用いられる．ワルファリンはビタミン K 拮抗薬の一つで，ビタミン K の作用を阻害することで凝固因子の生合成を抑制し，抗凝固作用を発揮する．ワルファリンの作用拮抗目的にビタミン K が投与されるが，作用発現までに静注で 4～6 時間，内服で 24 時間程度かかる．

抗線溶薬 Antiplasmins

トラネキサム酸（tranexamic acid）は，プラスミンによる線溶活性を抑制し，止血を増強する．プラスミノーゲンのリジン結合部位に結合し，フィブリノーゲンとの結合を妨げ，線溶活性を抑制する．一次線溶亢進による異常出血にはきわめて有用である．

抗血栓薬 Antithrombotic agents

血栓形成を阻止するために，血小板凝集阻害薬および血液凝固阻止薬，血栓溶解のために血栓溶解薬が用いられている．心筋梗塞や脳梗塞など動脈硬化に関連して起こる血栓には血小板凝集阻害薬が，静脈血栓症には血液凝固阻止薬が用いられる．

血小板凝集阻害薬（抗血小板薬 Antiplatelet drugs）

抗血小板薬の適応は，不安定狭心症，心筋梗塞・脳梗塞の二次予防，冠動脈ステント・バイパス術後などである．心血管疾患の一次予防に対しては，血栓予防効果と出血リスクとが相殺するため，アスピリンは推奨されない．血小板凝集阻害薬には，ADP 受容体 $P2Y_{12}$ 拮抗薬，プロスタノイド関連薬，ホスホジエステラーゼ 3 阻害薬，5-HT_2 受容体拮抗薬などが用いられる．

シクロオキシゲナーゼ（COX）阻害薬（☞ 459 頁）

アスピリン（aspirin）は，COX を不可逆的に阻害してアラキドン酸からプロスタグランジン（PG）G_2 への変換を抑制する．血小板では TXA_2 の産生を抑制して粘着・凝集能を阻害し血小板顆粒放出を抑制する．高用量のアスピリンは血管内皮細胞の PGI_2 産生を抑制し血小板凝集阻害が不十分となるので，低用量のアスピリンが用いられる．

プロスタサイクリン（PGI_2）受容体作用薬（☞ 419 頁）

ベラプロスト（beraprost）は，PGI_2 誘導体であり，血小板および血管平滑筋のプロスタサイクリン受容体を介してアデニル酸シクラーゼを活性化して cAMP を増加させることにより，強い血小板凝集能・粘着能抑制作用を発揮する．

ADP 受容体拮抗薬

ADP 受容体拮抗薬には，チエノピリジン誘導体である**チクロピジン**（ticlopidine），**クロピドグレル**（clopidogrel），**プラスグレル**（prasugrel）と**チカグレロル**（ticagrelor）がある．ADP 受容体 $P2Y_{12}$ に ADP が結合するとアデニル酸シクラーゼを抑制し，血小板内 cAMP レベルを低下させ，細胞内 Ca^{2+} 濃度を上昇させることによって血小板凝集が促進される．チエノピリジン系抗血小板薬は，ADP による血小板活性化経路を不可逆的に阻害することで強い血小板凝集阻害作用を示す．

ホスホジエステラーゼ（PDE）3 阻害薬

シロスタゾール（cilostazol）は，血小板および血管平滑筋の PDE3 活性を選択的に阻害して cAMP 増加をきたして抗血小板作用を発揮するとともに，血流量増加作用，血管内皮保護作用，血管平滑筋細胞増殖抑制作用を併せもつ．

5-HT$_{2A}$ 受容体拮抗薬

サルポグレラート(sarpogrelate)は，血小板および血管平滑筋の 5-HT$_2$ 受容体を選択的に拮抗することにより，抗血小板作用を発揮する(☞ 155 頁).

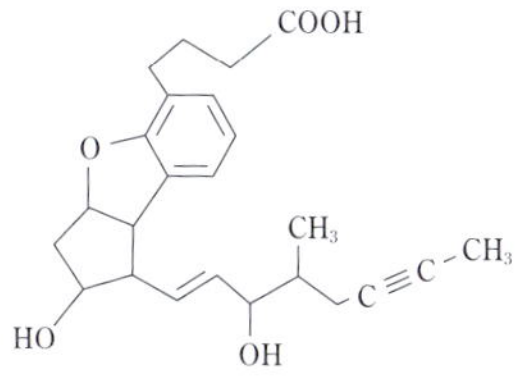

Beraprost

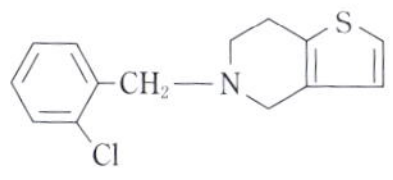

Ticlopidine

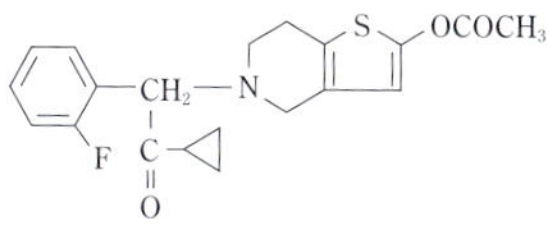

Prasugrel

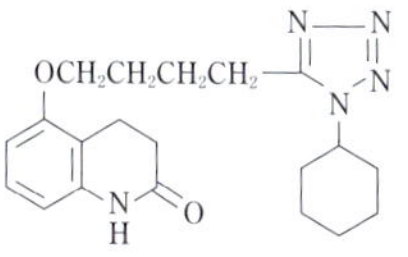

Cilostazol

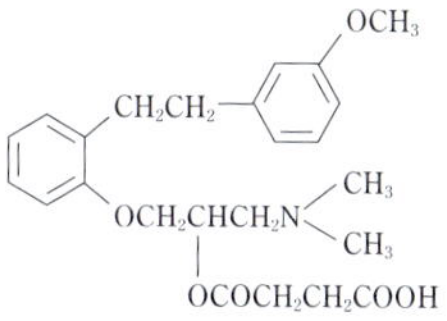

Sarpogrelate

血液凝固阻止薬，抗凝固薬 Anticoagulants

ヘパリン Heparin，低分子ヘパリン

ヘパリンは単独ではほとんど作用を示さず，アンチトロンビンⅢ(ATⅢ)と複合体を形成し，ATⅢのトロンビン，活性型第X因子(第Xa因子)などに対する阻害作用を促進する.

臨床応用と副作用

DIC(disseminated intravascular coagulation)の治療と再発予防，血栓塞栓症の治療と予防，体外循環装置使用時や血管カテーテル挿入時の血液凝固防止などに用いられる.

ヘパリンの抗凝固作用は速効性で，APTT(activated partial thromboplastin time)を指標に(通常投与前の 2〜3 倍程度)投与量を調節する．経口吸収されず，点滴静注として用いられる．プロタミン投与により中和が可能であり，過剰投与時に使用される．通常のヘパリンは過剰投与により出血をきたしやすいため，出血症状をもつ患者には抗第 Xa 因子活性/抗トロンビン活性の比が高く，出血のリスクが軽減されて安全性の高い低分子ヘパリン，**ダルテパリン**(dartepar-in)が用いられる．**ダナパロイド**(danaparoid)はヘパリン類似物質で，半減期が長く第Xa因子選択性凝固阻止作用をもち，DIC の治療に用いられる.

ヘパリン起因性血小板減少症 Heparin-induced thrombocytopenia(HIT)――血栓の予防・治療のために投与されたヘパリンにより血小板が活性化されて HIT 抗体が産生され，血小板の減少，さらに新たな血栓症や塞栓症の発生につながる疾患である．ヘパリン投与により血小板が活性化され，血小板 α 顆粒に貯蔵される血小板第 4 因子(PF4)がヘパリンと結合して複合体を形成し，この複合体に対する抗体が産生される．そして，複合体と抗体との免疫複合体が血小板をさらに活性化して凝集させて血小板減少をきたす一方，血管内皮細胞を活性化してトロンビン産生を誘導して血栓形成を引き起こす.

経口抗凝固薬 Oral anticoagulants(ワルファリン)

ワルファリン(warfarin)は，腐敗したスイートクローバーに含まれる天然の抗凝固薬であるジクマロールをもとに開発されたクマリン誘導体である．肝臓におけるビタミン K 依存性凝固因子(第Ⅱ，Ⅶ，Ⅸ，X因子)の生合成を阻害して抗凝固作用を表す.

作用機序——ビタミン K は，凝固因子のグルタミン酸残基のカルボキシル化に必要であり，カルボキシル化反応で活性型（還元型）ビタミン K は酸化されて不活性型ビタミン K2,3-エポキシドへと変換される．ワルファリンは，還元型ビタミン K への再生に必要なエポキシド還元酵素（VKOR）を阻害してビタミン K のカルボキシル化経路に作用する．

臨床応用と副作用　血栓塞栓症の治療および予防に適応がある．ワルファリンの抗凝固作用はすでに生成された凝固因子（半減期は 8～60 時間）が除去されてから現れるので，作用発現までに 24～48 時間かかる．凝固因子のみならず，凝固阻止因子であるプロテイン C や S の合成も抑制するため，投与開始直後はむしろ静脈血栓症発症のリスクが高まる場合がある（ワルファリン惹起性皮膚壊死）．PT-INR（prothrombin time-international normalized ratio）をモニターしながら投与量を調節する（通常 1.5～2.5）．ワルファリン投与による出血に対しては，ビタミン K を 5～20 mg 投与するが，緊急時にはプロトロンビン複合体製剤ケイセントラの使用を考慮する．

相互作用　ワルファリンは主に CYP2C9 により代謝されるので，本酵素により代謝される薬物との併用には注意を要する．また，蛋白結合率が高く他の薬物との蛋白結合の競り合いで作用が増強する，ビタミン K を多量に含む食品により効果が減弱するなど，代謝の阻害や誘導の影響を受けやすい．

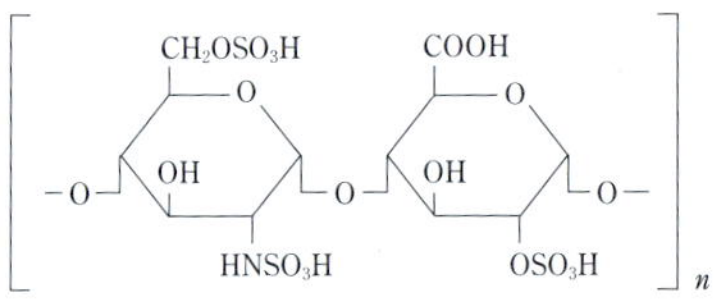

Heparin

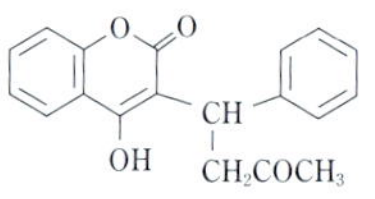

Warfarin

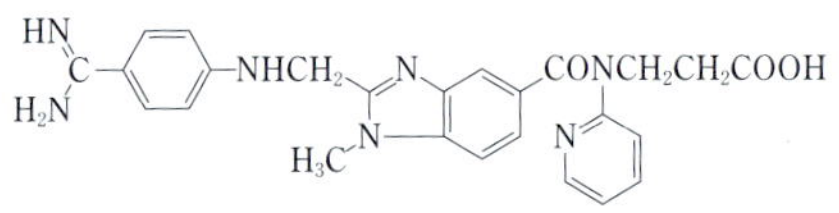

Dabigatran

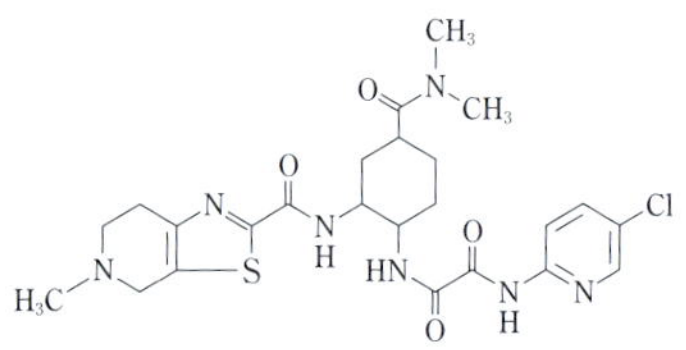

Edoxaban

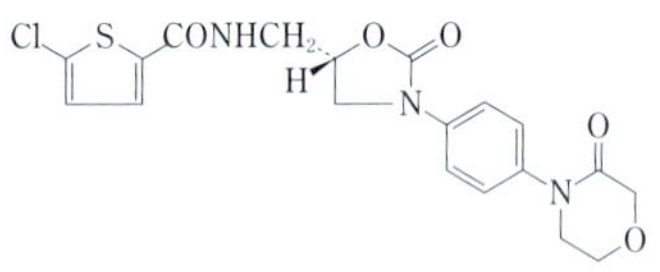

Rivaroxaban

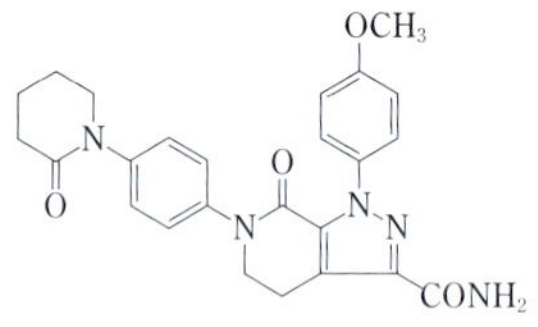

Apixaban

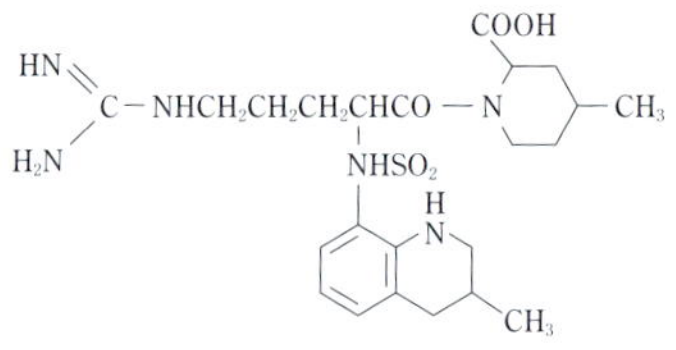

Argatroban

直接経口抗凝固薬 Direct oral anticoagulants（DOAC）

DOAC は直接凝固因子を阻害するので，ビタミン K に作用して間接的に凝固因子を阻害するワルファリンと比較して，①食事の影響が少なく，②固定用量で効果が安定し，③薬の効果発現が早いことから広く使用されている．しかし，高度の腎障害や血液透析を受けている患者にはワルファリンを選択する．

標的因子の違いから直接トロンビン阻害薬と直接第 Xa 因子阻害薬の 2 種類がある．直接トロンビン阻害薬**ダビガトラン**（dabigatran）は，非弁膜症性心房細動における虚血性脳卒中および全身性塞栓症の発症抑制に適応があり，直接第 Xa 因子阻害薬**エドキサバン**（edoxaban），

リバーロキサバン(rivaroxaban)，**アピキサバン**(apixaban)は，それに加えて静脈血栓塞栓症の治療と予防にも用いられる．DOACによる抗凝固療法中は，出血性合併症が一定の頻度で発現する．中和剤としてトロンビン阻害薬ダビガトランに対しては**イダルシズマブ**(idarucizumab)，第Xa因子阻害薬に対しては**アンデキサネットアルファ**(andexanet alfa)がある．

抗トロンビン薬 Antithrombotics

アルガトロバン(argatroban)は合成アルギニン誘導体で，フィブリン生成阻害，血小板凝集抑制などの作用があり，凝固と血小板の両方の作用を抑制する．アンチトロンビンⅢ非依存性である．点滴静注用製剤で，脳梗塞やヘパリン起因性血小板減少症(HIT)に用いる．

血栓溶解薬 Thrombolytic agents

血栓の主成分であるフィブリンはプラスミンにより分解されて可溶化され(線溶)，血栓の溶解と除去が起こる．血栓溶解薬は，線溶系活性化による血栓溶解の促進を目的として，発症早期の急性心筋梗塞・脳血栓症・末梢動静脈閉塞症に使用されている．

ウロキナーゼ Urokinase

ヒト尿由来プラスミノーゲン活性化因子(u-PA)で，プラスミノーゲンをプラスミンにする．プラスミンはフィブリンを分解する．フィブリン親和性が低く，全身の線溶活性が亢進する(実際には産生された大部分のプラスミンが α_2-プラスミンインヒビター(PI)と結合して失活する)．

組織プラスミノーゲン活性化因子(t-PA)

t-PAは，ウロキナーゼと異なりフィブリンに親和性を有するため，全身投与が可能である．大量投与時は出血性合併症に注意を要する．

天然型のt-PAは半減期が短く，長時間大量に投与する必要があり，非梗塞部位での出血のリスクが高い．半減期を延長した遺伝子組換えプラスミノーゲン活性化因子(rt-PA)製剤**アルテプラーゼ**(alteplase)が静注血栓溶解療法に使用される．

造血薬 Hematopoietics

血液成分の産生を促進する薬を造血薬という．従来の貧血治療薬に加えて，造血作用薬の開発と臨床応用が目覚ましい．

貧血治療薬 Antianemia

貧血の原因・病態に応じて治療法が異なる(**表Ⅵ-19**)．

表Ⅵ-19 貧血の種類と治療薬

鉄欠乏性貧血	経口鉄剤，非経口鉄剤
巨赤芽球性貧血	ビタミン B_{12}，葉酸
再生不良性貧血	蛋白同化ステロイド，免疫抑制薬（抗胸腺免疫グロブリン，シクロスポリン），トロンボポエチン受容体作用薬
骨髄異形成症候群に伴う貧血	ダルベポエチン
腎性貧血	エリスロポエチン，低酸素誘導因子ピロリン水酸化酵素（HIF-PH）阻害薬
自己免疫性溶血性貧血	ステロイド
発作性夜間血色素尿症	抗補体（C5）モノクローナル抗体

鉄剤 Iron preparation

鉄欠乏性貧血に対して，原則として経口剤（還元鉄，グルコン酸鉄などの有機鉄剤，および徐放剤）が用いられる．貯蔵鉄が欠乏している場合には，貧血改善後も鉄剤投与を継続する必要がある．一方で過剰投与により中毒症状を呈する（特に小児では要注意）．副作用として，消化器症状（嘔吐，下痢）の他，急性大腸潰瘍があげられる．非経口剤は，①消化器症状が強い，②急速に貧血を改善する必要がある，③経口剤で増悪する疾患（潰瘍性大腸炎，消化性潰瘍など）がある場合に使用する．

葉酸 Folic acid，ビタミン B_{12} Vitamin B_{12}

葉酸とビタミン B_{12} は，食事により摂取される必須成分である．葉酸は，レバー，緑黄色野菜等に多く含まれ，日本人の1日推奨摂取量 240 μg に対し，平均摂取量は 300 μg で，摂取不良により欠乏状態になりにくいが，妊娠等により必要量が増加する際には注意が必要である．ビタミン B_{12} は，肉，卵，乳製品等の動物性食品に豊富に含まれ，日本人の1日推奨摂取量 3 μg に対し，平均摂取量は 7 μg で，やはり摂取不足による欠乏はきわめてまれである．ビタミン B_{12} の吸収には，胃壁細胞によって分泌される内因子が必要であり，内因子と結合したビタミン B_{12} は回腸末端で吸収される．

葉酸とビタミン B_{12} は，DNA 合成と細胞増殖に必須であり，その欠乏は，骨髄における赤芽球分化障害による巨赤芽球性貧血を引き起こす．これらの摂取を阻害する状況（食事摂取不良（アルコール依存患者等），吸収不良症候群，妊娠中等）で巨赤芽球性貧血が生じる．また，内因子の欠乏（自己抗体，胃切除）や回腸切除によりビタミン B_{12} の吸収が阻害されるために発症する（**表Ⅵ-20**）．ビタミン B_{12} 製剤は，**コバマミド**（cobamamide）（経口），**シアノコバラミン**（cyanocobalamin）（注射），**メコバラミン**（mecobalamin）（経口，注射）等があげられるが，内因子欠乏による貧血の治療に関しては，ビタミン B_{12} の吸収が障害されているため，注射剤を用いる．

表Ⅵ-20 葉酸，ビタミン B_{12} 欠乏の原因

葉酸欠乏	摂取不足・吸収不全 需要の増大（妊娠，成長期） 薬物：葉酸拮抗薬，フェノバルビタール，アルコールなど
ビタミン B_{12} 欠乏	悪性貧血：抗壁細胞抗体，抗内因子抗体 胃切除 回腸切除 先天性疾患 摂取不足 胃酸分泌不全：萎縮性胃炎

■ **エリスロポエチン** Erythropoietin

エリスロポエチンは，腎臓の傍尿細管細胞より産生されるサイトカインであり，赤血球前駆細胞を増殖させ，赤血球産生を促進する．製剤として，ヒト肝臓由来のエリスロポエチンの遺伝子組換え体である**エポエチンアルファ**（epoetin alfa）と**エポエチンベータ**（epoetin beta），5カ所のアミノ酸を変えて糖鎖を増加し，半減期を長くした**ダルベポエチンアルファ**（darbepoetin alfa）が存在する．慢性腎疾患に伴う腎性貧血，AIDS，癌患者の貧血，術前の自己血貯血に用いられる．ダルベポエチンは，骨髄異形成症候群における貧血の治療にも有効である．

主な副作用は，血圧上昇で，高血圧脳症や脳出血の報告がある．また，投与中に効果が低下した場合，抗エリスロポエチン抗体陽性の赤芽球癆を疑う必要がある．

■ **低酸素誘導因子プロリン酸化酵素（HIF-PH）阻害薬** Hypoxia-inducible factor prolyl hydroxylase inhibitor

エリスロポエチンの合成は，低酸素状態における転写因子 HIF によって制御されている．本剤は，HIF の分解を促進するプロリン酸化酵素を阻害することによりエリスロポエチンの転写合成を促進する薬であり，近年開発された．HIF に関しては，Semenza，Ratcliffe，Kaelin らが，「細胞が周囲の酸素レベルを感知し，それに応答する仕組み」を解明したことで，2019 年にノーベル生理学・医学賞を受賞している．**バダデュスタット**（vadadustat），**ロキサデュスタット**（roxadustat），**ダポデュスタット**（daprodustat），**エナロデュスタット**（enarodustat）があげられる．

□ 造血因子 Hematopoietic factor（造血作用薬）

造血幹細胞からの分化成熟によりさまざまな血球が産生される．各血球系統の分化・増殖は特異的なサイトカインにより制御されている（**図Ⅵ-14**）．造血作用薬は，それらサイトカインの組換え体，またはアゴニストとしてそれぞれの血球の増殖を促進する．

1）白血球減少治療薬

■ **顆粒球コロニー刺激因子** Granulocyte-colony stimulating factor（G-CSF）

主に，単球，線維芽細胞，内皮細胞によって産生され，顆粒球系前駆細胞に作用して，好中球の分化を制御し，その増殖や成熟を促進し，骨髄貯蔵プールからの放出を刺激するサイトカインである．組換え体として，細菌で合成され糖鎖修飾を有しない**フィルグラスチム**（filgrastim），ほ乳類細胞で合成され糖鎖修飾を有する**レノグラスチム**（lenograstim）があげられる．ペグ化したフィルグラスチム（ペグフィルグラスチム pegfilgrastim）は作用時間延長型として使用される．

皮下または静脈内投与され，癌化学療法時，造血幹細胞移植時の好中球減少症，末梢血幹細胞動員，再生不良性貧血・骨髄異形成症候群等における好中球減少時に使用される．

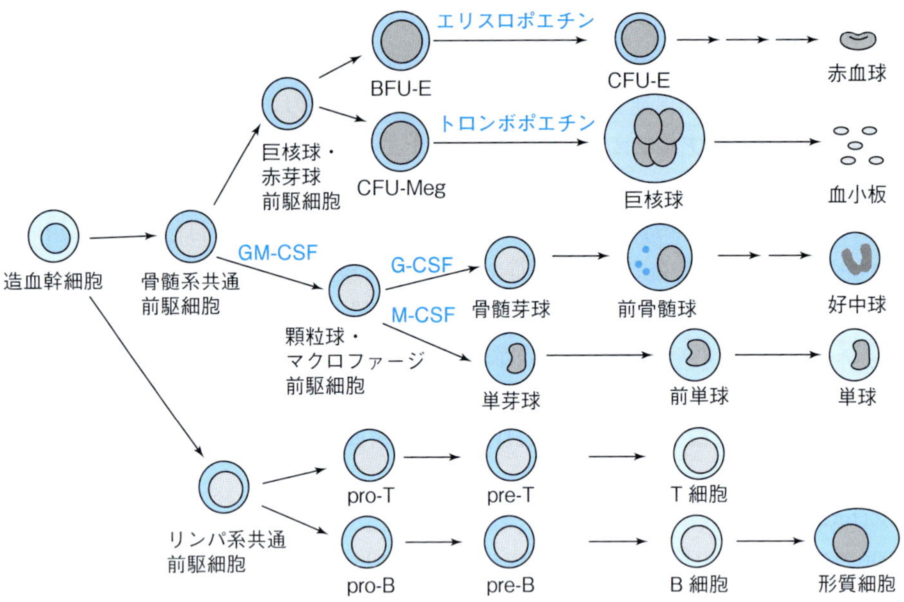

図Ⅵ-14　造血幹細胞の系統特異的前駆細胞から成熟細胞への分化とその制御機構
すべての血球は，造血幹細胞より分化・増殖することで供給される．サイトカインは，各血球系統の分化・増殖に重要な役割を果たしている．
BFU-E : burst-forming unit-erythroid，CFU-E : colony-forming unit-erythroid，pro-B : B-cell progenitor，pro-T : T-cell progenitor，GM-CSF : granulocyte-macrophage colony-stimulating factor，G-CSF : granulocyte colony-stimulating factor，M-CSF : macrophage colony-stimulating factor

■ マクロファージコロニー刺激因子 Macrophage-colony stimulating factor (M-SCF)

単球・マクロファージ系前駆細胞に作用して，その増殖や成熟を促進し，さらに，それらの成熟細胞に作用して，G-CSF や M-CSF を産生させる．**ミリモスチム**(mirimostim)は，ヒト尿由来の精製蛋白質である．

2) 血小板減少治療薬

■ トロンボポエチン受容体作用薬

当初，組換え型トロンボポエチンが開発されたが，初期の臨床試験で中和抗体が出現し，血小板減少が遷延したため，開発が中止された．その後，トロンボポエチンアゴニストとして開発されたのが，経口剤の**エルトロンボパグ**(eltrombopag)と注射剤の**ロミプロスチム**(romiplostim)である．これらは，当初の狙い通り，特発性血小板減少性紫斑病における血小板減少に対して使用されるのみならず，再生不良貧血に対しても有効性が示されている．

第Ⅶ章
利尿薬と泌尿器・生殖器作用薬

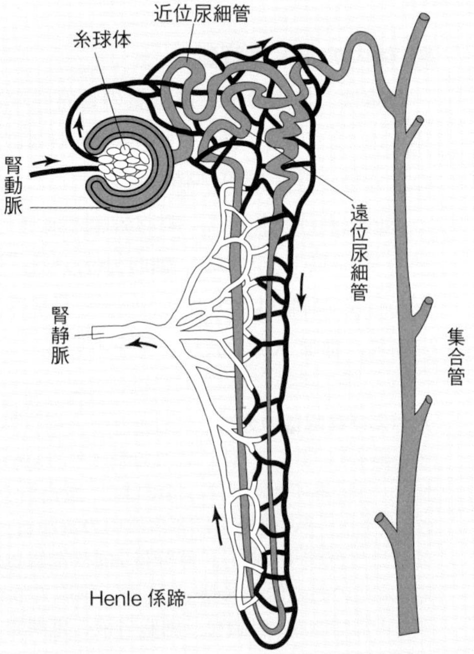

腎臓は，水・電解質の摂取量が大きく変動しても，体内における水・電解質を至適の範囲に保つよう働く動的臓器である．腎臓あるいは他の臓器障害により，腎臓のこれらの能力が障害されると，水・電解質の貯留が起こる．その代表的なものが浮腫である．これら体液平衡失調の治療に用いられ，水・電解質の排泄を促進する薬を利尿薬という．利尿薬の強さおよび副作用，作用部位ならびに作用機序（表Ⅶ-1）は明らかとなってきている．利尿薬の薬理作用をもとに適切な臨床適用を計るには，まず腎臓および尿生成の生理を理解する必要がある．泌尿器・生殖器作用薬には尿路結石，頻尿，排尿障害の治療薬，前立腺肥大症，勃起不全の治療薬および子宮に作用する収縮薬と弛緩薬が含まれる．

1 腎臓の機能と利尿薬

腎臓の機能

■ 体内の水・電解質

腎臓は，体内の水・電解質の恒常性を維持する最も重要な臓器である．人体の全水分量は体重の45～70%である．小児は成人に比して体重当たりの水分は多い．肥満者は少なく，女性の水分量は男性より低い値を示す．

体内における水分は，細胞外液と細胞内液の二つの画分から成る．細胞内水分は，全水分量の50%以上を占める．細胞外水分は，細胞外に存在する全水分量を表し，全水分の約1/3を占める．細胞外水分は，さらに血漿水分と組織間液に分けられる．組織間液は細胞外水分の75%を，血漿水分は残り25%を占める．

水および電解質の分布――細胞内液と細胞外液の組成の間に大きな相違が認められる．細胞内液中の主な陽イオンはK^+，Mg^{2+}，主な陰イオンは蛋白質，有機リン酸塩である．細胞外液中の主な陽イオンはNa^+，主な陰イオンはCl^-，HCO_3^-，蛋白質である．体液区分の間は選択的透過性をもつ膜によって境されており，その透過圧は各体液中の電解質，蛋白質により保たれ，体液の平衡を維持している．細胞外液は外部環境に接し，水分量および電解質構成に変動を受けやすく，それに伴う浸透圧の変化が細胞内液との間の体液移動を起こす．細胞外液ではNa^+，細胞内液ではK^+が浸透圧の保持に大きな役割を占めている．腎臓は，細胞外液の電解質組成，浸透圧，水分量を調節し，生体の内部環境の恒常性保持に働いている．

■ 尿生成

腎臓の重量は2つで200～300gであり体重の0.5%にすぎない．しかし，心拍出量の20～25%もの血液供給を受けている．臓器のうちで単位重量当たり最大の血流量をもつことは，腎臓が体液量を調節するのに必要不可欠なことの現れである．腎臓の構成単位はネフロンと呼ばれるものであり，一側の腎臓に約100万個のネフロンが存在する．ネフロンは，糸球体，近位尿細管，Henle係蹄，遠位尿細管，集合管から成り立っている(☞433頁)．また，ネフロンは均一ではなく，腎内の存在位置によりその構造および機能が大きく異なっている．皮質表層に位置する表在性ネフロンは，Henle係蹄が短くNa^+排泄性に働き，傍髄質部ネフロン(深在性ネフロン)は，Henle係蹄が長くNa^+や水保持性に働くとされている．尿生成は，糸球体濾過(glomerular filtration)，尿細管再吸収(tubular reabsorption)，尿細管分泌(tubular secretion)の三つの過程を経て行われる．

糸球体濾過

尿生成は血液が糸球体を通る際に，血漿の一部が限外濾過されることに始まる．糸球体濾過に影響を与える要因として，糸球体毛細血管圧，血漿の膠質浸透圧，糸球体の血流量，糸球体毛細血管の性状などがあるが，最大の要因は，糸球体毛細血管内圧とBowman 嚢内圧との圧差，濾過圧（通常，濾過圧は 40～60 mmHg）である．糸球体での限外濾過により血球，蛋白質，脂質以外の血液成分は濾過される．この濾液を糸球体濾液または原尿と呼び，その量は 1 分当たり 100～120 mL であり，これを糸球体濾過量（glomerular filtration rate, GFR）と呼ぶ．24 時間の尿量は約 1.5 L であり，濾過された量の 1% 以内で，99% 以上が再吸収される．

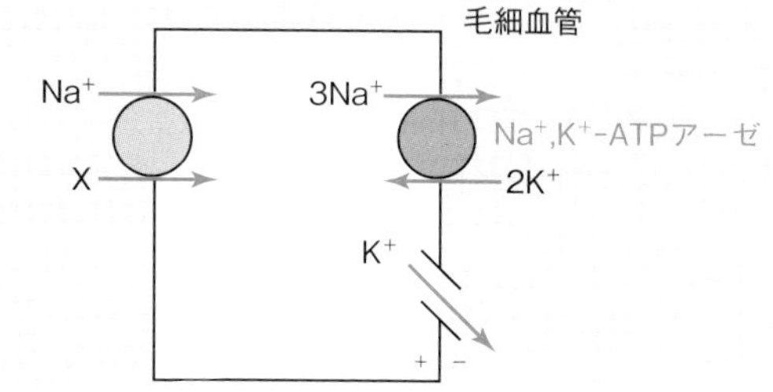

図Ⅶ-1　再吸収の基本様式
X：グルコースなどの溶質

尿細管での再吸収

Na^+ は，糸球体で濾過される溶質の中で最大の部分を占める．この Na^+ はネフロンのすべての部位で再吸収される．Na^+ は近位尿細管で 50～55%，Henle 係蹄で 35～40%，遠位尿細管で 5～8% そして集合管で 2～3% 再吸収される（**表Ⅶ-1**）．Na^+ は管腔側膜を通って尿細管細胞中に入り，次いで基底膜の Na^+, K^+-ATP アーゼ（Na^+/K^+ ポンプ）により能動的に細胞外へ輸送される．Na^+, K^+-ATP アーゼは，Na^+ と K^+ を 3：2 の割合で交換し，細胞内の Na^+ 濃度を低く保つこと，そして細胞内電位を負に保つ二つの働きをする（**図Ⅶ-1**）．これら電気・化学的勾配に従って，Na^+ は管腔側膜を介し，受動的に細胞内へ輸送される．これら基本的輸送過程は，ネフロンのすべての部位で共通している．

近位尿細管：近位尿細管での水・電解質の再吸収は等浸透性である．水は，Na^+, Cl^- の再吸収によって生じた浸透圧勾配に従って受動的に再吸収される．水は近位尿細管細胞を介し両方向に自由に拡散できるので，尿細管腔内液と血漿の浸透圧は等しく保たれている．Na^+, Cl^- 以外に K^+, HCO_3^-，糖の大部分，尿素，尿酸の一部も近位尿細管で再吸収される（**表Ⅶ-1**）．したがって，尿中に出現する K^+ は糸球体濾過液の残りではなく，新たに尿細管細胞を介し分泌されたものであることがわかる．近年，Na^+/グルコース共輸送体（sodium glucose transporter, SGLT）には SGLT1 と SGLT2 などの種類があり，SGLT2 阻害薬が糖尿病の治療薬として使用されている．また，尿酸/アニオン交換輸送体 URAT1（urate transporter 1）阻害薬が高尿酸血症治療薬として使用されている．

Henle 係蹄：Henle 係蹄は下行脚と上行脚からなる．下行脚は水透過性が著しく高く，高浸透圧の髄質部を尿が通過するにつれて水が再吸収され，NaCl や尿素などの溶質は管腔内に拡散する．Henle 上行脚は水の透過性がきわめて低く，Cl^- の透過性はきわめて高い．特に，太い Henle 上行脚では，基底膜に存在する Na^+, K^+-ATP アーゼにより Na^+ が血管側に能動輸送され，さらに強力な管腔側膜の Na^+/K^+/2Cl^- 共輸送体により Cl^- と K^+ は一緒に二次的に能動輸送される．この結果として，Na^+, Cl^- は間質中に汲み出され，間質中のイオン濃度は著明に上昇するが，尿細管液の浸透圧は次第に低下し，100～200 mOsm/L の低張尿として遠位尿細管に達する．

このように，下行脚と上行脚の水・イオンに対する透過性の違いとヘアピン構造をとることによって，髄質では深部にいくほど浸透圧は上昇する．この系は対向流増幅系（counter-current multiplier system）といわれ，尿濃縮の重要な機構である．直血管が Henle 係蹄と同じくヘアピン構造をとり，またその血流速度が遅いので，その血液は周囲の組織と等しい浸透圧を保ちながら流れ，髄質に形成された浸透圧勾配を維持するように働いている．この系を対向流交換系（counter-current exchanger system）という．もし，直血

表Ⅶ-1　ネフロンにおける Na^+ 輸送機序（Rose, 1991）

尿細管部位	糸球体濾過 Na^+ の再吸収率（%）	管腔側膜での Na^+ 輸送機構	Na^+ 輸送に影響を与える因子	利尿薬
近位尿細管	50～55	Na^+-H^+ 逆輸送 Na^+/グルコース共輸送 Na^+/アミノ酸共輸送	アンギオテンシンⅡ ノルアドレナリン ドパミン，ナトリウム利尿ペプチド 糸球体濾過量 尿細管周囲毛細血管の血流量	炭酸脱水酵素阻害薬
Henle 係蹄	35～40	Na^+/K^+/2Cl^- 共輸送	管腔内流量依存性	ループ利尿薬
遠位尿細管	5～8	Na^+/Cl^- 共輸送	管腔内流量依存性，アルドステロン	チアジド系利尿薬， 鉱質コルチコイド受容体拮抗薬
集合管	2～3	Na^+ チャネル	アルドステロン ナトリウム利尿ペプチド 管腔内流量依存性	カリウム保持性利尿薬， 鉱質コルチコイド受容体拮抗薬

管の血流速度が早くなれば，髄質の浸透圧物質が洗い流され(washout)，髄質の浸透圧勾配が壊れる．本来の対向流系が機能しなくなり，尿の濃縮が起こらなくなる．

遠位尿細管と集合管：Henle 上行脚から緻密斑(macula densa)を過ぎ遠位尿細管に入るが，この部位では再び管腔内は血液側に対し負の電位を示すようになる．遠位尿細管の終部および集合管では，二つのホルモン(アルドステロンおよびバソプレシン)の影響を受ける．Na^+ の再吸収はアルドステロンにより促進され，それと交換に K^+ の分泌が増大する．遠位尿細管の終部では Cl^- 濃度が低く，また尿中の SO_4^{2-} や PO_4^{3-} は再吸収されにくいため，Na^+ が再吸収されると強い電気勾配(管腔内が陰性)が生じる．この結果，H^+, K^+ が尿中に排泄されやすくなる．すなわち，Na^+ の再吸収が増強されると K^+, H^+ の排泄が増加する．

尿細管での分泌

分泌とは，尿細管周囲毛細血管から尿細管細胞を経て管腔内へ至る物質輸送の過程をさし，生体内物質の他，多くの薬も分泌される．有機塩基と有機酸は異なる輸送系により分泌され，相互に干渉することはない．有機酸は基底膜にある有機酸輸送体(organic anion transporter, OAT1)により細胞内に取り込まれ，管腔側へ OAT-K(organic anion transporter of kidney)などによって分泌される．また，有機塩基分泌は，細胞内へは有機カチオン輸送体(organic cation transporter, OCT)によって基底膜側から取り込まれ，H^+/有機カチオン交換輸送により管腔側へ分泌される．

尿細管分泌される例としては，フロセミドや，腎血漿流量測定に使用されるパラアミノ馬尿酸がある(☞ 27 頁)．

炭酸脱水酵素：H^+ の分泌は近位尿細管のみならず尿細管全体で行われる．尿細管細胞内 H^+ 濃度は，細胞内の HCO_3^- 量，CO_2 分圧，H^+ 濃度，炭酸脱水酵素濃度により決まる．尿細管細胞内の H^+ は，

$$CO_2 + H_2O \rightleftharpoons H^+ + HCO_3^-$$

の反応により生成され，この反応にあずかる酵素が炭酸脱水酵素(carbonic anhydrase)である．**図Ⅶ-2A** に示すように細胞内 H^+ は管腔液中の Na^+ が再吸収される際に交換されて尿中に排泄され，HCO_3^- と反応し CO_2 と H_2O になる．CO_2 は自由に拡散して再び尿細管細胞中に入る．H^+ の生成が過剰の場合や HCO_3^- が少ない場合，分泌された H^+ は尿細管細胞内でグルタミンなどから形成され管腔内に拡散される NH_3 と反応し NH_4^+ となるが，一部は HPO_4^{2-} と反応し弱酸の $H_2PO_4^-$ となる(**図Ⅶ-2**)．この NH_3 の関与によって尿の pH が著しく酸性になるのが防がれる．

尿の濃縮機構

尿の浸透圧は，腎髄質の尿濃縮機構によって 120(低張性尿)～1,200(高張性尿)mOsm までの広い範囲で変化する．尿濃縮には，① Henle 係蹄上行脚の太い部分での Na^+, Cl^- の再吸収，②対向流増幅系，③対向流交換系，④ Henle 係蹄の部位による水やイオン透過性の違い，⑤尿素の透過性が関与する．髄質外層の Henle 係蹄上行脚の太い部分では，主に $Na^+/K^+/2Cl^-$ 共輸送系により，Na^+ と Cl^- の再吸収が行われ，一方，水は通過できず管腔内にとどまる．再吸収された溶質は，尿細管周囲の Henle 係蹄下行脚や血管系(直血管)へ拡散する．Henle 係蹄上行脚の太い部分を通過した低張尿は遠位尿細管へ移行し，さらに皮質部集合管へと移行して NaCl の再吸収と，抗利尿ホルモンであるバソプレシンの存在下での水の再吸収を受ける．尿素は管腔内にとどまり濃縮され続ける．髄質乳頭部に近い集合管では尿素の透過性が高いので，濃縮された尿素は尿細管周囲へ拡散していく．その結果，髄質乳頭部では NaCl と尿素の濃度が上昇し高浸透圧となる．

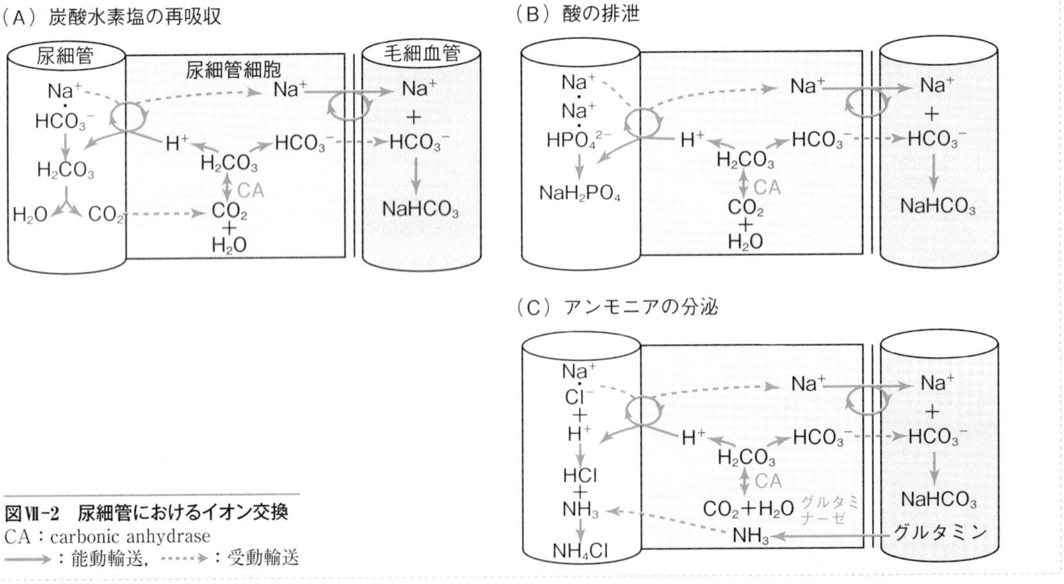

図Ⅶ-2　尿細管におけるイオン交換
CA：carbonic anhydrase
──→：能動輸送，┄┄→：受動輸送

尿生成に影響するホルモン

下垂体後葉から分泌されるバソプレシン，副腎皮質から分泌されるアルドステロンおよび心臓に存在するナトリウム利尿ペプチドが腎臓に直接作用し，その機能を調節している．これら以外に腎臓にはオータコイドが数多く存在している．傍糸球体細胞に存在するレニンは，アンギオテンシンⅠ，Ⅱの産生を介しアルドステロンの分泌を促進する．カリクレイン-キニン系およびプロスタグランジン(PG)も弱いながらNa^+利尿作用をもつ．

抗利尿ホルモン Antidiuretic hormone(ADH)
(**バソプレシン** Vasopressin)(☞517頁)

バソプレシンは集合管において尿細管細胞の水に対する透過性を増加させて水の再吸収を促進し水の排泄を抑制する．このバソプレシンの作用は尿濃縮機構に重要なものであり，バソプレシンが欠乏すると下垂体性尿崩症となる．Henle上行脚は水に対して非透過性であり，尿の希釈また間質の浸透圧上昇に働く．Henle係蹄を出た低張性尿は遠位尿細管，集合管へ送られる．循環血中のバソプレシンが高濃度のときは(**図Ⅶ-3A**)，集合管の透過性が亢進し，低張性尿は等張となる．髄質集合管に等張性の尿が入り，水はさらに高張の髄質および乳頭部間質に拡散し，高張の最終尿が形成される．一方，循環血中のバソプレシン濃度が低いときには(**図Ⅶ-3B**)，集合管は水に対し非透過性になり，水が再吸収されなくなる．Henle係蹄の尿細管液の浸透圧はその後遠位尿細管，集合管を通じて低張のまま保たれ，低張性の最終尿が生成される．

水チャネル(アクアポリン) Aquaporin-2(☞92頁)：バソプレシン依存性の水チャネルは，6回膜貫通型の膜蛋白質であり集合管の主細胞管腔側膜上で作用する．バソプレシンがバソプレシン受容体(V_2)に結合するとアデニル酸シクラーゼが活性化され，続いて水チャネルC末端部位はcAMP依存性プロテインキナーゼによりリン酸化を受ける．一方，このV_2受容体刺激による細胞内シグナルは，細胞内のエンドソームにあり活性をもたない水チャネルを管腔側膜に移動させ，細胞膜上のチャネル数の増加を引き起こす．これらの過程がバソプレシンによる水透過性亢進機序と考えられている．

アルドステロン Aldosterone(☞523頁)

副腎の顆粒層に存在し，主としてレニン-アンギオテンシン系によって分泌が調節されている．アルドステロンは体内のNa^+調節にあずかり，遠位尿細管および皮質集合管におけるNa^+再吸収を促進する．このNa^+の再吸収促進により，尿中へのK^+, H^+の拡散は促進され，結果として，アルドステロンはNa^+-K^+の交換系にあずかる．

作用機序：アルドステロンは主に皮質部集合管で，細胞質の鉱質コルチコイド受容体(mineralocorticoid receptor, MR)に結合し，受容体-ホルモン複合体となり，核内へと移行する．複合体は，遺伝子上流に存在するmineralocorticoid response elementに結合し，転写が起こりmRNAが合成され，AIP(aldosterone-induced protein)が生合成される．AIPは尿細管腔側膜に存在するNa^+チャネルを開き細胞内へのNa^+流入を増加させ，また側底膜側に存在するNa^+, K^+-ATPアーゼを活性化することにより，Na^+の再吸収を促進する．

ナトリウム利尿ペプチド(☞194頁)

心房性ナトリウム利尿ペプチド(human atrial natriuretic peptide, hANP)や脳性ナトリウム利尿ペプチド(brain natriuretic peptide, BNP)はA型ナトリウム利尿ペプチド受容体(natriuretic peptide receptor type A, NPR-A)に結合し，強力な利尿活性を有し，分子量比でフロセミドの100倍以上の活性を有する．

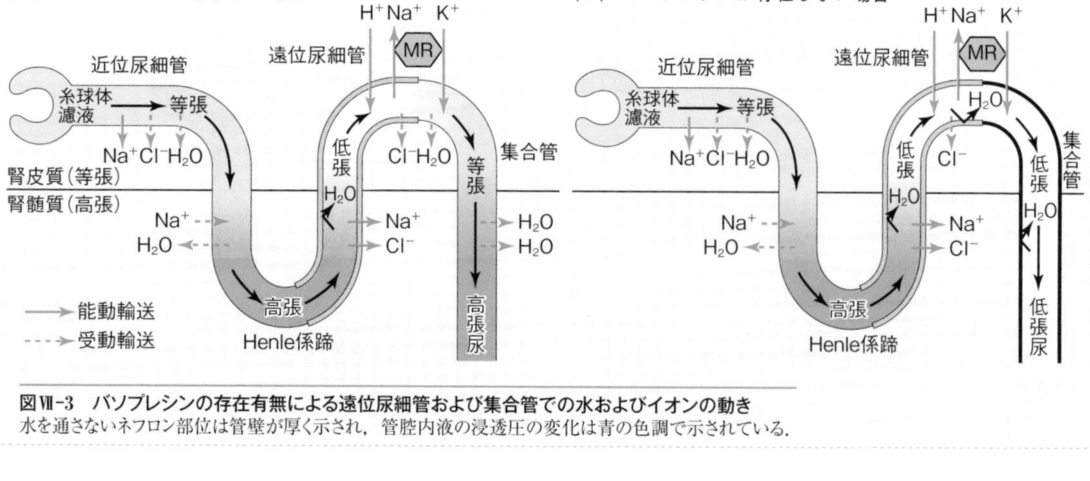

図Ⅶ-3 バソプレシンの存在有無による遠位尿細管および集合管での水およびイオンの動き
水を通さないネフロン部位は管壁が厚く示され，管腔内液の浸透圧の変化は青の色調で示されている．

利尿薬 Diuretics

利尿薬は，尿量とともにNa^+, Cl^-の排泄を増加させる薬である．尿量は増加するがNa^+などの電解質の排泄量には変化をきたさないものを“水利尿”と呼ぶ場合がある．利尿薬は，主に心臓・腎臓・肝臓などの障害による浮腫，高血圧などの治療に用いられる．

利尿薬の検定法——a）腎クリアランス法，b）ストップ・フロー法，c）微小穿刺法，d）単離尿細管灌流法などがある．

腎クリアランス法

腎クリアランスの概念は，1929年Mollerらによって発表された．血漿中のある物質が腎から排泄される場合，その物質の尿排泄量が何mLの血漿に含まれる量に相当するかをその物質の腎クリアランスという．ある物質（x）の血漿濃度をP，尿中濃度をU，単位時間の尿量をV（mL/min）とすると，その物質の腎クリアランス値（C_x）は次式で表すことができる．

$$C_x = \frac{U \cdot V}{P} \ (\mathrm{mL/min})$$

腎クリアランス値は物質の排泄速度を示すのみであるが，腎臓で特定の処理を受ける標準物質のクリアランス値と比較することにより，その物質の腎臓での動向を知ることができる．例えば，糸球体で自由に濾過されるが尿細管で再吸収も分泌もされない物質があれば，その腎クリアランス値はGFRを示すことになる．この目的に一致する物質としてイヌリンがある．ある物質のクリアランス値がイヌリンのクリアランス値より高ければ，尿細管から分泌されることを示し，逆に低い場合は濾過された物質が再吸収されることを示す．他の標準物質としてパラアミノ馬尿酸（PAH）がある．血漿中のPAHは，腎臓を一度通過する間に糸球体での濾過および近位尿細管からの分泌によりほぼ完全に尿中に排泄され，その腎クリアランス値は腎血漿流量を示す．いかなる物質のクリアランス値もPAHのそれをこえることはない．血漿の電解質濃度とGFRがわかれば，それを乗じることにより糸球体で濾過された電解質量を算出できる．1分当たりの尿中Na^+排泄量と糸球体で濾過されたNa^+量から，尿細管で再吸収されたNa^+量を知ることができる．一般に，その量は糸球体で濾過されるNa^+量の99%以上となる．同様に，次式を用いて血漿および尿の浸透圧より浸透圧クリアランス（C_{osm}）および自由水クリアランス（C_{H_2O}）も算出できる．

$$C_{osm} = \frac{U_{osm} \cdot V}{P_{osm}} \ (\mathrm{mL/min})$$

自由水クリアランスとは，浸透圧物質（Na^+, Cl^-，尿素など）の動きとはまったく関係のない水だけのクリアランスで，

$$C_{H_2O} = V - C_{osm}$$

で表される．この式は，もし最終尿の浸透圧（U_{osm}）が血漿の浸透圧（P_{osm}）と同一であれば，前式から，$C_{osm} = V$となりC_{H_2O}は0となる．C_{H_2O}は尿の希釈や濃縮度の尺度である．尿の希釈は，Henle上行脚と遠位尿細管の2カ所で行われる．Henle上行脚で再吸収された電解質は，髄質の高浸透圧形成に関与し，集合管からの水の再吸収の原動力となる．しかし，ADHがないような状態において集合管は水に対し非透過性となるため，髄質の高浸透圧にもかかわらず水が再吸収されず低張性の尿，すなわち自由水が排泄される．この場合には正のC_{H_2O}が得られる．

一方，負のC_{H_2O}は，自由水の再吸収のあることを示し，$T^C_{H_2O}$（自由水再吸収量）で表される．脱水状態で十分にADHが存在する場合には，集合管は水に対し易透過性であるため，髄質の高浸透圧により水の再吸収が盛んに行われ，高張の尿が排泄される．すなわち，自由水の再吸収があることを示す$T^C_{H_2O}$が得られる．

これらC_{H_2O}や$T^C_{H_2O}$の動きから利尿薬のネフロン作用部位を推測することが可能である．**図Ⅶ-4**にその例を示す．ある薬が尿希釈部位であるHenle上行脚および遠位尿細管での電解質再吸収を抑制するならば，水分過剰状態でC_{H_2O}は低下する．また，脱水状態ではHenle上行脚のみに作用し，Na^+, Cl^-の再吸収を抑制する薬も$T^C_{H_2O}$を低下させる．しかし，多くの部位に作用する薬の場合には，$T^C_{H_2O}$のみでは作用部位決定は不確実であり，他の方法（前述のb，c，d）の利用が要求される．

利尿薬の作用部位	水分過剰状態	脱水状態
①近位尿細管	C_{H_2O} ↑	$T^C_{H_2O}$ ↑
②Henle上行脚（太い）	C_{H_2O} ↓	$T^C_{H_2O}$ ↓
③遠位尿細管	C_{H_2O} ↓	$T^C_{H_2O}$ →

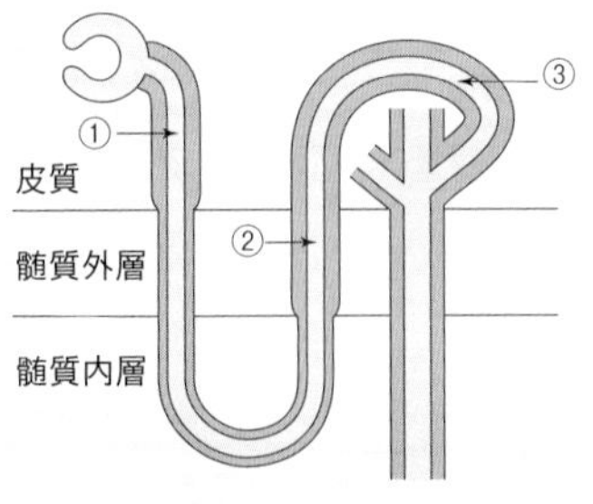

図Ⅶ-4　尿細管各部位に作用する利尿薬の自由水クリアランス（C_{H_2O}）と自由水再吸収量（$T^C_{H_2O}$）に対する影響

（HookとGussin，1984）

C_{H_2O}および$T^C_{H_2O}$の変化から，利尿薬の作用部位を推定することが可能である．

■ 利尿薬の作用機序

薬が利尿を起こす機序として，①糸球体濾過量(GFR)の増加，②尿細管再吸収の抑制が考えられる．原尿は最終的には0.5～1%に濃縮されるため，GFRを増加させるよりも尿細管での再吸収の抑制がより効果的である．

GFRの増加

正常に機能している腎臓では，GFRが増加しても尿細管細胞の再吸収能力に余力があるため，GFRの増加に伴い再吸収量も増加し尿量に大きな変化がない場合が多い．

強心薬：腎臓の循環不全により腎血流量やGFRが著明に低下した病的状態では，強心薬(ジギタリス，キサンチン誘導体)により循環機能が改善されるとGFRが増加し尿量が増加する．

輸液：血液の膠質浸透圧が低下すると，GFRが増加し，尿細管での水の再吸収が抑制され利尿をきたす(**図Ⅶ-5**)．輸液は循環血液量の増加，膠質浸透圧の低下，血圧上昇により利尿をきたす．

尿細管における再吸収抑制

利尿薬は，主にNa^+再吸収抑制により尿量を増加させる．近位尿細管，Henle係蹄，遠位尿細管や集合管に存在するイオンチャネルやイオン共輸送体が，個々の薬による主な作用部位となる(**表Ⅶ-2**)．

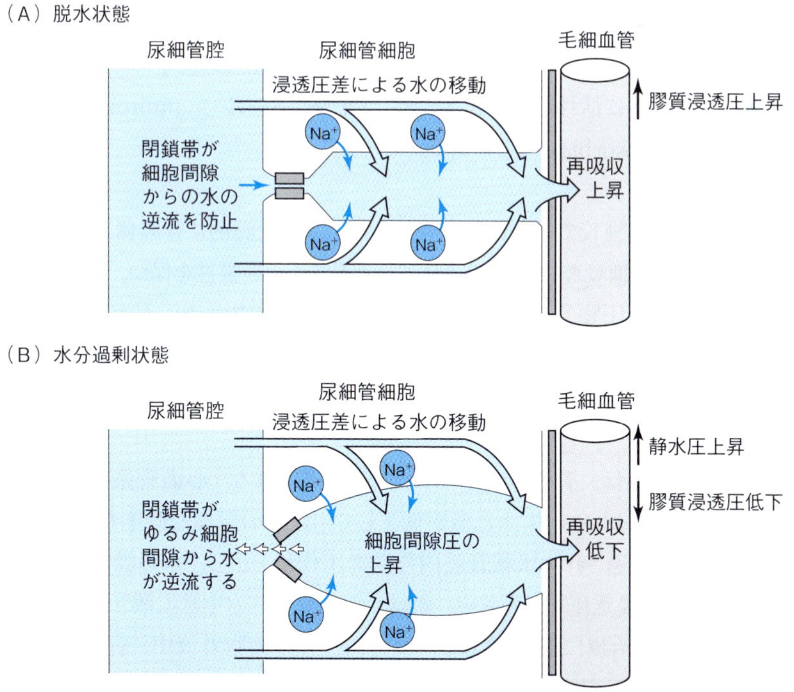

図Ⅶ-5　脱水状態および水分過剰状態(水負荷)の近位尿細管における水，Na^+の再吸収
水や生理的食塩水負荷により腎組織圧および血漿膠質浸透圧が低下する．これらの物理的要因の変化によっても水，Na^+の再吸収量が変化する．

表Ⅶ-2　尿細管における再吸収抑制

膜輸送の抑制による利尿機序			例
受動輸送抑制	バソプレシン分泌抑制	集合管水透過性抑制により尿濃縮抑制	酒などのアルコール
	尿細管浸透圧上昇	水，Na^+ の再吸収を抑制	浸透圧利尿薬
	腎髄質血流増加	対向流交換系抑制	強心薬，ループ利尿薬
	血漿膠質浸透圧低下	水の受動的拡散の抑制	輸液
能動輸送抑制	Na^+-H^+ 交換抑制	近位尿細管 H^+ 産生抑制	炭酸脱水酵素阻害薬
	Na^+チャネル，K^+ 分泌抑制	遠位尿細管・皮質集合管鉱質コルチコイド受容体拮抗	鉱質コルチコイド受容体拮抗薬
	$Na^+/K^+/2Cl^-$ 共輸送抑制	Henle 上行脚対向流増幅系抑制	ループ利尿薬
	Na^+/Cl^- 共輸送抑制	遠位尿細管再吸収抑制	チアジド系利尿薬

表Ⅶ-3　各種利尿薬使用時の尿量および尿中電解質濃度（Mudge ら，1985 を改変）

利尿薬	尿量（mL/min）	pH	Na^+	K^+	Cl^-	HCO_3^-（mEq/L）
対　照	1	6	50	15	60	1
マンニトール	10	6.5	90	15	110	4
アセタゾラミド	3	8.2	70	60	15	120
チアジド系化合物	3	7.4	150	25	150	25
フロセミド	8	6	140	10	155	1
トリアムテレン	3	7.2	130	5	120	15
アミノフィリン	3	6	150	15	160	1

浸透圧利尿薬 Osmotic diuretics

浸透圧利尿薬は，非電解質で糸球体で自由に濾過されるが，腎尿細管ではほとんど再吸収されず，薬理学的に活性のないものである．**マンニトール**（mannitol），**グリセリン**（glycerin），**イソソルビド**（isosorbide）などがある．

作用機序　Na^+ は近位尿細管で能動的に再吸収され，水は受動的に管腔側より血管側へと移動する．このため，近位尿細管腔内液の浸透圧には変化なく，等張性を保つ．糸球体で濾過されたマンニトールなどの浸透圧物質が管腔内に存在すると，管腔内浸透圧が上昇するので，等張性を保つために Na^+ および水再吸収量が減少する．これが浸透圧利尿薬の作用機序である．近位尿細管での Na^+ 再吸収は能動的であり，水の再吸収は受動的である（**図Ⅶ-5**）．

臨床適用と副作用　浸透圧利尿薬は，腎不全の予防のために使用される．心血管系の手術，重症外傷等による腎臓への侵襲により糸球体濾過値が低下して，尿量の急激な低下が生じる．このときマンニトールは糸球体で濾過され，尿細管腔内で浸透圧作用を示し，水の吸収を抑制し，尿量を維持する．また，血漿浸透圧を上昇させ，組織から血漿中へ水を逆拡散させるため，脳浮腫，脳圧および眼圧亢進の治療にも適用される．マンニトールは細胞外液中に行きわたるので，心機能代償不全の患者では，細胞外液量を急速に増大しうっ血性心不全や肺浮腫を起こすことがあるので禁忌である．イソソルビドはメニエール病で生じるめまいや耳鳴りの症状改善を目的として使用される．

炭酸脱水酵素阻害薬 Carbonic anhydrase inhibitors

スルファニルアミド(sulfanilamide)が化学療法薬として開発，使用されたときに，その副作用として利尿と代謝性アシドーシスが生じた．この副作用は，炭酸脱水酵素の阻害作用によることがわかったため，その後，多くのスルホンアミド化合物が合成され，その中から炭酸脱水酵素阻害活性および利尿作用をもつものが検索された．アセタゾラミドがその代表である．

炭酸脱水酵素阻害活性には$-SO_2NH_2$基が必要であり，N に付く水素が置換されると作用が消失する．炭酸脱水酵素は次の反応(A)を触媒する酵素である(☞ 436 頁)．

$$CO_2 + H_2O \overset{(A)}{\longleftrightarrow} H_2CO_3 \overset{(B)}{\longleftrightarrow} H^+ + HCO_3^-$$

アセタゾラミド Acetazolamide

薬理作用と作用機序

アセタゾラミドの投与により尿量は速やかに増加し，尿中 HCO_3^-, Na^+, K^+ 排泄は増加するが Cl^- 排泄は減少する(**表 VII-3**)．この利尿作用は弱く，持続も短い．アセタゾラミドにより排泄される Na^+ は最大でも糸球体濾過量の約 2～4% である．

作用部位は，近位尿細管で炭酸脱水酵素阻害により Na^+-H^+ の交換が抑制され，Na^+ の再吸収は抑制され，HCO_3^- の排泄が増加し，尿の pH はアルカリ性となる．K^+ 排泄が著明に増加するが，これは遠位尿細管での K^+ 分泌の増加によるものである．

臨床適用と副作用

新しいより効力の強い，副作用の少ない利尿薬の出現により，アセタゾラミドの臨床での使用は限られている．緑内障の治療で眼内圧を低下させる目的に，その他てんかん，肺気腫におけるアシドーシス，浮腫に用いられる．尿のアルカリ性を増すことにより，脂溶性の弱有機酸の排泄を増加させる．重症の中毒症状は少ないが，食欲不振，体重減少，消化器系の不調，性欲減退が生じることがある．

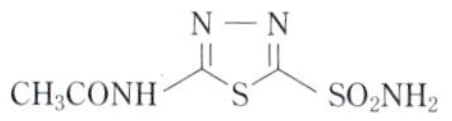

Acetazolamide

チアジド系利尿薬 Thiazides(Na^+/Cl^- 共輸送系阻害薬(☞ 90，97 頁))

Benzothiadiazine は，炭酸脱水酵素阻害薬の開発研究から生まれ，チアジド系(サイアザイド系)利尿薬と呼ばれる．1957 年 Novell と Sprague によりクロロチアジド(クロロサイアザイド chlorothiazide)が開発され，炭酸脱水酵素阻害作用はアセタゾラミドより弱く，尿中により多くの Na^+ と Cl^- を排泄することから，ネフロンでの作用部位が炭酸脱水酵素阻害薬と異なることが実証された．

チアジド系化合物として**ヒドロクロロチアジド**(hydrochlorothiazide)，**トリクロルメチアジド**(trichlormethiazide)，**ベンチルヒドロクロロチアジド**(benzylhydrochlorothiazide)などがあり，さらにその類似化合物として，**インダパミド**(indapamide)，**メフルシド**(mefruside)などが知られている(**表 VII-4**)．

表Ⅶ-4　チアジド系利尿薬およびその類似薬の化学構造と利尿特性（Mudge ら，1985 を改変）

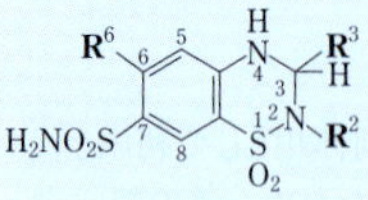	R^2	R^3	R^6(＊＊)	Na^+ 排泄作用強度（相対的）	炭酸脱水酵素の 50% 抑制用量（試験管内，M）
クロロチアジド(＊)	H	−	Cl	1	2×10^{-6}
ヒドロクロロチアジド	H	H	Cl	1.8	2×10^{-5}
トリクロルメチアジド	H	$CHCl_2$	Cl	2.1	6×10^{-5}
ベンチルヒドロクロロチアジド	H	CH_2	Cl		
アセタゾラミド				0.3	7×10^{-3}

Na^+ 排泄作用強度はクロロチアジドの標準量での Na^+ 利尿反応を 1 とした相対値である．
(＊)3, 4 位が二重結合．(＊＊)6 位(R^6)に −Cl または−CF_3 を導入することにより Cl^- 排泄の力価は増大．

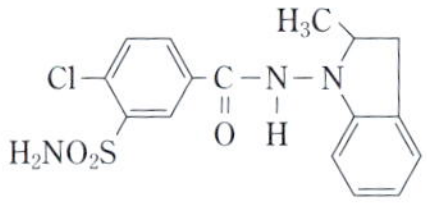

Indapamide

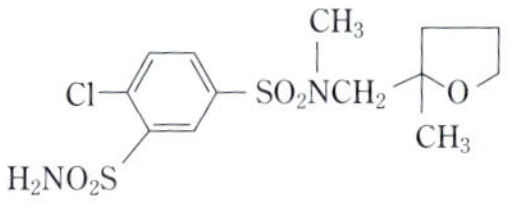

Mefruside

薬理作用と作用機序

チアジド系利尿薬は，Na^+, Cl^-, K^+, Mg^{2+} と水の排泄を増加させる（**表Ⅶ-3**）．投与量を増すと HCO_3^- の排泄が増加する．また慢性投与により Ca^{2+} 排泄を減少させる．本薬は消化管からよく吸収され，その利尿効果は酸塩基平衡の影響を受けない．チアジド系化合物は，血漿蛋白と結合し，近位尿細管からプロベネシドにて抑制される有機酸輸送系を介して分泌される．

チアジド系利尿薬は遠位曲尿細管および接合尿細管で Na^+/Cl^- 共輸送体（**表Ⅶ-2**）を阻害する．また，K^+ 排泄を増加させ低カリウム血症を起こす．これは遠位尿細管に負荷されてくる Na^+ の増大に伴う，Na^+ と K^+ の交換反応の亢進による K^+ 分泌の増加による．

臨床適用と副作用

中等度の効力のある利尿薬，高血圧治療薬として用いられ，本態性高血圧症患者に与えた場合，緩徐な血圧降下作用を発揮する．その他，腎性尿崩症にも用いる．急性の副作用はまれであるが，過敏症，めまい，壊死性血管炎などがある．長期間の使用により低カリウム血症，高尿酸血症，脂質異常症，耐糖能の低下などの高血圧の危険因子を増悪させることがある．

ループ利尿薬 Loop diuretics（$Na^+/K^+/2Cl^-$ 共輸送系阻害薬（☞ 90，96 頁））

Henle 係蹄上行脚に作用する薬で，強力な利尿効果を示すことから，high-ceiling 利尿薬とも呼ばれる．ループ利尿薬は，Henle 係蹄の太い上行脚の尿細管腔側から $Na^+/K^+/2Cl^-$ 共輸送体を阻害することにより，Na^+ と Cl^- の再吸収を抑制する．同時に尿の濃縮機構を抑制する．糸球体濾過量の 20〜30% もの水・NaCl を尿中に排泄させ，強力な利尿効果を起こす．また，プロスタグランジンの生成を促進して，一過性に腎血流量の増加とレニン分泌の増加を起こす．この腎血流量増加も，ループ利尿薬の強力な利尿効果の一因と考える．前述のチアジド系利尿薬とともによく使われている利尿薬である．スルファモイル安息香酸誘導体およびアニリノピリジンスルホニル尿素誘導体がある．

フロセミド Furosemide，アゾセミド Azosemide，トリパミド Tripamide（図Ⅶ-6）

フロセミドは，ドイツの Siedel らがスルホンアミド誘導体（sulfonamides）を検索中に発見したスルファモイル安息香酸誘導体で，その化学構造はチアジド系利尿薬に類似している．

フロセミドの pK_a は 3.80 で脂溶性は低く，血漿蛋白に強く結合する．経口投与後，20～30 分で最大利尿効果を示し，3～4 時間持続する．*in vitro* でアセタゾラミドよりも弱いが炭酸脱水酵素阻害作用を有する．

薬理作用と作用機序

ループ利尿薬の主たる作用部位は Henle 係蹄上行脚であり，上行脚の管腔側より作用して Na^+ と Cl^- の輸送を阻害する．尿細管の管腔内でのこれらの薬の濃度と利尿の程度とは密接な関連がある．フロセミドは近位尿細管で有機酸輸送系を介して管腔内へ分泌され，$Na^+/K^+/2Cl^-$ 共輸送体の阻害により，Na^+, Cl^- の再吸収を抑制し尿濃縮機構を抑制する．同時に，直血管の血流量を増加させることにより，髄質の溶質を洗い出して尿濃縮機構を抑制する．ループ利尿薬は対向流増幅系と対向流交換系の両系を抑制し，強い利尿作用を生じる．

トラセミド Torasemide（図Ⅶ-6）

アニリノピリジンスルホニル尿素誘導体のトラセミドは，他のループ利尿薬と同様に，Henle 係蹄上行脚の $Na^+/K^+/2Cl^-$ 共輸送体を阻害することにより強力な利尿を起こす．トラセミドには鉱質コルチコイド受容体拮抗作用があり，他のループ利尿薬に比べて低カリウム血症を起こしにくい．低用量ではレニン-アンギオテンシン系賦活作用がフロセミドより弱い．半減期は，フロセミドと比べて長く，作用持続時間も長い．

ループ利尿薬の臨床適用

ループ利尿薬は高血圧に対する降圧効果に加え，肝硬変，腹水，腎不全，心不全に伴った浮腫，うっ血性心不全による肺うっ血にも有用である．フロセミドとマンニトールの両者を急性腎不全の乏尿時に診断のために使用することがある．ネフローゼや慢性腎不全に，投与するループ利尿薬の用量は通常より多く必要である．この理由は明らかではないが，尿細管でのループ利尿薬の分泌低下と血漿蛋白との結合の増加によると考えられる．

副作用と禁忌

ループ利尿薬の強力な利尿作用により急性の脱水および電解質の損失を起こし，低血圧，低カリウム血症，低 Cl^- 性アルカローシスを生ずることがある．また消化器症状，皮疹，肝機能障害が起こることがある．高尿酸血症はよくみられる副作用であるが無症状のことが多い．聴覚障害も重要な副作用であり，フロセミドも一過性の聴覚障害を起こすことがある．特に，アミノグリコシド系抗菌薬のように聴覚障害を起こす薬との併用は避ける必要がある．乱用により，時に偽性 Bartter 症候群を起こす．

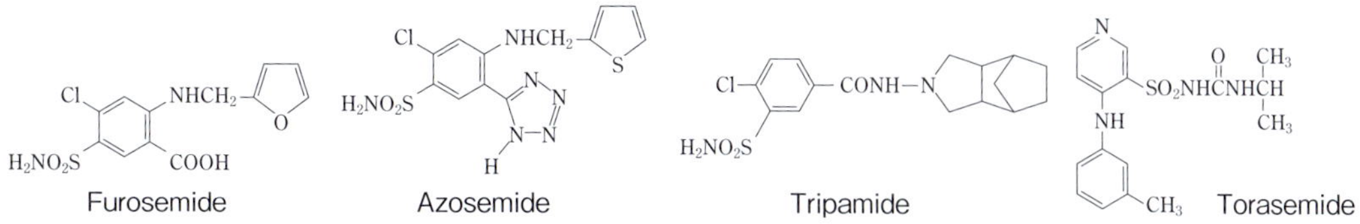

図Ⅶ-6 スルファモイル安息香酸誘導体およびその類似薬

薬効が望めない無尿の患者，肝性昏睡時(低カリウム血症によるアルカローシスの増悪により肝性昏睡が悪化することがある)，また，体液中の Na^+, K^+ が明らかに減少しているとき，スルホンアミド誘導体に過敏症のある患者にループ利尿薬の使用は禁忌である．

カリウム保持性利尿薬 Potassium-sparing diuretics

利尿薬は一般的に，Na^+ 排泄量の増加に伴う K^+ 排泄の増加をきたし，低カリウム血症を起こす．カリウム保持性利尿薬の主な使用目的は，他の利尿薬により引き起こされる K^+ の損失を最小限にすることである．利尿薬またはジギタリス投与を受けている患者にみられる，低カリウム血症およびジギタリス中毒の予防に使用される．遠位尿細管で再吸収を受ける Na^+ 量は糸球体で濾過された Na^+ 量の約 8～9% と少なく，そのためカリウム保持性利尿薬の利尿作用もさほど強くはない．カリウム保持性利尿薬には鉱質(ミネラル)コルチコイド受容体拮抗薬と Na^+ チャネルに直接作用するトリアムテレンがある(**図Ⅶ-7**)．

鉱質コルチコイド受容体拮抗薬 Mineralocorticoid receptor antagonists(☞ 514 頁)

スピロノラクトン(spironolactone)，**エプレレノン**(eplerenone)，**エサキセレノン**(esaxerenone)，**フィネレノン**(finerenone)は，アルドステロンが皮質部集合管で Na^+ の再吸収，K^+, H^+ の分泌を促進するとき，アルドステロンが結合する受容体に結合して，アルドステロンの作用，Na^+ チャネル，K^+ チャネル，Na^+, K^+-ATP アーゼの生合成を調節している遺伝子発現を抑制する．鉱質コルチコイド受容体拮抗薬は，血中アルドステロン濃度が上昇しているときに最も強く働く．長期の利尿薬投与による体内 Na^+ 損失の結果，アルドステロンが上昇している場合にも有効である．スピロノラクトンは高血圧症に投与される他，線維化抑制作用や抗酸化作用が関与して重症心不全患者への使用で死亡率を低下させることが知られているが，CYP3A4 阻害薬(ケトコナゾール，フルコナゾール，エリスロマイシン，ベラパミルなど)による作用の増強が報告されている．

トリアムテレン Triamterene

遠位曲尿細管，接合尿細管および集合管の主細胞での Na^+ チャネルを抑制する．その結果，管腔内電位は強い陰性から 0 mV に近づく．K^+ の分泌はこの電位に依存しているために，K^+ の分泌は減少する．わが国ではアミロイドは市販されていないので，アミロイド感受性の Na^+ チャネルの遺伝子突然変異の Liddle 症候群で使用される．

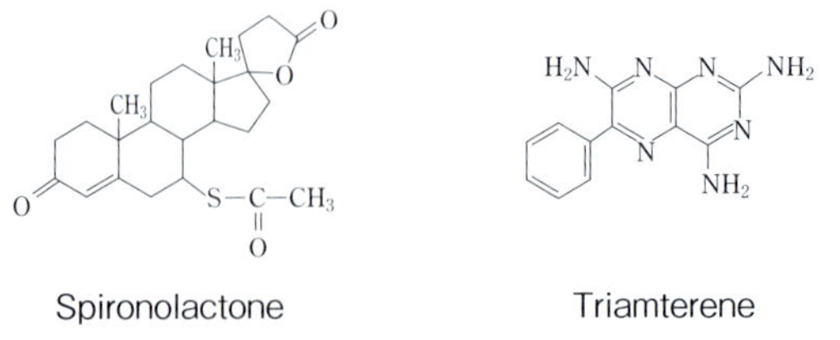

図Ⅶ-7　カリウム保持性利尿薬

カリウム保持性利尿薬の最も重要な副作用は高カリウム血症である．特に，カリウム摂取量の多い場合，重症の腎不全，高年者の場合には高カリウム血症を起こしやすい．無尿，腎不全時の使用は禁忌である．スピロノラクトンは抗アンドロゲン作用，エストロゲン作用を有しているため長期投与により女性化乳房を起こす．トリアムテレンは悪心，嘔吐，頭痛，めまい，知覚麻痺などを起こす．　**副作用**

バソプレシン受容体拮抗薬

トルバプタン Tolvaptan

バソプレシンは集合管のバソプレシン V_2 受容体に作用して水の再吸収を促進する(☞ 517 頁)．トルバプタンはバソプレシン V_2 受容体を阻害し，水チャネル(アクアポリン，☞ 94 頁)の働きを抑制することにより電解質の排泄を増加することなく水の排泄を増加し水利尿を起こす．

心不全や肝硬変における体液貯留時や常染色体優性多発性嚢胞腎に用いられる．腎不全，血栓塞栓症，脱水や高ナトリウム血症，肝機能障害を起こすおそれがあるので適切な水分摂取や血液検査による定期的なモニタリングが必要である．

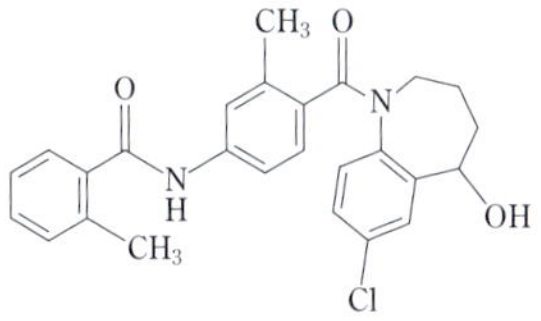

Tolvaptan

2 泌尿器・生殖器作用薬

排尿障害治療薬

神経性頻尿や神経因性膀胱には膀胱筋直接作用や抗コリン性鎮痙作用をもつ薬が用いられる．前立腺肥大症による排尿障害には α_1 受容体拮抗薬が尿道内圧を下げるので有効である．

■ 排尿（micturition）の機構

排尿量は 1 日 1,000～1,500 mL で，膀胱の内容積は成人で約 400 mL である．膀胱機能は蓄尿と排尿であり，排尿障害には蓄尿機能障害と排尿障害がある．正常状態では，蓄尿時には膀胱は弛緩し，膀胱出口の括約筋は収縮している．排尿時は排尿筋が収縮し，尿道括約筋は弛緩する．排尿障害は，膀胱と尿道括約筋の収縮弛緩がうまく機能していないときに起きる．

膀胱機能の神経性調節（図Ⅶ-8）

膀胱機能調節には，骨盤神経（副交感神経），下腹神経（交感神経），陰部神経（体性神経）が関与し，いずれの神経も求心路を含んでいる．蓄尿は，交感神経と体性神経の興奮による脊髄反射により制御され，膀胱 β_3 受容体刺激および副交感神経節の抑制により排尿筋（detrusor）は弛緩し，内尿道括約筋は α_{1A} 受容体刺激，外尿道括約筋はニコチン性 ACh（N_M）受容体刺激により収縮する．

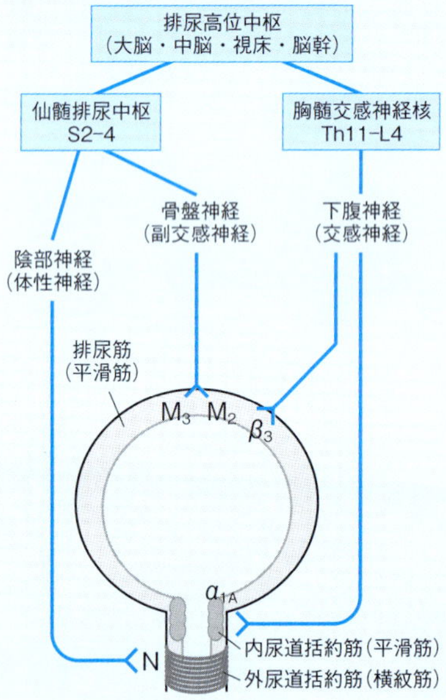

図Ⅶ-8　膀胱機能神経性調節

排尿時，膀胱伸展に伴う尿意は，骨盤神経内の有髄 Aδ 線維を介して仙髄に入り，脊髄を上行して脳幹の橋排尿中枢へ伝達され，脊髄-脳幹-脊髄反射を誘発する．この排尿反射によってムスカリン M_3，M_2 受容体を介して排尿筋は収縮し，交感神経および体性神経の抑制により尿道括約筋の緊張を解く．外尿道括約筋は，脊髄の GABA 受容体を介して弛緩し，内尿道括約筋の弛緩には NO 作用系等非アドレナリン非コリン系の関与が知られている．

自律神経作用薬は，副作用として排尿機能障害を引き起こすこともある．例えば，ムスカリン受容体拮抗薬が神経性膀胱や炎症の刺激による頻尿や尿失禁の治療に用いられる反面，尿道通過障害時には排尿筋の収縮（M_3，M_2）を抑制して排尿障害をきたす．α_1 遮断薬によって括約筋の緊張が低下するとき尿漏れを起こすことがある．

これらの排尿反射は，脳幹，中脳，視床下部，大脳などの高位中枢の制御を受けており，尿意によって抑制が意識的に解除されて排尿が行われる．グルタミン酸，GABA，グリシン，ノルアドレナリン，ドパミン，セロトニン，エンケファリン等中枢伝達物質が排尿の調節に関与し，中枢作用薬の副作用として排尿障害を起こすことがある．抗コリン作用をもつ Parkinson 病治療薬，抗精神病薬，三環抗うつ薬は尿閉を，$GABA_A$ 受容体に作用する抗てんかん薬，ベンゾジアゼピンなどは頻尿，尿失禁，夜尿症を起こすことがある．

ムスカリン受容体拮抗薬（☞ 251 頁）

プロピベリン（propiverine），**オキシブチニン**（oxybutynin），**トルテロジン**（tolterodine），**ソリフェナシン**（solifenacin），**イミダフェナシン**（imidafenacin），**フェソテロジン**（fesoterodine）は，膀胱平滑筋のムスカリン受容体と拮抗して膀胱の収縮を抑制する．

神経因性膀胱，不安定膀胱，炎症による膀胱刺激などにより蓄尿容量が排尿刺激に達しないにもかかわらず排尿する無抑制膀胱収縮を抑えることにより尿意切迫感，頻尿，尿失禁を改善する．老人性の過活動性膀胱（overactive bladder, OAB）の治療薬には M_3 受容体選択性の高いトルテロジンと半減期の長いソリフェナシンが用いられる（プロピベリンには膀胱平滑筋直接作用，オキシブチニンにはカルシウム拮抗作用もある）．副作用として口渇，便秘，排尿困難，抗コリン作用による認知症の悪化などがある．

禁 忌

尿道抵抗の高い前立腺肥大症や下部尿路閉塞のときは，膀胱の収縮力が低下して排尿困難を生じることがあり，禁忌である．また，緑内障，麻痺性イレウス，高齢者/衰弱者の腸アトニー，重症筋無力症時は抗ムスカリン受容体作用により禁忌である．

コリンエステラーゼ阻害薬 Cholinesterase inhibitors（☞ 246 頁）

術後，分娩後等による膀胱収縮力の低下により排尿障害を起こす神経因性膀胱には，膀胱平滑筋収縮を高めるコリンエステラーゼ阻害薬（ネオスチグミン）が使用されることがある．

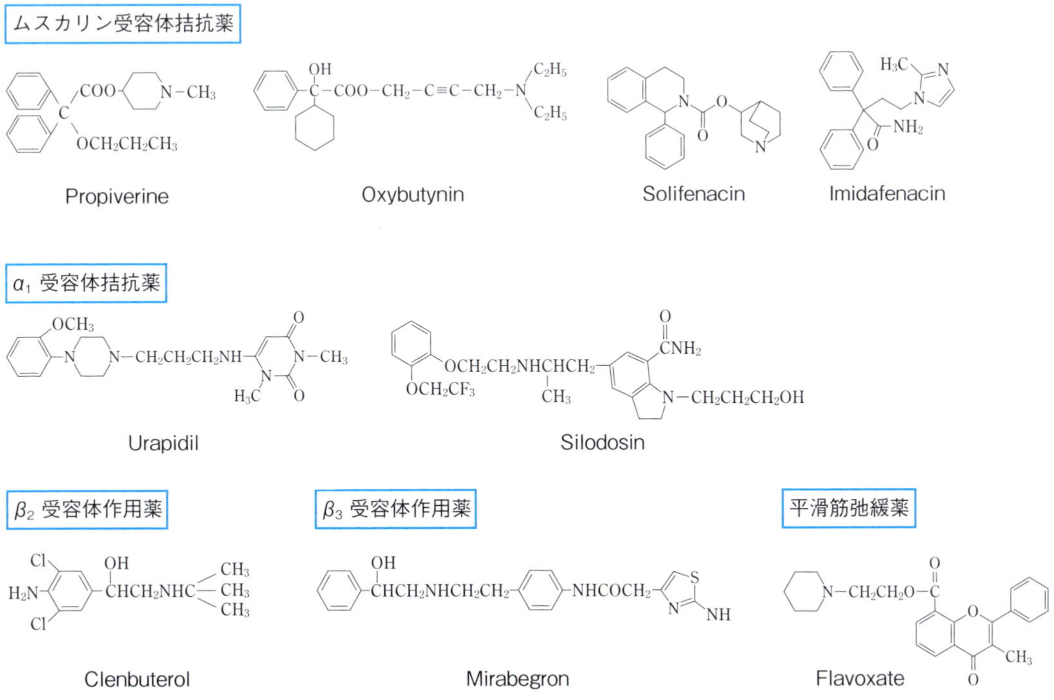

図Ⅶ-9 排尿障害治療薬

■ **α_1 受容体拮抗薬（タムスロシン** Tamsulosin，**プラゾシン** Prazosin，**ウラピジル** Urapidil，**ナフトピジル** Naftopidil，**シロドシン** Silodosin）（☞ 273 頁）

ヒト前立腺には α_{1A} 受容体が多く存在し，α_{1A} 受容体拮抗作用により前立腺・前立腺部尿道の平滑筋を弛緩させ尿道内圧を低下し，排尿困難を改善する．前立腺特異抗原（prostate specific antigen, PSA）値，脂質代謝，性機能に影響を与えない．前立腺の縮小作用はほとんどないが，起立性低血圧を起こすことがある．高齢男性の前立腺肥大に伴う排尿障害に用いる．

■ **β 受容体作用薬**

ミラベグロン（mirabegron）は膀胱平滑筋の β_3 受容体に作用して弛緩作用を示し（**図Ⅶ-8**），過活動膀胱に使用される．また，CYP3A4 で代謝され，CYP2D6 の阻害作用と P 糖蛋白質阻害作用があり薬物相互作用に注意が必要である．

クレンブテロール（clenbuterol）（☞ 269 頁）は β_2 受容体作用薬で，膀胱平滑筋の弛緩作用を示し，外尿道括約筋の収縮を増強することにより腹圧性尿失禁を改善する．

■ **平滑筋弛緩薬（フラボキサート** Flavoxate）

膀胱平滑筋の電位依存性 Ca^{2+} チャネルに作用し Ca^{2+} の流入を抑制，ホスホジエステラーゼを阻害して cAMP 濃度を上げる，細胞内のカルシウム動態を抑制するなどして膀胱平滑筋の収縮を抑制する．神経性頻尿，前立腺炎に伴う頻尿，残尿感に用いる．

前立腺肥大症治療薬

前立腺細胞の成長は男性ホルモンによって促進する．加齢とともにプロスタグランジン（PG）が減少しテストステロンの前立腺細胞への結合の抑制がとれ，細胞の成長が抑えられず肥大が生じ，尿道を圧迫し排尿障害をきたす．前立腺肥大症や前立腺癌の促進因子である男性ホルモンに拮抗する働きを利用して卵胞ホルモンや抗アンドロゲン薬が用いられる．尿道平滑筋の弛緩による排尿障害の改善を目的として α_1 受容体拮抗薬や PDE5 阻害薬が併用される．

■ **抗アンドロゲン薬**（☞ 531 頁）

5α-還元酵素阻害薬には**フィナステリド**（finasteride）と**デュタステリド**（dutasteride）がある．テストステロンからより作用の強いジヒドロテストステロンへと変換する 5α-還元酵素を阻害することにより，前立腺の肥大を抑制する．フィナステリドは 2 型 5α-還元酵素を阻害する．デュタステリドは，1 型と 2 型 5α-還元酵素の両型を阻害し，効果発現が緩徐で数カ月を要する．5α-還元酵素阻害薬には PSA（prostate specific antigen＝前立腺特異抗原）値を半減させる作用がある．

合成黄体ホルモンであるクロルマジノン（chlormadinone）やアリルエストレノール（allylestrenol）が前立腺肥大や前立腺癌に用いられるが，性機能障害などの副作用を示し，有効性を支持する根拠は弱い．

オキセンドロン（oxendolone）は前立腺癌に用いる．女性化の副作用があるため前立腺肥大の一般的治療ではない．**リュープロレリン**（leuprorelin）は LHRH 誘導体で LH 分泌抑制を介したテストステロン分泌抑制を目的として用いる．

PDE5 阻害薬

前立腺は一酸化炭素(NO)により細胞内 cGMP が上昇して弛緩を生じる．長時間作用型のホスホジエステラーゼ 5(phosphodiesterase 5, PDE5) 阻害薬である**タダラフィル**(tadalafil)は，cGMP の分解を抑制し，前立腺平滑筋の弛緩を増強する．

勃起不全治療薬

陰茎海綿体では性的刺激により遊離された NO による cGMP の生成を介して血流が増加し勃起が起こる．**シルデナフィル**(sildenafil)は PDE5 の活性を選択的に阻害し，cGMP 含量を高め，陰茎海綿体血流が増加して勃起力が増強する(☞ 210 頁)．類薬として**バルデナフィル**(vardenafil)がある．

副作用として頭痛，潮紅，消化不良がみられるが一過性である．

硝酸薬，NO 産生薬を併用すると血圧下降作用が増強するので NO 産生薬投与中，心血管系障害を有し性行為不適当患者，重度の肝障害のある患者には禁忌である．

子宮収縮薬 Oxytocics

子宮筋は自発性の活動電位を発生し，間欠的な自動収縮運動を行っているが，妊娠の時期に伴い子宮筋の静止膜電位は過分極に移行し細胞膜の興奮性が低下するため運動も減少する．妊娠 6 カ月ころまでは子宮筋の運動性は低く，その後自動運動は徐々に増加し，分娩時に最大となる．子宮は交感神経と副交感神経の両支配を受けているが，副交感神経興奮による反応は不定で，交感神経興奮による反応は，非妊娠子宮では弛緩，妊娠子宮では収縮が起こる．特にアドレナリン作用薬に対する反応は動物種，性周期，妊娠の有無によって異なる．子宮平滑筋には α_1 受容体(興奮的)と β_2 受容体(抑制的)が存在し，どちらの受容体が優位に作用するかによる．子宮収縮薬の臨床適用は，①分娩誘発，陣痛強化(オキシトシン，PG)，②分娩後の弛緩出血の防止(麦角アルカロイド)，③妊娠初期と妊娠中期の人工流産，である．

オキシトシン Oxytocin(☞ 517 頁)

下垂体後葉ホルモンで，視床下部神経核の細胞で生成され，神経性分泌によって下垂体後葉に送られ，そこで貯蔵される．

子宮：子宮平滑筋膜に存在するオキシトシン結合部位に結合して収縮力，収縮頻度ともに増加させる．オキシトシンは，PG を遊離することが知られており，遊離した PG が子宮筋収縮を起こすのか，オキシトシンによる子宮筋の収縮が PG を遊離するのかは明らかではない．オキシトシンに対する子宮筋の感受性はエストロゲンによって高まり，プロゲステロンによって低下する．子宮では妊娠末期および分娩直後にオキシトシンに対する感受性が最大となる． 薬理作用

乳腺：乳腺腺房の平滑筋(平滑筋上皮)を収縮させて乳汁分泌を促進する．

血圧：血管を拡張させ，血圧下降をきたす．一過性の心筋抑制を起こす．

臨床応用　陣痛の促進，分娩後の子宮の弛緩出血に用いられる．消化管で破壊されるので非経口的（点鼻，舌下，注射）に投与される．低血圧と子宮収縮による胎盤循環不全に注意する必要がある．

プロスタグランジン Prostaglandins（PG）（☞ 212 頁）

PG は分娩時に重要な役割を演じており，陣痛時には血中や羊水中に PG が増加する．子宮筋，月経血および羊水から検出される PG はほとんど E と F タイプで，臨床に用いられる PG は**ゲメプロスト**（gemeprost, PGE_1），**ミソプロストール**（misoprostol, PGE_1），**ジノプロストン**（dinoprostone, PGE_2）および**ジノプロスト**（dinoprost, $PGF_{2\alpha}$）である．PG の特徴はオキシトシンと異なり，妊娠のいずれの時期においても分娩を誘発することができる．$PGF_{2\alpha}$ は妊娠の有無にかかわらず子宮を収縮し，PGE_2 は非妊娠子宮では弛緩を，妊娠子宮では収縮を起こす．臨床的には妊娠初期と妊娠中期の人工流産に PGE_1，分娩誘導に PGE_2，$PGF_{2\alpha}$ が用いられる．

麦角アルカロイド Ergot alkaloids（☞ 271 頁）

麦角アルカロイドは中枢作用，平滑筋収縮作用の他にアドレナリン α 受容体，ドパミン受容体，セロトニン受容体に部分的に作用薬および拮抗薬として作用するために，薬理作用は多岐にわたる．麦角に由来する天然のアルカロイドはいずれも子宮の運動性を増大するが，アミノ酸型の**エルゴタミン**（ergotamine），エルゴトキシン（ergotoxine）は α 受容体拮抗作用が強く，アミン型の**エルゴメトリン**（ergometrine）は α 受容体拮抗作用が弱く，子宮収縮作用が強い．麦角アルカロイドに対する子宮の感受性は，子宮の成熟度と妊娠時期によって異なり，妊娠末期および分娩後の子宮では感受性が高い．現在子宮収縮薬として臨床で用いられている麦角アルカロイドはエルゴメトリンで，分娩後の子宮緊張の低下状態に対して用いられ，弛緩出血の防止に適用される．陣痛促進には用いられない．これは，麦角アルカロイドの低用量では子宮は収縮頻度と収縮力を増加するが，続いて弛緩を起こし，高用量では収縮力は著明に増すが，筋緊張も著明に増大して律動的収縮が消失するためである．

子宮弛緩薬 Uterine-relaxing agents

早産（妊娠 22 週 0 日から 36 週 6 日までの分娩）の予防に用いられる．β_2 受容体作用薬と**硫酸マグネシウム**（magnesium sulfate）が用いられている．カルシウム拮抗薬や PG 合成阻害薬のインドメタシン，ニトログリセリンも使用されることがある．ニトログリセリンは遊離された NO により筋弛緩作用を引き起こし，可及的速やかな子宮収縮を抑制する目的で用いる．β_2 受容体作用薬の中では主に**リトドリン**（ritodrine）（☞ 269 頁）が用いられる．Mg^{2+} の作用は多岐にわたる．子宮においては，Ca^{2+} の拮抗により平滑筋に対する直接作用で子宮弛緩を起こす．過量になると母子ともに心臓刺激伝導系の抑制，神経筋接合部の伝達遮断により心停止，呼吸抑制を生ずる．長期投与では胎児の副甲状腺の抑制をきたして先天性くる病を生じる可能性がある．

第Ⅷ章 炎症・免疫・アレルギー薬理

ヒトを取り巻く環境は始終変化しており，ヒトは絶え間なく環境からのさまざまな刺激にさらされている．これら刺激には，組織損傷のような物理的な刺激もあれば，刺激物質，有害外来抗原，細菌，ウイルスなどの微生物もある．通常，これらの侵入は，皮膚や気道上皮，消化管粘膜などのバリアーにより抑制されているが，バリアー機能が破綻すると，これらが侵入し，微生物由来の病原体分子パターン(PAMPs)や損傷細胞由来のダメージ関連分子パターンによって自然免疫系が活性化され，さまざまなサイトカインが産生されるとともにプロスタグランジン(PG)などのオータコイドが産生され，炎症が惹起される．また，外来物質の侵入は，これらに対する抗体やT細胞の産生などの獲得免疫を誘導するが，繰り返しの抗原侵入などは，アトピーやアレルギーなどの過剰免疫反応に伴う炎症反応を惹起する．このような炎症反応は，外来性の刺激のみならず，体内で起こる血管障害，腫瘍，結石，自己抗原に対する免疫反応などの病理刺激に対しても惹起される．炎症は，一義的には生体の防御反応であるが，過剰な場合は個体に不快感を与え，組織損傷を起こしその機能を阻害することになる．これを抑制する抗炎症薬としては，非ステロイド抗炎症薬，ステロイド抗炎症薬，抗サイトカイン薬，免疫抑制薬などがある．非ステロイド抗炎症薬は，主にPG生合成の初発酵素であるシクロオキシゲナーゼを阻害する薬物で急性炎症に対して用いられ，解熱，鎮痛，抗炎症作用を示す．また，抗サイトカイン薬は，さまざまな免疫やアレルギー炎症疾患の炎症発現で主役を演じるサイトカインの阻害薬で，個々の疾患で特異的に用いられるが，その薬効から疾患間の共通性も浮かび上がっている．この領域での研究と創薬は活発に進展しており，今後も革新的な薬物の登場が期待される．

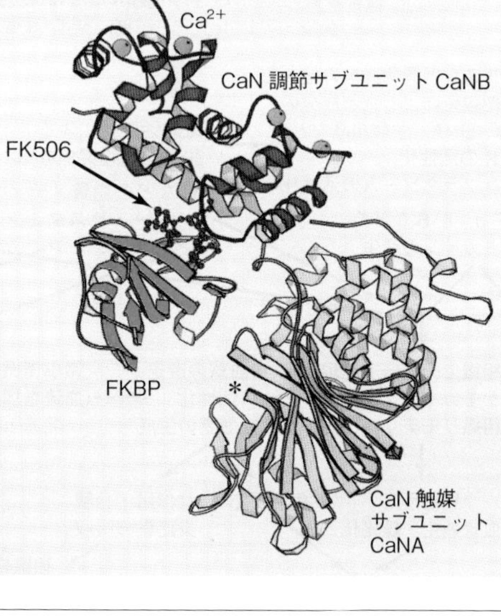

免疫抑制薬タクロリムスのカルシニューリンへの結合の立体構造

細胞内 Ca^{2+} の上昇に伴ってプロテインホスファターゼであるカルシニューリン(CaN)の活性化によってセリン基が脱リン酸化されると，転写因子NF-ATは核シグナルを露出し，核へ移行して転写活性を更新しT細胞の分化を促進する．タクロリムス(FK506)は結合蛋白質FKBPと複合体を形成し，カルシニューリンの Ca^{2+} と結合する調節サブユニットCaNBに結合し，カルシニューリン活性を阻害してT細胞内の核へのシグナル伝達を抑制する．＊：CaN活性部クレフト
(Jin, L., Harrison, SC., Proc Natl Acad Sci USA, **99**, 12037, 2002)

1

炎症とその制御

■ 炎症の成り立ち

炎症は生体への侵襲に対する組織・全身反応である．炎症を引き起こす侵襲には，創傷，感染，抗原物質の侵入などの外的刺激に加え，血管障害，腫瘍，結石，自己抗原に対する免疫反応など生体内で生じるものがある．

これら侵襲が体に加わると，病原体や死細胞成分（PAMPs や DAMPs，☞ 220 頁）により自然免疫が活性化され TNF-α，IL-1β，IL-6 などの炎症性サイトカインの産生が起こる．侵襲箇所では，ブラジキニン，ヒスタミン，セロトニン，プロスタグランジン（PG），ロイコトリエン（LT）などが遊離・産生され，補体や凝固因子が活性化される．これらの物質は，お互いに作用し合って，一連の組織反応を引き起こす（**図Ⅷ-1**）．最初にみられるのは血管反応であり，局所血流の増加と血管透過性の亢進を主体とする．この結果，急性炎症の主徴とされる局所での発赤，熱感，腫脹が生じる．これに続いて，白血球の遊走などの細胞反応が起こり，炎症の原因物質の除去がはかられる．除去された場合は，組織の修復再生が起こるが，原因物質が除去されないときは，慢性炎症に移行する．

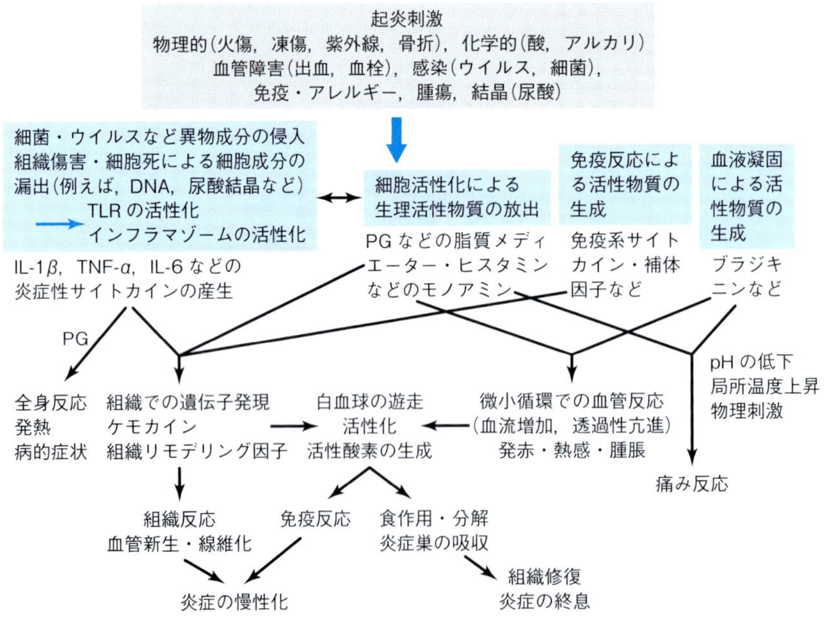

図Ⅷ-1　炎症の成り立ち
組織に侵襲が加わるとその場でさまざまな生理活性物質が産生放出される．これらは血管反応や白血球の遊走を起こす．このうち炎症性サイトカインはシクロオキシゲナーゼ（COX-2）のアイソザイムを誘導し，また，生じたプロスタグランジンはサイトカイン作用を増幅することにより炎症を進展，遷延する．侵襲刺激が除去されない場合には，細胞浸潤を含む炎症反応の増幅が惹起され，免疫反応，組織破壊，血管新生，線維化などを伴う慢性炎症病態へ移行する．

炎症の反応

炎症の局所反応

血管反応：PGは細動脈にある前毛細管括約筋を弛緩させて局所血流の増加を起こし，発赤，熱感を惹起する．また，ブラジキニンやヒスタミン，LTD_4は毛細血管後の細静脈に働き，この内皮細胞を収縮させることにより細胞間隙を開き，血漿成分の滲出を起こし(**図Ⅷ-2**)，局所の腫脹が起こる．さらに，ブラジキニンやPGは知覚神経終末に働き，TRPV1などによる痛み知覚を発生させるが，PGは同時に知覚神経終末に働き，痛み知覚の閾値を下げて痛みの過敏性を引き起こす．これらの急性炎症症状は，侵襲が加えられてから分の単位で起こり，侵襲があるあいだ持続する．

細胞反応：血管反応に続いて起こるのが細胞反応であり，流血中の白血球の炎症局所への浸潤から始まる．この過程に作用するのが炎症刺激によって局所で産生されるサイトカイン，ケモカイン，LTB_4や補体成分である．これらは血流中の白血球に対して遊走刺激として作用するとともに，血管内皮細胞に働き白血球に対するICAMなどの接着分子の発現誘導を起こす．これにより，血管内の白血球は内皮と一過性の接触を繰り返し，その上をローリングするようになり，内皮上に強く接着したあと，後毛細管細静脈の内皮細胞間隙を通り抜け，基底膜を蛋白分解などで破壊して組織中へ遊走する(**図Ⅷ-2**)．

原因物質の不活性化：炎症巣へ遊走してきた白血球は，その場で活性化され，炎症原因物質の不活性化を行う．この不活性化は，食作用による原因物質の取り込みとこれに続くプロテアーゼなどの加水分解酵素による食胞内での分解や白血球が産生する活性酸素によって行われる．好中球やマクロファージは，活性化に伴い強い酸素の取り込みを起こす．取り込まれた酸素はNADPHオキシダーゼの作用により1電子還元を受け活性酸素の一つであるスーパーオキシドアニオン($O_2^{\cdot-}$)に転換され，この$O_2^{\cdot-}$が引き金となって過酸化水素H_2O_2や水酸基ラジカル，一重項酸素が作られ，また，白血球中のミエロペルオキシダーゼと反応して次亜塩素酸が産生される．これらはすべて反応性が高く，原因物質を化学的に修飾して不活性化する．このようにして炎症の原因物質が不活性化され，除去されると線維芽細胞や上皮細胞の増殖，遊走により組織の修復が行われ炎症は終息する．

慢性炎症：結核菌のように病原体がこのような過程で完全に除去されないときは，炎症巣を取り囲むように線維組織の増生が起こり肉芽を形成する．このようなときには，炎症は慢性化し，再発を繰り返す．炎症の遷延化，慢性化は，また，初期の組織損傷や炎症反応の結果，強い起炎性を有する物質が局所で産生された場合にも起こる．この場合，炎症は最初の起炎物質から二次的な起炎物質に対する自然免疫炎症へと発展し，広範な組織破壊と線維化を起こし慢性化する．炎症が慢性化すると，炎症巣の周りには血管新生が起こり，新生血管は増生した肉芽組織などに栄養を供給するとともに新たな炎症の舞台を提供する．癌，動脈硬化などの心血管疾患，Alzheimer病などの神経変性疾患，関節リウマチなどの免疫疾患などヒトの多くの慢性疾患では，慢性炎症像がみられ，慢性炎症が病態形成に大きな役割を果たしていると考えられている．

炎症の全身反応

炎症は局所での炎症反応とともに発熱，ACTH放出，全身倦怠感，食欲不振，性欲減退，行動減少，催眠などの全身症状を引き起こす．これらはsickness behaviorsと総称されるが，いずれも，細菌の内毒素などの炎症の原因物質や炎症の結果産生されたIL-1β，IL-6，腫瘍壊死因子(TNF)-αなどの炎症性サイトカインが中枢神経系に働いて引き起こすものである．このうち発熱はこれら物質が脳でPGE_2を産生することにより惹起される．

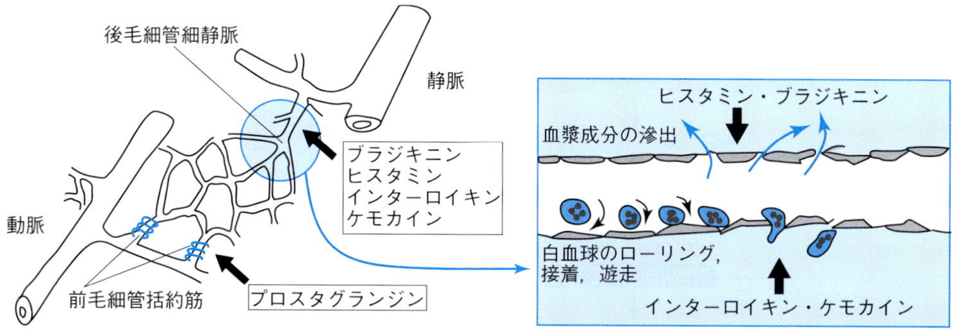

図Ⅷ-2　炎症の場としての微小循環
炎症は細動脈から細静脈への微小循環で起こる．前毛細管細動脈の弛緩により局所血流が増加し，後毛細管細静脈より血漿成分の滲出，白血球の遊走が起こる．

■ 抗炎症薬の作用点

炎症は原因はさまざまであっても，一連の生理活性物質が共通のメカニズムを使用して局所と全身の症状を引き起こすものである．これは，一義的には生体の防御反応であるが，過剰な場合は個体に不快感を与え，組織損傷を起こしその機能を阻害することになる．抗炎症薬は，このような場合に用いられる薬で炎症の過程に働くメディエーターやその他の分子の産生制御や活性阻害を起こすことにより作用する．炎症のメディエーターには，ヒスタミンのように合成されていたものが放出されて働くもの，ブラジキニンのように前駆体から切り出されるもの，PG などのように脂質から合成されるものもあるが，サイトカインや接着分子などは，その場で合成される．抗炎症薬のうち，非ステロイド抗炎症薬は PG 合成を阻害することで，主に，急性炎症を抑えるのに使用される．慢性炎症疾患では，強直性脊椎炎や乾癬関節炎などでは有効であるが，関節リウマチでは効果は弱く，クローン病や潰瘍性大腸炎では腸管上皮傷害作用のため逆効果であるとされる．関節リウマチ，乾癬，クローン病，潰瘍性大腸炎，強直性脊髄炎，気管支喘息，アトピー性皮膚炎などの免疫炎症では抗サイトカイン薬が有効であり，これらの炎症に共通して働くサイトカインと個々の炎症疾患特異的に働くサイトカインがあることが抗サイトカイン薬の薬効から推定されている．また，これらサイトカインのシグナルを伝達する JAK の阻害薬が薬効をあげている．これらサイトカインによる遺伝子発現メカニズムの中で重要なものの一つが転写因子 **NF-κB**（nuclear factor κB）による遺伝子制御であり，これはステロイド抗炎症薬の作用点である（**図Ⅷ-3**）．

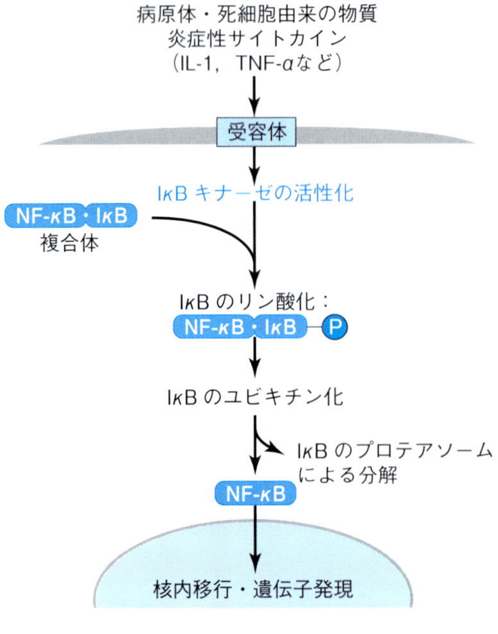

図Ⅷ-3　NF-κB の活性化と遺伝子発現制御
NF-κB はサイトカインなどさまざまな炎症刺激の作用発現に関わる転写因子である．これは IκB と複合体を形成しているときが不活性体で，刺激により図の経路で IκB が分解されると核へ移行し，遺伝子発現を起こす．この過程は抗炎症ステロイドやアスピリンの抗リウマチ作用の作用部位といわれている．

2 ヒトの免疫・アレルギー疾患の病態

免疫が関連する疾患としては，感染症，臓器移植，癌免疫，自己免疫疾患，アレルギー疾患，免疫不全が代表的である．本来免疫は外来微生物の侵入に対する生体防御であるが，臓器移植や癌免疫では，アロ抗原やネオ抗原に対して応答する．自己の成分や無害なアレルゲンに対して応答する場合に自己免疫疾患，アレルギー疾患となる．これらの疾患は不適切な免疫異常を背景にした炎症性疾患であり，治療薬も一部共通している．

自然免疫

自然免疫は病原体の侵入や組織障害に対する初期の生体防御であり，マクロファージ，好中球，マスト細胞，補体等が中心的役割を果たす．

マクロファージは侵入した異物(微生物等)を最初に認識する細胞である．マクロファージは組織に常在しており，Toll様受容体(TLR)等のパターン認識受容体で微生物を認識し貪食する．マクロファージが産生するTNF-α，IL-1β，IL-6などの炎症性サイトカインは，周囲の細胞や血管内皮細胞を活性化し，骨髄から炎症細胞を動員する．ケモカインは好中球や単球などを血中から炎症組織に誘導する．また，マクロファージは壊死組織の除去や組織修復にも関わる．

好中球は急性炎症を構成する主たる細胞である．好中球はG-CSFにより誘導され，血中から炎症部位に動員されて，微生物を貪食する．血中から炎症組織への遊走にはさまざまなケモカインや接着分子が関与している．

補体は微生物や免疫複合体によって活性化され，C3転換酵素によりC3はC3aとC3bに分解され，C3/C5転換酵素によりC5はC5aとC5bに開裂する．C3aはマスト細胞を刺激し，C5aは好中球やマクロファージを炎症部位に遊走させることにより炎症を誘導する．C3bは微生物をオプソニン化して貪食されやすくする．C5bは膜侵襲複合体を形成する(**図Ⅷ-4**)．

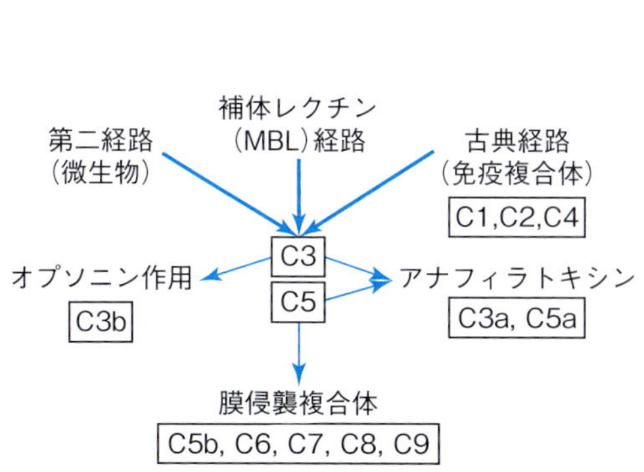

図Ⅷ-4　補体経路

マクロファージや樹状細胞は病原体を貪食し消化するが，消化した病原体の断片をMHC上に提示してリンパ節に移動し，抗原提示細胞として働きリンパ球を活性化する．

獲得免疫

獲得免疫は初期の炎症に引き続き起こる免疫応答であり，病原体を特異的に認識するリンパ球の活性化と増殖が起こる過程である．この結果，病原体特異的な$CD4^+$ T細胞，$CD8^+$ T細胞，B細胞が増殖し，特異的な抗体が産生される．

抗原提示細胞(樹状細胞)がMHC分子に病原体断片のペプチドを結合することにより抗原提示を行う．抗原特異的なT細胞はMHC分子上のペプチドを認識する．$CD4^+$ T細胞はヘルパーT細胞と呼ばれ，抗原特異的な$CD8^+$ T細胞やB細胞のリンパ節での分化増殖を補助する．また活性化$CD4^+$ T細胞は炎症組織へ遊走して組織での免疫応答を形成する．$CD4^+$ T細胞はサイトカインの産生パターンの異なるいくつかのタイプに分かれる(**図Ⅷ-5**)．Tfh細胞はIL-21を産生しリンパ節でB細胞の分化増殖を促す．Th1細胞はIFN-γを産生しマクロファージを活性化させる．細胞内感染菌に対する免疫応答を担い，肉芽種形成に関与している．Th17細胞はIL-17を産生し，好中球を呼び寄せ，真菌感染に関係している．Th2細胞はIL-4やIL-5を産生し，IgE産生，好酸球増多を引き起こし，寄生虫感染やI型アレルギー反応に関与している．Treg細胞は他の$CD4^+$ T細胞の作用を抑制する．$CD4^+$ T細胞の分化は抗原の性状や炎症のサイトカイン環境により影響され，$CD4^+$ T細胞の機能的違いが病態の違いとなって現れる．

$CD8^+$ T細胞はグランザイムやパーフォリンなどを有し，細胞傷害性T細胞と呼ばれる．炎症局所でウイルス感染細胞がHLA上に提示するウイルス由来ペプチドを認識することによりウイルス感染細胞を殺傷除去する．

B 細胞は分化して微生物に対する抗体を産生する．ナイーブ B 細胞は IgM を産生するが，$CD4^+$ T 細胞のヘルプによりクラススイッチと体細胞変異を起こし，より抗原結合能の高い抗体を産生する．Tfh 細胞の産生するサイトカインにより免疫グロブリンのクラスが決定され，IL-4 存在下では IgE が誘導される．抗体の作用は，微生物や毒素の中和，オプソニン化，溶菌等がある．

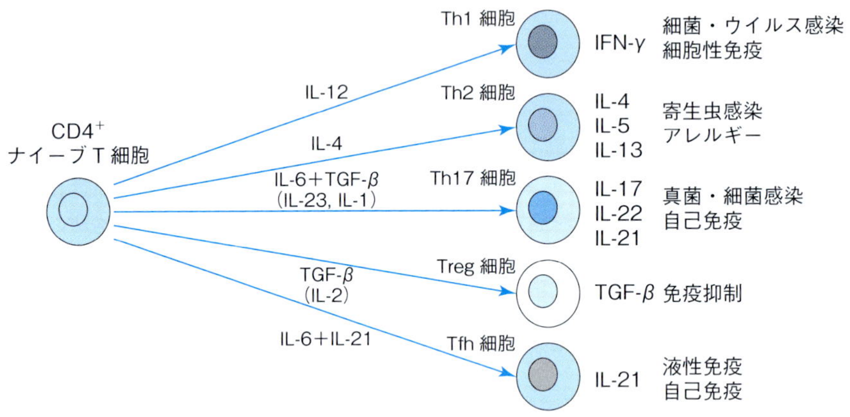

図Ⅷ-5　$CD4^+$ T 細胞の分化と機能

炎　症

炎症は，感染部位へ貪食細胞を動員し，微生物を貪食除去し，組織を修復する過程のことである．外来微生物による感染症では，急性の炎症により微生物が除去されると治癒するが，結核菌，肝炎ウイルスなどの一部の微生物は除去され難いので炎症が慢性化する．自己免疫，アレルギー，臓器移植による炎症も原因となる抗原が除去できないため慢性化する．急性炎症では，好中球やマクロファージが主体であるが，慢性炎症ではリンパ球やマクロファージが浸潤しており，炎症惹起性，炎症抑制性のサイトカインや種々の生理活性物質が混在する．

アレルギー疾患

アレルギーとは無害な侵入物に対して免疫が過剰な応答をすることによる症状である．Ⅰ～Ⅳ型に分けられるが，Ⅰ型アレルギーが典型的であり，花粉症，気管支喘息，アナフィラキシーなどである（**表Ⅷ-1**）．Ⅰ型の病態は，①アレルゲンへの曝露，②アレルゲンに対する Tfh 細胞，Th2 細胞の活性化と B 細胞の IgE へのクラススイッチと IgE 産生，③ IgE のマスト細胞上 Fcε 受容体Ⅰへの結合，④アレルゲンへの再曝露，⑤マスト細胞からのメディエーター放出（即時型反応）とサイトカイン産生（遅延型反応），からなる（**図Ⅷ-6**）．

アレルゲンに対する反応が起こりやすい体質をアトピーと呼ぶ．このような個人では，アレルゲンに対して強い Th2 反応を起こし，アレルゲン特異的 Th2 細胞や IL-4 分泌 Tfh 細胞が活性化する．IL-4 や IL-13 は IgE へのクラススイッチを誘導する．アレルギー特異的 IgE はマスト細胞の Fcε 受容体 1 に結合して細胞表面に存在する．マスト細胞は気管支粘膜や腸管壁などすべての結合組織で血管に隣接して存在する．

再曝露時に，アレルゲンがマスト細胞上の IgE に結合すると，マスト細胞は活性化してさまざまなメディエーターを産生放出する．マスト細胞中の顆粒からヒスタミンなどの血管作動性アミンとプロテアーゼなどの蛋白分解酵素が放出され，アラキドン酸代謝物であるプロスタグランジンやロイコトリエンなどの脂質メディエーターが遊離する（**表Ⅷ-2**）．これらのメディエーターは血管拡張，血管透過性亢進，平滑筋収縮，組織障害，といった作用をもち，即時型過敏反応を引き起こす．さらにマスト細胞は TNF-α や IL-4 などのサイトカインを産生し，Th2 細胞は IL-5 を産生することにより好酸球を中心とした遅延型反応を引き起こす．

表Ⅷ-1 アレルギー反応の分類

型	関与する因子	細胞傷害のメカニズム	疾　患
Ⅰ型 (即時型)	IgE	マスト細胞からのメディエーターによる障害 好酸球による組織障害	気管支喘息 花粉症 アナフィラキシー じんま疹
Ⅱ型 (細胞傷害型)	IgM IgG 補体	抗体による細胞融解 補体の活性化による白血球遊走による炎症 抗体結合による細胞機能変化	血液型不適合輸血 自己免疫性溶血性貧血 GoodPasture 症候群 Basedow 病
Ⅲ型 (免疫複合体型)	IgM IgG 補体	補体の活性化による白血球遊走と組織障害	全身性エリテマトーデス 溶連菌感染後糸球体腎炎 血清病
Ⅳ型 (遅延型)	T 細胞	$CD4^+$T 細胞やマクロファージからのサイトカイン産生 $CD8^+$T 細胞による組織障害	ツベルクリン反応 接触性皮膚炎 移植片拒絶

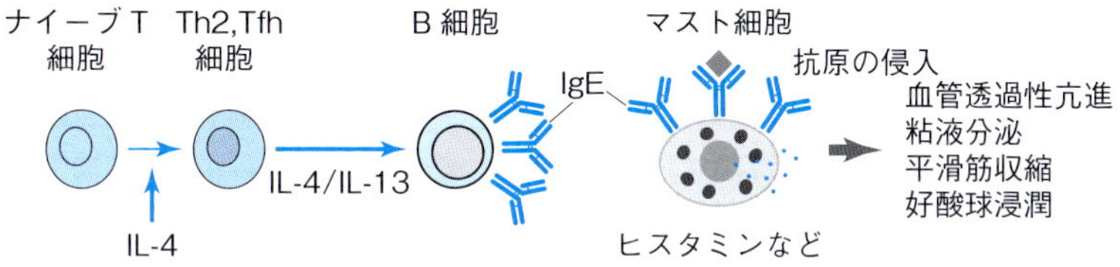

図Ⅷ-6 Ⅰ型アレルギー

表Ⅷ-2 Ⅰ型アレルギー反応のメディエーター

細　胞	化学伝達物質
マスト細胞	ヒスタミン，セロトニン，ヘパリン，LTC_4，LTD_4，LTE_4，PGD_2，TXA_2，PAF
血小板	PF-4，TXA_2
好酸球	MBP，ECP，EPO，LTC_4，LTD_4，PAF，PGE

LT：ロイコトリエン，PG：プロスタグランジン，TX：トロンボキサン，PAF：血小板活性化因子，PF-4：血小板第 4 因子，MBP：主要塩基性蛋白質，ECP：好酸球カチオン性蛋白質，EPO：好酸球ペルオキシダーゼ

■ 自己免疫疾患

自己の成分に対する免疫応答は通常抑制されている(免疫寛容)が，感染による抗原提示細胞の活性化，自己抗原の修飾や類似外来抗原による刺激などが自己免疫応答を誘導する．一方，Treg 細胞やチェックポイント分子(CTLA-4，PD-1)は自己免疫応答を抑制する．通常，自己免疫応答は一過性に収束するが，遺伝的因子や環境因子などの影響により自己免疫応答が持続し増幅すると自己免疫疾患となる．自己抗体や自己反応性 T 細胞により臓器障害が起こる．

自己免疫疾患の病態はさまざまであるが，便宜的にアレルギーのⅡ，Ⅲ，Ⅳ型で説明されることがある(**図Ⅷ-7**)．Ⅱ型では，自己抗体が組織や細胞に結合することにより，補体の活性化，マクロファージや好中球の活性化を通じて細胞傷害が起こる．Basedow 病は自己抗体が細胞の機能を変化させることにより起こる．Ⅲ型は，免疫複合体が血管に沈着することによりⅡ型と同様に補体の活性化や Fc 受容体を介した炎症が起こる疾患である．Ⅳ型では組織への $CD4^+$ および $CD8^+$ T 細胞浸潤，サイトカイン産生，マクロファージ活性化などによる組織障害が起こる(**表Ⅷ-1**)．

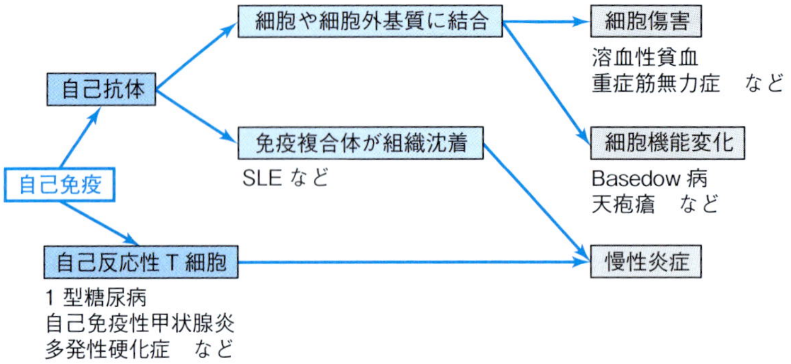

図Ⅷ-7　自己免疫疾患

臓器移植

臓器移植は，腎臓，肝臓，肺，心臓などの臓器を他人から移植して機能を回復させる治療である．レシピエント（患者）の免疫系はドナー（提供者）の移植片の HLA 抗原に対して免疫応答することにより移植片を拒絶する．超急性拒絶は数分以内に起こり，移植片の血管内皮上の抗原に対する抗体をレシピエントが保有している場合に起こる反応である．急性拒絶は数日から数週間で発症し，移植片のアロ抗原に対する T 細胞や抗体による病態である．慢性拒絶は数カ月～数年で生じる遅発性の変化であり，T 細胞による傷害により線維化や血管狭窄が起こる．

サイトカイン Cytokine（☞ 224 頁）――詳細は他稿に譲る．免疫疾患では病態の要となる分子の 1 つであり，サイトカインやその受容体に対する数々の生物学的製剤が臨床応用されている．

3

非ステロイド・ステロイド抗炎症薬

非ステロイド抗炎症薬 Nonsteroidal anti-inflammatory drugs(NSAIDs)

シクロオキシゲナーゼ(COX)阻害薬(酸性抗炎症薬)

プロスタグランジン(PG)は末梢血流を増加させることで発赤，熱感，腫脹などの局所の炎症症状の発現に関与し，また，知覚神経終末に働くことで痛みの過敏性を起こし，脳で産生されることで発熱を招来する．COX 阻害薬は，この PG 生合成の初発酵素である COX を阻害することにより抗炎症，鎮痛，解熱作用を現す．トロンボキサンを含む PG は，血栓形成や大腸癌の発生，血管新生などにも関わっており，COX 阻害薬は，抗炎症としての用途の他に，血栓や大腸癌の予防にも用いられる．PG は，このような病的過程に関与する一方で，止血，胃酸分泌の制御や胃粘膜の保護，腎血流の維持などに働いており，COX はこれらの生理機能をも制御する．これが COX 阻害による副作用となって現れる．COX 阻害薬は，もともと植物の解熱成分として抽出されたサリチル酸とこれがアセチル化されたアスピリンを原型とし，これを元にさまざまな芳香環にカルボン酸が付加された化合物が作られ，環と付加するカルボン酸の構造で分類されている(**図Ⅷ-8**)．そのため，これらを酸性抗炎症薬と称する．現在使用されている非ステロイド抗炎症薬のほとんどは酸性抗炎症薬である．

シクロオキシゲナーゼ(cyclooxygenase, COX)——COX-1 と COX-2 の二つのアイソザイムが存在する．COX-1 は，ほぼすべての組織に刺激の有無にかかわらず発現しているのに対し，COX-2 は刺激依存性に誘導される．COX-2 は細菌の内毒素などの PAMPs/DAMPs，炎症性サイトカインの刺激，血清添加，発癌プロモーターや癌ウイルス感染により誘導され，この誘導が糖質コルチコイドで抑制される．COX-1 は止血や胃，腎臓の機能調節など生理的な働きを行う PG の合成に，COX-2 は炎症などの病的状態で働く PG を生成していると考えられている．これまでの COX 阻害薬はすべてこの二つのアイソザイムを阻害する(☞ 213 頁)．これまでの COX 阻害薬の主たる毒性である胃腸障害の少ない抗炎症薬として COX-2 選択的阻害薬が開発されたが，COX-2 選択性の高い薬物で心筋梗塞などの心血管イベントの増加が報告され市場より回収された(**図Ⅷ-9**)．これは，COX-2 阻害により血管内皮で血流ストレスで COX-2 依存性に作られる PGI_2 の量が減少する一方，血小板で COX-1 依存性に作られるトロンボキサン(TX)A_2 の量に変化はないので，心血管系の恒常性維持に重要な PGI_2/TXA_2 バランスが崩れたためと解されている．

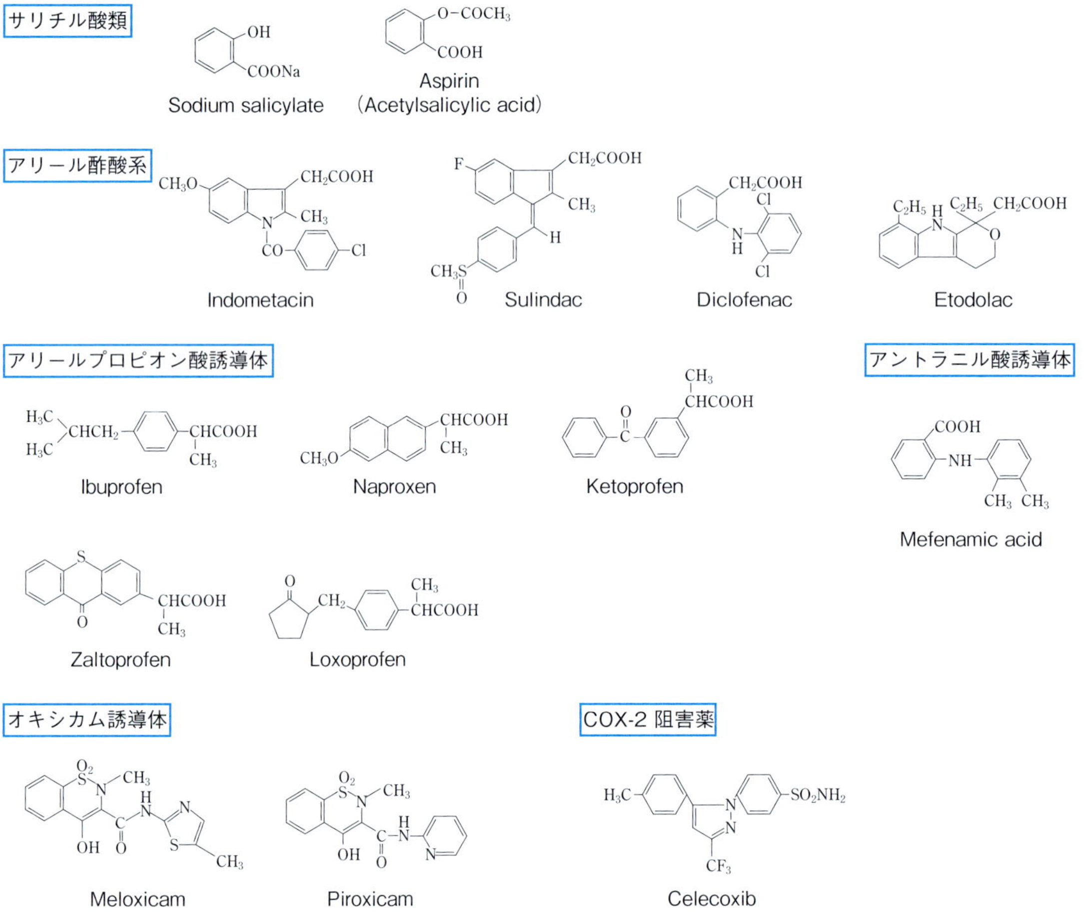

図Ⅷ-8　非ステロイド抗炎症薬

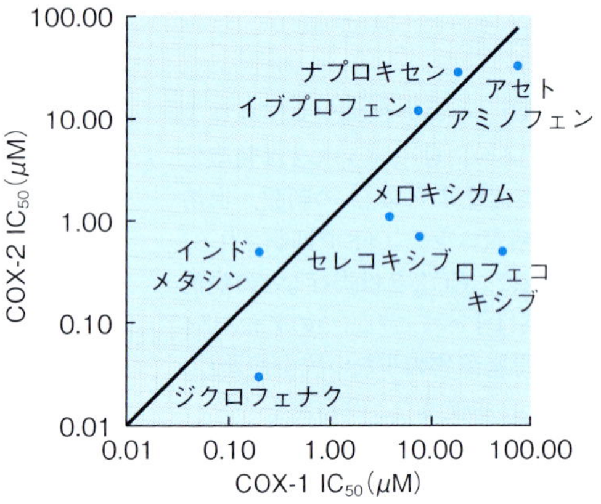

図Ⅷ-9　典型的酸性抗炎症薬と COX-2 阻害薬の COX-1 と COX-2 に対する IC_{50} 値の比較

縦軸，横軸とも Log スケールであることに注意．対角線より上にある薬物は COX-1 選択性，下にある薬物は COX-2 選択性が高い．このうち，COX-2 選択性が高いロフェコキシブは回収された．

(New England Journal of Medicine **345**：433-443, 2001)

COX の立体構造と COX 阻害薬の作用部位――COX は，分子量 7 万前後のヘムをもつ膜蛋白質である．COX-1 も COX-2 もその分子構造が X 線結晶解析により明らかになり，これらの蛋白質は脂質二重膜にその一部を嵌入するように結合していることが示された．膜に面した底部には疎水性のチャネルがあり，これがヘムをもつ酵素の活性中心につながっている(**図Ⅷ-10**)．基質のアラキドン酸は膜からこのチャネルを通過して活性中心に結合しフルルビプロフェン等の COX 阻害薬はこのチャネルに結合すると考えら

図Ⅷ-10 シクロオキシゲナーゼの立体構造とCOX阻害薬の作用部位（X線結晶構造解析）
a COX-1の構造．下部の膜結合部位から活性中心へ伸びる疎水性チャネルが影で示してある．この左上部にヘムと活性に重要な385番目のチロシンが位置している．
b 疎水性チャネル上部の立体構造とこの部へのフルルビプロフェンの結合．活性中心のヘムが上方に，385番目のチロシン残基が中段に，フルルビプロフェンが下部中央に位置している．フルルビプロフェンのカルボン酸は120番目のアルギニン残基と結合している．アスピリンでアセチル化を受ける530番目のセリンがこのチャネルにあることがわかる．
(Picot, D. et al. Nature **367**, 243-249, 1994)

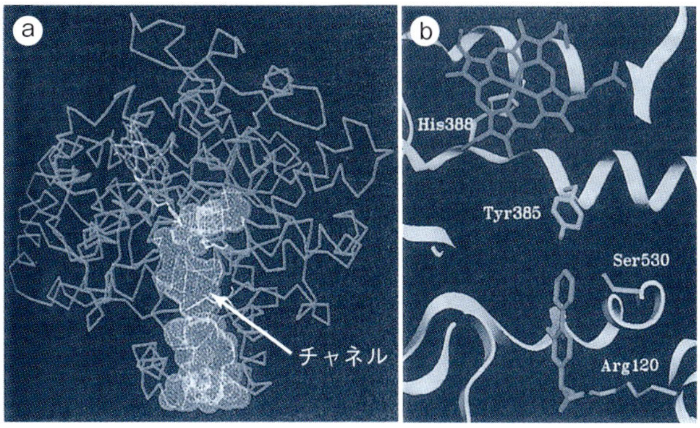

れる．アスピリンを除くCOX阻害薬はこのチャネルを可逆的に占拠することで基質の侵入を防ぎPG合成を抑制する．一方，アスピリンは，このチャネルに存在するCOX-1では530番目のセリン残基，COX-2でも相同のセリン残基をアセチル化することで不可逆的にCOXを阻害する．

体内動態――COX阻害薬は内服後速やかにそのほとんどが吸収される．一部は胃から，大部分は小腸上部より吸収される．注射剤，坐剤，外皮用剤などとしても用いられる．酸性抗炎症薬は，酸性pHの胃内腔ではその大部分が非イオン形として存在するため，比較的容易に細胞膜を通過し粘膜細胞に入る．粘膜細胞内のpHは中性のため，大部分がイオン形となり細胞膜を通過できず，細胞に蓄積する（イオン捕捉ion-trapping）．これが胃粘膜障害の原因として重要である．

COX阻害薬は体内に吸収された後，中枢神経を含めほとんどの組織に分布する．血中ではその大部分が血漿蛋白（特にアルブミン）と結合して存在する．血漿蛋白との結合親和性が高いため，抗凝固薬，経口糖尿病薬，サルファ薬などと血漿蛋白への結合で競合し，これらの薬の作用や毒性を強めることがある（薬物相互作用）．COX阻害薬はグルクロン酸またはグリシン抱合体もしくは他の代謝物として大部分は尿中に排泄される．

サリチル酸類 Salicylates

サリチル酸類は，ヤナギの樹皮などに含まれる植物由来の物質で古くより樹皮の抽出物として解熱，鎮痛に用いられてきた．特に，サリチル酸がアセチル化されたアスピリンは100年以上にわたって臨床で広く用いられてきた代表的な抗炎症薬で，いずれも解熱，鎮痛作用を有する．アスピリンは数多くの抗炎症薬の中で依然として頻繁に使用されており，他の解熱・鎮痛・抗炎症薬の評価の基準とされている．遊離のサリチル酸（salicylic acid）は刺激性が強いので外用薬（角質軟化薬）としてしか用いられていない．全身性に用いられるのは，サリチル酸ナトリウム，サリチルアミド（salicylamide）などの塩類かまたは誘導体である．

アスピリン Aspirin（アセチルサリチル酸 Acetylsalicylic acid）

一般にサリチル酸類は体内でサリチル酸に変換されて作用するが，サリチル酸のCOX阻害活性は弱い．アスピリンは，COXの活性部位にあるセリンをアセチル化することにより不可逆的にその活性を阻害する点が他のCOX阻害薬とは異なる．抗血小板薬としての作用は，アスピリンのこの性質を利用したもので，血小板は新規のCOX合成を行わないため，効果は血小板の寿命（約10日間）中持続する（☞426頁）．

臨床適用

解熱鎮痛薬：感冒等の上気道感染にともなう発熱・咽頭痛に広く用いられている．頭痛，歯痛，関節痛，筋肉痛，月経困難症，神経痛，打撲痛など軽度～中等度の痛みに用いられる．通常の鎮痛，解熱効果が発揮される血漿中濃度は60 μg/mLもしくはそれ以下である．

抗リウマチ薬：種々の関節炎，結合織炎，痛風，関節リウマチ，リウマチ熱，変形性関節症などにも用いられる．抗リウマチ作用は血漿中濃度が150～200 μg/mL位で発揮される．COX阻害の他，IκBキナーゼに作用し，炎症刺激によるNF-κBの活性化の阻害が作用機序としてあげられている．また弱いが尿酸排泄促進作用もある．

抗血栓薬：低用量のアスピリンが血小板凝集誘起物質トロンボキサン A_2 の産生を抑制する．脳梗塞，一過性脳虚血，虚血性心疾患，抗リン脂質抗体症候群，小児の川崎病などで血栓防止に用いられる．

抗リウマチ作用機序――アスピリンの抗リウマチ作用は抗炎症作用を発現するよりも10倍以上の濃度で発揮される．また，サリチル酸は精製COXには微弱な阻害活性しか示さないが，アスピリンと同程度の抗リウマチ作用を示すことから，抗リウマチ作用の発現はCOX阻害とは異なった機序（IκBキナーゼに働いて炎症刺激によるNF-κBの活性化を阻害するという説）が提唱されている．NF-κBの活性化経路は抗炎症ステロイドの作用点の一つとも考えられており，そうすると，ステロイドとアスピリンという二つの主要な抗炎症薬の作用機序が重なることになる．しかし，アスピリン，サリチル酸の抗リウマチ作用の機序としては他のメカニズムも示唆されており，結論は出ていない．サリチル酸類は植物の内因性物質であるが，植物細胞のサリチル酸はウイルス感染などにより産生が著しく増加し，転写調節を介して感染防御に働く．

メサラジン Mesalazine（5-アミノサリチル酸）

サリチル酸類縁体の一つとして潰瘍性大腸炎で抗炎症作用を示す5-アミノサリチル酸（メサラジン）がある．この薬理作用は当初COX阻害を介するものとされたが，現在では核内受容体PPARγのアゴニストとして作用するためであるとする説が有力である（☞ 499頁）．むしろ，潰瘍性大腸炎を含む炎症性腸疾患へのCOX阻害薬の投与は禁忌である．

体内動態

アスピリンは，経口投与により速やかに吸収され，一部は胃から，大部分は上部腸管から吸収される．投与30分後にはかなりの血中濃度に達し，2時間後には血中レベルがピークになる．坐剤で投与した場合，吸収は一般に遅く不十分である．アスピリンの血漿半減期は15～20分と短いが，サリチル酸の半減期は低用量で2～3時間，高用量だと15～30時間である．通常血中では約90%がアルブミンと結合している．サリチル酸はグルクロン酸およびグリシン抱合体として尿中に排泄される．

副作用

アスピリンには胃腸障害などCOX阻害薬に共通した副作用が認められる．出血傾向が生じることがあるため，肝障害，ビタミンK欠乏症，血友病患者への使用は避けるべきである．また手術の1週間前には投与を中止すべきである．

アスピリンに対する薬物アレルギー（aspirin hypersensitivity），ショック，アナフィラキシー様症状，皮膚粘膜眼症候群（Stevens-Johnson syndrome），喘息発作誘発（**アスピリン喘息**）が起こることがある（発現率0.2～0.9%）．アスピリン喘息の患者は他のCOX阻害薬にも過敏なため注意を要する．

中　毒

アスピリンの過剰投与による比較的軽い慢性**サリチル酸中毒**（salicylism）の場合，頭痛，めまい，耳鳴，難聴，視力低下，発汗，悪心嘔吐，過呼吸などがみられる．大量投与による**急性中毒**では，発疹，発熱および過呼吸，それに伴う脱水，呼吸性および代謝性アルカローシス，胃腸管出血，消化性潰瘍，痙攣，昏睡などが現れる．幼児の場合，投与過剰による呼吸抑制，発熱，嘔吐，下痢，発汗等によりアシドーシスを起こし，その結果昏睡，痙攣などを誘発し重篤となる．このような中毒に対しては胃洗浄などにより未吸収の薬を取り除き，輸液により脱水，酸塩基平衡の正常化をはかる．

アリール酢酸系—インドール酢酸誘導体 Indoleacetic acid derivatives

インドメタシン Indometacin

インドメタシンは強力なCOX阻害作用を有し，解熱，鎮痛，抗炎症作用はアスピリンの20〜30倍強力である．内服後，大部分が速やかに吸収され，血中ではその大部分が血漿蛋白と結合して存在し，有効血漿中濃度は0.5〜1 μg/mLである．血漿半減期は通常4〜5時間で，*O*-脱メチル化，*N*-脱アセチル化，グルクロン酸抱合などを受け代謝され，尿中，胆汁中に排泄される．

臨床適用

関節リウマチ，変形性脊椎症，変形性関節症，腰痛，痛風発作，肩甲関節周囲炎，上気道炎症，症候性神経痛，手術・外傷後の炎症・疼痛などに用いられる．毒性も比較的強いため日常的な解熱鎮痛薬としては用いない．インドメタシンは経口投与以外に坐剤，軟膏，貼付剤などとして用いられる．

副作用と禁忌

副作用の発生率は高く，胃腸障害，中枢神経症状，腎障害，肝障害などCOX阻害薬として共通の副作用が認められる．妊婦，授乳中の婦人，精神病者，腎臓病，てんかん，Parkinson病，消化性潰瘍のある患者には禁忌である．

インドメタシンファルネシル（indometacin farnesil），**アセメタシン**（acemetacin），**プログルメタシン**（proglumetacin）はプロドラッグで胃障害が少ない．

スリンダク Sulindac

インドメタシン類似の構造を有するが，プロドラッグで，体内でスルフィドへと還元されて活性型となる．活性型スルフィドの血漿半減期は約17時間とインドメタシンに比較して長い．抗炎症作用の強さはインドメタシンの1/2以下であるが，アスピリンよりは強力である．主として関節リウマチ，変形性関節症，腰痛，肩関節周囲炎，頸肩腕症候群，腱鞘炎などに用いる．スリンダクは酸性抗炎症薬に共通の副作用を示すが，プロドラッグであるため，インドメタシンに比較して胃腸障害の発生率は低い．また腎臓からは不活性なスルホン代謝物として排泄され，スルフィドとしての排泄が少ないため腎障害も比較的少ない．

アリール酢酸系—フェニル酢酸誘導体 Phenylacetic acid derivatives

ジクロフェナク Diclofenac

インドメタシンより強い抗炎症作用を有する．COX阻害薬として働くのみでなく，リポキシゲナーゼ代謝物の生成も減少させる．これは遊離アラキドン酸のトリグリセリドへの取り込みを促進するためと考えられている．臨床適用はアスピリンのそれとほぼ同じである．数倍のCOX-2選択性を示す．血漿半減期は1〜2時間と短い．胃腸障害，腎障害をはじめとするCOX阻害薬共通の副作用を示すが，その頻度はインドメタシンやアスピリンに比べて少ない．

その他のアリール酢酸系

エトドラク Etodolac

エトドラクはCOX-2選択的阻害作用が強く，多核白血球機能抑制，ブラジキニン産生抑制作用により抗炎症・鎮痛作用を示す．胃障害が比較的少ない．

アリールプロピオン酸誘導体 Arylpropionic acid derivatives

アリールプロピオン酸誘導体はプロフェン誘導体(profen)とも呼ばれる．抗炎症効果はインドメタシンとアスピリンの中間である．一般にインドメタシンやアスピリンに比較して副作用，耐容性の点で優れている．

イブプロフェン Ibuprofen，ナプロキセン Naproxen，ケトプロフェン Ketoprofen，ザルトプロフェン Zaltoprofen，ロキソプロフェン Loxoprofen

関節リウマチ，変形性関節症，腰痛，頸肩腕症候群，症候性神経痛，急性上気道炎，肩関節周囲炎，月経困難症，外傷・手術後の消炎・鎮痛，痛風発作，抜歯後の消炎・鎮痛などに用いる．中でもナプロキセンは，血漿半減期が約14時間と他のプロピオン酸誘導体に比べて長く，白血球浸潤阻止作用が強い．そのため痛風発作時にもよく用いられる．ケトプロフェンはわが国では内服薬としてはあまり使用されていないが，テープ剤(モーラステープ®)として腰痛，関節痛，筋肉痛に対して頻用されている．ザルトプロフェン，ロキソプロフェンはCOX-2に比較的選択性をもつプロフェンで，抗炎症作用に加えて鎮痛作用が強い．ロキソプロフェンは生体内でケト基が還元され*trans*-OH体に変換され活性型になるプロドラッグで，半減期は短い．胃腸障害等の副作用が少なく，鎮痛効果が高い．現在最も使用されているCOX阻害薬である．

オキシカム誘導体 Oxicam derivatives

ピロキシカム Piroxicam，メロキシカム Meloxicam

強力な解熱・鎮痛・抗炎症作用があり，インドメタシンとほぼ同等のCOX阻害作用がある．COX阻害作用以外に白血球活性化抑制作用がある．血漿半減期が長いので1日1回の内服で有効なため患者のコンプライアンス(compliance)が高い．臨床適用はインドメタシンと同様である．COX阻害薬に共通の副作用を示すが，インドメタシンやアスピリンより耐容性が高い．**アンピロキシカム**(ampiroxicam)はピロキシカムのエステル型プロドラッグで副作用が少ない．メロキシカムはオキシカム誘導体であり，COX-2阻害作用が強く，胃腸障害が比較的弱い．1日1回の投与で強い鎮痛・抗炎症作用を示す．**ロルノキシカム**(lornoxicam)は速効性で強力な抗炎症作用をもつ．

アントラニル酸誘導体 Anthranilic acid derivatives

メフェナム酸 Mefenamic acid

メフェナム酸は古くから用いられている解熱・鎮痛・抗炎症薬であり，外傷や手術後の炎症，腫脹寛解，および鎮痛の目的に用いられる．

選択的 COX-2 阻害薬

セレコキシブ Celecoxib

COX-1 に対して COX-2 阻害活性が数倍強い相対的な選択的 COX-2 阻害薬である．COX-2 が働くと考えられている変形性関節症，関節リウマチ，強直性脊椎炎，若年性特発性関節炎，月経困難症などに用いられる．使用に当たっては，COX-2 阻害に基づく心血管イベントの発生に注意が必要とされている．また，他の COX 阻害薬同様，胃腸障害の発生にも注意が必要とされている．

COX 阻害薬の新しい適用

疫学調査でアスピリンが大腸癌の発生率を減少させることや Alzheimer 病の進行を遅らせることが示されている．家族性大腸ポリポーシス患者を用いた臨床試験でスリンダクがポリープ数と大きさを減少させることが示されている．

酸性抗炎症薬の副作用

酸性抗炎症薬を含む NSAIDs の使用に当たっては，これら薬物は炎症に伴う苦痛の軽減を目的とするもので，炎症の原因を除去するものでないことを留意することが必要である．加えて，以下の副作用の可能性がある．

胃腸障害：胃腸管刺激症状，胃出血や消化性潰瘍が起こる．プロドラッグは胃腸管内では不活性であり，吸収されてから活性型になるため胃腸障害作用が比較的少ない．胃粘膜において PGE_2 や PGI_2 は粘液の分泌や血流量の増加，胃酸分泌の抑制により胃粘膜を保護しているが，酸性抗炎症薬の COX 阻害による PG 生成の抑制が胃粘膜障害を引き起こす．

腎障害：腎機能障害のある患者に投与すると，腎血流量，糸球体濾過量が低下し，急性腎不全を起こすことがある．また PG の生成を阻害することにより塩類，水分の貯留を引き起こし浮腫や高血圧を誘発することがある．スリンダクやプロピオン酸誘導体は比較的腎障害が少ない．

肝障害：ヘテロ環を有する複雑な化学構造の酸性抗炎症薬は肝炎を誘発することがある．投与開始 2 週間から 3 カ月位の間に起こりやすい．プロピオン酸誘導体には比較的この副作用が少ない．

血液・造血系障害：COX 阻害により，血小板において TXA_2 の合成を阻害するための出血傾向が現れる．好中球減少症，血小板減少症，再生不良性貧血を起こすことがある．インドメタシンは造血系障害を起こしやすい．

中枢神経症状：頭痛，めまい，耳鳴，ふらつき感，ねむけ，まれに精神錯乱，不眠，振戦などを現すことがある．

Reye 症候群：水痘やインフルエンザ罹患小児へのサリチル酸類の使用は急性脳浮腫・肝不全をきたす Reye 症候群を惹起する危険性があるため禁忌である．遺伝的素因がある場合，肝障害を伴う急性脳障害を引き起こす危険性がある．

インフルエンザ脳炎・脳症の増悪：インフルエンザ患者で脳炎・脳症の小児に解熱の目的でジクロフェナク，メフェナム酸を投与すると死亡率は平均に比べて14倍と高く，使用が禁止され，解熱薬としてはアセトアミノフェンが処方される．

アスピリン喘息：アスピリンをはじめとする酸性抗炎症薬は成人喘息患者の数％で喘息発作を誘発する．これは，抗アレルギー作用をもつPGの産生を抑制するからである．

皮膚毒性およびアレルギー：発疹，光線過敏症，多型滲出性紅斑，中毒性表皮壊死症（Lyell症候群），時にはアナフィラキシーなどを起こすことがある（☞462頁）．

不耐性（intolerance）：酸性抗炎症薬に対して不耐性を示す場合がある．鼻炎，じんま疹，血管神経性浮腫，喉頭浮腫，気管支収縮，血圧低下，ショックなどである．特に中年の喘息，慢性じんま疹などを有する患者で頻度が高い．

分娩遅延と動脈管閉鎖による胎児死亡：妊娠末期に使用するとPGの合成阻害により胎児の動脈管の早期閉塞を招く．また生理的分娩に関与している$PGF_{2\alpha}$やPGE_2の生成を阻害し分娩時の子宮収縮を抑制する．

塩基性抗炎症薬

塩基性抗炎症薬の作用機序は酸性抗炎症薬ほど明らかでない．シクロオキシゲナーゼ阻害作用はきわめて弱いかほとんど認められない．

■ チアラミド Tiaramide，エピリゾール Epirizol

解熱・鎮痛・抗炎症作用を示す．抗リウマチ作用はほとんどみられない．術後・外傷後の炎症・疼痛や上気道感染症などアレルギー性炎症の混在する症例で鎮痛・消炎の目的で用いる．酸性抗炎症薬のような強い副作用はみられないが，時に過敏症や消化器症状が現れる．

解熱鎮痛薬 Antipyretic analgesics

□ 非ピリン系解熱鎮痛薬

■ アセトアミノフェン Acetaminophen

パラアミノフェノール誘導体でアスピリンに匹敵する解熱・鎮痛作用を有するが抗炎症作用はきわめて弱い．弱いCOX阻害作用が認められるが，薬理作用との関係は解明されていない．アセトアミノフェンも消化管でよく吸収され，血漿半減期は約2時間である．解熱鎮痛薬としてアスピリンと同様の目的で用いる．小児やアスピリンが禁忌の患者（消化性潰瘍など）には特に有用である．通常の薬用量では副作用は少ないが，時に発疹，発熱などの薬物アレルギー，まれに顆粒球減少症が起こることがある．過剰投与では肝障害が起こるので注意が必要である．

ピリン系解熱鎮痛薬

スルピリン Sulpyrine

スルピリンはピラゾロン誘導体で，比較的強い解熱作用があるが，鎮痛作用は弱い．主として感冒の解熱に用いられてきたが，胃腸障害，頭痛，倦怠感，腎障害などの副作用がみられる．時に過敏症，ショックを起こすことがあるので注意を要する．その他，無顆粒球症，再生不良性貧血，血小板減少症など骨髄抑制効果が現れることがある．スルピリンは，他の薬が無効な場合に限り坐剤，注射剤として用いる．

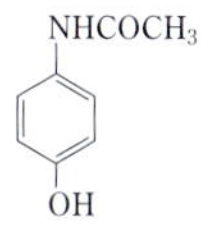

Acetaminophen

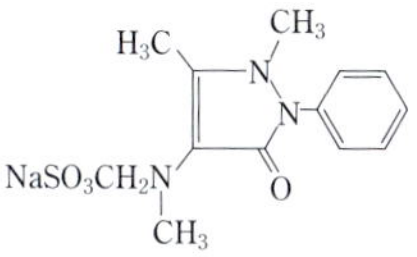

Sulpyrine

ステロイド抗炎症薬 Steroidal anti-inflammatory drugs

糖質コルチコイドは，骨や骨格筋などの末梢組織で蛋白質や脂肪の異化を起こし，生じたアミノ酸と脂肪酸を用いて肝臓で糖新生を起こすステロイドホルモンであるが，抗炎症作用を示す．これらは，細胞内で核内受容体に結合し特定の遺伝子の発現を制御して作用を発揮するが，抗炎症作用は一連の炎症関連遺伝子の発現制御による．その結果として，炎症性サイトカインやPGの生合成を抑制し，細胞遊走を抑え，ブラジキニン分解を促進して，抗炎症作用を示し，さらに，IL-2やその他のインターロイキンの合成抑制を介して免疫・アレルギー抑制作用を発揮する（☞ 520 頁）．

糖質コルチコイドの遺伝子発現制御――糖質コルチコイドが抑制する遺伝子はIL-1～8やTNF-αなどの炎症や免疫反応に関与するサイトカイン，ケモカインの遺伝子，ホスホリパーゼA_2，COX-2や誘導型PGE合成酵素などのプロスタグランジン生合成に関連する酵素遺伝子，ICAMなどの細胞接着分子の遺伝子，コラゲナーゼなどの基底膜分解に関与する酵素遺伝子などがある．これらの遺伝子は炎症刺激によって発現誘導が起こるものであり，糖質コルチコイドはこれら遺伝子の発現誘導に関わるAP-1やNF-κBなどの転写因子の働きを阻害することで作用を発揮する．反対に糖質コルチコイドが発現誘導を起こす炎症関連遺伝子としてキニン分解酵素（アンギオテンシン変換酵素と同一）がある．

臨床適用

関節リウマチ，気管支喘息，各種膠原病，種々の炎症性・アレルギー性皮膚疾患，潰瘍性大腸炎，亜急性甲状腺炎，肝炎，膵炎，関節炎，重症感染症の一部（抗生物質と併用），軟部組織炎などがある（☞ 522 頁）．

副作用

糖質コルチコイドの過剰作用としての糖尿病，Cushing症候群，骨粗鬆症，ステロイド性うつ病，また，抗炎症・免疫抑制の結果としてのカンジダなどの真菌症，さらに内因性のステロイド合成を抑制するための離脱時の下垂体副腎機能不全などがある．これらの毒性を最小限に抑えるため，投与量，特に維持量はできる限り抑え，中止時には漸減する．隔日投与法によっても副作用は軽減される（☞ 523 頁）．

4 免疫・アレルギー疾患治療薬

アルキル化剤，代謝拮抗薬などは抗悪性腫瘍薬であり細胞増殖を抑制する作用がある．リンパ球は細胞増殖の盛んな細胞であるため，少量を使用することによって比較的安全に免疫を抑制することができる．その後T細胞の活性化を抑制するカルシニューリン阻害薬が移植医療を中心に使用されるようになった．近年では，分子標的薬が開発され，リウマチ性疾患，アレルギー疾患を中心に多くの疾患で使われる．

免疫抑制薬

免疫抑制薬は，自己免疫疾患，臓器移植の拒絶反応抑制に用いられる(**図Ⅷ-11**)．

アルキル化薬

シクロホスファミド Cyclophosphamide

最も強力な免疫抑制薬の一つで，末梢血リンパ球数減少，リンパ球増殖抑制，抗体産生抑制などが得られる．SLEの腎炎や中枢神経病変，ANCA関連血管炎の腎炎や間質性肺炎，皮膚筋炎の間質性肺炎等の難治性病態に用いる．間欠静注療法が主流である．骨髄抑制，感染症，性腺機能障害，出血性膀胱炎，長期投与による発癌等の副作用がある．出血性膀胱炎は代謝物アクロレインによるもので，水分負荷やアクロレインを不活性化するメスナの投与で予防する．

プリン代謝拮抗薬

アザチオプリン Azathioprine

6-メルカプトプリン(6-MP)に代謝され，プリン代謝拮抗薬として作用する．免疫抑制作用は，末梢血リンパ球数減少，リンパ球増殖抑制，抗体産生抑制，細胞性免疫抑制などである．SLEなどの難治性膠原病，炎症性腸疾患，自己免疫性肝炎，移植に用いられる．血球減少，脱毛，肝障害が主な副作用である．アジア人ではチオプリン代謝酵素NUDT15(Nudix hydrolase 15)の遺伝子多型を測定することにより副作用リスクを予測できる．アロプリノールはキサンチンオキシダーゼ阻害薬であり，6-MPの代謝を阻害するため6-MPの作用と副作用が強く現れる．

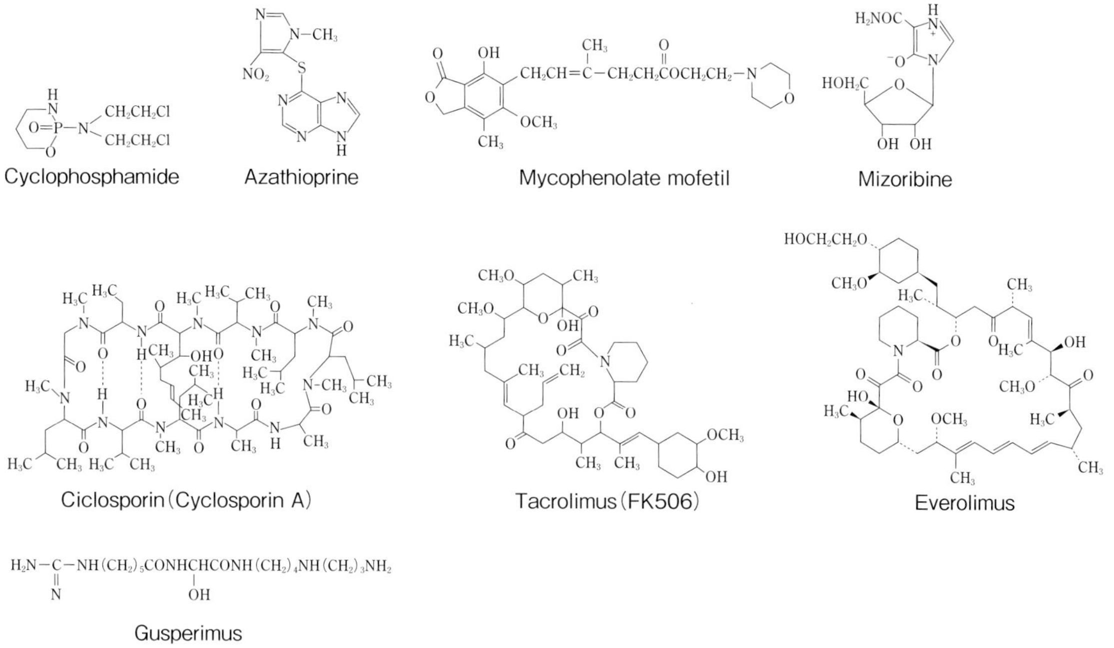

図Ⅷ-11 免疫抑制薬

ミコフェノール酸モフェチル Mycophenolate mofetil (MMF), ミゾリビン Mizoribine

MMFは，代謝されてミコフェノール酸となり，グアニンヌクレオチド合成系の *de novo* 経路(inosine monophosphate dehydrogenase, IMPDH)を阻害する．MMFは *de novo* 経路のみを抑制するためレフルノミド(☞471頁)同様活性化リンパ球のみを抑制する．移植，ループス腎炎などで使用される．

ミゾリビンは，MMFと同様にIMPDHを阻害する．ネフローゼ症候群，関節リウマチ，ループス腎炎などに使用される．

カルシニューリン阻害薬(☞57頁)

シクロスポリン Ciclosporine，タクロリムス Tacrolimus

シクロスポリンはシクロフィリンと結合して，この複合体がカルシニューリンの作用を抑制する結果，活性化リンパ球におけるNF-ATの活性化，IL-2などのサイトカイン産生を抑制する．移植，乾癬，ネフローゼ症候群，赤芽球癆，重症筋無力症，アトピー性皮膚炎などに用いられる．腎障害などが副作用である．

タクロリムスはFK結合蛋白質(FKBP)と結合し，この複合体がカルシニューリンの作用を抑制する．移植，重症筋無力症，関節リウマチ，ループス腎炎，アトピー性皮膚炎(外用)などに用いられる．

mTOR 阻害薬

エベロリムス Everolimus

FKBP-12と複合体を形成しmTOR（mammalian target of rapamycin）の作用を阻害する．mTORは増殖因子シグナル（PI3-キナーゼ-Akt経路）を受けて細胞増殖，蛋白合成などを司るセリン/トレオニンキナーゼである．抗悪性腫瘍薬としても使用されるが，少量でT細胞増殖を抑制する．心移植，腎移植，肝移植に用いられる．

その他

グスペリムス Gusperimus

細胞傷害性T細胞の成熟と増殖を抑制する．腎移植後の拒絶反応の治療に用いられる．

バシリキシマブ Basiliximab

抗CD25（IL-2受容体α鎖）抗体であり，T細胞増殖を抑制し腎移植後の急性拒絶反応の抑制に用いられる．

免疫調整薬

ヒドロキシクロロキン Hydroxychloroquine

抗マラリア薬であるが，免疫調整作用が知られている．リソソームやエンドソームのpHを上昇させることにより，抗原提示能を低下させ，TLRと核酸の結合を妨げることにより免疫炎症反応を低下させる．SLEに用いられる．長期使用により網膜障害をきたす．

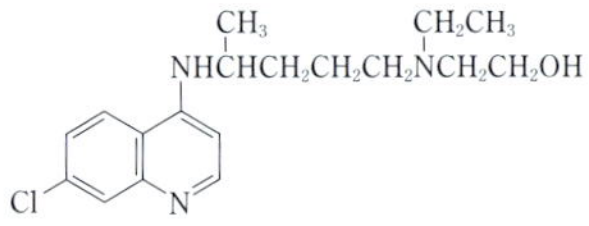

Hydroxychloroquine

抗リウマチ薬

メトトレキサートとレフルノミドは代謝拮抗薬であるが，主に関節リウマチに用いられる（**図Ⅷ-12**）．JAK阻害薬は関節リウマチ以外にもさまざまな免疫疾患に適応が広がっているため分子標的薬に記載する．

メトトレキサート Methotrexate

葉酸アナログであり，細胞内でポリグルタミン化されて作用する．抗炎症効果のあるアデノシンの産生上昇による炎症抑制，ピリミジン合成抑制によるDNA合成と細胞増殖低下，細胞内メチル化やアミノ酸代謝抑制による細胞機能制御等によって免疫抑制作用を発揮する．関節リウマチの第一選択薬である．週1回の間欠的投与で使用される．血球減少，肝障害，間質性肺炎などの副作用がある．

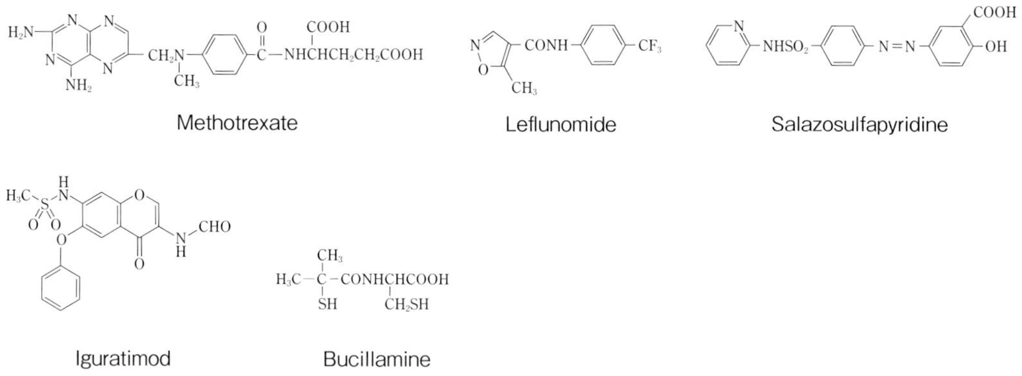

図Ⅷ-12　抗リウマチ薬

レフルノミド Leflunomide

体内で A771726 に変化し，ピリミジン代謝の抑制が作用の中心と考えられる．リボヌクレオチド合成には *de novo* 経路とサルベージ経路の二つがあるが，活性化リンパ球では主に前者に依存している．レフルノミドは *de novo* 経路のみを抑えるので活性化リンパ球のみを抑制し，休止期リンパ球への影響は小さい．間質性肺炎などの副作用がある．

サラゾスルファピリジン Salazosulfapyridine（スルファサラジン）

腸内で 5-ASA（メサラジン）とスルファピリジンに分解されるが，サラゾスルファピリジンそのものが抗リウマチ作用をもつと考えられる．アデノシン濃度の上昇とともに，T 細胞やマクロファージからのサイトカイン産生抑制作用がある．関節リウマチに用いられる．血小板減少，皮疹の副作用があり，まれに重症薬疹を起こす．

イグラチモド Iguratimod

B 細胞による免疫グロブリン産生抑制，単球/マクロファージや滑膜細胞による炎症性サイトカイン産生抑制作用をもち，これらの作用は，nuclear factor κB（NF-κB）の活性化抑制を介する．腎障害，胃腸障害などの副作用がある．

ブシラミン Bucillamine

SH 基剤であり，T 細胞や B 細胞の機能調節作用等が作用機序と考えられている．皮疹，蛋白尿などの副作用がある．

金化合物（金剤：金チオリンゴ酸ナトリウム，オーラノフィン）

作用機序は不確定であり，使用頻度は減少している．

分子標的薬

生物学的製剤

TNF 阻害薬：6 種類あり，キメラ型抗体，ヒト型抗体，PEG 化 Fab 抗体，Fc 融合蛋白，ナノボディー抗体など製剤の形はさまざまである．TNF-α はマクロファージや単球から産生され，異物侵入から早期に産生されるサイトカインであり，周辺細胞に作用してさまざまなサイトカインやケモカイン，その他の炎症関連分子を誘導する．関節リウマチ，炎症性腸疾患，乾癬，ぶどう膜炎などに使用される．

IL-6 受容体阻害薬：膜型および可溶型 IL-6 受容体と結合して IL-6 が受容体に結合することを妨げる．IL-6 は急性期反応物質の誘導，炎症細胞の動員などを介して炎症を増幅するサイトカインである．IL-6 受容体阻害薬は関節リウマチ，高安動脈炎，巨細胞性動脈炎，成人スチル病，視神経脊髄炎に使用される．

IL-1 阻害薬：抗 IL-1β 抗体がある．IL-1β は炎症刺激とインフラマゾーム活性化により主にマクロファージから産生される．インフラマゾーム活性化を病態とする自己炎症症候群で関わりが深い．クリオピリン関連周期性症候群，家族性地中海熱，全身性若年性特発性関節炎で使用される．

表Ⅷ-3　分子標的薬

作用機序	薬物名
IL-1 阻害薬	カナキヌマブ
TNF 阻害薬	インフリキシマブ，エタネルセプト，アダリムマブ，セルトリズマブペゴル，ゴリムマブ，オゾラリズマブ
IL-6 受容体阻害薬	トシリズマブ，サリルマブ，サトラリズマブ
IL-12/23 阻害薬	ウステキヌマブ，グセルクマブ，リサンキズマブ，チルドラキズマブ
IL-17/17 受容体阻害薬	セクキヌマブ，ブロダルマブ，イクセキズマブ，ビメキズマブ
抗 I 型 IFN 受容体抗体	アニフロルマブ
抗 IL-4 受容体 α 鎖抗体	デュピルマブ
抗 IL-5 抗体	メポリズマブ
抗 IL-5 受容体 α 鎖抗体	ベンラリズマブ
抗 IL-31 受容体 A 抗体	ネモリズマブ
JAK 阻害薬	トファシチニブ，バリシチニブ，ウパダシチニブ，ペフィシチニブ，フィルゴチニブ，アブロシチニブ，デルゴシチニブ（外用）
CTLA-4-Ig	アバタセプト
抗 BLyS 抗体	ベリムマブ
抗 CD20 抗体	リツキシマブ
抗 CD19 抗体	イネビリズマブ
C5a 受容体拮抗薬	アバコパン
抗 C5 抗体	エクリズマブ，ラブリズマブ
抗 α4β7 インテグリン抗体	ベドリズマブ
抗 α4 インテグリン抗体	ナタリズマブ
α4 インテグリン阻害薬	カロテグラスト
S1P 阻害薬	フィンゴリモド，シポニモド
PDE4 阻害薬	アプレミラスト，ジファミラスト（外用）

表Ⅷ-4 免疫炎症性疾患における分子標的薬（2022 年）

	関節リウマチ	脊椎関節炎・乾癬	全身性エリテマトーデス	Sjögren 症候群	全身性強皮症	特発性炎症性筋疾患	成人スチル病	大血管炎	ANCA 関連血管炎	特発性若年性関節炎	地中海熱・自己炎症症候群	Behçet 病	非感染性ぶどう膜炎	炎症性腸疾患	多発性硬化症・視神経脊髄炎	重症筋無力症	天疱瘡	アトピー性皮膚炎	壊死性膿皮症	気管支喘息	COVID-19	免疫性血小板減少症	血栓性血小板減少症	非典型的溶血性尿毒症症候群	発作性夜間血色素尿症
IL-1 阻害薬										◎	◎														
TNF 阻害薬	◎	◎								◎		◎	◎	◎					◎						
IL-6 受容体阻害薬	◎						◎	◎		◎					◎						◎				
IL-12/23 阻害薬		◎												◎											
IL-17/17 受容体阻害薬		◎																							
抗Ⅰ型 IFN 受容体抗体			◎																						
抗 IL-4 受容体 α 鎖抗体																		◎		◎					
抗 IL-5 抗体									◎											◎					
抗 IL-5 受容体 α 鎖抗体																				◎					
抗 IL-31 受容体 A 抗体																		◎							
JAK 阻害薬	◎	◎												◎				◎			◎				
CTLA-4-Ig	◎									◎															
抗 BLyS 抗体			◎																						
抗 CD20 抗体					◎				◎						◎		◎					◎	◎		
抗 CD19 抗体															◎										
C5a 受容体拮抗薬									◎																
抗 C5 抗体															◎	◎								◎	◎
抗 α4β7 インテグリン抗体														◎											
抗 α4 インテグリン抗体															◎										
α4 インテグリン阻害薬														◎											
S1P 阻害薬															◎										
PDE4 阻害薬		◎										◎						◎							

IL-12/23 阻害薬：抗 p40 抗体と抗 p19 抗体がある．IL-12 は p35 と p40 からなり，IL-23 は p19 と p40 からなる二量体である（**図Ⅷ-13A**）．抗 p40 抗体は IL-12 と IL-23 の両者を抑制し抗 p19 抗体は IL-23 のみを抑える．IL-12 は Th1 細胞分化に，IL-23 は Th17 細胞分化に関与するサイトカインである．炎症性腸疾患，乾癬などに使用される．

IL-17/17 受容体阻害薬：抗 IL-17A 抗体（A/A を抑制），抗 IL-17A/IL-17F 抗体（A/A，A/F，F/F を抑制），抗 IL-17 受容体 A 抗体（RA/C，RA/B，RA/E を抑制）がある（**図Ⅷ-13B**）．IL-17 は Th17 から産生されるサイトカインであり，T 細胞，NK 細胞から産生され，好中球動員などに関わる．乾癬，脊椎関節炎で使用される．

抗Ⅰ型 IFN 受容体抗体：Ⅰ型 IFN（IFN-α と IFN-β）の受容体に結合し IFN の作用を抑制する．Ⅰ型 IFN はさまざまな細胞から産生されるが，特に形質細胞様樹状細胞から大量に産生される．Ⅰ型 IFN は抗ウイルス活性，抗原提示機能上昇，T 細胞および B 細胞の活性化などの作用を有する．抗Ⅰ型 IFN 受容体抗体は SLE に使用される．

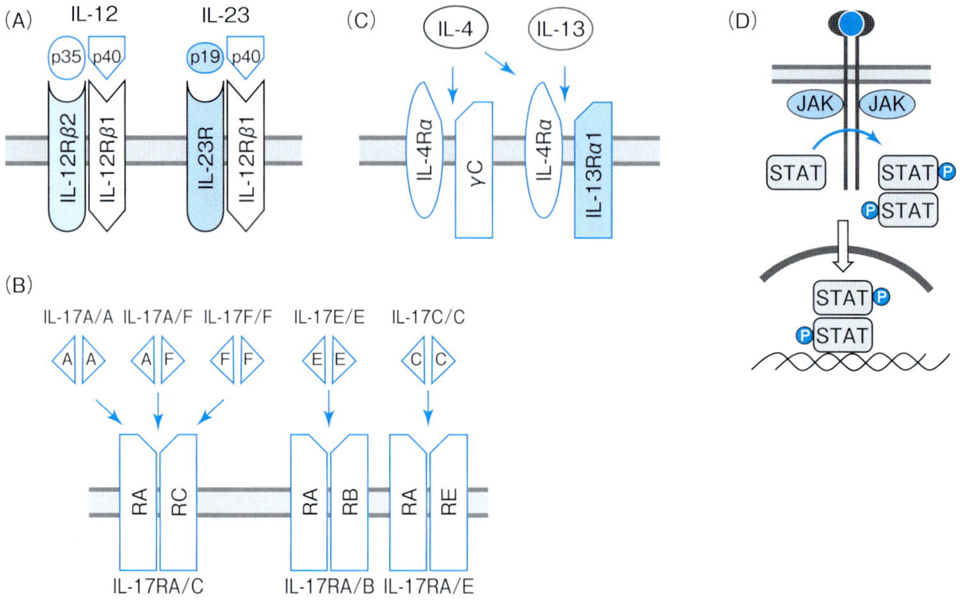

図Ⅷ-13　サイトカイン受容体とJAK-STAT経路

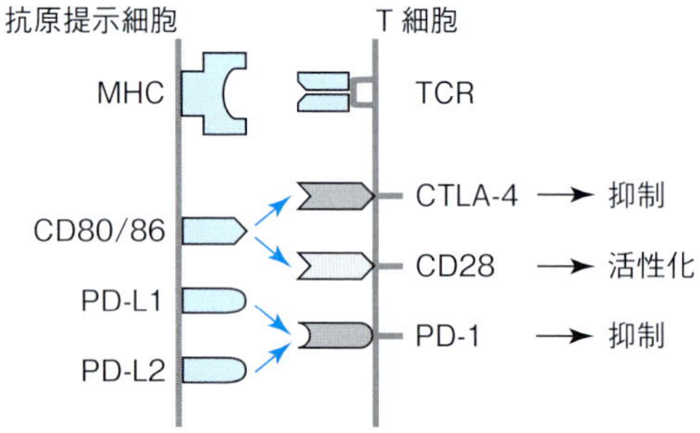

図Ⅷ-14　共刺激分子とチェックポイント分子

抗 IL-4 受容体 α 鎖抗体：デュピルマブは IL-4 受容体 α 鎖に対する抗体であり IL-4 および IL-13 のそれぞれの受容体への結合を抑制する．IL-4 受容体は IL-4 受容体 α 鎖とコモン γ 鎖からなり，IL-13 受容体は IL-4 受容体 α 鎖と IL-13 受容体 α 鎖からなる（**図Ⅷ-13C**）．IL-4 と IL-13 は Th2 細胞から産生されるサイトカインであり，Ⅰ型アレルギー反応に深く関与している．抗 IL-4 受容体 α 鎖抗体はアトピー性皮膚炎や気管支喘息に使用される．

抗 IL-5 抗体：メポリズマブは IL-5 に対する抗体である．IL-5 は Th2 細胞から産生され，好酸球の分化と増殖に関与している．抗 IL-5 抗体は気管支喘息，好酸球性多発血管炎性肉芽腫症に使用される．

CTLA-4-Ig：アバタセプト（abatacept）は CTLA-4（cytotoxic T-lymphocyte-associated protein 4）と Fc 蛋白の融合蛋白（CTLA-4-Ig）である．T 細胞活性化には T 細胞受容体と CD28 からの 2 種類の刺激が必要である（**図Ⅷ-14**）．CD28 からの刺激は抗原提示細胞上の CD80/86 と結合することによってもたらされるが，CTLA-4-Ig は CD80/86 に結合して CD80/86 と CD28 の結合を抑制することにより T 細胞の活性化を抑制する．関節リウマチに使用される．

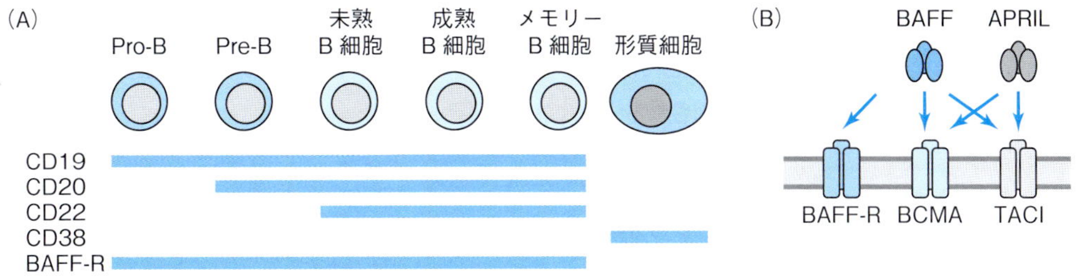

図Ⅷ-15 B 細胞の分化と表面抗原
BAFF : B cell activating factor belonging to the tumor necrosis factor family, APRIL : A proliferation-inducing ligand, BCMA : B cell maturation antigen, TACI : transmembrane activator and cyclophilin ligand interactor.
CD22, CD38 に対する抗体製剤はリンパ腫や骨髄腫に用いられる.

抗 B 細胞抗体：抗 CD20 抗体と抗 CD19 抗体がある. CD20, CD19 ともに B 細胞特異的に発現する分子であり, B 細胞前駆細胞からメモリー B 細胞まで発現する(**図Ⅷ-15A**). これらに対する抗体製剤は生体内で B 細胞を除去することにより免疫抑制作用を発揮する. ANCA 関連血管炎, 視神経脊髄炎に用いられる.

抗 BAFF (B cell activating factor belonging to the tumor necrosis factor family) **抗体**(抗 BLyS 抗体)：B 細胞の分化や抗体産生を抑制する. BAFF(BLyS)は TNF ファミリーに属する分子で, 樹状細胞やマクロファージから産生され, B 細胞の成熟や分化を促進する. BAFF の受容体は BCMA, TACI, BAFF-R の三つがあるが, BAFF 類似である APRIL も BCMA, TACI に結合するため, 抗 BAFF 抗体の作用は BAFF-R からのシグナルを抑制するとされる(**図Ⅷ-15B**). ナイーブ B 細胞からメモリー B 細胞の分化増殖に作用すると想定される.

抗 C5 抗体：補体 C5 の C5a と C5b への開裂を阻害する抗体である. C5b の生成は補体活性化により膜障害複合体を形成し細胞融解をきたす. 抗 C5 抗体は膜障害複合体生成を防ぐ. 発作性夜間ヘモグロビン尿症や非典型的溶血性尿毒症症候群の溶血発作に使用される.

抗インテグリン抗体：抗 $\alpha 4$ インテグリン抗体と抗 $\alpha 4\beta 7$ インテグリン抗体がある. インテグリンは細胞と細胞外マトリックスや細胞間の接着に関わる分子であり, α 鎖と β 鎖からなり多彩な組み合わせが存在する. $\alpha 4$ を使用する組み合わせは $\alpha 4\beta 1$ または $\alpha 4\beta 7$ であり, $\alpha 4\beta 1$ はリンパ球上に発現し血管内皮細胞上に発現する VCAM-1 と結合し, また $\alpha 4\beta 7$ はリンパ球上に発現し腸管血管内皮上に発現する MAdCAM-1 と結合することにより炎症部位へのリンパ球遊走に関わる. 抗 $\alpha 4$ インテグリン抗体は多発性硬化症に, 抗 $\alpha 4\beta 7$ インテグリン抗体は炎症性腸疾患に使用される.

低分子化合物

JAK 阻害薬：Ⅰ型およびⅡ型サイトカインの受容体の下流で働く JAK の酵素活性を抑える薬物である. Ⅰ型サイトカインに属するサイトカインは 50 種以上ある(**表Ⅷ-5**). Ⅰ型およびⅡ型サイトカインが受容体に結合すると細胞内チロシンキナーゼである JAK が活性化し STAT 分子をリン酸化することによりサイトカインシグナルが伝達される(**図Ⅷ-13D**). JAK 阻害薬は免疫抑制薬としては 7 種類ある(**表Ⅷ-3**). JAK 阻害薬は JAK の酵素活性を阻害することにより複数のサイトカインの作用を抑制するためさまざまな病態で使用される. 関節リウマチ, 乾癬, 炎症性腸疾患, アトピー性皮膚炎などに使用される. 副作用として帯状疱疹の頻度が高い.

C5a 受容体拮抗薬：補体 C5 の活性化で生じる C5a 分子の受容体に拮抗する薬物である．C5a はアナフィラトキシンとして炎症を惹起し，好中球を活性化する．C5a 受容体拮抗薬は ANCA 関連血管炎に使用される．

表Ⅷ-5　構造によるサイトカインの分類

サイトカインファミリー	サイトカイン
Ⅰ型サイトカイン	IL-2，IL-4，IL-7，IL-9，IL-15，IL-21 IL-3，IL-5，GM-CSF，EPO，TPO，G-CSF IL-6，IL-11，IL-13，LIF，OSM，CNTF IL-12，IL-23，IL-27
Ⅱ型サイトカイン	IFN-α，β，γ，IL-10，IL-19，IL-20，IL-22 IL-24，IL-26
チロシンキナーゼ型受容体	EGF，PDGF，FGF，SCF，FLT3
TNF ファミリー	TNF-α，FasL，CD40L，OX40L，RANKL，BLyS（BAFF）
IL-1 ファミリー	IL-1，IL-18
IL-17 ファミリー	IL-17，IL-25
ケモカイン	IL-8 他

GM-CSF : granulocyte macrophage-colony stimulating factor, EPO : erythropoietin, TPO : thrombopoietin, G-CSF : granulocyte-CSF, LIF : leukemia inhibitory factor, OSM : oncostatin M, CNTF : ciliary nerve trophic factor, EGF : epidermal growth factor, PDGF : platelet derived growth factor, FGF : fibroblast growth factor, FLT3 : fms-like tyrosine kinase 3, RANKL : receptor activator of NF-κB ligand, BLys : B lymphocyte stimulator, BAFF : B cell activating factor belonging to the tumor necrosis factor family.

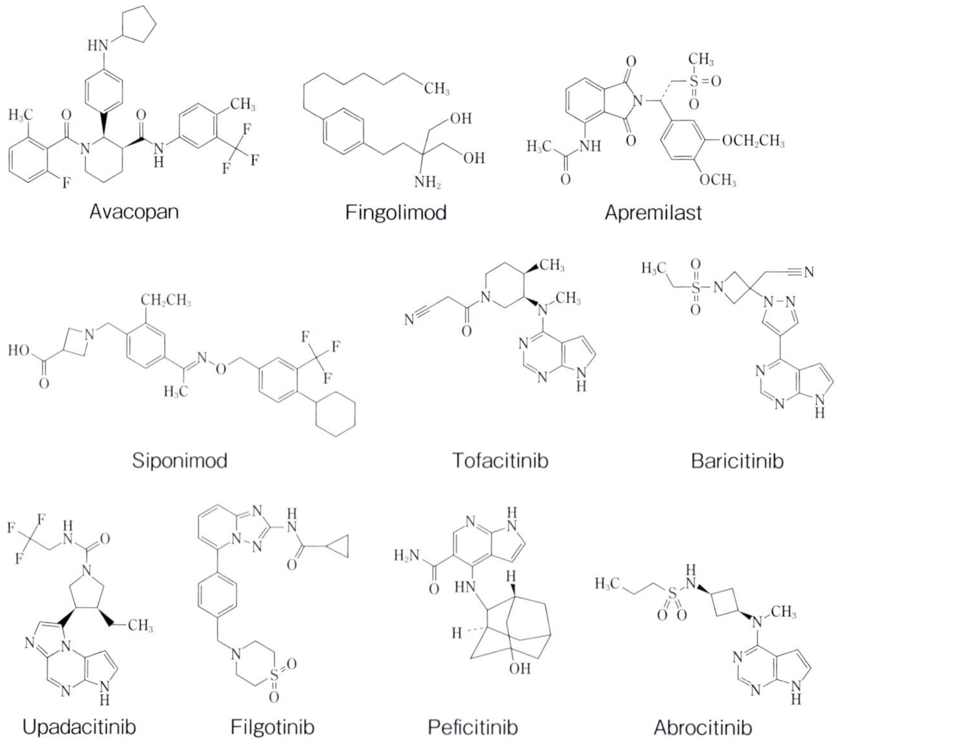

図Ⅷ-16　分子標的薬（低分子化合物）

S1P 阻害薬：S1P（スフィンゴシン 1-リン酸 sphingosine-1-phosphate）受容体に結合し受容体を細胞内に取り込ませることにより S1P の作用を抑制する．S1P は T 細胞をリンパ節から血中へ異動させるため，S1P 阻害薬は T 細胞の移動を抑制する．多発性硬化症に用いられる．

PDE4 阻害薬：cAMP を AMP に分解する酵素 PDE4（ホスホジエステラーゼ phosphodiesterase4）を抑制する．cAMP 濃度が上昇し，種々の経路で炎症性サイトカインの産生が抑制される．乾癬，Behçet 病，アトピー性皮膚炎（外用）などで使用される．

α4 インテグリン阻害薬：カロテグラスト（carotegrast）は潰瘍性大腸炎に使用される．

抗アレルギー薬

H_1 受容体拮抗薬：四つのヒスタミン受容体のうち H_1 受容体は平滑筋，血管内皮，脳に存在する．H_1 受容体を介する作用には，感覚神経終末刺激による痒みと痛みの誘発，血管拡張作用，気道収縮作用が重要であり，H_1 受容体拮抗薬はアトピー性皮膚炎，じんま疹，鼻炎，気管支喘息などに使用される．第二世代の抗ヒスタミン薬は抗ヒスタミン作用と後述のメディエーター遊離抑制作用を併せもつ．新しい抗ヒスタミン薬は中枢神経への移行が少なく「非鎮静性」でねむけを催さない薬物が多い（☞ 164 頁）．

ケミカルメディエーター遊離抑制薬：ヒスタミン，ロイコトリエン（LT）B_4，C_4，D_4，血小板活性化因子（PAF）などの遊離を濃度依存的に抑制する．クロモグリク酸（cromoglicic acid），トラニラスト，ペミロラスト，イブジラスト，レピリラスト，タザノラストがある．効果発現に 2〜3 週間かかる．

TXA_2 阻害薬：合成酵素阻害薬と受容体拮抗薬がある．TXA_2 はアラキドン酸から合成され（**図Ⅷ-17**），血小板凝集作用，血管収縮作用，平滑筋収縮作用がある．TX 合成酵素阻害薬オザグレルは抗血小板薬としても用いられる．気道収縮抑制により気管支喘息に使用される．TXA_2 受容体拮抗薬セラトロダストは気管支喘息に使用される（☞ 489 頁）．

LT 受容体拮抗薬：CysLT（cysteinyl LT：LTC_4，LTD_4，LTE_4）の受容体である $CysLT_1$ 受容体のアンタゴニストとして働く．LTC_4 と LTD_4 は強力な気道収縮作用をもち，マスト細胞や好酸球で LTA_4 から変換される（**図Ⅷ-17**）．LT 受容体拮抗薬は気管支喘息で使用される（☞ 489 頁）．プランルカスト，モンテルカストがある．

Th2 サイトカイン薬：スプラタスト（suplatast）は IL-4，IL-5 の産生を選択的に抑制することにより IgE 産生や好酸球浸潤を抑制する．気管支喘息に用いる（☞ 489 頁）．

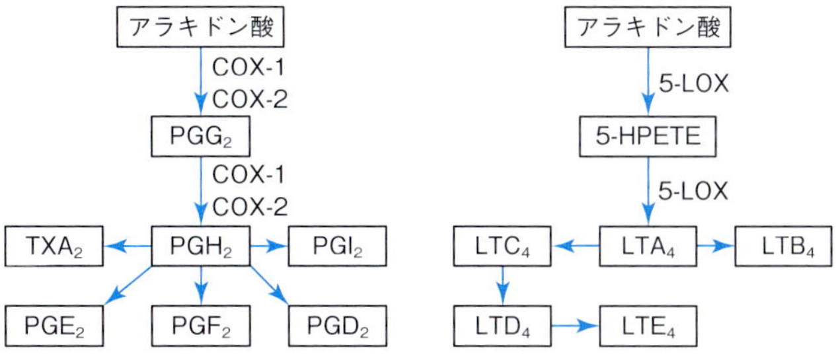

図Ⅷ-17　主なケミカルメディエーター産生経路

抗 IL-4 受容体 α 鎖抗体，抗 IL-5 抗体：それぞれ IL-4，IL-5 の作用を抑制する．重症気管支喘息に使用される生物学的製剤である(☞ 474 頁)．

抗 IL-5 受容体 α 鎖抗体：ベンラリズマブは好酸球に結合してアポトーシスを誘導する．重症気管支喘息に使用される．

抗 IgE 抗体：オマリズマブは免疫グロブリン E(IgE)と IgE 受容体(FcεRI)との結合を阻害することでマスト細胞の活性化を抑制する．すでに結合した IgE には作用しないため，効果発現には一定の時間がかかる．気管支喘息，季節性鼻炎，特発性慢性じんま疹の重症難治例に使用される(☞ 489 頁)．

抗 IL-31 受容体 A 抗体：IL-31 の作用を抑制する．IL-31 は $CD4^+$ T 細胞などから産生され，IL-31 受容体は後根神経節に高発現する．抗 IL-31 受容体 A 抗体(ネモリズマブ)はアトピー性皮膚炎の痒みに対して用いられる(☞ 509 頁)．

JAK 阻害薬：アトピー性皮膚炎に使用される低分子化合物である(☞ 507，509 頁)．

高尿酸血症・痛風治療薬

ヒトではプリン体の最終代謝産物が尿酸である．最終経路でキサンチンがキサンチンオキシダーゼ(xanthine oxidase, XO)により代謝され尿酸になる(**図Ⅷ-18**)．尿酸は 2/3 が腎臓から排泄され残りの 1/3 は腸から排泄される．尿酸は糸球体で 100% 濾過されるが，再吸収と分泌を経て最終的に 10% 程度が尿中へ排泄される．近位尿細管での尿酸再吸収には尿酸トランスポーター URAT1 が重要である．

血清尿酸値が 7.0 mg/dL を超える状態を高尿酸血症とする．体内の尿酸プールが増加すると，関節や尿路に尿酸一ナトリウム(MSU)が結晶として析出する．関節に析出した MSU をマクロファージが取り込むと一連の炎症が起こり，痛風関節炎と呼ぶ．尿路に析出すると尿路結石や慢性間質性腎炎となる．高尿酸血症は，尿酸産生過剰型，尿酸排泄低下型，混合型に大別され，わが国では排泄低下型が多い．尿酸降下薬には尿酸合成阻害薬と尿酸排泄促進薬がある．治療介入は症状や尿酸値によって決定される．

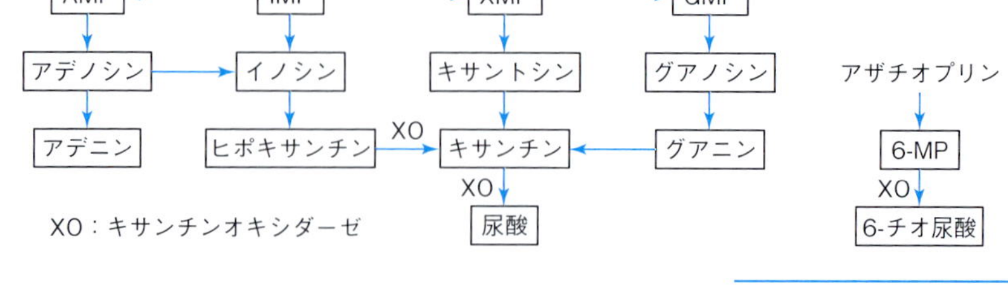

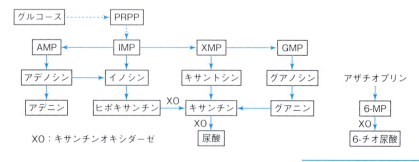

図Ⅷ-18　プリン代謝と尿酸合成

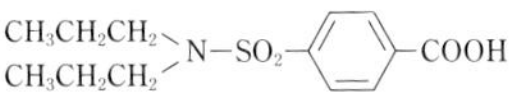
Probenecid

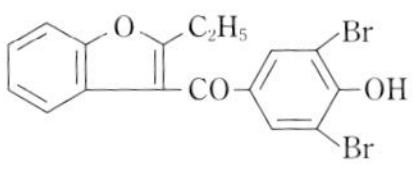
Benzbromaron

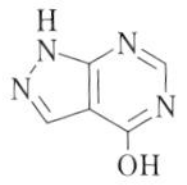
Allopurinol

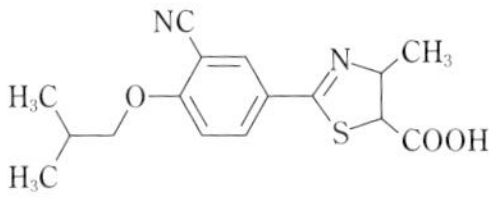
Febuxostat

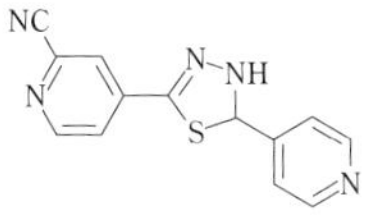
Topiroxostat

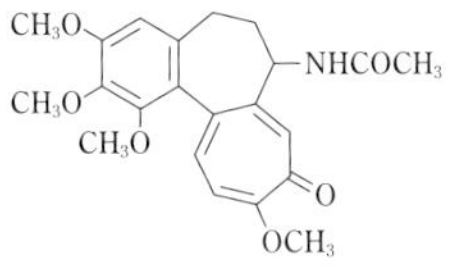
Colchicine

図Ⅷ-19　高尿酸血症・痛風治療薬

尿酸排泄促進薬

プロベネシド Probenecid，ベンズブロマロン Benzbromarone

URAT1の作用を抑え尿酸の再吸収を抑制することにより血中尿酸値を下げる．

ラスブリカーゼ Rasburicase

尿酸を酸化してアラントインに変換する酵素である．アラントインは水溶性が高く尿中に溶けやすいため尿酸より排泄されやすい．ラスブリカーゼはすでに生成された尿酸の排泄を促す．腫瘍崩壊症候群の予防に用いる．

尿酸合成阻害薬

アロプリノール Allopurinol

プリン型であり競合的にキサンチンオキシダーゼを阻害することにより尿酸生成を抑制する．

フェブキソスタット Febuxostat，トピロキソスタット Topiroxostat

非競合的にキサンチンオキシダーゼを阻害する．アザチオプリンの代謝物である6-MPはキサンチンオキシダーゼにより代謝されるため，キサンチンオキシダーゼ阻害薬との併用により血中濃度が上昇し作用と副作用が増強する（**図Ⅷ-18**）．

痛風治療薬

コルヒチン Colchicine

微小管の集合を妨げることによりIL-1βの産生，好中球の炎症組織への遊走，貪食作用，脱顆粒などを抑制する．尿酸結晶がマクロファージに取り込まれると，インフラマゾーム活性化によりIL-1βが生成され，IL-1βが痛風の炎症の起点となる．インフラマゾーム活性化の際にASCが微小管を移動してNLRP3と会合するが，コルヒチンは微小管機能抑制により両者の結合を抑制しインフラマゾーム活性化を抑制する．

第Ⅸ章
呼吸器・消化器作用薬

呼吸器作用薬，消化器作用薬は主に自律神経とその効果器である粘膜層の外分泌細胞と内分泌細胞および平滑筋に作用する．呼吸中枢と化学受容器，咳反射，嘔吐反射と化学受容器などに作用する薬も含まれる．それ以外汎用されている抗炎症薬，抗アレルギー薬および抗感染症薬は別項で述べる．

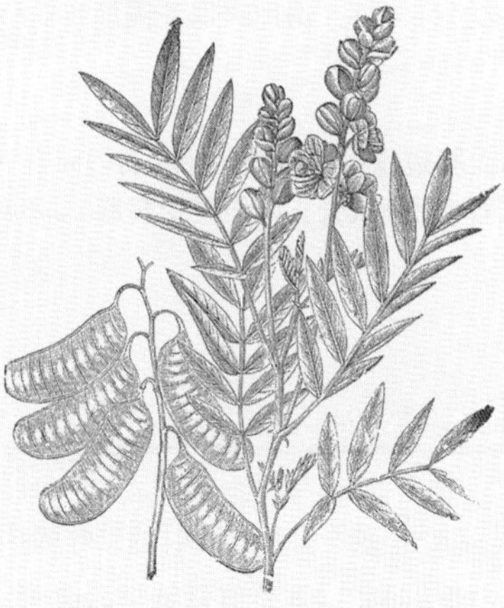

Cassia angustifolia
（チンネベリーセンナ）

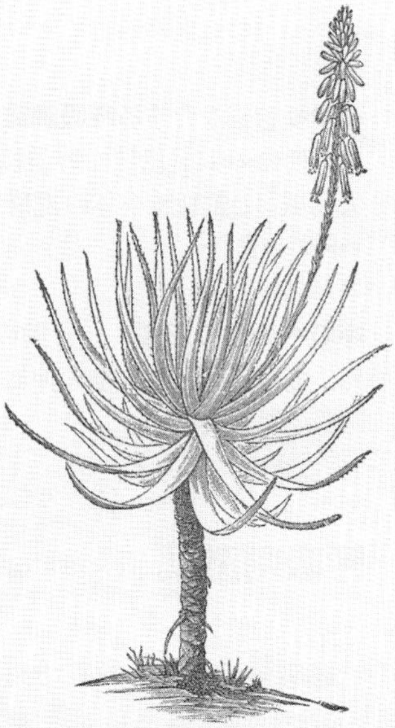

Aloe succotrina
（ナタールアロエ）

アントラキノン配糖体を含む植物(下山，朝比奈"生薬学"，1943)
センナ，アロエは緩下剤として用いられる．

1 呼吸器作用薬

呼吸運動は呼吸中枢，化学受容器(頸動脈小体，大動脈小体)，呼吸筋，肺および気管支の平滑筋と粘膜，これらを制御する知覚神経，運動神経，自律神経によって調節されている．特に，吸入した空気が気道から肺に至るまでには，肺でのガス交換が効率よく行われるような機能，気管支粘膜上皮の線毛運動，漿液あるいは粘液の生産と分泌，白血球の食作用，気管支の蠕動様収縮，咳反射があり，これらの過程が障害される呼吸器疾患の治療薬には呼吸刺激薬，鎮咳薬，去痰薬，気管支拡張薬，気管支喘息治療薬がある．

呼吸の中枢性調節――呼吸の基本的なリズムは延髄呼吸中枢で調節されている．安静時には，吸息ニューロンのインパルスは横隔膜の収縮を約 2 秒間持続し，続いて約 3 秒間弛緩するリズムが形成され，呼息ニューロンは活動しない．激しい呼吸時には吸息ニューロンのインパルスが呼息ニューロンを刺激し，肋間筋と腹筋を収縮させ強い呼息を生ずる．この吸息ニューロンは橋背側の呼吸中枢の抑制性のインパルスを受け，肺が膨らみ過ぎないように吸息の持続時間が制限されている．橋腹側の持続性吸息中枢は吸息ニューロンに刺激性のインパルスを送り，長く深い吸息を起こすが，呼吸中枢が優位に働く．

化学受容器を介する呼吸調節――呼吸器系は二酸化炭素(CO_2)と酸素(O_2)レベルを維持する機能をもつ．延髄の中枢化学受容器は，脳脊髄液の pH と CO_2 分圧(正常値 40 mmHg)の変化に反応する．大動脈弓と頸動脈小体の末梢化学受容器は，血液中の CO_2，O_2，pH レベルを調節するネガティブフィードバックを行う．

呼吸への他の影響――行動の期待，感情不安による大脳辺縁系の刺激，呼吸筋の固有受容器，発熱，痛み，肛門括約筋の伸展，気道刺激，血圧，気管支と細気管支の伸展受容器による膨化反射が呼吸の深さに影響する．

呼吸刺激薬 Respiratory stimulants

呼吸刺激薬は，呼吸中枢を直接刺激し，末梢化学受容器を介して反射的に呼吸中枢を興奮させ，呼吸運動の頻度や換気量を増大させ，呼吸中枢抑制による換気量低下の改善に用いる．

ドキサプラム Doxapram

末梢化学受容器(頸動脈小体)を介して呼吸中枢を刺激し，呼吸数よりも呼吸量を増す．呼吸中枢を興奮させる用量と痙攣を誘発する用量との差が大きく，安全係数の高い薬である．作用時間は 3～4 分と短い．臨床的には麻酔時の呼吸抑制，肺の換気不全時によく用いられ，交感神経刺激様作用により血圧上昇をきたす．

ジモルホラミン Dimorpholamine

直接的に呼吸中枢を刺激し，呼吸促進，血圧上昇を起こす．作用の持続時間が長く，安全係数が大きいので麻酔薬，睡眠薬中毒による呼吸抑制の治療に用いられている．

フルマゼニル Flumazenil(☞ 334 頁)

ベンゾジアゼピン拮抗薬でベンゾジアゼピン系薬による鎮静の解除，呼吸抑制の改善に用いる．

レバロルファン Levallorphan，ナロキソン Naloxone(☞ 376 頁)

オピオイド拮抗薬で，ナロキソンは μ(MOP)受容体と高い親和性の拮抗作用をもち，また κ(KOP)，δ(DOP)受容体にもそれぞれ 1/15，1/40 の拮抗作用を示す．麻薬による呼吸抑制ならびに覚醒遅延についても改善効果がある．さらに，ペンタゾシンなど非麻薬性オピオイド鎮痛薬による呼吸抑制にも効果がある．

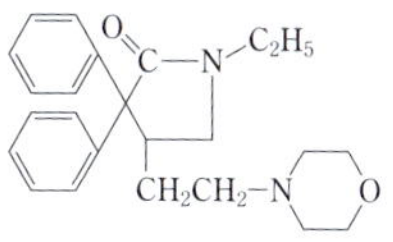

Doxapram

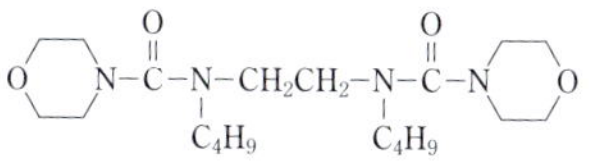

Dimorpholamine

鎮咳薬 Antitussives

咳は気道に侵入した異物，刺激性のガス，気道内分泌物，感染，炎症，肺うっ血，アレルギー，腫瘍，薬などによる化学的あるいは機械的刺激によって生じる他，心因性によっても発生する反射性の突発的な呼吸運動である．咳反射は本来異物を排除するための防御反射であるので，むやみに咳を抑制すべきではないが，持続的な咳による睡眠障害，悪心や嘔吐による食物摂取の障害，呼吸器や循環器障害のある場合，また咳反射の吸息期に有害物質が気管支から終末細気管支，肺胞へと流入し，さらに，過剰な咳発作が続き肺胞内圧が上昇すると，肺胞が壊れ肺気腫を誘発するので咳発作を抑制する必要がある．

咳反射——咳反射を調節している咳中枢は延髄の迷走神経知覚核と嘔吐中枢の付近に存在するが，呼吸中枢との関係についてはまだ不明である．

咳刺激受容器 →	求心性線維 →	咳中枢 →	遠心性線維
機械的受容器(喉頭から気管分岐部粘膜)	舌咽神経，上喉頭神経		迷走神経，下喉頭神経
化学的受容器(気管支から細気管支)	迷走神経肺枝，横隔神経		肋間神経，横隔神経
伸展受容器(細気管支，肺胞)			腹壁筋支配神経

表Ⅸ-1 鎮咳薬の分類

中枢性鎮咳薬	麻薬性	コデイン，ジヒドロコデイン
	非麻薬性	デキストロメトルファン，ジメモルファン(呼吸促進)，ノスカピン(速効性，気管支拡張)，チペピジン(気管支腺分泌亢進)，エプラジノン(気道内分泌液増加作用)，クロペラスチン(抗ヒスタミン作用)，クロフェダノール，ペントキシベリン(気管支拡張)，ベンプロペリン(抗コリン作用，局所麻酔作用)
末梢性鎮咳薬	含嗽薬，局所麻酔薬，去痰薬，気管支拡張薬	

( )：鎮咳作用以外の特徴

分 類 咳中枢の求心性インパルスに対する閾値を上昇させて咳反射を抑制する中枢性鎮咳薬と，気道粘膜における求心性インパルスの生成を抑制する末梢性鎮咳薬がある(**表Ⅸ-1**).

コデイン Codeine，ジヒドロコデイン Dihydrocodeine(☞ 373 頁)

コデインは，アヘン中に含まれるフェナントレン系アルカロイドで，アヘン中の含有量は約 0.5% の代表的な麻薬性鎮咳薬である．コデイン，ジヒドロコデインともに通常リン酸塩として用いられる.

薬理作用 モルヒネ同様，咳中枢に作用し咳反射を抑制する．鎮咳作用に関係する μ 受容体や κ 受容体は，鎮痛作用に関与している受容体のサブタイプであると考えられている．コデインの鎮咳効果はモルヒネの 1/8～1/9 である．ジヒドロコデインの鎮咳作用はコデインの約 1.4 倍である.

臨床適用と副作用 気道分泌を抑制し，粘膜の乾燥を生じ，気道分泌物の多いときには有効であるが，気管支喘息や閉塞性肺気腫では逆に分泌物の粘度が高くなり肺機能不全を誘発する可能性があるので使用に適さない.

薬物依存は，モルヒネより軽度で鎮咳効果を得る量ではモルヒネほどの陶酔を生じない．重要な副作用は便秘で，その他，呼吸抑制，悪心，嘔吐，めまい，心悸亢進，不安，興奮に要注意である.

デキストロメトルファン Dextromethorphan，ジメモルファン Dimemorfan

デキストロメトルファンは合成鎮痛薬であるレボルファノール(levorphanol)のメチル化体の *d* 異性体で，鎮痛作用，便秘，呼吸抑制や嗜癖などの麻薬としての作用はない．鎮咳効果はコデインの約 1/2 で，きわめて副作用の少ない鎮咳薬である．中枢性鎮咳作用は NMDA 受容体の PCP 結合部位に作用し，チャネルを遮断することによる(☞ 118 頁).

中枢性麻薬性

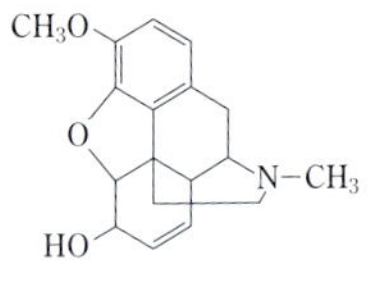

Codeine

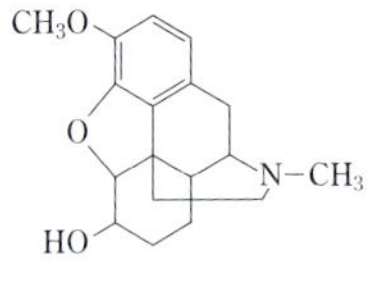

Dihydrocodeine

中枢性非麻薬性

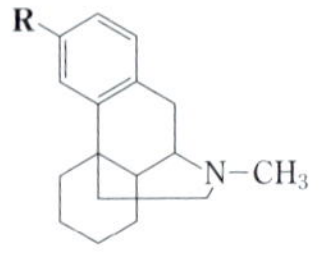

Dextromethorphan **R**：CH_3O
Dimemorphan **R**：CH_3

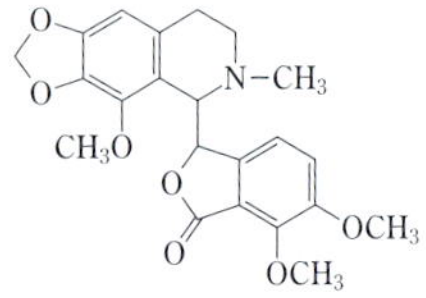

Noscapine

去痰薬 Expectorants

気道の重要な働きの一つに，気管支腺や杯細胞により気道内面を湿潤化し，侵入した異物を分泌物とともに痰として排泄しようとする働きがある．去痰薬は気道の分泌作用を促進し，痰の粘性を低下させ，また粘膜を湿潤化することにより，分泌物の喀出を容易にする(**表Ⅸ-2**)．非感染性の痰はムコ多糖類の線維でできているが，感染性の痰はムコ多糖類の線維が分断され組織や細胞の破壊によって生じたDNAのクロマチン線維で置き換えられ，このDNAが痰の粘度を高める原因の一つとなっている．感染症に対しては去痰薬と抗感染症薬との併用が行われる．

気道分泌の粘性を高める因子としては，DNA増加の他に，水分減少，Na^+，K^+の不足，Ca^{2+}増加，蛋白質増加があり，蛋白質とムコ多糖類との分子結合状態などが関与する．

表Ⅸ-2　主な去痰薬とその作用機序

分　類	去痰薬	作用機序と臨床作用
気道分泌促進薬		吸収後，粘膜腺から分泌，腺細胞に作用して気道分泌を促進
	塩類，刺激性，催吐性去痰薬	最近ほとんど用いられない
	非サポニン配糖体 桜皮エキス，車前草	作用機序は不明
	ブロムヘキシン	非感染性の粘性痰に有効である．気管支の漿液分泌細胞の分泌を促進し，ムコ多糖類線維を切断して痰の粘性を低下させる 副作用はまれに胃腸障害(悪心，食欲不振)や頭痛を起こす
気道粘液溶解薬	アセチルシステイン エチルシステイン メシステイン	システイン誘導体で吸収後，気管支腔内に分泌されて，ムコ蛋白質中のS-S結合を開裂し，粘性を低下させる
蛋白質分解酵素	プロナーゼ セミアルカリプロテイナーゼ	蛋白質を分解することにより痰の粘性を低下させ，膿性痰に有効
	ブロメライン	抗酸化作用がある
DNA分解酵素	ドルナーゼ	DNAを加水分解することにより，DNAを多量に含む痰の粘性を低下させる
多糖類分解酵素	リゾチーム	ムコ多糖類を加水分解して粘度を低下させる
気道粘液修復薬	カルボシステイン	喀痰中のシアル酸とフコースの構成比を正常化し，粘膜上皮の線毛細胞の修復を促進する
	フドステイン	杯細胞過形成抑制，粘液修復，気道分泌亢進，抗炎症作用
気道潤滑薬	アンブロキソール	ブロムヘキシンの活性代謝物で 肺胞サーファクタント分泌 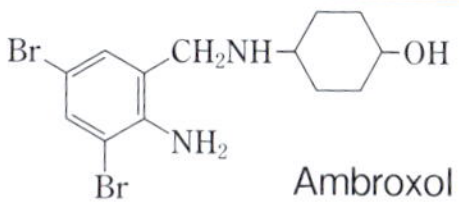 Ambroxol
	チロキサポール	界面活性吸入薬

気管支拡張薬 Bronchodilators

気管支拡張薬は閉塞性呼吸器疾患，特に気管支喘息の治療薬として広く用いられている．気管支拡張作用のあるアドレナリン作用薬のうちβ刺激薬とキサンチン誘導体（xanthine derivatives）が主な薬物である．

アドレナリン作用薬

気管支平滑筋は交感神経刺激によりβ_2受容体を介し，拡張する．β刺激薬がβ_2受容体と結合すると，アデニル酸シクラーゼ（AC）を活性化し細胞内cAMPの濃度を増大する．cAMPにより活性化されたプロテインキナーゼA（PKA）はCa^{2+}-ATPアーゼをリン酸化してCa^{2+}ポンプを活性化し，細胞内Ca^{2+}濃度を低下させる．また，PKAによるミオシン軽鎖キナーゼ（MLCK）の不活性化により気管支平滑筋は弛緩する（**図Ⅸ-1**）．

気管支平滑筋の拡張のために選択的β_2刺激薬が汎用され，エフェドリンやメチルエフェドリンなど非選択的作用薬は副作用からその使用頻度は減少している．

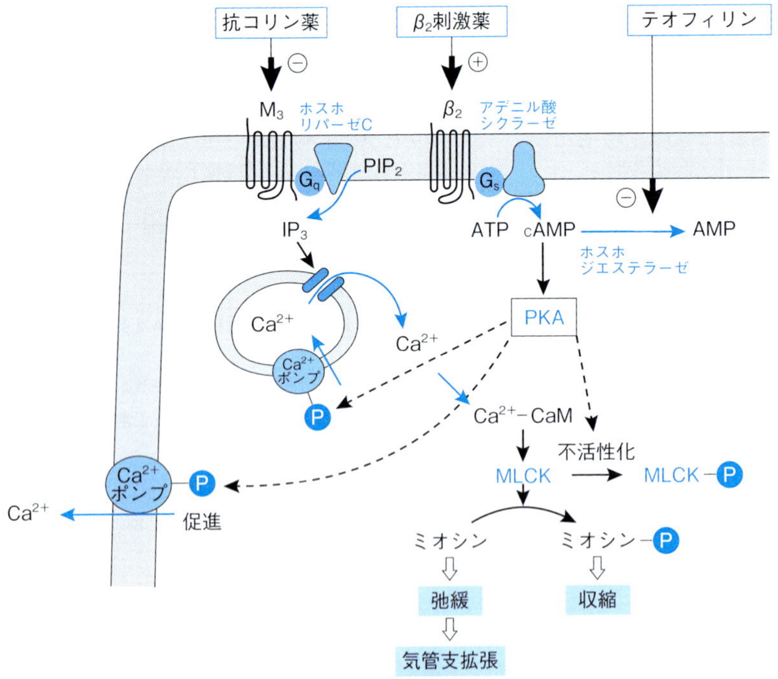

図Ⅸ-1　気管支平滑筋の収縮機構と気管支拡張薬の作用機序
細胞内Ca^{2+}濃度が10^{-7} M以下では平滑筋は弛緩．膜の脱分極や受容体刺激により細胞内Ca^{2+}濃度が10^{-7} M以上に増加すると（L型Ca^{2+}チャネルからのCa^{2+}流入，細胞内Ca^{2+}貯蔵部位からのCa^{2+}動員）Ca^{2+}・カルモジュリン（CaM）複合体はミオシン軽鎖キナーゼ（MLCK）を活性化し，ミオシンがリン酸化され，アクチンと反応して収縮反応を起こす．細胞内のCa^{2+}濃度が10^{-7} M以下になるとMLCKは不活性化され，リン酸化ミオシンはホスファターゼにより脱リン酸化されて弛緩が起こる．

表Ⅸ-3 気管支拡張薬

分 類	剤 型	一般名
β 刺激薬	内服 吸入	イソプレナリン
β_2 刺激薬（☞ 269 頁）	内服	テルブタリン，ツロブテロール
	（長時間型）	クレンブテロール
	内服 吸入	プロカテロール，サルブタモール，トリメトキノール，フェノテロール
	（長時間型）	サルメテロール，ホルモテロール，インダカテロール，ビランテロール
キサンチン類（☞ 305 頁）	内服（徐放剤）	テオフィリン
	内服 注射	アミノフィリン，ジプロフィリン，プロキシフィリン
抗ムスカリン薬（☞ 255 頁）	吸入	イプラトロピウム，オキシトロピウム
	（長時間型）	チオトロピウム，グリコピロニウム，ウメクリジニウム

キサンチン誘導体

キサンチン誘導体は，cAMP の分解酵素であるホスホジエステラーゼに対する阻害作用により，組織中の cAMP 量を増加し，この cAMP が気管支平滑筋の弛緩を起こす．β 作用薬とキサンチン誘導体との併用は著しい気管支拡張効果を生じる．キサンチン誘導体の効果には，気管支平滑筋を収縮させるアデノシン A_1 受容体に対する拮抗作用も加わる．

気管支拡張作用に加えて心悸亢進作用，利尿作用および中枢興奮作用がある．

抗ムスカリン薬

副交感神経刺激の M_3 受容体を介する気管支筋収縮に拮抗する．第四級アンモニウム抗ムスカリン薬が吸入で用いられ，**チオトロピウム**（tiotropium），**グリコピロニウム**（glycopyrronium）は慢性閉塞性肺疾患（COPD）にも有効である．

気管支喘息治療薬 Drugs for bronchial asthma

気管支喘息は気道の慢性炎症，可逆的な気管支閉塞，気道過敏症を特徴とする呼吸器疾患である．咳，喘鳴，呼吸困難が発作的に起こるが，重症の発作が継続するものを喘息重積症という．喘息，特に小児喘息の多くはアレルギー性喘息で，素因をもつものが多いが，非アレルギー喘息は成人後発症するものに多い．基本的病態が慢性炎症であることから長期管理薬（コントローラー）に吸入ステロイド，長時間型気管支拡張薬および抗アレルギー薬による気道閉鎖の改善を行い，発作治療薬（リリーバー）には，主に短時間型気管支拡張薬を用い吸入ステロイドを併用する．

気管支喘息発生機序――アレルギー性喘息発作の主な原因はⅠ型（即時型アナフィラキシー型）アレルギー反応で，アレルゲンを吸入後 10 分以内に始まり，20～30 分でピークに達する即時型喘息反応と吸入後 4～6 時間で始まり 8～12 時間でピークに達する遅延型喘息反応の 2 相性を示す．

抗原（アレルゲン）侵入後マクロファージは抗原提示細胞として，ヘルパー T 細胞（Th0 細胞）に働き Th2 細胞に分化させる．Th2 細胞は IL-4 や IL-13 を放出して B 細胞の IgE 抗体の転写活性を促進し抗体産生が誘導される．IgE 抗体は高親和性受容体（FcεRI）のリガンドとしてマスト細胞を感作する．抗原と結合により FcεRI と架橋を起こしマスト細胞を活性化する．マスト細胞は脱顆粒を起こし，炎症性ケミ

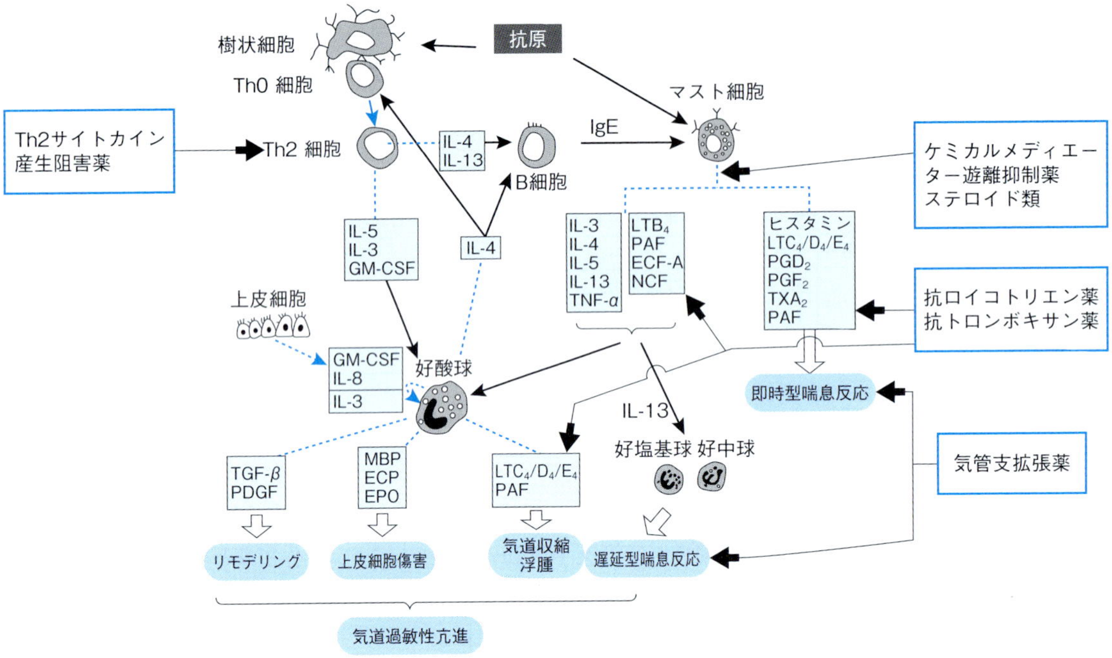

図Ⅸ-2　気管支喘息の病態形成と気管支喘息治療薬の作用点

カルメディエーター(ヒスタミン，ロイコトリエン，プロスタグランジン，PAF，TXA_2)を放出し即時型免疫反応が成立して，気管支平滑筋の攣縮を起こし喘息発作に陥る．マスト細胞から放出されたケミカルメディエーターは好酸球の浸潤を誘導し，好塩基球の活性化によりロイコトリエン，PAF，TXA_2 の放出を伴い遅延型免疫反応–慢性炎症に移行し，気道の過敏性が亢進し，平滑筋収縮，粘膜浮腫，分泌が亢進する．さらに，慢性気道炎症により気道上皮が障害され，それを修復するために気道リモデリングが誘起される．その過程で気道上皮細胞の分化・修復と同時に，気道壁の肥厚は気道弾性の低下が，気道過敏性の亢進と不可逆的な気道狭窄の原因となる．気道リモデリングが喘息の難治化をもたらす重要な因子となる(**図Ⅸ-2**)．

■ コルチコステロイド Corticosteroid(☞ 519 頁)

気管支喘息の病態が気道炎症であることから，最も抗炎症作用の強いコルチコステロイドが主な治療薬として用いられる．特に，副作用の少ない吸入ステロイドが気管支喘息長期管理薬の軸となり，WHO から国際治療ガイドラインが発行されている．急性期には即効性のヒドロコルチゾンの静注を行う．作用発現には数日から数週間かかるので急性増悪時には用いられない．局所への T 細胞，マクロファージ，好酸球の滲出の抑制，サイトカイン産生の抑制および血管透過性亢進の抑制，粘液分泌抑制などがその作用機序とされている．

喘息治療薬の第一選択薬としては，吸入ステロイドとして**ベクロメタゾンプロピオン酸エステル**(beclometasone dipropionate)，**フルチカゾンプロピオン酸エステル**(fluticasone propionate)，**ブデソニド**(budesonide)，**シクレソニド**(ciclesonide)などが代表的であり，長期管理薬(予防維持薬)として広く用いられる．

表Ⅸ-4 気管支喘息治療薬

気管支拡張薬	アドレナリン皮下注，吸入 β 作用薬，徐放性テオフィリン
吸入ステロイド	ベクロメタゾンプロピオン酸エステル，フルチカゾンプロピオン酸エステル，ブデソニド，シクレソニド
抗アレルギー薬 内服	
ケミカルメディエーター遊離抑制薬	クロモグリク酸，レピリナスト，イブジラスト，トラニラスト，ペミロラスト，タザノラスト
抗アレルギー性 H_1 受容体拮抗薬	ケトチフェン，オキサトミド，アゼラスチン，メキタジン，エピナスチン，セチリジン
TXA_2 合成酵素阻害薬	オザグレル
TXA_2 受容体拮抗薬	セラトロダスト
LT 受容体拮抗薬	プランルカスト，モンテルカスト
Th2 サイトカイン阻害薬	スプラタスト
抗 IgE 抗体	オマリズマブ
去痰薬 吸入	アセチルシステイン
内服	カルボシステイン，フドステイン，アンブロキソール

抗アレルギー薬(☞ 477～478 頁)

ケミカルメディエーター遊離抑制薬

Ⅰ型アレルギー反応で気管支粘膜に存在するマスト細胞からのヒスタミン，ロイコトリエンなどのケミカルメディエーターの遊離を抑制することにより発作を予防するケミカルメディエーター遊離抑制作用をもつ中枢抑制作用の弱い抗ヒスタミン薬が用いられる(☞ 164 頁，477 頁).

トロンボキサン A_2(TXA_2)阻害薬(☞ 477 頁)

TXA_2 合成酵素阻害薬および TXA_2 受容体拮抗薬が用いられている.

ロイコトリエン(LT)受容体拮抗薬(☞ 477 頁)

強力な LT 受容体拮抗薬**プランルカスト**(pranlukast)は作用の発現が速く，きわめて高い有効性を示すが，すでに発現している発作を寛解させる効果はない.

Th2 サイトカイン阻害薬(☞ 477 頁)

気管支喘息においては Th2/Th1 バランスが Th2 に片寄っている．**スプラタスト**(suplatast)は Th2 サイトカイン，IL-4，IL-5 産生抑制作用と IgE 抗体産生抑制作用をもつ.

抗 IgE 抗体(☞ 478 頁)

オマリズマブ(omalizumab)は IgE 抗体に結合することにより，IgE 抗体がマスト細胞に結合するのを阻害して炎症性メディエーターの産生を抑制する．難治性気管支喘息に用いられる.

COPD 治療薬

慢性閉塞性肺疾患(chronic obstruction pulmonary disease, **COPD**)とは肺気腫，慢性気管支炎と末梢気道病変など慢性の気道閉塞を特徴とする閉塞性呼吸器疾患の総称である．喫煙，大気汚染，呼吸器感染，粉塵やガス曝露，遺伝的素因などが原因となる．近年，患者数(特に高齢者)が増加し，その 90% は喫煙による.

原則として吸入剤が治療に用いられる．抗コリン薬(チオトロピウム)や，ステロイド(フルチカゾンプロピオン酸エステル)と β_2 刺激薬(サルメテロール)の吸入合剤が多用されている.

2

消化器作用薬

消化器系は口腔から肛門に至る消化管とそれに付随する分泌・代謝臓器から構成され，摂取した食物を消化・吸収し不要物を排泄する器官である．すなわち，消化酵素の分泌（外分泌），腸内容物の混和，輸送のための運動，栄養素の吸収などの機能をもち，これらは神経系や内分泌系の調節を受けている．また，消化管は重要な免疫臓器であり自己免疫疾患やアレルギーなどの発症に深く関与している．

消化管の神経性調節——消化管は自律神経系である交感神経と副交感神経による二重支配を受けている．副交感神経（主として迷走神経）の節前神経は**筋層間神経叢**（**Auerbach 神経叢**）と**粘膜下神経叢**（**Meisner 神経叢**）に達して副交感神経節を形成し，その節後神経が平滑筋や粘膜に分布する．一方，交感神経は脊髄に隣接する交感神経節で節後神経に接続し消化管に達し，副交感神経節に対して主として抑制作用を発揮すると同時に，平滑筋や血管に分布している．分泌（唾液，胃液，腸液など）や運動に対して副交感神経は主に促進的に作用し，交感神経は抑制的に作用する．筋層間神経叢や粘膜下神経叢を含む壁内神経系は運動や分泌に対して，消化管内で局所反射の役割を担っており，自律性の蠕動運動などを調節している（**図Ⅸ-3**）．

消化管の内分泌性調節——消化管には多くの内分泌細胞が存在し，そこから分泌される消化管ホルモンや生理活性物質が内分泌的あるいは傍分泌（パラクリン）的に消化管機能を調節している（**表Ⅸ-5**）．胃では胃体部の ECL 細胞からヒスタミン，幽門部の G 細胞からガストリンが分泌されて胃酸分泌を促進させる．さらに十二指腸や上部小腸からは食物や胃酸の刺激によってセクレチン，コレシストキニン（CCK）が放出されて膵液や胆汁分泌を促進すると同時に，胃に作用して胃酸分泌，胃運動を抑制する．また小

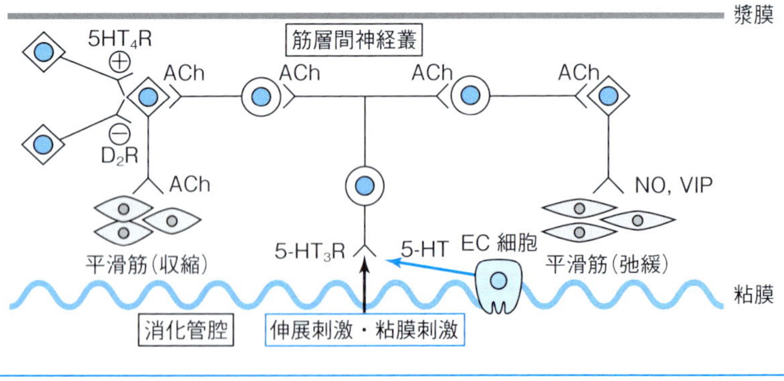

図Ⅸ-3　消化管の壁内神経叢と局所反射
消化管の平滑筋は近位部から遠位部に向かって収縮と拡張を繰り返す（蠕動運動）．収縮は壁内神経末端から分泌されるアセチルコリン（ACh）が，拡張は NO（nitric oxide）や VIP（vasoactive intestinal polypeptide）などが働いている．また腸の粘膜刺激や伸展刺激，さらに EC 細胞から分泌されるセロトニン（5-HT）などが蠕動運動を調節しているが，時には病的刺激ともなって下痢などを誘発する．

表Ⅸ-5 消化管ホルモン，生理活性物質とその作用

	分泌細胞	標的臓器	受容体	作　用
グレリン	A-like 細胞	視床下部・下垂体	グレリン	食欲亢進，GH 分泌促進
ガストリン	幽門部 G 細胞	壁細胞，ECL 細胞	CCK_2	胃酸分泌促進
ヒスタミン	胃体部 ECL 細胞	壁細胞	H_2	胃酸分泌促進
ソマトスタチン	胃体部，幽門部 D 細胞	壁細胞，G 細胞	SST	胃酸分泌抑制
セクレチン	十二指腸 S 細胞	膵導管細胞，胃 D 細胞	セクレチン	膵重炭酸分泌，胃酸分泌抑制
CCK	上部小腸 I 細胞	胆囊膵，腺房細胞	CCK_1	胆囊収縮，膵酵素分泌，胃運動抑制
セロトニン	小腸 EC 細胞	腸管壁神経叢，視床下部 CTZ	$5\text{-}HT_3$，$5\text{-}HT_4$	催吐作用，腸管収縮
GLP-1	回腸，大腸 L 細胞	膵 β 細胞	GLP-1	インスリン分泌促進
グアニリン	大腸 Goblet 細胞	大腸上皮細胞	GC-C	腸液分泌促進

腸の EC 細胞からはセロトニンが分泌されて腸液分泌や腸運動を調節している．大腸ではグアニリンが分泌され腸液分泌を促進し，便の硬さを調整している．これらに加えて胃体部では空腹によってグレリンが分泌されて，中枢に作用して食欲を亢進させるとともに成長ホルモン分泌を促進する．また下部小腸や大腸からは GLP-1 が分泌されてインスリン分泌を促進し（インクレチン作用），食欲を抑制している．このように消化管からは多くのホルモンや生理活性物質が分泌されて消化管の分泌，運動を調節するのみならず，食欲，インスリン分泌など多くの生体機能に重要な役割を担っている．

消化管の免疫機構——小腸，大腸粘膜にはきわめて多数の免疫担当細胞とともに小腸パイエル板（Peyer patch），孤立リンパ小節（isolated lymphoid follicle），大腸リンパ小節（colonopatch）が存在しており，生体で最大のリンパ装置を形成している．消化管は食物や微生物など常に多くの外来異物に曝露されており，消化管の免疫装置はこれらに対する最前線の防御機構を担っている．実際，消化管にはきわめて多数の腸内細菌が存在しているが，消化管の免疫装置は腸内細菌の異常増殖を抑制し恒常性を維持すると同時に，それらと相互作用して（腸内細菌-腸管免疫クロストーク）生体にさまざまな影響を及ぼし，免疫疾患やアレルギー，生活習慣病などの疾病の予防・発症に深く関与している．

胃酸分泌の調節機構——胃酸（塩酸）は胃体部の壁細胞から分泌されて，同じ胃から分泌されるペプシノーゲンを活性化して蛋白質の消化に中心的役割を果たしている．胃酸分泌は，脳相における迷走神経刺激によって節後神経から放出されるアセチルコリン（ACh）によるムスカリン M_3 受容体刺激によりある程度促進された後，食物が胃に到達すると，主として蛋白質によって幽門部 G 細胞から分泌されたガストリンが，壁細胞や ECL 細胞のガストリン受容体（CCK_2 受容体）を刺激してさらに分泌が促進される（胃相の胃酸分泌）．この際 ACh やガストリンは胃体部の壁細胞とともに ECL 細胞（enterochromaffine-like cell）にも作用してヒスタミンを放出させることによっても胃酸分泌を促進する（ヒスタミン H_2 受容体）．このようにヒスタミンは胃体部粘膜において胃酸分泌の common final mediator として働いているために，H_2 受容体拮抗薬はヒスタミンのみならず，ACh（脳相）やガストリン（胃相）による胃酸分泌も抑制する．次に胃酸と混ざりあった食物が十二指腸に流れ込むと，胃酸と蛋白質や脂肪が刺激となって，上部小腸からセクレチン，CCK など（エンテロガストロン：上部小腸由来の胃酸分泌抑制物質の総称）が分泌され，それらが胃に作用して胃酸分泌を抑制する（腸相の胃酸分泌）．この際，エンテロガストロンは幽門部や胃体部のソマトスタチン（SST）分泌を刺激することによってガストリン分泌や胃酸分泌を抑制する（**図Ⅸ-4**）．

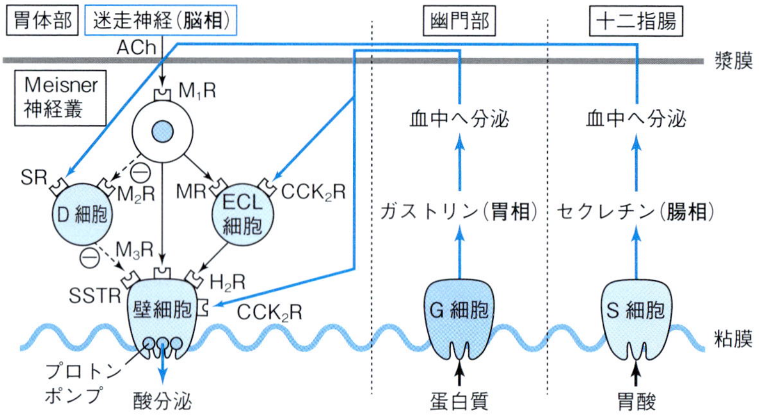

図Ⅸ-4 消化管の内分泌細胞
胃体部の壁細胞は脳相による迷走神経刺激によって胃酸を分泌する．また食物中の蛋白質は幽門部 G 細胞からのガストリン分泌を誘発する．このガストリンは壁細胞に直接作用すると同時に胃体部の ECL 細胞を刺激してヒスタミンを分泌させ，これらが相まって胃酸分泌が増強される(胃相)．その後，食物と胃酸が十二指腸に流れ込むと，これらが刺激になって十二指腸からセクレチンが分泌されて，セクレチンは胃に到達して胃酸分泌を抑制する(腸相)．--➤抑制

胃(食道)に作用する薬

胃酸分泌抑制薬

上部消化管の良性疾患の多くは，逆流性食道炎，消化性潰瘍に代表される酸関連疾患である．逆流性食道炎は胃酸の逆流で主に下部食道粘膜が障害される疾患であり，胃酸分泌が十分に保たれているヘリコバクター・ピロリ(*Helicobacter pylori*)未感染者や食道裂孔ヘルニア患者，肥満者に多く発症する．このため胃酸分泌抑制薬が第一選択薬となる(一部，胃切除者などでは胆汁などのアルカリ逆流が原因の場合がある)．一方，消化性潰瘍(胃，十二指腸潰瘍)の最大の原因は *H. pylori* 感染症であり，次に NSAIDs など解熱鎮痛薬の服用(NSAIDs 潰瘍)，さらにストレス(ストレス潰瘍)などが原因となって発症する．これらは，それぞれの原因除去が根本治療となるが，いずれの原因による場合も胃酸は増強因子として強く作用しているために，原因が何であっても酸分泌抑制薬が第一選択となる(No acid, No ulcer)(**図Ⅸ-5**)．酸分泌抑制薬としては，以前は抗コリン薬，H_2 受容体拮抗薬が使用されていたが，その効果は限定的であるため現在ではさらに強力なプロトンポンプ阻害薬(PPI)が第一選択薬となっている．近年 PPI に加えてさらに強力な PCAB(カリウムイオン競合型酸分泌阻害薬)が使用可能となったが，特に難治例，出血などの重症例，さらに内視鏡的粘膜切除術後に適応となる．また NSAIDs 使用者，抗凝固薬・抗血小板薬使用者のうちのハイリスク患者に対して酸分泌抑制薬の予防的投与が行われる．

抗コリン薬(ムスカリン受容体拮抗薬)

胃にはムスカリン M_1，M_3 受容体があって，胃酸分泌，消化管運動を促進させている．したがって抗コリン薬は胃酸分泌を抑制するが，ガストリンやヒスタミンによる胃酸分泌は抑制できないた

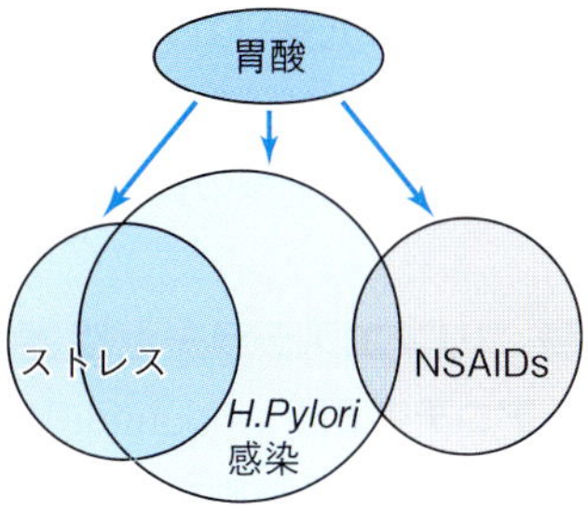

図Ⅸ-5 消化性潰瘍の原因
消化性潰瘍の最大の原因は *H. pylori* 感染である．ストレスは *H. pylori* 感染下で，*H. pylori* の潰瘍誘発作用を増強する．一方，NSAIDs は単独で潰瘍誘発因子となりうる．

めその効果は限定的である．また消化管運動抑制作用による便秘，散瞳，排尿障害，頻脈などの副作用も生じやすい．

H_2 受容体拮抗薬

胃体部の ECL 細胞から分泌されるヒスタミンは胃酸分泌の final mediator として壁細胞の H_2 受容体を刺激するため(**図Ⅸ-4**)，H_2 受容体拮抗薬(ファモチジンなど)は選択的かつ強力な胃酸分泌抑制薬として作用する(☞ 164 頁)．酸関連疾患の第一選択薬として使用されてきたが，その後より強力な PPI の出現によって，第一選択薬ではなくなった．

プロトンポンプ阻害薬 Proton pump inhibitor (PPI)

壁細胞の頂端膜(apical membrane)に存在するプロトンポンプ(H^+，K^+-ATP アーゼ，☞ 96 頁)を阻害する薬物であり，あらゆる刺激による胃酸分泌を抑制するため，その効果は H_2 受容体拮抗薬よりも強力である．弱塩基性であるため壁細胞の酸分泌領域に蓄積し，そこで活性型に変換され阻害効果を発揮する．このため食後の酸分泌期に効果を発揮する．

カリウムイオン競合型酸分泌阻害薬 Potassium competitive acid blocker (PCAB)

壁細胞からの胃酸分泌では，H^+ が放出される際に対向的にカリウムイオン(K^+)が細胞内に輸送される．PCAB であるボノプラザンは K^+ に競合して細胞内への K^+ の流入を抑えることによりプロトンポンプによる H^+ 放出を阻害し胃酸分泌を抑制する．PPI と異なり酸に影響を受けることなく活性化されるために，効果の出現が早く PPI よりも強力な胃酸分泌抑制作用を発揮する．

胃(食道)粘膜保護薬——消化性潰瘍患者や種々の胃炎患者に対して，粘膜防御能増強の目的で胃粘膜保護薬(防御因子増強薬)が使用されてきたが，胃酸分泌抑制薬に比してその効果は限定的であり，現在ではあまり使用されない．唯一プロスタグランジン製剤［PGE_1 製剤(ミソプロストールなど)：EP_2，EP_3 受容体アゴニスト］が重炭酸イオン(HCO_3^-)分泌促進，粘膜血流増加，胃酸分泌抑制作用をもつことから，NSAIDs 潰瘍やその予防のために使用されているが，下痢などの副作用が問題となる．

胃運動促進薬

胃は食事摂取時には収縮運動によって食物と胃液を混和し，幽門部と十二指腸の協調運動によって食物を適当な速度で十二指腸に送り出し，空腹期には周期的な強い収縮によって胃の残渣を十二指腸に送り出す(空腹期収縮)．上腹部膨満感や鈍痛などの上腹部の不定愁訴は胃の分泌，運動の亢進によって生じることもあるが，胃運動の抑制によって胃内容物が停滞するために発現することが多い．このため上腹部不定愁訴に対して胃運動促進薬が使用されることが多い．特に胃運動低下型の機能性ディスペプシアに対して適応となる．

コリンエステラーゼ阻害薬

アコチアミド(acotiamide)はアセチルコリンエステラーゼを阻害することにより，胃のACh濃度を上昇させて胃運動を促進することによって機能性ディスペプシアなどにおける上腹部不定愁訴を改善する．一方で，Alzheimer病などの認知症に使用されるコリンエステラーゼ阻害薬は，脳内のACh量を増加させて効果を発揮するといわれているが，末梢にも作用して，この際は逆に食欲不振や嘔吐，下痢などを誘発することがある．

D_2受容体拮抗薬

胃のドパミンD_2受容体は筋層間神経叢の節後神経に存在してAChの放出を抑制することによって胃運動を抑制している．このためD_2受容体拮抗薬は節後神経からのACh放出を促進させて胃運動を亢進させ上腹部不定愁訴を改善する．D_2受容体拮抗薬のうち，**スルピリド**(sulpiride)，**メトクロプラミド**(metoclopramide)は脂溶性であるため脳血液関門を通過できるので，長期連用により錐体外路症状や乳汁分泌などの中枢性の副作用が生じることがある．一方で鎮静作用などもあるので不定愁訴改善の上乗せ効果もある．これらの作用はスルピリドのほうがより強い．メトクロプラミドはD_2受容体拮抗作用に加えて5-HT_3受容体拮抗作用と5-HT_4受容体刺激作用を有する．**ドンペリドン**(domperidone)は脳血液関門を通過しないため中枢性の副作用は出現しにくい．**イトプリド**(itopride)はD_2受容体拮抗作用に加えて，コリンエステラーゼ阻害作用をもつ．

セロトニン受容体作用薬

消化管のセロトニン受容体のうち，5-HT_1，5-HT_3，5-HT_4受容体はコリン作動性神経上に，5-HT_2，5-HT_7受容体は平滑筋上に存在する．セロトニンは胃の5-HT_1受容体に結合するとACh遊離を抑制して胃運動を抑制する．一方，5-HT_3，5-HT_4受容体に結合するとACh遊離を促進して胃運動を亢進させる．**モサプリド**(mosapride)は5-HT_4受容体の部分アゴニストでACh遊離を促進して消化管運動を亢進させる．D_2受容体には作用しないため中枢性の副作用は少ない．メトクロプラミドは上述のように5-HT_4受容体刺激作用もあり，それによっても消化管運動を促進させる．

Helicobacter pylori 除菌薬

H. pylori 感染は消化性潰瘍の最大の原因であり，また胃癌の最大の危険因子であるため，陽性者は除菌療法を行うことが強く求められる．除菌は抗菌薬2剤と酸分泌抑制薬1剤の3種類を用いる．具体的にはアモキシシリン，クラリスロマイシンとPCABの3剤を1週間投与するが，これによる除菌成功率は90％に達する．以前は酸分泌抑制薬としてPPIが用いられていたが，PCABを使用するようになって以降，除菌率は飛躍的に伸びた．

制吐薬

消化管粘膜や消化器臓器にさまざまな刺激が加わると，内臓知覚神経を介して延髄の嘔吐中枢が刺激されて嘔吐反射が生じる．その他，脳圧の亢進，内耳の迷路への刺激によっても脳内でヒスタミンや ACh が遊離されて嘔吐反射が生じる．嘔吐中枢に近い化学受容器引き金帯（chemoreceptor trigger zone, CTZ）には D_2 受容体や 5-HT_3 受容体が存在し，ドパミンやセロトニンの刺激によって嘔吐が生じる（☞ 142 頁，150 頁）．

制吐薬には CTZ や内耳の前庭に作用する H_1 受容体拮抗薬の**ジメンヒドリナート**，中枢性 D_2 受容体拮抗薬のハロペリドール，中枢と末梢に作用するスルピリド，メトクロプラミド，末梢のみに作用する**ドンペリドン**（スルピリド，メトクロプラミドの順に中枢性にも作用する），5-HT_3 受容体拮抗薬には**グラニセトロン**，**オンダンセトロン**，**アザセトロン**，**ラモセトロン**などがある（☞ 156 頁）．5-HT_3 受容体拮抗薬は抗悪性腫瘍薬による嘔吐に対して強力な効果を発揮するが，これは抗悪性腫瘍薬が腸粘膜の EC 細胞からのセロトニン分泌を刺激し，それが消化管の求心性の迷走神経末端にある 5-HT_3 受容体に作用すると同時に，一部は血流を介して中枢の CTZ を活性化するためである．この他，抗悪性腫瘍薬による催吐作用には CTZ に存在するサブスタンス P 受容体が関与しているため，ニューロキニン 1（NK_1）受容体拮抗薬の**アプレピタント**も使用される．

腸に作用する薬

腸運動抑制薬

腸運動抑制薬は，主として下痢型の過敏性腸症候群に用いられる．細菌性下痢などにおいても使用されることがあるが，この場合，腸内細菌の増殖を促進したり，中毒物質を腸内に停滞させたりする危険性があるため，下痢の程度が軽度な場合は使用しないことが多い．

5-HT_3 受容体拮抗薬（☞ 156 頁）

ラモセトロンは下痢型過敏性腸症候群に効果があり，腸壁の筋間神経叢の 5-HT_3 受容体に作用し，亢進した腸運動や内臓の知覚過敏を抑制することによって下痢を改善させる．症例によっては強力な効果を発揮して，時に腸閉塞様の症状をきたすことがある．

オピオイド μ 受容体作用薬

腸管の筋間神経叢（Auerbach 神経叢）にはオピオイド μ 受容体が存在し，その刺激は ACh の遊離を抑制する．このため μ 受容体作用薬は腸運動を抑制して下痢を抑制する．μ 受容体作用薬の**ロペラミド**は中枢に移行しないために，他のオピオイド系薬物と異なり中枢性の副作用が発現しないという特徴がある．

制瀉薬(止痢薬)

上記の腸運動抑制薬を含む制瀉薬は，下痢型過敏性腸症候群以外にも，種々の原因による下痢に使用される．通常，無理に下痢を止める必要はないが，水分や電解質の喪失が著しい場合に用いられる．収斂薬である次硝酸ビスマスやタンニン酸アルブミンは腸粘膜の蛋白質と結合して被膜を形成し，これによって腸粘膜への刺激を抑制し止痢作用を発揮する．吸着薬であるケイ酸アルミニウムは表面活性の強い多孔性物質で，有害物質を吸着し粘膜を保護して止痢効果を示す．

消化管運動改善薬

消化管運動改善薬は慢性便秘や腹部外科手術後の癒着性腸閉塞や，種々の原因による麻痺性腸閉塞(機能性イレウス)の治療薬として用いられるが，腸重積症や絞扼性腸閉塞などの機械性腸閉塞にはむしろ禁忌であるためその使用は慎重でなければならない(**表Ⅸ-6**)

プロスタグランジン製剤

腸管の平滑筋にはプロスタグランジン(PG)$F_{2\alpha}$(FP)受容体が存在しており，その刺激によって腸管収縮が生じる．したがって，FP 受容体作用薬は腸運動の亢進薬として用いられ，特に術後の腸管麻痺や麻痺性イレウス(機能性イレウス)に対して適応がある．子宮を強力に収縮させるため妊婦に対する投与は禁忌である．

コリンエステラーゼ阻害薬

コリンエステラーゼ阻害薬のネオスチグミンは，ACh の分解を抑制することで ACh 濃度を上昇させてムスカリン作用を発揮し，その結果，腸運動を亢進させる．気管支平滑筋収縮作用があるため喘息患者には注意が必要である．

D_2 受容体拮抗薬

ドパミン D_2 受容体は胃のみならず腸管の筋間神経叢にも存在し ACh 遊離を抑制して腸運動を抑制している．このため D_2 受容体拮抗薬は筋間神経叢における ACh 遊離を促進して腸運動を亢進する．特にメトクロプラミドは中枢作用が比較的少なく，小腸透視検査の際にも頻用される．

表Ⅸ-6 消化管運動改善薬

分 類	一般名	作用，特徴
コリンエステラーゼ阻害薬	ネオスチグミン	腸管神経叢・節後神経から放出された ACh 量の分解を抑制する
D_2 受容体拮抗薬	スルピリド，メトクロプラミド，ドンペリドン，イトプリド	腸管神経叢の ACh 遊離を促進する，中枢作用を有するものがある
5-HT_4 受容体作用薬	メトクロプラミド，モサプリド	腸管神経叢の ACh 遊離を促進する
$PGF_{2\alpha}$ アゴニスト	ジノプロスト	腸管平滑筋の $PGF_{2\alpha}$ 受容体を刺激，子宮収縮作用，血管収縮作用
オピオイド μ 受容体拮抗薬	ナルデメジン	腸管神経叢の ACh 遊離を促進 オピオイドによる腸管麻痺に使用

抗便秘薬，下剤

便秘は腫瘍性病変や術後の腸管狭窄など器質的な病変が原因で生じることもあるが，多くは機能的な常習便秘，便秘型過敏性腸症候群である．また，脳梗塞に代表される中枢神経疾患でも中枢性の便秘をきたすことがある．さらには加齢によって増加するParkinson病も便秘をきたす代表的な疾患である(Parkinson病ではLewy小体が腸管神経節にも出現する)．近年の高齢化によって便秘症の患者は増加の一途をたどっており，生活の質(QOL)に大きな影響を及ぼしている．抗便秘薬はきわめて種類が多いが，大きく分けて，刺激性下剤など腸運動を促進させる薬物と，浸透圧性下剤や膨張性下剤など便の量や水分量を増加させる薬物とがある．年齢や重症度など患者の病態に応じた薬物選択が望まれる．なお，器質的便秘に対しては，一部の術後便秘症等を除いて，これらの抗便秘薬は一般的には使用されない(**表Ⅸ-7**)

浸透圧性下剤

酸化マグネシウム(塩類下剤)は代表的な浸透圧性下剤であり，その高浸透圧により腸粘膜から水分を分泌させて便を柔らかくする．長く便秘の第一選択薬として使用されており，現在でも頻用されているが，マグネシウムは一部吸収されて腎で排出されるため腎機能低下のある症例や高齢者では高マグネシウム血症を誘発する危険性があるため，投与量には注意が必要である．

ポリエチレングリコール(PEG)は腹痛を誘発しにくく効果が強いために米国では最も頻用されている下剤であるが，水分を多くとる必要があるため高齢者では注意が必要である．PEGは大腸内視鏡検査の前処置薬としても利用されている．

ラクツロースは消化酵素によって代謝されない糖類であるため浸透圧性の下剤となる．腸内細菌が産生するアンモニアをアンモニウムイオンに変換して血中に移行できないようにするため肝硬変症の高アンモニア血症，肝性脳症の治療薬として使用されてきた．

表Ⅸ-7　下剤の分類と作用機序

分　類	一般名	作用，特徴
浸透圧性下剤	酸化マグネシウム	塩類下剤，一部は吸収されるため高齢者では高マグネシウム血症に注意
	ポリエチレングリコール	大腸内視鏡検査の前処置薬として使用
	ラクツロース	非消化性・非吸収性の糖類下剤，肝不全の治療薬
膨張性下剤	カルボキシメチルセルロース，ポリカルボフィルカルシウム	
刺激性下剤 アントラキノン ジフェニール誘導体	 センノシド，アロエ，ダイオウ ピコスルファート，ビサコジル	習慣性があり連用は避ける．オンデマンド投与
Chloride channel activator	ルビプロストン	腸上皮細胞の2型 Cl^- チャネルを活性化して腸内の水分含量を増加
GC-C 受容体作用薬	リナクロチド	グアニリンアゴニスト，GC-C 受容体を活性化して cGMP を増加させて CFTR を活性化する
オピオイド μ 受容体拮抗薬	ナルデメジン	腸管神経叢の ACh を増加させて腸管収縮を刺激する．オピオイド使用患者の便秘に使用
胆汁酸トランスポーター阻害薬	エロビキシバット	回腸末端からの胆汁酸吸収を阻害して刺激性下痢を誘発する
5-HT_4 受容体作用薬	モサプリド，メトクロプラミド	腸管神経叢の ACh 遊離を促進して腸管運動を亢進させる

刺激性下剤

刺激性下剤としてはアントラキノン（センノシド，アロエ，ダイオウ），ジフェニール誘導体（ピコスルファート，ビサコジル）が，漢方薬として頻用されてきた．腹痛が生じやすく，常習化や便秘の難治化の問題もあるため使われなくなりつつある．オンデマンドの投与は効果的な場合がある．

Chloride channel activator

ルビプロストンは大腸粘膜の2型 Cl^- チャネル（chloride channel, CLC）を活性化して，Cl^- と水分を腸管に排出させる薬物である．従来の塩類下剤に取って代わりつつある．

グアニル酸シクラーゼC（GC-C）受容体作用薬

グアニリンは小腸や上行結腸から分泌されるホルモンで，腸粘膜上皮細胞のグアニル酸シクラーゼC（guanylate cyclase C, GC-C）受容体に作用してcGMPを増加させ，腸粘膜上皮細胞に存在する陰イオンチャネルであるCFTR（cystic fibrosis transmembrane conductance regulator）を活性化して，Cl^- と水分の腸管内への放出を促進して便を適当な硬さに維持する．このため，GC-C受容体作用薬であるリナクロチドは生理的な抗便秘薬として作用する．腹痛軽減効果があるため腹痛のある患者に適し，特に便秘型過敏性腸症候群がよい適応である．

オピオイド μ 受容体拮抗薬

腸管の筋間神経叢（Auerbach 神経叢）にはオピオイド μ 受容体が存在しその刺激はAChの遊離を抑制する．このため，オピオイドの使用は便秘を誘発しやすい．悪性腫瘍患者の疼痛緩和のためオピオイドが頻用されているが，それによるオピオイド誘発性便秘（opioid induced constipation, OIC）が大きな問題となっている．現在，ナルデメジンなどのオピオイド μ 受容体拮抗薬がオピオイド使用中の患者に対して用いられる（☞ 377 頁）．

胆汁酸トランスポーター阻害薬

肝臓から分泌された胆汁酸は，特に大腸粘膜細胞に対して刺激作用を有しており，生理的な刺激性下剤としての役割を果たしている（このため胆嚢摘出後にはしばしば胆汁性下痢が生じることがある）．胆汁酸は回腸末端に多く存在する胆汁酸トランスポーターによって再吸収されるため，その阻害薬であるエロビキシバットは大腸内の胆汁酸を増加させて下痢誘発作用を発揮する．この時，胆汁酸は腸粘膜の胆汁酸受容体を刺激して，特にG蛋白質共役型受容体（GPCR）を介してセロトニン分泌を促進して腸管運動を増強する効果も有している．胆汁酸トランスポーター阻害薬の副作用として，腹痛がしばしばみられる．

5-HT_4 受容体作用薬

腸粘膜の筋間神経叢には5-HT_4 受容体があり，セロトニン刺激はそこでのACh遊離を促進して腸管収縮を増強するため，5-HT_4 受容体作用薬は下剤として使用可能である．D_2 受容体拮抗薬のメトクロプラミドは5-HT_4 受容体作用薬でもあるため下剤としても使用可能である．現在5-HT_4 受容体作用薬は下剤としては発売されていない．

炎症性腸疾患治療薬

潰瘍性大腸炎，クローン病に代表される炎症性腸疾患は，若年者に多く発症する難治性の疾患である．その病因は明らかとなっていないが，患者の免疫学的な遺伝因子に加えて，食事などの環境因子が腸内細菌叢に影響を与えることで発症すると考えられている．潰瘍性大腸炎とクローン病の治療方針は基本的には「免疫抑制」であるが，潰瘍性大腸炎は大腸の連続性病変であるのに対して，クローン病は回腸末端をはじめとして，大腸や小腸に潰瘍，狭窄などの局所病変を形成するため，両者の治療法は多少異なる．治療は基本的に生涯継続する必要がある．

潰瘍性大腸炎の初回寛解導入，寛解維持療法は**5-アミノサリチル酸**(5-ASA，メサラジン)製剤(サラゾスルファピリジン)が中心で，特に軽症・中等症に用いられる．初発の中等症以上や再燃時には**ステロイド**を投与するが，長期連用は避けるべきである．ステロイドによっても改善がみられないステロイド抵抗例については**アザチオプリン**，**メルカプトプリン**(6-MP)，**タクロリムス**などの免疫抑制薬や，**抗 TNF-α 抗体**や**抗 $\alpha 4\beta 7$ インテグリン抗体**などの生物学的製剤が使用される．なお，アザチオプリンはその代謝に関与するNUDT15 遺伝子の多型によって効果や副作用(白血球減少)の出現が大きく異なるため，使用に当たってはその遺伝子検査が必須である．

クローン病についても，活動期の軽症・中等症には5-ASA 製剤またはステロイド(特に病変局所の効果が期待できるブデゾニド)を投与するが，5-ASA 製剤は製品によって効果が発揮される腸管部位が異なるため病変部位によって製品を工夫する必要がある．中等症以上ではステロイド，ステロイド離脱が困難な場合は**アザチオプリン**，**6-MP** を投与する．ステロイドや免疫抑制薬が無効な場合は**生物学的製剤**を用いるが，最近では比較的早期から生物学的製剤を使用する傾向がみられる．

鎮痛薬

消化管の痛みの多くは平滑筋の過剰な収縮あるいは伸展によって誘発される．このため，鎮痛薬としては基本的に消化管運動を抑制する薬物が用いられる．ムスカリン受容体拮抗薬の**ブチルスコポラミン**が代表的な薬物で最も頻用されているが，胆石発作時の胆嚢収縮，急性胃炎などでみられる胃痙攣，腸の閉塞や狭窄時にみられる過剰収縮などによる腹痛時に用いられる．時にオピオイド系薬物が用いられることがあるが，腸運動抑制作用が問題となる．NSAIDs は消化管粘膜傷害作用があるため，通常消化管に由来する疼痛には用いない．

肝臓・胆道・膵臓に作用する薬

肝臓・胆道疾患治療薬

肝臓疾患の最も多い原因は肝炎ウイルス感染，次にアルコール多飲であるが，近年，肥満や栄養過多による肝障害が増加しつつある．いずれの原因であっても，進行すれば慢性肝炎，肝硬変，さらに一部は肝臓癌となる．肝炎ウイルスの治療薬は大きく進歩し，C 型肝炎ウイルスはほぼ全例で排除できるようになった．

肝炎治療薬

抗肝炎ウイルス薬（☞ 585 頁）

C 型肝炎ウイルス（HCV）感染には従来Ⅰ型インターフェロン（IFN-α, β）や核酸アナログのリバビリンが用いられていたが，直接型抗ウイルス薬（DAA）が開発されその抗ウイルス効果は劇的に向上した．現在では NS5A 複製複合体阻害薬（ピブレンタスビル等）＋NS3-4A プロテアーゼ阻害薬（グレカプレビル等）または NS5B ポリメラーゼ阻害薬（ソホスブビル・ベルパタスビル配合剤等）の 8 週間または 12 週間投与によって 100% 近い持続陰性化率（SVR）が得られるようになった．変異遺伝子の出現も少なく，HCV はほぼ根絶されることが予想される．

B 型肝炎ウイルス（HBV）は逆転写酵素をもつ DNA ウイルスであり，そのウイルスの一部は宿主の遺伝子に挿入されることもあって，HCV と異なり完全な排除は困難である．逆転写酵素阻害薬は HBV の複製を強力に抑制するためウイルス量を低く抑え，肝炎の進展や肝発癌，感染拡大を強く抑えられるようになった．ただし多くの症例で薬物投与は生涯続ける必要がある．

ウルソデオキシコール酸 Ursodeoxycholic acid

胆汁が腸内細菌で代謝されて産生される二次胆汁酸であり，「クマの胆汁」の主成分である．ウルソデオキシコール酸は，胆汁の流れをよくして胆石を溶解する作用を有しているため，胆石の予防・治療に用いられる．ただし大きな胆石には無効である．一方，胆汁排泄が障害されている原発性胆汁性肝障害（PBC）に対して効果があり，第一選択薬となっている．また種々の原因による慢性肝疾患に対しても効果的な場合がある．

その他の肝炎治療薬

従来からさまざまな**肝庇護薬**が使用されてきたが，明らかな薬効があるものは存在しない．その中でグリチルリチン製剤は肝酵素を低下させる作用をもつが，肝炎の進展を抑制できるかどうかは不明である．

自己免疫性肝炎に対しては**ステロイド**が第一選択薬となっており，長期の使用が必要な場合が多い．劇症肝炎に対しては，ステロイド，シクロスポリンなどの**免疫抑制薬**が使用される．

肝硬変治療薬（肝不全治療薬）

肝硬変症では腹水，肝性脳症，食道静脈瘤等，さまざまな病態・症状が出現する．そのため，これら病態の改善と進展予防は重要である．肝硬変に対しては早期から分岐鎖アミノ酸製剤を用いた栄養療法が行われる．合併症治療として，肝性脳症に対しては非吸収性合成二糖類，分岐鎖アミノ酸製剤，腸管非吸収性抗菌薬が使用される．腹水などの体液貯留に対してはスピロノラクトンとフロセミド，バソプレシン V_2 受容体拮抗薬（**トルバプタン**）が使用される．ただし，脱水や高ナトリウム血症には十分注意する．瘙痒症に対しては，抗ヒスタミン薬や抗アレルギー薬で効果不十分の場合，オピオイド κ 受容体作用薬のナルフラフィンが使用される．

脂肪肝治療薬

非アルコール性脂肪肝(non-alcoholic fatty liver disease, **NAFLD**), 非アルコール性脂肪肝炎(non-alcoholic steatohepatitis, **NASH**)については, 現在まで明らかに効果的な薬物は開発されていない. 対症療法が主体であり, 肥満を有する症例は食事・運動療法が基本であり, 併存する疾患がある場合には, 2型糖尿病に対してピオグリタゾンなど, 高コレステロール血症に対してはHMG-CoA還元酵素阻害薬(スタチン), 高血圧にはARB, ACE阻害薬の投与が推奨される. SGLT2阻害薬やGLP-1受容体作用薬には, NAFLDやNASHの肝脂肪の減少作用や線維化抑制作用があることが報告されている.

膵臓疾患治療薬

急性膵炎, 慢性膵炎の原因はアルコール多飲, 胆石症が最も多い. 急性膵炎はトリプシンを中心とした膵酵素が活性化されるとともに, サイトカインストームが誘発され膵臓組織が自己消化される病態である. 重症化例では膵酵素やその分解産物, サイトカイン等が全身を循環して全身性炎症反応症候群(systemic inflammatory response syndrome, **SIRS**), 播種性血管内凝固症候群(disseminated intravascular coagulation, **DIC**), 多臓器不全(multi-organ failure, **MOF**)などの重篤な病態を引き起こし, 予後不良である. 慢性膵炎は膵実質細胞の消失や線維化によって膵内外分泌機能が低下する病態であり, 栄養障害や膵性糖尿病が生じる. また, しばしば疼痛管理が必要となる.

膵炎治療薬

急性膵炎では, ①循環動態の維持(体液・電解質の補正), ②膵外分泌・膵酵素活性の抑制, ③鎮痛, ④感染の予防などが重要となる. 膵外分泌を刺激するセクレチンは十二指腸内のpHが4.5以下で分泌されるため, 腸内pHを上昇させるためにPPIを用いる. また種々の膵酵素阻害薬を用いる(ウリナスタチン, ガベキサート, ナファモスタット, カモスタットなど). さらに補体の阻害薬, また疼痛コントロールとして種々の鎮痛薬が用いられるが, 疼痛が強い場合はオピオイド鎮痛薬を用いる. オピオイド系薬物はOddi括約筋の攣縮作用があり膵管内圧を上昇させるため抗コリン薬が併用されるが, 腸運動の抑制による麻痺性イレウスの発症に注意が必要である. DICや血栓傾向が認められる場合は, 種々の抗血栓治療, 抗凝固治療が行われる.

慢性膵炎では, 急性膵炎の再発予防のために膵酵素阻害薬やPPIを投与するが, 高度な膵外分泌不全には同時に膵酵素製剤を投与する. また膵性糖尿病には基本的にインスリン投与が必要となる. さらに栄養障害の栄養是正のために亜鉛製剤なども用いられる.

第X章
感覚器作用薬

感覚器は，何らかの物理的または化学的刺激を外界より受け取る受容器で，その情報は知覚神経を介して中枢神経へと伝えられる．これらは，外界とのインターフェイスに位置するため，バリアーとしての役割もあり，外来性抗原や微生物などによる侵襲を受けやすく，それに由来する疾病を多く発症する．また，加齢に伴う異常も感覚器でよくみられるところである．ここでは主に，視覚器，聴覚・平衡感覚器，嗅覚器，触覚器とそれらを保持する組織に作用する薬物について，眼科薬，耳鼻咽頭科薬，皮膚科薬として述べる．痛覚に関する薬物は局所麻酔薬，鎮痛薬として別に詳述している．

眼科薬

眼の構造

眼球は，視覚という感覚に特化した感覚器である．視覚情報は，網膜の視細胞において受容され，視神経を経由し，後頭葉視覚野に伝達されることで認識される．眼球壁は，角膜・強膜で構成されており，その内部にぶどう膜（虹彩，毛様体，脈絡膜）と網膜がある．眼球附属器として，眼瞼，結膜，涙器，外眼筋，眼窩などが存在する．

眼科薬（表 X-1）

眼感染症には，抗菌薬・抗ウイルス薬・抗真菌薬などが，病原体に応じて用いられている．眼感染症による炎症反応に加えて，術後炎症やアレルギー性結膜炎，ぶどう膜炎などの炎症性疾患に対しては，副腎皮質ステロイド，非ステロイド抗炎症薬（NSAIDs），抗アレルギー薬などが，病態に応じて適宜選択される．

ドライアイに対しては，人工涙液の補充やヒアルロン酸などによって乾燥状態を緩和するとともに，ムチンや水分の分泌を促す点眼薬が処方される．

緑内障治療薬としては，房水副流出路に奏功するプロスタノイド受容体作用薬，房水産生を抑制する交感神経β受容体遮断薬が第一選択である．アドヒアランス* の改善のため，配合点眼薬も使用されており，β遮断薬＋プロスタノイド受容体作用薬型やβ遮断薬＋炭酸脱水酵素阻害薬型などがある．

糖尿病網膜症や加齢黄斑変性などの網膜・硝子体の眼内増殖疾患に対しては，光線力学療法薬［**ベルテポルフィン**（verteporfin）］製剤や抗 VEGF 薬［**ラニビズマブ**（ranibizumab），**アフリベルセプト**（aflibelcept）］などが，血管新生や黄斑浮腫の抑制を目的として用いられている．その他，白内障治療薬，局所麻酔薬，散瞳薬・調節麻痺薬，診断用色素製剤などが，眼科診療で用いられている．

眼科薬の投与方法――眼科薬の投与は，**点眼**が中心であることが特徴的である．点眼された薬は，経角膜吸収により眼内に移行する経路と結膜・強膜を透過して眼内へ移行する経路があるとされるが，主体は角膜経路である．点眼された薬は結膜嚢の涙液内に貯留するが，正常の結膜嚢内涙液量は7～8 μL にすぎず，結膜嚢に保持される最大液量でも 20～30 μL といわれている．通常の点眼ボトルの 1 滴量は 40～50 μL であり，かなりの部分は涙点や眼瞼縁から眼球外へ流れ出ていく．一回の瞬目で約 2 μL の涙液が涙小管・涙囊系のポンプ作用で排出されるため，結膜嚢に涙液と混じり貯留された薬は，急速に流出・希釈されていく．点眼直後に，涙嚢部を軽く押さえつつ，数分間閉瞼することが推奨されている．複数の点眼薬の併用においては，先行点眼薬が結膜嚢から洗い出されるために効果減弱が生じるため，5 分以上の間隔をあけることが望ましい．

結膜下注入，**前房内注入**，**テノン囊注入**，**硝子体内注入**などの投与方法が近年用いられる．特に，分子量の大きい抗 VEGF 薬などの分子標的薬などは，硝子体内注入が一般的である．眼内に感染が波及した眼内炎では，前房内・硝子体内注射などが用いられる．

* アドヒアランス adherence：患者が積極的に治療方針の決定に参加し，その決定に従って治療を受けること．

表 X-1　眼科薬一覧

分　類		一般名	備　考
副腎皮質ステロイド		デキサメタゾン，トリアムシノロンアセトニド，メチルプレドニゾロン，フルオロメトロン，プレドニゾロン，ベタメタゾン	トリアムシノロンアセトニドは硝子体の可視化にも用いられる
非ステロイド抗炎症薬(NSAIDs)		アズレンスルホン酸，グリチルリチン酸，ジクロフェナク，ネパフェナク，プラノプロフェン，ブロムフェナク	
抗アレルギー薬		アシタザノラスト，イブジラスト，エピナスチン，オロパタジン，クロモグリク酸，ケトチフェン，シクロスポリン，タクロリムス，トラニラスト，ペミロラスト，レボカバスチン	シクロスポリン，タクロリムスは適応が限られる
抗菌薬	セフェム系	セフメノキシム	フラジオマイシンは副腎皮質ステロイドとの配合剤 バンコマイシンは他の薬物による効果が期待できず，かつ本剤に感受性のMRSAあるいはMRSEが起炎菌と診断された感染症である場合に投与
	アミノグリコシド系	ゲンタマイシン，ジベカシン，トブラマイシン，フラジオマイシン	
	ニューキノロン系	ロメフロキサシン，オフロキサシン，ガチフロキサシン，トスフロキサシン，ノルフロキサシン，モキシフロキサシン，レボフロキサシン	
	クロラムフェニコール系	クロラムフェニコール＋コリスチン	
	マクロライド系	アジスロマイシン，エリスロマイシン＋コリスチン	
	グリコペプチド系	バンコマイシン	
抗ウイルス薬		アシクロビル	
抗真菌薬		ピマリシン	
洗眼殺菌薬		ポリビニルアルコールヨウ素	
ドライアイ・角膜治療薬		コンドロイチン硫酸，ジクアホソル，ヒアルロン酸，フラビンアデニンジヌクレオチド＋コンドロイチン硫酸，ホウ酸，レバミピド	
緑内障治療薬	プロスタノイド受容体作用薬	オミデネパグ，タフルプロスト，トラボプロスト，ビマトプロスト，ラタノプロスト	オミデネパグのみEP2受容体作用薬，その他はFP受容体作用薬
	交感神経受容体拮抗薬	カルテオロール，チモロール，ニプラジロール，ブナゾシン，ベタキソロール，レボブノロール	α 受容体あるいは β 受容体のいずれか，もしくは両者の遮断
	交感神経 α_2 受容体作用薬	アプラクロニジン，ブリモニジン	
	炭酸脱水酵素阻害薬	ドルゾラミド，ブリンゾラミド	
	ROCK 阻害薬	リパスジル	
	イオンチャネル開口薬	イソプロピルウノプロストン	
	副交感神経受容体作用薬	ピロカルピン	
	配合薬	カルテオロール＋ラタノプロスト，タフルプロスト＋チモロール，トラボプロスト＋チモロール，ドルゾラミド＋チモロール，ブリモニジン＋チモロール，ブリモニジン＋ブリンゾラミド，ブリンゾラミド＋チモロール，ラタノプロスト＋チモロール	
白内障治療薬		グルタチオン，ピレノキシン	
眼精疲労治療薬		シアノコバラミン	
局所血管収縮薬・消炎酵素薬		ナファゾリン，リゾチーム	
光線力学療法製剤		ベルテポルフィン	静脈注射した後，特定波長の光線を照射する
抗 VEGF 薬		アフリベルセプト，ファリシマブ，ブロルシズマブ，ラニビズマブ	
局所麻酔薬		オキシブプロカイン，リドカイン	
散瞳薬・調節麻痺薬		アトロピン，シクロペントラート，トロピカミド，フェニレフリン，ネオスチグミン	
診断用色素製剤		インドシアニングリーン，フルオレセイン，リサミングリーン，ローズベンガル，BBG250	

耳鼻咽喉科薬

耳領域の疾患に対して用いられる薬

難聴治療薬

ここで述べる難聴とは，主に内耳に原因のある“感音難聴”を指す．感音難聴は回復不能であるが，原因不明の急性発症の突発性難聴は例外的に治療対象となる．突発性難聴には**副腎皮質ステロイド**が投与されている．プレドニゾロンを点滴で200 mgから約10日かけて漸減する方法や内服で30 mgから漸減する方法がある．しかし，副腎皮質ステロイドの内耳での作用機序が不明な点と，大量投与の場合種々の副作用を考慮する必要があることが問題である．そのため，デキサメタゾン0.4〜0.5 mLを週1回4週間中耳鼓室内に注入する治療も行う．また，細胞成長因子などを投与するいわゆる“再生医療”も一部臨床に用いられている．**インスリン様成長因子**(IGF-Ⅰ)は難聴回復の作用機序も明確であり，突発性難聴治療の第一選択薬として用いられる可能性がある．この他に**ビタミン** $\mathbf{B_{12}}$ が神経賦活作用，**ATP製剤**が代謝賦活作用，循環改善作用(内耳の血流を改善)をそれぞれ期待され併用されることもある．

抗めまい薬

さまざまな原因でめまいが生じる．代表的な内耳性めまい疾患であるメニエール病は反復する回転性めまい，難聴，耳鳴の三徴候を示す疾患で，原因は不明であるが，内耳のリンパ液の過剰生産または吸収不良による特発性内リンパ水腫を病態とする．急激な発作期には点滴で**鎮静薬**，**制吐薬**などを投与する．わが国独自の治療法であるが，7% 重曹水を点滴する方法もある．副腎皮質ステロイド，H_1 受容体拮抗薬である**抗アレルギー薬**を併用することもある．

慢性期には鎮暈薬(抗めまい薬)である**ベタヒスチン**(betahistine)，**ジフェニドール**(difenidol)などを用いる．これらは抗ヒスタミン作用，抗コリン作用，脳血管拡張作用等をもち，内耳から脳幹への異常信号を抑制する作用，循環改善作用を有す．内リンパ水腫軽減のために**浸透圧利尿薬**であるイソソルビドなども用いる(☞ 440頁)．イソソルビドで十分な効果が得られない場合はアセタゾラミド，フロセミドなどのやや強力な利尿薬を用いる．

めまいの発症には種々の心理的要因が関与することが多く，ベンゾジアゼピン系などの抗不安薬，睡眠導入薬，抗うつ薬などを併用することもある．

鼻領域の疾患に対して用いられる薬

アレルギー性鼻炎治療薬

アレルギー性鼻炎は，くしゃみ，水様性鼻漏，鼻閉を三徴候とし，鼻粘膜でのⅠ型アレルギー反応により生じる．スギ花粉などの抗原による感作でマスト細胞からヒスタミン，ロイコトリエンなどの物質が放出されるのが原因である．治療には**抗ヒスタミン薬**，**抗ロイコトリエン薬**を主に用いる．また**副腎皮質ステロイド含有点鼻薬**を用いることもある．

副鼻腔炎治療薬

副鼻腔炎は，以前は蓄膿症と称された疾患で，慢性と急性に分類される．治療は抗菌薬，蛋白質分解酵素が併用されるが，近年では**マクロライド系抗生物質**(エリスロマイシン，クラリスロマイシンなど)の少量長期投与療法(通常の半量以下，2〜3カ月投与)などが行われる．本治療法はマクロライド系抗生物質の抗菌作用よりも，抗炎症作用，分泌抑制作用，サイトカインの分泌制御作用，原因菌のバイオフィルムの形成阻害効果を期待するものである．最近では副鼻腔炎の中でも難治性と考えられる，鼻ポリープを伴う好酸球性副鼻腔炎に対し，生物学的製剤であるデュピルマブ(ヒト型抗ヒトIL-4/13受容体モノクローナル抗体，☞474頁)の投与が可能となり，良好な結果を得ている．

皮膚科薬

皮膚疾患に対して全身投与で用いられる薬物については皮膚科以外の疾患でも用いられる薬と同様の作用機序を期待して使われるので，本項では皮膚科でのみ用いられる全身投与薬と外用薬を中心に述べる．外用薬を用いるのは病変に直接外用することにより，病変局所での薬物濃度を高め，効果をあげることを期待している．外用薬には全身投与薬を外用薬としても開発されたものと，皮膚外用薬としてのみ用いられる薬の2種類がある．

皮膚は体を覆う人体最大の臓器で，皮膚の最外層の角層は角質細胞が積み重なる厚さ10～20 μmの膜状構造物であるが，角質細胞の外表は角質細胞間脂質で覆われ水分透過性が悪く生体内の水分蒸散を防ぎ，外界の微生物や化学物質の侵入を防ぐスキンバリアーとして働いている．薬物が経皮的に吸収されるには，角質細胞への浸透性と薬物の分子量が重要となる．分子量は500程度までであれば経皮的に吸収されると考えられており，皮膚疾患によりスキンバリアーが壊れている場合にはより分子量が大きいものも容易に中に入って行く．

外用薬を皮膚の治療に用いる際には，基剤によっても効果や副作用が変わってくる．皮膚の病変に塗布するので，局所の皮膚の状態，季節(発汗の有無)，塗布する身体部位に応じて同じ主成分の薬でも基剤が違うと効果もまったく異なる．

外用薬

副腎皮質ステロイド(☞519頁)

その抗炎症効果の強さによりstrongestからweakの5群に分類されている．副腎皮質ステロイドの全身の副作用を起こさせることなく局所での抗炎症効果を期待する薬としては非常に有用である．ただし，皮膚萎縮，毛細血管拡張などの局所副作用は起こりうる．

タクロリムス(☞469頁)

マクロライド化合物でシクロスポリンに匹敵する免疫抑制薬として移植領域において用いられ，その後アトピー性皮膚炎治療薬として外用薬が開発され，現在は副腎皮質ステロイド外用薬とともにアトピー性皮膚炎の標準治療薬である．

デルゴシチニブ Delgocitinib

JAK阻害薬でJAK1，JAK2，JAK3およびTyk2のすべてのキナーゼ活性をATPとの競合阻害により抑制することにより，JAK/STAT経路を活性化するすべてのサイトカインシグナル伝達を阻害する．アトピー性皮膚炎の外用治療薬として承認されている．感染症などの副作用に注意しながら，病変部に塗布する．

抗真菌薬(☞578頁)

ビホナゾール，ケトコナゾール，イトラコナゾール，ネチコナゾール，ラノコナゾール，ルリコナゾール，テルビナフィン，ブテナフィン，リラナフタートなどが皮膚外用薬として用いられる．皮膚真菌症の代表は皮膚カンジダ症と白癬菌症であるが，ブテナフィンとリラナフタートを除いて両方に有効である．エフィナコナゾールはケラチンとの親和性が低く，爪甲での透過性に優れることから爪白癬に対する爪外用薬として用いられる．

プロスタグランジン E_1 製剤（アルプロスタジル）（☞ 419 頁）

血行促進により，血管新生，肉芽の増生と上皮化を促進させるので，皮膚潰瘍治療薬として用いられる．

ビタミン D_3

マキサカルシトール，タカルシトール，カルシポトリオールの 3 剤が乾癬をはじめとする角化異常症の治療薬として用いられる．活性型ビタミン D_3 の表皮角化細胞の増殖抑制と分化誘導に基づく抗角化作用が作用機序とされるが，免疫調整作用も指摘され，作用点は複合的と思われる．スキンバリアーの壊れた皮膚に大量のビタミン D_3 を外用すると高カルシウム血症をきたすことがある．

カルシポトリオール・ベタメタゾン合剤

ビタミン D_3 製剤とステロイド外用剤が混合されている合剤で，乾癬治療薬として外用塗布する．

アダパレン Adapalene

レチノイン酸受容体（RAR）に選択的に結合し，表皮角化細胞の角化を抑制することにより，毛漏斗部の角化異常による微小面皰の形成を抑え，痤瘡の形成を抑える．アダパレンは角化細胞内で転写因子の AP-1 または NF-κB を介し抗炎症作用も有する．日本皮膚科学会の尋常性痤瘡・酒皶治療ガイドライン（2023）において推奨度 A とされている．

免疫賦活外用薬（イミキモド Imiquimod）

尖圭コンジローマ* の治療に用いられるイミキモドは Toll 様受容体（TLR）の一つである TLR7 に対してアゴニスト活性を示す．イミキモドが単球あるいは樹状細胞のエンドソーム膜上に発現する TLR7 により認識され，単球・樹状細胞は NK 細胞の活性化，IFN-α，TNF-α および IL-12 などのサイトカイン産生を促進し，主として IFN-α の作用によりウイルスの増殖を抑制する．IFN-α，TNF-α および IL-12 などのサイトカインは T 細胞を活性化し，活性化 T 細胞から産生される IFN-γ などのサイトカインを介して細胞性免疫応答を賦活化することにより，抗ウイルス作用だけでなく，抗腫瘍効果も有する．イミキモドによって産生される IFN-α，TNF-α の直接的な抗腫瘍効果に加え，NK 細胞および IL-12 を介しての Th1 反応の増強による抗腫瘍効果も発揮することから本剤は皮膚の有棘細胞癌の初期病変である日光角化症の治療薬としても広く使われている．

ソフピロニウム Sofpironium

発汗は交感神経から遊離する伝達物質アセチルコリンが，エクリン汗腺の M_3 受容体を刺激することにより誘発されるが，本剤は M_3 受容体を介したコリン作用性反応を阻害することにより汗の分泌を抑制する．原発性腋窩多汗症に対して外用塗布する．代償性発汗が起こる場合があることに留意する．

シロリムス Sirolimus

結節性硬化症に伴う皮膚病変治療薬．結節性硬化症は *TSC1*，*TSC2* の病的変異により mTORC1 の抑制がとれるために，さまざまな臓器に過誤腫が生じる遺伝性の希少難治性疾患であるが，mTORC1 阻害薬であるシロリムスの外用剤は結節性硬化症に伴う皮膚病変に有効である．副作用として，局所感染症としての痤瘡に注意する．

---

* 尖圭コンジローマ：ヒト乳頭腫ウイルス（HPV）の感染によって発症する性行為感染症．

皮膚科独特の全身投与薬

エトレチナート

分化誘導を促進するビタミン A の誘導体であることから角化を抑制し，表皮角化細胞の異常増殖を抑えることにより乾癬をはじめとする角化異常症に用いられる．特に遺伝性の魚鱗癬症候群では出生後早期のエトレチナート内服により救命できる症例が増えている．副作用としては催奇形性，皮膚の萎縮，過骨，骨痛がある．

レクチゾール Lectisol

もともと Hansen 病治療薬のサルファ薬であったが，好中球遊走阻止作用があり，持久性隆起性紅斑，Duhring 疱疹状皮膚炎，好中球性皮膚症に用いられる．汎血球減少や薬物性の肝障害などの副作用に注意が必要．

イベルメクチン Ivermectin

元来腸管の糞線虫の治療薬であったが，ヒゼンダニの皮膚への寄生による疥癬の治療薬として用いられるようになり，疥癬の治療は劇的に変化した．

アブロシチニブ Abrocitinib（内服剤）

主に JAK1 への阻害作用により炎症性サイトカインによるシグナル伝達を阻害し，アトピー性皮膚炎において，サイトカインにより誘発される免疫細胞や炎症細胞の活性化を抑えることで皮膚の炎症と痒みを抑える．感染症などの副作用に注意する．

ネモリズマブ Nemolizumab（皮下注射剤）（☞ 478 頁）

IL-31 をターゲットとした抗体薬で，アトピー性皮膚炎の痒みと炎症の改善することから，既存治療に効果不十分で瘙痒が中等度以上のアトピー性皮膚炎および結節性痒疹の治療薬として承認された．特に痒みに対する有効性が高いことが特徴とされる．

第Ⅺ章
ホルモン・内分泌・代謝性疾患治療薬

ホルモン(hormone)は，ギリシャ語で刺激する(arouse or excite)意味の言葉であり，1904年，イギリスの生理学者Starlingにより，「生体内の化学的細胞間情報伝達物質」に命名された．最初に精製されたホルモンは，1901年の高峰らによる副腎髄質よりのアドレナリン(adrenaline)であり，それに次ぐ構造決定，生合成過程の解明，受容体の構造決定，生理作用と薬理作用の解明，アゴニスト，アンタゴニストの開発，臨床応用などは，生理学，薬理学，内分泌代謝学の発展の歴史の重要な一部である．情報伝達様式として，血流を介するホルモンとしての内分泌系(endocrine system)の作用と局所因子としての傍分泌・自己分泌系(paracrine/autocrine system)の作用がある(☞46頁，図Ⅱ-1)ホルモンは，特定の内分泌臓器からの産生・分泌が想定されてきたが，その後の研究により，脳・神経，消化管，心臓・血管，脂肪組織など全身の臓器・組織がホルモンを含む細胞間情報伝達因子とその受容体からなる細胞間情報伝達系を有すると考えられている．受容体のアゴニスト，アンタゴニストのみならず，種々の作用機序の薬物が開発されている．

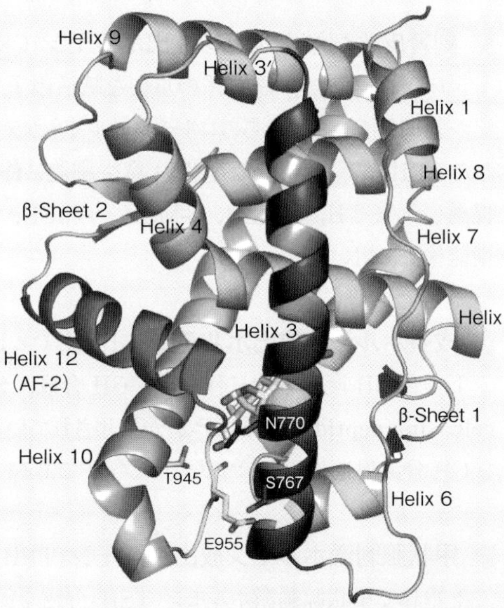

鉱質コルチコイド受容体の立体構造

アルドステロンは，受容体のリガンド結合部位のα ヘリックス H3(Asn770/Ser767)と H12(AF-2)のループ(Glu955)に結合し，アルドステロン(C-20 カルボニル基と C-21 の水酸基)と H10 の Thr945 との水素結合によって受容体活性化をもたらす．(Bledsoe, R.K., et al., J. Biol. Chem. **280** (35), 31283-93, 2005)

1 下垂体ホルモン

下垂体は前葉と後葉とに分かれるが，前葉は腺組織，後葉は視床下部神経からの神経終末であって，組織が異なる．下垂体前葉ホルモンは主に 6 種類存在し，後葉ホルモンは主に 2 種類である．下垂体ホルモンは，それぞれ標的臓器の細胞膜受容体に結合しその作用を惹起する．これらのホルモンや，受容体作動薬，拮抗薬は，検査薬あるいは治療薬として利用される．

■ 視床下部-下垂体系

視床下部は，内分泌や自律神経の中枢である．多くの神経核からなり，全身からの情報をもとにホルモンや自律神経系を介して恒常性を維持している．下垂体の調節に関与する視床下部神経には，大型細胞神経分泌ニューロンと小型細胞神経分泌ニューロンとの 2 種類があり，ともに神経内分泌細胞である．分泌された視床下部ホルモンは血液を介して運ばれる．前者は室傍核や視索上核に細胞体をもち，その軸索末端が下垂体後葉に終わる視床下部-下垂体後葉系であり，バソプレシン，オキシトシンを含有・分泌する．後者は下垂体前葉ホルモン分泌を調節する視床下部ホルモンを含み，その細胞体は視床下部内側基底部の室傍核，脳室周囲核，弓状核などに広く分布しているが，その軸索末端は正中隆起の下垂体門脈系に終わる(☞ 179 頁)．

下垂体ホルモン放出促進ホルモン

■ 副腎皮質刺激ホルモン放出ホルモン(CRH)(☞ 180 頁)

視床下部-下垂体-副腎系の重要な賦活因子である．ストレスや日内リズムなどにより合成・分泌が制御され，副腎からのコルチゾールでネガティブフィードバックを受ける．下垂体門脈に分泌された CRH は下垂体前葉 ACTH 産生細胞に作用してプロオピオメラノコルチン(POMC)合成を促進し，ACTH，α-MSH，β-MSH，γ-MSH，β-END などとして放出させる．ACTH 分泌予備能検査に用いる．

■ 成長ホルモン放出ホルモン(GHRH)(☞ 181 頁)

下垂体 GH 産生細胞に作用して GH 合成，分泌を促進する．GH 分泌予備能検査には **GH releasing peptide-2(GHRP-2)**が汎用されている．GHRP-2 は，グレリン受容体に結合して強力な GH 分泌促進作用を示す人工ペプチドである．

■ 甲状腺刺激ホルモン放出ホルモン(TRH)(☞ 181 頁)

下垂体で甲状腺刺激ホルモン(TSH)分泌を促進するとともに，プロラクチン(PRL)や成長ホルモン(GH)にも分泌促進作用を及ぼす．TRH 負荷試験は視床下部障害，下垂体機能低下症，プロラクチノーマの診断や甲状腺機能の評価に有用である．TRH の中枢神経細胞活性化作用によって，遷延性意識障害に**プロチレリン**(protirelin)が，脊髄小脳変性症にTRH誘導体である**タルチレリン**(taltirelin)が治療薬として用いられる.

ゴナドトロピン放出ホルモン(GnRH)(☞180頁)

GnRH負荷試験はゴナドトロピン分泌予備能試験として用いられる．間欠皮下投与治療を排卵誘発や精子形成を促進する目的で行う．GnRHのアミノ酸配列を変えた強力なアゴニストを連続投与すると，下垂体GnRH受容体の脱感作が起こり，ゴナドトロピンおよび性ホルモン分泌が著しく低下する．**ブセレリン**(buserelin)や**ナファレリン**(nafarelin)は，子宮筋腫縮小の目的や子宮内膜症，中枢性思春期早発症の治療に，点鼻薬として用いられる．**リュープロレリン**(leuprorelin)は，前立腺癌，閉経前乳癌，子宮内膜症，中枢性思春期早発症の治療にデポー(deposit)剤として皮下注射する．類似薬として**ゴセレリン**(goserelin)がある．強力かつ即時にゴナドトロピン分泌を抑制するGnRHアンタゴニストとして，**セトロレリクス**(cetrorelix)と**ガニレリクス**(ganirelix)が調節卵巣刺激下の早発排卵防止に用いられる.

下垂体ホルモン放出抑制ホルモン

ソマトスタチン Somatostatin(☞181頁)

ソマトスタチンの主な作用は，GH，TSH，インスリン，グルカゴン，レニンなどの分泌抑制である．胃液，膵液の分泌抑制，消化管の栄養吸収阻害など，幅広い抑制作用を示す．**オクトレオチド**(octreotide)は，強力で作用時間が長いアナログで，ソマトスタチン受容体2型に親和性が高い．GH産生腫瘍による先端巨大症の治療に用いられる．消化管ホルモン産生腫瘍(VIP産生腫瘍，ガストリン産生腫瘍，カルチノイド腫瘍)に伴う諸症状，進行性癌患者の消化管閉塞に伴う悪心・嘔吐などの症状の改善にも用いられる．**ランレオチド**(lanreotide)はソマトスタチン受容体2型に親和性が高く，強力で持続性のあるソマトスタチンアナログである．先端巨大症の治療に用いられる．**パシレオチド**(pasireotide)は，ソマトスタチン受容体5型に親和性が高く，クッシング病やオクトレオチド抵抗性の先端巨大症に対して別経路での治療効果が期待される.

ドパミン Dopamine

モノアミンに属する有機化合物で，神経伝達物質やホルモンとして機能する．視床下部弓状核および脳室周囲核から下垂体門脈に放出されたドパミンは，主要なプロラクチン分泌抑制因子(PRL inhibiting factor, PIF)として作用する．強力で作用時間の長いドパミン作用薬である**ブロモクリプチン**(bromocriptine)，**テルグリド**(terguride)，**カベルゴリン**(cabergoline)は(☞305頁)，プロラクチン産生腫瘍や，無月経・乳汁漏出症候群をきたす高プロラクチン血症の治療薬である．また，ドパミンD_2受容体を発現しているGH産生腫瘍の治療薬としても用いられる.

下垂体前葉ホルモン Anterior pituitary hormones(**表XI-1**)

下垂体前葉ホルモンの合成や分泌は，視床下部ホルモンによる刺激あるいは抑制，および標的臓器ホルモンのフィードバックによって調節される.

表XI-1 主な視床下部ホルモンと下垂体ホルモン

	ホルモン	種 類	構 造	主な受容体	主な作用
視床下部	副腎皮質刺激ホルモン放出ホルモン(CRH)	ペプチド	41 アミノ酸	GPCR(G_s)	ACTH 分泌促進
	成長ホルモン放出ホルモン(GHRH)	ペプチド	44 アミノ酸	GPCR(G_s, 一部 G_q)	GH 分泌促進
	ソマトスタチン	ペプチド	14 アミノ酸, 28 アミノ酸	GPCR(G_i)	GH, TSH 分泌抑制
	甲状腺刺激ホルモン放出ホルモン(TRH)	ペプチド	3 アミノ酸	GPCR(G_q)	TSH 分泌促進
	ゴナドトロピン放出ホルモン(GnRH)	ペプチド	10 アミノ酸	GPCR(G_q)	LH, FSH 分泌促進
	ドパミン	アミン		GPCR(G_i)	PRL 分泌抑制
下垂体前葉	副腎皮質刺激ホルモン(ACTH)	ペプチド	39 アミノ酸	GPCR(G_s)	コルチゾール産生促進
	成長ホルモン(GH)	蛋白質	178〜191 アミノ酸	サイトカイン受容体	IGF-Ⅰ産生促進
	プロラクチン(PRL)	蛋白質	199 アミノ酸	サイトカイン受容体	乳汁分泌促進
	甲状腺刺激ホルモン(TSH)	蛋白質	α サブユニット 92 アミノ酸, β サブユニット 119 アミノ酸	GPCR(G_s, G_q)	甲状腺ホルモン産生促進
	黄体形成ホルモン(LH)	産生臓器	α サブユニット 92 アミノ酸, β サブユニット 121 アミノ酸	GPCR(G_s)	排卵誘発, テストステロン産生促進
	卵胞刺激ホルモン(FSH)	蛋白質	α サブユニット 92 アミノ酸, β サブユニット 110 アミノ酸	GPCR(G_s)	卵胞発育, 精子形成促進
下垂体後葉	バソプレシン(VP, AVP)〔抗利尿ホルモン(ADH)〕	ペプチド	9 アミノ酸	V_{1a}, V_{1b} 受容体は GPCR(G_q) V_2 受容体は GPCR(G_s)	水再吸収促進, 血管収縮
	オキシトシン(OT, OXT)	ペプチド	9 アミノ酸	GPCR(G_q)	子宮収縮, 乳腺平滑筋収縮

副腎皮質刺激ホルモン Adrenocorticotropic hormone, Corticotropin (ACTH) (☞ 182 頁)

ACTH はプロオピオメラノコルチン(POMC)から生成されるアミノ酸 39 個のペプチドである(☞ **図Ⅳ-29**). N 末端側 24 個からなる $ACTH_{1\text{-}24}$ も同等の ACTH 活性をもつ(☞ **表Ⅳ-19**). ACTH は CRH とバソプレシンにより刺激を受ける. 分泌された ACTH は副腎皮質細胞膜のメラノコルチン-2 受容体(MC2R)に作用し糖質コルチコイド産生を促進する.

臨床応用 **テトラコサクチド**(tetracosactide, 合成 $ACTH_{1\text{-}24}$):迅速 ACTH 刺激試験に用いられ, 静注後の血中コルチゾール増加を測定することにより副腎皮質機能を調べる. また, テトラコサクチド亜鉛懸濁注射液を用いて持続 ACTH 刺激試験を行うことで, 副腎皮質機能不全が一次性か二次性かの評価に利用する.

成長ホルモン Growth hormone (GH)

GH は 178〜191 個のアミノ酸からなる蛋白質ホルモンで, 2 カ所のジスルフィド結合をもつ. GH の合成や分泌は, GHRH やグレリンによって促進され, ソマトスタチンで抑制される. GH は, 細胞膜 GH 受容体に結合する直接作用(抗インスリン作用)の他, インスリン様成長因子-Ⅰ(insulin-like growth factor-Ⅰ, IGF-Ⅰ)を介する間接作用をもつ. IGF-Ⅰは GH の作用により肝臓, 腎臓, 骨その他多くの臓器で産生されるインスリン類似の成長因子である.

生理作用――①抗インスリン作用：脂肪分解促進，肝臓の糖新生増加，脂肪組織，筋肉の糖利用抑制により血糖，血中遊離脂肪酸が増加する．②身長増加作用：長管骨の骨端軟骨部の蛋白同化，コンドロイチン硫酸合成を刺激し軟骨内骨形成を促進する．③蛋白同化作用：蛋白質合成の段階，アミノ酸取り込み，リボソーム数，mRNA 量，酸素量を促進増加させ，蛋白質分解を抑制，窒素バランスをプラスにする．④電解質作用：P，Na，K，Cl，Mg を体内に貯留する．

臨床応用

ソマトロピン(somatropin)：遺伝子組換え天然型ヒト成長ホルモン製剤である．①身長増加を目的として，骨端線閉鎖のない GH 分泌不全性低身長症(下垂体性小人症)，Turner 症候群，軟骨異栄養症，慢性腎不全による低身長症，Prader-Willi 症候群，SGA(small for gestational age)性低身長症，Noonan 症候群の治療に，②成人 GH 分泌不全症による体組成異常および代謝障害の治療に用いられる．

ペグビソマント(pegvisomant)：GH 受容体拮抗薬であり，先端巨大症の治療に用いられる．

メカセルミン(mecasermin)：遺伝子組換え IGF-Ⅰ製剤である．成長ホルモン抵抗性低身長症(GH 受容体不応症)の治療，インスリン受容体異常症 A 型および B 型の治療に使用される．

プロラクチン Prolactin(PRL)

乳汁分泌の開始とその維持に重要な働きを示す．男性における PRL の生理的役割は明らかでないが，動物レベルでは水分調節，代謝，免疫の制御に関係するとされている．視床下部から分泌されるドパミンが，D_2 受容体を介して PRL を抑制的に制御する．視床下部や下垂体茎の障害やドパミン D_2 受容体拮抗薬の投与により血中 PRL 値は上昇する．血中 PRL の慢性的上昇は男女を問わず視床下部に影響し，視床下部 GnRH 分泌低下，視床下部性性腺機能低下症を起こす．卵巣のステロイドホルモン，特にプロゲステロン産生を抑制するため性機能低下はさらに高度になる．

甲状腺刺激ホルモン Thyroid-stimulating hormone(TSH)

TSH は糖蛋白質ホルモンで α と β サブユニットとの二つの部分からなる．α サブユニットは TSH，LH，FSH およびヒト絨毛性ゴナドトロピン(human chorionic gonadotropin, hCG)と共通の構造をしており，β サブユニットの違いがホルモン活性の違いとなって表現される．TSH の β サブユニットは 119 個のアミノ酸よりなる(**図Ⅺ-1A**)．TSH は，甲状腺細胞膜 TSH 受容体に結合して甲状腺ホルモンの合成と分泌を刺激する．

臨床応用

血中甲状腺ホルモンの TSH 分泌に対する負のフィードバックがきわめて正確であることから，甲状腺機能の評価に血中 TSH 測定が汎用される．

遺伝子組換え TSH 製剤ヒトチロトロピンアルファが，分化型甲状腺癌全摘術後の転移巣検索や再発の有無を調べるために行われる放射性ヨウ素シンチグラフィーやチログロブリン試験の精度を上げるために用いられる．また，甲状腺全摘後の転移および残存甲状腺癌組織除去のための ^{131}I 内用治療に本剤の事前投与が行われる．

(A) SFCIPTEYTMHIERRECAYCLTINTTICAGYCMTRDINGKLFLPKYALSQDVCTYRDFIY
RTVEIPGCPLHVAPYFSYPVALSCKCGKCNTDYSDCIHEAIKTNYCTKPQKSYLVGFSV

(B) SREPLRPWCHPINAILAVEKEGCPVCITVNTTICAGYCPTMMRVLQAVLPPLPQVVCTYR
DVRFESIRLPGCPRGVDPVVSFPVALSCRCGPCRRSTSDCGGPKDHPLTCDHPQLSGLLFL

(C) SCELTNITIAIEKEECRFCISINTTWCAGYCYTRDLVYKDPARPKIQKTCTFKELVYETV
RVPGCAHHADSLYTYPVATQCHCGKCDSDSTDCTVRGLGPSYCSFGEMKE

図XI-1　ヒトTSH β-サブユニット(A)，ヒトLH β-サブユニット(B)，ヒトFSH β-サブユニット(C)
ジスルフィド結合部位を青字で示す.

ゴナドトロピン Gonadotropins

性腺を標的器官とする黄体形成ホルモン(luteinizing hormone, LH)と卵胞刺激ホルモン(follicle stimulating hormone, FSH)は，ともに下垂体前葉の同一細胞(ゴナドトロフ)から合成，分泌され，ゴナドトロピンと総称される．LHのβサブユニットは121個のアミノ酸(**図XI-1B**)，FSHのβサブユニットは110個のアミノ酸からなる(**図XI-1C**)．視床下部GnRHは直接ゴナドトロフに作用し，GnRHのパルス状分泌の違いによってLHとFSHとを別々に制御する.

生理作用――女性において，FSHは卵巣の卵胞発育を促進し，LHとの相乗的協同作用によってエストロゲン合成，分泌を促進，排卵を起こす．次いでLHは黄体を形成させ，黄体に作用してプロゲステロン分泌を促進する．男性において，FSHは精巣の精細管成長を促進し精子形成を維持する．精子形成にはFSHとテストステロンとが必要である．FSHの標的であるSertoli細胞膜上のFSH受容体に作用してandrogen binding protein(ABP)を作る．テストステロンはこのABPの産生を促進し，生成されたABPは精管腔に分泌され精子形成に関与する．LHは間質細胞(ライディッヒ細胞)に作用してテストステロンの合成・分泌を促す．LHは間質細胞膜上のLH受容体に結合し，コレステロールから始まるステロイド合成を促進する.

臨床応用　**ヒト絨毛性ゴナドトロピン**(human chorionic gonadotropin, hCG)：妊婦尿から抽出される胎盤LH類似のゴナドトロピンで，不妊症の治療，二次性徴促進，排卵誘発の目的で用いられる.

ヒト下垂体性ゴナドトロピン(human menopausal gonadotropin, hMG)：閉経期婦人尿から抽出されたhMGは下垂体性FSH，LHを含み(含有比FSH：LHは1：極微量～1まで製品により異なる)．女性では卵胞発育・排卵促進に，男性では精子形成促進に用いられる.

フォリトロピンアルファ(folitropin alpha)：遺伝子組換えFSH製剤で，排卵誘発や精子形成促進に用いられる.

下垂体後葉ホルモン Posterior pituitary hormones(表XI-1)(☞182頁)

抗利尿ホルモン(ADH)およびオキシトシンはともに視床下部の視索上核，室傍核の神経細胞で大分子前駆体として合成される．ADH前駆体からADH，ニューロフィジン-II(neurophysin-II, NPII)およびコペプチンが作られる．また，オキシトシン前駆体からオキシトシン，ニューロフィジン-Iができる(**図XI-2**)．これらは軸索流によって運ばれ，下垂体後葉に達して貯留され，刺激により分泌される.

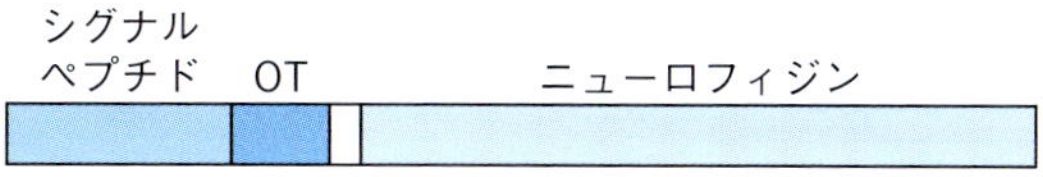

図Ⅺ-2　オキシトシン(OT)合成に関連する一次構造

バソプレシン Vasopressin(VP)(抗利尿ホルモン Antidiuretic hormone, ADH)

9 個のアミノ酸よりなり，ヒトなどの哺乳動物では 8 番目がアルギニンであるためアルギニンバソプレシン(arginine vasopressin, AVP)とも呼ぶ(☞**表Ⅳ-19**)．ADH 分泌は血漿浸透圧の上昇，血液量の減少や，ニコチン，モルヒネ，バルビタールにより促進される．一方，エタノール，フェニトインは分泌を抑制する．

生理作用――ADH が腎集合尿細管の V_2 受容体に結合するとアデニル酸シクラーゼ-cAMP 系を介して水チャネルであるアクアポリン 2 の管腔側細胞膜への移動を促進し，膜の水透過性を高める．その結果，水再吸収が促進され尿量が減少する．ADH が欠乏すると中枢性尿崩症(central diabetes insipidus)が発症し，ADH が過剰になると ADH 分泌過剰症(syndrome of inappropriate secretion of ADH, SIADH)をきたす．V_{1a} 受容体は血管平滑筋，心筋，大腸平滑筋，中枢神経系などに広く分布し，昇圧作用，腸管蠕動運動亢進作用を示し，V_{1b} 受容体は下垂体前葉にありCRH による ACTH 分泌を増強する．

臨床応用

V_2 受容体作用薬

バソプレシン：中枢性尿崩症(diabetes insipidus)の治療に用いられるが，作用時間が短いため急性期の治療に限られる．むしろ中枢性尿崩症と腎性尿崩症の鑑別診断薬として有用である．一方，V_{1a} 受容体を介する作用を利用して食道静脈瘤出血の緊急処置や腸内ガスの排除に治療薬として用いられる．

デスモプレシン(desmopressin, 1-deamino-［$_{\mathrm{D}}$-Arg^{8}］-vasopressin, dDAVP)：V_2 受容体に特異的に強く作用し，血中半減期は長いため抗利尿作用が長く継続する．一方，V_{1a} 受容体を介する昇圧作用は弱いため副作用は少なく，中枢性尿崩症の長期の治療薬として汎用され，点鼻スプレー，口腔内崩壊錠がある．過剰投与による水分貯留，水中毒に注意が必要である．

V_2 受容体拮抗薬

モザバプタン(mozavaptan)：腎臓集合尿細管の V_2 受容体への ADH 結合を阻害し，水再吸収を抑制して水利尿を起こす．異所性 ADH 産生腫瘍による SIADH の治療に有効である．

トルバプタン(tolvaptan)：①電解質の排泄増加を伴わない水利尿薬で，心不全，肝硬変における体液貯留改善作用，および SIADH における低ナトリウム血症改善作用がある．②腎嚢胞細胞 cAMP 産生抑制により，常染色体顕性(優性)多発性嚢胞腎の腎容積増大を抑制する．

オキシトシン Oxytocin

9 個のアミノ酸よりなる(☞**表Ⅳ-19**)．乳頭刺激や腟，子宮下部の開大はオキシトシン分泌を促す求心性刺激となる．その主な生理作用は，子宮平滑筋収縮作用と，乳腺筋上皮を収縮させて射乳する作用であり，分娩誘発や微弱陣痛に用いる．強迫性障害，自閉症，不安障害，摂食障害，依存症，統合失調症，心的外傷後ストレス障害(PTSD)などの精神神経疾患にオキシトシンの異常がみられる．

2

ステロイドホルモン

ステロイドホルモンは，A，B，C，D の四つの環よりなる cyclopentanoperhydrophenanthrene 骨格をもち，副腎皮質と性腺でコレステロールより生合成される脂溶性ホルモンである．副腎皮質ホルモン(炭素数 21)の他，黄体ホルモン(炭素数 21)，男性ホルモン(炭素数 19)，卵胞ホルモン(炭素数 18)が含まれる(**図XI-3**)．

ステロイドホルモンは，**核内受容体スーパーファミリー**に属する受容体に，リガンドとして結合して作用する．核内受容体スーパーファミリーには，その他にも甲状腺ホルモン，ビタミン A，ビタミン D の受容体および栄養素のセンサーの受容体などが含まれる(**図XI-4**)．

ステロイドホルモンは脂溶性リガンドであり，血液中では結合蛋白質と結合して存在するが，遊離形となって標的細胞内へ入り，受容体と結合して核内へ移行する(**図XI-5**)．

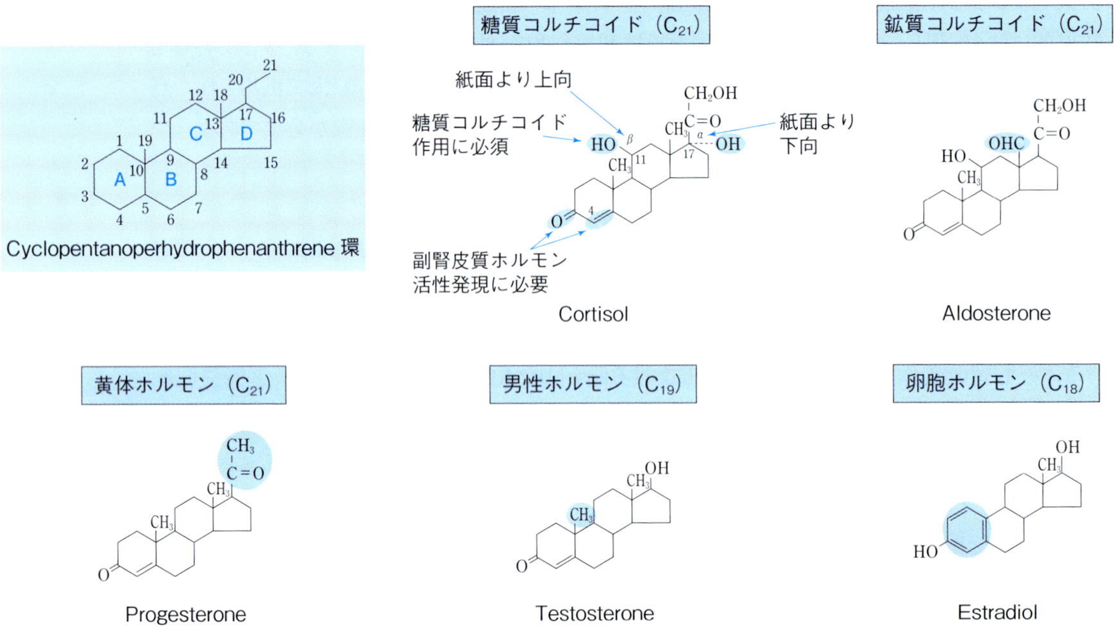

図XI-3　ステロイドホルモンの基本骨格
副腎皮質ホルモン活性を示すには A 環の 4，5 位間に二重結合，3 位にケトン基をもつことが必要である．11 位の水酸基は糖質コルチコイド作用に必須であり，17 位の水酸基は糖質コルチコイド作用を増強する．

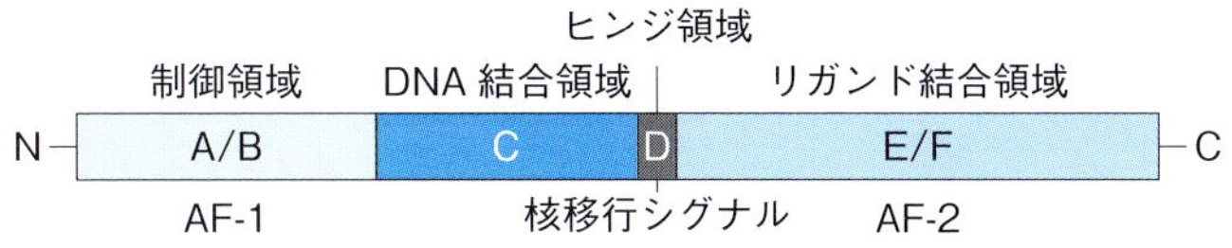

内分泌受容体	リガンド
糖質コルチコイド受容体(GRα)	Cortisol
鉱質コルチコイド受容体(MR)	Aldosterone
黄体ホルモン受容体(PR)	Progesterone
男性ホルモン受容体(AR)	Testosterone
卵胞ホルモン受容体(ERα, ERβ)	17β-estradiol
レチノイン酸受容体(RARα, RARβ, RARγ)	Retinoic acid
レチノイドX受容体(RXRα, RXRβ, RXRγ)	9-*cis*-retinoic acid
甲状腺ホルモン受容体(TRα, TRβ)	T_3
ビタミン D_3 受容体(VDR)	1,25-$(OH)_2$-vitamin D_3

図XI-4 核内受容体スーパーファミリー
基本骨格として，中央にDNA結合領域(C領域)をもち，そのN末端側にA/B領域と呼ばれる転写制御領域，またC末端側にヒンジ領域(D領域)とリガンド結合領域(E/F領域)を有している．DNAにはC領域を介して結合し，リガンドはE/F領域に結合する．リガンドが結合した後に核内へ移行するための核移行シグナルがヒンジ領域にあり，転写活性化因子はA/B領域にAF-1，E/F領域にAF-2の2種類を有する．二量体形成には，CおよびE/F領域が重要である．

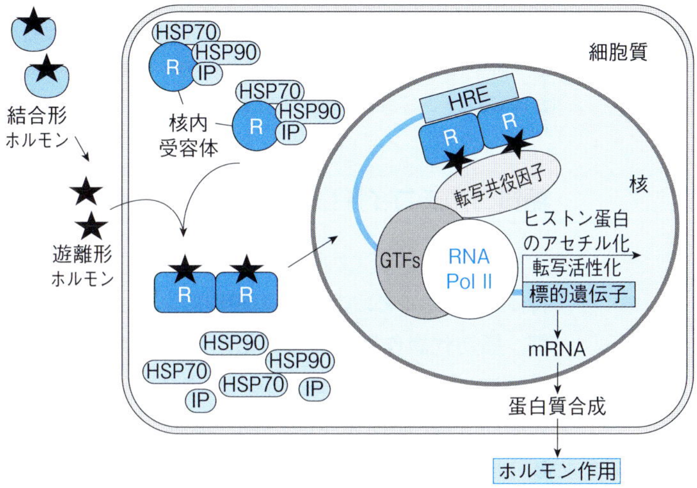

図XI-5 ステロイドホルモンの作用機構
細胞外で結合形ステロイドホルモンは遊離形となり，拡散により標的細胞内へ入る．細胞質において，核内受容体は熱ショック蛋白などのシャペロン蛋白群と複合体を形成しているが，リガンドの結合により解離して二量体を形成して核内へ移行する．ステロイド-受容体の二量体は標的遺伝子上のホルモン応答配列(HRE)に結合し，転写共役因子のうちpositiveに機能するコアクチベーター蛋白群を動員し，基本転写因子群(GTFs)とRNAポリメラーゼII(RNA Pol II)の間を介在して，標的遺伝子のヒストン蛋白のアセチル化を介して，転写が活性化される．
HRE：ホルモン応答配列，HSP：熱ショック蛋白，IP：イムノフィリン

副腎皮質ホルモン Adrenocortial hormones

副腎皮質では，糖質代謝に関与する糖質コルチコイド(コルチゾール，コルチゾンなど)と電解質代謝に関与する鉱質コルチコイド(アルドステロン)のステロイドホルモンsteroid hormoneが産生され，分泌される．副腎皮質ホルモンとその誘導体は，副腎皮質ホルモン不全，炎症性疾患，自己免疫疾患などの治療に用いられる．

副腎皮質では，コレステロールを起点として，6種類の酵素(チトクロム $P450_{scc}$，$P450_{17\alpha}$，$P450_{C21}$，$P450_{11\beta}$，$P450_{aldo}$，3β-HSD)によりすべてのステロイドホルモンが産生される．副腎皮質の球状層では鉱質コルチコイドのアルドステロンが産生され，束状層では，糖質コルチコイドのコルチゾールが，網状層では副腎アンドロゲンが産生される．球状層細胞では，主にアンギオテンシンIIや高カリウム血症により，$P450_{aldo}$ が誘導され18位が水酸化され，アルドステロンが産生される．束状層・網状層では，下垂体からの副腎皮質刺激ホルモン(ACTH)の刺激により，$P450_{17\alpha}$，$P450_{11\beta}$ などが誘導され，コルチゾール・副腎アンドロゲンが産生される．ヒトの場合にはコルチゾールが主に産生されるが，副腎皮質に17α-ヒドロキシラーゼを欠くラットやマウスではコルチコステ

ロンが主産物である．コルチゾールの 11β-OH 基は 11β-hydroxysteroid dehydrogenase type 2（11β-HSD2）により酸化されてコルチゾンになるが，再び還元されてコルチゾールになる．

> 1855 年に Addison が副腎不全による死亡例を報告して以来，副腎皮質が生命維持に不可欠であることが認識され，その有効成分は糖質コルチコイドと鉱質コルチコイドの 2 種類のステロイドホルモンと考えられた．1930 年以後，副腎皮質ホルモン分離同定の研究がされ，コルチゾール，コルチゾン，コルチコステロンなどの生物活性が確認された．1954 年にアルドステロンも発見された．1948 年 Hench はコルチゾンが関節リウマチを劇的に改善することを発見した．

糖質コルチコイドの分泌調節――糖質コルチコイドの産生量は，視床下部-下垂体-副腎系により調節をされている．視床下部からのコルチコトロピン放出ホルモン（CRH），下垂体前葉からの副腎皮質刺激ホルモン（ACTH）の分泌量は，早朝に高く，夕方から夜間にかけて減少する日内変動がみられる．コルチゾールの分泌量は通常 1 日 15～20 mg に保たれているが，ストレスによりホメオスタシスが崩れると視床下部 CRH 分泌が起こり，下垂体前葉を刺激し ACTH が分泌される．ACTH が束状層に作用してコルチゾールが産生される．バソプレシンや炎症性サイトカインは下垂体前葉に作用して ACTH 分泌を刺激する．血中コルチゾール量が増加すると視床下部および下垂体に負のフィードバック（negative feedback）をかけ CRH・ACTH 分泌を抑制する．

糖質コルチコイド Glucocorticoid

糖質コルチコイド（グルココルチコイド）は平常時およびストレス下において代謝のホメオスタシス維持に必須なホルモンで，多くの細胞に作用しその効果は一般に用量依存的である．

糖，脂肪代謝作用と蛋白異化作用：糖新生の刺激と糖利用の抑制により血糖値が上昇する．骨格筋の蛋白異化による血中アミノ酸（糖新生の基質）の増加や肝臓の糖新生酵素の誘導による．

脂肪分解と脂肪産生により顔，躯幹，内臓に脂肪が蓄積する．短期的には脂肪分解が促進し，血中遊離脂肪酸を増加させるが，長期的にはリポ蛋白リパーゼを誘導し，脂肪産生が増大し，脂肪の再分布により満月様顔貌や野牛肩などの Cushing 徴候が生ずる．

蛋白異化作用により，皮膚の菲薄化，筋萎縮，骨粗鬆症や骨格成長抑制をきたす．腸管での Ca^{2+} の吸収を抑制し，腎臓から Ca^{2+} 分泌を増加させることにより，Ca^{2+} のバランスが負となり，副甲状腺ホルモン PTH の分泌が増加する．

免疫抑制作用：細胞性免疫および体液性免疫ともに抑制される．特に，リンパ球に依存する細胞性免疫メカニズムを阻害する．リンパ球，マクロファージの数が減少し機能が抑制される．ヘルパー T 細胞の IL-2 産生を抑制し，キラー T 細胞の分化が抑制される．大量では抗体産生を抑制する．移植片の抗原放出の減少，血管新生抑制，抗原産生細胞の感作阻害により，移植片拒絶反応が抑制される．

抗炎症作用：浮腫，毛細血管拡張，フィブリン沈着，好中球遊走，食作用，線維芽細胞増殖，肉芽形成など炎症のすべての過程が抑制される．転写因子（例えば AP-1，NF-κB）を阻害して炎症に関与する遺伝子の発現を減少させ，炎症性メディエーターの産生を抑制する．

水・電解質代謝と血圧調節：アルドステロンの 1/3,000 の電解質作用がある．血管平滑筋におけるカテコラミンやアンギオテンシンⅡに対する昇圧反応性および腎臓での Na^+ 再吸収を亢進し，NO 合成酵素の抑制による NO の低下に伴う降圧系の抑制などにより，血圧が上昇する．

中枢神経：うつ，多幸症などの精神症状や認知機能障害をきたす．

消化器：大量では胃のペプシン，酸産生を増加し，消化性潰瘍を生じ，膵炎を起こす．

血液細胞：末梢血中の赤血球・好中球数が増加し，リンパ球・単球・好酸球は減少する(貯蔵部位から末梢血へ流出阻害)．

内分泌腺：甲状腺機能の抑制(TSH 分泌や T_4 から T_3 への変換酵素の減少)，ゴナドトロピン放出ホルモン(GnRH)，LH，FSH 分泌の抑制．

糖質コルチコイド関連薬

天然糖質コルチコイド

コルチゾール(cortisol；別名ヒドロコルチゾン hydrocortisone)はヒトにおける主要な糖質コルチコイドであり，薬として投与すると消化管からよく吸収され肝臓で分解される．代謝は速く，半減期は 60 分である．炎症があると皮膚や粘膜からも容易に吸収される．アルドステロンの 1/3,000 の電解質作用があり，塩分貯留による高血圧や低カリウム血症などの副作用が現れる．不活性型の**コルチゾン**(cortisone)は，生体内ではコルチゾールに変換されて作用する．

合成糖質コルチコイド

糖質コルチコイド作用を強め鉱質コルチコイド作用による副作用を減少させた糖質コルチコイドが合成されている．代謝作用と抗炎症・免疫抑制作用とは分離できない．

プレドニゾロン(prednisolone)はコルチゾールの 4 倍の糖質コルチコイド作用を示し，代謝速度は遅い(血中半減期は 2.5 時間)．鉱質コルチコイド作用は抗炎症作用を目的とするときには無視できない副作用となる．**トリアムシノロン**(triamcinolone)，**デキサメタゾン**(dexamethasone)，**ベタメタゾン**(betamethasone)は糖質コルチコイド作用が非常に強く，鉱質コルチコイド作用は無視できる．半減期と作用時間が長い．外用薬として，16,17 位に環状アセタールを結合させ抗炎症作用を強め，脂質バリアーを通過しやすくした**フルオシノニド**(fluocinonide)，吸入用アンテドラッグ* として**ベクロメタゾンプロピオン酸エステル**(beclometasone dipropionate)，**フルチカゾンプロピオン酸エステル**(fluticasone propionate)などが作られた．

構造活性相関——副腎皮質ホルモン活性を示すには A 環の 4,5 位間に二重結合，3 位にケトン基をもつことが必要である．11 位の水酸基は糖質コルチコイド作用に必須であり，17 位の水酸基は糖質コルチコイド作用を増強する(☞**図XI-3**)．A 環の 1,2 位間の二重結合の導入は 4,5 位間の二重結合および 3 位のケト基の還元を阻害し，B 環の 9 位をハロゲン置換すると 11 位の水酸基の酸化が抑制され，糖質および鉱質コルチコイド活性が増強し，D 環の 16 位に水酸基あるいはメチル基を導入すると鉱質コルチコイド活性は減弱する(**図XI-6**)．16,17 位に環状アセタールを結合させると抗炎症作用が増強する．

糖質コルチコイドの体内動態——経口糖質コルチコイド薬はほぼ完全に吸収され，肝臓で代謝，腎臓から尿中に排泄される．主な代謝部位は，ステロイド骨格の A 環還元，11 位酸化，20 位還元，6β 位水酸化やグルクロン酸抱合などである．糖質コルチコイド薬の種類により代謝部位が異なり，半減期や病態による体内動態の違いの原因となる．種々の薬が糖質コルチコイド薬と相互作用をするが，抗てんかん薬やリファンピシンとの併用により糖質コルチコイド薬の代謝が亢進し，薬効が減弱する．

---

* アンテドラッグ：投与部位に強い薬効を示し，吸収後不活性化され全身作用の少ない薬．

表XI-2　副腎皮質ステロイドの効力の比較

副腎皮質ステロイドの種類	抗炎症作用	Na 貯留作用	作用時間	対応量(mg)
コルチゾール(ヒドロコルチゾン)	1	1	短	20
コルチゾン	0.8	0.8	短	25
プレドニゾロン	4	0.8	中	5
6α-メチルプレドニゾロン	5	0.5	中	4
トリアムシノロン	5	0	中	4
ベタメタゾン	25	0	長	0.75
デキサメタゾン	25	0	長	0.75
フルドロコルチゾン	10	125	中	—

［作用時間］短：半減期 8～12 時間，中：半減期 12～36 時間，長：半減期 36～72 時間

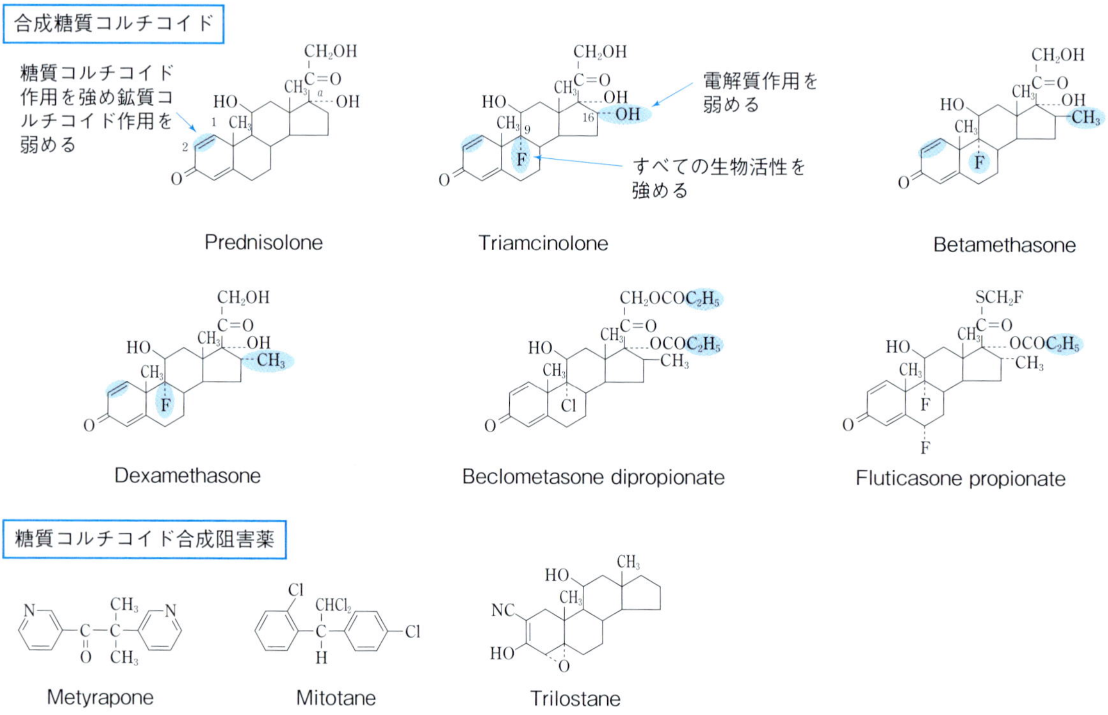

図XI-6　糖質コルチコイドおよび拮抗薬

臨床適用　副腎皮質ホルモンは副腎皮質疾患に対して補充療法および診断用に用いられるが，大部分は抗炎症薬または免疫抑制薬として副腎以外の疾患に対して使用される．

副腎皮質機能不全：慢性副腎皮質機能不全 Addison 病では生命維持に糖質コルチコイドが不可欠であり，ショック，感染，外傷などに伴う急性副腎皮質機能不全にも糖質コルチコイドが投与される．ステロイド合成酵素の欠損による先天性副腎過形成におけるステロイド合成の異常亢進には ACTH 抑制の目的で強力なデキサメタゾンが用いられる．デキサメタゾン抑制試験は Cushing 症候群の診断に用いられる．

副腎皮質機能不全以外の疾患：関節リウマチ，全身性エリテマトーデス，多発性筋炎，気管支喘息，サルコイドーシス，潰瘍性大腸炎，重症肝炎，ネフローゼ症候群，多発性硬化症，脳浮腫，自己免疫性溶血性貧血，特発性血小板減少性紫斑病，急性リンパ性白血病，骨髄腫，薬物アレルギー，血清病，アナフィラキシーショック，臓器移植の拒絶反応に用いられる．

副作用

長期使用により感染症の増悪，消化性潰瘍，骨粗鬆症，視床下部-下垂体-副腎皮質系機能の抑制，水電解質代謝異常，動脈硬化症，精神症状，糖尿病，小児の成長抑制などが起こることがある．全身性副作用を避けるために，局所適用（外用剤，吸入剤，点眼剤），隔日治療，治療効果が得られた後には投与量の漸減がある．急速な減量は原疾患の再燃をきたすことがあり，突然の投薬中止によりステロイド離脱症候群をきたすことがある．

糖質コルチコイド合成阻害薬

副腎皮質ホルモン合成阻害薬

Cushing 症候群の治療の第一選択は，原発巣の外科切除であるが，手術までの期間や手術不能例，術後の原発巣の残存例などに対してはステロイド合成酵素阻害薬や副腎融解薬が用いられる．**メチラポン**（metyrapone）は CYP11B1（11*β*-ヒドロキシラーゼ）を阻害し，コルチゾール産生を抑制する．コルチゾールが低下するために，ACTH 分泌が高値となり，コルチゾールの前駆物質である 11-デオキシコルチゾールや副腎アンドロゲンが高値となり，女性では多毛症を示すことがある．メチラポンは CYP11B2 も阻害するため，11-デオキシコルチコステロンが増加し，高血圧や低カリウム血症を呈することがある．速効性があるが，半減期が短く 1 日 4～6 回投与が必要なのが欠点である．**オシロドロスタット**（osilodrostat）も同様に CYP11B1 阻害薬で，CYP11B2 も阻害するためにコルチゾールやアルドステロン産生を抑制するが，半減期が長く 1 日 2 回投与が可能となった．

ミトタン（mitotane；*o,p'*-DDD）は CYP11B1（11*β*-ヒドロキシラーゼ）や CYP11A1（コレステロール側鎖切断酵素）阻害薬であり，副腎皮質細胞のミトコンドリアに蓄積して破壊する副腎融解薬である．ミトタンは，主に副腎皮質癌に対して投与されるが，Cushing 症候群の高コルチゾール血症に対して手術不応例に用いられることもある．**トリロスタン**（trilostane）は 3*β*-ヒドロキシステロイド脱水素酵素を可逆的に阻害する．副腎癌，Cushing 症候群の治療に用いる．

鉱質コルチコイド Mineralocorticoid

主な内因性鉱質コルチコイド（ミネラルコルチコイド）は**アルドステロン**（aldosterone）で $P450_{aldo}$ により 18 位が酸化されてアルデヒドになり，活性を発現する．アルドステロンの分泌は 1 日に 0.125 mg で，ACTH とレニン-アンギオテンシン系とカリウムによって調節されており，腎臓の遠位尿細管や皮質集合管細胞において，Na^+ 再吸収を促進して，尿中への K^+，H^+ の分泌を行う．汗腺，唾液腺，胃腸管粘膜などにおいても Na^+ 再吸収を促進する．

アルドステロンには血管の炎症惹起作用が報告されている．心筋や血管平滑筋に作用し，増殖を促進したり，酸化ストレスを増加させて組織の線維化などを引き起こすことが，結果として血圧上昇につながると考えられている．

作用機序――鉱質コルチコイド受容体（MR）にアルドステロンが結合すると核内へ移行し，標的遺伝子上のMRE（mineralocorticoid response element）に結合し，転写が起こり，**AIP**（**aldosterone-induced protein**）が生合成され，AIPが尿細管腔側では上皮性 Na^+ チャネルを発現し，血管基底膜側では Na^+, K^+-ATPアーゼを活性化して Na^+ 再吸収を促進する．

コルチゾールとアルドステロンは，*in vitro* ではMRとの親和性が等しい．生体内で *11β-HSD2* により，コルチゾールを不活性型のコルチゾンへ変換してMRへの親和性を低下させ，コルチゾールの1/1,000の濃度しか存在しないアルドステロンがMRに選択的に結合して電解質作用を発現する．*11β-HSD2* 活性の低下や副腎腺腫などによりMR作用が活性化されると，高ナトリウム血症，低カリウム血症，代謝性アルカローシス，高血圧，心不全をきたす．

合成鉱質コルチコイド

フルドロコルチゾン（fludrocortisone）はコルチゾールのB環の9α位にフッ素を導入して，糖質および鉱質コルチコイド活性をともに増強したステロイドで，アルドステロンの代わりに用いられる（**表XI-2，図XI-7**）．

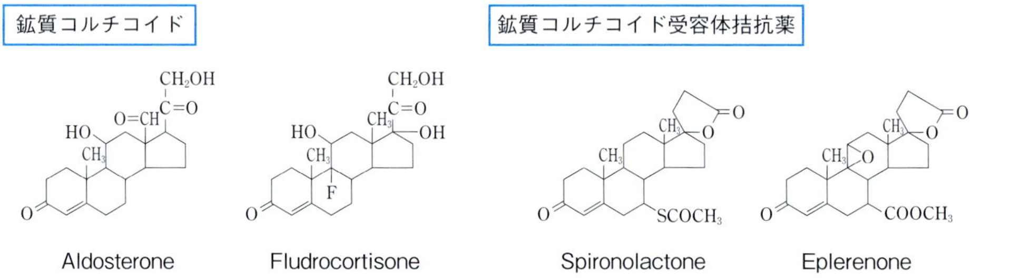

図XI-7　鉱質コルチコイドおよび拮抗薬

鉱質コルチコイド受容体拮抗薬（表XI-3）

ステロイド型鉱質コルチコイド受容体（MR）拮抗薬として，スピロノラクトンとエプレレノンが使用される．**スピロノラクトン**（spironolactone）はMR拮抗薬で，カリウム保持性利尿薬として働く．心不全の治療において，少量（25 mg/日）投与により心機能の予後が改善する（RALES研究）．**AR**および**PR**にも作用し，抗アンドロゲン作用とプロゲステロン作用のために，女性化乳房や性機能障害などの副作用が問題である．スピロノラクトンのARおよびPR作用を削除したMRに選択性の高い**エプレレノン**（eplerenone）の有用性が本態性高血圧症やうっ血性心不全，急性心筋梗塞後の心機能の予後改善に対して期待されている（EPHESUSおよびEMPHASIS-HF研究）．さらに原発性アルドステロン症の長期の薬物療法として，性ホルモン関連の副作用がほとんど認められないことから有用である．これらに続いて，非ステロイド型MR拮抗薬として**エサキセレノン**（esaxerenone）と**フィネレノン**（finerenone）が使用可能である．

第一，第二世代のMR拮抗薬はステロイド骨格を有するため腎臓への親和性が高く，高カリウム血症，腎機能障害などの副作用が課題であった．第二世代のエプレレノンは，スピロノラクトンのMR選択性の低さを解決したより高いMR選択性を有するMR拮抗薬であるが，血清 K^+ 値が>5 mmol/L，蛋白尿を伴う糖尿病患者や中等度以上の腎機能障害（Ccr<50 mL/min/1.73 m^2）を有する患者への使用は禁忌となっており，CKD患者への積極的な使用は行われなかった．新規のMR拮抗薬はステロイド骨格を有さないため，腎臓と心臓への親和性がほぼ等しく，高カリウム血症や腎機能障害の副作用が少ないことが示されており，いままで

使用できなかった病態（進行したCKDやESKD*）での使用が期待される．エサキセレノンは，本態性高血圧や2型糖尿病に合併する高血圧症に対して優れた降圧作用やアルブミン尿減少作用が示されている（ESAX-HTNおよびESAX-DN試験）．一方，フィネレノンは降圧作用は強くないが，2型糖尿病に合併する慢性腎臓病患者を対象にしたFIDELIO-DKDおよびFIGARO-DKD試験において，腎複合アウトカムおよび心血管複合アウトカムの有意な改善効果が示された．

表XI-3　MR拮抗薬の特徴

	スピロノラクトン	エプレレノン	エサキセレノン	フィネレノン
構　造	ステロイド骨格	ステロイド骨格	非ステロイド骨格	非ステロイド骨格
MR親和性	強い	弱い	強い	強い
MR選択性	低い	高い	高い	高い
適　応	高血圧症，心不全，浮腫	高血圧症，心不全	高血圧症	2型糖尿病に合併する慢性腎臓病
代謝・半減期	14時間	4〜6時間	18時間	2〜3時間
薬物相互作用	少ない	CYP3A4代謝薬物と併用注意	少ない	CYP3A4代謝薬物と併用注意
ホルモン関連副作用	女性化乳房，月経不順など	非常に少ない	非常に少ない	非常に少ない
腎機能に関する禁忌	eGFRに関する禁忌なし（急性腎不全は禁忌）	重度の腎機能障害（Cl_{cr}<30 mL/min）のある患者は禁忌 高血圧症：中等度以上の腎機能障害（Cl_{cr}<50 mL/min）のある患者は禁忌	高度腎機能障害では禁忌（eGFR<30 mL/min/1.73 m^2）	eGFRに関する禁忌なし（eGFR<25 mL/min/1.73 m^2では投与の適否を慎重に判断）
K製剤との併用	注意	禁忌	禁忌	注意
エビデンス	重症心不全（RALES）	軽症〜重症心不全（EPHESUS, EMPHASIS-HF）	本態性高血圧（ESAX-HTN），2型糖尿病（ESAX-DN）	糖尿病性腎臓病（FIDELIO-DKD, FIGARO-DKD）

Cl_{cr}：クレアチニンクリアランス

性ホルモン Sex hormones, Gonadal hormones

性ホルモンは，**卵胞ホルモン**（エストロゲン），**黄体ホルモン**（プロゲステロン），**男性ホルモン**（アンドロゲン）に大別される．卵胞ホルモンは，その構造と活性からエストラジオール，エストロン，エストリオールの3種類が存在し，男性ホルモンもテストステロンとジヒドロテストステロンが存在する．エストロゲンは，閉経前は主に卵巣の卵胞から，妊娠中は胎盤から産生・分泌される．プロゲステロンは，閉経前は主に卵巣の黄体から，妊娠中は胎盤から産生・分泌される．アンドロゲンは，精巣と副腎皮質から産生・分泌されるが，そのほとんどが精巣からである．性ホルモンの主作用は，胎児の男性化，女性化，第二次性徴発現，蛋白同化である．

■ 卵胞ホルモンと黄体ホルモンの生合成と作用機序

性ホルモンの三種はコレステロールを基質として合成される．その合成経路において最初に合成されるのはプロゲステロンであり，これを前駆体としてアンドロゲンとエストロゲンが合成される．プロゲステロンは卵胞内莢膜細胞，副腎皮質網状層，精巣Leydig細胞，胎盤で産生される．卵胞内莢膜細胞内において，プロゲステロンは黄体形成ホルモン（luteinizing hormone, LH）による刺激を受けてアンドロステンジ

* ESKD：末期腎不全 end-stage kidney disease

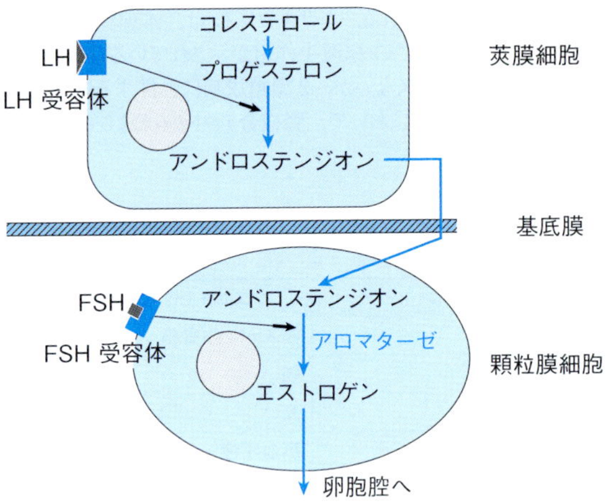

図XI-8 卵巣内莢膜細胞および顆粒膜細胞におけるエストロゲン産生

オンに変換される．アンドロステンジオンは卵胞内顆粒膜細胞において卵胞刺激ホルモン（follicle stimulating hormone, FSH）の刺激を受けてアロマターゼによってエストロゲン（エストラジオールとエストロン）へ変換される（**図XI-8**）．妊娠時には胎児副腎皮質よりアンドロステンジオンが分泌され，胎盤でアロマターゼによりエストリオールに変換される．精巣 Sertoli 細胞，肝臓，脂肪細胞および視床下部などでも副腎皮質由来アンドロステンジオンからエストロゲンが生成される．

エストロゲン・プロゲステロン受容体ともに主な作用機序は，ホルモンが受容体と結合し，その複合体が転写因子となって蛋白発現を介して作用するものである．しかし近年は核内ではなく細胞膜や細胞質に存在する受容体にホルモンが結合し，蛋白発現を介さない作用もあることが判明している．

卵胞ホルモン（エストロゲン）Estrogens

生理作用――①女性生殖器の発達や第二次性徴の進行，月経周期における子宮内膜の増殖を促進する．また乳腺細胞の増殖を促進する．月経周期における卵胞ホルモン（エストロゲン）と黄体ホルモン（プロゲステロン）の作用を述べる．卵胞の成熟とともにエストロゲンの分泌量が増加すると，卵子（二次卵母細胞）が放出される排卵が起こり，卵胞はプロゲステロン分泌型黄体に変化する．子宮内膜はエストロゲンによって増殖し，プロゲステロンによって脱落膜へ分化する．受精・着床が起こらないと，黄体は縮小し子宮内膜は剥離して月経となる．②代謝作用：トリグリセリド合成，LDL 減少，HDL 増加，血漿蛋白の合成促進，血液凝固因子増加，アンチトロンビン減少，血管内皮細胞からの一酸化窒素産生増加，破骨細胞のアポトーシス誘導作用などがある．

卵胞ホルモン関連薬（図XI-9）

天然エストロゲンはエストラジオール（estradiol），エストロン（estrone），エストリオール（estriol）があり，エストラジオールが最も活性が強い．

合成エストロゲンには，エステル化エストラジオール（例：estradiol benzoate, estradiol valerate 等）や結合型エストロゲン（conjugated equine estrogen），エチニルエストラジオール（ethinyl estradiol）がある．内服したエストロゲンは初回通過効果を受けやすく，抱合体となり胆汁中に排泄され，一部は腸肝循環する．

臨床応用

原発性無月経・早発卵巣機能不全：骨密度低下などのエストロゲンの代謝作用低下による症候を予防する目的でエストロゲンを補充する．

更年期障害：ホットフラッシュなどの血管運動神経症状に対してエストロゲン補充は有効である．その他の更年期障害症状に対してもエストロゲン補充は行われる．

経口避妊薬：エチニルエストラジオールはFSH分泌を抑制し排卵を抑制するため，避妊薬として使用される．

前立腺癌：LH分泌抑制作用を利用して抗アンドロゲン薬として用いられる．

副作用および禁忌

子宮内膜増殖，乳腺細胞増殖作用のために子宮内膜癌と乳癌の発症リスクがある．ホルモン補充療法は，一般的に乳癌既往と子宮内膜癌既往に対して禁忌である．また血栓症発症リスクがあり，動静脈血栓症既往やその発症リスクをもつ症例には禁忌である．

抗卵胞ホルモン関連薬（図XI-9）

選択的エストロゲン受容体モジュレーター

Selective estrogen receptor modulator（SERM）

SERMはエストロゲン受容体（estrogen receptor, ER）の活性化能があり，その作用を促進または抑制する．エストラジオールのもつ活性とは異なる作用をもち，かつ薬として有用な作用をもつ．

タモキシフェン（tamoxifen）は乳腺のERに選択的な拮抗作用をもち，ER陽性乳癌の標準

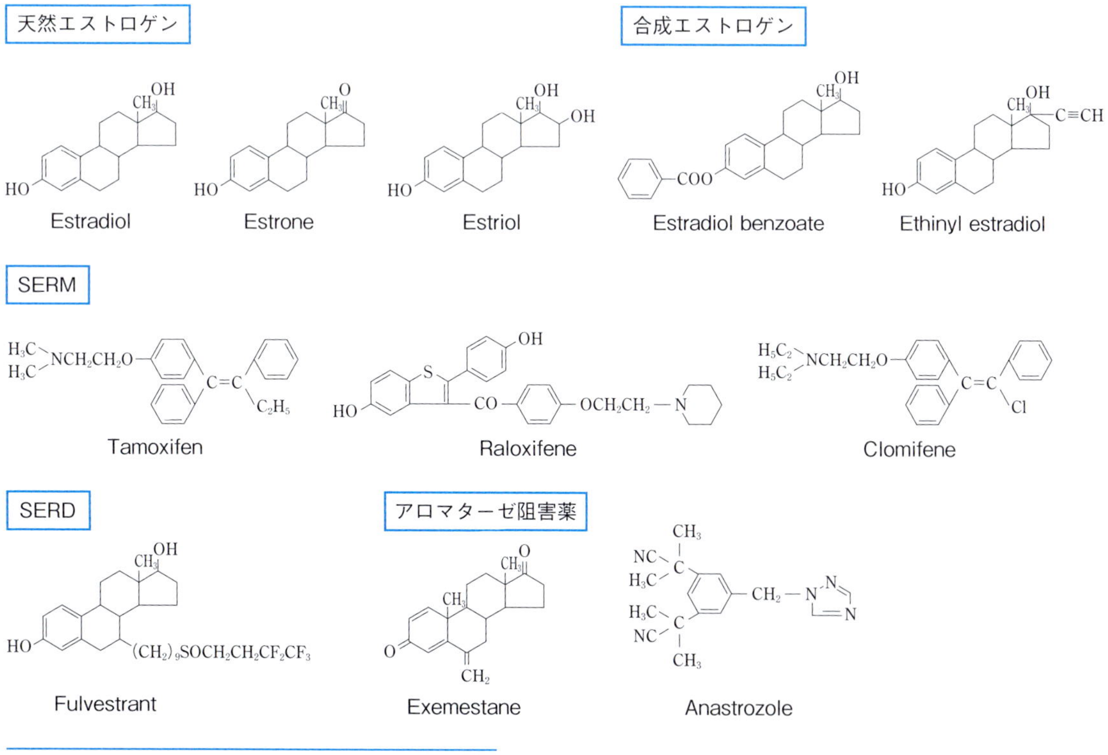

図XI-9 卵胞ホルモン関連薬と抗卵胞ホルモン関連薬

治療薬である．骨組織のERにはほとんど作用しないが，子宮内膜のERには部分的なアゴニストとして作用するため，子宮内膜癌のリスクとなる．

ラロキシフェン(raloxifene)および**バゼドキシフェン**(bazedoxifene)は乳腺および子宮内膜，血管系のERにはアンタゴニストとして作用し，骨組織のERの特異的アゴニストとして骨量増強作用を示し，骨粗鬆症治療薬として用いられる(☞550頁)．

クロミフェン(clomifene)は，内因性エストロゲンと競合的に視床下部ERに結合し，エストロゲンによる負のフィードバックを解除し，ゴナドトロピン放出ホルモンを分泌させる．その結果FSHとLHが分泌され，排卵が誘発される．多嚢胞性卵巣症候群を代表とする無排卵症の治療に排卵誘発薬として用いられる．

選択的エストロゲン受容体低減薬 Selective estrogen receptor down regulator(SERD)

フルベストラント(fulvestrant)は，ERアゴニスト活性を有しない拮抗薬である．ERに対する拮抗作用がタモキシフェンと比較して大幅に増強されている．拮抗作用の他にユビキチン-プロテアソーム経路を介してERの分解を促進する作用も有するため，SERDと呼ばれている．閉経後乳癌に用いられる(☞601頁)．

アロマターゼ阻害薬 Aromatase inhibitor(AI)

AIはI型とII型に分類され，I型の**エキセメスタン**(exemestane)はステロイド骨格をもちアンドロステンジオンのアナログである．アロマターゼの活性部位に結合して結果的にアロマターゼを非可逆的に不活性化する．II型の**アナストロゾール**(anastrozole)や**レトロゾール**(letrozole)は，非ステロイド系でアロマターゼ分子に可逆的に結合してその作用を阻害する．閉経後乳癌の治療に主に使用される(☞601頁)．

黄体ホルモン(プロゲステロン) Progesterone

生理作用――①子宮内膜の増殖を抑制し，妊娠成立後は子宮内膜を脱落膜化させる．子宮筋の収縮を抑制する．乳房の腺胞を発達させ，乳管の分化も促進する．妊娠成立後は乳腺小葉・腺房の発育を促進させる．②代謝作用：基礎体温の上昇，抑うつ作用．ゴナドトロピン分泌の抑制，抗アルドステロン作用により代償的にアルドステロン分泌を増加し水分の貯留を生じる．

黄体ホルモン関連薬(図XI-10)

天然型はプロゲステロン，合成型はプロゲスチンと総称する．プロゲステロンは経口であると肝初回通過効果を受けて作用が消失するため，筋肉注射製剤と腟剤のみであったが，最近になり微粒子化することで作用する経口剤も開発された．プロゲスチンはC21-プロゲステロン誘導体とC19-ノルテストステロン誘導体の2種類がある．前者には**メドロキシプロゲステロン酢酸エステル**(medroxyprogesterone acetate, MPA)と**ジドロゲステロン**(dydrogesterone)があり，後者には**ノルエチステロン**(norethisterone)，**レボノルゲストレル**(levonorgestrel)，**ドロスピレノン**(drospirenone)，**ジエノゲスト**(dienogest)等がある．ダナゾール(danazol)は，黄体ホルモン受容体アゴニストかつ男性ホルモン受容体アゴニストである．

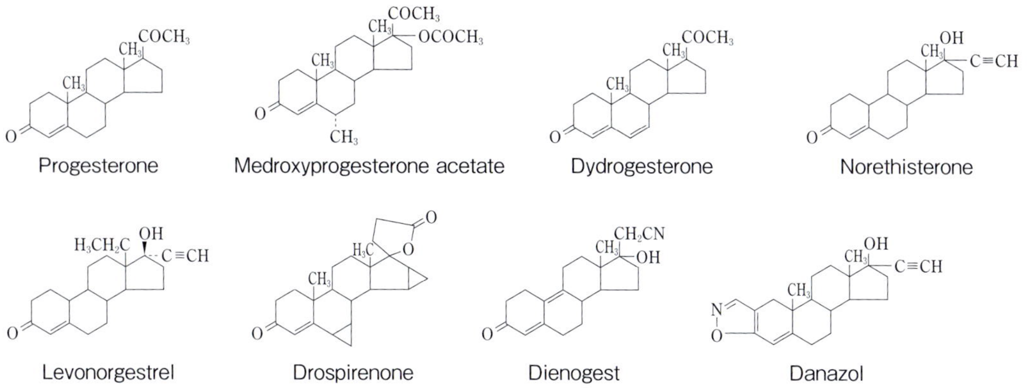

図XI-10 黄体ホルモン関連薬

臨床応用・副作用

月経困難症：子宮内膜増殖抑制作用によって結果的に月経血量と月経痛を軽減させる．また排卵抑制作用による月経血量・月経痛軽減作用もある．ジエノゲストは単剤で子宮内膜症の治療・再発予防に使用される．血栓症リスクを上昇させずに長期使用が可能である．

経口避妊薬：ゴナドトロピン分泌抑制作用による排卵抑制効果を示す．エチニルエストラジオールとの合剤でさらに排卵抑制効果が増強され，避妊薬として使用される．緊急避妊薬として用いられているのはレボノルゲストレル単剤である．レボノルゲストレル放出子宮内システムは子宮内避妊器具にレボノルゲストレルが添加されており，それが持続的に子宮内に放出される．過多月経や月経困難症に対して使用される．

更年期障害：更年期症状に対してではなく，エストロゲン投与による子宮内膜癌発症を抑制する目的で使用される．副作用に，乳癌リスクの増大，血栓症，エストロゲンの血管拡張作用やHDL コレステロール増加作用の抑制がある．

経口避妊薬 Oral contraceptives

経口避妊薬はプロゲスチンとエチニルエストラジオール（EE）との合剤であり，ノルエチステロン・EE，レボノルゲストレル・EE，デソゲストレル・EE，ドロスピレノン・EE の組み合わせがある．黄体ホルモンとエストロゲンの併用により卵管発育抑制が生じ，頸管，子宮内膜層，卵管運動・分泌の変化により受精・着床が抑制される．

選択的プロゲステロン受容体モジュレーター Selective progesterone receptor modulator (SPRM)

SPRM はプロゲステロン受容体に結合し，組織により作用薬，拮抗薬，または作用薬/拮抗薬の混在した作用をもつ．わが国ではまだ医薬品として承認されていないが，海外では避妊薬や子宮筋腫治療薬として使用されている．

男性ホルモン(アンドロゲン) Androgens

生合成と体内動態――精巣 Leydig 細胞において LH・FSH の刺激により，コレステロールから主にアンドロステンジオン合成を経由して**テストステロン**(testosterone)が合成される．副腎においても副腎皮質由来のアンドロステンジオンから合成される．標的細胞の 5α-還元酵素(5α-reductase)によってより受容体親和性が高い**ジヒドロテストステロン**(dihydrotestosterone)に変換される．女性では LH 刺激により黄体で産生され，血中濃度は男性の約 10% である．血中テストステロンの約 44～65% は性ホルモン結合グロブリン，約 33～54% はアルブミンと結合しており，残りの 1～2% が遊離テストステロンである．これらのうち生物学的活性を示すのは前 2 つである．薬としてのテストステロンは初回通過効果が大きく内服では無効である．脂溶性のテストステロンは標的細胞膜を通過して細胞質のアンドロゲン受容体に結合した後に核内へ移行して標的遺伝子の転写を促進する．

生理作用――①男性化作用：陰茎の発達，勃起作用，造精機能，精液の産生，射精，性欲の増強．②蛋白同化作用：骨格筋の増生，筋力の維持．赤血球産生．肝臓での血清アルブミンの産生促進．骨端線の閉鎖，骨形成や骨量の維持，骨髄血液幹細胞の刺激作用．毛髪の育成，頭禿，皮脂の分泌．

男性ホルモン関連薬(図XI-11)

加齢男性性腺機能低下症候群や造精機能障害による男性不妊症に主に使用され，他に再生不良性貧血，骨髄線維症，腎性貧血にも使用される．経口薬である**メチルテストステロン**(methyltestosterone)，筋注製剤である**テストステロンエナント酸**(testosterone enanthate)，

男性ホルモンと蛋白同化ステロイド

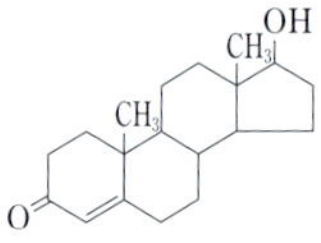
Testosterone

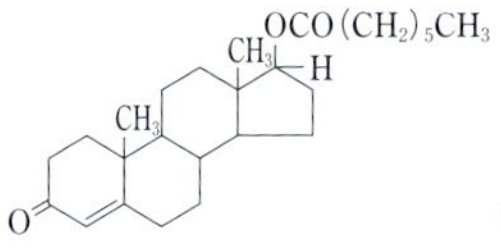
Testosterone enanthate

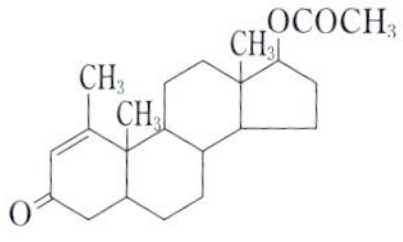
Metenolone acetate

抗アンドロゲン薬

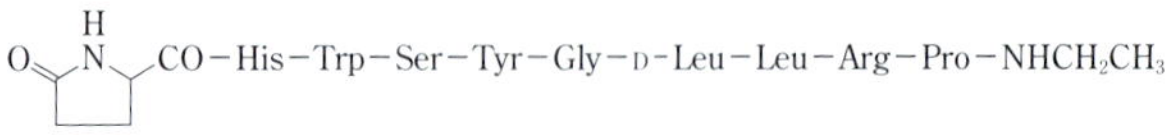
Leuprorelin

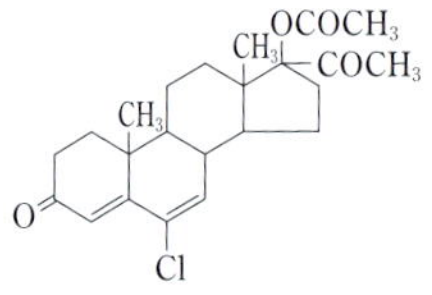
Chlormadinone acetate

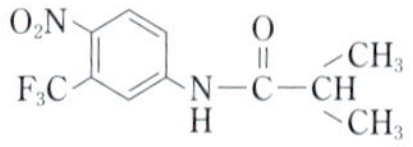
Flutamide

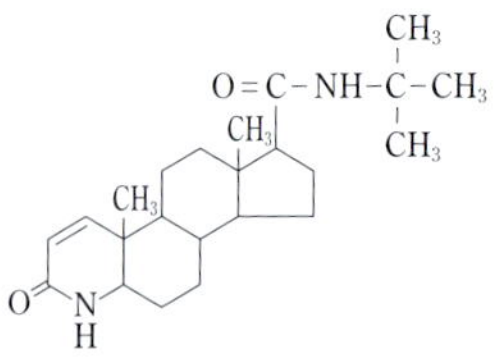
Finasteride

図XI-11　男性ホルモン関連薬

テストステロンプロピオン酸(testosterone propionate), 経皮製剤である**テストステロンウンデカン酸**(testosterone undecanate)がある.

蛋白同化ステロイド

男性ホルモンの男性化作用を弱め, 蛋白同化作用を強力にしたもので, スポーツ選手が筋肉を増強する目的(ドーピング)で不正に使用されていた. **メテノロン酢酸**(metenolone acetate), **メスタノロン**(mestanolone), **ナンドロロン**(nandrolone)がある. 骨粗鬆症, 慢性腎疾患や外傷・熱傷による消耗状態, 再生不良性貧血, 下垂体性小人症に適応がある.

抗アンドロゲン薬(☞ 603 頁)

抗アンドロゲン薬は前立腺癌, 前立腺肥大症, 男児の思春期早発症, 壮年性脱毛症, 尋常性痤瘡(にきび)の治療に用いられる. ゴナドトロピン放出ホルモン(GnRH)アナログである**リュープロレリン**(leuprorelin)と**ゴセレリン**(goserelin)は, 下垂体の GnRH 受容体をダウンレギュレーションさせて結果的に男性ホルモン産生を阻害する. 細胞質アンドロゲン受容体拮抗薬には, **クロルマジノン酢酸**(chlormadinone acetate), **オキセンドロン**(oxendolone), **フルタミド**(flutamide), **ビカルタミド**(bicalutamide), **エンザルタミド**(enzalutamide)がある. 5α-還元酵素阻害薬である**フィナステリド**(finasteride)はテストステロンのジヒドロテストステロンへの変換を阻害してホルモン作用を抑制する.

3 甲状腺ホルモン

甲状腺は，神経系の発達や幼児期の成長，脂質や糖質，骨代謝など生体の恒常性維持に重要な役割がある．甲状腺ホルモンは，甲状腺機能低下症のホルモン補充療法に用いられ，甲状腺機能亢進時には抗甲状腺薬による薬物治療が重要となる．

甲状腺ホルモン Thyroid hormone

甲状腺の大部分を占める濾胞細胞では，2 種の甲状腺ホルモン，チロキシン(T_4)およびトリヨードチロニン(T_3)が合成・分泌される．濾胞上皮の基底側に接し存在する傍濾胞上皮細胞(C 細胞)で骨・カルシウム代謝に関与するカルシトニンが産生される(☞ 551 頁)．

生合成および分泌——甲状腺ホルモンはヨウ素化アミノ酸であり，ホルモン作用を有するのは **3,5,3′,5′-テトラヨードチロニン** [チロキシン(thyroxine, T_4)]，**3,5,3′-トリヨードチロニン**(triiodothyronine, T_3)である(**図XI-12，13**)．ヨウ素(iodide, I^-)は甲状腺ホルモン合成の律速基質であり，能動輸送で濾胞上皮細胞に取り込まれ血清の約 20〜100 倍に濃縮される．濾胞腔で甲状腺ペルオキシダーゼ(thyroid perox-

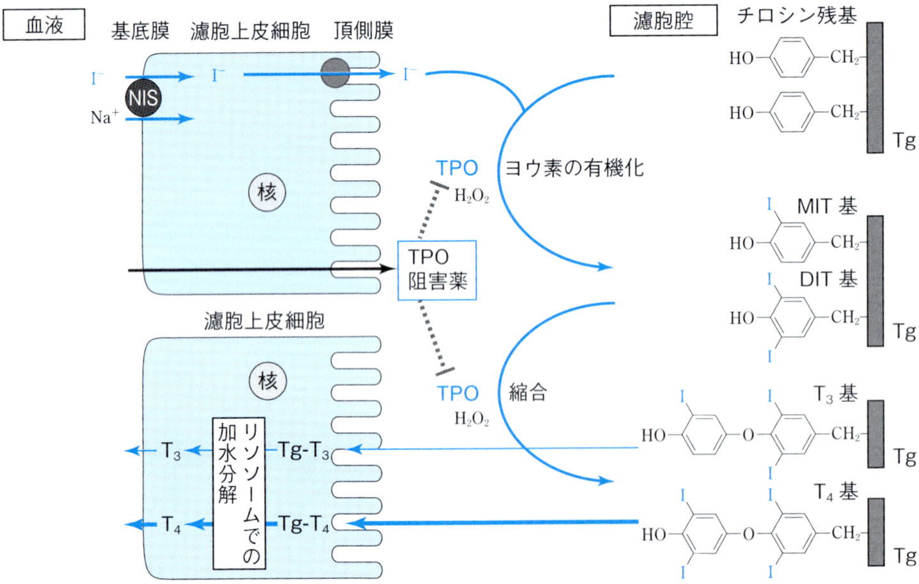

図XI-12 甲状腺ホルモン合成経路と TPO 阻害薬の作用部位
TPO：甲状腺ペルオキシダーゼ，NIS：Na^+/I^- 共輸送体 Na^+/I^- symporter，Tg：チログロブリン

idase, TPO)の触媒作用によりチログロブリン(thyroglobulin, Tg)分子内のチロシン残基がヨウ素化［ヨウ素の有機化(organification)］され，モノヨードチロシン(monoiodotyrosine, MIT)やジヨードチロシン(diiodotyrosine, DIT)が合成される．MIT 基と DIT 基が酸化されてアラニン基を失い縮合(coupling)する．2 個の DIT 基の縮合により T_4 基が産生され，DIT 基と MIT 基の縮合で T_3 基が産生される．濾胞内の Tg-T_3，Tg-T_4 は飲作用(pinocytosis)により濾胞上皮細胞に取り込まれ，リソソームで Tg が加水分解され，甲状腺ホルモン(T_3，T_4)が生成され血中に分泌される．T_4 は 1 日に約 130 nmol が産生・分泌され，T_3 は約 50 nmol とされる．T_3 の 1 日の産生量の約 20% が甲状腺から分泌され，残りの 80% は T_4 から転換されると考えられている．

合成・分泌の調節――主要な調節因子は下垂体の**甲状腺刺激ホルモン**(thyroid-stimulating hormone, TSH)である．TSH はヨウ素代謝，甲状腺ホルモン合成および分泌の各ステップに関与している．TSH 分泌を促す視床下部 TSH 放出ホルモン(TSH releasing hormone, TRH)を含めた視床下部-下垂体-甲状腺系の負のフィードバック機構により血中甲状腺ホルモンの恒常性は維持されている(☞ 515 頁)．

輸送と代謝――甲状腺ホルモンは脂溶性であり，血中では主としてチロキシン結合グロブリン(thyroxine binding globulin, TBG)と結合して存在し，T_4 の約 0.02%，T_3 の約 0.4% がそれぞれ遊離形となる．細胞内の T_3 濃度は血中から細胞内への輸送量に加え，細胞内で T_4 から T_3 への転換による増加量と，T_3 を T_2 に転換して低下する量で調整される．これら脱ヨウ素反応を触媒する酵素として，1～3 型までのヨードチロニン脱ヨウ素酵素(iodothyronine deiodinase，D1，D2 および D3)がある(**図XI-13**，**表XI-4**)．

甲状腺ホルモン受容体(TR)――TR は，ホルモン結合，DNA 結合，二量体形成のための各ドメインをもつ蛋白質であり，単量体，ホモ二量体，ヘテロ二量体のいずれでも DNA に結合できるが，特にレチノイド X 受容体とヘテロ二量体を形成すると DNA への結合性が強くなる．ホルモンの結合しない状態では TR 二量体はコリプレッサー(corepressor)と複合体を形成しており，甲状腺ホルモン反応性遺伝子発現を抑制する．ホルモンが結合するとコリプレッサーが解離してコアクチベータ(coactivator)が結合し，標的遺伝子の転写活性が亢進する．このように甲状腺ホルモンは遺伝子発現を抑制から促進に切り替える分子スイッチの役割を果たしている．

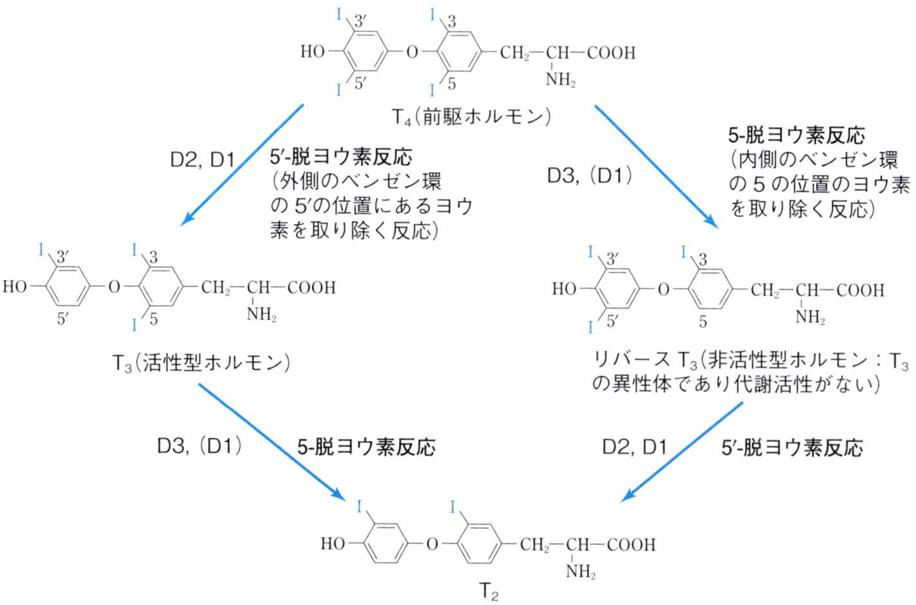

図XI-13 甲状腺ホルモン代謝

表Ⅺ-4　脱ヨウ素酵素の種類と特徴

脱ヨウ素酵素		D1	D2	D3
触媒する反応		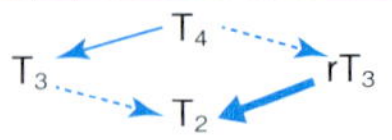	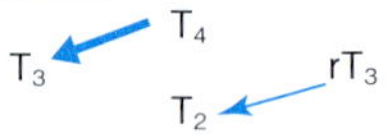	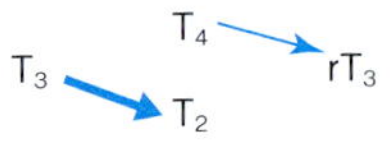
基質親和		$rT_3 \gg T_4$	$T_4 > rT_3$	$T_3 > T_4$
発現臓器		肝臓 腎臓 甲状腺　等	下垂体・脳 脂肪細胞 甲状腺 心筋 骨格筋　等	胎生期：肝臓・皮膚・骨格筋など種々の臓器 出生後：胎盤・脳・皮膚等
生理的役割		rT_3のクリアランス	細胞内 T_3 濃度を増加 血中 T_3 濃度を増加	細胞内 T_3 濃度を低下
疾患における役割		Basedow 病などの甲状腺中毒症において D1 活性の増加が血中 T_3 濃度を増加	甲状腺が D2 を過剰発現する疾患では血中 T_3 濃度を増加	血管腫・消化管間質腫瘍などが D3 を過剰発現すると血中 T_4, T_3 濃度を低下
発現，活性	増加	T_3，レチノイン酸，cAMP	寒冷刺激，カテコールアミン，cAMP，胆汁酸　等	T_3，FGF，EGF などの増殖因子，HIF，非甲状腺疾患
	減少	飢餓・疾病，PTU	T_3	

生理作用——甲状腺ホルモンの作用は，中枢神経(脳の成熟)，心臓・循環系(心臓の収縮力)，消化管(蠕動運動亢進)，筋肉・骨の発達促進，血中コレステロール減少など多岐にわたる．脂溶性である甲状腺ホルモンは，核内甲状腺ホルモン受容体(thyroid hormone receptor, TR)に結合し標的遺伝子発現を制御することで作用を発揮する．甲状腺ホルモンの主な作用は遺伝子の転写レベルで生じるが，細胞膜での作用も認められている．T_3 は TR への結合が T_4 の 10〜15 倍強力であり，真の TR リガンドと考えられている．

甲状腺ホルモン関連薬

レボチロキシン Levothyroxine(T_4 製剤)，リオチロニン Liothyronine(T_3 製剤)

甲状腺機能低下症，粘液水腫，クレチン症，甲状腺腫に用いられる．

T_4 製剤は主に空腸，回腸で吸収され(吸収率は 50〜80%)，食事，併用薬，サプリメント等の影響を受けやすい．T_3 製剤の吸収率はほぼ 100% である．最高血中濃度到達時間は T_4 製剤が 2〜4 時間，T_3 製剤が 2〜3 時間とほぼ変わらない．T_4 製剤はプレホルモンで T_3 に変換して効果が発現するまでに約 14 時間と時間を要するが，T_3 製剤は実効ホルモンであり約 2〜3 時間で迅速な作用が期待できる．血中半減期は T_4 製剤が 7 日に対して，T_3 製剤は 0.75 日と短く，血中濃度も変動しやすい．

甲状腺ホルモン製剤の過量投与は，不整脈，心筋梗塞等の悪影響が懸念されるため，維持療法には T_4 製剤が用いられる．

抗甲状腺薬

甲状腺機能亢進症(hyperthyroidism)の治療に甲状腺ホルモン合成を阻害する甲状腺ペルオキシダーゼ阻害薬(チオアミド系薬)，無機ヨウ素，放射性ヨウ素が用いられる．

甲状腺ペルオキシダーゼ(TPO)阻害薬：プロピルチオウラシル Propylthiouracil (PTU)，チアマゾール Thiamazole(メチマゾール Methimazole, MMI)

チオアミド(thioamide)に属し，甲状腺ホルモンの産生を阻害する有用な抗甲状腺薬である．PTU，MMI は，TPO 阻害により，ヨウ素のチログロブリンへの結合を競合により阻止し，PTU は，ヨードチロシンの T_3，T_4 への縮合をも阻害する(☞**図Ⅺ-12**)．

臨床適応

TPO 阻害薬の作用は甲状腺濾胞細胞での前駆体合成阻害によるため甲状腺ホルモンの減少まで 3～4 週間かかり治療効果発現には時間を要する．MMI は，甲状腺機能亢進症を呈する Graves 病(Basedow 病)の第一選択薬である．なお，催奇形性の観点から妊娠初期のみ PTU を用いる．頻度は低いが重篤な副作用として無顆粒球症，重症肝障害等がある．

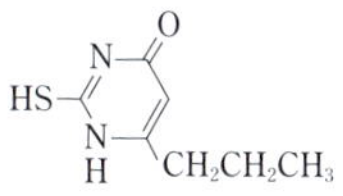

Propylthiouracil

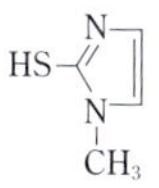

Thiamazole

無機ヨウ素

ヨウ素は甲状腺ホルモン合成に必須であり，充足するまでは甲状腺ホルモン産生量はヨウ素量に依存している．しかし多量の無機ヨウ素は，ヨウ素の有機化阻害による合成抑制や放出阻害により甲状腺ホルモンを迅速に低下させる(Wolff-Chaikoff 効果)．

Basedow 病患者において，病勢が強い場合こうした阻害作用は投与後 1～2 週間で多くの患者で消失する(エスケープ現象)．まれに寛解に至る例もある．

臨床適応

抗甲状腺薬が副作用で使用できない場合の術前コントロールや ^{131}I 内用療法後のコントロール，甲状腺クリーゼ，心不全など重篤な合併症があり早期の甲状腺機能亢進症の改善が必要な場合，また甲状腺の血流量減少を目的に，甲状腺手術の前処置として用いられる．副作用は少ない．

放射性ヨウ素：ヨウ化ナトリウム(^{131}I)

ヨウ化ナトリウム(^{131}I)が体内に取り込まれると，甲状腺ホルモンであるチロキシンやトリヨードチロニン合成のために甲状腺に蓄積される．γ 線と β 線を放出するため診断・治療の両方に用いられる．^{131}I 内用療法では主に β 線が作用し組織内飛程は数 nm と短く，濾胞上皮細胞のみを選択的に破壊しホルモン産生能を低下させる．約 1 カ月後から効果が出始め，3～4 カ月後に最も効果を認める．

臨床適応と副作用

甲状腺機能亢進症(Basedow 病)，甲状腺癌および転移巣の内服療法，シンチグラムによる甲状腺癌転移巣の発見に用いられる．発癌リスクや安全性対策管理の施行も考慮し，6 歳から 18 歳以下の小児は適応を検討し，5 歳未満，妊婦，授乳中は禁忌である．

副作用として β 線による頸部の炎症，甲状腺組織破壊による一過性の甲状腺ホルモン過剰症状を呈することがある．投与約 6 カ月は甲状腺機能の変動が著しく，甲状腺機能低下に至った場合は補充治療を行う．

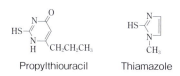

4

脂肪細胞由来因子

脂肪組織は，余剰エネルギーをトリグリセリドとして貯蔵し必要に応じて再利用する貯蔵組織としての主要機能に加えて，外部からの衝撃に対するクッションとしての機能，体温を保持する機能などが考えられてきたが，20 世紀の最後の四半世紀になると，世界的な肥満（肥満症）の増加を背景に，脂肪組織に関する研究が大きく進展し，レプチン（leptin），アディポネクチン（adiponectin），TNF-α（tumor necrosis factor-α），レジスチン（resistin）などアディポカインあるいはアディポサイトカインと総称される**脂肪細胞由来因子**が次々と発見された（**図XI-14**）．肥満（肥満症）の激増とそれを増悪因子とする糖尿病，脂質異常症，高血圧症などの増加およびこれらの疾患の肥満を基盤とした重積は，動脈硬化症を促進することが知られている．また，肥満（肥満症）の脂肪組織にはマクロファージなどの浸潤が知られており，慢性炎症としての病態が注目されている．本領域に関連する新規治療薬の出現が大いに期待される．

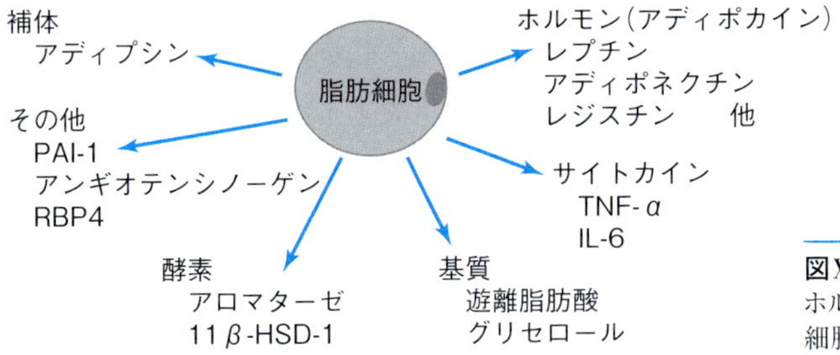

図XI-14　脂肪細胞由来因子
ホルモン（アディポカイン）を含む多くの脂肪細胞由来因子が発見されている．

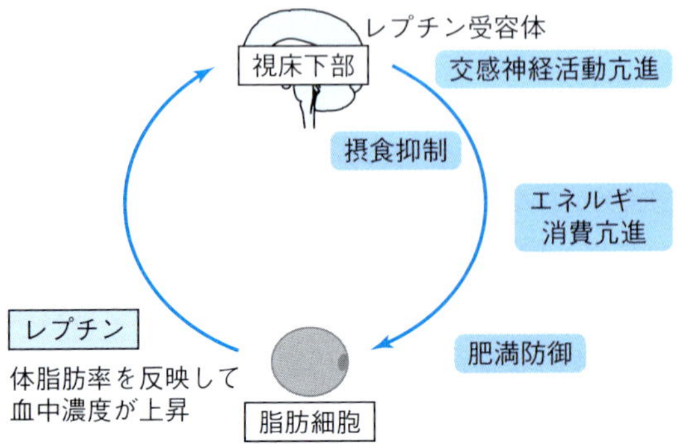

図XI-15　レプチン系と主な生理・薬理作用
レプチンは末梢の栄養状態を中枢神経系に伝達するフィードバックシグナルとして体脂肪率を一定に保持する機能を有している．

レプチン Leptin

レプチンは，脂肪細胞から分泌される分子量約 16,000 の蛋白質ホルモンで，ヒトとマウスのレプチン相同性は 84% を示す．脂肪組織から分泌されたレプチンは，血流を介して脳の視床下部の弓状核などに作用して，満腹による摂食抑制，エネルギー消費の亢進作用などにより，抗肥満作用を発揮する（**図Ⅺ-15**）．血中レプチン濃度は，体脂肪率や body mass index（BMI）を反映するが，同じ BMI で比較すると女性のほうが男性より高い．

レプチンの発見

遺伝性肥満 *ob/ob* マウスと遺伝性肥満 *db/db* マウスは，異なる遺伝子による酷似した過食と高度肥満を呈する劣勢遺伝の肥満マウスで，この 2 系統のマウスを用いて Coleman らは，2 匹の皮膚と皮下組織を縫合し，相互の血液循環を可能にする併体結合実験（parabiosis）を実施した（**図Ⅺ-16**）．*ob/ob* マウスと正常マウスの parabiosis では，*ob/ob* マウスの高度肥満は正常マウスと同等まで改善し，*db/db* マウスと正常マウスの parabiosis では，*db/db* マウスの高度肥満は無変化のままであったが，正常マウスは激やせして餓死した．さらに，*ob/ob* マウスと *db/db* マウスの parabiosis では，*db/db* マウスの高度肥満は無変化のままで，高度肥満の *ob/ob* マウスは激やせして餓死した．以上の結果より，Coleman らは 1978 年，*ob/ob* マウスでは，血液中を循環する過食と高度肥満を抑制する因子が欠乏していること，*db/db* マウスの血液中にはこの因子が過剰に存在するが，この因子の作用が認められないことを提唱した．この結果を踏まえて，1994 年，Friedman らにより，この満腹関連因子の遺伝子がマウスとヒトでクローニングされ，*ob* 遺伝子産物のレプチンが発見された．レプチンはギリシャ語でやせを意味する．そして *ob/ob* マウスは，レプチン遺伝子の突然変異によるレプチン欠損症であることが証明された．また，Coleman らの予想通り，その後の研究により，*db/db* マウスは，レプチン受容体遺伝子の機能喪失突然変異であることが解明された．

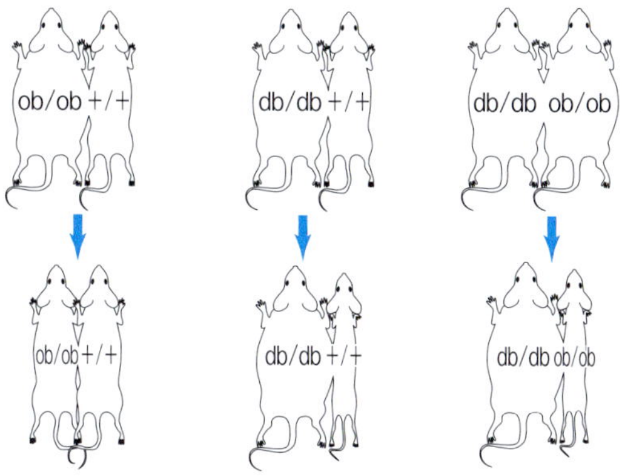

図Ⅺ-16　Coleman らによる併体結合実験（parabiosis）
Coleman らの併体結合実験は，レプチン系の生理的・病態生理的意義を証明した．
（Coleman DL et al : Diabatologia 14 : 141-148, 1978）

受容体

レプチン受容体（Ob-R）は，サイトカイン受容体のシグナル伝達サブユニットである gp130 と相同性を有する 1 回膜貫通型受容体である．レプチン受容体には選択的スプライシングにより 5 種類のアイソフォーム（Ob-Ra～Ob-Re）の存在が知られており，細胞内ドメインが最も長い Ob-Rb が主要なレプチン受容体である．レプチンがレプチン受容体に結合すると JAK-STAT（JAK2-STAT3）経路を介して細胞内シグナルが伝達される（☞ 63，188 頁）．

分布と生理作用

レプチンの産生・分泌は脂肪組織の脂肪細胞に限定されている．レプチンは脂肪細胞から体脂肪量を反映して分泌され，血液脳関門を通過して，主に脳の視床下部弓状核などに発現する Ob-Rb に結合して，満腹による摂食抑制作用，エネルギー消費亢進作用，神経内分泌作用などを発揮する．末梢組織にも Ob-Rb の発現が知られている．例外的に，ヒトの胎盤でのレプチン産生が知られており，妊娠で血中レプチン濃度は上昇する．

病因・病態生理　レプチン遺伝子機能喪失突然変異によるレプチン欠損症である遺伝性肥満 *ob/ob* マウス，レプチン受容体遺伝子の機能喪失突然変異によるレプチン不応症である遺伝性肥満 *db/db* マウスと同じ病因であるヒトの遺伝性肥満症が稀少疾患として発見されている．さらに脳内のレプチンシグナル伝達経路の下流にある α-MSH の前駆体プロオピオメラノコルチン（POMC）遺伝子異常，α-MSH の受容体であるメラノコルチン 4 型受容体（MC4R）遺伝子異常等では，レプチン欠損症，レプチン不応症と同様にヒトの先天性肥満症になることが知られている．多種類発見されてきた脂肪由来因子の遺伝子欠損モデル動物で，*ob/ob* マウスや *db/db* マウスほどの摂食の亢進と高度肥満を呈するモデル動物は知られていない．

一般的に，肥満症では動物モデルでもヒトでも，レプチンは脂肪細胞から体脂肪量を反映して分泌され，肥満（肥満症）では重症度に応じてレプチン血中濃度は増加する．また，血中レプチン濃度が上昇しているにもかかわらず，レプチン作用の減弱が認められ，「レプチン抵抗性」の存在が知られている．

先天性あるいは後天性の病因で脂肪組織が欠如あるいは減少する脂肪萎縮症は，全身性と部分性脂肪萎縮症に二分される．脂肪萎縮症は，脂肪組織の消失や減少のために血中レプチン濃度は低下しており，レプチン不足の病態である．全身性脂肪萎縮症では全身の脂肪萎縮に起因する絶対的レプチン不足，部分性脂肪萎縮症では患部である四肢などの左右対称性の脂肪萎縮による相対的なレプチン不足の病態がある．

絨毛上皮腫でレプチンが産生されることが知られている．

臨床応用　レプチン血中濃度の測定法が全身性脂肪萎縮症の診断に臨床応用されている．また，レプチンアナログである**メトレレプチン**（metreleptin）が，脂肪萎縮のためにレプチン不足である全身性脂肪萎縮症，部分性脂肪萎縮症に対する治療薬として臨床応用されている．メトレレプチンの補充治療により，脂肪萎縮症のインスリン抵抗性，糖尿病，高トリグリセリド血症，脂肪肝などの病態が改善することが知られている．

レプチン以外の脂肪細胞由来因子

アディポネクチンは，血液中に高濃度存在し，レプチンと同様にインスリン抵抗性を改善する作用が報告されている．肥満ではアディポネクチン血中濃度は減少する．一方，TNF-α，レジスチン，アンギオテンシンIIなどは，インスリン抵抗性を亢進する．アディポネクチン，TNF-α などの脂肪細胞由来因子は，臨床応用には至っていない．

5

代謝性疾患治療薬

糖代謝――糖尿病治療薬

糖尿病(diabetes mellitus)は，インスリンの分泌不足，またはインスリン抵抗性の増大によりインスリン作用不足をきたした高血糖状態であり，急性期合併症や慢性期合併症を呈する．急激かつ高度なインスリン作用不足は，ケトアシドーシス，高浸透圧高血糖症候群，高度の脱水などを起こし，さらには高血糖性の昏睡をきたすこともある．慢性的に続く高血糖は，神経障害，網膜症，腎症などの細小血管症および全身の動脈硬化症をきたす．糖尿病初期には自覚症状はないが，これらの発症と進展予防に血糖管理は重要である．新しい特性をもつインスリン製剤，経口糖尿病薬，インクレチン関連薬が開発され，糖尿病治療は日々進歩している．

インスリン(insulin，☞ 191 頁)：膵臓の B(β)細胞から分泌されるペプチドホルモンである．インスリン分泌には空腹時の基礎分泌と食物摂取による血糖値や消化管ホルモンの上昇により分泌量が増加する追加分泌とがある．インスリンは，血液中のグルコースの肝臓，骨格筋，脂肪細胞への取り込みを促進し血糖値を下げる．

糖尿病の分類：糖尿病は成因によって以下のように分類される(糖尿病の分類と診断基準に関する委員会報告，2012)．

(Ⅰ)1 型：自己免疫性または特発性に膵 β 細胞が破壊され発症する．通常は絶対的インスリン欠乏に至る．

(Ⅱ)2 型：インスリン分泌低下を主体とするものと，インスリン抵抗性が主体でインスリンの相対的不足を伴うものなどがある．

(Ⅲ)その他の特定の機序，疾患によるもの．

(A)遺伝因子として遺伝子異常が同定されたもの．

(B)他の疾患，条件に伴うもの：膵外分泌疾患，内分泌疾患，肝疾患，薬剤など

(Ⅳ)妊娠糖尿病

薬物治療：自己免疫機序により膵 β 細胞が破壊される 1 型糖尿病，長期間にわたり血糖管理が不良であった 2 型糖尿病，膵臓全摘出術後などでは，内因性インスリン分泌が高度に低下するインスリン依存状態にあることが多く，原則としてインスリン治療が行われる．初期の 2 型糖尿病ではインスリン分泌が比較的保たれていることが多く，生活習慣で血糖管理が不十分である場合，経口糖尿病薬が使用される．経口糖尿病薬はインスリン分泌非促進系とインスリン分泌促進系に分けられ，病態，合併症の有無，薬の作用特性などを考慮して選択する．妊娠糖尿病は原則としてインスリン治療を行う．

インスリン製剤 Human insulin and insulin analogues

インスリンは蛋白質であり消化酵素により速やかに分解されるため，経口投与ではなく皮下注射で投与する．1920 年代に製剤化された初期のインスリンは家畜の膵臓から抽出されていたが，大量のブタの膵臓が必要である，アレルギー反応が起こる，高価であるなど問題点が多かった．1980 年代にヒトインスリン遺伝子がクローニングされ，遺伝子工学や組換え技術の進歩により遺伝子組換えヒトインスリン製剤が登場した．1990 年代以降，作用時間の異なるさまざまなヒトインスリン製剤（速効型，中間型，混合型）が開発され，生理的な基礎インスリン，追加インスリンを再現できるインスリンアナログ製剤（超速効型，持効型，配合溶解インスリン製剤）も開発された．

	作用発現	最大効果	持続時間
超速効型	投与約 10 分後	約 1 時間後	3～5 時間
速効型	投与約 30 分後	約 2 時間後	6～8 時間
中間型	投与 1～2 時間後	4～10 時間後	18～24 時間
持効型	投与 2～4 時間後	ピークなし	24 時間以上

超速効型：食後のインスリン追加分泌に近い特性をもつインスリンアナログ製剤であり，食直前に投与される．**インスリンアスパルト**（insulin aspart），**インスリンリスプロ**（insulin lyspro），**インスリングルリシン**（insulin glulisin）がある．

速効型（レギュラーインスリン）：六量体を形成し，皮下に投与後二量体を経て単量体となるため吸収に時間がかかり，食事 30 分前に投与する．**中性インスリン**（neutral insulin）がある．

中間型：**NPH インスリン**（イソフェンインスリン isophane insulin）は，超速効型や速効型インスリンにプロタミンと少量の亜鉛を加えて結晶化させたもので，皮下からの吸収が遅延する．結晶化しているため，使用前に十分な混和が必要である．

持効型：効果が長く持続するので，インスリンの基礎分泌を補うため使用される溶解型のインスリンアナログ製剤．**インスリングラルギン**（insulin glargine）は皮下に投与すると不溶性となり，ゆっくり溶解するので 24 時間以上効果が持続する．**インスリンデグルデク**（insulin degludec）は皮下で高分子（マルチヘキサマー）を形成し，40 時間以上作用が持続する．

混合型：速効型もしくは超速効型インスリンとそれぞれの中間型インスリンを混合した製剤である．混合比が異なる数種類の製剤があり，病態に応じて選択できる．

配合型：超速効型インスリンと持効型インスリンを含有する溶解インスリン製剤である．使用前の混和は不要である．超速効型と同様のピークをもつ．

経口糖尿病薬 Oral anti-diabetic agents（図XI-17）

経口糖尿病薬は，作用機序の観点からインスリン分泌促進系とインスリン分泌非促進系に分けられる．さらに，インスリン分泌促進系には，血糖非依存性にインスリン分泌を促進する薬物（スルホニル尿素薬，速効型インスリン分泌促進薬）と血糖依存性にインスリン分泌を促進する薬物（DPP-4 阻害薬，GLP-1 受容体作動薬）がある．また，インスリン分泌非促進系には，インスリンの効果を増強する薬物（ビグアナイド薬，チアゾリジン薬）と糖の吸収や排泄を調節する薬物（α-グルコシダーゼ阻害薬，SGLT2 阻害薬）があり，病態に応じて選択される（DPP-4 阻害薬，GLP-1 受容体作動薬についてはインクレチン関連薬を参照）．

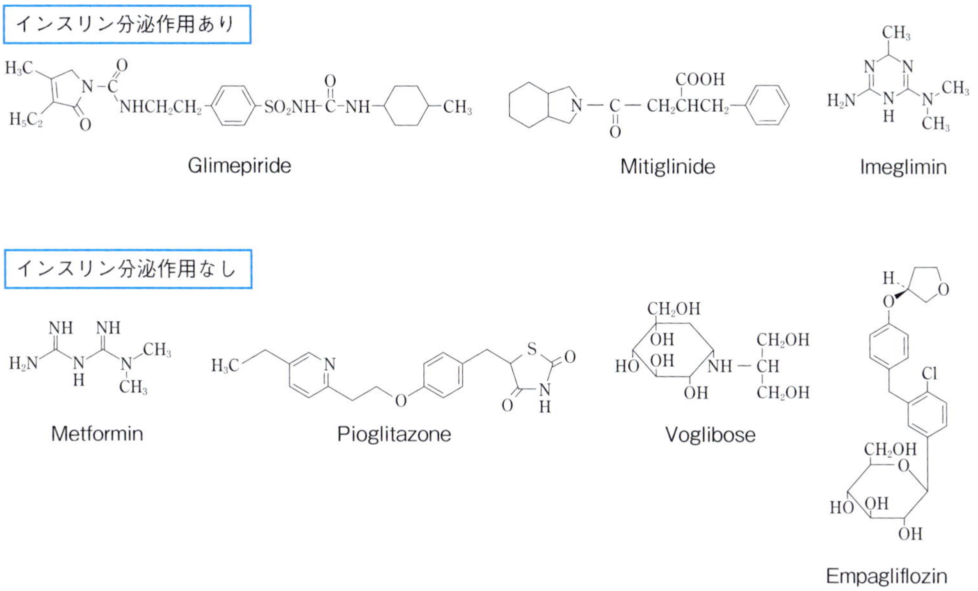

図XI-17　経口糖尿病薬

1）インスリン分泌促進系

■ スルホニル尿素薬 Sulfonylureas（SU 薬）

グリベンクラミド（glibenclamide），**グリクラジド**（gliclazide），**グリメピリド**（glimepiride）がある．SU 薬は膵 β 細胞膜上の SU 受容体に結合し，血糖非依存性に内因性のインスリン分泌を促進し，服用後短時間で血糖降下作用を発揮する．血糖降下作用は強いが，血糖非依存性にインスリン分泌を促進するため少量投与でも低血糖を起こすことがあり，特に腎・肝障害のある患者および高齢者では遷延性低血糖に注意する必要がある．長期にわたり高用量の SU 薬を投与したまま高血糖状態が持続すると，膵 β 細胞の機能や細胞数が低下し効果が減弱する（二次無効）．グリクラジドは作用が比較的マイルドで低血糖を起こしにくく，グリメピリドはインスリン感受性を高める作用を併せもつ．

■ 速効型インスリン分泌促進薬 Short acting insulin secretagogues

ナテグリニド（nateglinide），**ミチグリニド**（mitiglinide），**レパグリニド**（repaglinide）がある．SU 薬と基本構造は異なるが，SU 受容体に結合しインスリン分泌を促進する．効果発現は速く作用時間は約 3 時間と短いため，食直前に服用して食後高血糖の是正に用いられる．SU 薬でみられる遷延性低血糖は少ない．

■ ミトコンドリア機能改善薬

イメグリミン（imeglimin）の基本骨格はメトホルミンと類似しており，メトホルミンと同様にミトコンドリア呼吸鎖複合体 I を競合的に阻害し，糖新生を抑制・糖取り込み能を改善する．一方で異なる作用もあり，膵 β 細胞において NAMPT 遺伝子の発現上昇を介して NAD^+ 合成が促進され，血糖依存的なインスリン分泌を促す．

2）インスリン分泌非促進系

ビグアナイド薬 Biguanides

メトホルミン（metformin），**ブホルミン**（buformin）があるが，主としてメトホルミンが使用される．肝臓での糖新生を抑制しグルコースの放出が減少し，末梢ではインスリン感受性を改善，腸管からの糖吸収を抑制するなどの効果もある．投与しても体重増加をきたしにくいので，肥満を伴う2型糖尿病患者の第一選択薬となる．

メトホルミンの作用機序として，ミトコンドリア呼吸鎖複合体Ⅰを阻害することでアデノシン三リン酸（ATP）の産生効率が低下し，細胞内のアデノシン一リン酸（AMP）とATPの比率が上昇し，AMP活性化プロテインキナーゼ（AMPK）が活性化され，糖新生遺伝子の発現が抑制される．

重篤な副作用として乳酸アシドーシスのリスクがあるため，投与開始前に年齢，肝・腎・心・呼吸機能，飲酒歴，脱水，栄養状態，造影剤の使用予定などを確認する．

チアゾリジン薬 Thiazolidinediones

ピオグリタゾン（pioglitazone）があり，インスリン抵抗性の改善を介して血糖降下作用を発揮する．核内転写因子ペルオキシソーム増殖活性化受容体（PPAR）γの作用薬として，脂肪細胞の分化を促進し，脂肪へのグルコースの取り込みを促進する．副作用として体重増加と水分貯留による浮腫，心不全などがある．

α-グルコシダーゼ阻害薬 *α*-glucosidase inhibitors

α-アミラーゼと*α*-グルコシダーゼを阻害する**アカルボース**（acarbose）と*α*-グルコシダーゼのみを阻害する**ボグリボース**（voglibose）および**ミグリトール**（miglitol）がある．小腸粘膜上皮に存在する二糖類水解酵素（*α*-グルコシダーゼ）を可逆的に阻害し，腸管での糖吸収が遅延し，食後血糖の上昇が抑制される．食後服用では効果が大きく減弱するため，食直前に服用する．下部消化管で未吸収の糖類が発酵を起こし，腹部膨満，放屁，下痢などの消化器症状を起こす．ボグリボースは耐糖能異常患者の2型糖尿病の発症抑制にも適用できる唯一の糖尿病治療薬である（0.2 mg錠のみ）．

SGLT2阻害薬 Sodium-glucose cotransporter 2 inhibitors

カナグリフロジン（canagliflozin），**ダパグリフロジン**（dapagliflozin），**イプラグリフロジン**（ipragliflozin），**ルセオグリフロジン**（luseogliflozin），**トホグリフロジン**（tofogliflozin），**エンパグリフロジン**（empagliflozin）がある．

SGLTは，生体内のグルコース取り込み機構の一種で，細胞内外のナトリウム濃度勾配を利用して，グルコースを細胞内に取り込むNa^+/グルコース共輸送体である．SGLT2は近位尿細管のS1セグメントに発現しており，生理的条件下では濾過したグルコースの90％を再吸収する．SGLT2を阻害すると70～80 g/日のグルコースが尿中に排泄されるため，インスリン非依存性に血糖値が低下し体重も減少する．尿路・外生殖器系の感染，浸透圧利尿による脱水，低栄養のリスクがある．イプラグリフロジン，ダパグリフロジンは成人1型糖尿病に対してもインスリン療法との併用療法として適応拡大となったが，インスリン欠乏によりエネルギー源として脂肪が利用され，血液中のケトン体が上昇しケトアシドーシスとなるリスクがあるため注意を要する．

インクレチン関連薬

インクレチンとは食事摂取後に小腸から分泌される消化管ホルモンの一種で，膵β細胞に作用して血糖依存性にインスリン分泌を促進する(☞ 190 頁)．血糖が低いとインスリン分泌を促進しないため単剤投与で低血糖を起こしにくい．一方，膵α細胞に作用して血糖依存性にグルカゴン分泌を抑制する．インクレチンには小腸下部に存在するL細胞が分泌するグルカゴン様ペプチド(glucagon-like peptide, GLP)-1と，小腸上部に存在するK細胞が分泌するグルコース依存性インスリン分泌刺激ポリペプチド(glucose-dependent insulinotropic polypeptide, GIP)-1がある．インクレチンはジペプチジルペプチダーゼ(dipeptidyl peptidase, DPP)-4によって急速に分解されるので，次の2製剤が使用される．

GLP-1 受容体作用薬 GLP-1 receptor agonists

短時間作用型の**エキセナチド**(exenatide)，**リキシセナチド**(lixisenatide)，長時間作用型の**リラグルチド**(liraglutide)，徐放型エキセナチド製剤，**デュラグルチド**(duraglutide)，**セマグルチド**(semaglutide)などがあり，GLP-1のアミノ酸配列を改変してDPP-4で分解されにくくしたGLP-1アナログ製剤である．皮下投与すると血中のGLP-1濃度は10倍以上となり，血糖値が低下する．胃運動，摂食中枢を抑制し，食事量と体重も減少する．セマグルチドのみ経口剤が存在する．

DPP-4 阻害薬 DPP-4 inhibitors

シタグリプチン(sitagliptin)，**サキサグリプチン**(saxagliptin)，**ビルダグリプチン**(vildagliptin)，**アログリプチン**(alogliptin)，**リナグリプチン**(linagliptin)，**テネリグリプチン**(teneligliptin)，**アナグリプチン**(anagliptin)がある．

DPP-4を選択的に阻害し，血中のGLP-1とGIPの濃度が上昇することにより，血糖値が低下する．血糖低下効果はGLP-1アナログよりも弱い．副作用が少ないため，GLP-1アナログよりもよく使用されている．

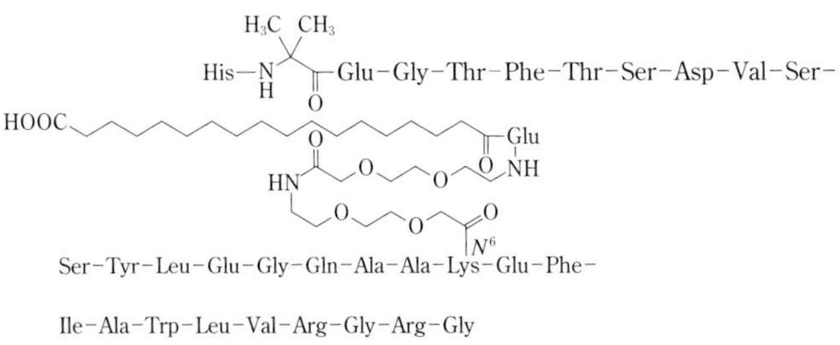

Semaglutide

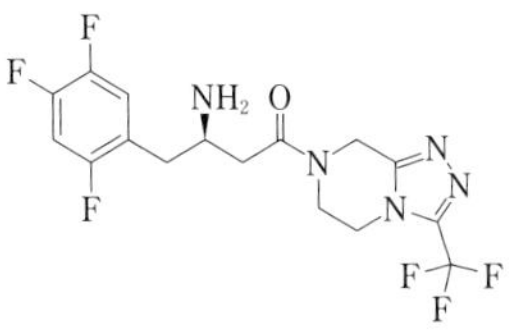

Sitagliptin

脂質代謝――脂質異常症治療薬

脂質異常症とは，血清中のコレステロールまたはトリグリセリド濃度が異常を示す疾患である．脂質異常症は，無症状であっても放置すると動脈硬化性疾患の原因となるので，長期にわたって適切に管理する必要がある．疎水性が強いコレステロールやトリグリセリドは血液中では「リポ蛋白」という粒子の中に存在し，輸送される．比重によって，カイロミクロン（chylomicron：密度約 0.95 g/mL），超低比重リポ蛋白質（very low-density lipoprotein, VLDL：0.95～1.006 g/mL），中間比重リポ蛋白質（intermediate-density lipoprotein, IDL：1.006～1.019 g/mL），低比重リポ蛋白質（low-density lipoprotein, LDL：1.019～1.063 g/mL）および高比重リポ蛋白質（high-density lipoprotein, HDL：1.063～1.210 g/mL）に分類される．脂質異常症治療の主たる目的は動脈硬化性疾患の予防であるが，著明な高トリグリセリド血症は急性膵炎の予防のために治療が必要となる．

脂質代謝のメカニズム

コレステロールの生合成（図XI-18）――コレステロールは，ステロイドホルモン合成の基質あるいは細胞膜の構成成分として生体にとっては必須の物質であり，アセチル CoA からヒドロキシメチルグルタリル CoA（HMG-CoA）およびメバロン酸を経て生成されるが，この中で HMG-CoA からメバロン酸が合成されるのが律速段階である．この反応を触媒するのが HMG-CoA 還元酵素であり，スタチンの標的である．コレステロールの生合成は，食事，ホルモンや血中のコレステロール濃度で調節されている．HMG-CoA 還元酵素活性は高脂肪食摂取（飽和脂肪酸）で上昇し，コレステロール過剰時や飢餓時に減少する．

外因系脂質代謝経路（図XI-18）――コレステロールは，食事からも摂取される．食事由来のコレステロールは胆汁酸とミセルを形成して可溶化されて小腸粘膜上皮細胞のコレステロールトランスポーターである NPC1L1 を介して細胞内に取り込まれる．NPC1L1 は，エゼチミブの標的である．食事中の脂質の 95% 以上を占めるトリグリセリドは，胃～十二指腸のリパーゼの作用によりモノグリセリドおよび脂肪酸へと消化され，胆汁酸ミセルを形成して小腸粘膜上皮細胞に吸収された後，再びトリグリセリドに合成される．

小腸粘膜上皮細胞に吸収された食事由来のコレステロールやトリグリセリドはアポ B-48 とともにカイロミクロンに組み込まれてリンパ管を経て血中に放出される．血中のカイロミクロンは，アポ C II によって活性化され，リポ蛋白リパーゼ（lipoprotein lipase, LPL）の作用によって，トリグリセリドが分解されて脂肪酸を遊離するとともに，小型化してカイロミクロンレムナントになる．脂肪組織，骨格筋，心筋などで多く発現する LPL は，これらの組織へエネルギー源となる脂肪酸を供給する．カイロミクロンとカイロミクロンレムナントは，最終的には肝臓へと運ばれて脂質成分が代謝あるいは貯蔵されるので，正常では食後速やかに血中から消失する．カイロミクロンレムナントの代謝が遷延化する病態は「食後高脂血症」と呼ばれる．

内因系脂質代謝経路（図XI-18）――肝臓に取り込まれたコレステロールと肝細胞によって合成されたコレステロールは，トリグリセリドやアポ B-100 とともに VLDL として肝臓から血中に分泌される．VLDL は毛細血管壁に存在するリポ蛋白リパーゼ（LPL）の作用によってトリグリセリドが加水分解を受けて小型化して IDL（VLDL レムナント）となる．IDL は再び肝臓に取り込まれるか，LPL や肝性トリグリセリドリパーゼ（hepatic triglyceride lipase, HTGL）の作用によってさらにトリグリセリドが加水分解を受けて小型化し，LDL となる．LDL は，全身の細胞に存在する LDL 受容体を介して取り込まれ，末梢組織の細胞にコレステロールが供給される．余剰の LDL は肝臓に取り込まれて処理される．コレステロール合成経路や LDL 受容体は全身の細胞に備わっているが，LDL コレステロールの血中濃度を規定しているのは主に肝臓である．LDL 受容体は，肝細胞表面で LDL 粒子と結合して肝細胞に取り込まれたのち，エンドソーム

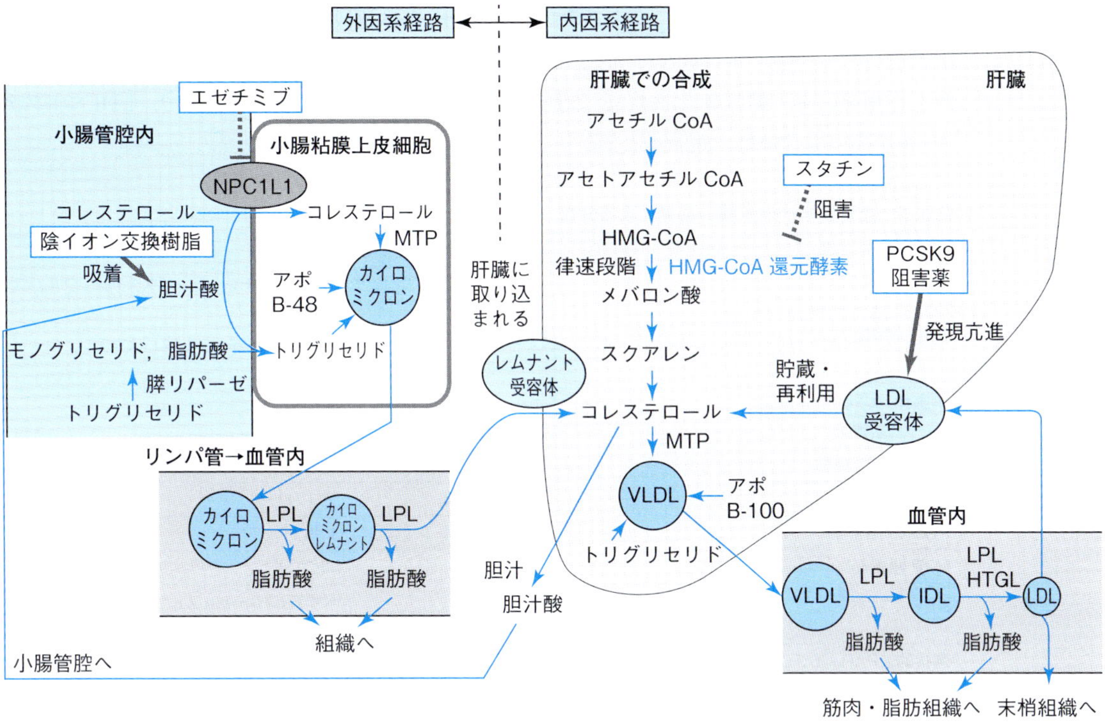

図XI-18　脂質代謝経路

の酸性環境で解離し，受容体として細胞表面へと移動して再利用される．LDL 受容体は proprotein convertase subtilisin/kexin type 9（PCSK9）と結合し肝細胞に取り込まれるが，PCSK9-LDL 受容体の複合体はエンドソーム内でも結合が解離せず，そのままライソゾームに送られ分解され LDL 受容体の分解が進んでいく．PCSK9 は LDL 受容体の分解を促進する蛋白質であり，PCSK9 阻害薬は肝細胞の LDL 受容体を増加させることで血中 LDL コレステロールを低下させる．

コレステロール逆転送系——HDL は，血管壁から肝臓へコレステロールを逆転送するリポ蛋白である．肝臓や小腸で産生されたアポ A-I とリン脂質から原始 HDL が形成される．細胞内のコレステロールは，受動的あるいは細胞膜トランスポーター ABCA1 や SR-BI を介して能動的に HDL に引き抜かれる．HDL 内のコレステロール含量が増加して，LCAT（lecithin-cholesterol acyltransferase）の作用で内部にコレステロールエステルが移動し大型化・球状化する．成熟 HDL は，cholesteryl ester transfer protein（CETP）の作用によりコレステロールを VLDL/LDL に転送することにより，LDL 受容体を介してコレステロールが肝臓へ逆転送される．HDL の一部は，肝臓の SR-BI を介して直接コレステロールを肝臓へ逆転送する．

脂質異常症治療薬（表XI-5）

HMG-CoA 還元酵素阻害薬（スタチン）

高 LDL コレステロール血症の第一選択薬として広く用いられている．HMG-CoA 還元酵素阻害薬には，**プラバスタチン**（pravastatin），**シンバスタチン**（simvastatin），**フルバスタチン**（fluvastatin），**アトルバスタチン**（atorvastatin），**ピタバスタチン**（pitavastatin），**ロスバス**

タチン(rosuvastatin)がある．コレステロール生合成の律速段階であるHMG-CoA還元酵素を阻害してコレステロール合成を抑制し，肝細胞のLDL受容体の発現を促進して，強力なLDL低下作用を示す．動脈硬化性疾患に対するスタチンの予防効果は確立しており，LDLコレステロールが高い場合は第一選択薬となる．

表XI-5　脂質異常症治療薬の薬効による分類

分　類	LDL-C	TG	HDL-C	non-HDL-C	主な一般名
スタチン* LDL-C低下作用により層別化して標記	↓↓	↓	−〜↑	↓↓	プラバスタチン，シンバスタチン，フルバスタチン
	↓↓↓			↓↓↓	アトルバスタチン，ピタバスタチン，ロスバスタチン
小腸コレステロールトランスポーター阻害薬	↓↓	↓	↑	↓↓	エゼチミブ
陰イオン交換樹脂	↓↓	↑	↑	↓↓	コレスチミド，コレスチラミン
プロブコール	↓	−	↓↓	↓	プロブコール
PCSK9阻害薬	↓↓↓↓	↓〜↓↓	−〜↑	↓↓↓↓	エボロクマブ
MTP阻害薬*	↓↓↓	↓↓↓	↓	↓↓↓	ロミタピド
フィブラート系薬	↑〜↓	↓↓↓	↑↑	↓	ベザフィブラート，フェノフィブラート，クロフィブラート
選択的PPARαモジュレーター	↑〜↓	↓↓↓	↑↑	↓	ペマフィブラート
ニコチン酸誘導体	↓	↓↓	↑	↓	ニコモール，ニコチン酸トコフェロール
n-3系多価不飽和脂肪酸	−	↓	−	−	イコサペント酸エチル，オメガ-3脂肪酸エチル

*ホモFH患者が適応
↓↓↓↓：−50%以上，↓↓↓：−50〜−30%，↓↓：−20〜−30%，↓：−10〜−20%
↑：10〜20%，↑↑：20〜30%，−：−10〜10%
(日本動脈硬化学会：動脈硬化性疾患予防ガイドライン2022年版，p. 120より許諾を得て転載)

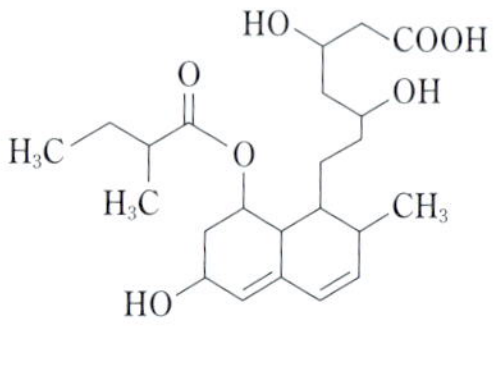
Pravastatin

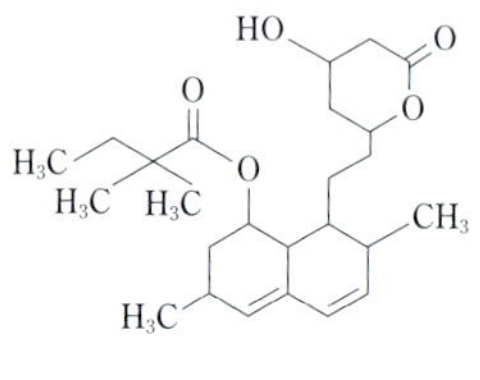
Simvastatin

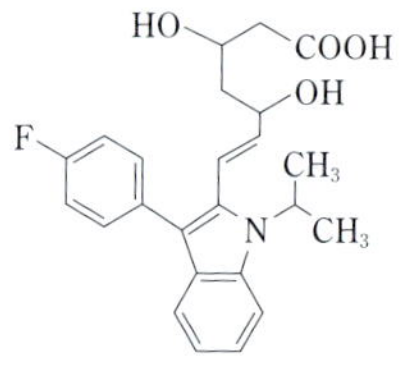
Fluvastatin

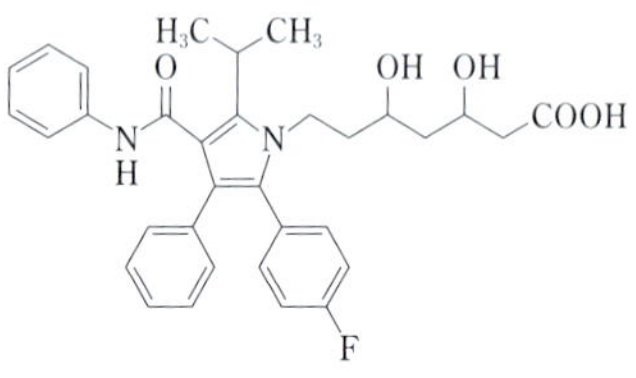
Atorvastatin

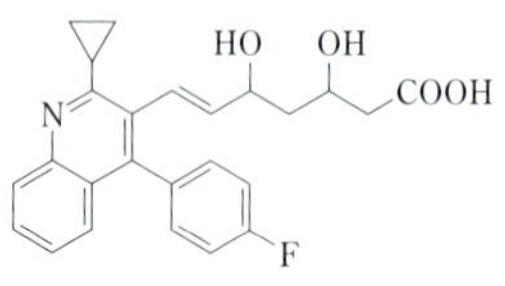
Pitavastatin

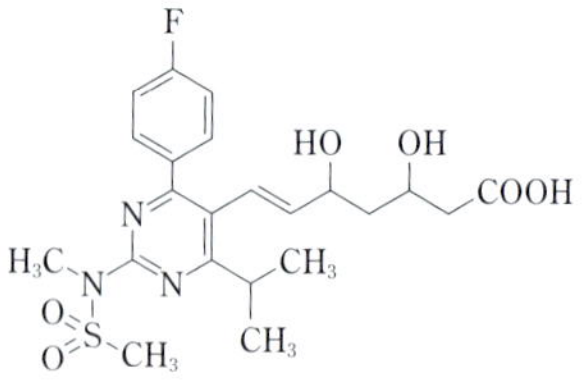
Rosuvastatin

作用機序――HMG-CoAと一部類似の構造をもち，メバロン酸の生合成を競合的に阻害してコレステロール合成を抑制する．その結果，肝細胞内のコレステロール含有量が減少すると，ステロール調節エレメント(SRE)を介した転写調節機構が活性化し，SRE結合蛋白(SREBP-2)がLDL受容体遺伝子のSRE領域に結合することにより，LDL受容体の転写が促進し，発現が増加する．逆に，細胞内コレステロールが過剰に存在すると，SREBP-2は抑制されてLDL受容体遺伝子も抑制を受ける．

小腸コレステロールトランスポーター阻害薬

エゼチミブ(ezetimibe)は，高 LDL コレステロール血症や高レムナント血症に有効である．小腸粘膜上皮細胞に存在するコレステロールトランスポーター NPC1L1 を阻害することにより，食事中のコレステロールの吸収を選択的に抑制し，血清 LDL コレステロールが低下する．小腸からのコレステロール吸収には NPC1L1 以外の経路も存在するので，スタチンに比べると単独での LDL コレステロール低下作用は強くはない．

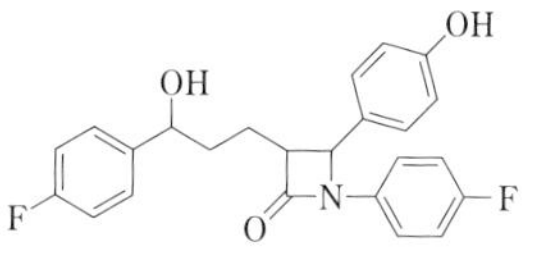

Ezetimibe

PCSK9 阻害薬

PCSK9 阻害薬は，LDL 受容体の分解を促進する蛋白質 PCSK9 に対する抗体医薬品である．肝細胞において PCSK9 と直接結合することによって PCSK9 と LDL 受容体とが結合することを阻害し，LDL 受容体の再利用を促進することによりその発現を増強する．**エボロクマブ**(evolocumab)は，きわめて強い LDL 低下作用(約 60% 減)を示し，心血管イベント抑制効果が示されている．薬価が高いことや 2〜4 週間ごとに皮下注射する必要があることから，高 LDL コレステロール血症に使用されるが，第一選択薬ではない．心血管イベント発症のリスクが高い高コレステロール血症でスタチンを含む他剤では十分に LDL コレステロールが管理できない場合やスタチン不耐症などでは有効な治療薬である．

低分子干渉 RNA(siRNA)

インクリシラン(inclisiran)は，1 年に 2〜3 回の注射ですぐれた LDL コレステロール低下効果が得られ注目されている．ただし，心血管イベントの発現リスクが高い，HMG-CoA 還元酵素阻害薬の効果が不十分，あるいは適さない場合の使用に限られている．

陰イオン交換樹脂

陰イオン交換樹脂である**コレスチラミン**(colestyramine)や**コレスチミド**(colestimide)は，肝臓におけるコレステロールの代謝産物である胆汁酸の小腸からの再吸収を阻害することから胆汁酸吸着レジンとも呼ばれる．高 LDL コレステロール血症に有効である．胆汁酸は小腸におけるコレステロール吸収に関与するので，陰イオン交換樹脂は非特異的にコレステロール吸収を抑制し，血清 LDL コレステロールが低下する．陰イオン交換樹脂自身は小腸から体内には吸収されないため重篤な副作用が少なく，妊婦にも使用可能である．

フィブラート系薬，選択的 PPARα モジュレーター

フィブラート系薬は，高トリグリセリド血症に対して有効で，**クロフィブラート**(clofibrate)，**ベザフィブラート**(bezafibrate)，**フェノフィブラート**(fenofibrate)，**ペマフィブラート**(pemafibrate)がある．血清トリグリセリドおよびトリグリセリドに富むリポ蛋白を減少させる．

作用機序——フィブラート系薬は，核内受容体であるペルオキシソーム増殖活性化受容体(PPAR)の作用薬である．フィブラート系薬がPPARαに結合・活性化すると，多彩な遺伝子の発現が活性化あるいは抑制される．LPLの転写・発現が亢進することによってトリグリセリドに富むリポ蛋白の代謝が促進する．肝細胞における脂肪酸の燃焼(β酸化)が亢進しトリグリセリドの合成が低下する．さらにLPL活性を阻害するアポC-Ⅲの発現を抑制し，一方でアポA-Ⅰの発現を促進してHDLコレステロールを増やすなどの複合的な作用(on-target効果)がある．これらの作用により，トリグリセリドは低下し，HDLコレステロールが上昇する．しかし，腎障害や筋障害などに関連する転写因子にも作用(off-target効果)して，スタチンとの併用時に副作用が出現する懸念があった．その後，off-target効果が少なくon-target効果が強いフィブラート系薬としてペマフィブラートが開発され，**選択的PPARαモジュレーター**と呼ばれている．

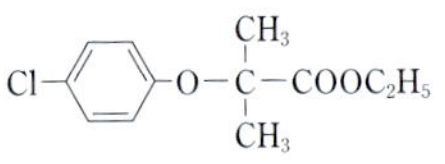

Clofibrate

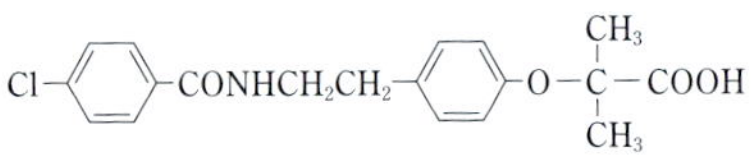

Bezafibrate

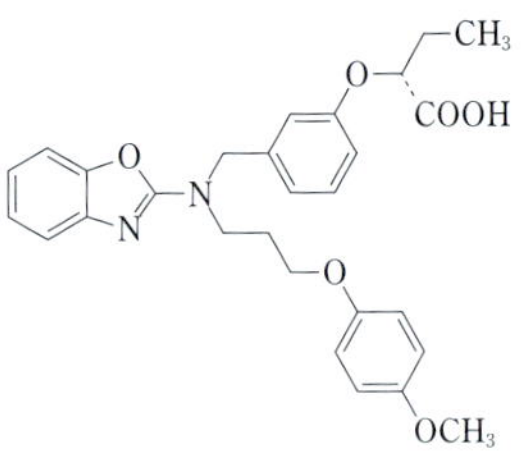

Pemafibrate
(選択的PPARα モジュレーター)

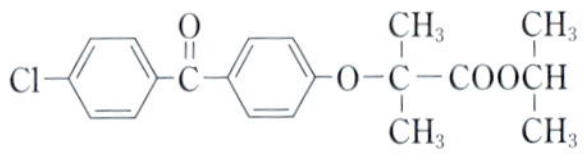

Fenofibrate

ニコチン酸系薬

ニコチン酸の誘導体であるニコチン酸トコフェロール(tocopherol nicotinate)，ニセリトロール(niceritrol)，ニコモール(nicomol)は，高LDLコレステロール血症や高トリグリセリド血症，高レムナント血症などに対して改善作用がある．重篤な副作用は少ないが，血管拡張作用による顔面紅潮や火照りなどが生じることがある．

作用機序——脂肪細胞に作用してホルモン感受性リパーゼ抑制を介して脂肪分解を抑制し，脂肪酸の血中への動員を減少させてトリグリセリドの合成を抑制する．LPLの活性を亢進させることによって，トリグリセリドに富むリポ蛋白の異化を促進する，さらに，肝臓におけるコレステロール合成を抑制し，HDLコレステロールを上昇させる他，動脈硬化惹起性が高いLp(a)の低下作用も有する．

プロブコール Probucol

LDLの異化亢進，胆汁へのコレステロール排泄促進，CETP活性化などにより，LDLコレステロールを低下させると同時にHDLコレステロールの低下作用がある．抗酸化作用を有し，黄色腫の退縮効果が報告されている．高LDLコレステロール血症に適応となる．

ω3系多価不飽和脂肪酸

ω3系多価不飽和脂肪酸であるエイコサペンタエン酸(EPA)あるいはドコサヘキサエン酸(DHA)は高トリグリセリド血症に使用される．EPAやDHAはリポ蛋白質に取り込まれてVLDLの異化を促進し，血清トリグリセリド値が低下する．

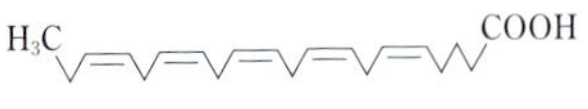

EPA

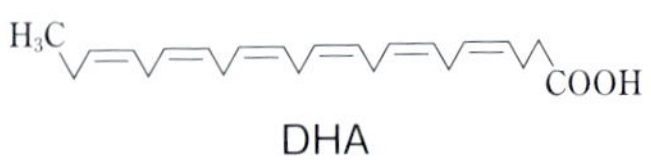

DHA

ロミタピド Lomitapide

ミクロソームトリグリセリド転送蛋白質(MTP)阻害薬である．MTP を阻害することで，肝臓での VLDL 産生を抑制し，LDL コレステロールや TG を低下させる．難治性の家族性高コレステロール血症に使用される．

骨代謝――骨カルシウム代謝異常症治療薬

成人の骨は，破骨細胞による骨吸収と，その後骨吸収部位に骨芽細胞による骨形成が生じるという骨リモデリングを繰り返している．このうち，破骨細胞の形成や活性には，骨芽細胞系細胞に発現する receptor activator of nuclear factor-κB ligand(RANKL)が，破骨細胞前駆細胞に存在する RANK に結合することが必要である．また骨芽細胞による骨形成は，骨細胞が産生する Wnt 阻害因子スクレロスチンにより抑制される(**図XI-19**)．

骨粗鬆症は，骨強度の低下を特徴とし，骨折のリスクが増大しやすくなる疾患である．骨粗鬆症治療の最終目標は，脆弱性骨折の予防である．

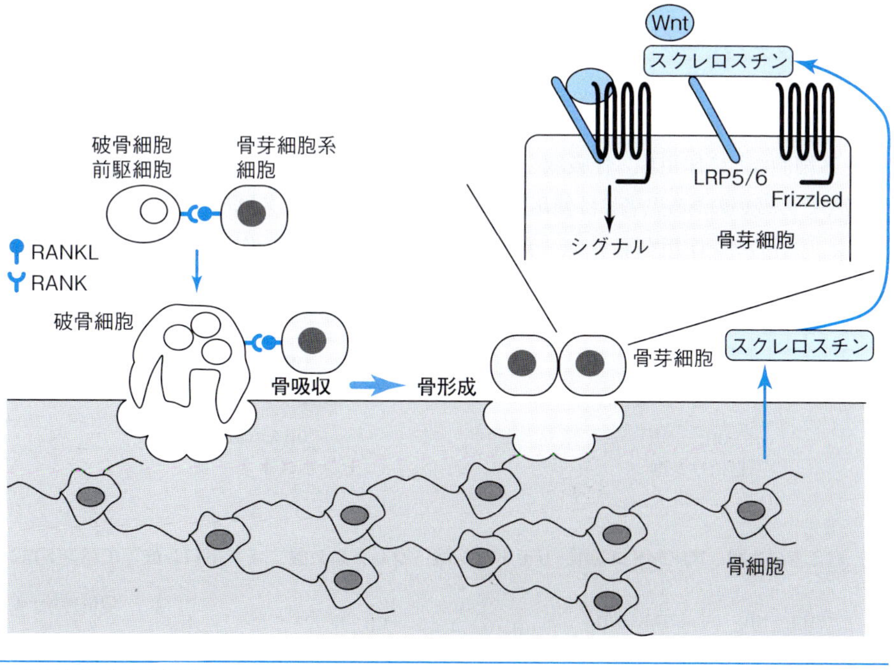

図XI-19 破骨細胞と骨芽細胞
破骨細胞の形成や活性には，骨芽細胞系細胞に発現する RANKL が，破骨細胞前駆細胞に存在する RANK に結合することが必要である．一方 Wnt は，LDL-receptor related protein 5 や 6(LRP5/6)と frizzled との複合体に結合することにより，骨形成を促進し骨吸収を抑制する．骨細胞が分泌するスクレロスチンは，LRP5/6 に結合することにより，Wnt 作用を阻害する．

骨粗鬆症治療薬

骨吸収抑制薬

ビスホスホネート Bisphosphonate

ビスホスホネートはピロリン酸の P-O-P 結合と類似の，P-C-P 構造を有する骨吸収抑制薬である．投与経路や頻度の異なる多くの製剤が骨粗鬆症に対し臨床応用されている(**図XI-20**)．骨に親和性をもち，投与された後は骨に沈着し年単位で残存する．骨吸収に伴い破骨細胞に取り込まれ，破骨細胞の代謝障害，アポトーシス誘導などにより骨吸収を抑制する．経口剤に対しては，食道炎や食道潰瘍の副作用の報告がある．まれではあるが，顎骨壊死や非定型大腿骨骨折の副作用も報告されている．

抗 RANKL 抗体

デノスマブ(denosumab)は，RANKL に対するモノクローナル IgG2 抗体で，破骨細胞の形成と活性を阻害することにより，骨吸収を抑制する．骨粗鬆症患者に対しては，6 カ月に 1 回の投与を行う．関節リウマチに伴う骨びらんの進行抑制，多発性骨髄腫による骨病変および固形癌骨転移による骨病変，骨巨細胞腫にも用いられる．ビスホスホネート製剤と同様に，顎骨壊死や非定型大腿骨骨折が報告されている．低カルシウム血症の予防のため，沈降炭酸カルシウム，ビタミン D_3，炭酸マグネシウムの合剤を併用する．腎機能障害患者に対しては，ビタミン D の活性化が障害されているため，活性型ビタミン D の投与が必要である．

選択的エストロゲン受容体モジュレーター Selective estrogen receptor modulator (SERM) (☞ 527 頁)

閉経後骨粗鬆症の主因は，エストロゲン欠乏である．エストロゲンは，骨芽細胞や破骨細胞，免疫系細胞などに作用し，骨吸収を抑制する．ただしエストロゲンは，エストロゲン依存性腫瘍患者やその疑いのある患者には使用できない．SERM は，エストロゲン受容体に結合し，骨においてはエストロゲン作用を示すが，子宮や乳腺ではエストロゲン作用を示さない．閉経後骨粗鬆症に対し**ラロキシフェン**(raloxifene)と**バゼドキシフェン**(bazedoxifene)が用いられる．

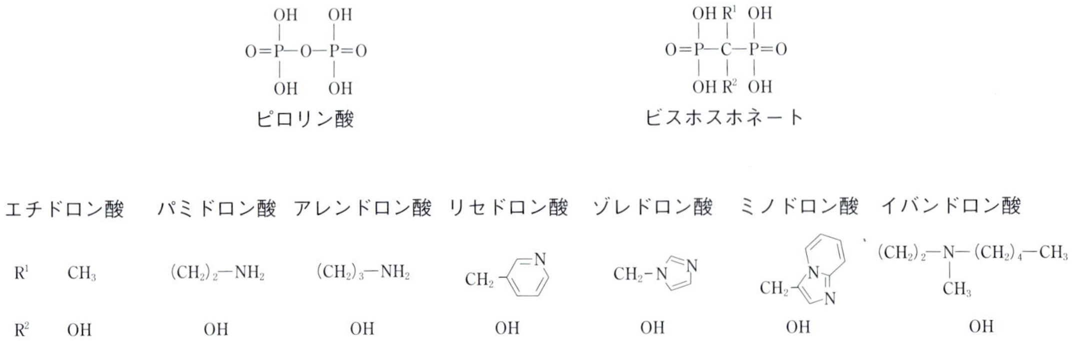

図XI-20　ピロリン酸とビスホスホネート製剤の構造

ピロリン酸類似構造を示すビスホスホネートには，炭素原子側鎖(R^1，R^2)の違いによる種々の薬が存在する．図のパミドロン酸以外の製剤が，骨粗鬆症に対し使用されている．

カルシトニン誘導体

カルシトニン Calcitonin

甲状腺C細胞（傍濾胞細胞）で産生される32個のアミノ酸残基をもつペプチドである（☞**表Ⅳ-19**）．カルシトニン受容体は，破骨細胞，腎臓，脳，卵巣，精巣などに発現し，G_s および G_q と共役している．カルシトニンは甲状腺髄様癌で異常高値となることから，髄様癌の腫瘍マーカーとして使用されている．

エルカトニン（elcatonin）は，ウナギカルシトニン誘導体であり，破骨細胞に直接作用する骨吸収抑制作用と，侵害受容性疼痛の抑制作用がある．骨粗鬆症における疼痛に用いられる．疼痛抑制作用には，セロトニン作動性下行性抑制系の賦活が示唆されている．

骨形成促進薬

副甲状腺ホルモン Parathyroid hormone（PTH）

副甲状腺の主細胞から分泌されるPTHは84のアミノ酸から構成されるポリペプチドホルモンである．副甲状腺細胞膜上に存在するG蛋白共役受容体であるカルシウム感知受容体に Ca^{2+} が結合すると，細胞内情報伝達系を介してPTHの分泌や合成が抑制される．1,25-水酸化ビタミンD［$1,25(OH)_2D$］は，PTH遺伝子発現を抑制する．PTHは，PTHとPTH関連蛋白質（PTH-related protein：PTHrP）に対する共通の受容体であるPTH1受容体に結合し，作用を発揮する．PTHは，骨吸収や腎遠位尿細管 Ca^{2+} 再吸収および $1,25(OH)_2D$ 産生の促進を介した腸管 Ca^{2+} 吸収の亢進により血中 Ca^{2+} 濃度を上昇させる．PTHはまた，近位尿細管でのリン再吸収を抑制し，血中リン濃度を低下させる．

副甲状腺ホルモン製剤

テリパラチド（teriparatide）は，PTHのN末端34個のアミノ酸であり，骨折の危険性の高い骨粗鬆症に対し皮下投与される．テリパラチドは，全長PTHと同様の作用を有すると考えられている．PTHの持続的作用過剰は，骨吸収の亢進から主に皮質骨量の低下を惹起するのに対し，間欠投与の場合は骨形成の亢進から主に海綿骨量の増加をもたらす．製剤により，連日，あるいは週に1～2回皮下投与する．テリパラチドの投与は，生涯に24カ月までに限定されている．テリパラチドにより，高カルシウム血症が惹起される場合がある．

副甲状腺ホルモン関連蛋白質（PTHrP）誘導体

アバロパラチド（abaloparatide）は，PTHrPのN末端34個のアミノ酸の誘導体である．テリパラチドと同様，PTH1受容体に作用し，骨形成促進を示す．連日皮下投与が18カ月まで保険適用となっている．テリパラチドと同様，高カルシウム血症が惹起される場合がある．

骨吸収抑制・骨形成促進薬

ロモソズマブ（romosozumab）は，ヒト化抗スクレロスチンモノクローナル抗体で，スクレロスチン作用の抑制により，Wnt系の活性化から骨形成の促進，骨吸収の抑制を惹起する．ロモソズマブは，骨折の危険性の高い骨粗鬆症患者に対し保険適用となっている．1カ月に1回，12カ月皮下投与する．投与に伴い，低カルシウム血症が出現する場合がある．

その他

25-水酸化ビタミンD［25(OH)D］が腎臓で1α位に水酸化を受けることにより，活性型ホルモンである1,25(OH)$_2$Dが産生される．1α位に水酸基をもち，腎臓での水酸化反応を必要としない活性型ビタミンD製剤である**アルファカルシドール**(alfacalcidol)や**カルシトリオール**(calcitriol)，**エルデカルシトール**(eldecalcitol)は，腸管カルシウム吸収の促進，PTH産生抑制作用などを示し，骨粗鬆症に対し保険適用となっている．エルデカルシトールでは，RANKL発現抑制作用も報告されている．これらの薬物により，高カルシウム血症が出現する場合がある．ビタミンK$_2$製剤である**メナテトレノン**(menatetrenone)は，骨基質蛋白質であるオステオカルシンのグルタミン酸残基のγ-カルボキシ化(Gla化)を促進する．骨粗鬆症における骨量・疼痛の改善に対し，保険適用となっている．

カルシウム代謝異常症治療薬

血中カルシウム濃度は，血中カルシウム濃度を上昇させるPTHと1,25(OH)$_2$Dの作用のもとに，狭い範囲に維持されている．

副甲状腺機能亢進症治療薬

副甲状腺からの自立的PTH過剰分泌による高カルシウム血症と低～正リン血症を特徴とする疾患が，原発性副甲状腺機能亢進症である．一方，二次性(続発性)副甲状腺機能亢進症は，低カルシウム血症などによりPTH分泌が亢進する状態を指している．二次性副甲状腺機能亢進症の原因としては慢性腎臓病が大部分である．慢性腎臓病では，高リン血症が合併しうる．カルシウム感知受容体にアロステリックに作用し，PTH分泌を抑制する薬がカルシウム受容体作用薬(calcimimetics)と総称されている．カルシウム受容体作用薬，活性型ビタミンDやリン吸着薬が，原発性および二次性副甲状腺機能亢進症に対し使用される(**表XI-6**)．

副甲状腺機能低下症治療薬

PTH分泌不全による副甲状腺機能低下症，PTHへの抵抗性により惹起される偽性副甲状腺機能低下症のいずれも，低カルシウム血症，正～高リン血症を特徴とする．本症では，特に低カルシウム血症によるテタニーや全身痙攣などの症状が問題となる．テタニーなどの症状に対しては，グルコン酸カルシウムの経静脈投与を行う．低カルシウム血症の防止には，活性型ビタミンD製剤であるアルファカルシドール，カルシトリオール，ファレカルシトリオールが使用される．また，カルシウム製剤の経口投与を併用する場合もある．

表XI-6 原発性および二次性副甲状腺機能亢進症に対し使用される薬物

分類(作用機序)	薬品名	適用疾患
カルシウム受容体作用薬(カルシウム感知受容体に作用し，PTH 分泌を抑制)	シナカルセト	維持透析下の二次性副甲状腺機能亢進症，手術不能・術後再発副甲状腺癌による原発性副甲状腺機能亢進症
	エボカルセト	維持透析下の二次性副甲状腺機能亢進症，手術不能・術後再発副甲状腺癌による原発性副甲状腺機能亢進症
	エテルカルセチド	血液透析下の二次性副甲状腺機能亢進症
	ウパシカルセト	血液透析下の二次性副甲状腺機能亢進症
活性型ビタミン D 製剤*(PTH 合成抑制，腸管カルシウム吸収促進など)	アルファカルシドール	慢性腎不全，副甲状腺機能低下症，ビタミン D 抵抗性くる病・骨軟化症，骨粗鬆症
	カルシトリオール	維持透析下の二次性副甲状腺機能亢進症，慢性腎不全，副甲状腺機能低下症，くる病・骨軟化症，骨粗鬆症
	ファレカルシトリオール	維持透析下の二次性副甲状腺機能亢進症，副甲状腺機能低下症，くる病・骨軟化症
	マキサカルシトール	維持透析下の二次性副甲状腺機能亢進症
リン吸着薬(腸管管腔内でリンに結合することにより，リン吸収を抑制)	沈降炭酸カルシウム	保存期および透析中の慢性腎不全
	炭酸ランタン	慢性腎臓病
	セベラマー	透析中の慢性腎不全
	ビキサロマー	慢性腎臓病
	クエン酸第二鉄	慢性腎臓病，鉄欠乏性貧血
	スクロオキシ水酸化鉄	透析中の慢性腎臓病
リン吸収抑制薬(小腸上皮細胞間を通したリン吸収を抑制)	テナパノル	透析中の慢性腎臓病

*血中カルシウム上昇作用とPTH 産生抑制を期待して慢性腎臓病による二次性副甲状腺機能亢進症に対し使用される．血中カルシウム上昇作用を期待して副甲状腺機能低下症に対し使用される．

悪性腫瘍に伴う高カルシウム血症治療薬

本症は，悪性腫瘍末期に発症し，急速に進行し腎機能障害を惹起することが多い．本症の主要な病因は骨吸収の亢進であることから，ビスホスホネート製剤であるパミドロン酸やゾレドロン酸の点滴静脈内投与，あるいはエルカトニンの筋肉内注射または点滴静注が使用される．

第XII章 化学療法薬

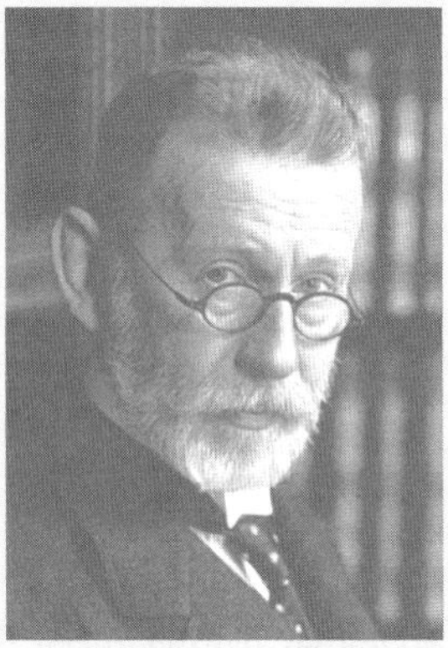

P. Ehrlich(1854-1915)

化学療法は Paul Ehrlich により病原微生物を化学物質により殺すという目的で確立され，梅毒に対するサルバルサンの創製やサルファ薬の発見という輝かしい成果を上げた．1940 年代から 1950 年代にかけては新規の抗菌性抗生物質の発見，さらに種々の抗悪性腫瘍薬の開発へと発展した．化学療法薬は通常の医薬品とは異なり，疾患の原因である病原微生物や腫瘍細胞を化学物質により，抑制し除去するという学問として確立された．最近は，インフルエンザをはじめいくつかのウイルスに有効な抗ウイルス薬，また，抗悪性腫瘍薬として，抗体医薬を含む多くの分子標的薬や抗体薬物複合体，さらには，腫瘍の免疫回避機構を標的とした免疫チェックポイント阻害薬が登場し使用されている．

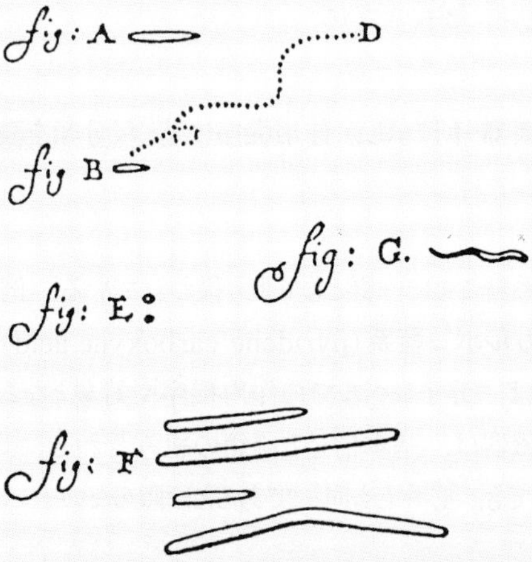

A. V. Leeuwenhoek による細菌のスケッチ(17 世紀末)

1 抗微生物薬

抗微生物薬(antimicrobial drugs)は，抗微生物活性をもち，感染症の予防・治療に使用される薬の総称であり，抗菌薬，抗真菌薬，抗ウイルス薬，抗寄生虫薬を含む．

抗菌薬 Antibacterial drugs

抗菌薬は抗微生物薬の中で細菌に対して作用する薬の総称として定義されている．

従来，**抗生物質**(antibiotics)は「微生物が生産し，細菌やその他の微生物の生育を抑え，さらには破壊するような能力を有する化学物質」であると定義(Waksman，1945年)され，化学合成により生産される**合成抗菌薬**(synthetic antibacterial drugs)とは区別して取り扱われていたが，現在，それらを一括して，細菌感染症に対する「抗菌薬」と総称することが一般的になった．

「抗生物質」という用語は，「微生物が生産」という製法に関する規定と「微生物の生育の抑制」という作用に関する規定の二つの要件が含まれている煩雑さに加えて，汎用されている抗生物質医薬品の多くの品目が天然物のままでは使用されず，化学的な半合成工程を経て生産されている現状に鑑みて，定義上の厳密さに欠如していると判断され，薬事法規では使用されなくなった．

しかし，「抗生物質」の用語は行政文書においていまだに用いられており，「薬効分類」に対応して作成されている医薬品の**添付文書**では，例えば「ペニシリン系抗生物質製剤」「ニューキノロン系経口抗菌製剤」というような表示がなされており，区別した取り扱いが続いている．

分類　抗菌薬の化学構造に基づく分類を**表XII-1**に示し，作用機序に基づく分類を**表XII-2**に示す．

■ 抗菌薬の作用機序

抗菌薬は化学的な基本構造により系統ごとに一群として取り扱われている．例えば***β*-ラクタム系**(*β*-lactam)抗生物質とか**ピリドンカルボン酸系**(pyridone carboxylic acid)合成抗菌薬と総称されるが，基本構造が同一であれば，分子レベルでの作用機序や対象となる細菌は同一であるか類似している．体内動態や標的臓器は，基本構造と側鎖の組み合わせにより相違するので，適応疾患は同一系統の抗菌薬であっても，必ずしも同一であるとは限らない．

■ 抗菌薬に対する細菌の耐性

細菌感染症治療において特定の抗菌薬が広範に使用されていると，本来は当該抗菌薬に**感受性**である細菌の中に**耐性**を示す細菌が出現することがあり，そのような細菌は**耐性菌**(resistant bacteria)と呼ばれている．特定の抗菌薬に対して本来感受性を示さない菌種は，**非感受性菌**(non-sensitive bacteria)と呼ばれており，耐性菌とは区別して取り扱われる．

表XII-1 抗菌薬の化学構造に基づく分類

抗生物質	β-ラクタム系	ペニシリン系［9 成分］，カルバペネム系［6 成分］，セフェム系［26 成分］，ファロペネム，アズトレオナム
	アミノグリコシド系	カナマイシン系［6 成分］，ゲンタマイシン系［2 成分］，ネオマイシン系［2 成分］，ストレプトマイシン
	マクロライド系	14 員環マクロライド系［6 成分］，16 員環マクロライド系［3 成分］，アジスロマイシン，フィダキソマイシン
	リンコサミド系	リンコマイシン，クリンダマイシン［2 成分］
	テトラサイクリン系	テトラサイクリン系［5 成分］，チゲサイクリン
	ペプチド系	ポリペプチド系［4 成分］，グリコペプチド系［2 成分］，ダプトマイシン，エンビオマイシン
	リファマイシン系	リファンピシン，リファブチン
	他の系に分類されない抗生物質	クロラムフェニコール［2 成分］，ホスホマイシン［2 成分］，スペクチノマイシン，フシジン酸，ムピロシン，サイクロセリン
合成抗菌薬	ピリドンカルボン酸系	キノロン系［11 成分］，ピリドベンゾキサジン系［2 成分］，トスフロキサシン，ピペミド酸
	オキサゾリジノン系	リネゾリド，テジゾリド
	サルファ剤	スルホンアミド系［2 成分］，ジアフェニルスルホン
	ピリジン系	イソニアジド［2 成分］，エチオナミド
	ニトロイミダゾール系	メトロニダゾール，デラマニド
	他の系に分類されない合成抗菌薬	トリメトプリム，パラアミノサリチル酸［2 成分］，エタンブトール，ピラジナミド，クロファジミン

表XII-2 抗菌薬の作用機序に基づく分類

作用機序		抗菌薬名
細胞壁合成阻害		β-ラクタム系抗生物質，グリコペプチド系抗生物質，バシトラシン，ホスホマイシン，サイクロセリン，イソニアジド，エチオナミド，デラマニド，エタンブトール
細胞膜機能障害		ポリペプチド系抗生物質，リポペプチド系抗生物質
核酸合成阻害	DNA 複製阻害	ピリドンカルボン酸系合成抗菌薬，メトロニダゾール，クロファジミン
	RNA 合成阻害	リファマイシン系抗生物質，フィダキソマイシン
蛋白質合成阻害		アミノグリコシド系抗生物質，マクロライド系抗生物質，リンコサミド系抗生物質，テトラサイクリン系抗生物質，クロラムフェニコール，スペクチノマイシン，エンビオマイシン，ムピロシン，フシジン酸，オキサゾリジノン系合成抗菌薬
補酵素合成阻害		スルホンアミド系合成抗菌薬，トリメトプリム，パラアミノサリチル酸，ジアフェニルスルホン
脂肪酸合成阻害		ピラジナミド
ATP 合成阻害		ベダキリン

細胞壁合成阻害

細菌細胞壁の構成成分は，ヒトには存在しない**ペプチドグリカン**であるので，その合成を阻害する物質はヒトには作用せず，**選択毒性**(selective toxicity)が高い医薬品として臨床適用される．ペプチドグリカンの生合成では，***N*-アセチルムラミン酸**と***N*-アセチルグルコサミン**の 2 成分が結合して形成される一本の鎖同士を，**トランスペプチダーゼ**がペプチド鎖を介して橋渡しすることにより網目構造(**図XII-1**)が形成される．**ホスホマイシン**は，細胞壁合成の初期段階である *N*-アセチルムラミン酸の生成を阻害する．**サイクロセリン**は一本の鎖の末端に結合する D-アラニン残基の形成を阻害し，**バシトラシン**は一本の鎖に脂肪酸サイクルからピロリン酸が結合する段階を阻害する．β-ラクタム系抗生物質や**グリコペプチド系**の**バンコマイシン**は，トランスペプチダーゼ

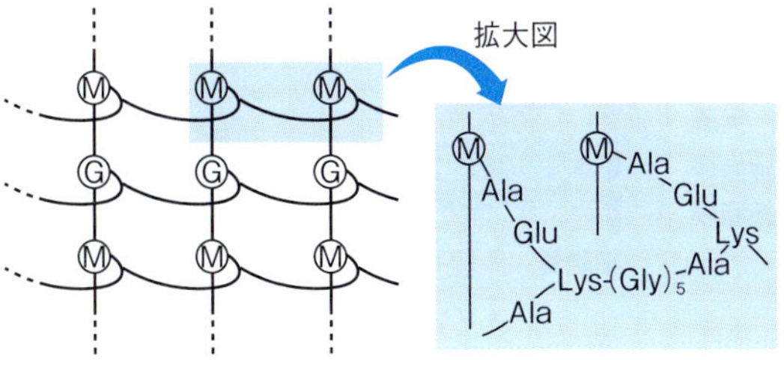

図XII-1 ペプチドグリカン(黄色ブドウ球菌)の構造
Ⓜ：*N*-acetylmuramic acid
Ⓖ：*N*-acetylglucosamine

により一本の鎖同士が**架橋**する段階を阻害する．

結核菌の細胞壁は**ミコール酸**(mycolic acid)という分子量が大きい脂質酸を含有しており，抗結核薬の**イソニアジド**，**エチオナミド**および**デラマニド**はミコール酸の生合成を，**エタンブトール**はミコール酸とD-アラビノースが結合した複合体の生成を阻害することにより，結核菌の細胞壁合成を阻害する．

細胞膜機能障害

細菌細胞膜はリン脂質二重層の構造を有しており，細胞内外の物質透過に関与する．**黄色ブドウ球菌**(*Staphylococcus aureus*)などのグラム陽性菌は細胞質膜の外側に分厚いペプチドグリカン層からなる細胞壁をもつのに対して，**大腸菌**(*Escherichia coli*)などのグラム陰性菌は薄い細胞壁の外側に一層の膜構造(外膜)を有している．外膜の外側は**リポ多糖**，内側は**リポ蛋白**の二重層で構成されている(**図XII-2**)．細胞膜には，特定のイオンの細胞外への放出や種々のイオンの細胞内への**能動輸送**，細胞壁合成酵素の局在などの機能があり，**ポリペプチド系**抗生物質の**コリスチン**などや**リポペプチド系**抗生物質の**ダプトマイシン**はそれらの細胞膜機能を阻害することにより抗菌力を発揮する．

核酸合成阻害

細菌の遺伝情報は二本鎖のDNAにコードされており，細胞増殖時には**DNAポリメラーゼ**(DNA polymerase)により**複製**されたDNA二本鎖が娘細胞に移行する．**メトロニダゾール**は二本鎖DNAを切断することにより，また**クロファジミン**はDNA鎖中のグアニン残基に結合することによりDNAポリメラーゼによるDNA複製を阻害する．一方，細菌ではDNAをらせん状(コイル状)に畳んで細胞内へ収納するための酵素**DNAジャイレース**(DNA gyrase)と，複製が完了したDNA鎖を親細胞から切断して娘細胞へ移行させるための酵素**トポイソメラーゼ**(topoisomerase)IVが存在する．ピリドンカルボン酸系合成抗菌薬の中の**レボフロキサシン**はDNAジャイレースに対して優れた阻害活性を有しており，**ラスクフロキサシン**はDNAジャイレースとトポイソメラーゼIVの二つの酵素を同程度に阻害する特徴を有している．

細菌のDNAにコードされた遺伝情報は，DNA依存RNAポリメラーゼにより**メッセンジャーRNA**(mRNA)に**転写**されるが，**リファンピシン**などの**リファマイシン系**抗生物質および**マクロライド系**の**フィダキソマイシン**は転写反応を阻害する．

蛋白質合成阻害

細菌の蛋白質合成はmRNAに転写された遺伝情報が，合成装置である**リボソーム**上で**翻訳**されてペプチド鎖が生成される．リボソームは，**リボソームRNA**(ribosomal RNA, rRNA)とリボソーム蛋白の複合体である大(沈降速度50S)と小(30S)二つの**サブユニット**が結合して70Sの顆粒として一本のmRNA上に多数が連結した状態で存在し，同時に複数の転写反応が行われる．ペプチド鎖に取り込まれるアミノ酸は，個別の**転移RNA**(tRNA)により運搬されて，リボソームのアミノアシルtRNA結合部位(A部位)に運ばれ，次いでペプチジルtRNA結合部位(P部位)に結合していたペプチジルtRNAから伸長中のペプチド鎖が遊離して，A部位に運ばれてきたアミノ酸と結合する．P部位にあったtRNAは何も結合していないので出口であるE部位に移動し，空になったP部位にA部位から伸長中のペプチド鎖が結合したtRNAが移動し，さらに，空になったA部位にmRNAにコードされた遺伝情報に従って次のアミノアシルtRNAが結合することによりペプチド鎖伸長が継続する．

アミノグリコシド系抗生物質，**スペクチノマイシン**および**エンビオマイシン**は30Sサブユニットの16S rRNAに結合してポリペプチド鎖合成の開始反応を阻害する．**テトラサイクリン系**抗生物質は30Sサブユニットに結合し，アミノアシルtRNAのリボソームへの結合を阻害して初期複合体の形成を阻害する．**オキサゾリジノン系**合成抗菌薬は，50Sサブユニットに結合して70S開始複合体の形成を阻害する．**ムピロシン**は，合成初期にイソロイシルtRNA合成酵素とイソロイシン-AMP複合体の生成を阻害し，ポリペプチド鎖合成を阻害する．マクロライド系抗生物質，**リンコサミド系**抗生物質および**クロラムフェニコール**は50Sサブユニットに結合してペプチジルtRNAの転移を阻害する．**フシジン酸**は，伸長因子Gのリボソームからの解離を阻害して，転座を阻害する．

補酵素合成阻害

細菌の**葉酸**(folic acid)生合成系において，**スルホンアミド系**合成抗菌薬，**パラアミノサリチル酸**および**ジアフェニルスルホン**は**ジヒドロプテロイン酸合成酵素**(dihydropteroate synthase)を阻害し，**トリメトプリム**は**ジヒドロ葉酸還元酵素**を阻害することにより抗菌力を発揮する．

脂肪酸合成阻害

結核の治療に用いられる**ピラジナミド**は脂肪酸合成酵素を阻害して細胞膜合成を阻害することにより抗菌力を発揮する．

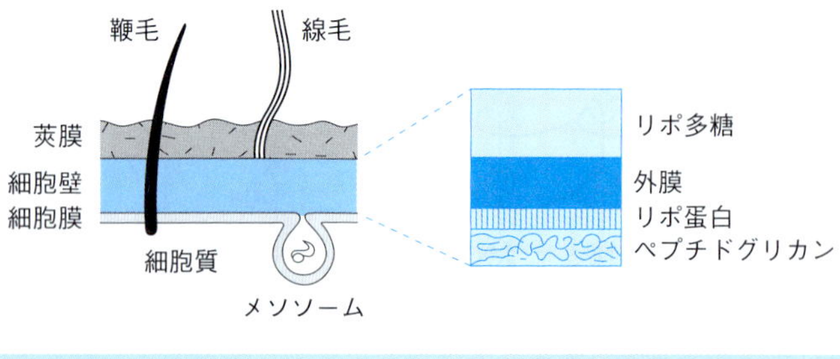

図XII-2　グラム陰性菌の表層構造

耐性機序（表XII-3）

抗菌薬の酵素的分解，酵素的不活性化，作用標的の変化，細胞膜透過性の変化および能動的排泄の五つの機序が知られており，複数の抗菌薬に対して同一機序により耐性化する現象を**交叉耐性**（cross resistance）と呼ぶ．耐性機序は，細菌の**染色体**上の遺伝子に支配されている場合と，染色体外のDNA分子である**プラスミド**（plasmid）に支配されている場合があり，プラスミド支配の耐性遺伝子は**接合**により感受性菌に伝播されるので，比較的容易に**拡散**する．

抗菌薬耐性菌の出現・拡散とその対策

世界保健機構（WHO）および**米国疾病予防管理センター**（CDC）から臨床上で重要である薬物耐性菌のリストが提示され，わが国では「薬物耐性（AMR）対策アクションプラン 2023-2027」に従った対策が講じられている．

世界の204カ国から得た23種の病原細菌の薬物耐性菌に関する2019年のデータでは，耐性菌感染により127万人が死亡し，495万人が耐性菌関連死していた．死亡例の中で**メチシリン耐性黄色ブドウ球菌**（methicillin-resistant *Staphylococcus aureus*, MRSA）によるものは10万人以上であり，**第三世代セファロスポリン**耐性の大腸菌および**肺炎桿菌**（*Klebsiella pneumoniae*），**カルバペネム系**抗生物質耐性の肺炎桿菌および**アシネトバクター・バウマニ**（*Acinetobacter baumannii*），**フルオロキノロン系**合成抗菌薬耐性の大腸菌などの**多剤耐性**（multidrug-resistant）のグラム陰性菌によるものが5万～10万人であったと報告されている．

現在の抗菌薬耐性菌の中で最も深刻であると考えられているのは，最新の*β*-ラクタム系抗生物質をも加水分解する***β*-ラクタマーゼ**産生菌であり，**基質特異性拡張型*β*-ラクタマーゼ**（extended-spectrum *β*-lactamase, ESBL），AmpC型*β*-ラクタマーゼ（AmpC），OXA型*β*-ラクタマーゼ（OXA）に加えて，**カルバペネマーゼ**（carbapenemase）であるメタロ*β*-ラクタマーゼ（MBL），*K. pneumoniae*カルバペネマーゼ（KPC），ニューデリー型メタロ*β*-ラクタマーゼ（NDM-1）などを産生する耐性菌が治療を困難にしている．特に，カルバペネム系抗生物質や**第三世代セファロスポリン**など広範囲の*β*-ラクタム系抗生物質に耐性を示す**カルバペネム耐性腸内細菌科細菌**（carbapenem-resistant enterobacteriaceae, CRE）に対する対応が，世界的な課題となっている．

表XII-3　抗菌薬耐性の機序

耐性機序		対象となる抗菌薬
酵素的分解	*β*-ラクタム開環	*β*-ラクタム系抗生物質
	ラクトン環加水分解	マクロライド系抗生物質
酵素的不活性化	アセチル化	クロラムフェニコール，アミノグリコシド系抗生物質
	リン酸化	アミノグリコシド系抗生物質
	アデニリル化	アミノグリコシド系抗生物質
作用標的変化	リボソーム蛋白	アミノグリコシド系抗生物質
	リボソームRNA	マクロライド系抗生物質，リンコサミド系抗生物質，エンビオマイシン
	DNAジャイレース/トポイソメラーゼ	ピリドンカルボン酸系合成抗菌薬
	RNAポリメラーゼ	リファマイシン系抗生物質
	その他の標的酵素	スルホンアミド系合成抗菌薬，トリメトプリム
	ペニシリン結合蛋白	*β*-ラクタム系抗生物質
膜透過性変化	テトラサイクリン系抗生物質，ピリドンカルボン酸系合成抗菌薬	
能動的排泄	マクロライド系抗生物質，テトラサイクリン系抗生物質，ピリドンカルボン酸系合成抗菌薬	

■ 抗菌薬の薬物動態学/薬力学理論

抗菌薬は，治療対象とする感染症を起因する**病原細菌**(pathogenic bacteria)に対して，**殺菌的**(bactericidal)もしくは**静菌的**(bacteriostatic)に直接作用する原因療法薬である．細菌感染症の抗菌薬治療においては「感染患者」と「病原菌」と「抗菌薬」の三つの要素の間に**図XII-3**に示すような相互関係があると考えられる．抗菌薬の病原菌に対する作用が「薬効」であるので，その作用が「**薬力学**」として解析される．抗菌薬は注射または経口投与を受けた感染患者の体内で**吸収・分布・代謝・排泄**のような抗菌薬の体内での動きが**薬物動態学**として解析される．感染症治療における抗菌薬の**有効性**は，抗菌薬の病原菌に対する薬力学と，感染患者の体内における抗菌薬の薬物動態学とを組み合わせた解析により予測することが可能である．

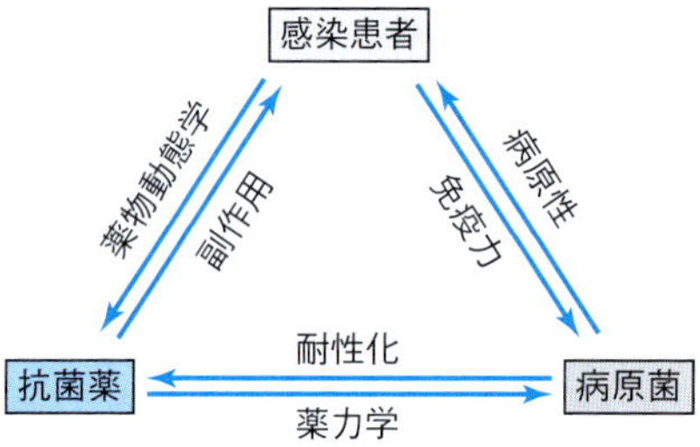

図XII-3　細菌感染症の抗菌薬治療

抗菌薬の病原菌に対する**試験管内**(*in vitro*)抗菌力は**最小阻止濃度**(minimal inhibitory concentration, MIC：単位は μg/mL または mg/L)で表示され，**図XII-4**に示すように**最高血中濃度**(C_{max})と MIC の比，**曲線下面積**(AUC)と MIC の比および **MIC 以上の血中濃度持続時間**(time above MIC, TAM)などの PK/PD パラメーターに基づいて抗菌薬の臨床効果を予測する．感染症に罹患している患者の生体防御機能の強弱や，病原細菌の抗菌薬耐性形質の有無などの個別の条件の影響は大きいが，抗菌薬の系統ごとに臨床効果との相関が強い PK/PD パラメーターが解明されている．

抗菌薬は，おおむね時間依存性の薬と濃度依存性の薬に分類することができ，β-ラクタム系(ペニシリン系，セフェム系，カルバペネム系など)抗生物質やマクロライド系抗生物質は同じ投与量であっても，1 回にまとめて投与するよりは数回に分けて，MIC 値より高い血中濃度が保たれる時間を長くすることにより，より高い臨床効果が得られることが確かめられている．アミノグリコシド系抗生物質やピリドンカルボン酸系合成抗菌薬は，1 回の投与量を多くして C_{max} を高くすることにより，優れた臨床効果が得られることが確かめられている．さらに，このような PK/PD 解析においては耐性菌を誘導する可能性がある投与量・投与法や，耐性菌の出現を防ぐ血中薬物濃度の達成法などの考察が行われている．

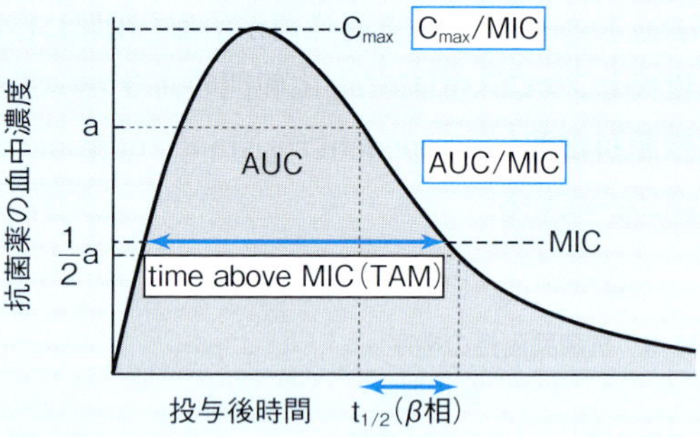

図XII-4　抗菌薬の効果：薬物動態学/薬力学(PK/PD)理論

■ 抗菌薬の適応疾患と感染症に関わる法規

抗菌薬の適応症である細菌性感染症は，高齢者から新生児までのすべての年齢層の男女の，体表から体内のあらゆる組織・臓器に発生する疾患であり，個別の抗菌薬は臨床開発時に対象とされた個別の疾患に対する臨床効果の成績に基づいて「適応菌種」と「適応症」が**承認**(approval)されている．抗菌薬の「適応菌種」と「適応症」の表示は，2005 年に行われた医療用医薬品再評価において“適応菌種名”と“適応症名”の見直しと統一が行われ，個々の抗菌薬製剤の添付文書には**表XII-4**に示すような記載順などのルールに従った表示がなされている．

表Ⅻ-4 添付文書中の「適応菌種」の記載順

記載順	表示される細菌の属名および菌種名
グラム陽性球菌	ブドウ球菌属，レンサ球菌属，肺炎球菌，腸球菌など
グラム陰性球菌	淋菌，髄膜炎菌，モラクセラ属
グラム陽性桿菌	コリネバクテリウム属，ジフテリア菌，バシラス属，炭疽菌，マイコバクテリウム・アビウムコンプレックス(MAC)，結核菌など
グラム陰性桿菌(ブドウ糖発酵菌)腸内細菌群	大腸菌，赤痢菌，サルモネラ属，チフス菌，シトロバクター属，肺炎桿菌，クレブシエラ属，エンテロバクター属，セラチア属，プロテウス属，ペスト菌など
グラム陰性桿菌(ブドウ糖発酵菌)腸内細菌群以外	コレラ菌，腸炎ビブリオ，インフルエンザ菌など
グラム陰性桿菌(ブドウ糖非発酵菌)	緑膿菌，バークホルデリア・セパシア，ステノトロホモナス(ザントモナス)・マルトフィリアなど
その他のグラム陰性菌	アシネトバクター属，フラボバクテリウム属，アルカリゲネス属，レジオネラ属，百日咳菌，ブルセラ属，野兎病菌，カンピロバクター属，ヘリコバクター・ピロリなど
偏性嫌気性菌	ペプトストレプトコッカス属，バクテロイデス属，プレボテラ属，ポルフィロモナス・ジンジバリス，フソバクテリウム属，破傷風菌，クロストリジウム(クロストリジオイデス)・ディフィシル，アクネ菌など
スピロヘータ目細菌	梅毒トレポネーマ，回帰熱ボレリア，レプトスピラ属，鼠咬症スピリルム
リケッチア科細菌	リケッチア属，オリエンチア・ツツガムシ
クラミジア科細菌	クラミジア属，クラミドフィラ・ニューモニエ
マイコプラズマ科細菌	マイコプラズマ属

感染症の予防及び感染症の患者に対する医療に関する法律(感染症法，1999年)

一類感染症：**エボラ出血熱**，**痘そう**，**ラッサ熱**などの症状が重篤で死亡率が高く，有効な治療法が存在しないために患者隔離が必要な7疾患．

二類感染症：**急性灰白髄炎**(ポリオ)，**結核**，**ジフテリア**など感染力や罹患した場合の重篤性などの危険性が高い6疾患．必要に応じて入院や周囲の消毒などの措置がとられる．

三類感染症：従来の「法定伝染病」とされていた**コレラ**，**赤痢**，**腸チフス**などの**腸管感染症**5疾患．食品を取り扱う業務への就業が制限される．

四類感染症：ヒトからヒトへの直接の感染はほとんどなく，動物や飲食物を介して感染する**狂犬病**，**炭疽**，**マラリア**などの44疾患．感染源となる生物の駆除や物品の運搬が制限される．

五類感染症：行動に制限はないが国として発生動向を把握し，結果を公表することにより感染拡大を阻止する目的で47疾患(全数把握対象24疾患，定点把握対象23疾患)が規定されている．

感染症法では上記の類別以外に，「新型インフルエンザ等感染症」「新感染症」および「指定感染症」の枠を設けている．

■ 抗菌薬の安全性/有害事象(表Ⅻ-5)

抗菌薬は，本来，感染症を起因する病原細菌の生育を阻害する薬であり，**宿主**(host)である感染患者に有害な影響を及ぼさない物質が選ばれているが，投与方法や投与量，感染患者の体質や体調により，一定の頻度で**薬物有害反応**(adverse drug reaction, ADR)［**有害事象**と表現することが多い］が発現する．

表XII-5　抗菌薬による有害事象

区分	有害事象
過敏症	ショック，アナフィラキシー，発熱，発疹，じんま疹，紅斑，瘙痒など
皮膚	中毒性表皮壊死融解症，皮膚粘膜眼症候群(Stevens-Johnson 症候群)，急性汎発性発疹性膿疱症
血液	無顆粒球症，溶血性貧血，好酸球増多，顆粒球減少，血小板減少，貧血
肝臓	AST(GOT)上昇，ALT(GPT)上昇，Al-P 上昇，黄疸，肝不全など
腎臓	急性腎障害，間質性腎炎，尿崩症
中枢神経	痙攣，意識障害，錯乱，せん妄，抑うつ，頭痛，めまいなど
感覚器	耳鳴，難聴，視神経症
呼吸器	呼吸抑制，気管支痙攣，間質性肺炎，好酸球性肺炎など
循環器	QT 延長，心室頻拍，上室性期外収縮，動悸，高血圧，低血圧など
消化器	偽膜性大腸炎，下痢，軟便，悪心，食欲不振，腹痛など
泌尿器	出血性膀胱炎，頻尿，多尿など
血管	血管痛，血栓性静脈炎
菌交代症	口内炎，カンジダ症
ビタミン欠乏症	ビタミン K 欠乏症状(出血傾向等)，ビタミン B 群欠乏症状(口内炎等)
その他	筋無力症，全身倦怠感，横紋筋融解症，アキレス腱炎，低血糖など

抗生物質

β-ラクタム系抗生物質

β-ラクタム系抗生物質の基本構造は，四員のラクタム環が単環の**モノバクタム**(monobactam)系，硫黄原子を含む五員環との複素環を形成する**ペニシリン**(penicillin)系［**ペナム**(penam)系］と**ペネム**(penem)系，ヘテロ原子を含まない五員環との複素環であるカルバペネム系，硫黄原子を含む六員環との複素環である**セフェム**(cephem)系および酸素原子を含む六員環との複素環を形成する**オキサセフェム**(oxacephem)系の 6 系統がある．さらに，β-ラクタム系抗生物質耐性菌が産生するβ-ラクタマーゼに対する各種の阻害薬が，β-ラクタム系抗生物質との配合剤として臨床使用されている．

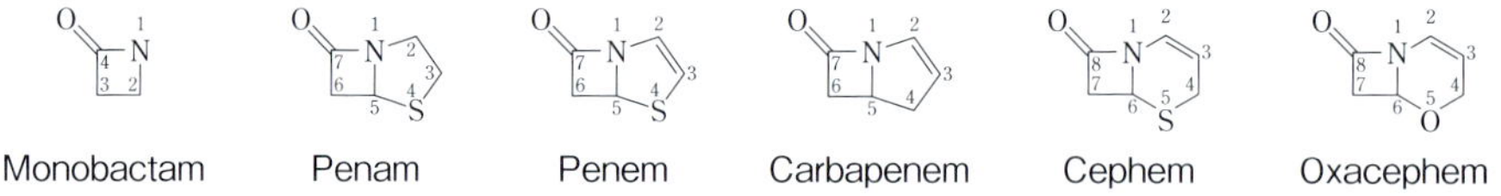

図XII-5　β-ラクタム系抗生物質の基本構造

モノバクタム系抗生物質

モノバクタム系抗生物質は，フレキシバクター属細菌の培養液中に発見された単環のβ-ラクタム化合物に与えられた総称であり，3 位のアミノ基にアミノチアゾール基とカルボキシメチルエトキシイミノ基を含む側鎖が置換した誘導体である**アズトレオナム**(aztreonam)は，**緑膿菌**(*Pseudomonas aeruginosa*)を含むグラム陰性桿菌に強い抗菌力を示し各種のβ-ラクタマーゼに対して安定であるが，グラム陽性菌と**嫌気性菌**(anaerobic bacteria)に対する抗菌力を有しておらず，グラム陰性菌に対する選択的な治療が可能である．

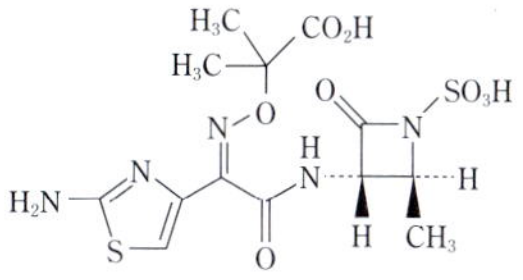

Aztreonam

ペニシリン系（ペナム系）抗生物質

ペニシリン系抗生物質は，ペニシリウム属真菌の培養により得られる天然物型の**ベンジルペニシリン**（benzylpenicillin）が 1940 年代半ばに臨床使用され始めて以来，現在でも細菌感染症に対する重要な医薬品の一つとして使用されている．

ベンジルペニシリンの 6 位側鎖を加水分解酵素**ペニシリンアシラーゼ**（penicillin acylase）で除去して得た **6-アミノペニシラン酸**（6-aminopenicillanic acid, 6-APA）に，同一酵素の逆反応を利用して新たな 6 位側鎖を結合させる手法により創製された**半合成ペニシリン**が臨床使用されている（**表Ⅻ-6**）．

耐性菌が産生しペニシリン系を分解する**ペニシリナーゼ**（penicillinase）に対して抵抗性であるベンジルペニシリンのイソキサゾリル誘導体の**クロキサシリン**（cloxacillin），ベンジルペニシリンの 6 位側鎖をアミノベンジル基に置換することにより大腸菌などのグラム陰性桿菌にまで**抗菌スペクトル**が拡大された広域型の**アンピシリン**（ampicillin）およびアンピシリンの経口吸収性が改良された誘導体である**バカンピシリン**（bacampicillin）と**アモキシシリン**（amoxicillin）があり，アミノベンジル基をウレイド型（H_2NCONH–）とすることにより緑膿菌を含む広範なグラム陰性桿菌に対する抗菌活性を示す**ピペラシリン**（piperacillin）は世界の標準的な治療薬となっている．アンピシリンに**β-ラクタマーゼ阻害薬**であるスルバクタムをエステル結合させた**スルタミシリン**（sultamicillin）が耐性菌感染症に使用されている．

表Ⅻ-6 ペニシリン系抗生物質

区　分	6 位側鎖	抗生物質
天然型	ベンジル	ベンジルペニシリン
ペニシリナーゼ抵抗性	イソキサゾリル	クロキサシリン
広　域	アミノベンジル および誘導体	アンピシリン，バカンピシリン，アモキシシリン，ピペラシリン，スルタミシリン

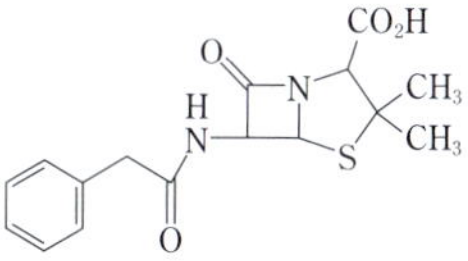

Benzylpenicillin

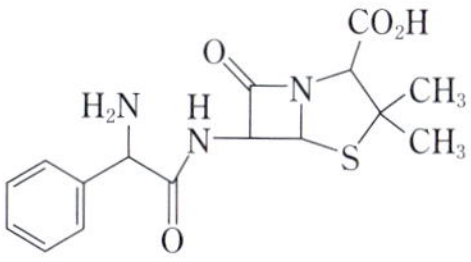

Ampicillin

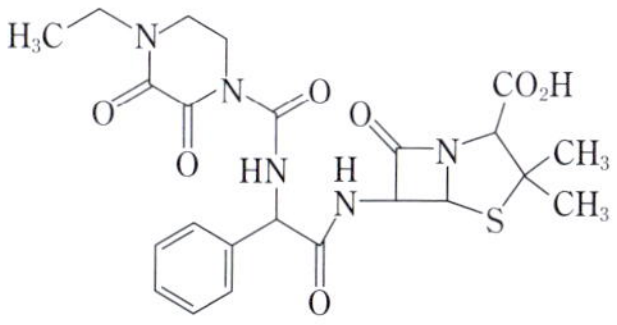

Piperacillin

ペネム系抗生物質

ペネム系抗生物質の基本構造である**ペネム環**は天然には存在しておらず，強い抗菌力を示す化合物の理論的な設計に基づいて，化学合成により創製されたものである．3 位にテトラヒドロフラン環を置換した**ファロペネム**(faropenem)が臨床開発され，経口薬としてグラム陽性球菌，グラム陰性桿菌および嫌気性菌による各科領域感染症の治療に用いられている．

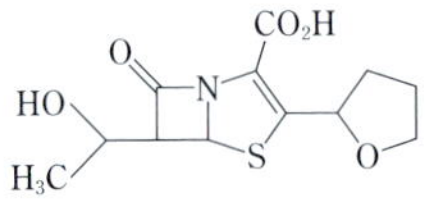

Faropenem

カルバペネム系抗生物質

カルバペネム系抗生物質は，天然抗生物質の探索研究においてストレプトマイセス属放線菌の培養液中に発見されたグラム陽性球菌からグラム陰性桿菌にわたる広範で強い抗菌力を示した化合物に与えられた総称である．化学的安定性および生体内安定性の付与のため，3 位をホルムイミドイルアミノエチルスルファニル側鎖に変換した**イミペネム**(imipenem)や，3 位をイミノエチルピロリジニルスルファニル側鎖に変換した**パニペネム**(panipenem)があるが，ともに腎近位尿細管に存在する**デヒドロペプチダーゼⅠ**(dehydropeptidase Ⅰ, DHP-Ⅰ)による分解を避けるために，イミペネムは DHP-Ⅰ阻害薬である**シラスタチン**(cilastatin)を配合した注射剤，パニペネムは腎臓への移行を阻害する**ベタミプロン**(betamipron)を配合した注射剤が使用されている．カルバペネム骨格の 4 位にメチル基を導入すると生体内での DHP-Ⅰによる分解が避けられることが解明され，代謝安定型の**メロペネム**(meropenem)，**ビアペネム**(biapenem)および**ドリペネム**(doripenem)が注射剤として，**テビペネムピボキシル**(tebipenem pivoxil)が経口剤として用いられている．

カルバペネム系〔天然型〕

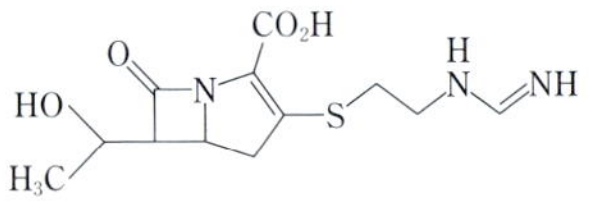
Imipenem

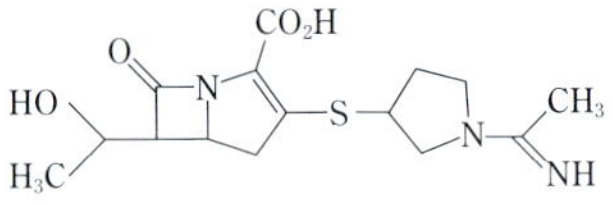
Panipenem

カルバペネム系〔代謝安定化 4-メチル型〕

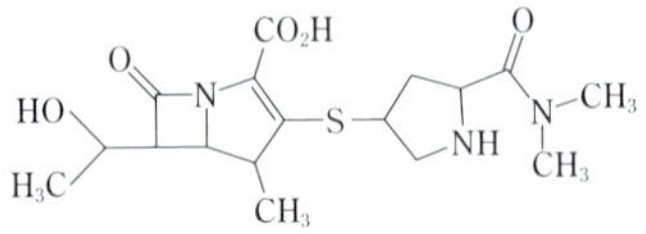
Meropenem

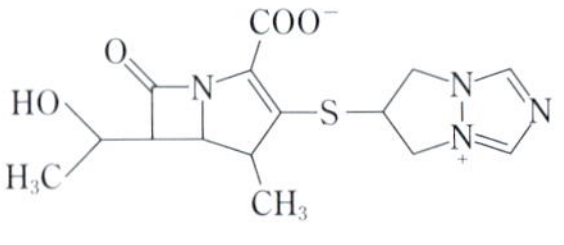
Biapenem

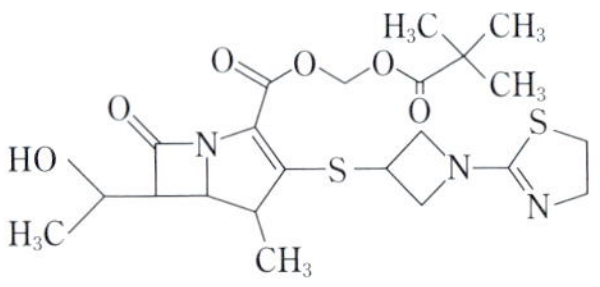
Tebipenem pivoxil

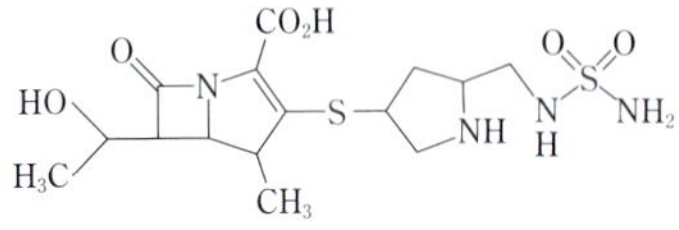
Doripenem

セフェム系抗生物質

セフェム系抗生物質は，セファロスポリウム属真菌の培養液中に産生される**セファロスポリンC**(cephalosporin C)の誘導体であるセファロスポリン系，ストレプトマイセス属放線菌の培養液中に生産される**セファマイシン**(cephamycin)の誘導体であるセファマイシン系および6-APAを出発原料として化学合成により得られる**オキサセファマイシン系**の3種がある．

セファロスポリン系(注射薬)

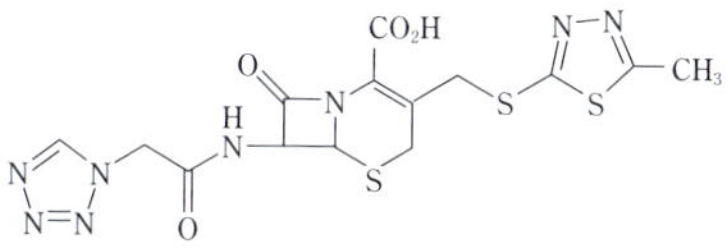

Cefazolin

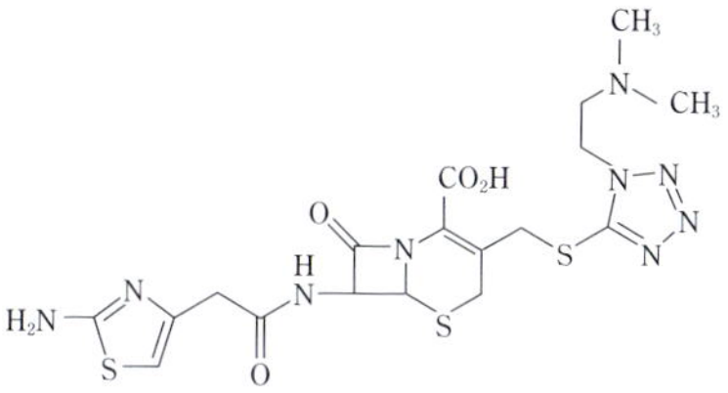

Cefotiam

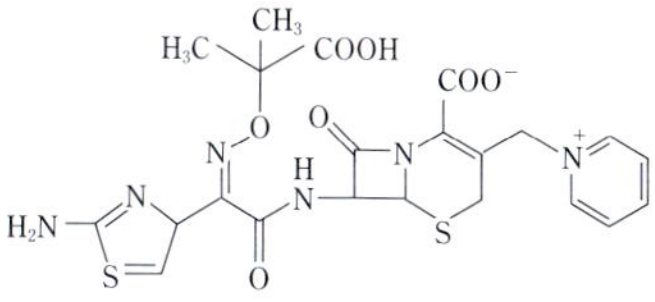

Ceftazidime

セファロスポリン系(経口薬)

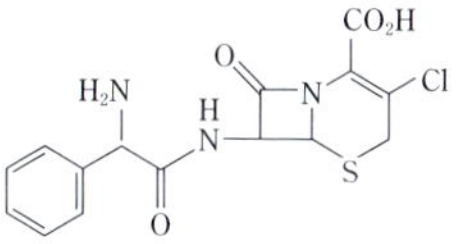

Cefaclor

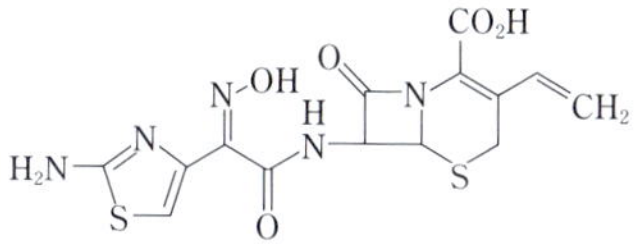

Cefdinir

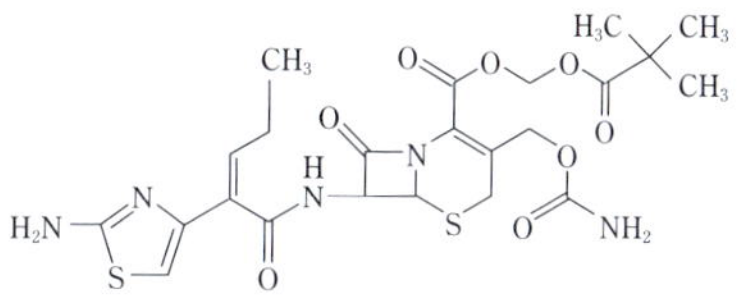

Cefcapene pivoxil

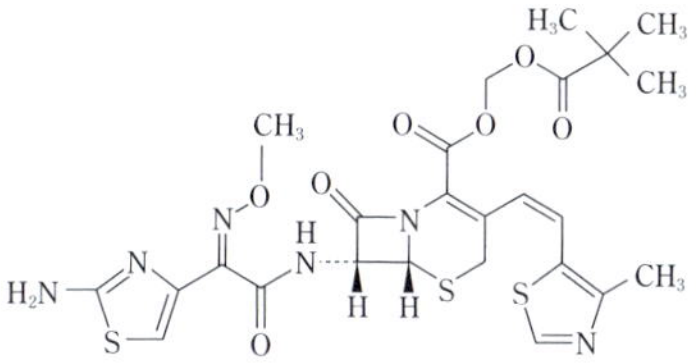

Cefditoren pivoxil

セファマイシン系

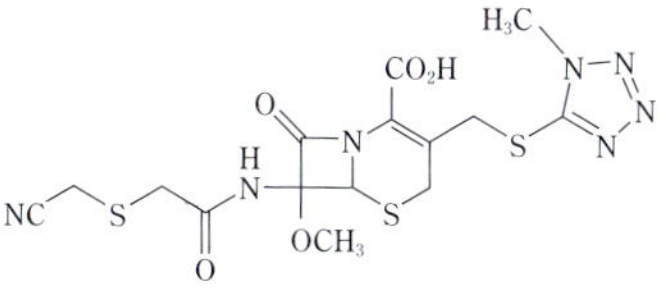

Cefmetazole

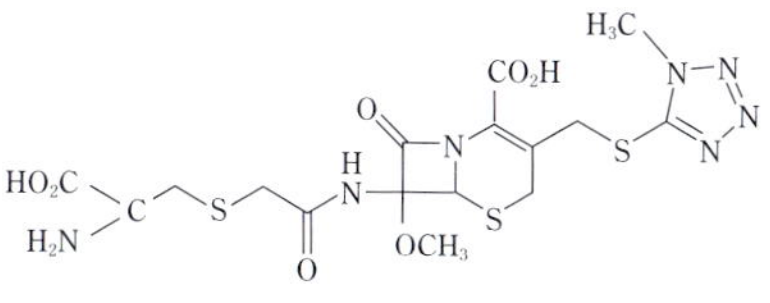

Cefminox

オキサセファマイシン系

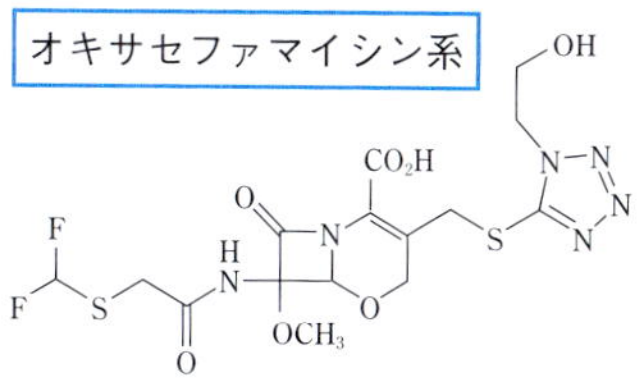

Flomoxef

セファロスポリン系抗生物質

開発時期と抗菌力を示す細菌種の範囲(抗菌スペクトル)による**世代**(generation)分類がなされている(**表Ⅻ-7**)．

第一世代：注射薬の**セファロチン**(cefalotin)は，グラム陽性球菌に対する抗菌力が強く，グラム陰性桿菌では大腸菌が適応菌種とされているが，緑膿菌には抗菌力がない．**セファゾリン**(cefazolin)は3位にチアジアゾール基と7位にテトラゾール基を導入することにより抗菌力が強化され，適応菌種は肺炎桿菌，**プロテウス・ミラビリス**，**プロビデンシア属**まで拡大されている．外科手術時の感染予防における標準的な抗菌薬として使用されている．経口薬では，グラム陽

表XII-7　セファロスポリン系抗生物質

区分		注射薬	経口薬
第一世代		セファロチン，セファゾリン	セファレキシン，セファクロル，セフロキサジン
第二世代		セフォチアム	セフロキシムアキセチル
第三世代	①	セフォタキシム，セフチゾキシム，セフメノキシム	セフテラムピボキシル，セフィキシム
	②	セフトリアキソン	セフポドキシムプロキセチル，セフジニル，セフカペンピボキシル，セフジトレンピボキシル
	③	セフォペラゾン，セフトロザン	
	④	セフタジジム，セフェピム，セフォゾプラン	

①黄色ブドウ球菌および緑膿菌のいずれにも適応を有さないもの，②黄色ブドウ球菌に適応を有するもの，③緑膿菌に適応を有するもの，④黄色ブドウ球菌および緑膿菌に適応を有するもの

性球菌，グラム陰性桿菌の大腸菌，肺炎桿菌，プロテウス・ミラビリスに加えて，上気道および呼吸器感染症の主要な起炎菌である**インフルエンザ菌**に適応を有する**セファレキシン**(cefalexin)，**セファクロル**(cefaclor)および**セフロキサジン**(cefroxadine)が使用されている．

第二世代：7位側鎖へのアミノチアゾール基導入により第一世代の適応菌種にグラム陰性桿菌の**シトロバクター属**および**エンテロバクター属**が加わり，**プロテウス・ブルガリス**や**モルガネラ・モルガニー**などの菌種に対する抗菌力が強化されている**セフォチアム**(cefotiam)が注射薬として使用され，7位側鎖のアミノ基のメトキシイミノ基への置換により，適応菌種にグラム陽性の腸球菌，グラム陰性球菌の**モラクセラ・カタラーリス**，嫌気性のグラム陽性球菌の**ペプトストレプトコッカス属**およびグラム陽性桿菌の**プロピオニバクテリウム・アクネス**(アクネ菌)が加わった**セフロキシムアキセチル**(cefuroxime axetil)が経口薬として使用されている．

第三世代：第二世代のセフォチアム分子中のアミノチアゾール残基とセフロキシム分子中のメトキシイミノ残基の双方を導入した化合物の一群であり，第二世代の適応菌種に加えて**セラチア属**と**バクテロイデス属**を適応菌種としており，黄色ブドウ球菌と緑膿菌が適応菌種であるか否かに基づいて①～④の四つに区分することができる．①注射薬の**セフォタキシム**(cefotaxime)，**セフチゾキシム**(ceftizoxime)と**セフメノキシム**(cefmenoxime)および経口薬の**セフテラムピボキシル**(cefteram pivoxil)と**セフィキシム**(cefixime)はグラム陰性菌に対する抗菌力が強化され，各種のβ-ラクタマーゼに対する抵抗性が付与されているが，黄色ブドウ球菌および緑膿菌は適応菌種とされていない．②注射薬の**セフトリアキソン**(ceftriaxone)および経口薬の**セフポドキシムプロキセチル**(cefpodoxime proxetil)，**セフジニル**(cefdinir)，**セフカペンピボキシル**(cefcapene pivoxil)と**セフジトレンピボキシル**(cefditoren pivoxil)は黄色ブドウ球菌に対する抗菌力が強化され適応菌種として承認されている．③注射薬の**セフォペラゾン**(cefoperazone)と**セフトロザン**(ceftolozane)は緑膿菌が適応菌種として承認されているが，黄色ブドウ球菌に対する適応は承認されていない．ただし，セフォペラゾンは単剤では使用されず，β-ラクタマーゼ阻害薬のスルバクタムとの配合剤には黄色ブドウ球菌が適応菌種として追加承認されている．④の黄色ブドウ球菌と緑膿菌の双方を適応菌種とする**セフタジジム**(ceftazidime)，**セフェピム**(cefepime)および**セフォゾプラン**(cefozopran)では，緑膿菌と同様にブドウ糖非発酵性である**アシネトバクター属**，**バークホルデリア・セパシア**や**ステノトロホモナス・マルトフィリア**も適応菌種とされており，免疫機能が低下した患者における**日和見感染**(opportunistic infection：病原性の弱い細菌が起因する難治性の感染症)の治療における有効性が期待できる．

セファマイシン系

各種のβ-ラクタマーゼに対する抵抗性と嫌気性菌に対する優れた抗菌力が特徴とされており，**セフメタゾール**(cefmetazole)はセファロスポリン系の第二世代，**セフミノクス**(cefminox)は黄色ブドウ球菌と緑膿菌に適応がない第三世代の抗菌薬として臨床使用されている．

オキサセファマイシン系

天然には存在しない．**ラタモキセフ**(latamoxef)は，グラム陰性桿菌に対する強い抗菌力を示す化合物の理論的な設計に基づいて，6-APAを出発材料とする化学合成により創製された．7位側鎖がヒドロキシベンジルカルボン酸に置換されていることによりグラム陰性菌と嫌気性菌に対して第三世代セファロスポリンと同様な強い抗菌力を有している．同じオキサセファマイシン骨格を有する**フロモキセフ**(flomoxef)は，7位側鎖がジフルオロメチルスルファニル基に置換されており，グラム陽性球菌に対する強い抗菌力を有する第二世代セファロスポリンと同様な抗菌薬として使用されている．なお，第三世代セファロスポリン系注射薬の，3位側鎖としてメチルテトラゾールチオメチル基を有する抗菌薬の有害事象として，ビタミンKエポキシド還元酵素阻害による出血傾向と，アルデヒド脱水素酵素阻害による飲酒後の悪酔い様症状の原因となる**ジスルフィラム様作用**(アンタビュース作用)が知られており，フロモキセフの3位側鎖ではテトラゾール環のメチル置換基をヒドロキシエチル基にすることにより，それらの有害事象を回避している．

β-ラクタマーゼ阻害薬

ペニシリン系などのβ-ラクタム系抗生物質の作用機序は，細菌細胞に特有な細胞壁の合成阻害であり，ヒトに対する毒性は低く重篤な有害作用の発現頻度も低いことから，細菌感染症治療の主力とされている．臨床使用の頻度が高くなるに伴い，**図XII-6**に示すようなペニシリン系抗生物質を加水分解するペニシリナーゼやセファロスポリン系抗生物質を加水分解する**セファロスポリナーゼ**(cephalosporinase)などのβ-ラクタマーゼを産生する耐性菌が増加し感染症の治療が困難になった．そのような耐性菌への対応が検討され，**β-ラクタマーゼ阻害薬配合剤**が用いられている．

ベンジルペニシリンの6位側鎖にイソキサゾリル環が導入されたクロキサシリンはペニシリナーゼによる加水分解に抵抗性であり，アンピシリンとの配合剤が耐性ブドウ球菌に有効である．

ストレプトマイセス属放線菌が産生する天然物である**クラブラン酸**(clavulanic acid)がアモキシシリンとの経口用配合剤として，6-APAを出発材料として得られるペニシラン酸スルホン構造の**スルバクタム**(sulbactam)がアンピシリンおよびセフォペラゾン，**タゾバクタム**(tazobactam)がピペラシリンとの注射用配合剤として，スルバクタムとアンピシリンをエステル結合させた**スルタミシリン**が経口剤として臨床使用されている．

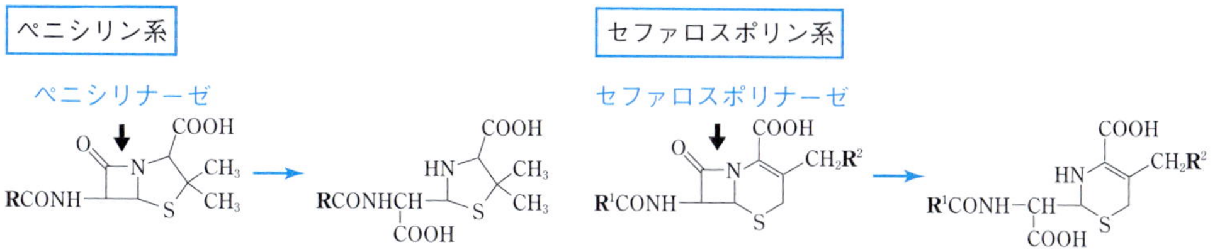

図XII-6　β-ラクタマーゼによる加水分解

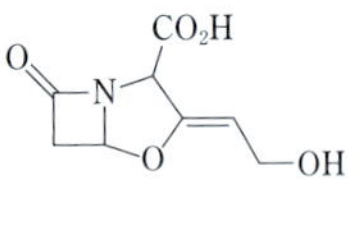

Clavulanic acid

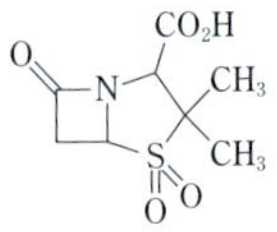

Sulbactam

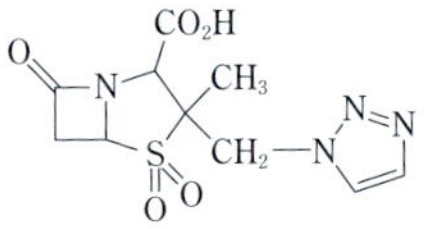

Tazobactam

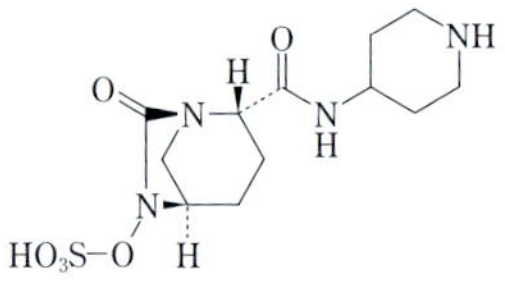

Relebactam

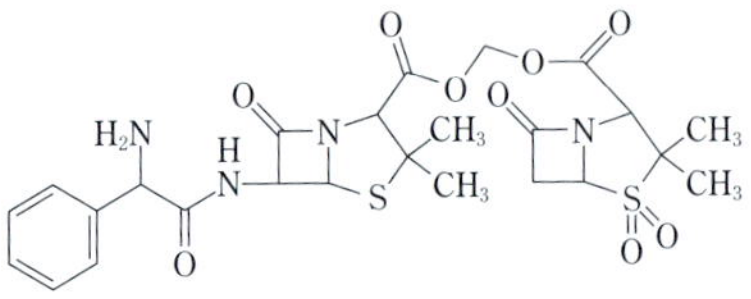

Sultamicillin

カルバペネム系を加水分解するカルバペネマーゼの阻害薬としてジアザビシクロオクタン環構造を有する**レレバクタム**(relebactam)がイミペネムとシラスタチンの配合剤との注射用配合剤として，カルバペネム系抗生物質耐性菌による感染症の治療薬として臨床に導入された．

アミノグリコシド系抗生物質

アミノグリコシド系抗生物質とは各種のアミノ糖を構成成分とする塩基性抗生物質群である(**表XII-8**)．グラム陽性菌，陰性菌，結核菌など広範な菌種に有効であり抗菌力にも優れているが，第VIII脳神経(内耳神経)障害，腎毒性などの副作用があるため，主として併用または第二選択薬として使用されている．天然物である**カナマイシン**(kanamycin)，**トブラマイシン**(tobramycin)，**ゲンタマイシン**(gentamicin)および**ストレプトマイシン**(streptomycin)が注射薬として，**フラジオマイシン**［fradiomycin，別名**ネオマイシン**(neomycin)］が局所外用薬として使用されている．

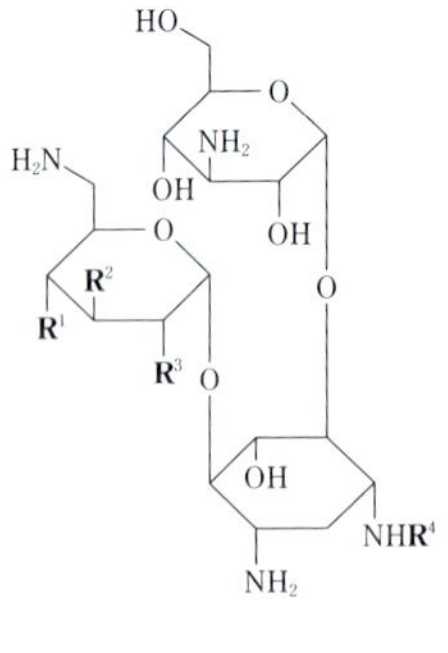

	R[1]	**R**[2]	**R**[3]	**R**[4]
Kanamycin	OH	OH	OH	H
Amikacin	OH	OH	OH	AHB
Tobramycin	OH	H	NH_2	H
Dibekacin	H	H	NH_2	H
Arbekacin	H	H	NH_2	AHB

AHB : 4-amino-2-hydroxy-1-oxobutyl

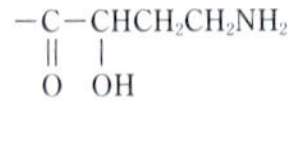

カナマイシン系の**アミカシン**(amikacin)，**ジベカシン**(dibekacin)および**アルベカシン**(arbekacin)，ゲンタマイシン系の**イセパマイシン**(isepamicin)は，耐性菌の産生する不活性化酵素の標的となる水酸基やアミノ基がないか，または化学修飾による**立体障害**により**不活性化**を回避しており耐性菌に対して有効である．

アミノグリコシド系抗生物質は，緑膿菌をはじめとするグラム陰性桿菌による重症難治性感染症に使用されており，**重症肺炎**や**敗血症**(septicemia)に対する併用療法として使用される．アルベ

表XII-8 アミノグリコシド系抗生物質

区 分		抗生物質
カナマイシン系	天然型	カナマイシン，トブラマイシン
	抗耐性菌型	アミカシン，ジベカシン，アルベカシン
ゲンタマイシン系	天然型	ゲンタマイシン
	抗耐性菌型	イセパマイシン
ネオマイシン系	天然四単糖型	フラジオマイシン（ネオマイシン）
その他の系統	ストレプトマイシン系	ストレプトマイシン
	スペクチノマイシン系	スペクチノマイシン

カシンは広範な耐性菌に有効であるが，MRSAに対して限定的に使用されている．

ストレプトマイシンとカナマイシンの注射薬は結核に対する適応を有しているが，現在の結核の標準的な治療法はリファンピシン＋イソニアジド＋エタンブトールの3剤併用もしくはピラジナミドを加えての4剤併用となっている．カナマイシンは，**多剤耐性結核**に対する第二選択薬に位置付けられている．**淋菌**（*Neisseria gonorrhoeae*）感染症のみを適応症とする**スペクチノマイシン**（spectinomycin）は，化学構造的にはアミノサイクリトールであるが，作用機序が類似するアミノグリコシド系に含めて考えられている．

マクロライド系抗生物質

大環状ラクトンに数個の糖が結合したものを一般にマクロライド系抗生物質と総称する．この中には，環状ラクトン中に3個以上の共役二重結合を有する**ポリエンマクロライド系**，中性糖が結合している中性マクロライド，アミノ糖が結合している塩基性マクロライドがあるが，一般的に塩基性マクロライドが細菌感染症に利用されている（**表XII-9**）．ストレプトマイセス属放線菌が培養液中に産生する14員環構造の**エリスロマイシン**（erythromycin）および16員環構造の**ジョサマイシン**（josamycin）は天然物のままで経口薬として使用されており，エリスロマイシンのラクトン環6位の水酸基をメトキシル基に置換した**クラリスロマイシン**（clarithromycin）および9位のケト基をオキシム型に変換した**ロキシスロマイシン**（roxithromycin）は胃酸による分解を受けず良好な体内動態を示す代謝安定型となっている．

表XII-9 マクロライド系抗生物質

区 分		抗生物質
14員環	天然型	エリスロマイシン
	代謝改善型	クラリスロマイシン，ロキシスロマイシン
15員環	アザライド型	アジスロマイシン
16員環	天然型	ジョサマイシン
	代謝改善型	ジョサマイシンプロピオン酸エステル，スピラマイシン酢酸エステル
18員環	天然型	フィダキソマイシン

14 員環

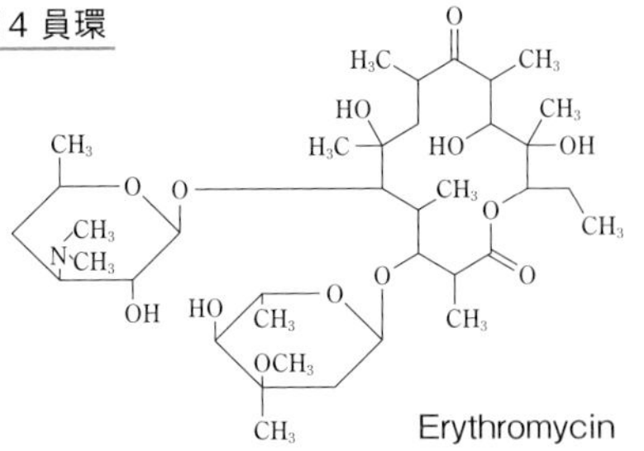

Erythromycin

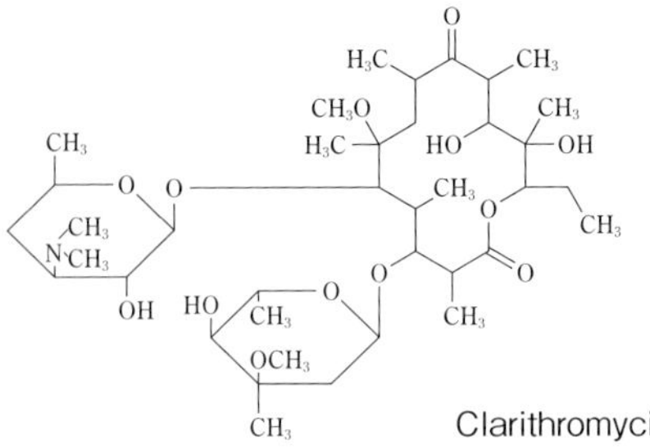

Clarithromycin

15 員環

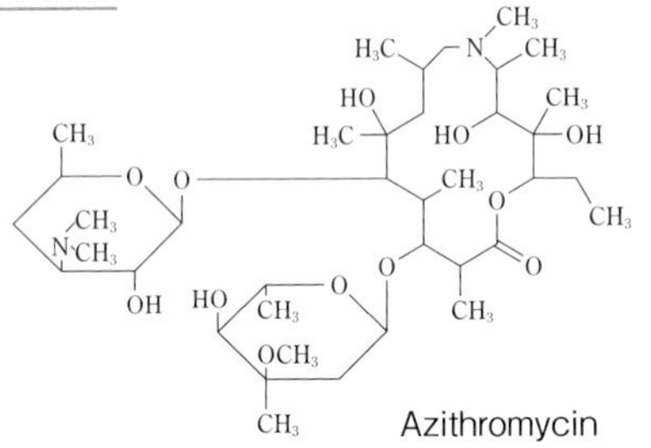

Azithromycin

16 員環

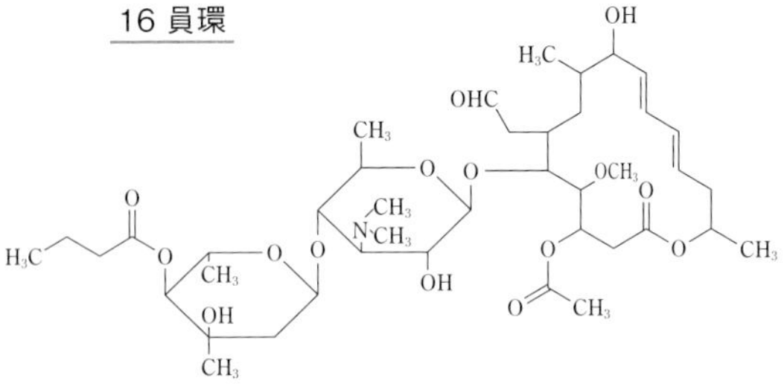

Josamycin

18 員環

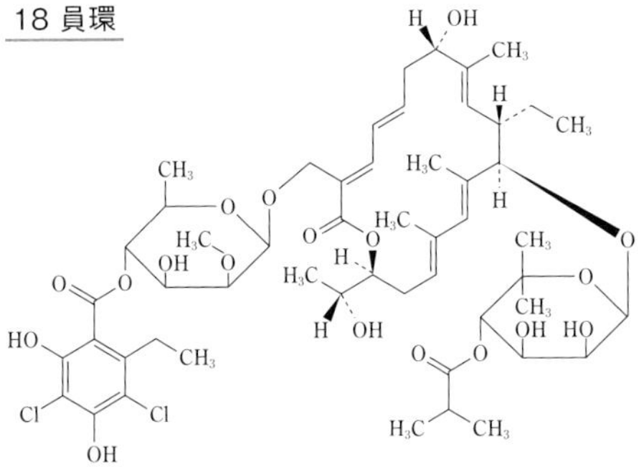

Fidaxomicin

エリスロマイシン 9 位のケト基をオキシム型に変換してイミノエーテルを経て得られた**アジスロマイシン**(azithromycin)は，ラクトン環の 9 位と 10 位の間に窒素原子が挿入された形の 15 員環マクロライドとなっており，**アザライド**(azalide)という総称で呼ばれることもあるが，胃酸に対して安定化されただけではなく，血中半減期の著しい延長という薬理学的な特徴が付与されている．

16 員環のジョサマイシンでは，9 位の水酸基をプロピオン酸エステル化した**ジョサマイシンプロピオン酸エステル**(josamaycin propionate)は苦みがなく経口吸収性が高いので小児用シロップ剤として使用され，天然物の**スピラマイシン**(先天性トキソプラズマの発症抑制薬)のラクトン環 5 位に結合する糖鎖の末端のマイカロースの 3 位を酢酸エステル化した**スピラマイシン酢酸エステル**(spiramycin acetate)が代謝改善型の経口薬として使用されている．

フィダキソマイシン(fidaxomicin)はダクチロスポランギウム属放線菌が産生する 18 員環構造を有するマクロライド系抗生物質であり，**偽膜性大腸炎**(pseudomembranous colitis)を起炎する**クロストリジオイデス(クロストリジウム)・ディフィシル**(*C. difficile*)などの嫌気性グラム陽性菌に対して特異的で強い抗菌力を示す．他のマクロライド系抗生物質と異なり，作用機序は細菌 RNA ポリメラーゼの阻害であり，*C. difficile* に対して殺菌的に作用し，芽胞の形成を阻害する．

リンコサミド系抗生物質

リンコサミド系抗生物質には，ストレプトマイセス属放線菌が培養液中に産生する**リンコマイシン**(lincomycin)と，リンコマイシンの糖の7位の水酸基を塩素に置換して抗菌力を強化した**クリンダマイシン**(clindamycin)とが含まれるが，その作用機序がマクロライド系抗生物質と同じであり，両系に交叉耐性が認められることから，化学構造的には全く異なっていながら，関連付けて論じられることが多い．作用の対象は主としてグラム陽性球菌であるが，注射薬は嫌気性菌への適応が承認されている．

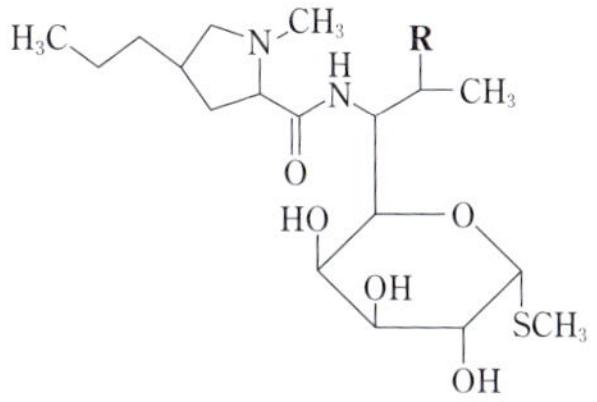

Lincomycin **R**：OH
Clindamycin **R**：Cl

テトラサイクリン系抗生物質

テトラサイクリン系抗生物質(**表XII-10**)には，ストレプトマイセス属放線菌が産生する**オキシテトラサイクリン**(oxytetracycline)，**テトラサイクリン**(tetracycline)および**デメチルクロルテトラサイクリン**(demethylchlortetracycline)，化学修飾により抗菌力が強化された**ドキシサイクリン**(doxycycline)および**ミノサイクリン**(minocycline)があり，ミノサイクリンの9位に側鎖を導入することにより耐性菌に有効な**チゲサイクリン**(tigecycline)が得られている．

表XII-10　テトラサイクリン系抗生物質

区　分	抗生物質
天然型	オキシテトラサイクリン，テトラサイクリン，デメチルクロルテトラサイクリン
活性強化型	ドキシサイクリン，ミノサイクリン
抗耐性菌型	チゲサイクリン

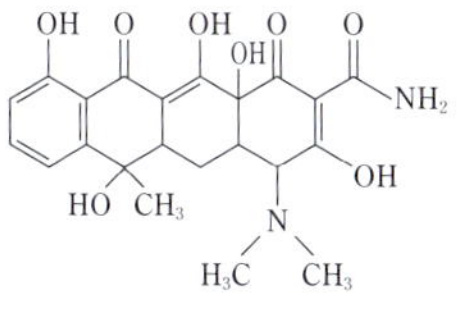

Tetracycline

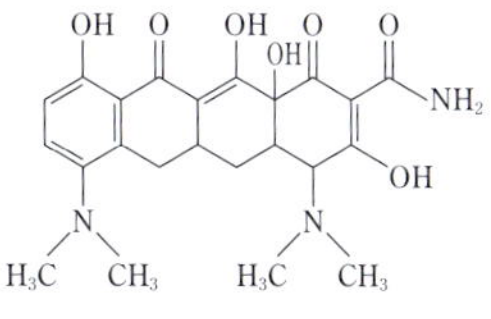

Minocycline

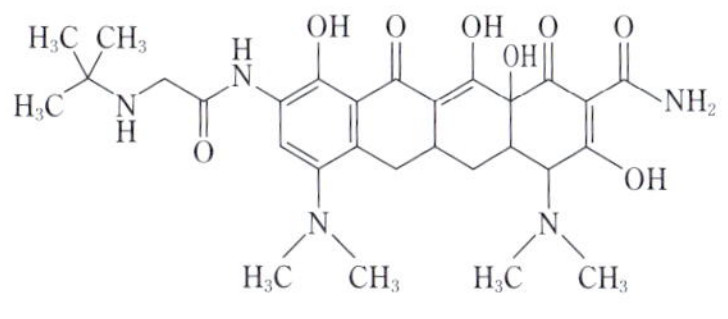

Tigecycline

ペプチド系抗生物質

ペプチド系抗生物質は，環状ペプチドと鎖状ペプチドが結合したポリペプチド系抗生物質と糖鎖が結合したグリコペプチド系抗生物質および脂肪酸鎖が結合したリポペプチド系抗生物質とに大別される．ポリペプチド系には，バチルス属細菌が産生する**バシトラシン**(bacitracin)，**コリスチン**(colistin)および**ポリミキシン B**(polymyxin B)があり，バシトラシンは主としてグラム陽性球菌に対する外用薬として，コリスチンとポリミキシン B は主としてグラム陰性桿菌に対する内服薬または外用薬として臨床使用されている．グリコペプチド系には，ストレプトマイセス属放線菌が産生する**バンコマイシン**(vancomycin)および**テイコプラニン**(teicoplanin)，リポペプチド系には同じく**ダプトマイシン**(daptomycin)があるが，いずれも注射薬として MRSA 感染症の治療に用いられている．なお，バンコマイシンは，非吸収性の経口薬として MRSA 腸炎および *C. difficile* による偽膜性大腸炎の治療に用いられている．

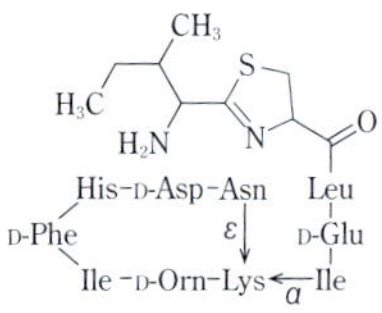

Bacitracin A

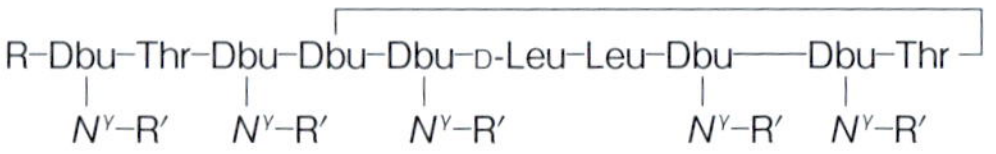

Dbu＝L-α, γ-diaminobutylic acid
R′＝-CH_2SO_3Na

Colistin A sodium methanesulfonate　R：6-methyloctanoic acid
Colistin B sodium methanesulfonate　R：6-methylheptanoic acid

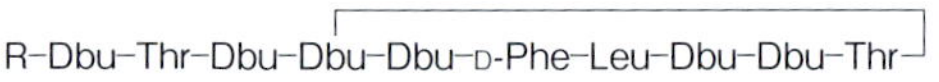

Dbu＝L-α, γ-diaminobutylic acid

Polymyxin B_1　R：6-methyloctanoic acid
Polymyxin B_2　R：6-methylheptanoic acid

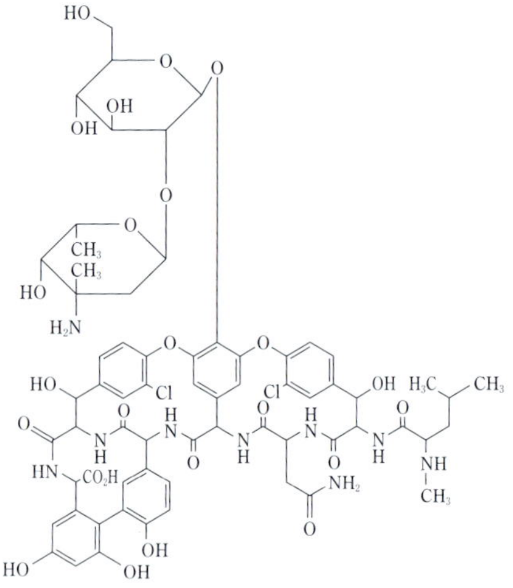

Vancomycin

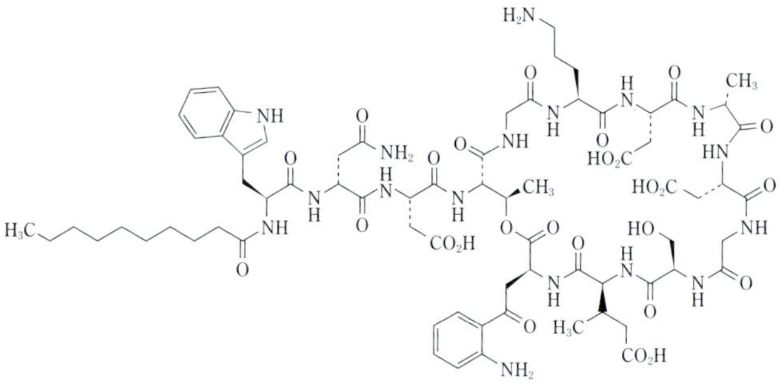

Daptomycin

抗結核抗生物質

結核治療に用いられる抗生物質の化学構造は多様であるので一括して記述する．抗結核抗生物質の中の**ストレプトマシン**と**カナマイシン**はアミノグリコシド系，**エンビオマイシン**(enviomycin)はペプチド系に分類される注射薬であり，リファマイシン系の**リファンピシン**(rifampicin)と**リファブチン**(rifabutin)および D-アラニンの環状アナログである**サイクロセリン**(cycloserine)は経口薬として用いられている．

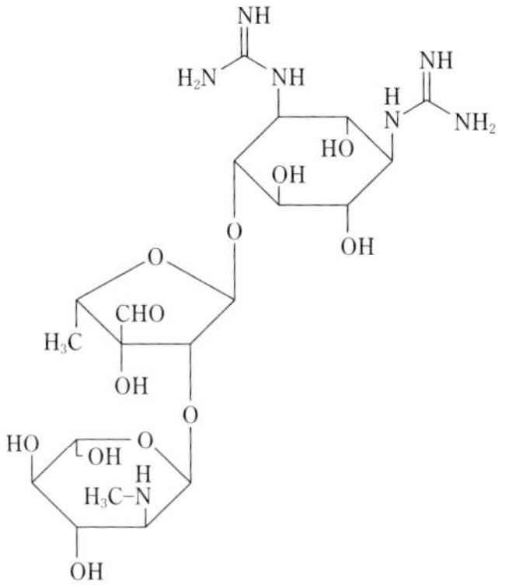
Streptomycin

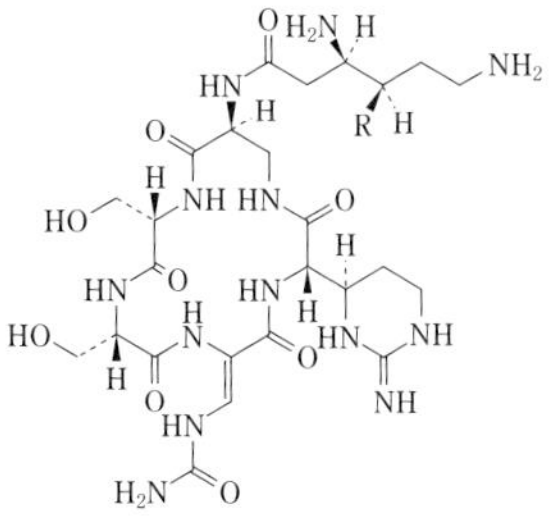
Tuberactinomycin N **R**：OH
Tuberactinomycin O **R**：H
Enviomycin

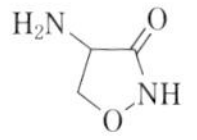
Cycloserine

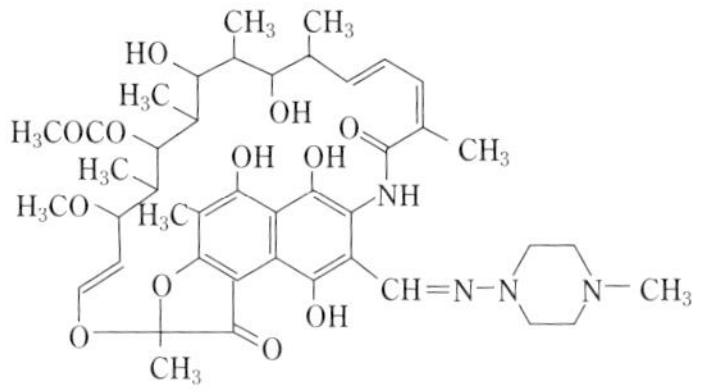
Rifampicin

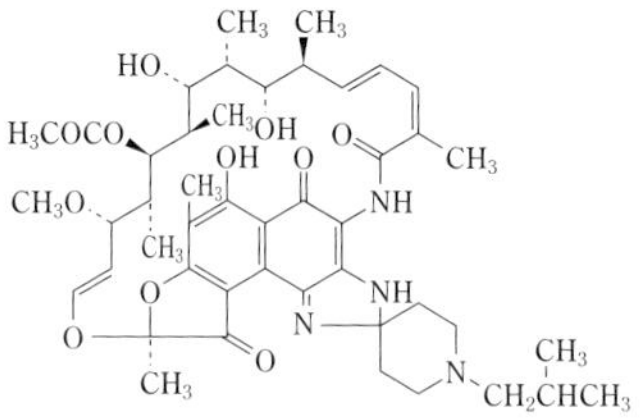
Rifabutin

他の系に分類されない抗生物質

化学構造的に上記の系統に属さない抗生物質には，ストレプトマイセス属放線菌が産生する**クロラムフェニコール**(chloramphenicol)および**ホスホマイシン**(fosfomycin)，フシジウム属真菌が産生するステロイド骨格を有するフシジン酸，シュードモナス属細菌が産生する**ムピロシン**(mupirocin)がある．クロラムフェニコールは腸チフスを含む**サルモネラ感染症**と**リケッチア感染症**の特効薬であり，ホスホマイシンは注射薬が各種の難治性感染症に対してβ-ラクタム系抗生物質などとの併用で使用されることに加えて，経口薬が**腸管出血性**大腸菌(O157など)や**カンピロバクター属**細菌による腸管感染症の治療に用いられている．**フシジン酸**(fusidic acid)は**ブドウ球菌属**による**皮膚感染症**に外用薬として，ムピロシンは鼻腔内のMRSAの除菌を目的として鼻腔用軟膏剤として使用されている．

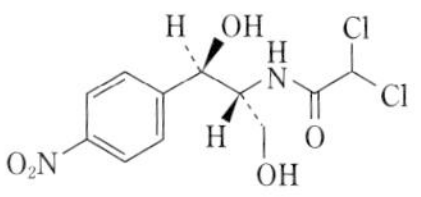
Chloramphenicol

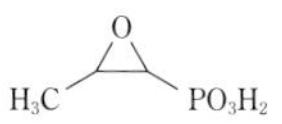
Fosfomycin

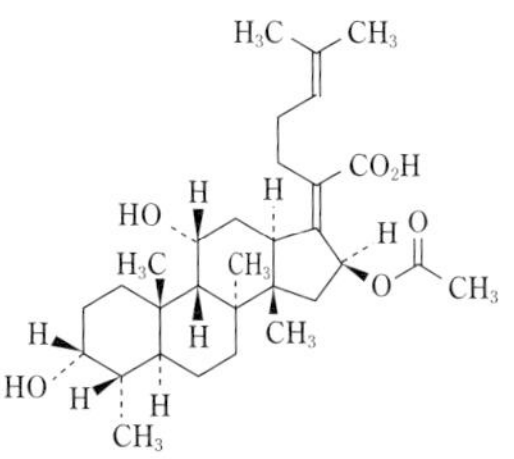
Fusidic acid

合成抗菌薬

ピリドンカルボン酸系合成抗菌薬（表XII-11）

ピリドンカルボン酸系合成抗菌薬は，DNA 複製を阻害し，その多くはキノリン母核を有する化合物であるが，ピリドピリミジン母核である**ピペミド酸**（pipemidic acid）は 6 位にフッ素置換がないオールドキノロン型であり，ナフチリジン母核を有する**トスフロキサシン**（tosufloxacin）は 6 位にフッ素置換を有するニューキノロン型化合物である．キノリン母核で 6 位にフッ素置換がない化合物には**オゼノキサシン**（ozenoxacin）がある．6 位にフッ素置換を有する総称フルオロキノロンでは，1 位が直鎖である**ノルフロキサシン**（norfloxacin），**ロメフロキサシン**（lomefloxacin）および**ラスクフロキサシン**（lascufloxacin），シクロプロピル基である**シプロフロキサシン**（ciprofloxacin），**ガチフロキサシン**（gatifloxacin），**モキシフロキサシン**（moxifloxacin）および**シタフロキサシン**（sitafloxacin）があり，1 位と 8 位の間でピリドベンザキサジン環状構造の**オフロキサシン**（ofloxacin），**レボフロキサシン**（levofloxacin）および**パズフロキサシン**（pazufloxacin），ベンゾキノリジン環状構造の**ナジフロキサシン**（nadifloxacin），1 位と 2 位の間でチアゼトキノリン環状構造の**プルリフロキサシン**（prulifloxacin）が臨床使用されている．また，6 位にフッ素置換を有さず 8 位にジフロロメトキシ基置換を有する**ガレノキサシン**（garenoxacin）がある．

ピリドンカルボン酸系合成抗菌薬は，6 位フッ素の導入によりグラム陽性球菌からグラム陰性桿菌にわたる広範な病原細菌に対して優れた抗菌力を示す．

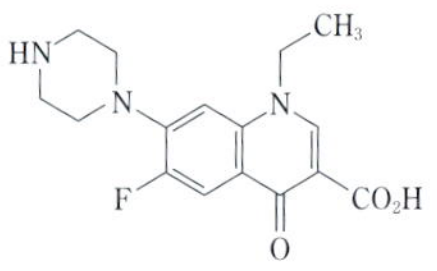

Norfloxacin

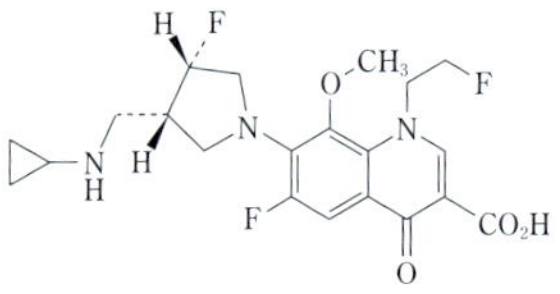

Lascufloxacin

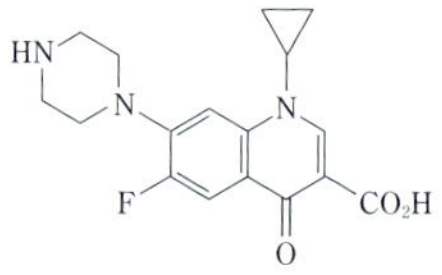

Ciprofloxacin

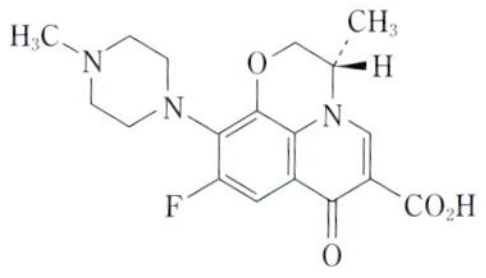

Levofloxacin

表XII-11　ピリドンカルボン酸系合成抗菌薬

抗菌薬	母核	1 位側鎖	7 位側鎖	8 位側鎖
ピペミド酸	ピリドピリミジン	エチル	ピペラジン	—
トスフロキサシン	ナフチリジン	フルオロフェニル	ピロリジニル	—
オゼノキサシン	キノリン	シクロプロピル	ピリジニル	メチル
ノルフロキサシン		エチル	ピペラジン	—
ロメフロキサシン			メチルピペラジニル	フロロ
ラスクフロキサシン		フルオロエチル	フルオロピロリジニル	メトキシ
シプロフロキサシン		シクロプロピル	ピペラジン	—
ガチフロキサシン			メチルピペラジニル	メトキシ
モキシフロキサシン			ピロロピリジニル	
シタフロキサシン			アザスピロヘプタニル	クロロ
オフロキサシン	ピリドベンゾキサジン	環状構造	メチルピペラジニル	環状構造
レボフロキサシン				
パズフロキサシン			アミノシクロプロピル	
ナジフロキサシン	ベンゾキノリジン		ヒドロキシピペリジル	
プルリフロキサシン	チアゼトキノリン		メチルピペラジニル	—
ガレノキサシン	キノリン	シクロプロピル	メチルイソインドリル	ジフロロメトキシ

オキサゾリジノン系合成抗菌薬

オキサゾリジノン系抗菌薬は，細菌の蛋白合成の初期段階で50Sサブユニットに結合して70Sの**開始複合体**(initiation complex)の形成を阻害する．他の蛋白合成阻害薬とは異なる作用機序によって**バンコマイシン耐性腸球菌**(vancomycin-resistant *Enterococcus*, VRE)感染症に対して優れた効果を示す，**リネゾリド**(linezolid)がVRE治療薬に限定して承認された．その後，リネゾリドはMRSA治療に対しても適応が拡大された．**テジゾリド**(tedizolid)は，リネゾリドに比して抗菌力が強化され，耐性菌の誘導頻度が低く，一部のリネゾリド耐性菌に対しても抗菌力を示し，造血臓器に対する副作用の発現頻度が低い特徴を有しておりMRSA感染症に用いられている．

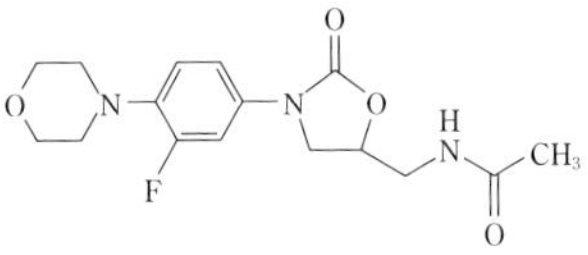

Linezolid

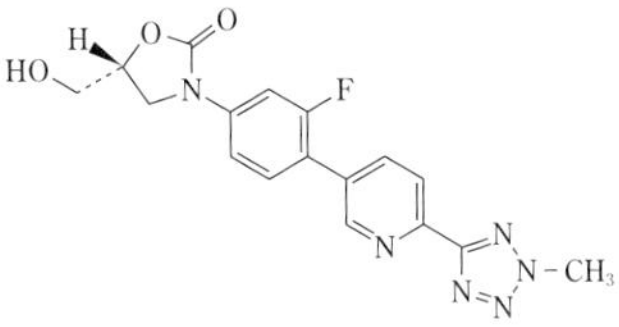

Tedizolid

サルファ剤系合成抗菌薬

スルホンアミド構造を有する**スルファメトキサゾール**(sulfamethoxazole)がトリメトプリムとの内服用配合剤として用いられ，**スルファジアジン銀**(sulfadiazine silver)が外傷・熱傷・手術創等の二次感染等の治療に外用薬として用いられている．スルホンアミド系抗菌薬は，葉酸合成の過程でパラアミノ安息香酸と拮抗して静菌的に作用する．

ジアフェニルスルホン(diaphenylsulfone)は，スルホンアミド系抗菌薬と同様の作用機序を有している．抗酸菌マイコバクテリウム・レプラエ(らい菌)が起因するハンセン病の治療薬として経口投与により用いられている．

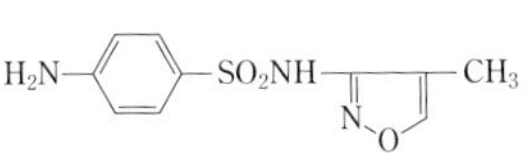

Sulfamethoxazole

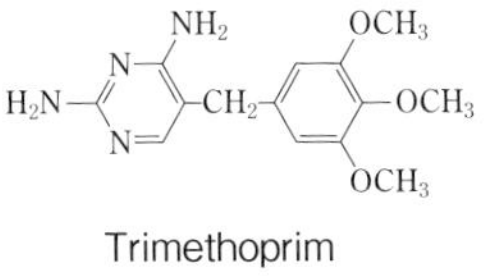

Trimethoprim

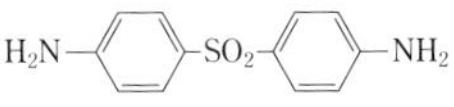

Diaphenylsulfone

ピリジン系合成抗菌薬

ピリジン系合成抗菌薬には，抗結核薬である**イソニアジド**(isoniazid)および**エチオナミド**(ethionamide)がある．脂肪酸合成酵素の阻害により，**マイコバクテリウム属**菌の外層構造としてペプチドグリカンとともに細胞壁骨格を構築するために必須であるミコール酸の合成を阻害して抗結核作用を示す．

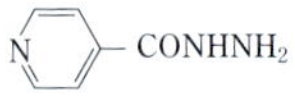

Isoniazid (INH)

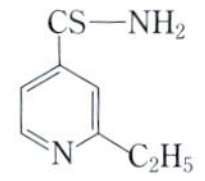

Ethionamide

ニトロイミダゾール系合成抗菌薬

メトロニダゾール(metronidazole)は，**トリコモナス**原虫による**腟症**の治療に加えて2012年に嫌気性菌による細菌性腟症に対する適応が追加承認された．経口投与用のメトロニダゾール錠はトリコモナス腟炎の治療に，2007年に**ピロリ菌**の除菌，2012年に細菌性腟症，嫌気性菌感染症，感染性腸炎，**アメーバ赤痢**および**ランブル鞭毛虫感染症**の適応が追加された(☞ 583頁)．

デラマニド(delamanide)は，ニトロジヒドロイミダゾオキサゾール誘導体であり，ミコール酸合成を阻害することにより結核菌に対する特異的な抗菌力を有しており，臨床試験においてイソニアジドやリファンピシンなどの抗結核薬に対する**多剤耐性**(multiple drug-resistant, MDR)結核菌への有効性が示された．デラマニドの適応症は多剤耐性肺結核に限定されており，一般の肺結核に対する広範使用による耐性菌出現の防止策が設けられている．

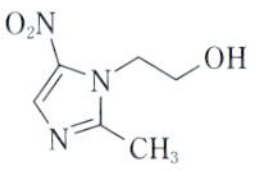

metronidazole

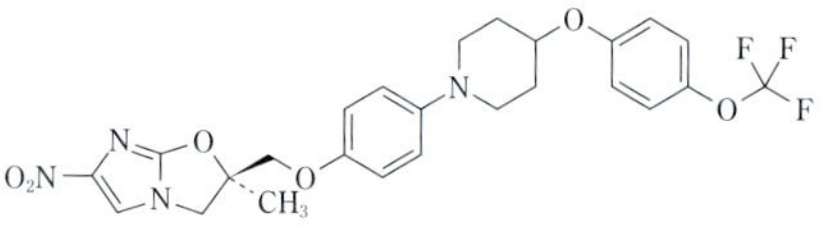

Delamanid

他の系に分類されない合成抗菌薬

抗結核薬の**パラアミノサリチル酸**(*p*-aminosalicylic acid)は葉酸合成を阻害し，エチレンジイミノ構造の**エタンブトール**(ethambutol)はアラビノースとミコール酸の結合を阻害することにより細胞壁合成を阻害し，ピラジン骨格の**ピラジナミド**(pyrazinamide)は脂肪酸合成阻害により細胞膜合成を阻害し，臭素置換のキノリン骨格を有する**ベダキリン**(bedaquiline)はATP合成酵素を阻害することにより抗結核作用を発現する．

フェナジン骨格を有する抗ハンセン病薬の**クロファジミン**(clofazimine)は，らい菌のDNAに直接結合してDNA複製阻害作用を発現する．

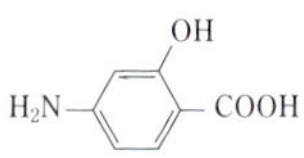

p-Aminosalicylic acid (PAS)

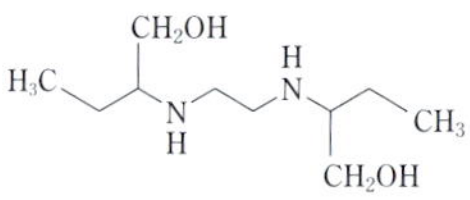

Ethambutol

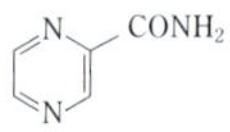

Pyrazinamide

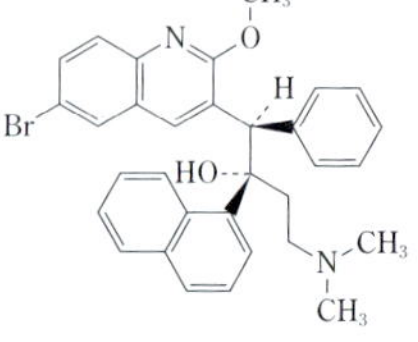

Bedaquiline

特定の病原菌に適応を有する抗菌薬(表XII-12)

表XII-12 特定の病原菌に適応を有する抗菌薬

病原菌	抗菌薬
メチシリン耐性黄色ブドウ球菌	アルベカシン，テイコプラニン，ダプトマイシン，バンコマイシン，リネゾリド，テジゾリド，ムピロシン
レジオネラ・ニューモフィラ	ミノサイクリン，パズフロキサシン，アジスロマイシン，レボフロキサシン，シプロフロキサシン，ラスクフロキサシン，クラリスロマイシン，モキシフロキサシン，ガレノキサシン，シタフロキサシン
クロストリジオイデス(クロストリジウム)・ディフィシル	メトロニダゾール，フィダキソマイシン，バンコマイシン
マイコバクテリウム・アビウムコンプレックス	ストレプトマイシン，クラリスロマイシン，アジスロマイシン，リファンピシン，リファブチン，エタンブトール，アミカシン
ヘリコバクター・ピロリ	アモキシシリン，クラリスロマイシン，メトロニダゾール

メチシリン耐性黄色ブドウ球菌(MRSA)――MRSAによる感染症例はきわめて多く，入院患者に対する多種多様な抗菌薬による治療後に残存する**院内感染型**(hospital-acquired)のHA-MRSAと，市中の皮膚科領域感染や**市中肺炎**(community-acquired pneumonia)で検出される市中感染型のCA-MRSAがあり，薬物感受性や病原性などの性状が異なっている．国内の呼吸器感染症分離株のサーベイランスにおけるMRSAの分離頻度は45%ほどであり，外来患者から分離される黄色ブドウ球菌の10～30%をMRSAが占めている．

MRSA治療薬としては，アルベカシン，テイコプラニンおよびダプトマイシンが注射薬，バンコマイシン，リネゾリドおよびテジゾリドが注射薬と経口薬として用いられており，ムピロシンが発症予防に鼻腔用の外用薬として用いられている．

レジオネラ・ニューモフィラ/レジオネラ属――高齢者などの**免疫不全者**に好発する**レジオネラ症**(在郷軍人病)と呼ばれる日和見感染の起炎菌であり，クーラーの室外機などの温水の飛散や空調ダクトからの温風により空気感染し，**レジオネラ肺炎**を発症する．健常成人に対する病原性は弱いが，糖尿病や透析患者などでは肺炎症状が重篤化することがあり，温泉施設などでレジオネラ症の集団発生が起こることがある．

レジオネラ肺炎の治療にはミノサイクリンおよびパズフロキサシンが注射薬，アジスロマイシン，レボフロキサシン，シプロフロキサシンおよびラスクフロキサシンが注射薬と経口薬，クラリスロマイシン，モキシフロキサシン，ガレノキサシンおよびシタフロキサシンが経口薬として用いられている．

クロストリジオイデス・ディフィシル *Clostridioides difficile*――国内ではクリンダマイシン，ペニシリン系(アンピシリンなど)，セフェム系(セファレキシンなど)やフルオロキノロン系(シプロフロキサシンなど)の抗菌薬を長期間にわたって服用すると，**腸内細菌叢**が乱れてまれに*C. difficile*が腸管内で異常増殖し，産生された毒素によって**腸粘膜**が傷害されることにより，偽膜性大腸炎が発生するとされている．偽膜性大腸炎では，頻回の水様便や粘液便がみられ，腹痛や発熱を伴うことがあり，さらに血便，低蛋白血症，電解質異常などを発症して重篤化することに警告が出されている．

*C. difficile*感染症の治療には，メトロニダゾールが注射薬と経口薬，フィダキソマイシンおよびバンコマイシンが経口薬として用いられている．

マイコバクテリウム・アビウムコンプレックス *Mycobacterium avium* complex(MAC)――MACによる肺非結核性抗酸菌症の感染症の治療に用いられる抗菌薬は，注射薬としてストレプトマイシン，経口薬としてクラリスロマイシン，アジスロマイシン，リファンピシン，リファブチンおよびエタンブトール，外用薬の吸入液としてアミカシンがある．

ヘリコバクター・ピロリ *Helicobacter pylori*（ピロリ菌）——ピロリ菌はヒトなどの胃の粘膜に生息するらせん状のグラム陰性微好気性細菌であり，酵素ウレアーゼ（urease）を産生して胃の中の尿素を分解して生じるアンモニアで胃酸を中和して生存している．ピロリ菌の感染は**萎縮性胃炎，胃潰瘍，十二指腸潰瘍**などの炎症性疾患や胃癌および MALT リンパ腫などの発生に関与していると考えられており，除菌が推奨されている．除菌には，胃酸分泌を抑制するプロトンポンプ阻害薬とともにアモキシシリンとクラリスロマイシンの 3 剤併用療法が用いられるが，クラリスロマイシンに耐性のピロリ菌の症例では代わりにメトロニダゾールが用いられる．

抗真菌薬 Antifungal drugs

真菌（fungi）——栄養型細胞が特定の方向に一列に連続して並ぶことにより形成される菌糸の構造を有する**アスペルギルス属**や**ムコール属**などの**糸状**真菌と，単細胞性であり出芽という特有な分裂方式で増殖する**カンジダ属**や**クリプトコッカス属**などの**酵母状**真菌とがあり，酵母状真菌の代表的な真菌種である**カンジダ・アルビカンス**（*C. albicans*）は生育条件によって菌糸に近い形態（偽菌糸）を呈するために**二形性**真菌と呼ばれている．

真菌の細胞表面は剛性の細胞壁で覆われているが，糸状真菌の細胞壁は β(1→4)-グリコシド結合した *N*-アセチルグルコサミンのホモ重合体である**キチン**（chitin）骨格を主としており，酵母状真菌の細胞壁は β(1→3)-グリコシド結合を主として β(1→6)-グリコシド結合も加わったグルコースとグルコサミンの重合体である β-グルカン骨格を主として構成されている．酵母状真菌の最外層には α(1→6) 結合マンノースを主鎖とし α(1→2) 結合や α(1→3) 結合マンノースを側鎖とする**マンナン**（mannan）蛋白質の膜状構造が存在し，さらに，リン脂質が含まれるホスホリポマンナンが存在して *C. albicans* の抗原性や病原性に関与していることが解明されている．

細胞壁の内側に細胞膜が存在するが，真菌細胞膜を構成する膜脂質成分の約 6% がステロールであり，そのステロールの主成分が**エルゴステロール**（ergosterol）であることが特徴的である．真菌と細菌の最も大きな相違点は，真菌では核膜により隔てられた核の中に染色体が存在し，細胞質にはミトコンドリアが存在していることである．真菌の蛋白質合成系も細菌とは異なり，動物細胞と同様なリボソーム系で構成されているため，細菌の蛋白質合成系に作用する抗菌薬は真菌には無効である．

真菌感染症——白癬や癜風などの**寄生性皮膚疾患**や口腔カンジダ症などの**表在性真菌症**とカンジダ血症，侵襲性肺アスペルギルス症やクリプトコッカス髄膜炎などの**深在性真菌症**という全く病態が異なる疾患があり，近年ではコクシジオイデス症やヒストプラズマ症などの重篤な輸入感染症が注目されている．さらに，かつては原虫感染症であると考えられていたカリニ肺炎の起因病原体が真菌に属することが解明され，菌種名がニューモシスチス・イロベチー（*Pneumocystis jirovecii*）に改められて，ニューモシスチス肺炎が新たに深在性真菌症に加えられた．

創薬の歴史

わが国で 1949 年に梅澤濱夫らが発見したオーレオスリシンが世界で最初の抗真菌性抗生物質として 1953 年から外用薬として白癬の治療に用いられていた．植物病原真菌の菌糸に形態異常を生じる物質として 1946 年に発見されたグリセオフルビンの白癬に対する治療効果の確認は 1958 年であった．ポリエンマクロライド系抗生物質のナイスタチンの発見は 1950 年であり，抗真菌薬としての開発は 1954 年から始められた．わが国で 1952 年に発見されたトリコマイシンおよび 1958 年に発見されたペンタマイシンは同じポリエンマクロライド系抗生物質であり，腟カンジダ症と原虫性の腟トリコモナス症治療薬として腟錠が臨床使用されていた．

米国で 1956 年に発見され，わが国では 1962 年から注射剤が臨床使用され始めたポリエンマクロライド系の**アムホテリシン B** は，深在性真菌症の標準治療薬として用いられていた．

1970 年代半ばに発見されたアスペルギルス属真菌の産生するエキノカンジン系化合物の誘導体はキャンディン系と総称されているが，**カスポファンギン**が米国で 2001 年に，わが国ではミカファンギンが 2002 年から臨床使用され始め，真菌症の主要な治療薬となっている．

表Ⅻ-13 真菌薬(抗生物質を除く)

区分		抗真菌薬
表在性真菌症	イミダゾール系	クロトリマゾール，ミコナゾール，イソコナゾール，スルコナゾール，オキシコナゾール，ビホナゾール，ケトコナゾール，ネチコナゾール，ラノコナゾール，ルリコナゾール
	トリアゾール系	イトラコナゾール，エフィナコナゾール，ホスラブコナゾール
	アリルアミン系	テルビナフィン，ブテナフィン，アモロルフィン
	チオカルバメート系	トルナフタート，リラナフタート
深在性真菌症	イミダゾール系	ミコナゾール
	トリアゾール系	フルコナゾール，ホスフルコナゾール，イトラコナゾール，ボリコナゾール，ポサコナゾール
	ピリミジン系	フルシトシン
ニューモシスチス肺炎	ベンズアミジン系	ペンタミジン
	ナフトキノン系	アトバコン
	スルホンアミド系	スルファメトキサゾール・トリメトプリム

抗真菌薬の分類——抗生物質以外の抗真菌薬は，表在性真菌症に対するアゾール系(イミダゾール系，トリアゾール系)，アリルアミン系およびチオカルバメート系の成分と，深在性真菌症に対するアゾール系とピリミジン系の成分がある．さらに，以前は原虫に分類されていたカリニ肺炎の起炎微生物が真菌に再分類されてニューモシスチス肺炎という疾患名に改められたことにより，ベンズアミジン系の**ペンタミジン**，ナフトキノン系の**アトバコン**および葉酸合成を阻害するスルホンアミド系の**スルファメトキサゾール**とピリミジン系の**トリメトプリム**の配合剤の 3 成分が抗真菌薬に加えられた(**表Ⅻ-13**)．

■ 抗真菌薬の作用機序

ポリエンマクロライド系抗生物質は，真菌の細胞膜のエルゴステロールと結合し，膜に小孔を作ることにより殺菌的に作用する．キャンディン系抗生物質は，真菌の細胞壁の主要成分である β1,3-グルカンの生成を阻害することにより抗真菌活性を示す．アスペルギルス属とカンジダ属にはきわめて強い活性を示すが，β1,6-グルカンが主成分であるクリプトコッカス属には活性は認められない．

抗生物質以外の抗真菌薬は，イミダゾール系とトリアゾール系は真菌細胞膜の主成分であるエルゴステロールの生合成系のラノステロール C14α 脱メチル化酵素の阻害，アリルアミン系とチオカルバメート系は同じ生合成系のスクアレンエポキシダーゼの阻害により細胞膜形成を阻害して抗真菌活性を発揮する．ピリミジン系のフルシトシンは，真菌細胞に取り込まれて 5-フルオロウラシル(5-FU)に転換されて核酸合成を阻害し抗真菌活性を示す．

■ 抗真菌薬の有害事象

ポリエンマクロライド系抗生物質は，疎水性のポリエン鎖状構造と複数の水酸基を含む親水性の鎖状構造を有しており，界面活性剤様の作用による**溶血性**(hemolysis)が認められ，近位尿細管上皮細胞膜のステロールと結合して膜透過性を亢進させることにより細胞内成分を漏出させて腎障害を起因する．特にアムホテリシン B の注射薬は医薬品の規制区分では「毒薬」に属するほど毒性が強く，重大な副作用として心停止や不整脈を含む心機能障害，急性肝不全，高度の腎障害，皮膚粘膜眼症候群/中毒性表皮壊死融解症，アナフィラキシーなどの症状や異常が現れた場合には減量や休薬等の適切な処置を行うことが求められている．

アゾール系抗真菌薬は，代謝酵素 CYP3A4 を強く阻害するため，多種多様な薬との併用が禁忌であるとされている．アゾール系それ自体が起因する有害事象には，薬物性過敏症症候群，血液障害，急性腎障害，肝障害，QT 延長や心室頻拍などの心機能障害などがあり，投与後の患者の観察を十分に行い，異常が認められた場合には，投与を中止するなど適切な処置を行うこととされている．

ニューモシスチス肺炎の治療に用いられるペンタミジン注射薬は規制区分で「劇薬」に属するほど毒性が強く，低血糖，低血圧，急性腎障害，心室性不整脈などの重大な副作用の発現に留意することが求められている．

抗真菌性抗生物質

抗真菌性抗生物質としてポリエンマクロライド系の**アムホテリシン B**(amphotericin B)および**ピマリシン**(pimaricin)，キャンディン系の**ミカファンギン**(micafungin)および**カスポファンギン**(caspofungin)がある．なお，アムホテリシン B では通常の製剤に加えて，溶血性や腎毒性を軽減する目的のリポソーム製剤が臨床使用されている．なお，ピマリシンは点眼剤として用いられているが，眼科領域の真菌症に対する唯一の点眼治療薬であるという特徴を有している．

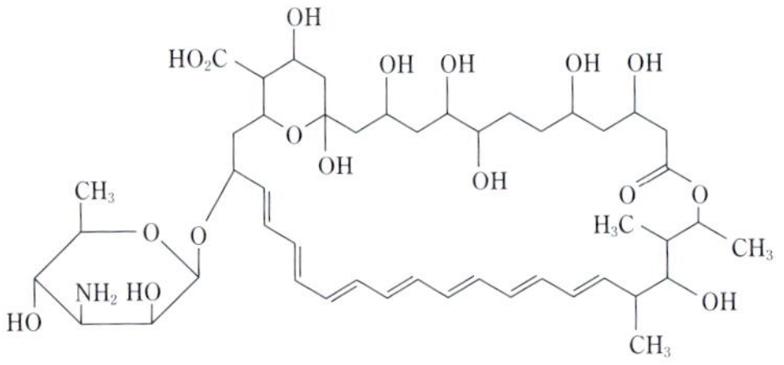

Amphotericin B

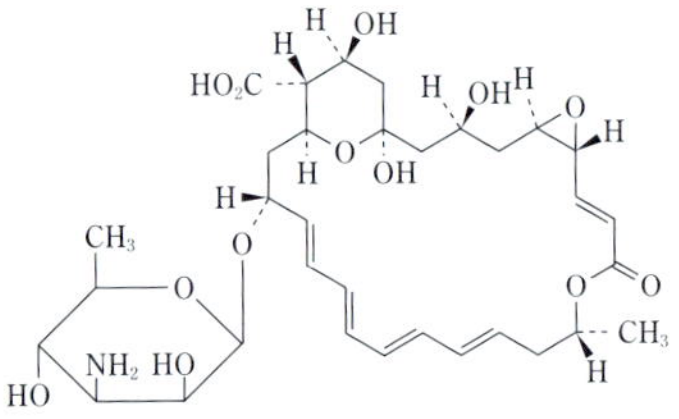

Pimaricin

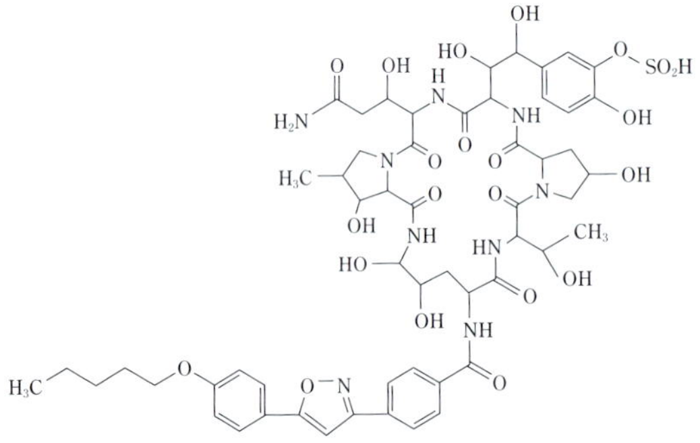

Micafungin

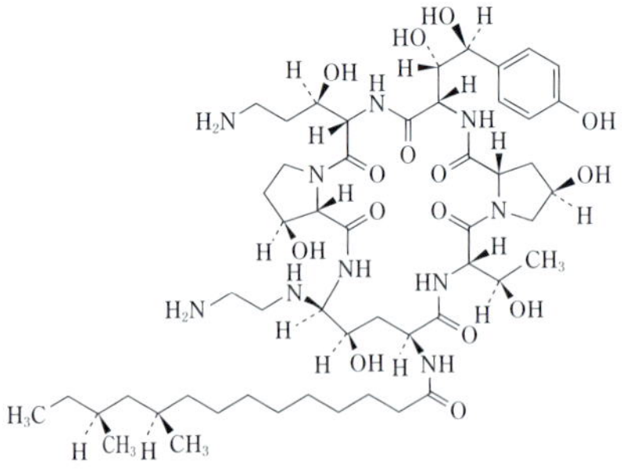

Caspofungin

イミダゾール系抗真菌薬

皮膚真菌症(白癬，カンジダ症，癜風)の治療薬として**クロトリマゾール**(clotrimazole)など10 成分が外用薬として臨床使用されているが，**ルリコナゾール**(luliconazole)は難治性の爪白癬を限定された適応症とする爪外用液剤も使用されている．**ケトコナゾール**(ketoconazole)は側鎖を延長することにより抗真菌活性が強化されている．

ミコナゾール(miconazole)は代謝酵素を誘導しないことにより全身投与が可能となった最初のアゾール系抗真菌薬であり，遊離塩基が深在性真菌症治療用の注射薬として用いられている．口腔および食道カンジダ症には遊離塩基の内服ゲル剤，皮膚真菌症には硝酸塩の外用剤が用いられている．

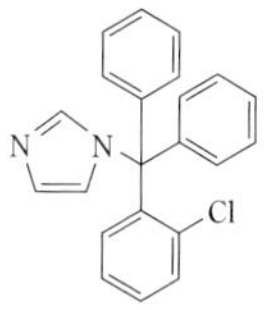

Clotrimazole

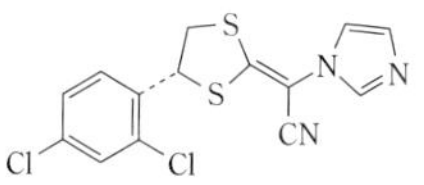

Luliconazole

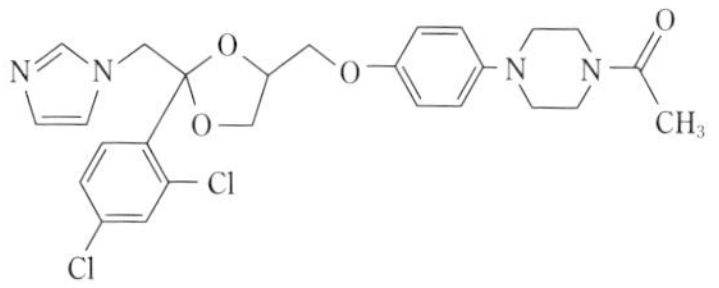

Ketoconazole

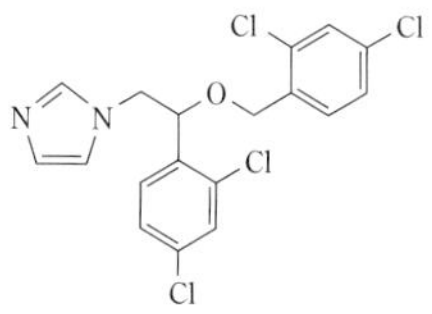

Miconazole

トリアゾール系抗真菌薬

ケトコナゾールの母核がイミダゾールからトリアゾールに変換され側鎖が延長された**イトラコナゾール**(itraconazole)は糸状真菌のアスペルギルス属にまで抗真菌スペクトルが拡張され，経口薬として深在性真菌症に用いられている．注射薬の**ポサコナゾール**(posaconazole)はイトラコナゾールの側鎖のジクロロフェニル基をジフルオロフェニル基に変換して抗真菌活性を強化している．

ミコナゾールの母核がトリアゾールに変換され側鎖の置換基の塩素がフッ素に変換された**フルコナゾール**(fluconazole)は，適応真菌種が酵母状真菌のカンジダ属およびクリプトコッカス属に限定されてはいるが，抗真菌活性が強化され，注射薬と経口薬がある．フルコナゾールの側鎖の水酸基にトランス型でメチル基を導入した**ボリコナゾール**(voriconazole)は，糸状真菌のアスペルギルス属およびフザリウム属まで抗真菌スペクトルが拡張され，広範な深在性真菌症の治療に用いられている．

トリアゾール母核とジフルオロフェニル側鎖および水酸基とトランス型のメチル置換基を有する**エフィナコナゾール**(efinaconazole)およびラブコナゾールのリン酸エステル体の**ホスラブコナゾール**(fosravuconazole)が，爪白癬を限定した適応疾患とする外用剤として使用されている．

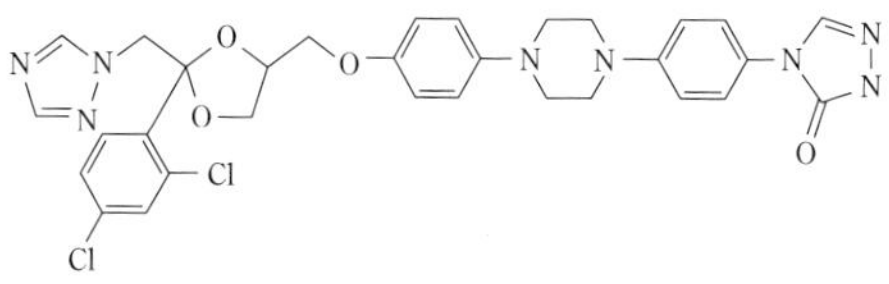

Itraconazole

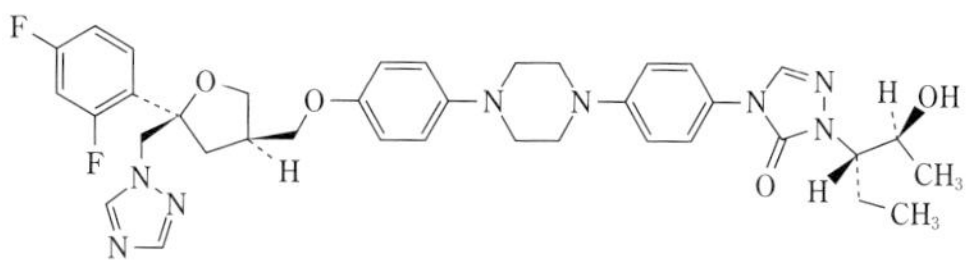

Posaconazole

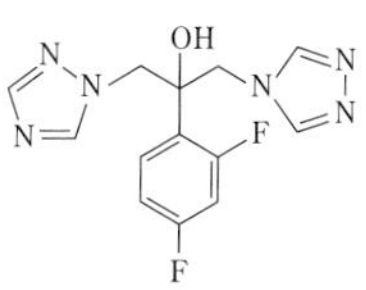

Fluconazole

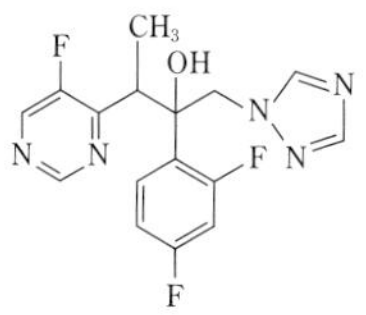

Voriconazole

その他の系の抗真菌薬

表在性真菌症の中の白癬を適応症とする抗真菌薬にはアリルアミン系の**テルビナフィン**(terbinafine)，**ブテナフィン**(butenafine)および**アモロルフィン**(amorolfine)とチオカルバメート系の**トルナフタート**(tolnaftate)および**リラナフタート**(liranaftate)があり，主としてクリーム剤や液剤などの外用薬として用いられているが，テルビナフィン経口薬は，表在性の皮膚カンジダ症および深在性皮膚真菌症である白癬性肉芽腫，スポロトリコーシスおよびクロモミコーシスが適応症とされている．

深在性真菌症に対してはピリミジン系の**フルシトシン**(flucytosine)があり，経口薬としてカンジダ属やアスペルギルス属真菌が起炎する真菌血症，真菌性髄膜炎などの治療に用いられるが，その作用機序が核酸合成阻害であることから，細胞膜障害を起こすアゾール系抗真菌薬などとの併用療法が行われている．

免疫不全患者に発症する日和見感染症のニューモシスチス肺炎は，ニューモシスチス・イロベチーが起炎する深在性真菌症である．治療薬としてベンズアミジン系の**ペンタミジン**(pentamidine)および**スルファメトキサゾール**(sulfamethoxazol)・**トリメトプリム**(trimethoprim)配合剤マラリアに有効な**アトバコン**(atovaquone)が用いられている．

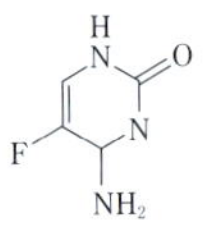

Flucytosine (5-FC)

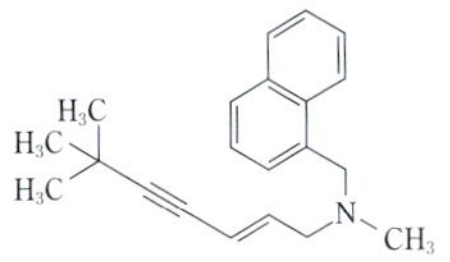

Terbinafine

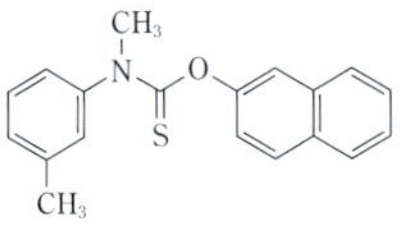

Tolnaftate

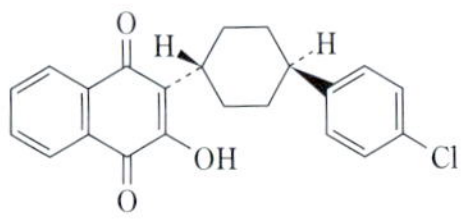

Atovaquone

抗原虫薬 Antiprotozoal drugs

ヒトの原虫性疾患としては，マラリア，腟トリコモナス症およびアメーバ赤痢が古くから知られており治療の対象とされていたが，恒温動物に広く寄生しネコ科動物の腸内でのみ有性生殖する**トキソプラズマ**(toxoplasma)原虫感染症も治療の対象となった．**トキソプラズマ症**(toxoplasmosis)は，全世界人口の3分の1が感染しており，わが国でも数千万人が感染していると推測されているが，未感染の女性が妊娠初期に感染すると胎児に重篤な障害を起こす可能性があり，感染が疑われる妊婦では抗トキソプラズマ抗体を測定して初感染の有無を判定し，初感染であるならば早期に治療することが勧められている．

ランブル鞭毛虫感染症(ジアルジア症)は，ランブル鞭毛虫(*Giardia lamblia*)が起炎する下痢性疾患であり，飲料水を介した大規模な集団感染が知られている．国内での検出率はきわめて低いが，開発途上国からの輸入症例や災害時の給水困難な場合の発生に備えて治療薬が承認されている．

抗原虫薬と対象疾患（表Ⅻ-14）

マクロライド系抗生物質**エリスロマイシン**およびアミノグリコシド系抗生物質**パロモマイシン**（paromomycin）のアメーバ赤痢の治療とマクロライド系抗生物質**スピラマイシン**（spiramycin）の先天性トキソプラズマ症の発症予防の適応は，それらの細菌に対する作用機序から予想外ではあるが，臨床的に有効性が認められており，適応症として承認されている．

ニトロイミダゾール系の**メトロニダゾール**は1960年代よりトリコモナス症（トリコモナス腟炎）の治療に腟錠および経口薬として用いられており，経口薬は2012年にアメーバ赤痢およびランブル鞭毛虫感染症の適応追加が行われた．**チニダゾール**（tinidazole）は，腟トリコモナスによるトリコモナス症に対して経口薬および腟錠として使用されている．

マラリアの治療薬として古くからアカネ科植物キナの樹皮に含まれるアルカロイドであるキニーネが用いられてきており，その化学構造に基づいてキノリン系の**メフロキン**（mefloquine）が開発された．同系の**プリマキン**（primaquine）はマラリア原虫の休眠体を殺滅する目的（根治療法）のみに

表Ⅻ-14 抗原虫薬

対象疾患	抗原虫薬
アメーバ赤痢	エリスロマイシン，メトロニダゾール，パロモマイシン
トリコモナス症	メトロニダゾール，チニダゾール
マラリア	メフロキン，プリマキン，アトバコン・プログアニル，アルテメテル・ルメファントリン
トキソプラズマ症	スピラマイシン
ランブル鞭毛虫感染症	メトロニダゾール

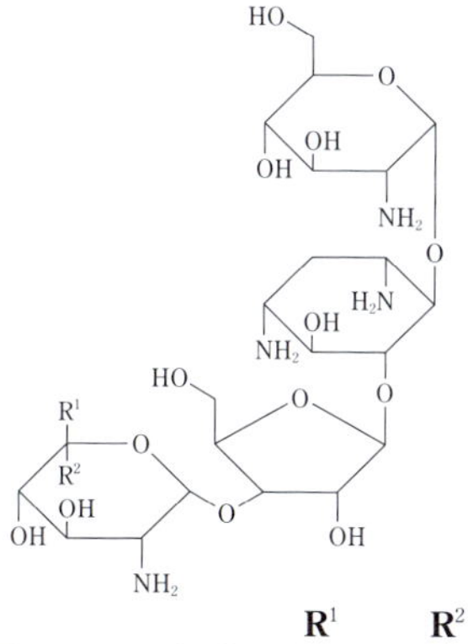

	R^1	R^2
Paromomycin A	H	CH_2NH_2
Paromomycin B	CH_2NH_2	H

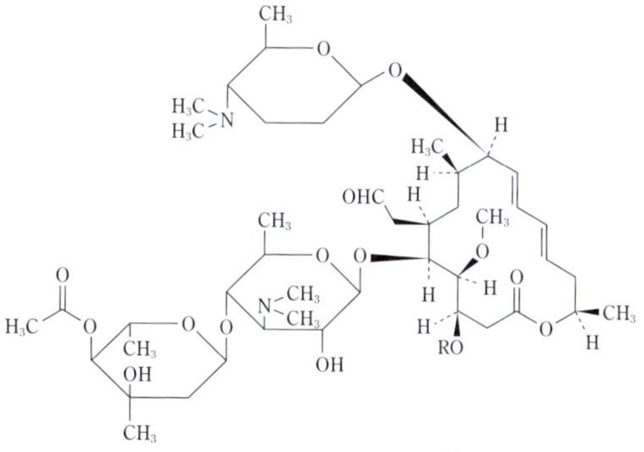

	R
Spiramycin Ⅰ	H
Spiramycin Ⅱ	$COCH_3$

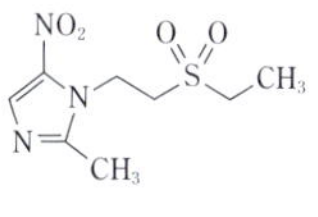

Tinidazole

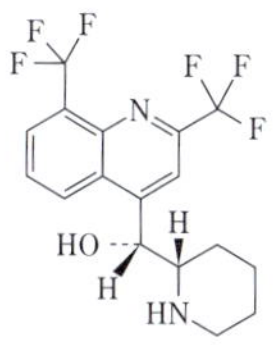

Mefloquine

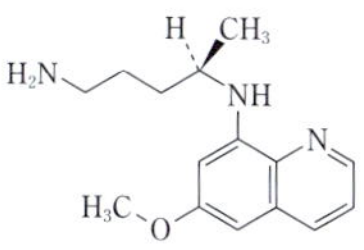

Primaquine

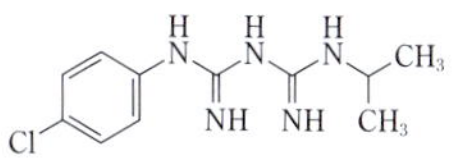

Proguanil

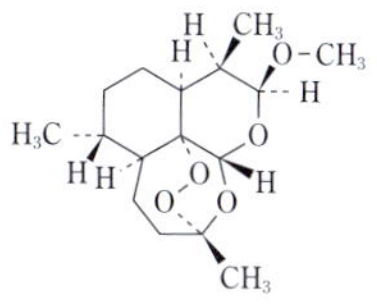

Artemether

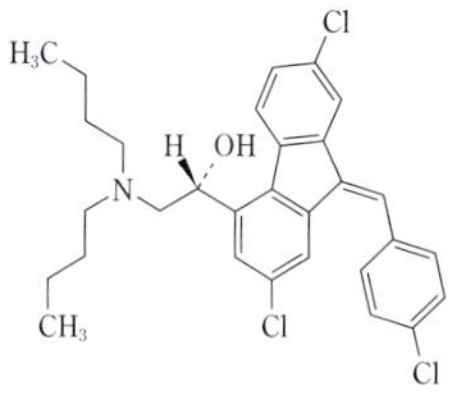

Lumefantrine

使用する薬として開発された．ナフトキノン系の**アトバコン**は原虫のミトコンドリア電子伝達系複合体を選択的に阻害して優れた抗マラリア活性を示すが，治療後の再発を避けるために原虫のジヒドロ葉酸還元酵素の阻害薬である**プログアニル**（proguanil）との配合錠が使用されている．セスキテルペノイド構造を有する**アルテメテル**（artemether）は，生体内代謝物が赤血球のヘム鉄と反応して生成する代謝物が抗マラリア活性を示す．フルオレンのクロロベンジリデン誘導体である**ルメファントリン**（lumefantrine）はヘモグロビンの分解過程で生じる有毒なヘムから無毒なヘモゾインに重合する過程を阻害することにより抗マラリア活性を発揮する．アルテメテルとルメファントリンを1：6の比率で配合した配合錠が使用されている．

抗ウイルス薬 Antiviral agents

ウイルス感染症はワクチンによる予防が最善策であるが，抗ウイルス薬の使用が望まれるウイルス感染症も多い．単純ヘルペスウイルス，水痘・帯状疱疹ウイルス，サイトメガロウイルス，ヒト免疫不全ウイルス（HIV），B型肝炎ウイルスやC型肝炎ウイルス，インフルエンザウイルス，エボラウイルスなどのウイルス感染症に加え，新型コロナウイルス（SARS-CoV-2）に対しても抗ウイルス薬が用いられる．なお，ウイルス感染症の治療には，ウイルスが細胞に侵入して増殖・拡散するのを阻害する抗ウイルス薬に加え，ウイルスの感染によって引き起こされる急性期，亜急性期，慢性期のさまざまな病態を制御する抗炎症薬等の薬も併用される（**表XII-15，表XII-16**）．

表XII-15　抗ウイルス薬

対象ウイルス	抗ウイルス薬	作用機序
単純ヘルペス，水痘・帯状疱疹	アシクロビル，バラシクロビル，ファムシクロビル，ビタラビン	DNAポリメラーゼ阻害
サイトメガロ	ガンシクロビル，バルガンシクロビル，ホスカルネット	DNAポリメラーゼ阻害
B型肝炎	ラミブジン，アデホビルピボキシル，エンテカビル，テノホビルジソプロキシル，テノホビルアラフェナミド	DNAポリメラーゼ阻害
C型肝炎	リバビリン，ソホスブビル，ベクラブビル	RNAポリメラーゼ阻害
	テラプレビル，シメプレビル，アスナプレビル，バニプレビル，パリタプレビル，グラゾプレビル	NS3/4Aプロテアーゼ阻害
	ダクラタスビル，レジパスビル，オムビタスビル，エルバスビル	NS5A複製複合体阻害
ヒト免疫不全（HIV）	ジドブジン，ジダノシン，サニルブジン，ラミブジン，アバカビル，テノホビルジソプロキシル，エムトリシタビン	逆転写酵素阻害（ヌクレオシド系）
	エファビレンツ，ネビラピン，エトラビリン，リルピビリン	逆転写酵素阻害（非ヌクレオシド系）
	インジナビル，サキナビル，リトナビル，ホスアンプレナビル，ネルフィナビル，ロピナビル，アタザナビル，ダルナビル	プロテアーゼ阻害
	マラビロク	細胞侵入阻害
	ラルテグラビル，エルビテグラビル，ドルテグラビル	インテグラーゼ阻害
インフルエンザ	アマンタジン	脱殻阻害
	ザナミビル，ラニナミビル，オセルタミビル，ペラミビル	ノイラミニダーゼ阻害
	バロキサビルマルボキシル	キャップ依存性エンドヌクレアーゼ活性阻害
	ファビピラビル	RNAポリメラーゼ阻害

単純ヘルペスウイルスおよび水痘・帯状疱疹ウイルス

アシクロビル(aciclovir)とそのプロドラッグである**バラシクロビル**(valaciclovir)は，ウイルスに特異的なチミジンキナーゼによって一リン酸化され，さらに細胞性キナーゼにより三リン酸まで変換され活性化される．アシクロビル三リン酸はDNAに取り込まれて，**DNAポリメラーゼ**を阻害する．ウイルスのチミジンキナーゼは，その基質特異性が宿主のものと異なり，アシクロビルは宿主細胞では一リン化されないので，ウイルス感染細胞のみに選択毒性を示す．単純ヘルペスウイルスによる単純疱疹，脳炎および髄膜炎，水痘・帯状疱疹ウイルスによる水痘および帯状疱疹の治療に点滴静注または経口薬，点眼薬，軟膏として用いられる．**ファムシクロビル**(famciclovir)はペンシクロビルのプロドラッグであり，経口投与後に活性体のペンシクロビルに転換され，アシクロビルと同様な機序により抗ウイルス活性を示す．ファムシクロビルは帯状疱疹に用いられる．

ビダラビン(vidarabine : Ara-A)は，アデノシンのD-リボースがD-アラビノースに置換されたヌクレオシドで，宿主のDNA合成よりも，ウイルスのDNA合成を強く阻害する．DNAウイルスに対しては広く作用するが，RNAウイルスには無効である．注射薬は単純ヘルペスウイルス脳炎の治療に用いられ，外用薬は単純疱疹および帯状疱疹の治療に用いられる．

サイトメガロウイルス

ガンシクロビル(ganciclovir)とそのプロドラッグであるバルガンシクロビル(valganciclovir)は，サイトメガロウイルス感染細胞のデオキシグアノシンキナーゼによりリン酸化され活性型のガンシクロビル三リン酸となる．ガンシクロビル三リン酸はウイルスDNAポリメラーゼの基質であるデオキシグアノシン三リン酸と競合的に拮抗し，**DNAポリメラーゼ**を阻害しウイルスの複製を抑制する．後天性免疫不全症候群，臓器移植，悪性腫瘍における網膜炎や髄膜炎などのサイトメガロウイルス感染症に点滴静注または経口投与する．

ホスカルネット(foscarnet)は，サイトメガロウイルスのDNAポリメラーゼのピロリン酸結合部位に直接作用し，ウイルス増殖を抑制する．ガンシクロビルに耐性を示すサイトメガロウイルスにも有効である．AIDS患者のサイトメガロウイルス網膜炎に対して点滴静注する．

肝炎ウイルス

ラミブジン(lamivudine)，**エンテカビル**(entecavir)，**アデホビルピボキシル**(adefovir pivoxil)，**テノホビルジソプロキシル**(tenofovir disoproxil)，**テノホビルアラフェナミド**(tenofovir alaphenamide)が**B型肝炎**の治療に用いられる．B型肝炎ウイルスのゲノムがDNAであり，ラミブジンおよびエンテカビルは三リン酸体，アデホビルおよびテノホビルは二リン酸体がDNA

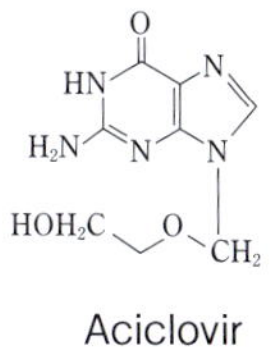

Aciclovir

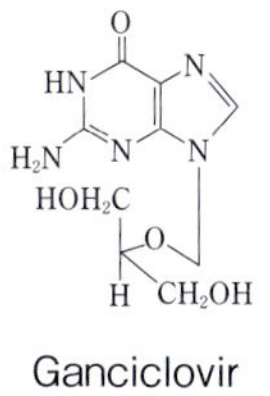

Ganciclovir

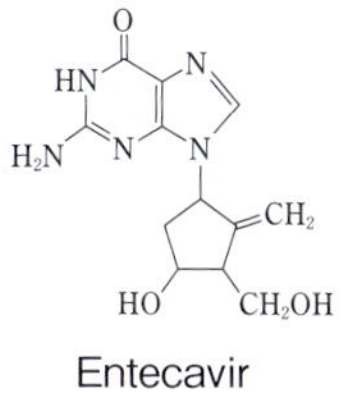

Entecavir

に取り込まれて，**DNA 鎖の伸長が阻害**される．

C 型肝炎の治療には**リバビリン**(ribavirin)がインターフェロンと併用されている．C 型肝炎ウイルスのゲノムは RNA であり，リバビリンの三リン酸体がウイルス由来の RNA 依存性 RNA ポリメラーゼにより RNA に取り込まれ，ウイルスゲノムを不安定化させる．C 型肝炎ウイルスの **NS5B ポリメラーゼ**を阻害する**ソホスブビル**(sofosbuvir)，および**ベクラブビル**(beclabuvir)，C 型肝炎ウイルスの NS5A 複製複合体を阻害する**レジパスビル**(ledipasvir)および**エルバスビル**(elbasvir)が承認されている．C 型肝炎ウイルスを構成する蛋白質のプロセシングに関与する **NS3/4A プロテアーゼ**を阻害する**テラプレビル**(telaprevir)，**シメプレビル**(simeprevir)，**アスナプレビル**(asunaprevir)，**バニプレビル**(vaniprevir)および**グラゾプレビル**(grazoprevir)も用いられる．アスナプレビルは NS5A 複製複合体を阻害する**ダクラタスビル**(daclatasvir)と併用され，NS3/4A プロテアーゼ阻害薬の**パリタプレビル**(paritaprevir)と NS5A 複製複合体阻害薬の**オムビタスビル**(ombitasvir)の配合薬が承認された．

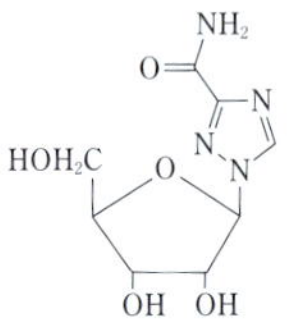

Ribavirin

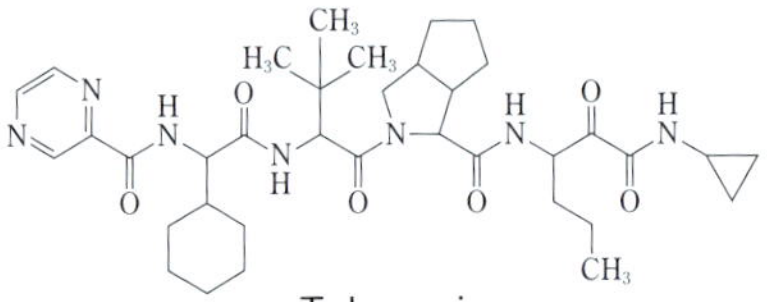

Telaprevir

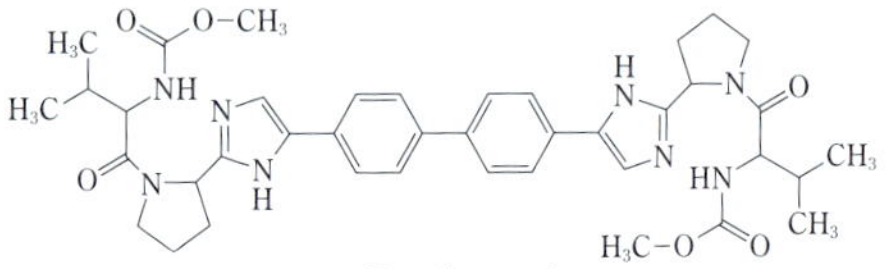

Daclatasvir

ヒト免疫不全ウイルス(HIV)

RNA 依存性 DNA ポリメラーゼ(逆転写酵素)阻害薬

HIV (human immunodeficiency virus)は RNA をゲノムとし，逆転写酵素により生成した DNA を鋳型としてウイルス mRNA とウイルス RNA を複製する．HIV 感染の治療に用いられる逆転写酵素阻害薬は，ヌクレオシド系と非ヌクレオシド系に大別されるが，ヌクレオシド系には**ジドブジン**(zidovudine：**アジドチミジン** azidothymidine)，**ジダノシン**(didanosine, ddI)，**サニルブジン**(sanilvudine：スタブジン stavudine, d4T)，**ラミブジン**(lamivudine, 3TC)，**アバカビル**(avacavir)，**テノホビルジソプロキシル**および**エムトリシタビン**(emtricitabin)があり，ラミブジンとジドブジン，ラミブジンとアバカビル，テノホビルジソプロキシルとエムトリシタビンの配合薬も使用されている．非ヌクレオシド系には**エファビレンツ**(efavirenz)，**ネビラピン**(nevirapine)，**エトラビリン**(etravirine)，**リルピビリン**(rilpivirine)がある．

HIV ウイルス特異的プロテアーゼ阻害薬

HIV の増殖・感染サイクルにおいて前駆蛋白質がアスパラギン酸を活性中心とする HIV ウイルス特異的プロテアーゼにより切断されていて活性型蛋白質となる必須過程がある．HIV プロテアーゼ阻害薬として，**インジナビル**(indinavir)，**サキナビル**(saquinavir)，**リトナビル**(ritonavir)，**ホスアンプレナビル**(fosamprenavir)，**ネルフィナビル**(nelfinavir)，**ロピナビル**(lopinavir)，**アタザナビル**(atazanavir)および**ダルナビル**(darunavir)が承認されている．これら特異的プロテアーゼ阻害薬は，HIV の耐性発現を防ぐため逆転写酵素阻害薬との併用が行われている．

HIV ウイルスの細胞侵入阻害薬とインテグラーゼ阻害薬

HIV 感染症治療薬として，ウイルス粒子が細胞に侵入する際に利用するケモカイン受容体 CCR5 の阻害薬である**マラビロク**(maraviroc，☞ 232 頁)と，逆転写酵素により生成された HIV 由来の DNA が宿主の DNA に挿入される際に働くインテグラーゼの阻害薬である**ラルテグラビル**(raltegravir)，**エルビテグラビル**(elvitegravir)および**ドルテグラビル**(doltegravir)が承認されている．これらの新規の抗 HIV 薬は，他の抗 HIV 薬で十分な治療効果が得られない症例に対して適用され，他の抗 HIV 薬と併用することが規定されている．

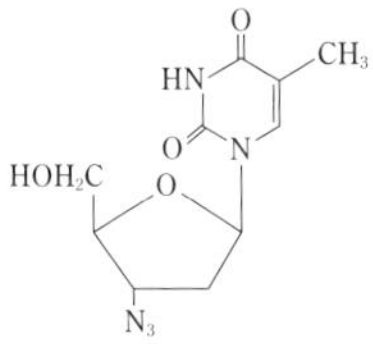
Zidovudine

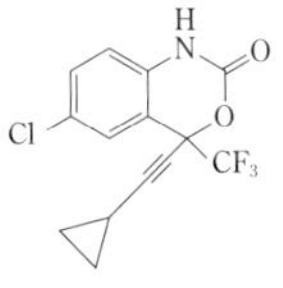
Efavirenz

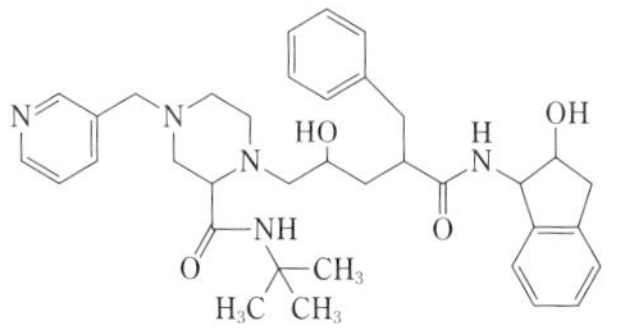
Indinavir

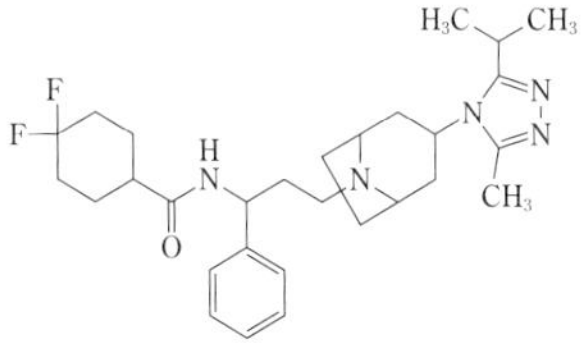
Maraviroc

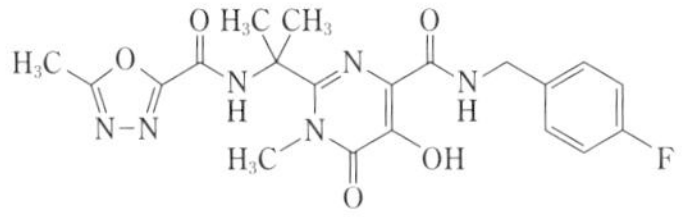
Raltegravir

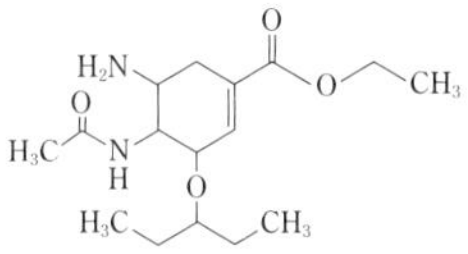
Oseltamivir

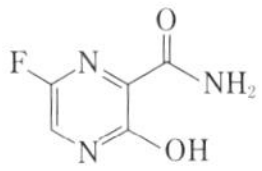
Favipiravir

インフルエンザウイルス

ノイラミニダーゼ阻害薬は，新しく形成されたウイルス粒子が感染細胞から遊離することを阻害することによりウイルスの増殖を抑制する．経口薬の**オセルタミビル**(oseltamivir)，注射薬の**ペラミビル**(peramivir)，ならびに吸入薬の**ザナミビル**(zanamivir)および**ラニナミビル**(laninamivir)が用いられる．

インフルエンザウイルスの RNA 依存性 RNA ポリメラーゼのうちの PA はキャップ依存性エンドヌクレアーゼ活性を有し，宿主細胞の mRNA 前駆体のキャップ構造下流を切断してウイルス mRNA の合成を行う．

バロキサビルマルボキシル(baloxavir marboxil)は，**キャップ依存性エンドヌクレアーゼ活性**を阻害することによってウイルス mRNA の合成を阻害しウイルスの増殖を抑制する．

ファビピラビル(favipiravir)は細胞内酵素によりリボシル三リン酸体に転換されてインフルエンザウイルスの RNA 依存性 RNA ポリメラーゼを選択的に阻害する．催奇形性が認められており，適用は他の抗インフルエンザウイルス薬が無効または効果が不十分な新興・再興型インフルエンザ感染症に限定されている．

アマンタジン(amantadine，☞ 313 頁)は，A 型インフルエンザウイルスの M2 蛋白質を阻害し，ウイルスが脱殻することを抑制することによってウイルスの増殖を抑えるが，現在ヒトの間で流行するインフルエンザウイルスはアマンタジン耐性ウイルスとなっており，インフルエンザの治療には使用されない．

コロナウイルス

コロナウイルス感染症

ヒトに感染するコロナウイルスには，かぜの病原体としてヒトに広くまん延している4種と，動物からヒトに感染して重症肺炎を引き起こす重症急性呼吸器症候群コロナウイルス(SARS-CoV)，中東呼吸器症候群コロナウイルス(MERS-CoV)の2種に加え，2019年に発生した新型コロナウイルス(SARS-CoV-2)の7種がある．

SARS-CoVは，2002年に中国広東省で発生した．コウモリを宿主としたコロナウイルスがヒトに感染し，重症肺炎を引き起こすようになったと考えられているが，2003年以降はヒトへの感染は確認されておらず，現在は収束している．MERS-CoVは，2012年にサウジアラビアで発見された．ヒトコブラクダにかぜ症状を引き起こすウイルスであったが，ヒトに感染すると重症肺炎を引き起こす．ヒトからヒトへの感染は限定的で，現在市中における長期の感染例はないものの，病院内ではスーパースプレッダー(周囲への感染力の高い患者)を介した感染拡大が複数回発生している．

新型コロナウイルス(SARS-CoV-2)は，2019年に中国武漢市で発見され，全世界に感染拡大した．病名は「新型コロナウイルス感染症(COVID-19)」と呼ばれている．SARS-CoV-2は，コロナウイルスの中ではSARS-CoVと同じベータコロナウイルスという亜属に分類される．受容体結合遺伝子領域の構造は，SARS-CoVの構造と非常によく似ており，細胞侵入にはSARS-CoVと同様にヒトACE2受容体を使用する．多くの有症状者で発熱，呼吸器症状(咳嗽，咽頭痛)，頭痛，倦怠感などのインフルエンザ様症状がみられるが，嗅覚異常・味覚異常の認められることがあるのが特徴である．また一部の症例では酸素投与を必要とし，集中治療室(ICU)で人工呼吸や体外式膜型人工肺(ECMO)が必要となるほどに重症化することがある．基礎疾患がない症例と比較し腎機能障害，肝疾患，肥満，高脂血症，高血圧，糖尿病を有する症例は重症化する割合が高い．また，60歳以上の基礎疾患のある患者の致命率が高く，高齢者かつ基礎疾患のある患者で特に死亡リスクが高いことが分かっている．

新型コロナウイルス感染症(COVID-19)治療薬(表XII-16)

現在わが国で使用されている新型コロナウイルスの治療薬には抗ウイルス薬，中和抗体薬，抗炎症薬がある．抗ウイルス薬，中和抗体薬は，重症化リスク因子のある患者に対して重症化を防ぐ目的で投与され，かつ軽症の患者が対象である．抗炎症薬は重症患者が対象である．いずれもCOVID-19発生後に臨床試験が行われたが，試験が行われた時期，ウイルス株の違い，ワクチン接種状況，地域の医療事情等の問題があり，単純に試験結果を横並びにして効果を解釈することは難しい．

抗ウイルス薬は，ウイルスのS蛋白質を標的とする薬，ウイルスのRNAポリメラーゼを阻害する薬，ならびにウイルスのプロテアーゼを阻害する薬の3種類に大別される．現在，厚生労働省の承認を受けている**RNAポリメラーゼ阻害薬**には点滴薬の**レムデシビル**(remdesivir)と経口薬の**モルヌピラビル**(molnupiravir)がある．レムデシビルはRNAウイルスに対し広く活性を示すRNA依存性RNAポリメラーゼ阻害薬で，エボラウイルス感染症の治療薬として開発されたが，*in vitro*で新型コロナウイルスに対し活性を示すことから，新型コロナウイルス感染症患者への投

表XII-16 新型コロナウイルス感染症治療薬

	新型コロナウイルス感染症治療薬	作用機序
抗ウイルス薬	レムデシビル，モルヌピラビル	RNAポリメラーゼ阻害
	ニルマトレルビル・リトナビル，エンシトレルビル	プロテアーゼ阻害
中和抗体薬	カシリビマブ・イムデビマブ，ソトロビマブ，チキサゲビマブ・シルガビマブ	スパイク蛋白質に対する抗体
抗炎症薬	デキサメタゾン	抗炎症作用を有するステロイド
	バリシチニブ	JAK阻害薬
	トシリズマブ	IL-6に対する抗体

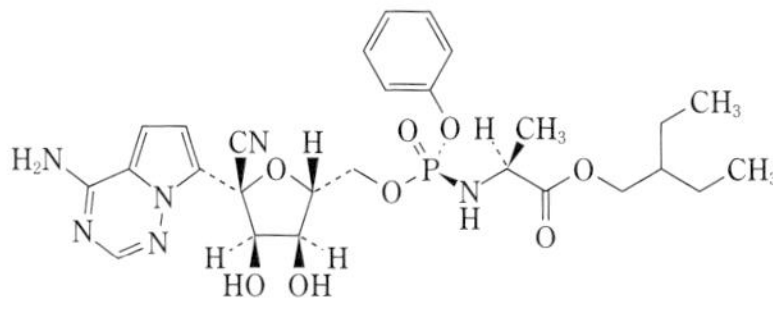

Remdesivir

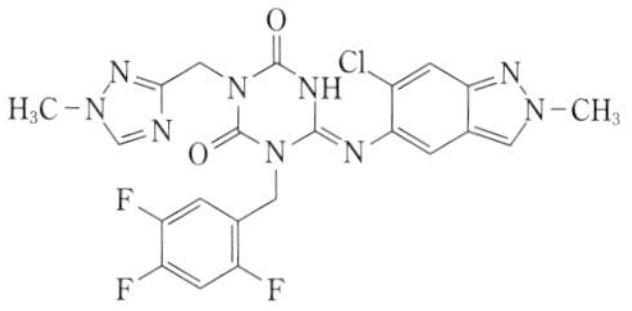

Ensitrelvir

与が行われてきた．モルヌピラビルは，合成ヌクレオシド誘導体 N^4-ヒドロキシシチジン（EIDD-1931）のプロドラッグであり，ウイルスの RNA 複製時に複製障害を生じさせることで，抗ウイルス作用を発揮する．動物実験で催奇形性が認められており，妊婦またはその可能性がある者への投与は禁忌である．

プロテアーゼ阻害薬としては，**ニルマトレルビル**（nirmatrelvir）・**リトナビル**（ritonavir）合剤と**エンシトレルビル**（ensitrelvir）が特例承認されている．

ニルマトレルビルは，ウイルス由来のメインプロテアーゼ（Mpro）を選択的に阻害してウイルスの増殖を抑制する．リトナビルは，抗レトロウイルス効果をもつプロテアーゼ阻害薬の一つであり，ヒト免疫不全ウイルスや C 型肝炎ウイルス感染症の治療に使用されていたが，他のプロテアーゼ阻害薬の分解抑制を期待して使用されるようになった．新型コロナウイルスに対しても，ニルマトレルビルの解毒代謝を阻害し，その血中濃度を高く維持するために配合されている．そのため，ニルマトレルビル・リトナビル合剤は，併用注意・禁忌の薬が多く，飲み合わせに十分な注意が必要である．投与対象は，軽症～中等症のうち重篤な心疾患や慢性呼吸器疾患，肥満等の新型コロナ感染症の重症化リスク因子がある等，医師が必要と判断した場合とされている．重症度の高い患者，発症から 6 日目以降に投与した患者に対する有効性は確立していない．

エンシトレルビルは，緊急承認された抗ウイルス薬で，SARS-CoV-2 3CL プロテアーゼを阻害し，ポリ蛋白質の切断を阻止することで，ウイルスの複製を抑制する．SARS-CoV-2 による感染症の症状が発現してから速やかに投与を開始することによって抗ウイルス効果が期待されるが，重症度の高い SARS-CoV-2 による感染症患者に対する有効性は検討されていない．また，動物実験で催奇形性が認められており，妊婦または妊娠している可能性のある女性には投与しないこととされている．エンシトレルビルは CYP3A の基質であり，強い CYP3A 阻害作用を有する．他の薬を併用する場合には，用量に留意して慎重に投与する必要がある．

中和抗体薬は，体内に注入した抗体がウイルスの表面に結合することによってウイルスが細胞に侵入するのを防ぐ作用がある．SARS-CoV-2 の表面スパイク蛋白質を標的とした抗 SARS-CoV-2 モノクローナル抗体カクテル**カシリビマブ・イムデビマブ**（casirivimab・imdevimab），点滴薬の抗 SARS-CoV-2 モノクローナル抗体**ソトロビマブ**（sotrovimab），筋肉内注射薬の抗 SARS-CoV-2 モノクローナル抗体カクテル**チキサゲビマブ・シルガビマブ**（tixagevimab・cilgavimab）がある．これらの抗体薬は，遺伝子組換えによって人工的に作製した中和抗体である．感染から回復したヒトの血液から中和抗体を作る免疫細胞を選び，抗体の遺伝子を抽出し，それをもとに抗体を作製するので一定の時間を要する．変異株ではウイルスゲノムに多数の塩基置換が生じており，スパイク蛋白質に多くのアミノ酸置換や欠失がみられる．これらの中和抗体の中には，変異株に対して，試験管内で評価されるウイルス中和効果が減弱することが報告されているものがある．新たな変異株に対しても高い中和活性を維持する抗体医薬の開発が引き続き進められている．

抗炎症薬は，**デキサメタゾン**(dexamethasone)，**バリシチニブ**(baricitinib)，**トシリズマブ**(tocilizumab)の3種類が現在厚生労働省の承認を受けている．デキサメタゾンは，抗炎症作用のある副腎皮質ステロイド薬である．重症感染症の治療薬として承認されている．軽症例に使用すると症状が悪化する恐れがある．酸素投与や人工呼吸，ECMOが必要となるような重症例で，過剰な炎症反応の抑制，重症化の予防効果が期待できる．腎不全が悪化することがあるので投与には注意が必要である．バリシチニブは，JAK阻害薬で，関節リウマチ等の治療薬として使用されていた．免疫反応の過剰な活性化を抑制する効果があり，重症例での治療に有効であることが示唆されている．トシリズマブは，炎症性サイトカインであるIL-6の効果を抑制する抗IL-6モノクローナル抗体薬である．重症例に対してデキサメタゾンと併用される．

2

抗悪性腫瘍薬

抗悪性腫瘍薬は，癌細胞の増殖抑制活性を指標に開発されてきた殺細胞性抗腫瘍薬，ホルモン感受性腫瘍を対象に開発された内分泌療法薬，標的の阻害活性を指標に開発された分子標的薬，癌細胞が免疫を回避する機構の解明に基づき開発された免疫チェックポイント阻害薬に大別される（表Ⅻ-17）．さらに，殺細胞性抗腫瘍薬の腫瘍移行性の増強を目的に薬物輸送システム（drug delivery system, DDS）を利用し開発されたナノ粒子製剤，抗体薬に殺細胞性抗腫瘍薬を結合させ腫瘍細胞への移行性と選択性の増強を目的に開発された抗体薬物複合体がある．治療の目標は，治癒や月～年単位の延命であるが，癌種や病期，患者の年齢や全身状態により異なる．

表Ⅻ-17　抗悪性腫瘍薬の特性

	殺細胞性抗腫瘍薬	分子標的薬	免疫チェックポイント阻害薬
最大耐量	存在する	一部の薬で存在する	致死量としては存在しない
骨髄抑制	高頻度に出現	出現することがある	出現することがある
非血液毒性	消化器毒性，脱毛，手足症候群，神経毒性など	多様（心毒性，間質性肺炎，皮疹，消化管穿孔，下痢，手足症候群）	多様・自己免疫疾患様（甲状腺機能異常，副腎機能不全，間質性肺炎，皮疹，肝炎，下痢，1 型糖尿病，心毒性）
腫瘍縮小	奏効した場合，数カ月持続	奏効した場合，数カ月～数年持続	奏効した場合，数カ月～数年持続，一部の患者はさらに長期間持続
効果予測因子	不明確	ドライバー遺伝子を標的にした薬では明確	不明確（腫瘍変異量，一部の癌種では腫瘍細胞の PD-L1 発現）
副作用予測因子	一部の薬では明確	不明確	不明確

悪性腫瘍の薬物療法

わが国の癌の罹患数と死亡数は，人口の高齢化を主な要因として，ともに増加し続けている．2019 年に新たに診断された悪性腫瘍患者は 99 万 9,075 例で，2020 年に悪性腫瘍により死亡した人は 37 万 8,385 人（男性 22 万 0989 人，女性 15 万 7396 人）（国立がん研究センターがん統計による）と報告されており，国民の 2 人に 1 人が罹患し 4 人に 1 人が悪性腫瘍で死亡するとされている．画像検査や内視鏡検査などの診断技術や，外科的切除や放射線治療の進歩とともに，抗悪性腫瘍薬の開発も進んでおり，悪性腫瘍の予後改善に貢献している．一方で，副作用，耐性，高額な治療費などその使用に当たり理解しておかなければならない課題も多い．患者を中心とした多職種連携のチーム医療が必要である．

癌治療における役割

外科的切除の前後（術前化学療法あるいは術後補助化学療法），放射線治療と同時・逐次併用あるいは維持療法として，進行期症例に対する単剤あるいは多剤併用として使用され，根治あるいは延命に貢献している．近年では，緩和ケアを癌の診断初期から開始することが推奨されており，患者の精神的・身体的苦痛を軽減することで癌治療成績が向上することも示唆されている．抗悪性腫瘍薬とともに，緩和ケアとして鎮痛薬，骨修飾薬，食欲増進薬などを適切に使用することが重要である．

投与量

殺細胞性抗腫瘍薬は各患者の体重や対表面積，AUC に応じて投与量を計算して投与するのが一般的である．これに対し，分子標的薬は体重に応じて投与する薬（主に抗体薬）と体格にかかわらず一定量投与する薬（主に経口薬）がある．免疫チェックポイント阻害薬も，抗 CTLA-4 抗体は体重に応じて投与量を算出するが，抗 PD-1 抗体と抗 PD-L1 抗体は患者の体格にかかわらず一定量投与される．これは，殺細胞性抗腫瘍薬や一部の分子標的薬（主に抗体薬）は有効血中濃度と最大耐用血中濃度が近いのに対し，多くの分子標的薬（主に経口薬）と免疫チェックポイント阻害薬（抗 PD-1 抗体，抗 PD-L1 抗体）はその差が大きく，有効血中濃度をある程度超える量を投与しても重篤な副作用が比較的出現しにくいためである．

投与回数については，シスプラチンやカルボプラチン（プラチナ化合物）を含む併用化学療法は 4〜6 サイクル投与で 1 レジメンとしての治療を完了するものと，抗腫瘍効果と忍容性があるかぎり継続するものとがある．

副作用

殺細胞性抗腫瘍薬は増殖の盛んな細胞を傷害するため，正常の骨髄細胞を傷害する結果血液毒性がほぼ必発する．その他，食欲不振，口内炎，下痢，脱毛，種々の検査値異常などの，非血液毒性も生じうる．分子標的薬は標的とする分子の違いにより，副作用は異なる．分子標的薬によっても血液毒性が発生しうることには注意が必要である．免疫チェックポイント阻害薬では，免疫が活性化される結果自己免疫疾患に類似した免疫関連有害事象が発生しうる．

バイオマーカーとコンパニオン診断

薬の有効性あるいは副作用の出現と強く相関する因子をバイオマーカーという．ドライバー遺伝子異常陽性癌に対する分子標的薬では，薬の標的そのものである EGFR 変異，ALK 融合遺伝子などが有効性予測のバイオマーカーとなる．抗 EGFR 抗体は KRAS 変異陽性大腸癌には有効性が乏しく，RAS 変異は抗 EGFR 抗体治療の負のバイオマーカー（KRAS 変異陽性であれば抗 EGFR 抗体の治療対象としない）となっている．薬の適応を決める診断・検査がコンパニオン診断であり，上記のような遺伝子変異が測定される．

殺細胞性抗腫瘍薬はこのようなバイオマーカーはない．免疫チェックポイント阻害薬では，癌種にかかわらず固形癌では高い腫瘍遺伝子変異量（tumor mutation burden（TMB）-high）がコンパニオン診断になる．非小細胞肺癌において腫瘍細胞の PD-L1 発現割合を免疫染色法で測定し，抗 PD-1 抗体・抗 PD-L1 抗体の投与の可否や併用薬を決定する．

抗腫瘍効果の判定

固形癌の臨床試験では RECIST ガイドラインを用いて効果判定することが多く，標的病変の長径の和が 30% 以上縮小した場合部分奏効（partial response, PR），病変が消失した場合を完全奏効（complete response, CR）とする．完全奏効と部分奏効を奏効と評価する．標的病変の長径の和が 20% 以上増大した場合や新病変が出現した場合を増悪（progressive disease, PD）と判定し，部分奏効と増悪の間を安定（stable disease, SD）と評価する．日常診療では，必ずしも RECIST ガイドラインによる効果判定により治療を変更しているわけではなく，患者ごとに治療を継続した場合と変更した場合のベネフィットを考慮し，継続の可否を決定していることが多い．

耐性と抵抗性

耐性（resistance）とは，薬が奏効しないことあるいは奏効しなくなることをいう．治療によりいったん奏効したのち治療を継続しているにもかかわらず増悪するものを獲得耐性（acquired resistance）という．これに対し，奏効が得られないものを初期耐性（自然耐性）（intrinsic resistance）という．プラチナ化合物のように一定サイクル投与後治療を終了したあと，あるいは副作用のために治療を中断している間に増悪する場合とは区別を要する．獲得耐性は，大部分の腫瘍細胞が治療により死滅するが一部の腫瘍細胞が抵抗性細胞（drug tolerant persisters）として残存し，抵抗性細胞が増殖を可能にする何らかの因子を獲得することにより臨床的に増悪が確認される獲得耐性腫瘍になると考えられている．

がんゲノム医療

標準的治療が確立されていない，あるいは標準的治療が終了した進行期の固形癌患者に対し，数百個の遺伝子異常の有無を測定し，推奨治療を決定する医療である．厚生労働省に指定されたがんゲノム医療中核拠点病院，がんゲノム医療拠点病院，がんゲノム連携病院において実施されている．腫瘍組織や血漿中 cell free DNA などを次世代シーケンスによる遺伝子パネル検査で解析し，多職種の専門家によるエキスパートパネルで推奨治療を決定する．遺伝子異常に基づいた推奨治療を受けられる確率は 10% 程度であり，その確率をあげる取り組みが必要である．

抗悪性腫瘍薬の安全な取り扱い

抗悪性腫瘍薬の多くは動物実験レベルで発癌性を有する．海外ではこの問題が早くから指摘されていた．わが国でも最近，医療現場で取り扱われる抗悪性腫瘍薬等は，シクロホスファミドなどの発癌性等を有する抗悪性腫瘍薬を取り扱う場合，特に調剤，患者への投与および廃棄について，医師，薬剤師，看護師等医療者が，意図せずそれらの気化した抗悪性腫瘍薬の吸入曝露，針刺し，あるいは漏出した抗悪性腫瘍薬への接触による経皮曝露した場合等に健康障害を発症するおそれがあることが，厚生労働省により指摘された．このため，抗悪性腫瘍薬を取り扱う医療者は，調剤におけるセーフティーキャビネットの利用や，ガウン，手袋，ゴーグルなどの被曝防止対策を実施する必要がある．また，International Agency for Research on Cancer（IARC）により特に注意を要する薬が警告されている．

殺細胞性抗腫瘍薬

殺細胞性抗腫瘍薬は，直接あるいは間接的にDNAやRNAに作用し殺細胞的に働く．殺細胞性抗腫瘍薬は安全性と有効性から推定される治療域が著しく狭く，最大耐量によって至適投与量が規定されることが，一般薬との大きな相違点である．効果の代替指標として腫瘍縮小効果や薬物有害反応が用いられる．

これらの薬では，脱毛，悪心・嘔吐，食欲不振などの消化器毒性および骨髄抑制がほぼ必発である．副作用の特性は，白血球や血小板の減少が主体である．

アルキル化薬

構造中にアルキル基を有するアルキル化薬は，核酸，蛋白質などの生物学的に活性を有する分子にアルキル基(-CH_2-CH_2-)を導入できる一群の化合物である．アルキル化薬は主としてDNAに重篤な損傷を引き起こしDNAの複製を阻害し，細胞の機能障害を惹起させる．アルキル化を受けやすいDNA塩基には，グアニンO^6位，グアニンN^7位，アデニンN^3位が含まれる．アルキル化薬は，ナイトロジェンマスタード類，ニトロソウレア類，エチレンイミン類，スルホン酸アルキル類，トリアゼン類，プラチナ製剤などに分類される．

ナイトロジェンマスタード類

第一次世界大戦当時の毒ガス開発を契機として本類薬が開発された．**シクロホスファミド**(cyclophosphamide)，**イホスファミド**(ifosfamide)，**ブスルファン**(busulfan)，**メルファラン**(melpharan)などがある．白血病，多発性骨髄腫，悪性リンパ腫などの血液腫瘍や乳癌，軟部肉腫などの固形癌に対する標準薬として汎用される．シクロホスファミドは，併用薬として非ホジキンリンパ腫や乳癌に対する標準治療の一角を占める．

ベンダムスチン(bendamustine)は，アルキル化剤として作用する部分とプリンアナログとして作用する部分を併せもつ構造を有し，非ホジキンリンパ腫に対して単独で高い抗腫瘍活性を示す．

副作用

本類薬の薬物有害反応には，骨髄抑制，口腔・消化管粘膜障害，脱毛，二次発癌がある．とりわけ二次発癌については，調剤に携わる薬剤師や点滴を担当する医師・看護師は，被曝防止のために万全の対処をしなくてはならない．シクロホスファミドやイホスファミドを高用量で用いた場合，抗腫瘍活性をもたない代謝物，アクロレイン(acrolein)による出血性膀胱炎が問題となる．

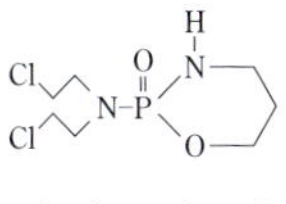

Cyclophosphamide

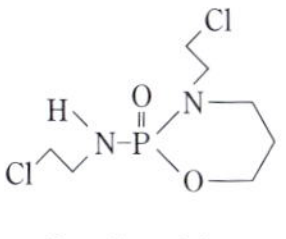

Ifosfamide

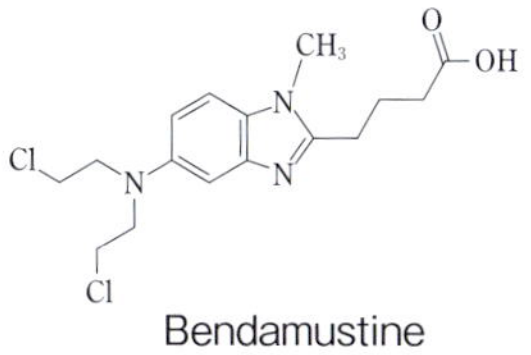

Bendamustine

ニトロソウレア類

DNA および RNA 障害に加えて蛋白質に作用して抗腫瘍活性を発揮する．水溶性であるが血液脳関門を通過する．**カルムスチン**(carmustine)は，脳腫瘍切除時の切除腔に留置する徐放性製剤として用いられる．

プラチナ化合物

白金電極周囲に細菌が繁殖しないことから，抗菌薬として注目されていたプラチナ化合物に抗腫瘍作用が確認され，最初のプラチナ系抗悪性腫瘍薬としてシスプラチンが開発された．シスプラチンの効果増強や，毒性軽減の目的でカルボプラチン，オキサリプラチン，ネダプラチンが開発された．プラチナ化合物は，DNA 鎖間もしくは鎖内で架橋を形成することによりDNA 合成を阻害し，抗腫瘍活性を発現する．

シスプラチン(cisplatin)は，固形癌化学療法の基準薬として，広範な抗腫瘍スペクトラムを発揮し，肺癌，胃癌，食道癌，頭頸部癌，子宮癌，卵巣癌，胆囊癌，膀胱癌，精巣腫瘍などで標準治療の一翼を担う．シスプラチンは，点滴静注直後にアルブミンなどの蛋白質と強固に結合するために，活性型である蛋白非結合型プラチナは，投与後 2〜3 時間以内に血中から消失する．

副作用　急性腎臓障害，高度の催吐作用，骨髄機能障害，聴力障害等の神経障害などがあり，腎毒性を軽減する方法として大量の輸液や強力な制吐薬の併用などが必要となる．聴力毒性や総投与量依存的に発症するアナフィラキシー反応にも留意する必要がある．

カルボプラチン(carboplatin)は，シスプラチンの腎毒性と消化器毒性を軽減することを主眼に開発され，肺癌，卵巣癌などに用いられる．大半が腎排泄であるため，血中濃度(AUC)は患者の腎機能に強く影響される．本薬の用量制限毒性である血小板減少は，AUC と逆相関する．そのため，まず目標とする AUC を決定し，その上で患者の糸球体濾過率(実際にはクレアチニンクリアランスで代用)を加味して至適投与量を決定する．

オキサリプラチン(oxaliplatin)は，プラチナ化合物の中では唯一，直腸・結腸癌に効果を有する．フッ化ピリミジン系抗悪性腫瘍薬との併用で相乗的に抗腫瘍活性を発揮し，FOLFOX 療法や FOLFIRI 療法として汎用されている．消化器毒性や骨髄抑制は比較的軽度ではあるが，投与後数日間，冷たいものに触れると痛みを感じる特有の神経毒性を呈する．投与回数が重なるにつれて，しびれを中心とした神経毒性が蓄積することが，患者の QOL を低下させる一因になる．「公知申請」によって胃癌や食道癌にも適用が拡大されている．

ネダプラチン(nedaplatin)は，頭頸部癌，食道癌，卵巣癌，非小細胞肺癌に適用される．シスプラチンと比較して，効果は同等で腎毒性が少ないため大量の輸液が不要である．

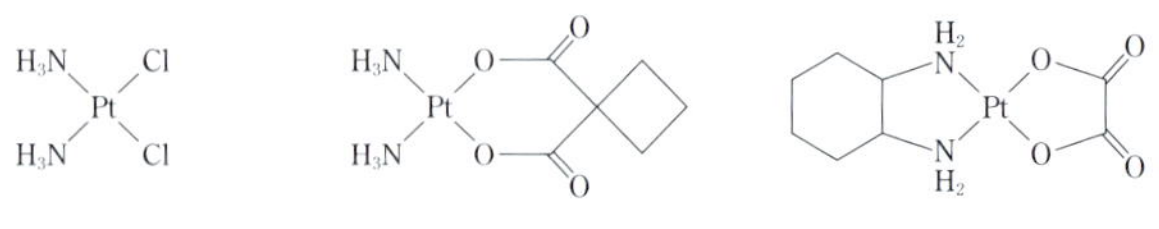

Cisplatin　Carboplatin　Oxaliplatin

その他の製剤

テモゾロミド(temozolomide)は，生体内でメチルジアゾニウムイオンとなり，DNAをメチル化し損傷を引き起こし，細胞周期の停止およびアポトーシスを誘導することにより細胞増殖を抑制する．血液脳関門を通過し，放射線療法との併用，単独で悪性神経膠腫に対して使用する．

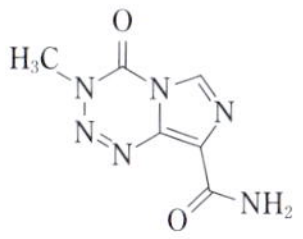

Temozolomide

代謝拮抗薬

代謝拮抗薬は，葉酸，ピリミジン，プリンなどの核酸合成過程で生成される代謝物の構造類似物質が正常の核酸代謝を阻害しDNA合成を低下させ，抗腫瘍活性を示す．これらの薬は，主としてDNA合成期(S期)に作用すると考えられ時間依存的に抗腫瘍活性が増強する．代謝拮抗薬は，作用する代謝過程に基づいて分類される．

葉酸代謝拮抗薬

メトトレキサート(methotrexate)は，葉酸類似体としてジヒドロ葉酸還元酵素と強固に結合して，ジヒドロ葉酸のテトラヒドロ葉酸への還元を阻害し，チミジンおよびプリン塩基の合成，アミノ酸代謝を阻害する．また，チミジル酸合成も阻害することによりDNA合成を阻害する．急性白血病，慢性リンパ性白血病，小児白血病などの白血病や絨毛癌，乳癌，頭頸部腫瘍，骨肉腫および膀胱癌など幅広い抗腫瘍効果を有する．

毒性と救援療法：副作用として骨髄抑制，口内炎，下痢などがある．メトトレキサートは，受動輸送によって細胞内に取り込まれるが，本薬の耐性機構の一つに能動輸送低下があり，能動輸送が低下した耐性細胞に対しても抗腫瘍活性を発揮させるため大量メトトレキサート療法が開発された．この際，正常細胞に対する毒性を軽減させる目的でレボホリナートカルシウム(levofolinate calcium：ロイコボリン leucovorin)の救援療法が開発された．フォリン酸のカルシウム塩でメトトレキサートの影響を受けることなく細胞内に取り込まれ，活性型葉酸となり核酸合成を再開させる．レボホリナートカルシウムの救援療法は，正常細胞にレボホリナートカルシウムを選択的に供給し，ジヒドロ葉酸還元酵素からメトトレキサートを競合的に離脱させ，プリンおよびピリミジンの合成を復旧することで骨髄抑制などの副作用を抑制する．

ペメトレキセド(pemetrexed)は，プリンおよびピリミジンの合成に使用されるチミジル酸生成酵素，ジヒドロ葉酸還元酵素およびグリシンアミドリボヌクレオチド・ホルミル基転移酵素を阻害することにより作用する．シスプラチンとの併用で初めて悪性胸膜中皮腫に対する延命効果を示した薬である．また非小細胞肺癌の中で非扁平上皮癌に有効とされ，肺癌薬物療法では初めて維持療法としての有用性も検証され，シスプラチンあるいはカルボプラチンとの併用療法として肺腺癌を主体とした非扁平上皮非小細胞肺癌に対する標準治療となっている．

副作用

骨髄抑制，間質性肺炎，下痢および腎機能低下などがあるが，本薬使用時にビタミンB_{12}製剤を併用することで軽減しうる．

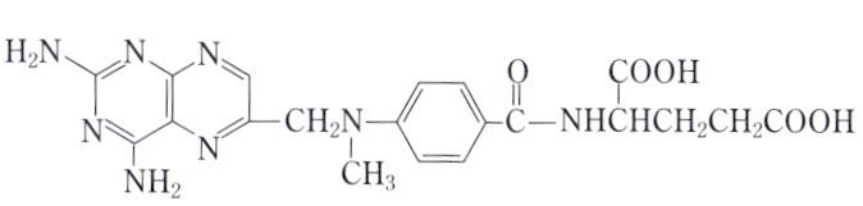

Methotrexate

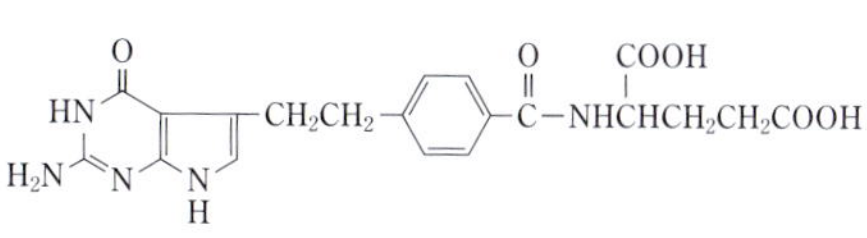

Pemetrexed

ピリミジン代謝拮抗薬

シトシンアラビノシド系薬とフッ化ピリミジン系薬に大別される.

シトシンアラビノシド系抗悪性腫瘍薬

シタラビン(cytarabine : cytosine arabinoside, AraC)と**エノシタビン**(enocitabine)は急性白血病に用いられる. シタラビンは, 細胞内で3-リン酸化され, DNAポリメラーゼの阻害を介してDNAを傷害する, 急性白血病の標準薬である. シタラビン大量療法は, 急性骨髄性白血病に対する強力な治療法であるが, 骨髄抑制など多様な副作用を引き起こし, 血液腫瘍専門医によって処方されるべき治療法である. まれに白質脳症を引き起こす危険性がある.

ゲムシタビン(gemcitabine)は, シトシンアラビノシド系薬の中で, 唯一固形癌に対する強い抗腫瘍活性を有し, 膵癌, 非小細胞肺癌, 乳癌, 卵巣癌に使用される. 消化器毒性や骨髄毒性は比較的軽いが, 時に重篤な血小板減少症や間質性肺炎を発症する.

フッ化ピリミジン系抗悪性腫瘍薬

フルオロウラシル(fluorouracil, 5-FU)は, 胃癌, 結腸・直腸癌, 食道癌などの消化器癌, 乳癌, 頭頸部癌などの固形癌に対する標準薬である. 5-FUはウラシルの5位をフッ素で置換しDNAの前駆体の生成を阻害して抗腫瘍活性を発揮するが, RNAを阻害する経路も報告されている. **テガフール**(tegafur)は, 5-FUのプロドラッグで, CYP2A6による代謝を受け5-FUに変換され, 抗腫瘍効果を発揮する.

経口フッ化ピリミジン薬は, 長時間血中あるいは腫瘍内の5-FU濃度を維持することができる. **ドキシフルリジン**(doxyfluridine)は, 腫瘍内に高濃度で存在するチミジンホスホリラーゼ(thymidine phosphorylase, TP)を利用して5-FUへと変換させる. **カペシタビン**(capecitabine)は, より複雑な3段階の酵素修飾を受け抗腫瘍効果を高めた5-FUプロドラッグである. **テガフール・ウラシル**(UFT), **テガフール・ギメラシル・オテラシル**(oteracil)(S-1)は, 5-FUの異化酵素であるジヒドロピリミジン脱水素酵素(dihydropyrimidine dehydrogenase, DPD)の阻害薬であるウラシルあるいはギメラシル(gimeracil, CDHP)をテガフールに加えた配合薬である. カペシタビンとS-1は, 5-FUの点滴静注に匹敵する抗腫瘍活性を示し直腸結腸癌および胃癌に対する標準治療薬として汎用されている. フッ化ピリミジン製剤の副作用には, 下痢や重篤な腸炎, 骨髄抑制, 粘膜障害がある. カペシタビンの用量制限毒性は手足症候群である.

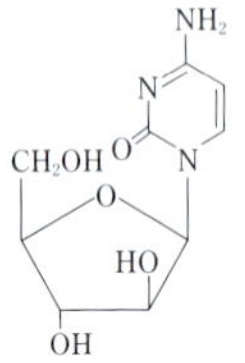

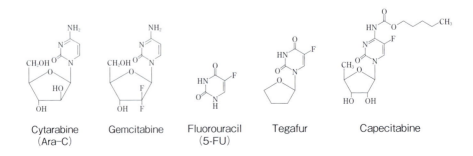

Cytarabine (Ara-C)

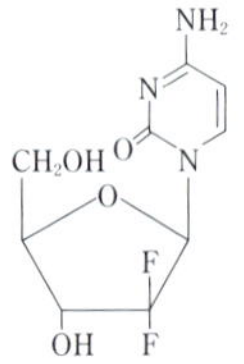

Gemcitabine

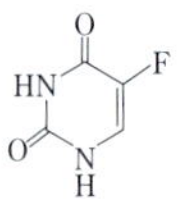

Fluorouracil (5-FU)

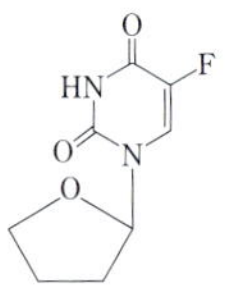

Tegafur

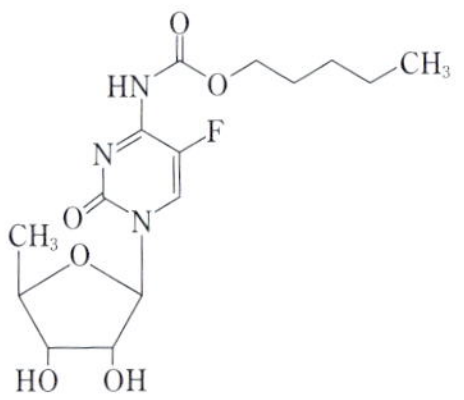

Capecitabine

プリン代謝拮抗薬

メルカプトプリン(mercaptopurine, 6-MP)は，ヒポキサンチンとグアニンのプリン基の6位をSH基に置換したものである．体内で6-メルカプトプリンリボースホスフェートとなり，プリン生成を抑制するとともにイノシン酸の生成も阻害し，DNAの合成を抑制する．アロプリノールやアミノサルチル酸系薬との併用下で効果が増強し，ワルファリンとの併用で効果が減弱する薬物相互作用がある．急性リンパ性白血病や慢性骨髄性白血病に有効であるが，固形癌には適用されない．**フルダラビン**(fludarabine)および**クラドリビン**(cladribine)も慢性リンパ性白血病や低悪性度非ホジキンB細胞性リンパ腫，マントル細胞リンパ腫などに効果を示す．これらの薬は，骨髄抑制，間質性肺炎とともに$CD4^+$ T細胞も抑制することにより日和見感染を起こしやすくなる．

その他の代謝拮抗薬

トリフルリジン・チピラシル(TAS-102)は，デオキシウリジンの誘導体であるトリフルリジン(trifluridine)とトリフルリジンの分解酵素チミジンホスホリラーゼを阻害するチピラシル(tipiracil)を配合した経口のヌクレオシド系抗悪性腫瘍薬である．フルオロウラシル系薬に抵抗性となった治癒切除不能な進行・再発の結腸・直腸癌に対して，わずかではあるが延命効果が示されている．

微小管阻害薬

微小管は細胞分裂の際，紡錘糸を形成するとともに，細胞内小器官の配置や物質輸送など細胞機能の維持に大きな役割を果たす．微小管はチュブリンの重合により形成され，チュブリンの脱重合により分解される．微小管に作用する主な薬は，ビンカアルカロイド類とタキサン類である．ビンカアルカロイド類はチュブリンの重合を阻害するが，タキサン類は微小管と結合し安定化させて脱重合を阻害する．ビンカアルカロイド類やタキサン類とは異なる部位で微小管の動きを阻害し細胞分裂を停止させる新たな微小管阻害薬が開発されている．

ビンカアルカロイド類

ビンカアルカロイド類には，**ビンクリスチン**(vincristine, VCR)，**ビンブラスチン**(vinblastine, VBL)，**ビンデシン**(vindesine, VDS)，**ビノレルビン**(vinorelbine, VRB)がある．主に，ビンクリスチンが悪性リンパ腫，急性リンパ性白血病，小児固形癌に，ビンデシンが精巣腫瘍に，ビノレルビンが非小細胞肺癌や乳癌に用いられている．

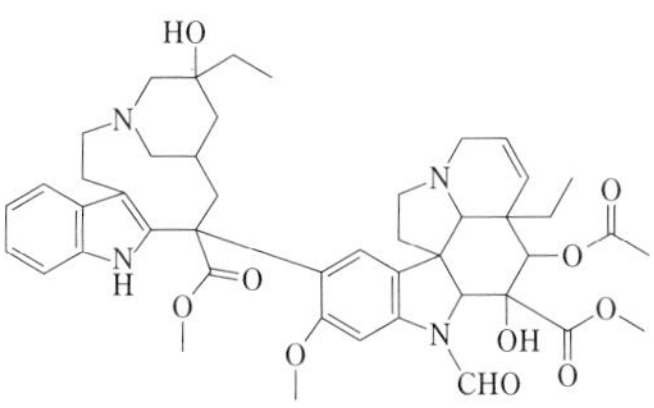

Vincristine

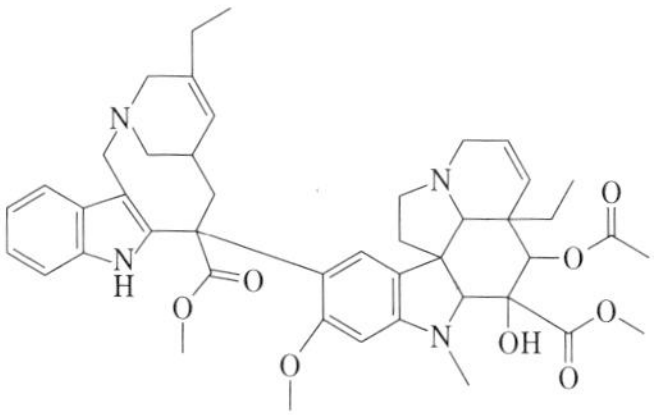

Vinorelbine

副作用 ビンクリスチンには白血球減少，強い神経毒性，腸管麻痺などがある．その他のビンカアルカロイド類でも神経毒性や，用量制限毒性である好中球減少がある．

タキサン類

タキサン類には，太平洋イチイ（*Taxus brevifolia*）由来の**パクリタキセル**（paclitaxel）とヨーロッパイチイ（*Taxus baccata*）由来の**ドセタキセル**（docetaxel）に大別される．ともに乳癌，胃癌，非小細胞肺癌および卵巣癌に対して高い抗腫瘍活性を発揮する．ドセタキセルに耐性化した前立腺癌に対して，新たなタキサン類である**カバジタキセル**（cabazitaxel）が承認されている．

副作用と投与法 **パクリタキセル**は，溶媒としてポリオキシエチレンヒマシ油を含み重篤な過敏反応の原因となることがあるため，抗ヒスタミン薬および副腎皮質ステロイドの予防的投与が必須である．また，溶剤としてアルコールを含有しているため，自動車運転を許可しないことが重要である．投与 3～4 日後より数日間にわたり筋肉痛や関節痛を呈することが特徴である．長期投与により用量依存的に末梢神経毒性が出現し患者のQOL を著しく損なう原因となる．ヒトアルブミンを結合させた薬（paclitaxel nanoparticle/nab-paclitaxel：アブラキサン®）は，ポリオキシエチレンヒマシ油を含有しないため過敏反応に対する予防薬の投与が不要である．本薬はゲムシタビンとの併用で膵癌に対する新たな標準治療の一つである．

ドセタキセルも多くの固形腫瘍に対して使用される．時に過敏反応を呈するが，使用に際して抗アレルギー薬の予防投与は必須とされていない．用量制限毒性は，骨髄抑制，特に好中球減少症である．また重篤な肝障害や，体液貯留等の副作用が出現する．蓄積投与量が，350～400 mg/m^2 以上となるとその頻度が上昇する．卵巣癌や乳癌などのタキサン類高感受性腫瘍では，どちらかの薬に耐性化した後でも他方の薬が奏効する一部非交差耐性が示されている．

カバジタキセルの重篤な骨髄抑制は，時として致死的になるため，癌薬物療法に精通した医師が処方すべきである．

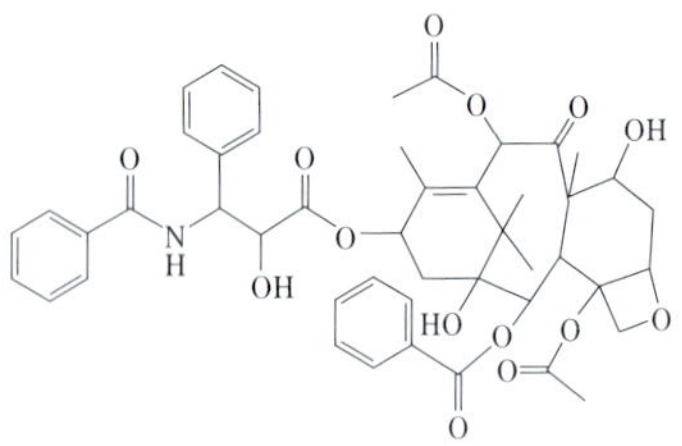

Paclitaxel

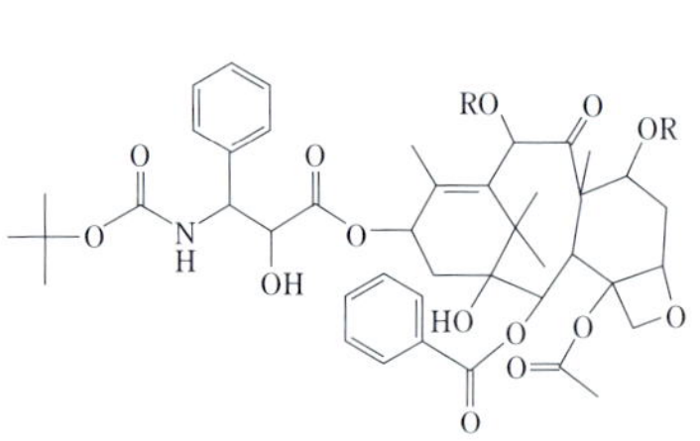

Docetaxel R=H
Cabazitaxel R=CH_3

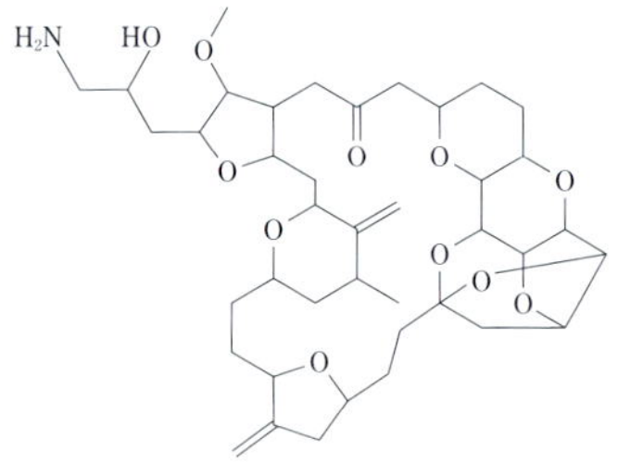

Eribulin

その他の微小管阻害薬

エリブリン（eribulin）は，海綿類であるハリコンドリア（halichondria）由来の薬で，チュブリンの重合を阻害して微小管の伸長を抑制することで正常な紡錘体形成を妨げ細胞分裂を停止させる．乳癌と悪性軟部腫瘍に使用される．乳癌では，アントラサイクリンやタキサン類に耐性化した症例に対して単剤で初めて全生存期間効果を示した．

トポイソメラーゼ阻害薬

トポイソメラーゼ(topoisomerase)は，細胞周期の進行において，DNA 鎖の切断と再結合を触媒して DNA のトポロジーすなわち立体構造を変化させ調節する酵素で，核に局在する．具体的には，細胞分裂の過程で DNA の切断と再結合を助け，二重らせんに一時的に切れ目を入れて構造をときほぐす働きをもち，ねじれを元に戻して再結合させる．DNA が作られる S 期に，ねじれ過ぎた DNA 鎖を切断する．1 本のみ切断させる酵素がトポイソメラーゼⅠ，2 本の DNA 鎖を切断する酵素が切るのがトポイソメラーゼⅡであり，ともに抗悪性腫瘍薬の標的とされている．

トポイソメラーゼⅠ阻害薬(カンプトテシン類)

イリノテカン(irinotecan)は，中国産植物である喜樹(*Camptoptheca arminata*)を原料に開発された．胃癌，子宮頸癌，卵巣癌，肺癌，悪性リンパ腫などに抗腫瘍活性を有し，直腸・結腸癌に対しては標準治療薬として汎用されている．**ノギテカン**(nogitecan, topotecan)は，プラチナ製剤とタキサン類の併用療法に耐性化した卵巣癌の二次治療薬として全生存期間の延長を示した薬である．卵巣癌と小細胞肺癌に対して保険適用されているが，その至適投与量は日本人での認容性が欧米人と比較して低いため，卵巣癌に対して添付文書に則って投与量を決定すると，重篤な骨髄抑制をきたす可能性がある．

薬物代謝と副作用

イリノテカンは，体内でカルボキシルエステラーゼ(carboxyl esterase)により代謝され活性代謝産物である SN-38 へと変換され，その後グルクロン酸抱合を受け，活性をもたない SN-38 グルクロニドに変換される．用量制限毒性は，骨髄抑制と下痢であり，時に間質性肺炎が出現するので注意が必要である．グルクロン酸抱合酵素(UGT)には多型が存在し，特に *UGT1A1*28* または *UGT1A1*6* をホモ接合型で発現している場合や，それぞれを同時にヘテロ接合型で発現している場合には，重篤な骨髄抑制と下痢が出現する可能性がある．UGT1A1 遺伝子多型の診断キットは，抗悪性腫瘍薬の安全性を評価するためのバイオマーカーとして保険適用されている．

トポイソメラーゼⅡ阻害薬

アントラサイクリン系抗腫瘍性抗生物質とポドフィロトキシン(podophyllotoxin)類は，トポイソメラーゼⅡ阻害作用を有する薬として古くから知られている．**エトポシド**(etoposide)は，ポドフィロトキシン類として唯一臨床で汎用されている薬であり，小細胞肺癌，精巣腫瘍の標準治療薬である．副作用としては骨髄抑制および脱毛が特徴である．また，ポドフィロトキシン類は，催奇形性や発癌性があるため，調剤や患者への投与に当たっては，十分な曝露対策を施す必要がある．

ソブゾキサン(sobuzoxane)も，トポイソメラーゼⅡ阻害作用を有する植物アルカロイド製剤である．悪性リンパ腫や成人 T 細胞白血病に使用される．

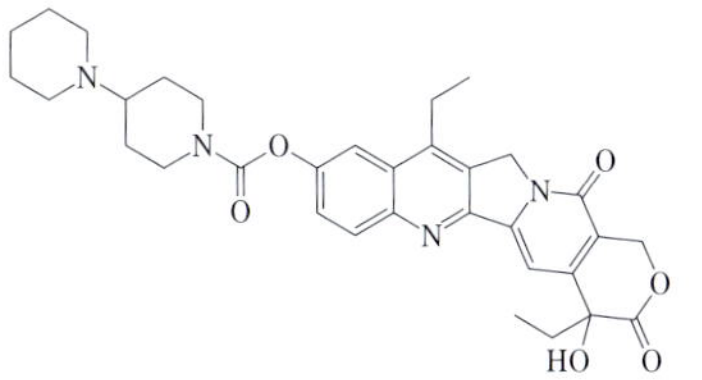

Irinotecan

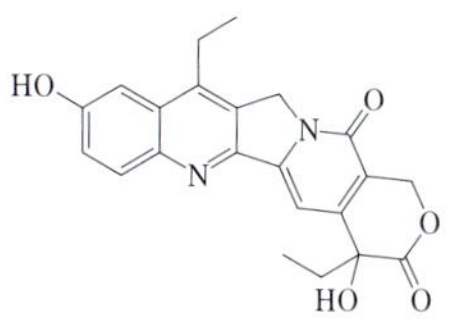

SN-38

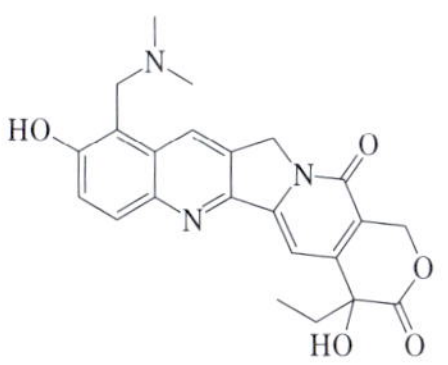

Nogitecan

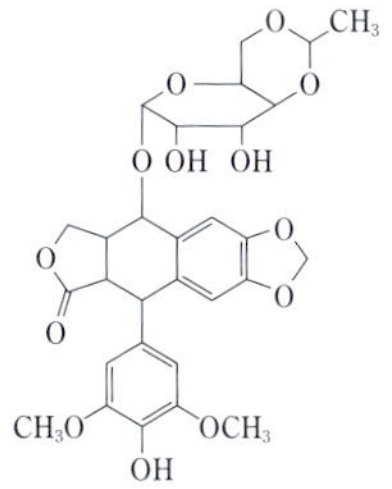

Etoposide

抗腫瘍性抗生物質

抗生物質として作用する薬の中に抗腫瘍活性も併せもつ薬が存在することよりスクリーニングが進められた．これらの薬は，腫瘍細胞の DNA ポリメラーゼ，RNA ポリメラーゼ，トポイソメラーゼⅡなどの反応を阻害し，DNA，RNA 双方の生合成を抑制することで抗腫瘍活性を発揮する．

アントラサイクリン系抗腫瘍性抗生物質

これらの薬は，DNA ポリメラーゼ，RNA ポリメラーゼ活性を阻害する多環系芳香族に属する．また，トポイソメラーゼⅡ阻害薬の特性も併せもつ．**ドキソルビシン**(doxorubicin, adriamycin)，**エピルビシン**(epirubicin)，**ダウノルビシン**(daunorubicin)，**ミトキサントロン**(mitoxthantron)などがある．ドキソルビシンは，乳癌，非ホジキンリンパ腫，軟部肉腫に汎用されている．その他の薬は，主に急性白血病や悪性リンパ腫などの造血器腫瘍に用いられる．特徴的な副作用には，骨髄抑制，悪心・嘔吐，脱毛などがある．蓄積用量依存的に不可逆性心筋障害を呈するため，用量設定に特に注意が必要である．定期的に心エコーで左室駆出率を評価しながら治療を継続する．

アムルビシン(amrubicin)は，小細胞肺癌および非小細胞肺癌に使用される．特に小細胞肺癌の二次治療薬として汎用されているが，延命効果は必ずしも確立していない．ドキソルビシンを薬物送達システム(DDS)としてリポソーム内に封入したドキシル® は，卵巣癌に対する標準的な二次治療薬としてノギテカンとともに標準治療となっている．特徴的な副作用には，手足の発赤や疼痛を伴う手足症候群(hand-foot-syndrome)がある．

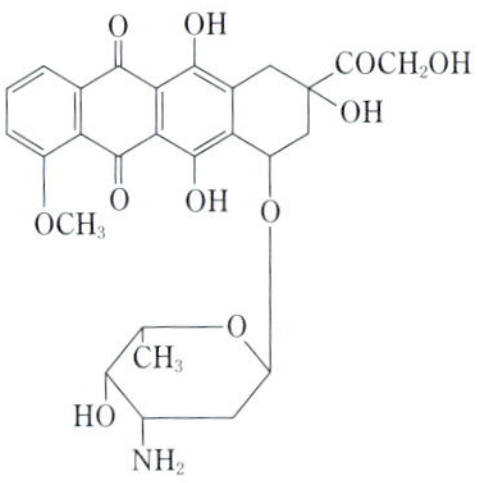

Doxorubicin

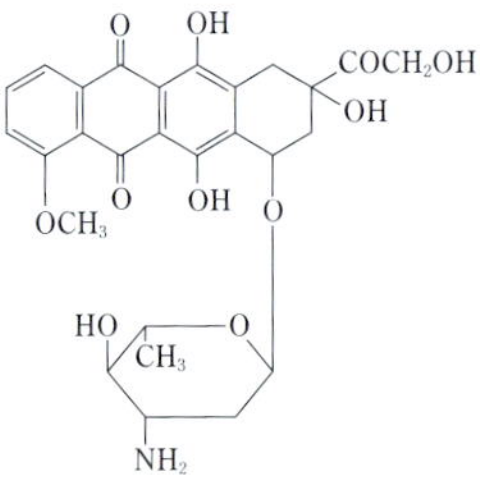

Epirubicin

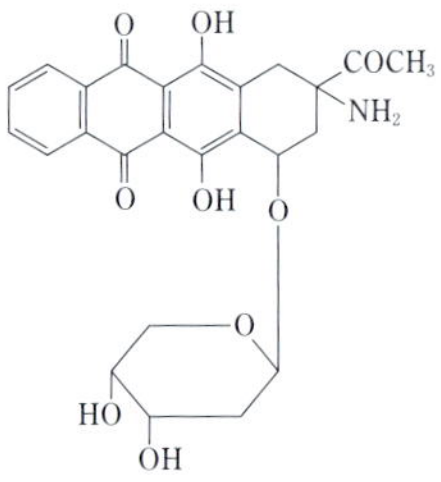

Amrubicin

その他の抗腫瘍性抗生物質

ブレオマイシン(bleomycin)は，放線菌の培養液から分離された抗腫瘍性抗生物質である．金属イオンを補因子としてキレートし，酸素を活性化しフリーラジカルを形成し DNA を損傷する．胚細胞腫瘍やホジキンリンパ腫の標準薬として使用される．骨髄抑制が軽いものの，特筆すべき副作用として間質性肺炎とアナフィラキシーがある．

マイトマイシン(mitomycin)は，還元されて複数の活性代謝物となり，DNA への架橋形成，アルキル化，フリーラジカルによる DNA 鎖切断を介して DNA の複製を阻害する．広く固形癌と造血器腫瘍に使用されるが，肛門管癌に対し放射線治療との併用が標準的治療として用いられる．

アクチノマイシン D(actinomycin D)は，Wilms 腫瘍，Ewing 肉腫，横紋筋肉腫などの小児腫瘍および絨毛癌に対する標準治療薬である．

内分泌療法薬

内分泌療法は，エストロゲンやアンドロゲンによって増殖が刺激される乳癌と前立腺癌に適応される．これらのホルモンは，核内受容体であるエストロゲン受容体やアンドロゲン受容体を介して増殖シグナルを細胞に伝える．内分泌療法は，ホルモン受容体そのものや，エストロゲンやアンドロゲンの生成経路などを標的とし，そのシグナルを阻害する一種の分子標的薬ともいえる．比較的治療域が広く，著しい腫瘍縮小を認めない場合でも腫瘍増殖がコントロールされていれば治療を継続しうる．乳癌では，エストロゲン受容体やプロゲステロン受容体の発現が，前立腺癌ではアンドロゲン受容体の発現が効果発現のためのバイオマーカーとして機能する．特に乳癌の治療選択には，これら 2 種類のホルモン受容体発現と HER2 の過剰発現の有無を測定する必要がある．さらに，患者の閉経の有無を確認することも必須である．

■ 抗エストロゲン薬

タモキシフェン(tamoxifen)と**トレミフェン**(toremifene)は，いずれもエストロゲン受容体とエストロゲンの一種であるエストラジオールによる乳癌細胞への増殖刺激の遮断によって，抗腫瘍活性を発揮する(☞ 527 頁)．

副作用

視力障害，火照り感，血栓塞栓症，めまい，体重増加など多彩な副作用が出現しうる．特にタモキシフェンは，抗エストロゲン作用とエストロゲン作用を併せもつために子宮内膜の増殖作用を有し，子宮内膜癌(子宮体癌)の発生頻度を高める可能性があるため，定期的な婦人科検診が必要となる．

フルベストラント(fulvestrant)は，エストロゲン作用をもたない SERD(selective estrogen receptor down regulator，☞ 528 頁)として閉経後乳癌患者に使用される．

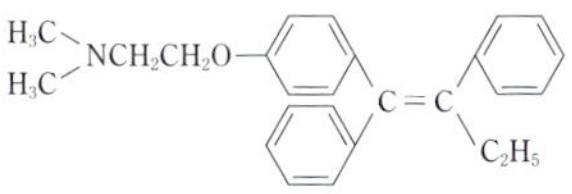

Tamoxifen

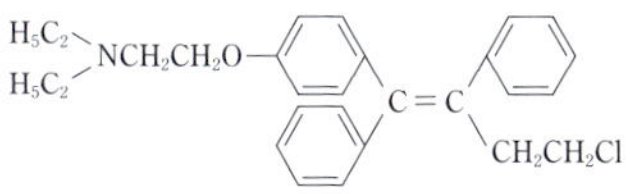

Toremifene

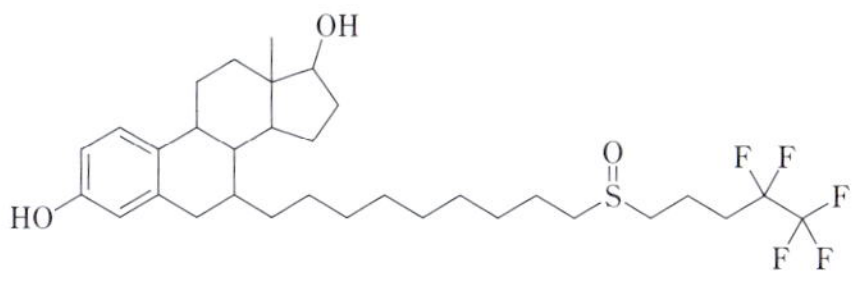

Fulvestrant

■ アロマターゼ阻害薬(☞ 528 頁)

閉経後の乳癌患者では卵巣機能は廃絶するが，脂肪組織内でアロマターゼがアンドロゲンをエストロゲンへと転換させる．このようにアロマターゼにより卵巣以外からエストロゲンが生成されるため，ホルモン受容体陽性の閉経後患者では，アロマターゼ阻害薬によりエストロゲン精製が抑制され抗腫瘍効果が得られる．アロマターゼ阻害薬は，その構造式により非ステロイド系の**アナストロゾール**(anastrozole)と**レトロゾール**(letrozole)，ステロイド系の**エキセメスタン**(exemestane)に大別される．エキセメスタンは，アンドロゲンと同様にステロイド骨格を有し，アロマターゼ内のアンドロゲン結合部位に不可逆性に結合する．非ステロイド系薬とは作用部位が異なるため，これらの薬とは交差耐性が少ない．分子標的薬であるエベロリムスとの併用下で無増悪生存期間を延長する．

副作用 血栓塞栓症，皮膚粘膜眼症候群，血管浮腫，肝機能障害，嘔気，火照り感，性器出血，頭痛，瘙痒感などの多彩なものがある．長期間の内服で骨粗鬆症が発現することもあり，定期的な骨密度のモニターが推奨される．

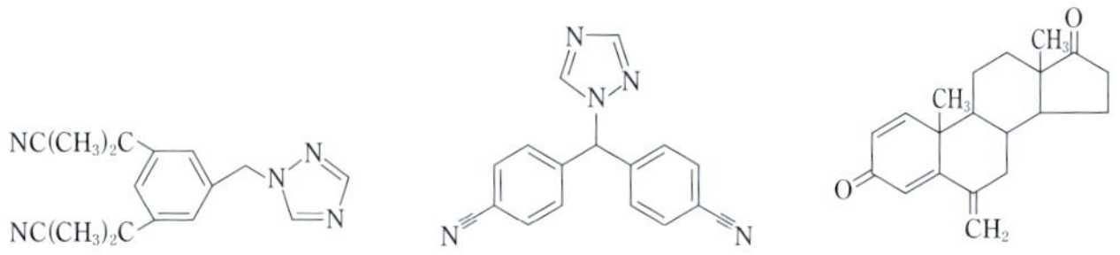

Anastrozole　Letrozole　Exemestane

プロゲステロン薬（☞ 528 頁）

メドロキシプロゲステロン酢酸エステル（medroxyprogesterone acetate, MPA）は，乳癌および子宮内膜癌の治療薬として用いる．エストロゲンの分泌抑制により抗腫瘍効果を発現するが，詳細な作用機序は不明である．閉経状態にかかわらず使用可能である．

副作用 体重増加，満月様顔貌，子宮出血，乳房変化，肝障害，高カルシウム血症などがあり，重篤な動・静脈血栓症を引き起こす可能性がある．

LHRH アゴニスト

閉経前乳癌患者では，脳の視床下部より LHRH（luteinizing hormone releasing hormone : GnRH ☞ 180 頁，513 頁）が放出され，卵巣が刺激されエストロゲンを分泌する．LHRH アゴニストである**ゴセレリン**（goserelin）と**リュープロレリン**（leuprorelin）は，LHRH に類似した物質（LHRH アナログ）であり，LHRH 受容体をダウンレギュレーションすることにより，下垂体からの LH の分泌を低下させ，卵巣のエストロゲン産生を抑制する．閉経前乳癌患者に対しては，単独またはタモキシフェンとの併用で用いられる．使用により閉経前乳癌患者であっても生理が止まるため，ホルモン環境が閉経後に類似してきた場合には，アロマターゼ阻害薬と併用することもある．前立腺癌患者にも適用され，精巣からのアンドロゲン産生を抑制して抗腫瘍効果を発揮する．

副作用 アゴニスト作用による一過性の病状悪化（フレアー現象と呼ぶ），肝障害，下垂体卒中，顔面潮紅などがある．特に女性では，多汗，火照り感，発疹，倦怠感，鬱状態などの更年期障害に類似した症状や，月経不順，無月経が出現する．男性では，精巣萎縮，排尿障害，性欲減退，尿閉などがある．

LHRH アンタゴニスト

乳癌と前立腺癌に対して，LHRH アゴニストの有効性が示されたことを受け，LHRH アンタゴニストの開発が進められた．**デガレリクス**（degarelix）は，前立腺癌に対して初めて有効性が示された LHRH アンタゴニストである．LHRH アゴニストと比較して，フレアー現象がなく，効果の出現が早いことが特徴である．

副作用 間質性肺炎，肝障害，糖尿病の増悪，アナフィラキシーショック，心不全，血栓症など内分泌療法としては重篤な副作用も報告されている．

抗アンドロゲン薬(☞ 531 頁)

(☞ 531 頁)

抗アンドロゲン薬は，アンドロゲンがアンドロゲン受容体と結合して前立腺癌の増殖を抑制する．代表的な抗アンドロゲン薬として**フルタミド**(flutamide)，**ビカルタミド**(bicalutamide)，**エンザルタミド**(enzalutamide)などがある．

副作用

投与開始後早期に肝障害，食欲不振，悪心・嘔吐，全身倦怠感，瘙痒感，黄疸などの副作用が高率に出現する可能性がある．いずれも劇症肝炎などの重篤な副作用やワルファリンとの薬物相互作用に注意が必要である．

クロルマジノン酢酸エステル(chlormadinone acetate)や**アビラテロン酢酸エステル**(abiraterone acetate)などの新規抗アンドロゲン薬も登場し，本領域での選択肢が増えている．

分子標的薬

癌細胞の増殖や生存に必須の分子を阻害し抗腫瘍効果を発揮する分子標的薬は，抗体薬(分子量約 15 万)と小分子化合物(分子量 500 程度)に大別される．抗体薬は静脈内投与され，小分子化合物の多くは経口投与されるが静脈内投与されるものもある．癌細胞に存在する標的に作用する薬と，腫瘍微小環境に存在する標的に作用する薬があり，血管新生阻害薬や骨修飾薬は後者に属する．悪性腫瘍に対する主な分子標的薬の標的と作用部位，適応症を**表Ⅻ-18**，**表Ⅻ-19**，**図Ⅻ-7** に示す．

表Ⅻ-18　代表的な分子標的薬(抗体薬，抗体薬物複合体)

	一般名	標的	主な適応症
抗体薬	モガムリズマブ	CCR4	成人 T 細胞白血病・リンパ腫
	リツキシマブ	CD20	B 細胞性非ホジキンリンパ腫
	オファツムマブ	CD20	CD20 陽性慢性骨髄性白血病
	アレムツズマブ	CD52	慢性リンパ性白血病
	セツキシマブ	EGFR	大腸癌，頭頸部癌
	パニツムマブ	EGFR	KRAS 野生型結腸・直腸癌
	ネシツムマブ	EGFR	扁平上皮非小細胞肺癌
	トラスツズマブ	HER2	HER2 陽性乳癌，HER2 陽性胃癌
	ペルツズマブ	HER2/HER3	HER2 陽性乳癌
	デノスマブ	RANKL	多発性骨髄腫や固形癌骨転移による病変
	エロツズマブ	SLAMF7	多発性骨髄腫
	ベバシズマブ	VEGF	結腸・直腸癌，非扁平上皮非小細胞肺癌，悪性神経膠腫，乳癌
	アフリベルセプトベータ	VEGF，VEGF-B，PlGF	結腸・直腸癌
	ラムシルマブ	VEGFR-2	胃癌，結腸・直腸癌，非小細胞肺癌
抗体薬物複合体	イブリツモマブチウキセタン	CD20：放射線標識	低悪性度 B 細胞リンパ腫，マントル細胞リンパ腫
	ブレンツキシマブベドチン	CD30：殺細胞性抗腫瘍薬結合	CD30 陽性ホジキンリンパ腫，未分化大細胞リンパ腫
	ゲムツズマブオゾガマイシン	CD33：殺細胞性抗腫瘍薬結合	CD30 陽性急性骨髄性白血病
	トラスツズマブエムタンシン	HER2：殺細胞性抗腫瘍薬結合	HER2 陽性乳癌
	トラスツズマブデルクステカン	HER2：殺細胞性抗腫瘍薬結合	HER2 陽性乳癌，HER2 陽性胃癌

表XII-19　代表的な分子標的薬（小分子化合物）

	一般名	標的	主な適応症
キナーゼ阻害薬	アレクチニブ	ALK	ALK 融合遺伝子陽性非小細胞肺癌
	セリチニブ	ALK，IGF-ⅠR	ALK 融合遺伝子陽性非小細胞肺癌
	クリゾチニブ	ALK，ROS1	ALK 融合遺伝子陽性非小細胞肺癌，ROS1 融合遺伝子陽性非小細胞肺癌
	ロルラチニブ	ALK，ROS1，TRK	ALK 融合遺伝子陽性非小細胞肺癌
	エヌトレクチニブ	TRK，ROS1，ALK	NTRK 融合遺伝子陽性癌，ROS1 融合遺伝子陽性非小細胞肺癌
	イマチニブ	BCR-ABL1，PDGFR，KIT	CML，KIT 陽性消化管間質腫瘍，Ph 陽性急性骨髄性白血病
	ポナチニブ	BCR-ABL1	慢性骨髄性白血病，Ph 陽性急性リンパ性白血病
	ダサチニブ	BCR-ABL1，PDGFR，KIT	慢性骨髄性白血病，Ph 陽性急性リンパ性白血病
	ボスチニブ	SRC，ABL1	慢性骨髄性白血病
	ニロチニブ	BCR-ABL1，PDGFR，KIT	慢性骨髄性白血病
	ベムラフェニブ	BRAF	BRAF 変異陽性悪性黒色腫，非小細胞肺癌
	ダブラフェニブ	BRAF	BRAF 変異陽性悪性黒色腫，非小細胞肺癌
	オラパリブ	BRCA1/2（PARP）	卵巣癌，BRCA 変異陽性乳癌，BRCA 変異陽性膵癌・前立腺癌
	イブルチニブ	BTK	慢性骨髄性白血病
	アベマシクリブ	CDK4/6	ホルモン受容体陽性 HER2 陰性乳癌
	パルボシクリブ	CDK4/6	ホルモン受容体陽性 HER2 陰性乳癌
	ゲフィチニブ	EGFR	EGFR 変異陽性非小細胞肺癌
	エルロチニブ	EGFR	非小細胞肺癌，膵癌
	アファチニブ	EGFR	EGFR 変異陽性非小細胞肺癌
	ラパチニブ	EGFR，HER2	HER2 過剰発現乳癌
	オシメルチニブ	変異 EGFR	EGFR 変異陽性非小細胞肺癌
	ルキソリチニブ	JAK1/2	骨髄線維症，真性多血症
	トラメチニブ	MEK	BRAF 変異陽性悪性黒色腫・非小細胞肺癌
	エベロリムス	mTOR	腎細胞癌，膵神経内分泌腫瘍
	テムシロリムス（注）	mTOR	腎細胞癌
	アキシチニブ	VEGFR	腎細胞癌
	レンバチニブ	VEGFR，FGFR	甲状腺癌，肝細胞癌，胸腺癌，子宮体癌
	レゴラフェニブ	VEGFR，FGFR，PDGFR，TIE2	結腸・直腸癌，消化管間質腫瘍，肝細胞癌
	ソラフェニブ	VEGFR，PDGFR，FLT3，KIT，Raf	腎細胞癌，肝細胞癌，甲状腺癌
	パゾパニブ	VEGFR，PDGFR，KIT	腎細胞癌，悪性軟部腫瘍
	スニチニブ	VEGFR，PDGFR，KIT，FLT3，CSF-1R，RET	腎細胞癌，消化管間質腫瘍，膵神経内分泌腫瘍
	バンデタニブ	VEGFR，EGFR，RET	甲状腺髄様癌
	カボザンチニブ	VEGFR，MET，AXL，RET	腎細胞癌，肝細胞癌
その他の阻害薬	ボリノスタット	HDAC	皮膚 T 細胞性リンパ腫
	パノビノスタット	HDAC	多発性骨髄腫
	タミバロテン	PML-PARα	急性前骨髄性白血病
	トレチノイン	PML-PARα	急性前骨髄性白血病
	フォロデシン	プリンヌクレオシドホスホリラーゼ（PNP）	末梢性 T 細胞リンパ腫
	ボルテゾミブ（注）	プロテアソーム	多発性骨髄腫
	カルフィルゾミブ（注）	20S プロテアソーム	多発性骨髄腫
	イキサゾミブ	20S プロテアソーム	多発性骨髄腫
	ベキサロテン	26S プロテアソーム	皮膚 T 細胞性リンパ腫
	アザシチジン（注）	DNA メチル化	骨髄異形成症候群

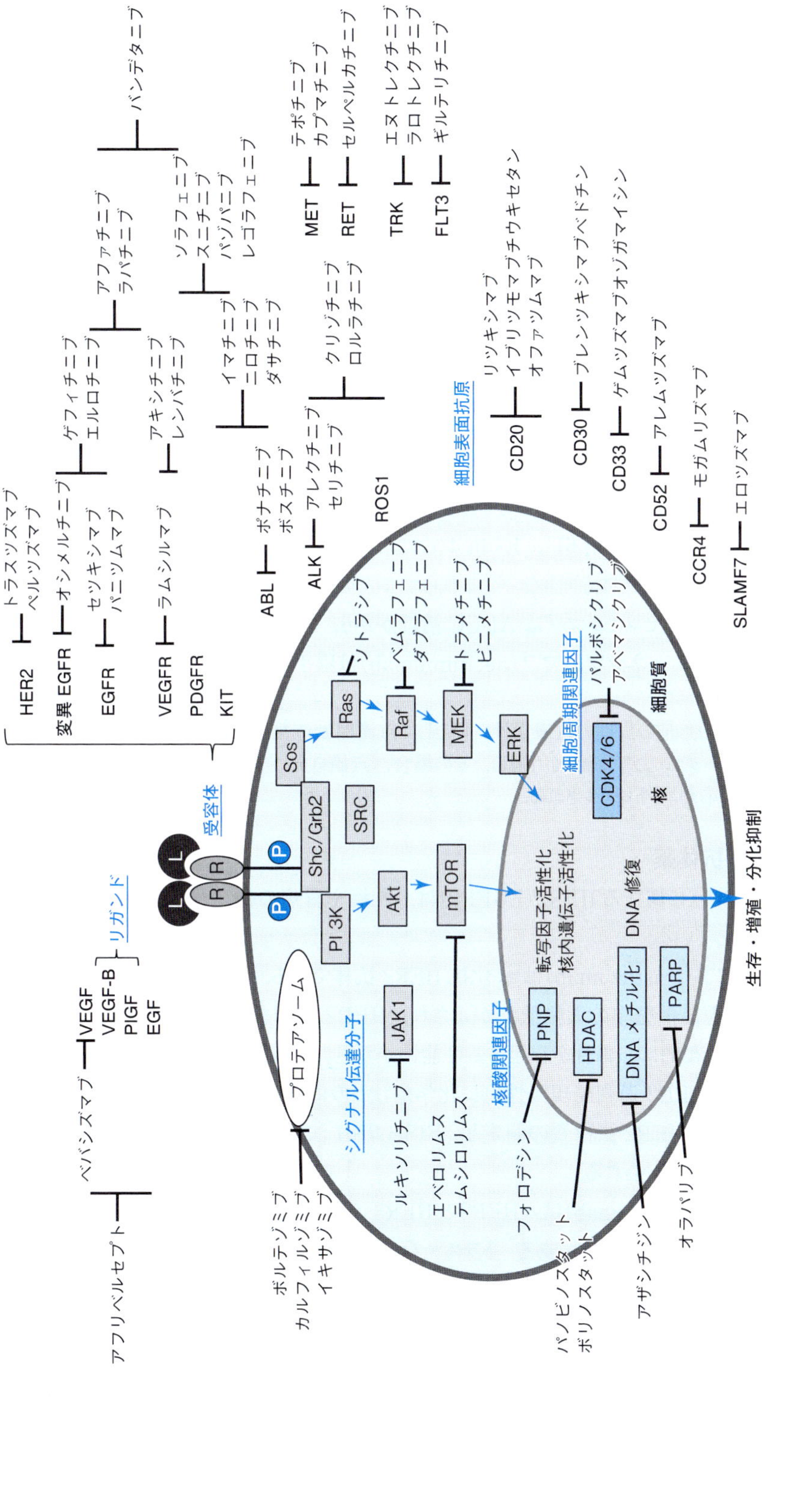

図Ⅻ-7 分子標的薬の主な標的と作用部位

抗体薬（表XII-18）

遺伝子組み換えによりFc部分をヒト型蛋白質に組み換えたキメラ抗体（語尾が～ximab）や，抗原を認識するFab部分の一部のみをマウス蛋白質として残したヒト化抗体（語尾が～zumab），完全にヒト蛋白質に置き換えたヒト型抗体（語尾が～umab）がある．マウス蛋白質の割合が少ないほど，ヒトに投与した時の副作用も少ないとされるが，実際にはヒト抗体でも注射反応（インフュージョンリアクション）や抗体に対する抗体の産生が起こり得る．

抗体薬の作用機序には，①リガンドの中和，②受容体からのシグナル伝達阻害，③抗体依存性細胞傷害反応（antibody-dependent cell-mediated cytotoxicity, ADCC），④補体依存性細胞傷害反応（complement-dependent cytotoxicity, CDC）などがあり，抗体により異なる．一つの抗体が複数の作用機序を有する場合もある．

抗EGFR抗体薬

セツキシマブ（cetuximab）と**パニツムマブ**（panitumumab）は，EGFRに対するキメラ抗体と完全ヒト化抗体である．これらの薬はRas遺伝子野生型の結腸・直腸癌に対し，単独あるいは化学療法薬との併用により全生存期間を延長する．EGFRの下流にあるKRASのExon 2（codon 12/13），Exon 3（codon 61），Exon 4（codon 117/146）およびNRASに変異がある場合，これらの抗体薬の効果が期待できない．これらすべてのRAS変異の有無を事前にコンパニオン診断薬で確認する．セツキシマブはADCC活性があり，頭頸部癌に放射線療法や化学療法との併用が有効である．**ネシツムマブ**（necitumumab）は扁平上皮非小細胞肺癌に適応がある．

副作用　高頻度に皮疹や，爪の周囲の皮膚毒性，時として点滴開始直後に患者の顔面潮紅，血圧上昇，発熱などのインフュージョンリアクションが生じる．この場合，点滴を止めた後ゆっくりと再開することやステロイド投与により本反応がコントロールされる．

抗HER2抗体薬

EGFRファミリーに属するHER2（EGFR2）は，乳癌や胃癌の約20%に過剰発現し，癌細胞の増殖に関与している．

トラスツズマブ（trastuzumab）はヒト化抗HER2抗体である．タキサン類との併用で，全生存期間の延長，術後再発率の大幅低下が示され，HER2過剰発現乳癌の標準薬とされている．前臨床試験で潜在的に心毒性を惹起する可能性が示され，ドキソルビシンとの併用は禁忌とされている．胃癌のHER2過剰発現陽性例に化学療法との併用で適応がある．トラスツズマブの免疫組織染色によるHER2蛋白質の測定と，FISH/ISH法によるHER2遺伝子増幅の測定が，コンパニオン診断に用いられる．

ペルツズマブ（pertuzumab）は，HER2とHER3の二量体形成を阻害し，下流への増殖シグナル伝達を阻害するヒト化抗体である．トラスツズマブ・ドセタキセルに併用することで生存期間の延長が認められた．HER2過剰発現転移・再発乳癌の標準治療薬となっている．

抗VEGF抗体/抗VEGFR-2抗体薬

VEGFとVEGFR-2の結合を阻害し，①血管新生の阻害，②腫瘍間質圧の正常化による腫瘍への抗悪性腫瘍薬移行性改善という二つの作用機序を有する．

ベバシズマブ(bevacizumab)は，VEGF に対するヒト化抗体である．大腸癌，非扁平上皮非小細胞肺癌，卵巣癌，悪性神経膠腫の全生存期間を延長する．乳癌は，無増悪生存期間は延長するものの全生存期間の延長は確認されていない．

ラムシルマブ(ramucirumab)は，VEGFR-2 に対する完全ヒトモノクローナル IgG1 抗体で，転移再発胃癌にはパクリタキセルとの併用で，非小細胞肺癌にはドセタキセルとの併用で用いる．

副作用

ベバシズマブは血圧上昇，消化管穿孔，喀血，脳出血，動静脈血栓症や創傷治癒の遅延など多彩で特徴的な副作用が報告されているため，患者の癌種だけでなく背景となる病態も勘案して適用を決定する必要がある．悪性神経膠腫以外では殺細胞性抗腫瘍薬との併用で用いる．

ラムシルマブは動静脈血栓塞栓症，インフュージョンリアクション，消化管穿孔，出血，好中球減少症，うっ血性心不全，創傷治癒の遷延などがある．併用する化学療法薬による骨髄抑制を増強するため注意が必要である．

アフリベルセプト(aflibercept)は VEGFR-1 と VEGFR-2 の細胞外ドメインと抗体の Fc 部分を遺伝子組換え技術で抗体化した薬で，VEGF，VEGF-B に加え PlGF(placenta growth factor)も中和する活性があり，結腸・直腸癌に適応がある．

抗 CD20/CD33/CD52 薬

わが国では悪性リンパ腫の中でも非ホジキンリンパ腫が大半を占めている．ヒト CD20 はヒト B 細胞のみに発現し，正常・腫瘍細胞を問わず細胞膜表面に認められる．悪性リンパ腫として B 細胞が活性化されると CD20 が高度に発現し，癌化した B 細胞の活性化や増殖が促進される．

リツキシマブ(rituximab)は，CD20 に対するマウス・ヒトキメラ抗体である．CD20 の発現抑制，ADCC や CDC を介して抗腫瘍活性を示す．CD20 陽性の B 細胞性非ホジキンリンパ腫に対して，CHOP 療法もしくはベンダムスチンと併用する．非腫瘍性疾患である Wegener 肉芽腫症や難治性ネフローゼ症候群にも適用がある．

キメラ抗体薬は時に重篤な過敏症やアナフィラキシー反応を示すため初回投与時には慎重な観察と点滴速度の調整が必要である．また B 細胞活性の抑制により，B 型肝炎ウイルスのキャリヤーや既感染者に用いると B 型肝炎ウイルスの再活性化や劇症肝炎化を起こすことがあるため，慎重な観察と時として核酸アナログ薬の併用が必要になる．**オファツムマブ**(ofatumumab)は，再発・難治性の CD20 陽性の慢性リンパ性白血病に適応される．重篤なインフュージョンリアクションが出現することがある．

CD33 抗原は，分子量 67 kDa の単鎖膜貫通糖蛋白質で，シアル酸依存性の接着分子である．骨髄系細胞および単球系細胞に発現するが顆粒球には発現せず，単球，前骨髄球，骨髄芽球，一部の未分化型急性白血病，急性リンパ芽球性白血病に発現する．抗 CD33 抗体薬である**ゲムツズマブオゾガマイシン**(gemtuzumab ozogamicin)は，CD33 陽性の急性骨髄性白血病に適応がある．

CD52 は CAMPATH-1 antigen とも呼ばれ，成熟したリンパ球や単球樹状細胞に発現するが，血液幹細胞には発現しない．**アレムツズマブ**(alemtuzumab)は，CD52 に対するヒト化抗体である．再発・難治性の慢性リンパ性白血病に適用される．インフュージョンリアクションによる死亡例があり，末梢リンパ球減少や骨髄機能不全による重篤な感染症の発現に注意が必要である．

抗 CCR4 薬

HTLV-1 は成人 T 細胞白血病リンパ腫（adult T cell leukemia lymphoma, ATL）や HTLV-1 関連脊髄症（HTLV-1-associated myelopathy, HAM）などの原因ウイルスである．ATL は HTLV-1 キャリヤーの 5〜10% に発症するきわめて予後不良の疾患である．疫学的には，HTLV-1 キャリヤーは，沖縄県，鹿児島県，宮崎県，長崎県など西日本に地域集積性が高く，わが国にとって重要な血液疾患である．

モガムリズマブ（mogamulizumab）は，ATL 患者に発現しているケモカイン受容体 4（chemokine（C-C motif）receptor 4, CCR4）を標的とするヒト化モノクローナル抗体薬であり，抗体依存性細胞傷害により抗腫瘍効果を示す．再発または難治性の CCR4 陽性の ATL に適応がある．

小分子化合物（表XII-19）

標的分子の結晶構造解析等により，標的分子に結合する化合物を設計し作成される．分子量 500 前後の化合物が多い．標的としては，増殖因子受容体（EGFR, HER2, PDGFR, VEGFR, KIT など）のチロシンキナーゼ（TK）や融合遺伝子産物としての TK（BCR-ABL, EML4-ALK など），細胞増殖や生存に関与するセリン/トレオニンキナーゼやその活性化因子（KRAS, BRAF, mammalian target of rapamycin（mTOR）など）がある．一つの標的にしか作用しない特異的阻害薬は少なく，多くの化合物は構造が類似した複数の標的を阻害する活性を併せもつ．複数の標的に対する阻害活性が広い抗腫瘍効果に結び付く反面，さまざまな副作用の原因になる．

選択的チロシンキナーゼ阻害薬 Tyrosine kinase inhibitor（TKI）

癌細胞において遺伝子変異や融合遺伝子により活性化された受容体型チロシンキナーゼを阻害する小分子化合物である．受容体型 TK には ATP が結合するポケット（くぼみ）があり，ここに ATP が結合することで活性化され下流の Ras-MAPK（MEK/ERK）経路や PI3K/AKT/mTOR 経路，JAK/STAT 経路などを介して細胞増殖・生存シグナルを伝達する．TKI は，ATP 結合ポケットに結合することで ATP の TK（基質）への結合を阻害する．可逆的に結合するものと共有結合により不可逆的に結合するものがある．いわゆるドライバー遺伝子異常は相互排他的であり，分子標的薬による治療に直結するため，ドライバー遺伝子異常を見落とすことなく診断することが重要である．

ABL1 阻害薬（ABL1-TKI）

慢性骨髄性白血病は造血幹細胞レベルで Philadelphia（Ph）染色体すなわち第 9 染色体と第 22 染色体の相互転座 t（9；22）（q34.1；q11.2）が生じる結果，BCR-ABL 融合遺伝子が形成され，その遺伝子産物であり過剰な TK 活性をもつ BCR-ABL1 融合蛋白質が強力な増殖シグナルを発生し白血病化する．第一世代の**イマチニブ**（imatinib）は，ABL1 の TK ドメインに ATP と競合的に結合し，その基質上のチロシン残基のリン酸化を阻害してシグナル伝達を遮断することにより抗腫瘍効果を発揮する．より強力な**ニロチニブ**（nilotinib）や**ダサチニブ**（dasatinib）が第二世代薬として開発されている．融合 ABL 遺伝子に発生する T315I などの二次的変異により耐性が生じるが，第三世代の**ポナチニブ**(ponatinib)は T315I にも有効である．イマチニブは，KIT や PDGFR にも阻害活性を併せもっており，KIT や PDGFR 変異が病因である消化管間質腫瘍(gastrointestinal stromal tumor, GIST)に対しても抗腫瘍効果を示す．

イマチニブは皮膚障害，体液貯留，悪心・嘔吐などの消化器症状，筋痙攣，肝障害などが，ニロチニブではアミラーゼやリパーゼの上昇および高血糖が，ダサチニブでは胸水貯留，消化管出血の頻度が比較的高い．ニロチニブと血管閉塞性事象，ダサチニブと肺高血圧症の関連が注目されている． 副作用

ALK 阻害薬(ALK-TKI)

ALK(anaplastic lymphoma kinase)は第 2 染色体短腕に位置し，リンパ腫でみつかっていた TK をコードする遺伝子であるが，非小細胞肺癌の 3% 程度に ALK 融合遺伝子が検出される．融合パートナーとしては 10 種類以上あるが，90% 以上が第 2 染色体短腕に逆向きに存在する EML4(echinoderm microtubule-associated protein-like 4)である．ALK 融合遺伝子から生じる融合蛋白質は二～三量体を形成し ALK が活性化することにより発癌させる．EML4 遺伝子の切断・融合部位の違いにより，多くのバリアントが存在し，ALK 阻害薬感受性が異なることが示唆されている．第一世代の**クリゾチニブ**(crizotinib)，第二世代の**アレクチニブ**(alectinib)，**セリチニブ**(ceritinib)と**ブリグチニブ**(brigatinib)，第三世代の**ロルラチニブ**(lorlatinib)がある．アレクチニブは ALK 選択性がきわめて高く，抗腫瘍効果が高く副作用もきわめて少ない．中枢神経系への移行も高い．第一，第二世代薬の耐性の大半は耐性変異により生じるが，耐性変異の種類はきわめて多く，薬により感受性プロファイルが異なる．G1202R 変異は，第三世代のロルラチニブが高い阻害活性を示す．アレクチニブや第三世代薬は中枢神経系への移行性が良好であるが，ロルラチニブは特に高いとされている．

クリゾチニブは視覚障害や嘔気・嘔吐などの消化器症状，ロルラチニブは認知障害や言語障害などの中枢神経系障害や膵炎，脂質異常症，高血糖などの特徴的な副作用を示しうる．ブリグチニブは投与初期に急性肺障害が発生することがあり，その軽減を目的に投与開始後 1 週間は 90 mg/日を継続し，2 週目から 180 mg/日に増量して継続投与する． 副作用

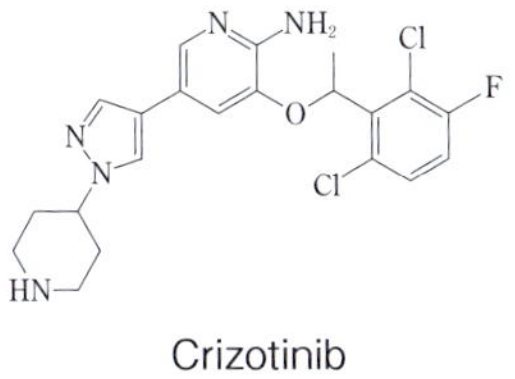
Crizotinib

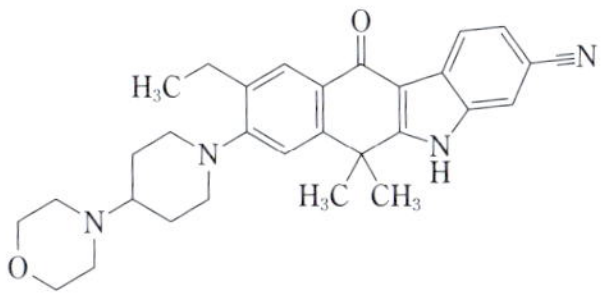
Alectinib

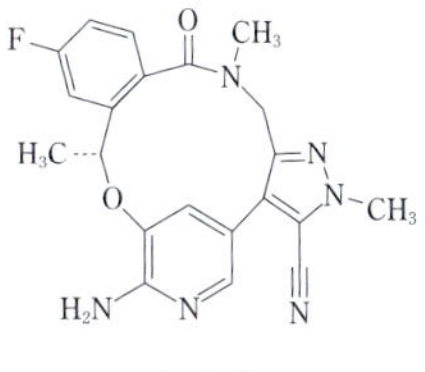
Lorlatinib

EGFR 阻害薬(EGFR-TKI)

EGFR は第 7 染色体短腕に位置し，受容体型 TK をコードする．野生型 EGFR はリガンド(EGF，TGF-α，HB-EGF など)が結合することにより二量体化し活性化される．非小細胞肺癌の主に腺癌に EGFR を恒常的に活性化する変異があり，EGFR エクソン 19 欠失とエクソン 21 の L858R 変異がそれぞれ 45% 程度を占める．その頻度には人種差があり，東アジア人に多く腺癌の約 50%，白人や黒人には少なく腺癌の約 10% にみられる．これらの変異により基質である

EGFRのTKとATPの親和性が増強し，リガンド非依存性にEGFRが活性化され発癌させる．第一世代の**ゲフィチニブ**(gefitinib)と**エルロチニブ**(erlotinib)はTKに可逆的に結合するのに対し，第二世代の**アファチニブ**(afatinib)とはTKに不可逆的に共有結合する．これらは，変異EGFRとともに野生型EGFRも強く阻害する．これらに獲得耐性となった症例の約50%はEGFRエクソン20のT790M変異(二次的変異，耐性変異)により耐性化する．第三世代の**オシメルチニブ**(osimertinib)は野生型EGFRには阻害活性が弱く，活性型変異(エクソン19欠失とL858R変異)や耐性変異(T790M)に阻害活性が強く，しかも中枢神経系への移行性が高いという，理想的なプロファイルを併せもっており，進行EGFR変異肺癌の第一選択薬になっている．

副作用　皮疹，爪囲炎，下痢，肝障害の頻度が高い．5%程度に急性肺障害・間質性肺炎が発生し一部は重篤化することがあるため特に注意が必要である．オシメルチニブは第一，二世代薬と比較し副作用が軽度なことが多いが，近年汎用されている免疫チェックポイント阻害薬と併用した場合，急性肺障害の発生頻度が25%程度に上昇するため併用しない．また，免疫チェックポイント阻害薬治療後に投与した場合，重症の副作用が比較的高頻度に生じる．

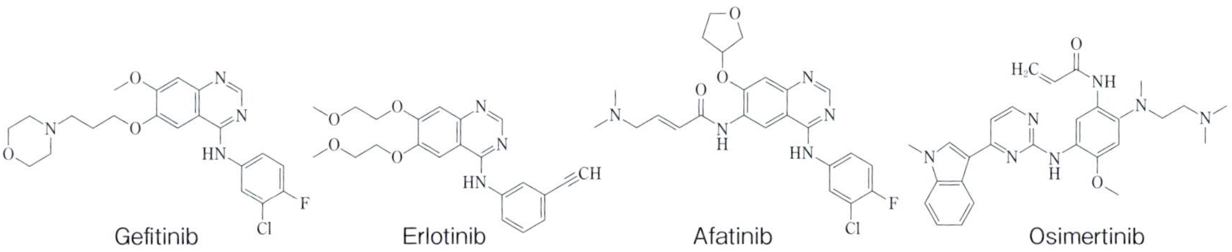

FLT3阻害薬(FLT3-TKI)

FLT3(FMS-like tyrosine kinase 3)遺伝子は，癌の増殖に関与する遺伝子で急性骨髄性白血病の約1/3で膜近傍(juxtamenbrane)領域周辺に起こる遺伝子内縦列重複変異(internal tandem duplication, ITD)とTKドメイン変異(TKD)が報告されている．**ギルテリチニブ**(gilteritinib)はFLT3［FLT3-ITDおよびFLT3-TKD(D835Y)を有する］，ALK，AXLなどに阻害活性があり，FLT3遺伝子変異陽性の急性骨髄性白血病に適応がある．副作用として，骨髄抑制，肝障害，QT延長などがある．

MET阻害薬(MET-TKI)

METは第7染色体長腕に位置し，受容体型TKをコードする．イントロン/エクソン部分の遺伝子欠失や遺伝子変異により，スプライス部位の異常をきたし，エクソン14を欠失した蛋白質が生成される変異をMETエクソン14スキッピング変異といい，非小細胞肺癌の2～3%に検出される．METエクソン14は膜近傍領域をコードし，c-Cbl E3 ubiqutin ligase binding siteを含んでいる．したがって，この部位が欠失することによりユビキチン化による分解が抑制され，恒常的にMETの活性化が生じ癌化すると考えられている．MET-TKIである**テポチニブ**(tepotinib)と**カプマチニブ**(capmatinib)は，METエクソン14スキッピング変異陽性非小細胞肺癌に認可されている．METのTKドメインへのATP結合を競合的に阻害し，シグナルを遮断して細胞死を惹起する．

RET 阻害薬(RET-TKI)

RET(rearranged during transfection)遺伝子は第 10 染色体長腕に位置し，受容体型 TK をコードする．遺伝性甲状腺髄様癌の 90% 以上，散発性甲状腺髄様癌の 60% 以上に RET 遺伝子変異が，非小細胞肺癌(主に腺癌)の 1～2% に RET 融合遺伝子が検出される．融合パートナーとしては非小細胞肺癌では KIF5B，CCDC6 の順に，甲状腺癌では CCDC6，NCOA4 の順に多い．これら RET 遺伝子変異陽性甲状腺髄様癌と RET 融合遺伝子陽性の非小細胞肺癌および甲状腺癌に RET-TKI である**セルペルカチニブ**(selparcatinib)が認可されている．副作用として，過敏反応，肝障害，高血圧などがある．

ROS1 阻害薬(ROS1-TKI)

ROS1 は第 6 染色体長腕に位置し，細胞の増殖および文化に関与する受容体型 TK をコードする．非小細胞肺癌の 1～2% 程度に ROS1 融合遺伝子が検出される．CD74，EZR，SLC34A2，SDC4 を含む 20 種類以上のパートナー遺伝子と融合遺伝子を形成する．ALK 阻害薬**クリゾチニブ**と TRK 阻害薬**エヌトレクチニブ**が ROS1 阻害活性も有しており，ROS1 融合遺伝子陽性非小細胞肺癌に用いられる．

TRK 阻害薬(TRK-TKI)

NTRK(neurotrophic tropomyosin receptor kinase または neurotrophic receptor tyrosine kinase)1(第 1 染色体長腕)，NTRK 2(第 9 染色体長腕)，NTRK 3(第 15 染色体長腕)は神経栄養因子受容体ファミリーに属する受容体 TK をコードする．それらの遺伝子産物である TRK (tropomyosin receptor kinase)1，2，3 は，それぞれリガンドである神経成長因子(NGF)やニューロトロフィン 3(NT3)，脳由来神経栄養因子(BDNF)や NT4，NT3 の結合により二量化して活性化し，感覚や脳内の神経回路網の形成・発達などに関与する．NTRK1，2，3 は小児から成人まで幅広い癌種で検出されるが，乳児型線維肉腫(90～100%)や中胚葉性腎腫(67～83%)，唾液腺分泌癌(80～100%)，乳腺分泌癌(80～100%)，甲状腺乳頭癌(2～12%)などの希少癌に比較的多く，結腸・直腸癌(0.5～1.5%)や非小細胞肺癌(0.2～3.3%)などには少ないという特徴がある．TRK 阻害薬として**エヌトレクチニブ**(entrectinib)(ROS1 融合遺伝子陽性非小細胞肺癌にも認可)と**ラロトレクチニブ**(larotrectinib)が癌種にかかわらず NTRK 融合遺伝子陽性固形癌に対し承認されている．これは標的を発現した腫瘍に対して臓器横断的，癌種横断的に分子標的薬が承認された最初の例である．

その他のキナーゼ阻害薬

BRAF^V600E^ 阻害薬と MEK 阻害薬

BRAF は Raf ファミリーに属するセリン/トレオニンキナーゼで，MAP kinase 経路(以下，MAPK 経路と略す)を構成する成分である．V600E 変異は BRAF 変異の 90% 以上を占める変異で，メラノーマの 20～30%，甲状腺乳頭癌の 30～70%，結腸直腸癌の 3～5%，非小細胞肺癌の 1% 程度に検出される．癌細胞や正常細胞では，MAPK 経路の刺激は増殖や生存に必須であり，厳密に制御されている MAPK 経路が過剰に活性化されないように活性化された ERK から上流の受容体型 TK にフィードバック機構が働きブレーキをかけている(**図Ⅻ-8**)．BRAF の

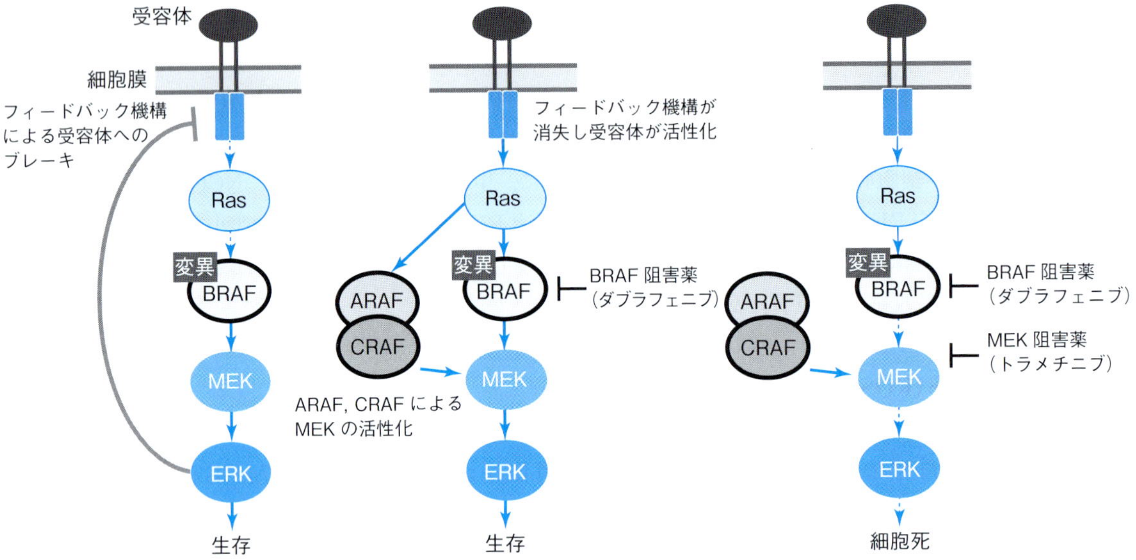

図XII-8　BRAF 変異腫瘍における BRAF 阻害薬と MEK 阻害薬併用の理論的根拠

みを阻害するとフィードバック機構によるブレーキがはずれ受容体が活性化され，EGFR などの受容体からの刺激により MAPK 経路が再活性化されてしまう．また，BRAF が抑制されると ARAF や CRAF が MEK を刺激し MAPK 経路を再活性化する．BRAF と MEK をそれぞれの阻害薬により同時に阻害することで，$BRAF^{V600E}$ 陽性癌に高い抗腫瘍効果が得られる．

ダブラフェニブ（dabrafenib）と**エンコラフェニブ**（encorafenib）は $BRAF^{V600E}$ 選択的阻害薬である．それぞれ MEK 阻害薬である**トラメチニブ**（trametinib）と**ビニメチニブ**（binimetinib）に併用する．BRAF 変異直腸・結腸癌に対しては，ビニメチニブをエンコラフェニブおよび/または抗 EGFR 抗体セツキシマブと併用して使用する．抗 EGFR 抗体を併用するのは，BRAF 変異直腸・結腸癌では EGFR による MAPK 経路活性化の度合いが大きいためである．

■ $KRAS^{G12C}$ 阻害薬

KRAS は第 12 染色体に位置し，EGFR などの受容体型チロシンキナーゼの下流で MAPK 経路を構成する約 21 kDa の低分子グアノシン三リン酸（GTP）結合蛋白質をコードしている．受容体からの刺激により，グアノシン二リン酸（GDP）が Ras 分子から離れ，代わりに細胞質から GTP が結合することで Ras は活性型となる．KRAS にはコドン 12，13，61 に変異のホットスポットがある．膵癌の約 90%，大腸癌の約 40%，非小細胞肺癌の約 10% 程度に KRAS 変異が検出される．非小細胞肺癌の KRAS 変異の頻度は人種差があり，白人で多く東アジア人で少なく，EGFR 変異と逆の関係にある．非小細胞肺癌の KRAS 変異はほとんどが腺癌で検出されるが，$KRAS^{G12C}$ 変異が最も多く 3～5 割を占める．

KRAS 変異はこれまで標的にできないドライバー遺伝子異常とされてきたが，GDP が結合した非活性型の G12C 変異陽性の KRAS に共有結合し安定化する**ソトラシブ**（sotorasib）が開発され，$KRAS^{G12C}$ 変異陽性非小細胞肺癌に認可された．その奏効率は 40% 程度であり，他のドライバー遺伝子陽性癌に対する分子標的薬の奏効率より低い．副作用としては下痢や肝機能障害の頻度が高い．

mTOR 阻害薬

mTOR はセリン/トレオニンキナーゼである Akt の下流分子で，多くの腫瘍細胞で活性化されている．mTOR 阻害薬**ラパマイシン**（rapamysin）は免疫抑制薬として開発が進められたが，免疫抑制薬として用いる場合の約 10 倍高用量で用いると，固形癌の細胞増殖が抑制されることから**テムシロリムス**（temsirolimus）と**エベロリムス**（everolimus）が抗悪性腫瘍薬として腎癌に認可された．エベロリムスは膵原発神経内分泌腫瘍，一部の乳癌，結節性硬化症に合併する上衣下巨細胞性星細胞腫にも適応拡大されている．

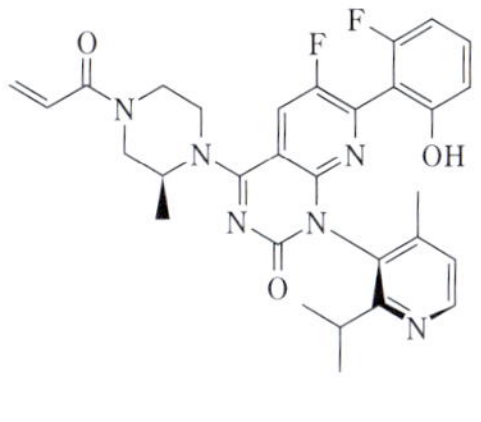

Sotorasib

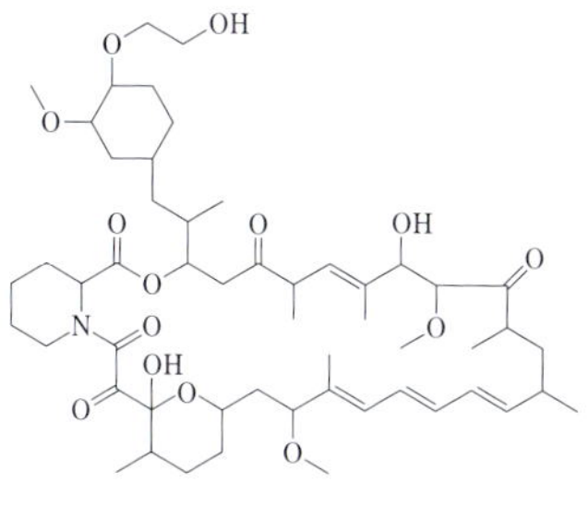

Everolimus

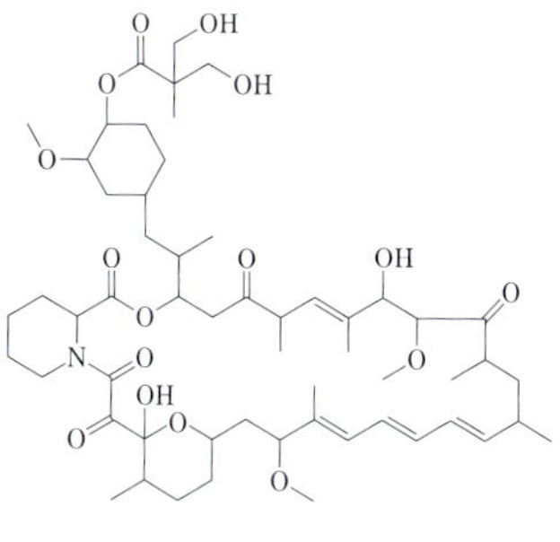

Temsirolimus

マルチキナーゼ阻害薬

構造が類似した複数の標的を阻害する薬である．ここでは VEGFR-2 阻害活性を中心にその他の標的阻害活性を合わせるものを記載する．VEGFR-2 阻害活性が高い**ソラフェニブ**（sorafenib），**スニチニブ**（sunitinib），**アキシチニブ**（axitinib），**パゾパニブ**（pazopanib），**レゴラフェニブ**（regorafenib），**レンバチニブ**（lenvatinib），**カボザンチニブ**（cabozantinib）は腎細胞癌に適応があるが，他のさまざまな分子に対する阻害活性を併せもっている．ソラフェニブは VEGFR，PDGFR，CRAF，BRAF，FLT3，KIT に阻害活性があり，腎細胞癌，肝細胞癌，甲状腺癌に適応がある．スニチニブは VEGFR-1～3，PDGFRα/β，FLT3，CSF-1R，RET に阻害活性があり，GIST や腎細胞癌，膵原発神経内分泌腫瘍に適応がある．パゾパニブは VEGFR-1～3，PDGFRα/β，KIT に阻害活性があり，悪性軟部腫瘍に適応がある．レゴラフェニブは VEGFR-1～3，TIE2，PDGFR，FGFR，KIT，RET，Raf-1，BRAF に阻害活性があり，結腸・直腸癌，GIST，肝細胞癌に適応がある．レンバチニブは VEGFR-1～3，FGFR1～4，PDGFRα，KIT，RET に阻害活性があり，単剤で甲状腺癌，肝細胞癌，胸腺癌に，免疫チェックポイント阻害薬であるペムブロリズマブとの併用で子宮体癌と腎細胞癌に適応がある．カボザンチニブは VEGFR-1～3，MET や AXL に阻害活性があり，単剤で肝細胞癌，ニボルマブとの併用でも腎細胞癌に適応がある．

副作用

VEGFR-2 阻害による高血圧や出血，血栓症が起こりうる．食欲不振や下痢などの消化器症状も高頻度に出現しうる．ソラフェニブやレゴラフェニブ，カボザンチニブでは手足症候群，スニチニブでは骨髄抑制，パゾパニブでは肝機能障害，レンバチニブでは甲状腺機能低下など，重篤な副作用が出現する可能性がある．

プロテアソーム阻害薬

プロテアソームは細胞内の不要な蛋白質を分解する酵素であるが，**ボルテゾミブ**(bortezomib)や**イキサゾミブ**(ixazomib)はプロテアソームの活性を阻害することで癌細胞内に不要な蛋白質を蓄積させ，癌細胞の増殖を抑制する．多発性骨髄腫に適応がある．ボルテゾミブは，マントル細胞リンパ腫やリンパ形質細胞リンパ腫，原発性マクログロブリン血症，全身性 AL アミロイドーシスにも適応がある．正常細胞内にもプロテアソームが存在し細胞の恒常性を保っているため，さまざまな副作用も出現する．ボルテゾミブでは末梢神経障害，イキサゾミブでは血小板減少に注意が必要である．

HDAC(ヒストン脱アセチル化酵素)阻害薬

ヒストンは真核細胞の染色体に含まれる蛋白質の一つで，高分子であるDNAを核内に格納する働きをしている．ヒストンがアセチル化されるとヒストンに対するDNAの巻き付きが弱くなり転写が促進される．遺伝子の転写はヒストンのアセチル化と脱アセチル化のバランスによって制御されているが，**ボリノスタット**(vorinostat)はヒストン脱アセチル化酵素(HDAC)を阻害することにより，癌細胞の増殖を抑制する．皮膚T細胞リンパ腫に適応がある．**ツシジノスタット**(tucidinostat)は成人T細胞白血病リンパ腫，末梢性T細胞リンパ腫に適応がある．副作用としては，骨髄抑制(特に血小板減少)が起こるので注意が必要である．

PARP阻害薬

PARP［ポリ(ADPリボース)ポリメラーゼ，poly(ADP-ribose)polymerase］はADPリボースを標的蛋白質に付加重合(**ADPリボシル化**)させる酵素で，DNA修復，転写制御，クロマチン修飾，エネルギー代謝，細胞死，エピゲノム修飾などに関与する．DNA修復に関与するPARP1/2/3は一本鎖DNA切断部位を認識しADPリボシル化することで塩基除去修復を行う．PARP1/2/3阻害活性をもつ**オラパリブ**(olaparib)は，DNA損傷下では一本鎖DNA修復の塩基除去修復を阻害し細胞死を誘導する．二本鎖DNA切断における相同組換え機構を阻害するBRCA1/2等の変異を有する癌細胞では，オラパリブ単剤の投与で一本鎖DNA修復と二本鎖DNA修復をともに遮断され細胞死が誘導される．単独遺伝子欠損では細胞死を示さないのに，複数の遺伝子の欠損が共存することで致死性を発揮する現象を合成致死というが，BRCA1/2変異を有する癌細胞にPARP阻害薬を作用させて誘導される細胞死は合成致死の一例である．

オラパリブは白金系抗悪性腫瘍薬感受性の再発卵巣癌，BRCA遺伝子変異陽性の卵巣癌や乳癌，去勢抵抗性前立腺癌，膵癌などに適応があるが，維持療法のみあるいはベバシズマブを含む化学療法との併用など，種々の制限があるので使用に当たっては熟知しておく必要がある．副作用としては，骨髄抑制や悪心・嘔吐などの消化器症状がある．

分子標的薬の耐性機構

耐性の主な分子機構としては下記のものがあり，一つの腫瘍内に複数の耐性機構が混在する場合もある．

①**標的の変化**：耐性を惹起しうる標的に起こる遺伝子変異である．分子標的薬が標的に結合するポケットの一番奥（ゲートキーパー）やポケットの入り口（ソルベントフロント）付近に生じる変異が多い．これらの変異は発生部位においてドライバー遺伝子間で共通性や類似性があり，薬物結合ポケットの形が変化するあるいは標的とATPの結合親和性が増強するため，結果的に薬が標的に結合し難くなり，耐性が生じる．

②**側副経路の活性化**：分子標的薬は標的に結合し標的からの生存シグナルを阻害するが，別の受容体などが活性化し生存シグナルを補うため耐性化するものである．METやHER2などの受容体の遺伝子増幅や，リガンドによる受容体の活性化などがある．

③**他のドライバー変異**：他のドライバー変異により生存シグナルを補い耐性化するものである．広義には側副経路の活性化に含まれる．

④**細胞形質変化**：もともと腺癌であったが獲得耐性時に小細胞癌や扁平上皮癌などの他の組織型に転化するものや，上皮型の形質（E-カドヘリン高発現）から間葉型（ビメンチンやN-カドヘリン高発現）の形質に移行（上皮間葉移行：EMT）するものがある．

⑤**癌幹細胞様形質**：CD133やCD44，ALDHなどが癌幹細胞マーカーとして知られており，これらを発現した癌細胞が分子標的薬によるアポトーシス抵抗性により耐性化する．

⑥**薬物移行制限**：中枢神経系には血液脳関門（blood brain barrier, BBB）が存在し，BBBにより多くの分子標的薬が脳内に移行しづらいため脳内の薬物濃度が上昇せず治療効果が減弱し耐性の原因となる．BBBは血管内皮細胞同士の強固な結合（タイトジャンクション）やアストロサイトによる血管の裏打ち，血管内皮細胞膜上に発現しているP糖蛋白質により構成されている．多くの分子標的薬は多少なりともBBBにより移行制限は受ける．

CDK4/6 阻害薬

細胞周期（M期–G1期–S期–G2期）のうちG1後期からS期への移行を促進するキナーゼであるcyclin-dependent kinase 4/6（CDK4/6）は，サイクリンDと複合体を形成し，癌抑制遺伝子産物であるRbをリン酸化して不活性化することにより癌細胞の増殖を促進する．サイクリンDはエストロゲン受容体（ER）陽性乳癌に高発現している．CDK4/6阻害薬である**パルボシクリブ**（palbociclib）と**アベマシクリブ**（abemaciclib）はホルモン受容体陽性かつHER2陰性の手術不能，再発乳癌に認可されている．アベマシクリブは再発高リスクの術後療法にも適応がある．いずれも骨髄抑制や下痢が高頻度に発生する．アベマシクリブでは肝障害にも注意が必要である．

新世代の分子標的薬

イマチニブやゲフィチニブ，クリゾチニブなどを第一世代の分子標的薬とすると，①標的に対する選択性が高く阻害活性が強い，②中枢神経系への移行性が高い，③耐性変異にも阻害活性が高いなどの機能を有する第二世代・第三世代の新世代分子標的薬が開発されている．ABL阻害薬としては第三世代のポナチニブは耐性変異（ABL-T315I）にも有効である．EGFR阻害薬としては第三世代のオシメルチニブは耐性変異（EGFR-T790M）にも阻害活性があり，変異EGFR（エクソン19欠失とL858R）に阻害活性が高くて野生型EGFRには弱く，中枢神経系への移行性が高い．ALK阻害薬としては第三世代のロルラチニブは耐性変異（ALK-G1202R）にも阻害活性があり，中枢神経系への移行性がきわめて高い．

抗体薬物複合体 Antibody drug conjugate（ADC）（**表Ⅻ-18**）

抗体に殺細胞性抗腫瘍薬（ペイロード payload：低分子医薬）を結合させたものである．ここでは，抗体に治療用ラジオアイソトープ（放射性同位元素）を結合させた薬とともに記載する．抗体により腫瘍細胞に選択性と到達性を高めることができ，高い抗腫瘍効果が期待できる．

トラスツズマブデルクステカン Trastuzumab deruxtecan

抗HER2抗体であるトラスツズマブ1分子にペイロードであるエキサテカン誘導体(トポイソメラーゼI阻害薬)とリンカーからなるデルクステカンを8分子結合させた抗体薬物複合体である. HER2を発現した癌細胞に結合したのち細胞質内に取り込まれ, 細胞内のカテプシンによりリンカーが切断されてエキサテカン誘導体が遊離し, トポイソメラーゼIを阻害して細胞死を誘導する. 薬物が結合した細胞の隣接細胞も傷害するバイスタンダー効果も有する. これは, 死滅した癌細胞から遊離したペイロードが近接した癌細胞も傷害するためである.

HER2陽性乳癌と胃癌に適応がある. 副作用としては, 骨髄抑制, 悪心・嘔吐・疲労が高頻度に生じ, 重篤な間質性肺疾患が起こりうるので注意が必要である.

トラスツズマブエムタンシン Trastuzumab emtansine

抗HER2抗体であるトラスツズマブに, 生体内で非常に安定なリンカーを介してチュブリン重合阻害作用を有するDM1が平均3.5分子結合した抗体薬物複合体である. HER2に結合して細胞内に取り込まれた後, リソソーム内で分解を受けることでDM1含有代謝物を遊離し, G2/M期での細胞周期停止およびアポトーシスを誘導する. HER2陽性乳癌に適応がある. 副作用としては, 血小板減少, 肝機能障害, 悪心・倦怠感が多く, 末梢神経障害が生じることがある.

ゲムツズマブオゾガマイシン Gemtuzumab ozogamicin

抗CD33抗体と抗腫瘍性抗生物質であるカリケアミシン誘導体オゾガマイシンを結合させた抗体薬物複合体で, CD33陽性の急性骨髄性白血病に適応がある.

イブリツモマブチウキセタン Ibritumomab tiuxetan

抗CD20抗体にイットリウム(^{90}Y)を結合させた抗体薬物複合体で, CD20陽性の低悪性度B細胞性非ホジキンリンパ腫, マントル細胞リンパ腫に適応がある.

免疫チェックポイント阻害薬

画期的な抗悪性腫瘍薬として, 免疫チェックポイント阻害薬が登場した. 細胞傷害性T細胞(cytotoxic T lymphocyte, CTL)などの免疫細胞の攻撃から癌細胞が逃れる免疫逃避機構の一つに免疫チェックポイント分子がかかわっている.

初期免疫段階において, 樹状細胞などの抗原提示細胞によるT細胞の活性化には, 抗原を提示したMHC class IをT細胞上のTCRが認識して生じる抗原特異的な刺激と, T細胞上のCD28と抗原提示細胞上のCD80/86が結合して生じる共刺激が必要である. 一方, T細胞はCTLA-4(cytotoxic T-lymphocyte-associated protein 4)を発現し, 過剰な自己免疫反応が生じることを防いでいる. また, CTLA-4は免疫抑制細胞である制御性T細胞(regulatory T cell, Treg)に恒常的に発現しており, 間接的にT細胞の活性化を抑制する. エフェクター段階では, T細胞は腫瘍抗原を提示したMHC-class I分子をTCRで認識して腫瘍細胞と結合し, 腫瘍細胞を攻撃する. PD-1(programmed death-1)は, 活性化T細胞の表面に発現する受容体である. そのリガンドであるPD-L1(programmed death ligand-1)は正常では抗原提示細胞が発現し, 過剰なT細胞応答を抑制する役割を担っている. 腫瘍細胞がPD-L1を発現すると, 活性

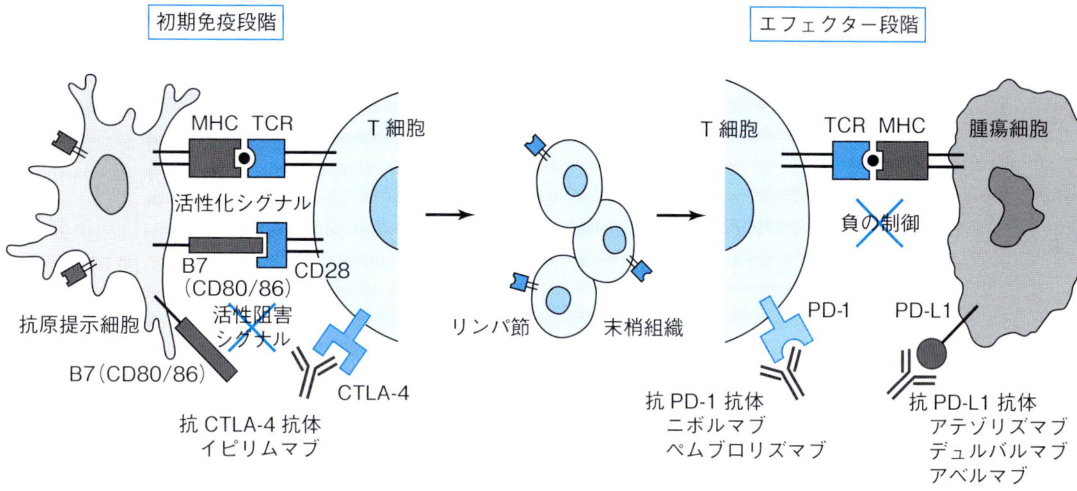

図Ⅻ-9 免疫チェックポイント阻害薬の作用機序

化 T 細胞の PD-1 に結合し T 細胞の活性を抑制し，攻撃を回避する．CTLA-4 や PD-1/PD-L1 が免疫チェックポイント分子として免疫にブレーキをかけているのである．このブレーキをはずして免疫を活性化し抗腫瘍効果を得ることを目的に抗 CTLA-4 抗体や抗 PD-1/PD-L1 抗体が開発された(**図Ⅻ-9**)．

抗 CTLA-4 抗体薬

イピリムマブ(ipilimumab)は，CTLA-4 に対する遺伝子組換えヒト IgG1 モノクローナル抗体で，活性化 T 細胞の抑制を解除するとともに，ADCC により Treg を除去する作用により抗腫瘍免疫を活性化する．悪性黒色腫に対しては単剤での治療もされるが，後述の抗 PD-1 抗体との併用，抗 PD-1 抗体および殺細胞性抗悪性腫瘍薬との併用が他の癌種に適応拡大されている．

抗 PD-1 抗体薬・抗 PD-L1 抗体薬

抗 PD-1 抗体あるいは抗 PD-L1 抗体は，PD-1/PD-L1 の結合を阻害し細胞傷害性 T 細胞の抑制を解除する抗体薬である．

抗 PD-1 抗体，**ニボルマブ**(nivolumab)と**ペムブロリズマブ**(pembrolizumab)はヒト PD-1 に対する遺伝子組換えヒト IgG4 モノクローナル抗体であり，ADCC(抗体依存性細胞傷害)活性をもたないように設計されている．単剤での奏効率が比較的高い悪性黒色腫や非小細胞肺癌でも 20～30% 程度であるが，奏効した症例の一部には年単位の長期奏効が得られるという特徴がある．ペムブロリズマブは，非小細胞肺癌の PD-L1 発現腫瘍高発現症例に一次治療として投与できる．高頻度マイクロサテライト不安定性(MSI-high)* の大腸癌に加え，高い腫瘍遺伝子変異

* **高頻度マイクロサテライト不安定性(MSI-high)**：マイクロサテライトとは，DNA の中で 1～数塩基程度の短い塩基配列が繰り返す場所である．マイクロサテライト不安定性(MSI)とは，DNA の複製の際に生じる塩基配列の間違いを修復する機能の低下により，マイクロサテライトの反復配列が腫瘍組織において非腫瘍(正常)組織と異なる反復回数を示す現象である．MSI は，Lynch 症候群の患者では 80～90% と高頻度にみられるが，Lynch 症候群以外の散発性大腸癌でも 10～20% 程度に，その他の固形癌でも認められる．

量(TMB-high)* を有する固形癌に対しては癌種にかかわらず(臓器横断的に)適応がある．

奏効率を高めるため，多くの癌種で殺細胞性抗腫瘍薬と併用される．子宮体癌と腎細胞癌ではVEGFR-2阻害活性を有する分子標的薬(レンバチニブ)とペムブロリズマブを併用する．ニボルマブはイピリムマブとの併用あるいはイピリムマブおよび殺細胞性抗腫瘍薬との併用がなされる．

抗PD-L1抗体には，**アテゾリズマブ**(atezolizumab)(IgG1，Fcγ受容体への結合性ほとんどない)，**デュルバルマブ**(durvalumab)(IgG1κ)，**アベルマブ**(avelumab)(IgG1)が承認されている．いずれもヒトPD-L1に対する遺伝子組換えヒトモノクローナル抗体である．抗PD-1抗体が，リガンドであるPD-L1とPD-L2の両者のPD-1への結合を阻害するのに対し，抗PD-L1抗体はPD-L1のPD-1への結合を抑制するがPD-2のそれは抑制しないという違いがある．抗PD-L1抗体は，癌種によって術後補助療法あるいは化学放射線療法後の維持療法としても使用される．単独，殺細胞性抗腫瘍薬との併用，殺細胞性抗腫瘍薬および血管新生阻害薬との併用として使われる．非扁平上皮非小細胞肺癌では殺細胞性抗腫瘍薬および抗VEGF抗体(ベバシズマブ)とアテゾリズマブが併用される．

副作用　殺細胞性抗腫瘍薬より軽度のことが多いが，免疫関連有害事象として，間質性肺炎，劇症型糖尿病，肝障害，甲状腺機能障害，インフュージョンリアクション，好中球・リンパ球減少症，消化器障害，心筋炎など多彩かつ時に重篤な副作用が出現しうる．PD-L1を発現する腫瘍細胞割合(TPS)が免疫染色で評価され，抗腫瘍効果のバイオマーカーの一つとして使用されている．

免疫チェックポイント阻害薬は，$KRAS^{G12C}$以外のドライバー遺伝子異常陽性非小細胞肺癌には有効性が高くはないとされている．また，免疫チェックポイント阻害薬の治療を終了後も数カ月は標的に対する抗体の結合あるいは免疫の活性化が維持されることから，後治療に影響を及ぼすことがある．特に，後治療として分子標的薬を投与する場合は，通常よりも高頻度あるいは重篤な副作用(皮疹や過敏反応)が出ることがある．

* **高い腫瘍遺伝子変異量(TMB-high)**：100万個の塩基(megabase, Mb)当たりの変異塩基数(single nucleotide variation, SNV)である．10 mut/Mb(mutations/megabase)以上の場合TMB-highと判定され，癌種にかかわらずペムブロリズマブの適応がある．

第XIII章
臨床薬理学

臨床薬理学は，ヒトにおける薬物の動態と作用を研究し，合理的薬物治療を確立するための学問である．新規活性物質を医薬品として供するには，ヒトにおける有効性と安全性の評価が不可欠である．一方，臨床現場では個々の患者に応じた薬物治療の最適化が求められる．臨床薬理学は，薬物動態学（pharmacokinetics）と薬力学（pharmacodynamics）の理論を基本として，患者集団における標準的な薬物動態や薬力学特性を解析することで医薬品の客観的な臨床評価を実現するとともに，患者の薬物血中濃度，遺伝子情報，バイオマーカー等の固有情報を用いて，患者個別の薬物治療の最適化を目指す．

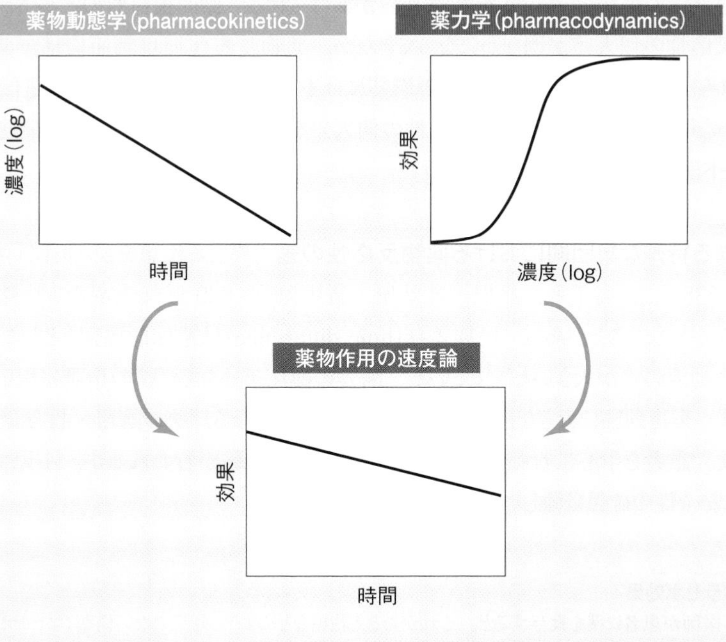

臨床薬理学序説

臨床薬理学(clinical pharmacology)とは，臨床における薬物療法に科学的基礎を与え，より有効性が高く，安全な薬物療法を行うために必要な学問である．臨床薬理学は臨床薬物動態学，臨床における新しい治療法の開発と治療効果の客観的な評価法より成り立つ．また，新しく開発された薬の動物からヒトへの橋渡し，ヒトにおける薬効・安全性を評価するのも臨床薬理学の重要な分野である．患者の薬物反応には個人差が大きく，薬効が認められず副作用を起こすものがあり，すべての患者に有効で，副作用のない薬の開発はきわめて難しい．それゆえ，患者個人に適した薬の選択とその投与量の決定が重要である．

■ ヒトにおける薬物反応性

ヒトと実験動物間の薬物反応性の種差：動物実験で見いだされた薬理作用は質的にはヒトで再現されることが多いが，反応性にはかなり差異がみられる．この原因には標的組織の薬に対する感受性の種差と薬の体内動態の種差(☞626頁)があげられる．受容体レベルでの反応性に著しい種差があり，内因性アゴニストへの反応性には種差がほとんどないが，合成低分子のアゴニストやアンタゴニストにはかなりの種差が認められる．実験動物の疾患モデルはヒトの病態とはかなり異なるので，実験動物で得られた薬効はヒトの治療効果と結びつかないこともある．

薬物反応性の個人差(☞薬理遺伝学　633頁)：原因には標的組織の薬に対する感受性と薬物動態の個人差(individual difference)があげられる．標的蛋白質のアミノ酸配列の多型による薬物反応性の個人差が明らかになってきたが，薬物受容体発現調節機構，薬物代謝機構およびそれらに及ぼす環境因子や疾患の影響には不明の点が多い．それらの遺伝多型間の相互作用はかなり複雑であるが，薬物反応性の個人差を分子レベルで考える**個人最適化医療・オーダーメード医療**が必要となる(☞653頁)．

異なる特殊な集団間における薬物反応性の差：異なる疾患をもつ集団(☞656頁)，民族間(☞638頁)，高年者，小児，乳幼児，新生児(☞639頁)など異なる特殊な集団間で薬物反応性が異なることがある．民族差(ethnic difference)は遺伝的要因とともに生活環境に由来し，薬物動態の差が大きいとされている．国外の臨床データを新薬の申請に用いるbridging studyには，薬物動態に大きな民族差がないことが前提となる．薬の適用・投与量・投与方法の承認は成人患者を中心に行われ，高年者では少数の治験が行われるが，小児では治験を実施し難く，安全性の確保は難しい．

プラセボ効果

医師が患者に薬を投与すると，それがたとえ乳糖などのように効果のない偽薬(プラセボ，placebo)でもかなりの効果が得られる．新薬の治験においては新薬の効果からプラセボ効果を差し引くために，実薬と外観・味などがまったく同じで薬効のないプラセボを用いる．薬効評価にあたって主観を排除するため，どちらの薬がプラセボであるかが患者または医師・看護師だけにわからない**一重盲検試験**(single blind test)，あるいは両者にわからない**二重盲検試験**(double blind test)を実施する．正しい薬効評価には後者が必要とされる．

臨床薬物動態学

ヒトにおける薬の体内動態を知るためには薬物投与後に血液や尿，糞中などの薬およびその代謝物を経時的に測定し，その体内動態を解析せねばならない．このためには薬の体内動態を速度論的に取り扱う薬物動態理論(狭義のファルマコキネティクス，pharmacokinetics)を理解することが重要である．

薬物動態理論

基本的な考え方

薬物動態理論の説明に入る前に，基本的な考えとして，簡単なモデルを考えてみよう．**図XIII-1A** に示すように，容器の中の 1 枚の膜により，その中の水はちょうど半分に仕切られている．いま仕切られた区分の一方 (a) に薬を添加すると，薬は単純拡散によって膜を通過して他の区分 (b) に移行する．この変化は膜の両側の薬物濃度が等しくなるまで続くが，この薬物移行の際にみられる変化は**図XIII-1B** の実線のような曲線を示す．

この変化の過程は，破線で示した時間の変化に無関係に薬が移行する反応(0 次反応)と区別され，1 次反応と呼ばれている．1 次反応系においては，その変化速度は可変薬物の量(x)によって決まる．すなわち数学的には(1)式で表現される．

$$-\frac{dx}{dt}=kx \qquad (1)$$

(1)式は薬 x が添加された側からみた薬の消失の様子を示し，k は除去(消失)速度定数である．生体内で起こる薬の膜通過は，おおまかにみて 1 次反応と考えることができる．

さて，生体内の薬物動態を非観血的に経時的に検討するためには，循環血流中の血漿または尿中に含まれている薬の量から，その体内動態を把握せねばならない．このためには，生体を単純にある一定容量の箱(コンパートメント)の集まりと考え，この箱の中の薬物濃度は一定とみなして，薬物量の時間的な推移を解析することが便利である．理論的には，この箱の数を必要に応じて，2，3，4 個と増加して解析を行えばよいが，箱の数が増加すればするだけ，採血時点数の増加や解析の方法に困難を生ずる．それゆえ，実際的な応用においては生理学的な区分を無視して，**1-あるいは 2-コンパートメントのモデル**で得られたデータを解析している．

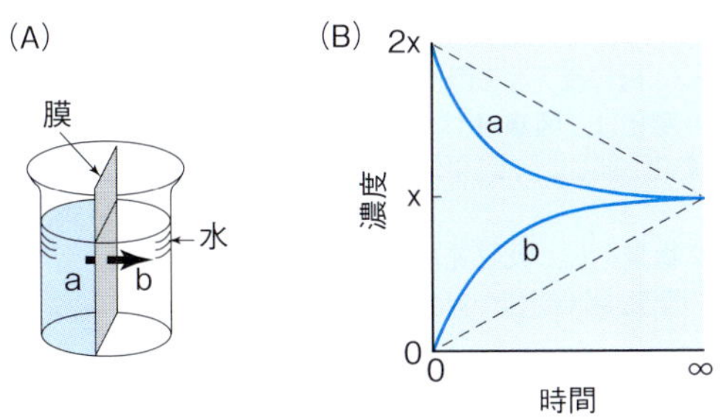

図XIII-1　単純拡散による薬の膜移行モデル

静脈内投与の場合

1-コンパートメントモデル

人体に x_0 量の薬が静脈内に速やかに投与された場合の1-コンパートメント・オープンモデルを**図XIII-2**に示した．循環血流中の薬と臓器や組織中の薬が速やかに濃度平衡に達する場合には，**図XIII-2**のような1-コンパートメントモデルで体内薬物量（濃度）の変化を近似できる．実際には組織および臓器への移行が比較的少ない薬がこのモデルによく適合する．このモデルでは血漿中の薬物濃度（C_p）と体内薬物量（x）は比例し，次の式で示される．

$$x = Vd \cdot C_p \qquad (2)$$

ここでVdは定数であり，（見かけの）分布容積（volume of distribution）と呼ばれている．見かけの分布容積は血漿外に分布した薬物量の指標であり，この最小値はヒトの血漿容積に等しい．

投与された薬の血漿中における濃度変化は1次反応式に当てはまるので，投与薬物の体内からの除去は（1）式を解くことによって得られる．

$$x = x_0 e^{-kt} \qquad (3)$$

ここで x_0 は投与量であり，（2），（3）式より血漿薬物濃度は（4）式で示される．

$$C_p = \frac{x_0}{Vd} e^{-kt} \qquad (4)$$

（4）式の両辺のlogをとると（5）式が得られる．

$$\log C_p = \log \frac{x_0}{Vd} - \frac{kt}{2.303} \qquad (5)$$

（5）式は対数グラフで**図XIII-3**に示す直線を与える．この直線と縦軸（log濃度）との交点の値，すなわち初期濃度（C_0）は x_0/Vd に等しく，この値から見かけの分布容積を求めることができる．また，直線の傾きである $-k/2.303$ からは薬の体内動態を示すのに重要なパラメータである生物学的半減期（$t_{1/2}$）が求まる．

$t_{1/2}$ は（3）式に $x = x_0/2$ を代入して得られる値，つまり（6）式で示される．

$$t_{1/2} = \frac{0.693}{k} \qquad (6)$$

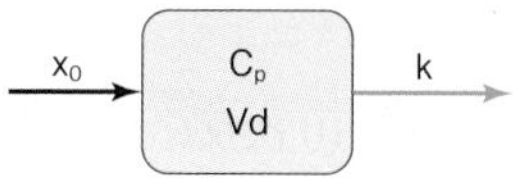

図XIII-2　1-コンパートメント・オープンモデル図

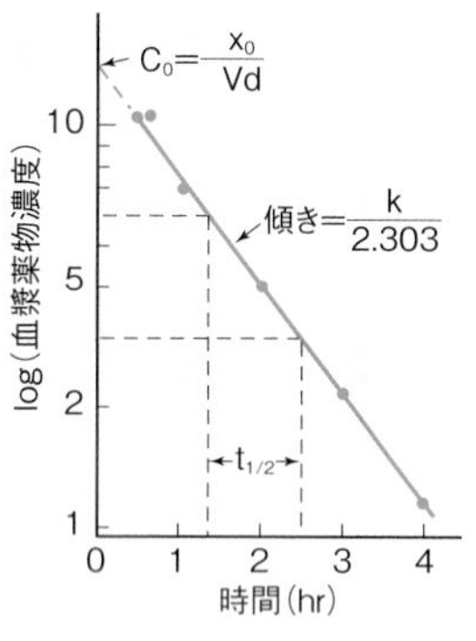

図XIII-3　1-コンパートメントモデルによる静注後の血漿薬物濃度の時間経過

C_0：0時間における血漿薬物濃度の理論値で，投与量を分布容積で割った値である．逆にこの値より分布容積が求められる．

薬の体内クリアランス

図XIII-2に示した定数kは腎排泄，肝臓やその他の組織の代謝および胆汁中排泄などの各除去速度定数（消失速度定数 elimination constant）の総和である．

薬の体内からの除去速度はクリアランス（clearance）で表される．静脈内に投与された薬で体内で代謝されることなく，未変化体のまま腎臓から排泄される場合，腎臓の除去速度定数は総除去速度定数に等しく，腎クリアランス（Cl_r）は薬の尿中への排泄（除去）速度を血漿薬物濃度で除したものである．

$$Cl_r = \frac{dx_u/dt}{C_p} \qquad (7)$$

x_u：薬の尿中排泄量

腎クリアランスは，単位時間当たりに薬を除去できる血漿容積（mLまたはL）を示している．

総クリアランス（Cl）は（1），（2）式より

$$Cl = \frac{-dx/dt}{C_p} = \frac{kx}{C_p} = kVd \qquad (8)$$

が得られ，総クリアランスは総除去速度定数と分布容積の積で示される．

経口投与の場合

静脈内投与の場合と異なり，薬を経口的に投与した場合には，消化管における薬の吸収過程を考慮せねばならない．薬が循環系（コンパートメント）に流入する際，コンパートメント側からみた薬物濃度の変化は，**図XIII-1**に示した膜移行モデルの薬物流入側の変化と同じように1次反応に当てはまる．

いま，吸収部位の薬物量を x_0，吸収速度定数を k_a とするとコンパートメント中の薬物量（x）については（9）式が成立する．

$$-\frac{dx}{dt} = k_a x_0 - kx \qquad (9)$$

微分方程式を解くことにより（9）式より（10）式が得られる．

$$x = \frac{k_a F x_0}{k_a - k}(e^{-kt} - e^{-k_a t}) \qquad (10)$$

F：薬の消化管吸収率

（2）式を（10）式に代入することにより，血漿薬物濃度（C_p）は（11）式により示される．

$$C_p = \frac{k_a F x_0}{(k_a - k)Vd}(e^{-kt} - e^{-k_a t}) \qquad (11)$$

Vd：薬の見かけの分布容積

経口投与された薬の血漿中濃度の推移を片対数紙でプロ

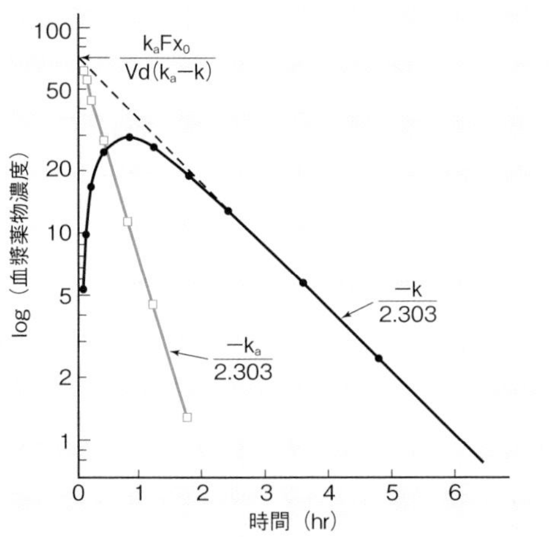

図XIII-4　1-コンパートメントモデルによる経口投与後の血漿薬物濃度の時間経過
●：血漿中濃度の実測値であり，この傾きから除去速度定数および半減期が得られる．
□：計算値で，この傾きから吸収速度定数が求まる．

ットすると**図XIII-4**のような曲線が得られる．一般に吸収速度定数（k_a）＞除去速度定数（k）であり，吸収が完了した時点では e^{-k_at}→0 であるから，（11）式は（12）式で近似可能である．

$$C_p \fallingdotseq \frac{k_aFx_0}{(k_a-k)Vd}e^{-kt} \tag{12}$$

（12）式において**図XIII-4**中の破線の濃度軸への外挿部から実際の薬物濃度を差し引いて得られる値を再プロットすると1本の直線が得られ，この直線の傾きから吸収速度定数が求まる．

AUCとバイオアベイラビリティ（生体利用率）

AUCとは**area under the concentration-time curve**（血漿薬物濃度曲線下面積）の略であり，**図XIII-3**や**図XIII-4**の血漿薬物濃度曲線と濃度（縦）軸および時間（横）軸で囲まれた部分の面積，つまり血漿薬物濃度の時間積分（$\int_0^\infty Cdt$）を示している．

AUCは吸収率の目安であり，100％吸収される薬の$(AUC)_{p.o.}$は同一量を静注したときの$(AUC)_{i.v.}$と等しい．また，上述の吸収率（F）は

$$F=\frac{(AUC)_{p.o.}}{(AUC)_{i.v.}} \tag{13}$$

であり，Fは経口投与および静注時のAUCの実測値より求められる．

さて，消化管における吸収が100％と考えられる薬でも，しばしば経口後のAUCが静注後のAUCに比べてかなり小さいことが多い．その原因は薬が全身循環系に入る前に腸や肝臓で代謝されることにあり，特に肝臓での代謝が速い薬ではこの傾向が強い．それゆえ，上述の（13）式で示されるF値が吸収率を表すのは，その化合物が全身循環系に入る前に代謝をまったく受けない薬についてのみ当てはまるものである．代謝を受ける薬についてはF値は吸収率を意味するのではなく，経口投与後，全身循環系に入った薬物量の割合であり，**バイオアベイラビリティ**（bioavailability，**生体利用率**）という．全身循環系に入る前に腸や肝臓で代謝されることを**初回通過効果**（first pass effect）という．

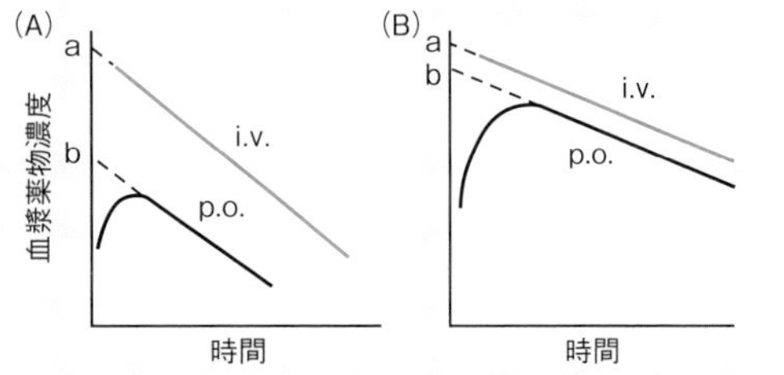

図XIII-5　代謝が速くて初回通過効果の大きい薬（A）と小さい薬（B）の静注後および経口投与後の血漿薬物濃度
初回通過効果の大きい薬ほどb/a比が小さくなる．血漿薬物濃度は対数表示

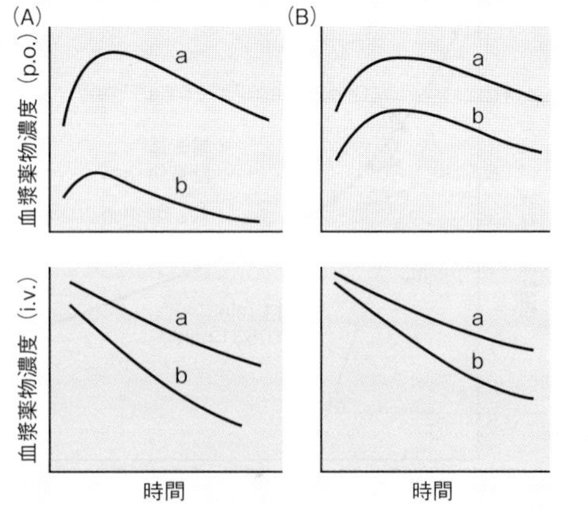

図XIII-6　放射性薬物を経口投与（上段）または静注（下段）後の血漿未変化体（b）および総放射能（a）
（A）初回通過効果の大きい薬
（B）初回通過効果の小さい薬

図XIII-5に示すように肝臓での代謝が速くて初回通過効果が大きい薬の$(AUC)_{p.o.}/(AUC)_{i.v.}$の比は小さく（生体利用率が低い），初回通過効果の小さい薬では$(AUC)_{p.o.}/(AUC)_{i.v.}$の比は大きい（1に近い）．

したがって，（13）式から代謝を受ける薬の吸収率の目安を得るためには，投与された未変化体のAUCからでは問題があり，未変化体と代謝物のAUCの総和（総AUC）を求めねばならない．**図XIII-6**は放射性薬物を用いて，血漿中の総放射能と未変化体を定量したときの結果であり，代謝の速い薬ほど，未変化体/総放射能の比が小さい点に注目されたい．また，特に初回通過効果の大きい薬ほど経口投与後と静注後の未変化体/総放射能の比に著しい差が認められる．

生理学的コンパートメントモデル

2-コンパートメントモデル

薬によっては静脈内投与後の場合でも血漿薬物濃度が，**図XIII-7** に示すように二相性を示す場合が多い．すなわち，薬が循環血流中から，臓器，組織への分布が完了するまでが α 相であり，それ以降が β 相である．

図XIII-7 中の薬物濃度の推移は二つの対数項を含む(14)式で示される．

$$C_p = Ae^{-\alpha t} + Be^{-\beta t} \qquad (14)$$

ここで A，B はそれぞれ α，β 相の外挿線が濃度軸と交わる点の値に相当し，α，β は α および β 相の傾きから求まる値である．静注後の α 相は実側値から β 相の外挿線の値を引いた計算値として得られる．

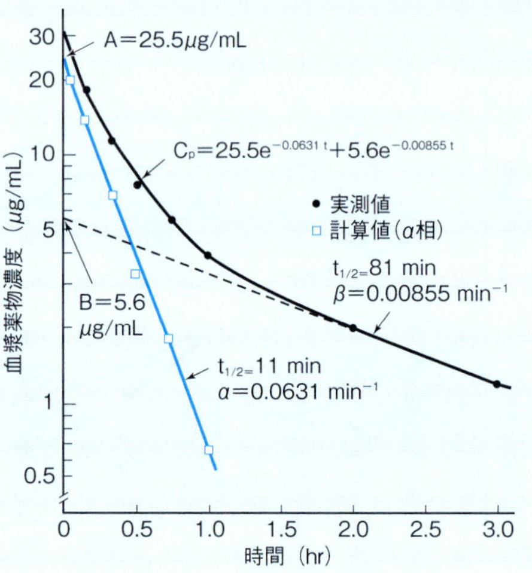

図XIII-7　薬物静注時の 2-コンパートメントモデルによる血漿薬物濃度の時間経過

コンパートメントモデルでは，(14)式は**図XIII-8** に示すような 2-コンパートメントモデルの中央(セントラル)コンパートメントの血漿薬物濃度に当てはまる．**図XIII-7** および(14)式からも明らかなように $\alpha > \beta$ であり，薬の組織への分布が完了した時点では(14)式は(15)式に近似でき，1-コンパートメントモデルと同様に取り扱うことができる．

$$C_p \fallingdotseq Be^{-\beta t} \qquad (15)$$

図XIII-8 のモデル図につき解剖・生理学的に考えると，中央コンパートメントとは血液および血漿中薬物と容易に平衡に達する臓器を含むコンパートメントであり，ほとんどの薬においては，肝臓・腎臓・脾臓などは中央コンパートメントとみなすことができる．しかし，実際には生体は多コンパートメントから成り立っており，特に末梢コンパートメントには深部コンパートメントがあり，薬がその部位に蓄積され，なかなか中央コンパートメントに出てこない場合がある．この場合には血漿薬物濃度はなかなか 0 に近づかず，β 相の後に γ 相や δ 相と呼ばれる相が永く続くことになる．しかし，実際的にはほとんどの薬の体内動態は 2-コンパートメントモデルに当てはめることができる．

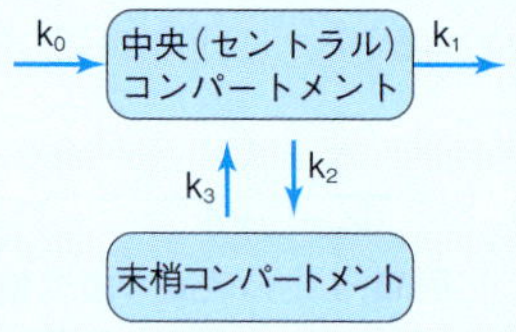

図XIII-8　薬の体内動態における 2-コンパートメントモデル図

反復投与の場合

実際の薬物療法においては薬の単回投与で終わることは少なく，むしろ反復投与される場合が多い．半減期の短い薬では，深部コンパートメントへの薬の蓄積を除いては，反復投与時でも単回投与と同じ薬物血漿パターンを繰り返すにすぎない．しかし，半減期の長い薬ではその体内への蓄積が起こり，血漿薬物濃度は次第に増加して，定常状態(steady state)に達する．すなわち，半減期に等しい間隔またはその 1/2 の間隔で薬が投与された場合，それぞれ，7 回および 4 回の反復投与後にほぼ定常レベルに達する．

τ 時間ごとに反復投与され定常レベルに達した血漿薬物濃度 (C_∞) は，(4)式との関係から(16)式で与えられる．

$$C_\infty = \frac{x_0}{Vd}\left(\frac{1}{1-e^{-k\tau}}\right)e^{-kt} \qquad (16)$$

また**図XIII-9** に示す定常状態の平均血漿薬物濃度 ($\bar{C}$) は(17)式で表すことができる．

$$\bar{C} = \frac{\int_0^\tau C_\infty\,dt}{\tau} \qquad (17)$$

$\int_0^\tau C_\infty\,dt$ は**図XIII-9** の青色部分(右)の面積(AUC)であり，初回投与時の AUC(左の灰色部分)と等しい．(16)式を時間 0 から τ まで積分すると(18)式が得られる．

$$\int_0^\tau C_\infty\,dt = \frac{x_0}{Vd \cdot k} \qquad (18)$$

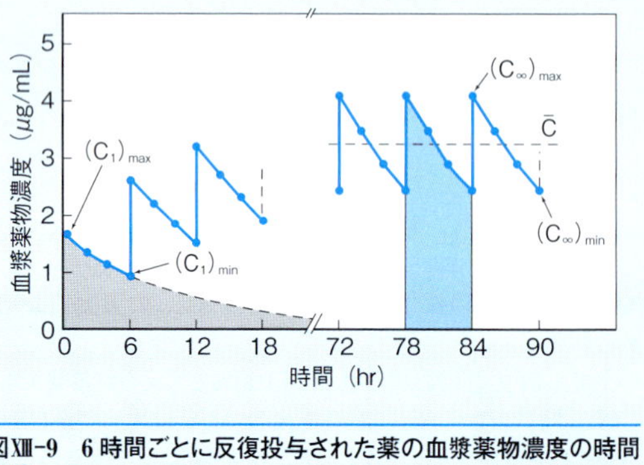

図XIII-9　6 時間ごとに反復投与された薬の血漿薬物濃度の時間経過

1 回目投与の灰色部分は AUC を表し，連続投与後定常状態に達した後の青色部分に等しい．$(C_1)_{max}$，$(C_1)_{min}$ は初回投与後の最高および最小血漿中濃度．$(C_\infty)_{max}$，$(C_\infty)_{min}$ は定常状態における最高および最小血漿中濃度．

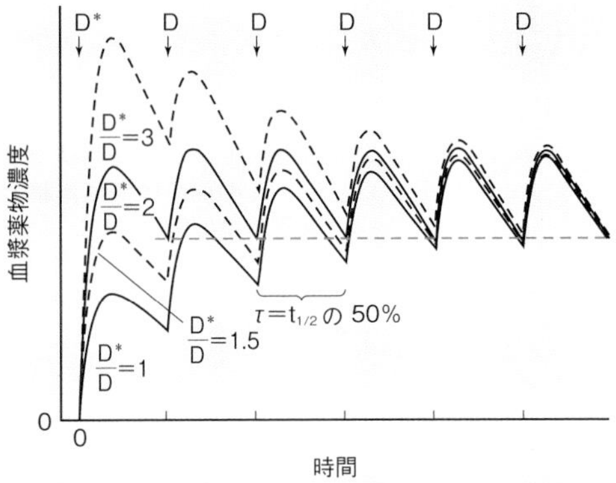

図XIII-10　反復投与時における初回量と維持量の血漿薬物濃度に及ぼす影響
D＝維持量，D*＝初回投与量，C_{min}＝最小血漿薬物濃度，投与間隔(τ)は半期期($t_{1/2}$)の1/2

$$\bar{C}=\frac{x_0}{Vd\cdot k\tau} \tag{19}$$

(19)式よりあらかじめ除去速度定数（k）および分布容積（Vd）を求めておけば，連続投与前に平衡状態における平均血漿薬物濃度，さらに最高および最小血漿薬物濃度を予測することが可能である．

古くから長い半減期をもつ薬の反復投与においては，作用の発現に時間がかかるのでその発現を早めるために，初回に比較的大量を投与することが好ましいとされてきた．**図XIII-10**に半減期の1/2時間ごとに維持量（maintenance dose, D）を投与し，初回量（initial loading dose, D*）を1.5倍，2倍，3倍に変化させた場合の血漿薬物濃度の推移を示した．この図から明らかなように初回に維持量の2倍量投与した場合には，初回量を維持量と同じにした場合よりも早く定常状態に導くことができ，経験的な事実とも合致している．

持続点滴静注の場合

入院患者などでは，ブドウ糖やリンゲル液などの点滴静注液に薬を混入して与える場合がある．持続点滴静注（drip infusion）の場合には静脈内注射と異なり，一定速度で体内に薬が入り（0次過程），1次反応で薬が体外へ排泄される．点滴静注の速度をR_{inf}とし，除去速度定数をkとすると，血漿薬物濃度は(20)式で示される．

$$\frac{dx}{dt}=R_{inf}-kx \tag{20}$$

この微分方程式を解き，(2)式を導入すると(21)式が得られる．

$$C_p=\frac{R_{inf}}{Vd\cdot k}(1-e^{-kt}) \tag{21}$$

持続点滴時間が経過するにつれて対数項（e^{-kt}）は0に近づき，やがて定常状態（C_{ss}）に到達する（**図XIII-11**）．実際には，半減期の4倍または7倍時間の持続点滴によって，血漿中濃度は定常濃度のそれぞれ90%，99%にまで到達する．

定常状態では，

$$C_{ss}=\frac{R_{inf}}{Vd\cdot k} \tag{22}$$

薬の除去速度定数（k）や分布容積（Vd）は薬ごとに一定の値（定数）をもつ．それゆえ定常状態（C_{ss}）の値は点滴速度（R_{inf}）でコントロールできる．

図XIII-11中の直線の傾きは静注後のβ相の傾きに等しく，持続点滴静注を中止したときの血漿薬物濃度の減少から除去速度定数（k）を知ることができる．

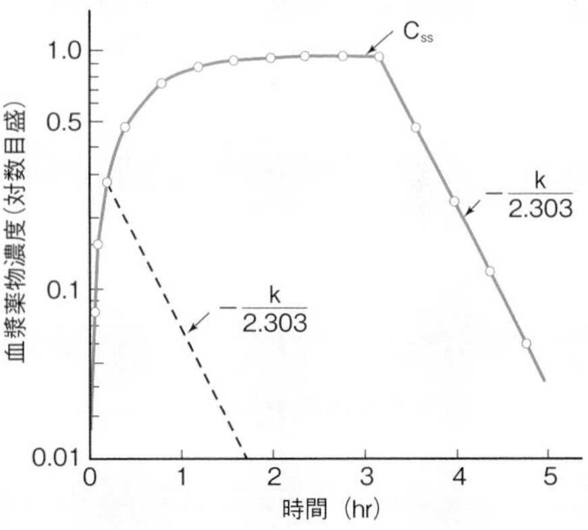

図XIII-11　持続点滴静注時の血漿薬物濃度の時間経過
図中の斜めの直線は定常濃度（C_{ss}）に達する前（破線）および到達後（実線）に薬の点滴を中止した場合の血漿薬物濃度の減少を示す．kは除去速度定数

Population pharmacokinetics（PPK，母集団ファルマコキネティクス）

上述のファルマコキネティクスにおいてはデータの解析信頼性を上げるためには薬物投与後に多数回の採血が必要とされる．一方，すでに基本的な薬物動態パラメータが得られている薬に関しては患者の負担を考えて1〜3採血点でその患者集団および個人における薬物動態を知るために母集団ファルマコキネティクス解析が導入された．この場合の理想的な採血点としては，①定常状態における最低血中濃度，平均血中濃度または最高血中濃度などの近傍濃度，②経口投与後の数点（最高血中濃度近傍を含む），③静注後の1〜2点が考えられる．これらの手法は小児・高年者集団，特殊疾患患者集団，薬物相互作用における検討または**TDM**（therapeutic drug monitoring）（☞653頁）においてきわめて有用である．

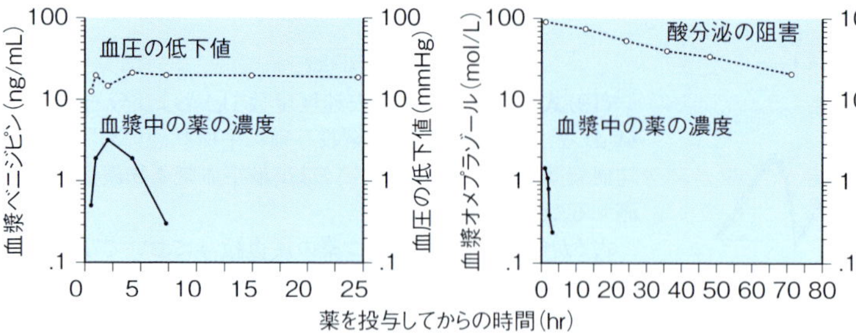

図XIII-12　ベニジピンとオメプラゾールの血漿中濃度推移と薬効薬理作用の関係(澤田，2000)
ベニジピンは血圧降下作用，オメプラゾールは酸分泌の阻害作用を示している．

■ PK/PD 関連性

Pharmacokinetics(PK)の目的はその薬の血漿中濃度から作用の強さ(pharmacodynamics, PD)を予測し，PK/PD 関連性を明らかにするところにある．この前提には血漿中の非結合形薬物濃度は作用部位の非結合形薬物濃度と平衡関係にあるということである．しかし，薬によってはPK/PD 関連は経時的にまた，個人間で一致せず著しくはずれることがある．ベニジピンの血漿中濃度は比較的短時間に減少するが，血圧の低下作用はかなり持続する．また，オメプラゾールの血漿中濃度は急速に減少するが，酸分泌阻害作用はかなりの時間持続する(**図XIII-12**)．これらの原因は作用部位に多く蓄積したり，受容体・酵素などに結合した薬がなかなか解離しないか，あるいは非可逆的であること，シグナル伝達系への効果の持続などと考えられている．一般に薬の効果の減衰は薬の血漿中濃度の減衰よりもゆるやかな傾向があり，この現象は**薬の後効果**(posteffect)といわれ，血漿中濃度が減少した後でも薬効が多少とも持続することが多い．

一方，PK/PD 関連が個人間で異なる原因としては作用部位の薬物感受性の個人差によるものがあり，PK/PD 解析により，その個人差が定量的に評価される．

上述のように血漿中の非結合形薬物濃度から作用部位のそれとほぼ同じと考えられてきたが，近年薬物トランスポーターの研究の発展により，ある種の薬では作用部位にかなり取り込まれ，きわめて高い効果を示すことが明らかにされているので注意が必要とされる．

薬物動態の種差

薬の体内動態には著しい種差(species difference)が存在する．これら薬の体内動態の種差は主として薬の代謝の種差に原因しており，薬の吸収，分布，排泄などの膜通過という非酵素的な機構に関しては種差はそれほど大きくなく，薬物動態の種差の大部分は薬物代謝の種差による．しかし，薬の胆汁中への排泄には種差が存在するように，トランスポーターの関与が大きい過程では種差の存在がみられる．

薬物代謝の種差はその薬の代謝に関与する酵素の性質の差とその存在量比が異なることにより起こる．**表XIII-1** にヒト肝臓に存在するチトクロム P450(CYP)の分子種とそれにより主として代謝される薬物を示す．**図XIII-13** に世界のトップ 200 医薬品の主要代謝クリアランスを示す．全クリアランスのうち代謝クリアランスが約 72% を占め，腎排泄が約 25%，胆汁内排泄が 3% であり，代謝クリアランスに関与する酵素の 73% は**チトクロム P450**(**CYP**)，次いで，**UGT** が 13% であった．CYP の分子種に関しては CYP3A が 45% を占めた．

ヒトの CYP とそれに相当するラット，イヌなどの CYP の間には活性および代謝する基質にかなり著しい差がある点に注意すべきである．チトクロム P450 による代謝の種差に関しては小動物ほ

表XIII-1 ヒトのチトクロム P450 とそれにより主として代謝される主な薬物と代表的な阻害薬

CYP 分子種	主な薬物	代表的阻害薬
CYP1A1	7-エトキシクマリン，ベンゾピレン	
CYP1A2	フェナセチン，カフェイン，テオフィリン	エノキサシン，シプロフロキサシン，フルボキサミン，イソニアジド，フラフィリン，メキシレチン
CYP2A6	クマリン，ニコチン	メトキサレン，ケトコナゾール
CYP2B6	シクロホスファミド	
CYP2C8	アミオダロン，パクリタキセル	パクリタキセル
CYP2C9	フェニトイン，トルブタミド，ジクロフェナク，(*S*)-ワルファリン	スルホフェナゾール，スルフィンピラゾン，イソニアジド，ジスルフィラム，フルコナゾール，メトロニダゾール
CYP2C19	(*S*)-メフェニトイン，オメプラゾール，ジアゼパム	オメプラゾール，アミオダロン，フルボキサミン
CYP2D6	デブリソキン，スパルテイン，コデイン，デキストロメトルファン	キニジン，ハロペリドール，シメチジン，リトナビル，アミオダロン
CYP2E1	アセトアミノフェン，エタノール，エンフルラン	ジスルフィラム
CYP3A4	テストステロン，ニフェジピン，シクロスポリン，タクロリムス，ミダゾラム，クラリスロマイシン，アミオダロン，ジルチアゼム，ベラパミル，ロサルタン，ロバスタチン	エリスロマイシン，クラリスロマイシン，シメチジン，ケトコナゾール，フルコナゾール，イトラコナゾール，リトナビル，ベラパミル，グレープフルーツジュース成分

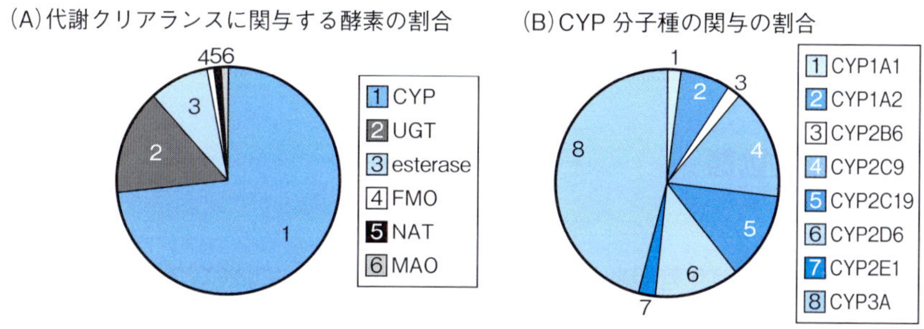

図XIII-13 世界のトップ 200 医薬品の主要代謝クリアランス(Williams ら，2004)
UGT：UDP グルクロン酸転移酵素，FMO：フラビン含有モノオキシゲナーゼ，NAT：*N*-アセチル基転移酵素，MAO：モノアミンオキシダーゼ．

ど活性が高く，大動物およびヒトでの活性は低いのが一般的な傾向である．ラットとヒトの活性を比べると 2〜5 倍もラットのほうが高いことが多いが，時として例外がみられることもある．

ヒトでの代謝

薬の開発や研究において，まず小動物を用い，さらに大動物を用い，その結果からヒトにおける有効性と安全性を予測せねばならない．薬の代謝に関してはサルがヒトに一番似ている(**表XIII-2**)．イヌは代謝速度はヒトと類似しているが代謝経路はヒトとかなり異なっており，一方，ラットは代謝速度はヒトよりかなり速いのが特徴である．サルとヒトの間にもかなり明らかな差がみられ，霊長類ではチンパンジーがヒトに近いという結果になっている．

ヒトは実験動物に比べて一般に代謝が遅いとともに遺伝的に雑種であるので，代謝における個人差がきわめて大きい(**図XIII-14**)．代謝に関する個人差は通常は一峰性の分布を示すが，遺伝子変異をもつ場合には二峰性または三峰性の分布をし薬理遺伝学の対象となる(☞ 635 頁)．

一方，薬の吸収，分布，排泄のように主として受動拡散による過程に関しては種差は一般にそれほど大きくない．しかし，薬の胆汁排泄に関しては著しい種差が存在し，薬の体内動態にトランスポーターの関与とその種別が認められている．

表XIII-2 サル，イヌ，ラットにおける31種の薬の代謝に関してのヒトとの類似性
（加藤，1971）

動物種	類似性の程度		
	大	中	小～無
サル	12	15	4
イヌ	5	12	14
ラット	1	13	17

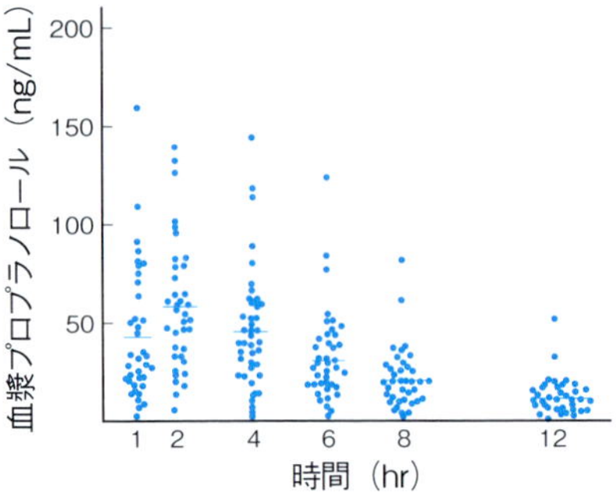

図XIII-14 プロプラノロール投与後の血漿中濃度の個人差（Sotaniemiら，1979）
プロプラノロール80 mgを投与

ヒト組織，酵素発現系の利用——最近はヒト肝組織またはミクロソーム分画を用いて，新薬の代謝の研究を行い，その結果から開発中の薬のヒトでの有効性や安全性を予測して開発候補品を選択することが行われている．さらにどの分子種の酵素が主として関与するかは，特異的な抗体を用いることにより評価が可能となる．新鮮なヒト肝組織の入手は難しいので，ヒト酵素のcDNAを用い，酵母や培養細胞に発現させた代謝酵素を用いヒト代謝酵素分子種の同定とその代謝への関与の程度を明らかにし，実験動物とヒトとの差異を明らかにする．さらにP450のように多くの分子種が存在する場合にはその含有量に合わせて，P450カクテルを調製し，代謝に関する人工肝として用いることも可能となる．

ヒトにおける薬物動態

消化管吸収

経口投与薬は，その消化管吸収とそれに及ぼす影響を把握しておくことが重要である．

食事の影響（図XIII-15）：食後に薬を服用すると薬の消化管吸収が遅くなり，血中濃度の立ち上りが遅くなり，最高血中濃度が低くなり，そのピークに達する時間が後方にずれる（A）．このとき，ほとんどの場合AUC（血漿薬物濃度曲線下面積）は変化しないのが特徴である．しかし，ジゴキシンやある種の抗生物質を食後投与すると，その血中濃度が著しく低くなる．極性が高く，吸収に問題がある薬は食事により吸収が阻害され吸収量が減少する（**図XIII-15B**）．反対に，ごく一部の薬では，食後の方が吸収がよくなる．すなわち，食物中の脂質や胆汁の分泌亢進などにより，脂溶性が高く溶解性に問題があるような薬で，溶けやすくなり吸収が増強されることもある（**図XIII-15A**）．

一方，リボフラビンのような水溶性の生体成分はトランスポーターにより輸送を受け，その吸収は小腸上部に限局され，その最大輸送能力には限度がある．空腹時に大量投与されたリボフラビンは急速に小腸に移行するので，その大部分は吸収されず，糞便中へ排泄されてしまう．しかし，食後投与では小腸への移行が緩徐になり，長時間にわたり吸収されるので，総吸収量は著しく増加する（**図XIII-16**）．

水，塩類，糖類，アルコール類の影響：大量の水の摂取も**胃内容排出速度**を遅らせるので，多くの薬の消化管吸収は遅れる傾向を示す．しかし，溶解しにくい薬の場合には大量の水を摂取すると溶解が促進され，その消化管吸収の促進が例外的に起こる．高張液は胃内容排出速度を遅らせ，一方，低張液も胃内容排出速度を遅らせる．食塩水の場合には生理食塩液が胃内容排出速度に及ぼす影響が最も少ない．糖類も濃厚なシロップなどは胃内容排出速度を著しく抑制するので，薬の消化管吸収は遅れ，そのピークは低く，食後服用と同じような結果となる（**図XIII-15A**）．

一般に少量のアルコールは胃内容排出速度を促進するので，薬の消化管吸収を促進する傾向にある．大量のアルコールは胃内容排出速度を遅らすので，薬の消化管吸収は遅延する．水に難溶性の薬で，アルコールによく溶けるものは，ある程度のアルコールによって消化管吸収が促進されることもある．

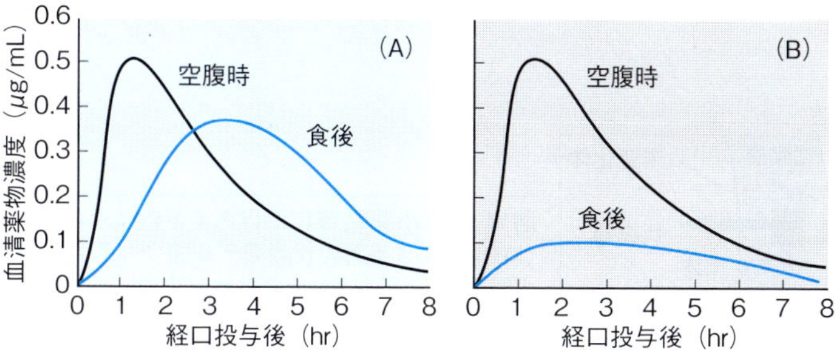

図XIII-15 薬の消化管吸収に及ぼす食事の影響
(**A**)空腹時および食後 AUC が同じ場合．(**B**)食後 AUC が空腹時に比べて著しく減少する場合(吸収阻害を意味する)．

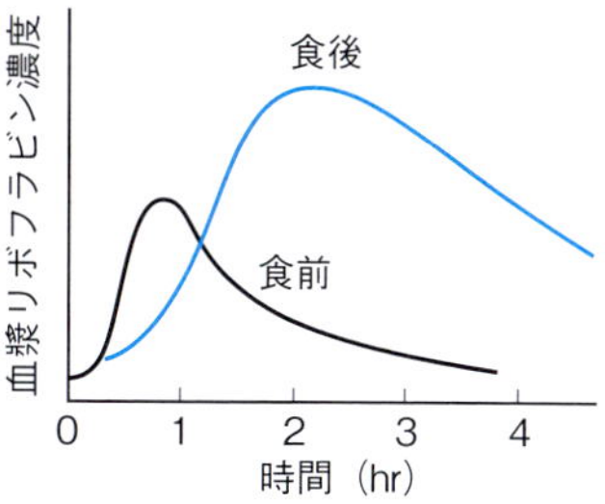

図XIII-16 リボフラビンの消化管吸収に及ぼす食事の影響

薬の吸収速度と初回通過効果

バイオアベイラビリティ(生体利用率)を低下させる要因：薬は静脈内に投与された場合には，生体に完全に利用されうる．しかし，その他の投与方法，特に経口投与後においては生体に利用されうる薬の量は静脈内投与に比べて一般に低い．バイオアベイラビリティが低くなる原因としては，局所からの吸収が悪いことと全身循環系に入る前の代謝(**初回通過効果**，first pass effect)があげられる．薬の消化管吸収が緩徐になるほど初回通過効果が大きくなる傾向にある．初回通過効果を発現する肝臓，腸管の代謝酵素の K_m (Michaelis 定数) 値に関係しており，投与量が多くなると saturation kinetics が起こり，投与量に伴って代謝量が多くならないので，初回通過効果は減少する．ヒトの場合には一般に常用量が少ないので saturation kinetics が起こることは多くない．投与量の多い薬の結晶を懸濁液として経口投与すると，その AUC は水溶液として投与した場合の半分以下になる．すなわち，結晶が消化管内で徐々に溶けるのでゆっくりとした吸収になり，初回通過効果が強く現れる．

生体利用率と生物学的同等性

製剤によりその AUC が同じ(生体利用率が同じ)でも AUC の形態が異なることにより，生体に及ぼす薬の作用が異なるので，各製剤の AUC の形態が同じ，すなわち，**bioequivalency**(**生物学的同等性**)が厳しく要求される．一般に，薬の吸収が緩やかになると，初回通過効果を受ける割合が増加するので，血漿または尿中の代謝物/未変化体の比率が増加する．

ジェネリック医薬品と生物学的同等性――特許が切れた後発薬は一般名(ジェネリック)で発売することが可能であるが，この場合にも薬効および安全性の確保のために血漿中濃度を測定し，先発薬との生物学的同等性の確保が必要となる．

結晶多形――結晶の大きさや結晶型の差(多形性，polymorphism)により溶解速度に差が生じ，その結果薬の血漿中濃度に著しい差を生ずることもある．例えば，フェナセチン血漿中濃度はその結晶サイズが大きくなるに従い低下する．すなわち，結晶サイズが大きくなると，溶解速度が遅くなり，肝臓での代謝を受ける量が増大し(初回通過効果が大きくなる)，AUC が減少する．このような結果，薬の結晶多形のために各ロット間や各会社間の製品で薬効に著しい差が起き社会的に問題となったことがあった．

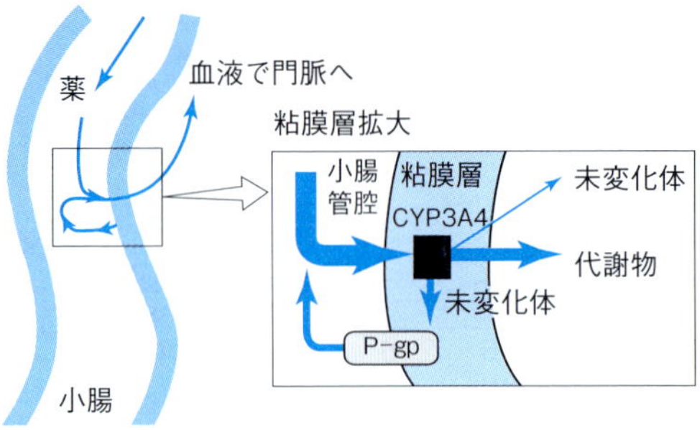

図XIII-17　小腸粘膜におけるCYP3A4とP-gp(MDR1)による薬の代謝モデル図
小腸管腔より吸収された薬は粘膜中のCYP3A4により代謝される．代謝を免れた薬はP-gpにより小腸内へ排出され，再吸収され新たに代謝される．

■ 小腸壁における代謝

消化管吸収の実態を知るため，薬の血中濃度を静注後と経口投与後で比較するとAUCの差が大きく，初回通過効果を受ける薬が多い．これは肝臓における代謝によると考えられていたが，酵素阻害薬や誘導薬の影響が静注後はほとんど認められない一方で，経口投与後にはきわめて著しいことがある(☞**図XIII-5**)．この原因として消化管における代謝の寄与が大きいと考えられる．ヒトの消化管粘膜にはCYP3Aの発現量が多く，かつP糖蛋白質(P-gp，MDR1)が発現しているので，一度吸収され粘膜内に入った薬がCYP3Aにより代謝され，代謝を逃れた薬はP-gpにより再び小腸内に排出され，この繰り返しにより，CYP3Aにより代謝される割合が増加する(**図XIII-17**)．小腸粘膜ではグルクロン酸抱合や硫酸抱合による代謝もかなり受ける．この原因は経口投与後には小腸粘膜内の薬物濃度は肝内濃度よりも著しく高く，代謝量が多いことによる．

■ 小腸吸収とトランスポーター

水溶性の高い薬の多くは小腸ではほとんど吸収されないが，一部の酸性有機低分子薬では吸収が良い．その原因としてはOATP(organic anion transporting peptide)などのトランスポーターによる吸収が考えられる．一方，水溶性がそれほど高くない薬でも吸収があまり良くないものもある．その原因としては，P-gp(MDR1)，OATP，BCRPなどによる一度粘膜内に吸収された薬の小腸内への排出による．

■ トランスポーターによる肝臓への薬の取り込み

脂溶性の低い薬が静注または消化管で吸収された場合，トランスポーター(OATP2)による肝臓への取り込みが肝臓での代謝の律速段階になっていることがある．OATP2には遺伝子多型が存在し，*OATP2*15*ではプラバスタチンの全身クリアランスが低下し，AUCが増加する．

■ 薬物代謝の個人差

ヒトは実験動物と異なり遺伝的には雑種であり，かつ環境因子も均一ではなく，患者においては疾患の種類，程度が異なるなどの原因により薬物代謝の個人差がきわめて大きいことに注意すべきである．**図XIII-18**に示すように肝臓での初回通過効果が強く起こるプロプラノロールの経口投与後の血漿中濃度には著しい個人差(ピーク値で約7倍)がみられるが，一方，肝臓での代謝の関与の少ない静注後にみられる個人差はかなり小さく，半減期の個人差もほとんどみられない．

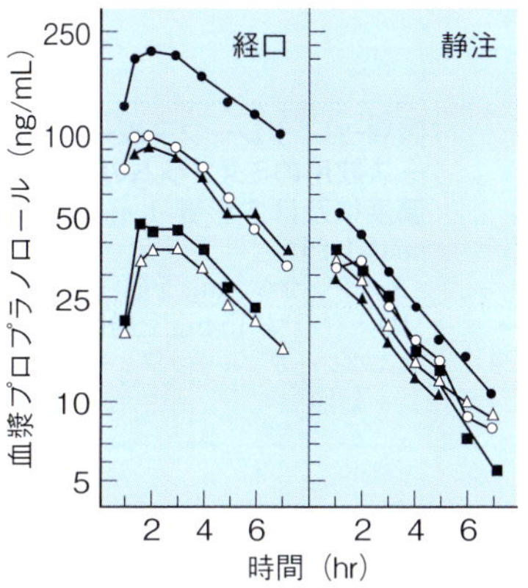

図XIII-18　プロプラノロール経口投与または静注後の血漿中濃度の個人差（Shand ら，1970）

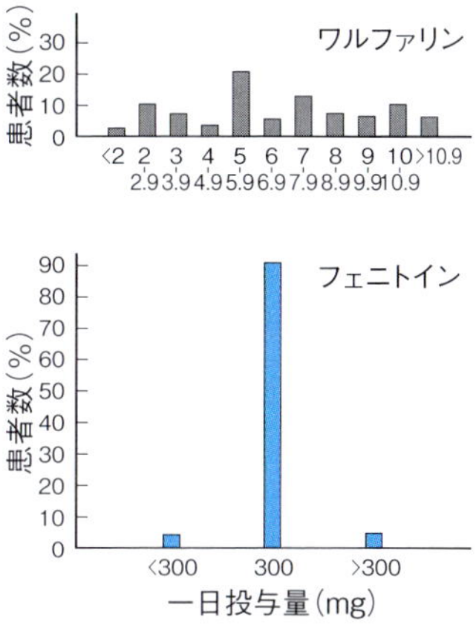

図XIII-19　ワルファリンとフェニトインの投与量の個人差（Koch-Weser, 1975）

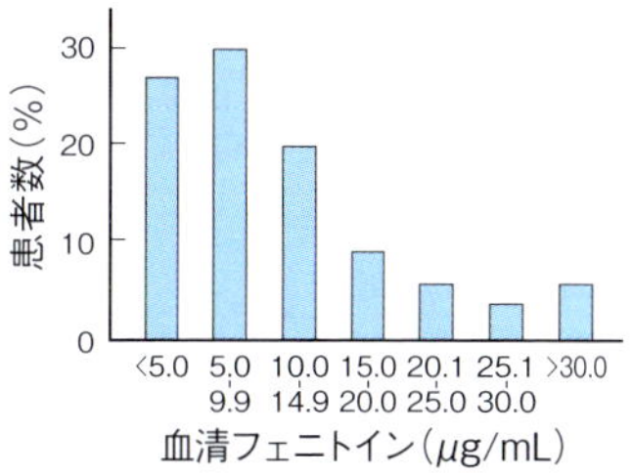

図XIII-20　フェニトイン 300 mg 投与時の定常状態における血清中濃度（Koch-Weser, 1975）

投与量の個人差：図XIII-19 に Massachusetts General Hospital における 200 人の患者について検討されたワルファリンとフェニトインの投与量の個人差を示してあるが，両薬間の投与量の分布にはかなりの差が認められる．これらのワルファリンの投与量はプロトロンビン時間により決められている．すなわち，プロトロンビン時間を指標にし，ワルファリンの投与量を増減して，その患者に最適な投与量に設定されている．ワルファリンの血漿中濃度とプロトロンビン時間には常に高い相関性が認められているので，これらの投与量の個人差は主として患者のワルファリンの代謝速度を反映しているものと考えられる．

投与量と有効血中濃度：フェニトインのほとんどの投与量は 300 mg であり，血清フェニトイン濃度が有効血漿中濃度と考えられている 10～20 μg/mL に入っている患者は 27% にすぎない（**図XIII-20**）．フェニトインの投与量は痙攣発作の抑制不全または小脳症状などの副作用の発現により増減されており，投与量を決めるよい指標がないことが，その投与量のほとんどが 300 mg に固定されている原因と考えられた．それゆえ，これらのデータは薬の血漿中濃度のモニタリングによる治療の個別化の重要性を示唆している．

個人差の少ない薬

今後開発される薬は個人差の少ない薬であることが必要である．そのためには，①その薬の代謝経路が遺伝的な個人差の少ないものであること，②他の薬の代謝を阻害したり，代謝酵素を誘導したりする，いわゆる薬物相互作用の強くない薬であること，③複数の代謝経路をもつ薬，複数の代謝酵素により代謝される薬（多代謝経路（酵素）薬物）であることがあげられる．

■ 抗体・高分子生物医薬品の薬物動態

近年，バイオテクノロジーの進歩に伴い，多くの生体高分子（抗体，活性ペプチド，アダプター，受容体，高分子アゴニスト等）が医薬品（バイオ医薬品）として用いられている．

生体高分子の特徴は低分子の通常医薬品を代謝する酵素により代謝されないため，抗体などは一般に代謝を受けにくく，半減期の長いものが多いが，高価であるため，半減期の延長が望まれているものも多い．体内の半減期を長くするためには吸収速度の調節や代謝を遅くすることが必要である．例えば，IFN-α や G-CSF の**ペグ化**（**ポリエチレングリコール化**）等により代謝を遅くしたり，筋注時の吸収速度を調節したりして，体内で持続性を示す新薬が開発された．

IgG 抗体は，細胞内に取り込まれてもエンドソーム内で胎児性 Fc 受容体（FcRn）と結合することで細胞外にリサイクルされ，他の蛋白質に比べて長い血中半減期を示す．しかし，通常の抗体

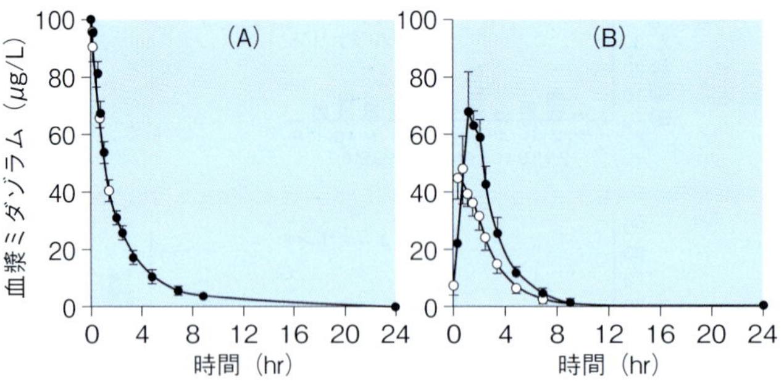

図XIII-21　グレープフルーツジュース飲用のミダゾラムの血漿中濃度に及ぼす影響（Kupferschmidt, 1995）
（**A**）ミダゾラム 5 mg を静注
（**B**）ミダゾラム 15 mg を経口投与
●：グレープフルーツジュース飲用
○：対照

は膜型抗原に結合すると，膜型抗原の内在化に伴い結合したままエンドソームを経由してリソソームに移行して分解されてしまう．そこで IgG 抗体のアミノ酸組成を改変し，酸性条件で膜型抗原から乖離しやすく，FcRn との結合親和性を増強する技術が開発された．この技術を利用して半減期を延長した抗体（リサイクリング抗体）としては IL-6 抗体より改変された**サトラリズマブ**（satralizumab）がある．

■ 環境因子による薬物動態の変動

ヒトにおける薬の体内動態は遺伝的因子により強く規定され，種々の環境因子により著しく影響される．代謝酵素の誘導は薬物摂取と同様に PCB（ポリ塩素化ビフェニル）など環境汚染物質によっても引き起こされる．ここでは環境因子として重要な食事，栄養状態の影響について述べる．

絶食：絶食に伴う初期の変化は胃内容排出速度の亢進である．その結果，薬の消化管吸収は促進され，血中の薬物濃度のピークに達する時間が短くなり，そのピーク値が高くなる．絶食が長びくと，肝重量の低下，肝血流量の減少，血清アルブミンの減少や血清遊離脂肪酸などの増加が起こるので，薬の体内動態に及ぼす変化はきわめて複雑となり，その影響は個々の薬により異なる．また，絶食に伴う皮下脂肪の減少による薬の体内分布の変化も考慮する必要がある．代謝活性の変化は初期はあまり著しくない．しかし，グルクロン酸抱合はコファクターの UDPGA（uridine diphosphate glucuronic acid）の欠乏により低下する．

アルコール摂取：大量のアルコールを連続的に摂取すると肝ミクロソームの特異なチトクロム P450 が誘導され，アルコールの代謝促進とともに種々の薬の代謝が亢進する．アルコール常用者のトルブタミドの血漿中半減期は 380 分から 190 分へ半減し，約 2 倍も代謝が亢進する．

喫煙とコーヒー摂取：喫煙は多くの薬，アンチピリン，フェニトインやフェナセチンなどの代謝を亢進する．喫煙妊婦の胎盤のベンゾピレン水酸化活性は非喫煙妊婦に比べて有意に高く，また動物にタバコの煙を吸わせると肝ミクロソームの薬物代謝酵素活性が誘導される．コーヒーも大量に摂取すると薬の代謝がやや亢進する．

低蛋白食と野菜食：低蛋白食では一般に P450 活性が減少し薬の血中濃度は高くなる．野菜食でも同様の傾向を示す．

グレープフルーツジュース（GFJ）：GFJ 中に含まれるフラノクマリン類はジヒドロピリジン系 Ca^{2+} チャネル遮断薬，ミダゾラムやシクロスポリンなど（CYP3A4 により主として代謝される薬）の代謝を阻害し，血漿中濃度を著しく増加し，種々の副作用を起こす．オレンジジュースにはこの成分が含まれておらず，阻害作用はない．GFJ の影響は静注後にはまったく現れず，肝臓ではなく消化管壁における代謝阻害の重要性を示している（**図XIII-21**）．小腸の OATPs がある種の薬の小腸吸収への関与が示される GFJ やオレンジジュースによる**フェキソフェナジン**や**セリプロロール**などの吸収阻害も明らかにされた．

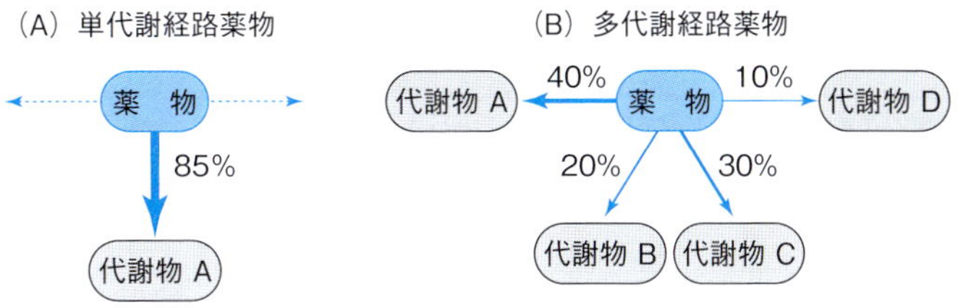

図XIII-22　単代謝経路薬物と多代謝経路薬物

単代謝経路(酵素)薬物と多代謝経路(酵素)薬物

生体内における薬の代謝は水の流れや血流と同じように代謝の速い方に多く流れる．薬物の生体内代謝は単代謝経路と多代謝経路に分けられる．前者は一つの主代謝物に代謝される薬であり，後者は多くの一次代謝物に代謝される薬である．実際には一つの主代謝経路のみに代謝される薬は少なく，複数の代謝経路をもつものが多い．その85%以上が一つの代謝経路により代謝されるものが単代謝経路(酵素)薬物と定義される(**図XIII-22**)．

多代謝経路薬物は主代謝経路が阻害されたり，活性が低下して流れが減少すると他の代謝経路への代謝の流れが増加するので，全身クリアランスはそれほど大きく減少しない．単代謝経路薬物では一つの主代謝経路が阻害されたり，代謝活性が低下したり増加したりすると全身クリアランスはその影響を強く受ける．単代謝経路(酵素)薬物は一つの酵素の活性の変動により，その生体内代謝に大きな個人差が起こり，副作用の発現や薬効の低下が起こる確率が高いので注意すべき薬といえる．

薬理遺伝学

薬に対する反応性には著しい個人差がみられ，ときには予想もしない特殊な反応性を示すヒトも存在し，**特異体質**(idiosyncrasy)とされてきた．薬に対する反応性の個人差には，病態，食事・栄養状態や薬物相互作用などの後天的な環境因子に原因している部分も多いが，遺伝的因子の差によることも考えられる．Motulsky(1957)は薬による生体反応の中で遺伝的因子の関与するものを対象とする学問領域の発展の必要性を示唆し，Vogel(1959)はこの領域を**薬理遺伝学**(pharmacogenetics)と命名した．最近，**pharmacogenomics**(**薬理ゲノミクス**)なる用語が用いられているが，両者がカバーする領域はほぼ同じであり，薬理ゲノミクスはゲノム科学に基づいて遺伝子型(genotype)から表現型(phenotype)に向かう学問と位置付けられよう．

一般に薬の反応性およびその代謝の分布は一峰性であり，**多遺伝子**(polygene)に支配されている．例えば，サリチル酸のグリシン抱合には個人により12倍もの差が認められるが，その分布は一峰性である．しかし，イソニアジドのアセチル化，スキサメトニウム(サクシニルコリン)の加水分解，デブリソキンの水酸化反応の分布は多峰性であり，**単遺伝子**(monogene)に支配されている．**表XIII-3**に現在までによく研究されているヒトの薬理遺伝形質の代表例を示す．

表XIII-3　薬理遺伝形質の代表例(原因・頻度と薬物名)

		原　因	頻　度	薬　物　名
生体の薬物動態の変化によるもの	イソニアジド代謝の遅延	NAT の活性低下	白人 50% 日本人 10%	イソニアジド，ヒドララジン，スルファメチゾール，プロカインアミドなど
	イリノテカンの毒性発現	UGT1A1 の活性低下	白人 10% 日本人 6%	イリノテカン
	デブリソキン代謝不全	CYP2D6 の活性低下	白人 5～9% 東洋人 1% 以下	デブリソキン，プロプラノロール，デキストロメトルファン，コデイン，メトプロロール，ノルトリプチリンなど
	メフェニトイン代謝不全	CYP2C19 の活性低下	白人 2～3% 日本人 20%	メフェニトイン，ヘキソバルビタール，オメプラゾール，ジアゼパム
	異型アルコールデヒドロゲナーゼ	アルコールデヒドロゲナーゼの活性上昇	白人 4～20% 日本人 90%	エタノール
	アルコール性 flush	low K_m アルデヒドデヒドロゲナーゼ	白人ごくまれ 日本人 40%	アセトアルデヒド
	メルカプトプリン代謝の遅延	チオプリン *S*-メチル基転移酵素の活性低下	白人 5～7% 日本人約 5%	メルカプトプリン アザチオプリン
	プラバスタチンの代謝低下	肝の取り込みの低下 OATP2 変異	日本人 15%	プラバスタチン
生体組織の薬に対する感受性の異常によるもの	薬による溶血性反応	G-6-P デヒドロゲナーゼ活性の欠如による GSH の低下	世界中で約 1 億人 主として黒人と地中海住民	プリマキン，ダプソン，フェナセチン，スルホンアミド類，ニトロフラントイン，フェニルヒドラジンなど多数
	アドレナリン β_1 受容体アンタゴニスト抵抗性	活性低下 Arg389Gly	白人 28%	メトプロロール
	アドレナリン β_2 受容体アンタゴニスト抵抗性	脱感作亢進 Arg16Gly	白人，日本人とも約 50%	アドレナリン，β_2 アゴニスト類
	フルボキサミン抵抗性	5-HT トランスポーター長いアレル	日本人 20%	フルボキサミン，パロキセチン
	LTC_4 合成阻害薬高有効性	酵素発現量高い A(−444)C	白人 48% 日本人 26%	プランルカスト
	悪性高熱症	リアノジン受容体変異	麻酔患者中 0.005%	種々の麻酔薬，特にハロタン
	薬物性メトヘモグロビン血症	メトヘモグロビン還元酵素の欠如	約 1%	G-6-P デヒドロゲナーゼの欠如による溶血と同じ薬
	アロプリノールによるキサンチン結石症	HGPRT 活性低下によるプリン生合成抑制低下	約 1%	アロプリノール
	ゲフィチニブ有効性	EGFR 遺伝子変異	白人 5% 日本人 40%	ゲフィチニブ

双生児における薬物代謝――Vesell らは薬の代謝速度の個人差が遺伝により支配されている割合と環境に影響されている割合を明らかにするために，成人した一卵性および二卵性双生児 40 組につきジクマロールやアンチピリンの代謝を検討した(**図XIII-23**)．その結果，一卵性双生児間には薬の半減期にはほとんど差を認めないが，二卵性双生児間にはかなりの差を認め遺伝要因の支配がきわめて大きいことを明らかにした．引き続き，ノルトリプチリンの定常状態の血漿中濃度には 30 倍もの差が存在したが，一卵性双生児のペア間にはわずかな差しか存在しないことが示された．

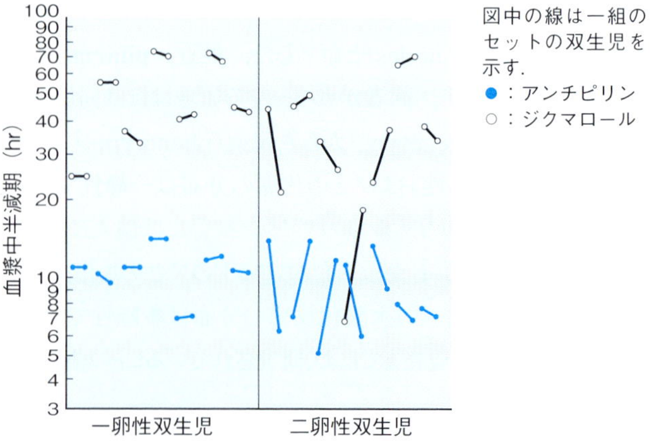

図XIII-23　一卵性および二卵性双生児におけるアンチピリン，ジクマロールの血漿中半減期(Vesell, 1968)

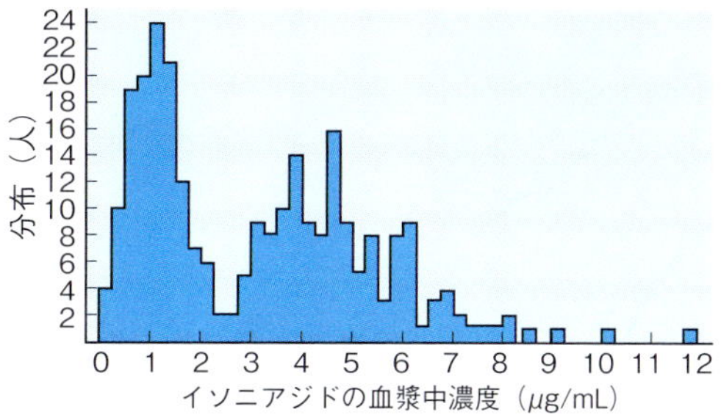

図XIII-24　53 家系 267 人の白人についての血漿 INH 濃度の二峰性分布のヒストグラム（Evans et al., 1960）
INH 9.7 mg/kg 服用後 6 時間の血漿濃度

■ 薬物代謝能に関係する薬理遺伝形質

イソニアジド代謝（*N*-アセチル化）の多型性——イソニアジドは *N*-アセチル化により不活性化されて，尿中へ排泄される．その血漿中濃度には**図XIII-24** に示すように著しい個人差があり，二峰性の分布を示し，代謝の速いグループ（**rapid acetylator**）と代謝の遅いグループ（**slow acetylator**）の 2 群に分類される．家系の系統的な検討の結果，slow acetylator は rapid acetylator に対して劣性形質であり，常染色体性遺伝子の関与が明らかにされた．白人では約 50% が slow acetylator であるが，日本人では slow acetylator は約 10% である．他の *N*-アセチル化を受ける薬，スルファメタジン，ヒドララジン，プロカインアミドなどには，イソニアジドと同じような**多型性**（polymorphism）が知られている．

このような *N*-アセチル化の多型性と関連して，イソニアジドの副作用として知られている多発性神経炎や全身性ループス（lupus erythematosus, LE）などは，slow acetylator に起こりやすい．日本人にはこれらの副作用は比較的まれであり，日本人には slow acetylator が少ないことと関係している．また，プロカインアミドによる抗核抗体の発現なども slow acetylator に速く出現する．

薬物代謝酵素（チトクロム P450）の異常（遺伝子多型）——チトクロム P450 には数多くの分子種が存在し，それらが関与している薬物代謝にはきわめて個人差の大きいことが知られている．ノルトリプチリンの定常状態における血漿中濃度には著しい（約 200 倍）個人差が存在し，副作用の出現は高い血漿中濃度の個体に多くみられる．しかし，一卵性双生児間ではノルトリプチリンの血漿中濃度の差はきわめて小さいので，その差の大部分は遺伝要因に起因しているものと考えられる．約 50 年前までは，P450 関与の薬物代謝の個人差の分布は一峰性であり，多遺伝子の関与するものとされていたが，高血圧治療薬デブリソキン（debrisoquine）の水酸化反応に **poor metabolizer**（PM）が存在することが明らかになり，次いで多くの薬の代謝にも PM の存在が指摘されるようになった．

CYP2D6 の異常：デブリソキンの代謝欠損症（PM）には CYP2D6 が遺伝的に欠損しており，他の CYP2D6 により主として代謝される薬の副作用が起きやすいことが明らかにされた．例えば，β 遮断薬のメトプロロールには，**図XIII-25** に示すような個人差が認められ，PM では血漿中濃度が約 3 倍も高く，半減期も 3 倍長く，AUC は約 6 倍高く，尿中への α-水酸化の排泄は約 20 倍も少なく，β 受容体阻害作用がきわめて強く現れる．しかし，薬の一つの酸化的代謝過程に多くの異なった P450（CYP）が関与するので，薬の代謝過程の種類により，PM の存在や extensive metabolizer（EM）との代謝速度の差の程度が異なるものと考えられる．

東洋人には PM はほとんど存在しないとされていたが，約 40% には CYP2D6*10 という活性の低い酵素が存在する．これらのヒトは正常者（EM, extensive metabolizer）と PM の中間の活性を示す．

CYP2C19 の異常：抗てんかん薬メフェニトイン（mephenytoin）は（*S*）-体が立体選択的に代謝される．その代謝が異常に低下しているヒトが見いだされ，これらのヒトでは（*R*）-メフェニトインの代謝には異常が認められていないので，尿中への排泄の *S*/*R* 比が異常に増加する．この比の異常に増加するヒトは白人では 2～3%，日本人では約 20% も存在する．これら（*S*）-メフェニトインの PM では CYP2C19 の発現が欠損しておりジアゼパムやオメプラゾールの代謝のように CYP2C19 の関与の大きい薬の代謝についても PM である（**図XIII-25**）．オメプラゾールの胃酸分泌抑制作用は PM では EM よりかなり強く，併用療法による胃のピロリ菌の消滅は PM では EM に比べてかなり高率であった．

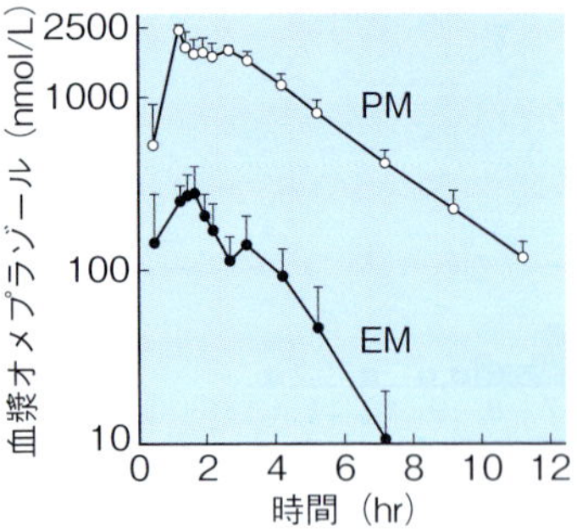

図XIII-25　経口投与後のオメプラゾールのEMとPMにおける血漿中濃度
（Andersson ら，1990）

表XIII-4　CYP2C19 遺伝子型によるプロトンポンプ阻害薬の体内動態の変動の差

薬物	AUC	クリアランス	半減期
オメプラゾール	7.4	0.06	4.2
ランソプラゾール	4.7	0.2	2.3
ラベタゾール	1.9	0.5	1.6

正常型を 1 としてホモ変異型（PM）の比を示した．

CYP2C19 の遺伝子多型に関してはその後 *2C19**2*（G681A）（スプライシング欠損）と *2C19**3*（G636A）（終止コドン）によることが明らかにされた．日本人におけるアレル（対立遺伝子）頻度は *2C19**2* で 34.3%，*2C19**3* で 10.7% である．他の構造の類似したプロトンポンプ阻害薬の代謝にも CYP2C19 が関与しているが，**表XIII-4** に示すように薬物により多型の影響が著しく異なることがみられる．この原因として各薬物における CYP2C19 の関与の大きな差があげられる（☞多代謝酵素薬物，617 頁）．

アルコールおよびアルデヒド代謝の個人差と人種差——アルコールを飲むとすぐに顔面潮紅，悪心，嘔吐を起こすなど，アルコールに対する反応がきわめて敏感なヒトが存在する．これらのヒトの血中アルコール濃度は正常なヒトとあまり変わらないので，自律神経系の異常と考えられていた．しかし，アルコールデヒドロゲナーゼの多型性とともにアルデヒドデヒドロゲナーゼの多型性と人種差の存在が明らかにされた．ヨーロッパ人の約 10% が atypical（異型）アルコールデヒドロゲナーゼをもっているのに反して，日本人では約 90% が異型酵素をもっている．異型酵素の特徴は至適 pH に著しい差があり，pH7.4 では異型酵素の活性のほうがむしろ高い．酵素分子中 47 番目のアルギニンのヒスチジンへの点変異が知られている．

一方，日本人には**アルデヒドデヒドロゲナーゼ**の low K_m 酵素の欠損者が約 40% も存在し，彼らはアルコール飲用後に血漿アセトアルデヒド値が，非欠損者の 50〜100 倍も高くなり，顔面潮紅，悪心，嘔吐などの原因となっている．この場合も 487 番目のグルタミン酸がリジン（Glu487Lys）に置換している．興味深いことには，白人にはこの欠損者は認められない．

その他の代謝酵素の遺伝子多型——CYP のほとんどに遺伝子多型が存在し，その代謝活性に何らかの変化をもたらしている．UDP グルクロン酸転移酵素（UGT），硫酸転移酵素（SUT），グルタチオン *S*-転移酵素（GST），チオプリン *S*-メチル基転移酵素（TPMT），ジヒドロピリミジン脱水素酵素（DPD）などにも数多くの遺伝子多型が存在する．これらの酵素の遺伝子多型の薬の体内動態に及ぼす影響はその薬の全クリアランスのかなりの部分が当該酵素に依存している場合のみ明らかにみられる．例えば，抗悪性腫瘍薬イリノテカンの活性代謝物 SN-38 は UGT1A1 によりグルクロン酸抱合を受けて胆汁中に排泄されるが，重症の白血球減少や下痢患者には *UGT1A1**28* と *1A1**6* という変異酵素（活性低下）をもつヒトが多く見いだされた．GSTM1 は約 50% のヒト（白人，日本人）に欠損しており，ある種の薬の解毒に関係している．DPD の遺伝子多型はフルオロウラシル系抗悪性腫瘍薬の薬効・毒性に，TPMT の遺伝子多型はメルカプトプリンやアザチオプリンの薬効・毒性に関与している．

薬のトランスポーターにおける遺伝子多型——**MDR1** 遺伝子に関して遺伝子多型（C3435T）が存在し，小腸における MDR1 の発現量が減少し，変異型（TT）の遺伝子をもつヒト（日本人では 24%）ではジゴキシンの AUC が増加している．

水溶性有機アニオンの肝細胞の取り込みに関与している **OATP1B1** の **15* アレル保持者では，プラバスタチンの AUC が **1b* アレル保持者に比べて大きく，**15* では肝臓における取り込みの減少が胆汁中排泄の律速になっている（**図XIII-26**）．

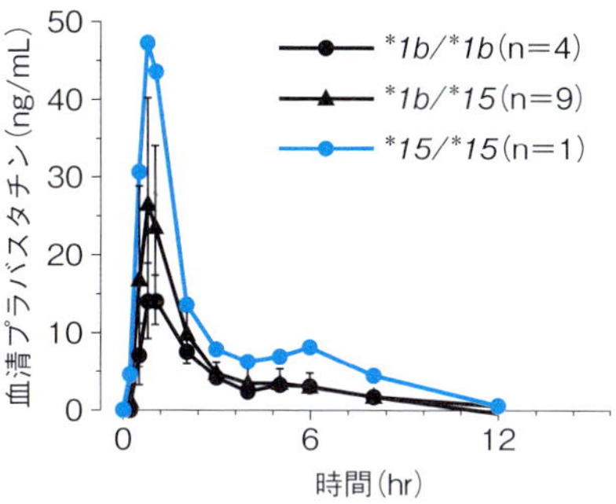

図XIII-26　OATP1B1 の変異(Val174Ala, *SLCO1B115*)によるプラバスタチンの血清中濃度に及ぼす影響**(Nishizato ら, 2003)
日本人における *SLCO1B1**15* の頻度は 0.15

■ 薬への異常感受性の薬理遺伝形質

薬に対するヒトの異常反応のうちには薬の生体内動態の異常によらず，生体組織の薬に対する異常感受性によるものがあり，その遺伝的背景が明らかにされている主なものを**表XIII-3** にまとめた．

薬による溶血性反応：黒人や地中海住人を中心に世界で約 1 億人に，ある種の薬による異常な溶血性反応がしばしば起こる．この原因はグルコース 6-リン酸(G-6-P)デヒドロゲナーゼ活性の欠如による赤血球の還元型グルタチオン(GSH)の低下による溶血であり，性染色体性不完全優性で女性に多発する．フェナセチンやスルホンアミド類など *N*-水酸化を受ける薬により，GSH の低下が誘発される．

薬物性メトヘモグロビン血症：赤血球中のメトヘモグロビン還元酵素の欠如が全人口の約 1% にみられ，溶血性反応を起こす薬によりメトヘモグロビン血漿が誘発される．

深部静脈血栓症：血液凝固第Ｖ因子の異常(Arg506Gln)が白人間では 3～5% が認められ，深部静脈血栓症患者では，その多型の発現は 30～50% と高率であり，活性化プロテイン C による切断には抵抗性を示す．この多型は日本人には認められていない．

アドレナリン受容体遺伝子多型：アドレナリン β_2 受容体(β_2-AR)においては変異受容体のうち Thr164Ile ではアゴニストに対する親和性の低下，また Arg16Gly では down regulation を受けやすいことが報告されている．これらの患者では β_2 アゴニストに対する作用が減弱しており，高血圧，気管支喘息，気管支過敏症になりやすいとされている．Gln27Glu 変異受容体では逆に down regulation を受けにくい(**図XIII-27**)．また，Gly16 変異アレルをもっている気管支喘息患者はホルモテロールの気管支拡張作用に著しい脱感作を起こす．Arg16Gly 変異の頻度は日本人，白人とも約 50%，Gln27Glu 変異は日本人では 10%，白人では約 50% である．

一方，QT 延長症候群と呼ばれている遺伝疾患に対して，β アンタゴニストにより不整脈と欠神発作が消失する群(responder)と消失しない群(non-responder)が存在する．レスポンダーには原因遺伝子 *LQT1* に異常があり，non-responder には *LQT2* に異常のあることが明らかにされた．

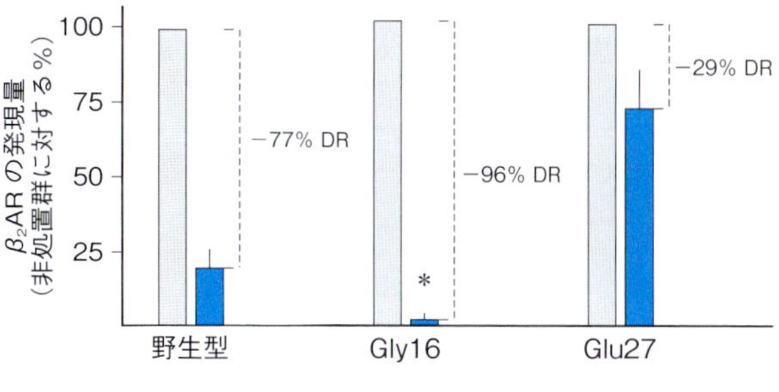

図XIII-27　アドレナリン β_2 受容体の脱感作に及ぼす Gly16 および Glu27 変異の影響(Liggert ら, 2000)
ヒト気道平滑筋細胞をイソプレナリン存在下で培養し，野生型および変異型の受容体の減少率を検討．
DR：down regulation

その他薬物反応性に関する遺伝子多型：ビタミンD受容体およびエストロゲン受容体多型と骨粗鬆症，アドレナリンβ_3受容体多型と肥満，セロトニン受容体多型と抗うつ薬やドパミン受容体多型と抗精神病薬，アンギオテンシン変換酵素多型と心血管疾患，コレステロールエステル転移蛋白質多型とプラバスタチンによる動脈硬化進展の抑制などが報告されている．

■ 薬理遺伝多型の人種差

薬の代謝の多型が遺伝的に支配されており，その出現頻度には，イソニアジドの*N*-アセチル化(☞ 635 頁)のように，著しい人種差があり，薬理遺伝的な薬に対する反応性異常の人種差の原因となっている．また，アルコールデヒドロゲナーゼおよび**アルデヒドデヒドロゲナーゼ**の多型についても人種差が知られており(☞ 636 頁)，日本人や東洋人などがアルコールに対する抵抗性の弱いことの原因とされている．

CYP2D6の欠損者は白人には5〜8%存在するが，エジプトやアラビア人では1.0〜1.4%であり，日本人や中国人でも1%以下ときわめて少ない．反対にCYP2C19の欠損者は白人では2〜3%であるが，日本人には20%以上もみられる．日本人や中国人には活性の低い*CYP2D6*10*の発現が高いことが示され，両民族におけるCYP2D6の代謝活性が白人に比べて低いことの原因とされている．**薬物反応の個人差・人種差**の成り立ちには薬物動態の関与が大きいが，しかし，組織の薬物感受性とのからみ合いで複雑な場合もある．例えば，ワルファリンの代謝は*CYP2C9*3*をもつ(白人＞日本人)ヒトは代謝が遅いが，VKORC1のH1ハプロタイプをもつ(日本人＞白人)ヒトは感受性が高いので，結果的には日本人の投与量は少量となる．これら薬の代謝の多型の人種差は，医薬品開発上の大きな問題となっている．

■ 遺伝子診断からのアプローチ

薬物療法を行うに際してその患者がPMであるか否かをあらかじめ知っておくことができればきわめて有用であり，患者の血液を用いての遺伝子診断法の発展が期待される．さらに個々の薬についてはPMにおける血中濃度をモニタリングして，投与量の補正または類薬への変更などが重要となる．今後，これらの遺伝子診断の技術の発展により個人に適した薬の選択とその用量が決定され，**個人最適化医療・個別化医療**(personalized medicine)が実現されるであろう．

薬理遺伝多型の問題点——薬理遺伝学の発展の初期には**遺伝多型**の多くは遺伝子変異による代謝酵素の完全欠損であったが，上述の*CYP2D6*10*のように変異酵素として発現しているものが見いだされてきた．これら変異酵素の薬物代謝能は減弱しているものが多いが，中には活性が増強されているものもある．さらに複雑なことには，これら変異酵素の活性の低下の割合が基質である薬により異なることもある．*CYP2C9*3*の活性はジクロフェナク4′-水酸化については*CYP2C9*1*に比べて1/3.4，(*S*)-ワルファリン7-水酸化は1/8.6であるが，フェニトイン4′-水酸化およびピロキシカム5′-水酸化は1/28および1/33と著しく異なる．それゆえ，遺伝子診断とともに対象とする薬をヒトに投与してその血漿中濃度を測定し，そのクリアランスを評価する必要がある．また，組織感受性に関する遺伝子多型の報告も増加しており，これらと薬物動態に関する多型とがからみ合って，薬物反応性が増強されたり，減弱されたりする点に留意する．

発達および老人薬理学

薬は種々の年齢の個体に投与されるが，臨床的にもまた実験動物のレベルでも，その年齢によりかなり異なる反応が引き起こされ，**発達**(developmental)および**老人薬理学**(geriatric pharmacology)として重要な研究分野になっている．さて，このような薬物反応性の年齢差はどのような原因により起こるのであろうか？　昔から漠然と各年齢の個体の感受性の差によるとされていたが，最近に至り，組織の受容体の差などによる組織感受性の差であるとともに薬の体内動態にも著しい差があることが明らかにされた．

■ 胎児における薬物動態

すでに述べたように胎児への薬の移行には血液胎盤関門が存在し，脂溶性の低い薬はほとんど胎児へは移行しないので，スキサメトニウムのような第四級アンモニウム塩は，分娩時にも安心して使用できる．また，胎盤には妊娠後期になるとかなりの薬物代謝活性やトランスポーター活性が出現し，ある種の薬では胎盤通過時に代謝され，胎児移行性が減少する．

胎児では薬の代謝能力が未発達であり，妊娠 4～6 カ月目で肝臓にわずかに認められるようになり，分娩直前でも母体の活性の 1/5～1/10 のものが多い．また，血液脳関門が未発達で，ほとんどの種類の薬は脳内へ移行する．腎機能も未発達で，一部の薬が羊水中に排泄されるにすぎない．また，胎児期には血清アルブミン量が低いので遊離形で存在する比率が母体血中に比べて高い薬が多く，蛋白結合率の高い薬が胎児血中では低い原因の一つになる．

■ 新生児・乳児における薬物動態

出生後新生児の肝臓の薬物代謝に関する種々の酵素系の活性は急激に増加する．しかし，未熟児では種々の酵素の活性が低く，クロラムフェニコールによるグレイ症候群やビリルビンの脳内沈着により起こる核黄疸はビリルビンのグルクロン酸抱合能と血液脳関門の未発達に原因している．一般にチトクロム P450 の発達は比較的に遅いが，グルタチオン抱合能のように発達の速いものもあり，薬の代謝経路により発達の速度が一様ではない．

新生児では胃液の pH が低いことや胃内容排出時間が長いなどの生理的特徴を反映して，消化管からの薬の吸収は一般に遅い．また新生児，特に未熟児の場合には血清アルブミン量が低いので，薬の血清蛋白結合率は低いが，比較的速く幼児，成人のレベルに達する．一方，薬の腎臓からの排泄も，新生児，特に未熟児では排泄機能が未発達であるが，比較的早期に発達し，幼児のレベルに近づく．新生児では薬の体内からの除去速度は幼児や成人に比べて遅い．その主な原因は肝臓における代謝機能および腎臓における排泄機能の未発達である．しかし，除去速度の遅さの程度は薬の代謝経路や排泄への依存度によるので，一様に論ずることは適当でなく，個々の薬に対して投与量を設定することが必要とされよう．

■ 幼児・小児における薬物動態

幼児・小児は成人よりも薬の代謝が遅いのではないかと考えられた時代もあったが，多くの P450 により代謝されるフェノバルビタールおよびフェニトインの血清レベル-用量比は年齢(体重)とともに増加する(**図XIII-28**)．同じ血清レベルをもたらすに必要な体重当たりの用量は幼児・小児の

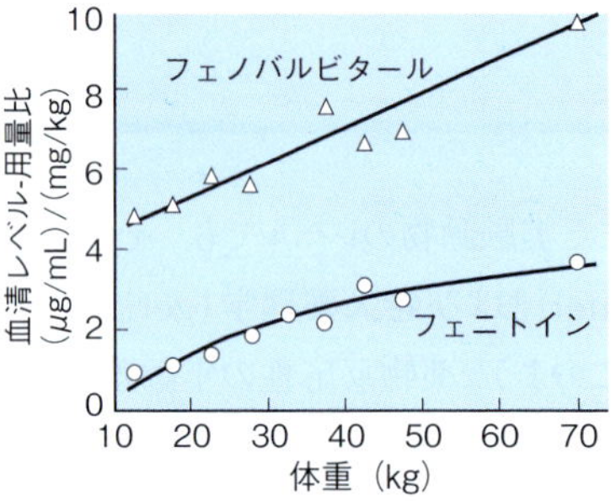

図XIII-28 幼児，小児におけるフェノバルビタールとフェニトインの血清レベル-用量比の体重との関連性(Svensmark et al., 1960)

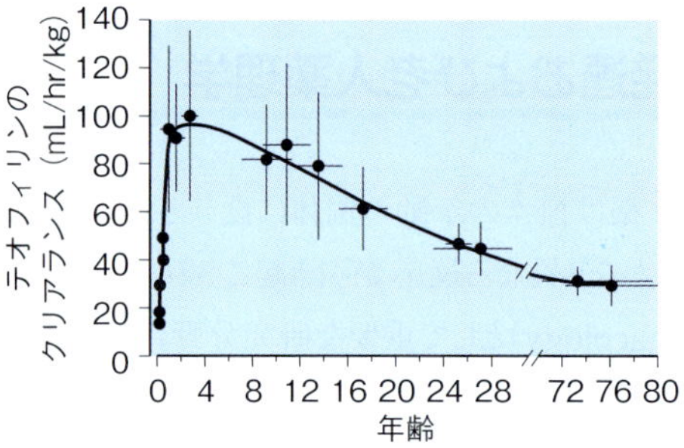

図XIII-29 テオフィリンのクリアランスと年齢の関係(千葉ら，1991)
多くの文献より得た値をプロットし，データは平均値±S.D. で示した．

ほうが成人よりも高く，幼児・小児のほうがフェノバルビタールやフェニトインの代謝が速いことを示している．また，主としてCYP2A1により代謝されるテオフィリンのクリアランスは2～3歳児で最高に達し，成人の約2倍も高い(**図XIII-29**)．

代謝経路により幼児期から成人なみあるいはそれ以上の代謝速度をもつものもあるが，反対に小児期の終わりまで成人レベルに達しないものもある．一般に硫酸抱合の発達は速く，ヒトの胎児にもかなりの活性が認められているのに反し，グルクロン酸抱合の発達は一般に遅い．7～10歳児ではサリチル酸やアセトアミノフェンを主として硫酸抱合体として排泄するが，成人では，尿中のグルクロン酸抱合体/硫酸抱合体比が成人では小児に比べて5倍および3倍も高い．

幼児・小児薬用量：幼児および小児に対する薬の適正な投与量にきわめて複雑であり，個々の薬に対してその適量が設定されねばならない．一般に幼児および小児における薬用量の算出の根拠には，大別すると，①年齢から，②体重から，③体表面積からの三つになる．

$$\text{Young 式：}\quad \text{小児量} = \frac{\text{年齢}}{12+\text{年齢}} \times \text{成人量}$$

$$\text{Augsberger 式：}\quad \text{小児量} = \frac{\text{年齢} \times 4 + 20}{100} \times \text{成人量}$$

$$\text{Crawford 式：}\quad \text{小児量} = \frac{\text{体表面積 (m}^2\text{)}}{1.73} \times \text{成人量}$$

現在では，体表面積に基づく方法が，理論的にも実際的にもより優れているとされている．**Augsberger 式**は体表面積とも一致するうえ，使い方も便利なので広く用いられている．成人量を1として同式から換算すると，各年齢の薬用量は次の割合になる．

新生児	1/2年	1年	3年	7½年	12年	成人
1/20～1/10	1/5	1/4	1/3	1/2	2/3	1

しかし，代謝などの年齢差以外にも薬によっては感受性の差なども考慮せねばならない．例えば，クロルプロマジンの場合には適正治療血漿中濃度は小児(8～15歳)では40～80 ng/mLであり，成人では50～300 ng/mLとの報告もある．

表XIII-5 高年者の薬物動態の変化の要因

吸収	不変(少し遅れる傾向)
分布	体重↓ 単位体重当たりの投薬量の増加 体水分↓ 水溶性薬物の血中濃度上昇，分布容積の減少 体脂肪↑ 脂溶性薬物の血中濃度低下，分布容積の増加 血漿アルブミン↓ 血漿蛋白結合率の低下する薬と低下しない薬とがある
肝クリアランスと代謝	肝血流量が減少するので肝クリアランスは低下の傾向 酸化：酸化による代謝が低下する薬と低下しない薬とがある 還元，加水分解，抱合：不変
腎クリアランス	糸球体濾過，尿細管分泌の減少
環境因子	喫煙↓ アルコール↓ カフェイン↓ 食物の変化 } CYP を誘導または阻害する要因の減少

高年者における薬物反応性と薬物動態

高年者は一般に若年者に比べて薬に対する反応が強く現れ，副作用の発現頻度も多い．この原因としては組織感受性の変化と薬物動態の変化が考えられている．組織感受性の変化は高年者では受容体数の減少または受容体機構の減弱に伴う反応性の低下が起きている薬もある一方，組織感受性の亢進または組織抵抗性の低下を示唆している薬もある．薬物動態はかなり変化を受ける薬もある反面，変化があまり著明ではない薬もあるが，一般には高年者では組織内薬物濃度が高くなる傾向にある(**表XIII-5**)．

薬の消化管吸収：加齢に伴い消化管運動がやや減弱し，胃内容排出が遅れ，薬の消化管吸収はやや遅延する．また，高年者には無酸症の者が多いのでベンゾジアゼピン類のように酸に不安定な薬の胃内分解が減少し，吸収量が増加することもある．

薬の体内分布：加齢に伴い血漿アルブミン値が減少するので，蛋白結合の高い薬は血漿中の遊離形が増加，組織への薬の分布が増加，血漿クリアランス値を大きくする傾向にある．例えば，ジアゼパムの分布容積は年齢とともに著しく増加し，血漿中半減期は著しく延長するが，血漿クリアランスでは若年者との間に有意な差を認めない．また，アンチピリンの分布容積も高年者では減少するが，プロプラノロールの分布容積は有意に変化しない．エタノールは高年者では分布容積が軽度に減少するが，半減期には変化がない．

薬の尿中排泄：年をとるに従い腎血流量は次第に減少する．その減少率は毎年 1〜2% で，65 歳では腎血流量は 45〜50% も減少する．腎血流量の減少に伴い糸球体血流量が減少するので，主として糸球体濾過により尿中へ排泄されるアミノグリコシド類やジゴキシンなどの半減期は，高年者では著しく延長する．これらの半減期の延長はクレアチニンクリアランスの減少とよく一致する結果を示す．一方，ペニシリンなどは糸球体で濾過される他に尿細管で能動的に分泌されて尿中へ排泄されるが，尿細管の分泌機能も高年者では低下するので，尿細管での分泌が排泄の主体となっている薬では，その影響もきわめて大きい．

薬の代謝：薬の代謝も年をとるに従い一般に遅くなる傾向にある．この原因として，チトクロム P450 をはじめとする薬の代謝に関与する諸酵素の活性の低下と肝血流の減少があげられている．
それゆえ，代謝が肝血流量の影響を受けやすい薬の肝クリアランスは低下する．また，高年者では薬物代謝酵素の誘導も起きにくく，プロプラノロールのように肝臓における初回通過効果を受けやすい薬は経口投与後その血漿中濃度の動態に高年者と若年者では著しい差がみられる(**図XIII-30**)．初回通過効果を受けない薬の静注時にはその差がかなり減少する．

アルコールはアルコールデヒドロゲナーゼにより代謝されるが，肝臓の酵素活性には年齢差があまりないようで，静注後の体内動態にも明らかな年齢差は認められない．胃粘膜にもかなり強い代謝活性が存在するので，経口後では高年者にみられる胃粘膜萎縮により，消化管からの吸収量が増加し，AUC は増加する．

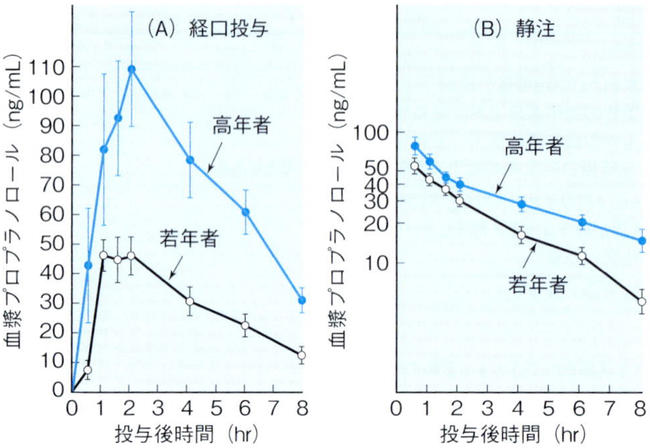

図XIII-30　プロプラノロールの経口投与時と静注時における血漿中薬物動態の高年者と若年者における差(Castelden and George, 1979)
(**A**)プロプラノロール 40 mg を経口投与
(**B**)プロプラノロール 0.15 mg/kg を静注

薬物相互作用

臨床においては，ある薬を単独で投与するよりはむしろ併用して用いる場合が多い．古くから薬の相加作用，相乗作用，拮抗作用などを利用して併用療法が行われていて，かなりの治療効果をあげている．しかし，生体内での薬の吸収，分布，代謝，排泄の実態が明らかになり，薬の体内動態が薬物間の相互作用の結果，著しく変動することが示され，約 40 年前から薬物相互作用(drug interaction)なる用語が用いられるようになった．広義の薬物相互作用は**薬力学的薬物相互作用**(pharmacodynamic drug interaction, PDDI)と**薬物動態学的薬物相互作用**(pharmacokinetic drug interaction, PKDI)に分けられる．

薬力学的薬物相互作用は薬の標的組織における薬物感受性の変動によるもので，用いる薬の薬理作用を十分に知っていれば，併用時における相互作用については予測されるので，大きな問題となることはほとんどない．一方，体内動態に関する相互作用は，それらの薬の体内動態を熟知していないため，予期しない重大な問題が起こることがある．イトラコナゾールのように抗真菌作用以外の薬理作用がほとんどなく，CYP3A4 阻害作用のみをもつ薬との併用では PKDI のみが起こる(**図XIII-31A**)．クロルプロマジンとベンゾジアゼピン系睡眠薬の併用についてみると，その薬理作用から予測されるようにベンゾジアゼピン誘導体の睡眠作用は著しく増強される．この場合は単に薬理作用の相乗作用ばかりではなく，クロルプロマジンによるベンゾジアゼピン誘導体の代謝阻害による作用増強も加わっている．PDDI および PKDI が関与している．一方，アルコールとベンゾジアゼピン系睡眠薬の併用に関しては，主として PDDI のみが関与している(**図XIII-31B**)．PKDI の場合には血中薬物濃度のみに変化が起こり，最小有効性濃度(minimum effective concentration, MEC)および最大安全性濃度(maximum safety concentration, MSC)の閾値には変化が起きておらず，PDDI の場合にはアルコールによりベンゾジアゼピンの最小有効性濃度および最大安全性濃度(毒性発現濃度)の閾値のみに低下が起こっている点に注意する．

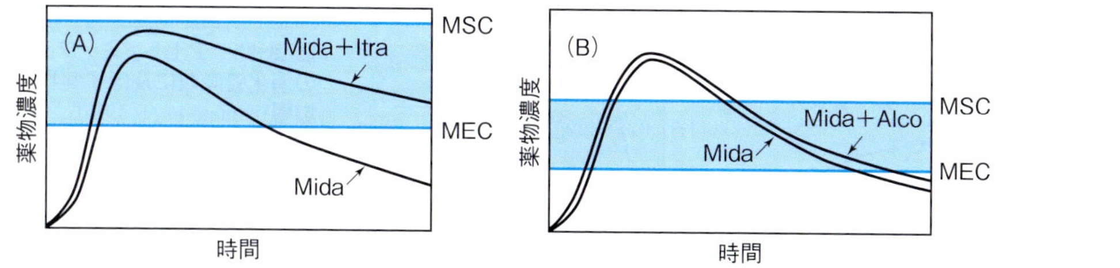

図XIII-31　二つのタイプの薬物相互作用のモデル図
(**A**) Pharmacokinetic drug interaction. Mida：ミダゾラム，Itra：イトラコナゾール
(**B**) Pharmacodynamic drug interaction. アルコール(Alco)によりミダゾラムに対する中枢の感受性が亢進し MEC や MSC が(A)に比べて低下している点に注意.

薬の消化管吸収における相互作用

薬の溶解，吸着および複合体形成と薬物相互作用

二つ以上の薬を同時に投与すると，お互いに他の薬の溶解に影響したり，吸着または複合体を作り，薬の消化管吸収に影響を及ぼすことが知られている.

pH：胃内の pH は 1～3 くらいであり炭酸水素ナトリウム(重曹)，水酸化マグネシウム，水酸化アルミニウムなどのような制酸薬は胃内の pH を上昇させるので，その溶解が pH に強く依存している薬の消化管吸収は影響を受ける．例えば，アスピリンは重曹の併用により吸収が促進される．しかし，水酸化マグネシウムによりペントバルビタールの吸収は胃内容排出速度の低下のため遅れる．胃内 pH の変化が薬の消化管吸収に及ぼす変化は，薬の溶解性，その pK_a による非解離形と解離形との比率，胃内容排出速度に及ぼす影響などの因子により規定される．酸性で比較的不安定な薬の吸収は胃内の pH の増加に伴いその吸収が増加する.

吸着：コレスチラミンは陰イオン交換樹脂で，ある種の酸性の薬と併用すると吸着により併用薬の吸収を阻害する．ワルファリンの吸収はコレスチラミンの同時投与により減少するので抗凝固作用が減少し血栓が形成されやすくなる点に注意せねばならない．また，コレスチラミンはジギタリス製剤の消化管吸収ならびに腸肝循環を阻害する.

溶解性：カフェインの消化管吸収はサリチルアミドとの併用により減少するが，その原因は吸収されがたい複合体の形成による．一方，カフェインはエルゴタミンの消化管吸収を促進するが，それはより溶解されやすい複合体の形成による.

キレート形成：薬の中には消化管内でキレートを作りやすいものもあり，その結果，消化管吸収が変化することも報告されている．例えば，テトラサイクリン類は Fe^{2+}，Al^{3+}，Mg^{2+}，Ca^{2+} などとキレートを作りやすいが，あるものは不溶性のキレートを形成するし，また水溶性のキレートではその膜透過性が悪いので，消化管吸収は低下する．キノロン系抗菌薬も水酸化アルミニウムや水酸化マグネシウムとキレートを作るので，併用するとその消化管吸収が著しく阻害される(**図XIII-32**).

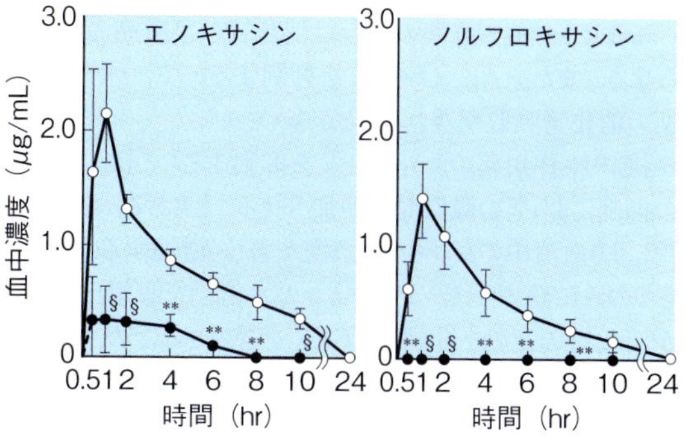

図XIII-32　キノロン系抗菌薬の血中濃度に及ぼす水酸化アルミニウム併用の影響(柴ら, 1988)
○：キノロン系抗菌薬単独
●：キノロン系抗菌薬＋水酸化アルミニウム(1 g)併用
**：$p<0.05$．§：$p<0.001$

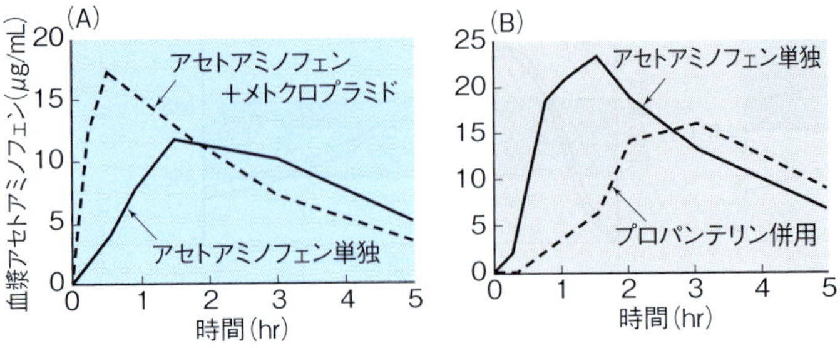

図XIII-33　アセトアミノフェンの消化管吸収に及ぼす薬物の影響(Nimmo et al., 1975)
(**A**) 1.5 g のアセトアミノフェン投与と同時に 10 mg のメトクロプラミドを静注
(**B**) 1.5 g のアセトアミノフェン投与と同時に 30 mg のプロパンテリンを静注

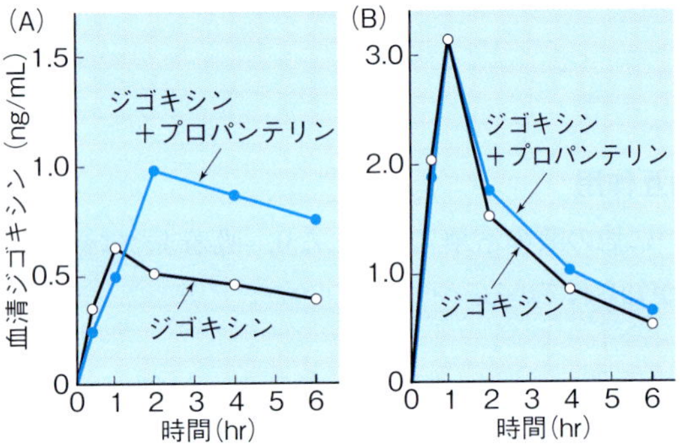

図XIII-34　ジゴキシン 1 回投与後の血中濃度の経時変化に及ぼすプロパンテリンの影響
(Manninen ら, 1973)
(**A**) 空腹時 0.5 mg ジゴキシン錠剤を服用
(**B**) 空腹時 0.5 mg のジゴキシン水溶液服用
プロパンテリン(30 mg 錠)はジゴキシンの 30 分前の服用

胃内容排出速度の変化と薬物相互作用

薬の消化管吸収は主として小腸において行われるので，**胃内容排出速度**(gastric emptying rate, **GER**)を変化させる薬を併用するとその薬の消化管吸収にも著しい影響を与える．食後は GER が遅くなるので薬の消化管吸収は遅くなる．

GER の亢進：メトクロプラミドのように消化管の運動を亢進させ，GER を促進する薬を併用すると，他の薬の消化管吸収が促進される．アセトアミノフェンの消化管吸収や，アルコールの消化管吸収もメトクロプラミドにより促進される(**図XIII-33A**)．一方，片頭痛時には GER の抑制によりアスピリンなどの吸収が遅延するが，メトクロプラミドの投与により GER が促進され，アスピリンの吸収パターンが正常化され，薬効の速効性が回復することも知られている．
経口薬による GER の遅延：経口的に投与された薬の多くは多少とも GER を遅らせる傾向があり，動物実験時のように大量の薬の投与時にははっきりと認められる．臨床においても 2 薬以上の併用投与時に消化管吸収の遅延がしばしば報告されている．一般に抗コリン作用薬は消化管を弛緩させて，その運動を抑制するので GER を遅らせる．例えばプロパンテリンの投与は，患者の GER の半減期を 25 分から 152 分に延長させ，それに伴いアセトアミノフェンの消化管吸収を遅らせ，血漿中濃度の立ち上がりをゆっくりとし，最高濃度に達する時間を 70 分から 120 分に延長させた(**図XIII-33B**)．

モルヒネや他の麻薬の投与は消化管の平滑筋のトーヌスを高め，正常な蠕動運動を障害し，GER を遅らせる．また，Al^{3+} は GER を抑制するので，水酸化アルミニウムを含む制酸薬などの併用により，他の薬の消化管吸収が遅れることが多い．

抗コリン作用薬のように GER を抑制するものは，併用薬の吸収を一般的には遅らせるが，時には GER の抑制により薬の吸収量を増加させることもある．例えば，ジゴキシン投与中の患者はプロパンテリンの併用により血清中のジゴキシン濃度が著しく増加する．しかし，このような現象はジゴキシンの錠剤を服用したもののみに認められ，ジゴキシンの水溶剤を服用したものには認められない．この原因は，プロパンテリンが消化管の運動を抑制し，GER を遅らせるため，ジゴキシン結晶は主吸収部位である小腸上部にゆっくりと到着し長く滞留するので，その間にジゴキシンが完全に溶解し，吸収量が増加するものと考えられる(**図XIII-34**)．このことは，ジゴキシンのように吸収されにくい薬においてみられる特異的な現象である．

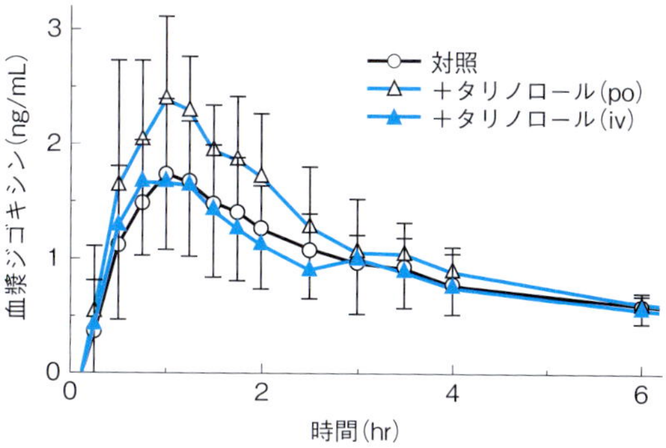

図XIII-35　ジゴキシンの血漿中濃度に及ぼすタリノロールとの影響
タリノロール 30 mg(静注，▲)および 100 mg(経口，△)を 0.5 mg ジゴキシン(経口)と同時に投与(Weatphal ら，2000)

P 糖蛋白質(MDR1)を介する小腸吸収の増加

小腸粘膜にはかなりの量の MDR1 が発現していて，一度吸収されたある種の薬は再び小腸内に排泄されるので MDR1 を阻害する薬による排泄阻害により小腸吸収の増加が起こることがある．例えば，シゴキシンの血漿中濃度はキニジン，アミオダロンやイトラコナゾールにより 2～3 倍，2 倍，1.5 倍上昇するが，その主な原因は MDR1 の阻害による．**図XIII-35** に示すようにタリノロールとの併用(経口)により経口投与後のジゴキシンの血漿中濃度は増加したが，タリノロールを静注した場合には増加せず，消化管における MDR1 阻害による吸収阻害と考えられる．

■ 薬の体内分布に関する相互作用

この種の薬物相互作用として血漿蛋白への結合に関するものが知られている．多くの薬は血漿中ではアルブミンと結合している．**アルブミンと薬の結合**は非特異的であるので，他の薬により競り合いが起こり，蛋白結合の置換により血漿中の遊離形の薬が増加する．

薬の蛋白結合における相互作用が臨床上意味をもつのは，次のような薬に限られる．

①薬の血漿蛋白結合率がきわめて高いもの(結合率が 90% 以上)
②その薬の臨床上の投与量が多いもの
③安全域がきわめて狭く中毒レベルに近い状態で治療を行うことが多いもの

臨床的に薬物相互作用を起こすものとしては，経口抗凝固薬と経口血糖降下薬などに限られる．両者とも血漿蛋白への結合率が高く，その大部分はアルブミンと結合して存在しているので，併用する薬が血漿アルブミンに対する親和性，結合率が高く，かつ薬用量が多く，高い血漿中濃度を必要とする場合にのみ薬物相互作用が起こる．

経口抗凝固薬：ワルファリンは血漿中では 95～97% がアルブミンと結合しているので，アスピリン，その他の酸性抗炎症薬，エタクリン酸，トルブタミド，ナリジクス酸などにより血液凝固時間の延長や出血傾向が増加することが知られている．しかし，アスピリンの場合には血小板凝集抑制作用も関与している．
経口血糖降下薬：トルブタミド，アセトヘキサミド，グリベンクラミドなどのスルホニル尿素系血糖降下薬は血漿蛋白との結合が高いので，次に述べる薬により結合しているものが追い出されて，薬効が増強され，時として低血糖を招く．①酸性非ステロイド抗炎症薬．②サルファ薬：追い出し作用とサルファ薬に共通する低血糖の加算．③アスピリン：追い出し作用とアスピリンの低血糖惹起作用の加算．④ナリジクス酸およびキノロン系抗菌薬．

表XIII-6 薬物代謝酵素 P450 分子種を阻害する代表的な薬など

分子種	阻害薬および食品
CYP1A2	ニューキノロン系抗菌薬(シプロフロキサシン，ノルフロキサシン，フルボキサミン)
CYP2C9	イソニアジド，サルファ薬(スルファメトキサゾール)
CYP2C19	アミオダロン，オメプラゾール，フルボキサミン
CYP2D6	アミオダロン，キニジン，クロルプロマジン，シメチジン，ハロペリドール，プロパフェノン
CYP3A4	アゾール系抗真菌薬(イトラコナゾール，クロトリマゾール，ケトコナゾール，フルコナゾール)，エチニルエストラジオール，シメチジン，ジルチアゼム，マクロライド系抗菌薬(エリスロマイシン，クラリスロマイシン)，グレープフルーツジュース(フラノクマリン)

表XIII-7 テオフィリンの体内動態に及ぼすシメチジン投与の影響(Reitberg et al., 1984)

テオフィリンパラメータ	コントロール	シメチジン投与	
		1日後	8日後
半減期(hr)	7.6	10.0	11.7
クリアランス(mL/min)	46.0	37.2	31.5

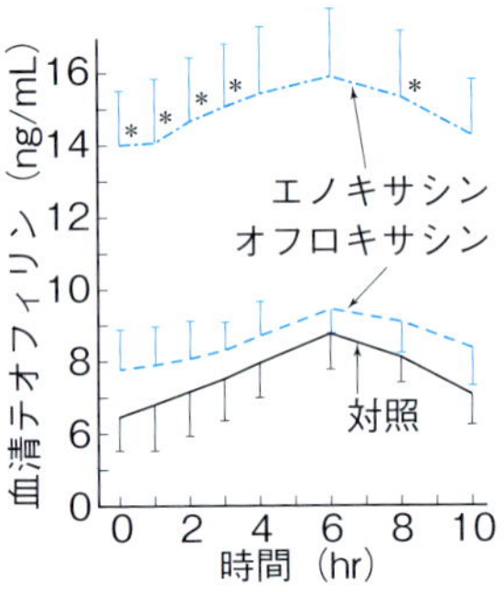

図XIII-36 キノロン系抗菌薬によるテオフィリンの代謝阻害
(Niki ら, 1987)
テオフィリン治療中にキノロン系抗菌薬を5日間連投して，血清テオフィリン濃度を経時的に測定.

ある種の有機水溶性薬物は肝組織などにOATPにより積極的に取り込まれ，薬によってはこのステップが肝代謝における律速になっている．例えば，水溶性のスタチン類はシクロスポリンとの併用により，その血漿濃度は増加するが，その主な原因は肝細胞への取り込みとされている.

■ 薬物代謝に関する相互作用

第I章で述べたように薬の代謝に関与する酵素は基質特異性が低いので，他の薬との間で競り合いが起こり，併用時にはお互いに相手の薬の代謝を阻害することがしばしばみられる．一方，薬の連続投与により酵素誘導が起こるので，この場合にも酵素の基質特異性が低いので，自身の代謝の促進とともに併用の薬の代謝をも促進する．薬物代謝に関する相互作用は肝ミクロソームのP450による代謝に関して特に起こりやすい.

薬の代謝阻害

臨床においては薬の多くは併用されることが多いが，P450の阻害により薬の血漿中濃度が増加し，その結果，まったく予期しない副作用がしばしば起こった．P450の各分子種に対する代表的な阻害薬を**表XIII-6**に示す.

薬物代謝酵素 P450 阻害による薬の代謝阻害

シメチジンによるテオフィリンの代謝阻害：シメチジンは多くのP450分子種阻害により多様な薬の代謝阻害を起こす．シメチジン併用によりテオフィリンの体内動態の変化が生じる(**表XIII-7**).

抗菌薬によるテオフィリンの代謝阻害：抗菌薬エノキサシンの併用によりテオフィリン代謝が障害されるので，オフロキサシンなど代謝阻害を起こさない抗菌薬が用いられる(**図XIII-36**).

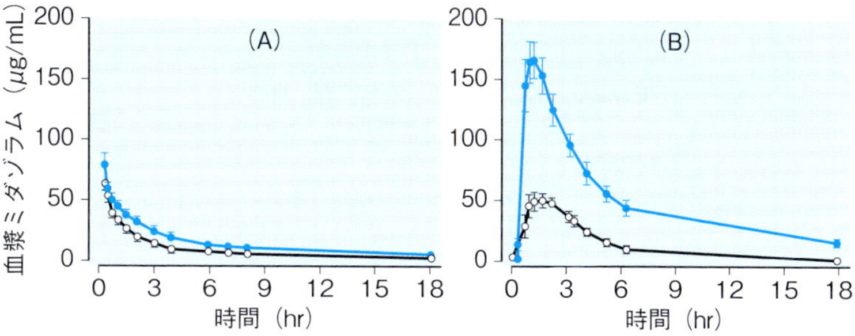

図XIII-37　エリスロマイシンによるミダゾラム初回通過効果の抑制（Olkkola ら，1993）
エリスロマイシン（500 mg）1 日 3 回経口投与．
（**A**）0.05 mg/kg のミダゾラムを静注，（**B**）15 mg/kg のミダゾラムを経口投与
○：ミダゾラム単独，●：エリスロマイシン併用

以前，話題となった抗ヘルペス薬ソリブジン薬害事件はソリブジンの代謝物ブロモビニルウラシル（bromovinyluracil）が抗悪性腫瘍薬 5-FU の代謝に関与するジヒドロチミン脱水素酵素を不可逆的に阻害することによる 5-FU の体内濃度の上昇に伴う副作用の発現であった．それゆえ，5-FU のみならず，プロドラッグ型のテガフールなどでも同様な薬物相互作用が起こった．

アゾール系の抗真菌薬（ケトコナゾール，クロトリマゾール，イトラコナゾールなど）やマクロライド系抗生物質が CYP3A に強い阻害作用を示し，抗ヒスタミン薬テルフェナジン，消化管機能調節薬シサプリドの代謝を阻害し，それらの心筋抑制作用を増強（QT 延長）することが報告され，両薬は市場から回収された．

エリスロマイシンによるミダゾラム初回通過効果の抑制：代謝阻害により起こる薬物相互作用は経口投与後には静注後より著しい．経口投与後には初回通過効果を受けやすい薬では肝臓や小腸における代謝が阻害され，血漿中濃度が著しく増加する（**図XIII-37**）．

薬の代謝促進

薬効が減弱する場合

P450 の特徴の一つはフェノバルビタールをはじめ多くの薬の投与により酵素誘導が起こり，その活性が増加することである．ラットでは，フェノバルビタールなどの 1 回投与により 24〜48 時間にかけていろいろな薬の代謝活性が 2〜6 倍増加し，それに伴い，これら薬の生体内半減期が 1/2〜1/6 へ短縮する．これらフェノバルビタールの効果は連続投与によりさらに増強される．

ヒトにおいても**表XIII-8** に示す多くの薬の投与により，P450 の誘導が起こる．ヒトの場合は，体重当たりの薬の投与量が少ないことなどにより，数回連続投与後に初めて酵素誘導が認められることが多い．**図XIII-38** に代表例を示す．

多くの脂溶性の薬は，自分自身をまたは他の薬の代謝を促進する傾向にある．しかし，アルコールは，ミクロソームにおけるアルコールの代謝を促進するとともに，他の薬の代謝をも促進するが，フェノバルビタールと異なり，独特な P450 が誘導される．

また，リファンピシンによる代謝促進もきわめて特異的であり，ラットなど動物ではあまり酵素誘導を起こさないが，ヒトでは酵素誘導（CYP3A4 や 2C9 など）を著明に起こし，また MDR1 や OATPs のようなトランスポーターも誘導する．

このような酵素誘導による代謝促進の結果，多くの薬の代謝が促進され，その薬効が減弱する．フェノバルビタールやリファンピシンなどの投与により，ワルファリンの代謝が亢進し，それに伴いプロトロンビン時間の延長効果が著しく減弱するし，トルブタミドの代謝が亢進し，高血糖抑制作用が著しく減弱した（**図XIII-39**）．

多くの薬を連続投与しているときには，薬物代謝酵素の誘導が起き，代謝が促進されている状態で，投与量が増加され，両者のバランスで適当な血中濃度が保たれているので，それらのうち酵素誘導の強い薬の投与を中断すると，バランスがくずれて思わぬ副作用が発現する可能性があるため，配慮が必要である．

表XIII-8　ヒトにおいてチトクロム P450 を誘導する代表的な薬

P450	誘導薬	代謝促進されやすい薬
CYP1A2	オメプラゾール，タバコの煙，焼肉	テオフィリン，カフェイン，フェナセチン，プロプラノロール，芳香族アミン
CYP2B6	フェノバルビタール	ヘキソバルビタール，ペントバルビタール
CYP2C	フェノバルビタール，リファンピシン，フェニトイン	フェノバルビタール，フェニトイン，ヘキソバルビタール，トルブタミド，ワルファリン
CYP2E	アルコール，イソニアジド	エタノール，アセトアミノフェン，ハロタン
CYP3A	リファンピシン，フェノバルビタール，フェニトイン，トリアセチルオレアンドマイシン，カルバマゼピン，デキサメタゾン，スルフィンピラゾン	トリアゾラム，メダゼパム，ジアゼパム，ニフェジピン，ワルファリン，リドカイン，ゾニサミド，ステロイド，シクロスポリン，テルフェナジン，ゾニサミド，ベラパミル，ジアフェニルスルホン(ダプソン)
CYP4	クロフィブラート	中鎖脂肪酸
CYP2D6	いまだ知られていない	多数

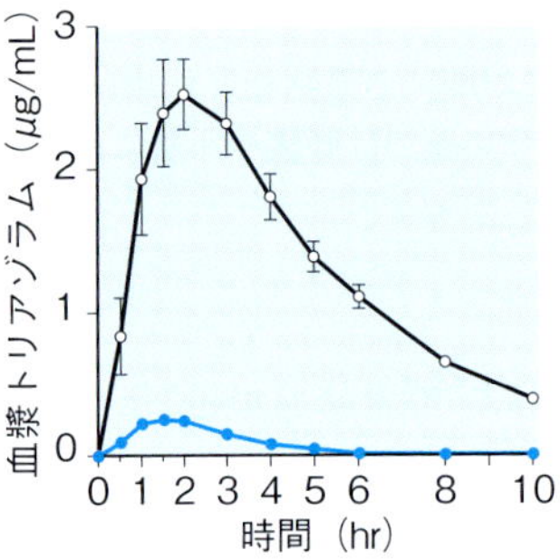

図XIII-38　リファンピシンの前投与によるトリアゾラムの代謝亢進(Villikka ら，1997)
600 mg のリファンピシンを 5 日間(1 日，1 回)投与後に 0.5 mg のトリアゾラムを投与
○：対照，●：リファンピシン投与

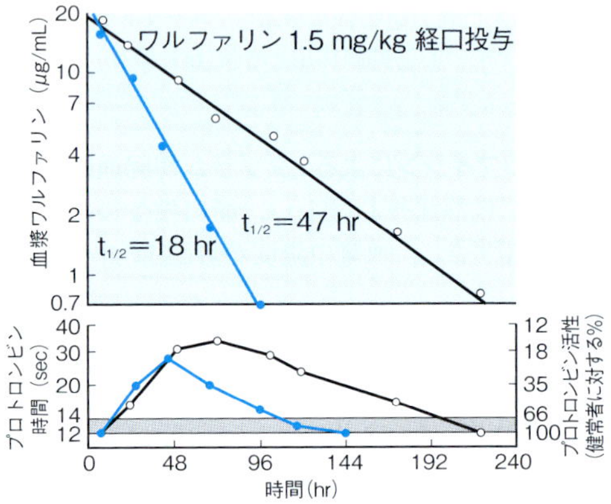

図XIII-39　リファンピシン(600 mg，3 日間)投与前と後のワルファリン血漿中半減期とプロトロビン時間の変動(O'Reilly, 1974)
○：対照，●：リファンピシン投与群
プロトロンビン時間の灰色部分は正常範囲

酵素誘導の種差の原因――フェノバルビタールによる酵素誘導は CAR(constitutive androgen receptor)という核内受容体を介して行われ，一方，リファンピシンは PXR(pregnane X receptor)を介して行われ，ラットとヒトでは種差が存在することが明らかにされた．PXR エレメント(T$\overset{*}{\mathrm{G}}$AACTcaaaggAGGTCA パリンドローム様塩基配列)の一塩基(＊)がラットとヒトでは異なり，ラットの PXR が結合できないことが酵素誘導の種差の原因であることが明らかにされた．

薬効および毒性が増強する場合

麻酔薬のハロタンによる肝毒性は，それ自身よりは代謝的に脱ハロゲン化されたものに由来しているので，フェノバルビタールなどを投与して，薬物代謝酵素活性が誘導されると，ハロタンによる肝細胞壊死は増強される．シクロホスファミドやテガフールのように薬物代謝酵素によって代謝されて，薬効(抗腫瘍作用)を発現する薬では，フェノバルビタールにより，その抗腫瘍作用の増強が認められる．胃癌患者にフェノバルビタールを投与するとその血中 5-FU(フルオロウラシル；テガフールの活性代謝物，☞ 596 頁)の濃度が数倍も増加する．

表XIII-9 腎尿細管分泌における薬物相互作用

阻害を受ける薬	競合的阻害薬
セファレキシン，セファロリジン	プロベネシド
ペニシリン類	プロベネシド，アスピリン，スルホンアミド類，チアジド類
クロルプロパミド，アセトヘキサミド	アロプリノール，クロフィブラート
サリチル酸	プロベネシド，スルフィンピラゾン
メトトレキサート	プロベネシド，サリチル酸類，スルホンアミド類，ペニシリン類
ジゴキシン	キニジン，ベラパミル，アミオダロン，酸性抗炎症薬

ヒトにおける薬物代謝酵素の増強の指標——患者において薬物代謝酵素活性がどの程度誘導された状態にあるかを知るための指標としては，①尿中のD-グリセリン酸の排泄量の測定，②尿中6β-ヒドロキシコルチゾールの排泄量の測定などがある．両物質の尿中排泄はフェノバルビタールなどにより増加するが，必ずしも特異的ではない．その他，患者にある薬の投与前後におけるアンチピリン負荷後の血清アンチピリンの半減期の短縮や尿中への4-水酸化体の排泄の増加を指標とする方法がある．

■ 薬の排泄に関する相互作用

トランスポーターによる尿細管中への分泌や胆汁中への分泌による薬の排泄に薬物相互作用が知られている．その他，尿のpHを変化させる薬の併用により酸性・塩基性の薬の尿細管における再吸収が影響を受けて，尿中排泄が変化することがある．

尿細管分泌における薬物相互作用：極性の高い酸性および塩基性の薬はトランスポーターにより尿細管中へ分泌されるので，酸性薬物間および塩基性薬物間において競り合いによる分泌阻害が起こる．ペニシリンやセファロスポリン類の酸性薬物の尿中排泄はプロベネシドなどの有機酸により強く阻害される(**表XIII-9**)．また，メトトレキサートのクリアランスもピペラシリンの併用により著しく低下する．塩基性薬物間には重要な薬物相互作用はほとんど知られていない．
胆汁中分泌に関する薬物相互作用：塩基性の薬のある種のもの，特に第四級アンモニウム塩は能動輸送により胆汁中へ分泌されることが知られているが，その輸送能が高いのか，通常の状態では薬物相互作用の原因となることはほとんどない．

■ 食物成分による薬物相互作用

グレープフルーツジュース(GFJ)はCYP3A4を阻害する成分を含んでおり，併用により小腸における薬の代謝を阻害する(☞**図XIII-21**)．CYP3A4により代謝されるアトルバスタチンの血漿中濃度を増加させるが，代謝されないプラバスタチンの濃度は増加させない．

St. John's wort(西洋オトギリソウ)にはP450(肝および小腸)を誘導する成分を含んでおり，連用により多くの薬の血漿中濃度を低下させる．GFJやオレンジジュース(OJ)・リンゴジュース(AJ)などはMDR1やOATP1A2などのトランスポーターを阻害する成分を含んでおり，消化管トランスポーター阻害により薬の吸収を増加または減少させる．

■ 合剤と併用薬

薬の特許期間の延長，患者の服用の利便性，薬効の増強のために合剤の開発が行われている．合剤薬間に薬物相互作用がほとんどみられないことが前提であるが，個々の薬の薬物動態および疾患の成因割合には大きな個人差があるので，一定の配合比率の合剤では問題となることもあり，併用比率を自由に変えられる併用薬のほうが好ましい場合もある．

薬物相互作用の臨床上の重要性

薬物相互作用は薬の吸収，分布，代謝，排泄でみられ，これらの現象は 2 薬以上の併用時には多少とも起こっていると考えられるが，臨床的には著明な薬物相互作用が起こって問題となるケースはそれほど多くない．それは，ヒトにおける薬の体内動態の個人差がきわめて大きいことに原因している．代謝の遅いヒトに代謝の阻害が起こったときのみ副作用が起こり，代謝の速いヒトでは代謝の阻害が加わると，平均的な血漿中濃度になり，かえって好ましい結果となる．しかし，薬物相互作用を強く起こす薬との併用に際しては十分な注意が必要となる．特に高年者においては多数の疾患をもつ患者が多く，5～6 剤以上の併用もみられ，かつ薬物クリアランスが低下しているので，薬物相互作用により副作用の発現が多くみられる点に注意すべきである．

薬の適用法と処方学への導入

いかに優れた薬理活性を有する物質であっても，実際に患者に適用され作用部位に到達しなくては意味をなさない．医薬品の開発段階では，化学的な安定性，溶解度，刺激性，使用目的など種々の要素を考慮して，投与剤形が決定される．すなわち，薬理活性物質に最適な剤形が付与された製剤となって，初めて医薬品としての利用が可能になる．医薬品の臨床使用に際しては，製剤の適用部位や適用方法により薬物体内動態が異なることも考慮して（**図XIII-40**），患者個別の処方設計が必要となる．

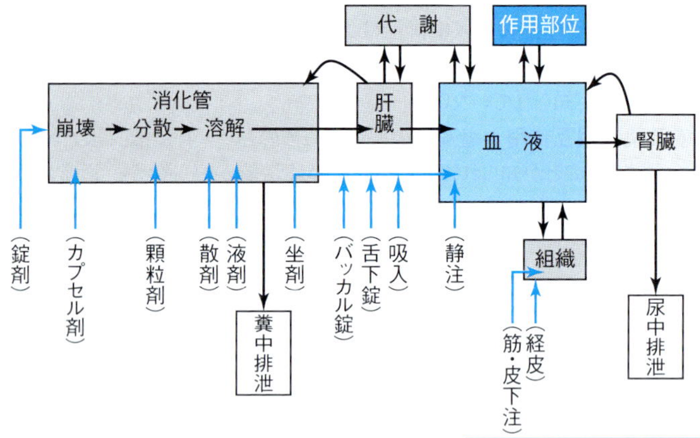

図XIII-40　剤形と薬物体内動態（堀，1971）

■ 医薬品の剤形

薬は，その物理化学的性質や使用目的に応じて，錠剤，軟膏剤，注射剤などさまざまな剤形の製剤に加工することにより，ヒトに適用することが可能となる．第 18 改正日本薬局方の製剤総則には，投与経路および適用部位別と生薬関連の合計 12 種類に分類して製剤が掲載されている（**表XIII-10**）．

表XIII-10 剤形の分類

1. 経口投与する製剤	錠剤，カプセル剤，顆粒剤，散剤，経口液剤，シロップ剤，経口ゼリー剤，経口フィルム剤
2. 口腔内に適用する製剤	口腔用錠剤，口腔用液剤，口腔用スプレー剤，口腔用半固形剤
3. 注射により投与する製剤	注射剤
4. 透析に用いる製剤	透析用剤
5. 気管支・肺に適用する製剤	吸入剤
6. 目に投与する製剤	点眼剤，眼軟膏剤
7. 耳に投与する製剤	点耳剤
8. 鼻に投与する製剤	点鼻剤
9. 直腸に適用する製剤	坐剤，直腸用半固形剤，注腸剤
10. 腟に適用する製剤	腟錠，腟用坐剤
11. 皮膚などに適用する製剤	外用固形剤，外用液剤，スプレー剤，軟膏剤，クリーム剤，ゲル剤，貼付剤
12. 生薬関連製剤	エキス剤，丸剤，酒精剤，浸剤・煎剤，茶剤，チンキ剤，芳香水剤，流エキス剤

■ 医薬品の種類

医薬品は，適用により，内用薬，外用薬，注射薬に分類される．経口投与と非経口投与，全身投与と局所投与に分けることもできる．医薬品，医療機器等の品質，有効性及び安全性の確保等に関する法律（薬機法）では，医薬品のうち毒性，劇性の強いものを，毒薬，劇薬として厚生労働大臣が品目を指定し，取り扱いを定めている．麻薬と向精神薬はその習慣性や耽溺性のゆえに，麻薬及び向精神薬取締法により，厳重な管理が義務付けられている．

使用区分からは，医療機関で取り扱う医療用医薬品（ethical drug）と，医師の処方箋や指示なしに市中の薬局で購入できる一般用医薬品（OTC 医薬品，over-the-counter drug）に大別される．一般用医薬品はリスクの程度に応じて，第 1 類（特にリスクの高いもの）から第 3 類（リスクが比較的低いもの）まで三つに分類される．また，医療用医薬品から一般用に移行して使用実績が少ないスイッチ直後品目と劇薬は要指導医薬品として，薬剤師が対面で情報提供や指導を行うこととされ，インターネットなどでの販売はできない．

■ 処方箋の書き方

医師が治療上薬を患者に投与する必要がある場合，患者の疾病や症状の治療に最適な医薬品を選択し，その使用量および調剤方法につき薬剤師に指示しなければならない．この指示を処方（formula）といい，処方を記載した文書が処方箋（prescription）である．医師法第 22 条には処方箋の交付義務が規定されている．薬剤師法第 21 条では薬剤師が調剤の求めに応ずる義務を定め，同第 23 条では処方箋による調剤を義務付けている．

処方箋の記載には自国語を用いるのが原則であるが，日本語以外にもドイツ語，ラテン語，英語などの用語や略語が用いられてきた．情報公開の時代においては，処方箋は医師と薬剤師の間の情報伝達手段であるにとどまらず，患者にも理解できるような記載が求められ，略語の使用などは極力避けた明快な日本語表記が望まれる．

処方箋の記載事項は，医師法施行規則第 21 条により以下のとおり定められている．①患者の氏名，②年齢，③薬名，④分量，⑤用法，⑥用量，⑦発行の年月日，⑧使用期間，⑨病院もしくは診療所の名称及び所在地または医師の住所，⑩医師の記名押印または署名．また，保険医療機関及び保険医療担当規則第 23 条には，処方箋の交付について「保険医は，処方箋を交付する場合には，様式第 2 号又はこれに準ずる様式の処方箋に必要な事項を記載しなけれ

様式第二号（第二十三条関係）

処　方　箋

（この処方箋は、どの保険薬局でも有効です。）

公費負担者番号		保険者番号	
公費負担医療の受給者番号		被保険者証・被保険者手帳の記号・番号	・　（枝番）

患者			
氏　名			
生年月日	明 大 昭 平 令　年　月　日	男・女	
区　分	被保険者	被扶養者	

保険医療機関の所在地及び名称

電　話　番　号

保　険　医　氏　名　㊞

都道府県番号		点数表番号		医療機関コード	

交付年月日	令和　年　月　日	処方箋の使用期間	令和　年　月　日	特に記載のある場合を除き、交付の日を含めて4日以内に保険薬局に提出すること。

処方

変更不可　（個々の処方薬について、後発医薬品（ジェネリック医薬品）への変更に差し支えがあると判断した場合には、「変更不可」欄に「レ」又は「×」を記載し、「保険医署名」欄に署名又は記名・押印すること。）

リフィル可 □　（　回）

備考

保険医署名　（「変更不可」欄に「レ」又は「×」を記載した場合は、署名又は記名・押印すること。）

保険薬局が調剤時に残薬を確認した場合の対応(特に指示がある場合は「レ」又は「×」を記載すること。)
□保険医療機関へ疑義照会した上で調剤　□保険医療機関へ情報提供

調剤実施回数（調剤回数に応じて、□に「レ」又は「×」を記載するとともに、調剤日及び次回調剤予定日を記載すること。）
□1回目調剤日（　年　月　日）　□2回目調剤日（　年　月　日）　□3回目調剤日（　年　月　日）
次回調剤予定日（　年　月　日）　次回調剤予定日（　年　月　日）

調剤済年月日	令和　年　月　日	公費負担者番号	
保険薬局の所在地及び名称保険薬剤師氏名	㊞	公費負担医療の受給者番号	

備考　1．「処方」欄には、薬名、分量、用法及び用量を記載すること。
2．この用紙は、A列5番を標準とすること。
3．療養の給付及び公費負担医療に関する費用の請求に関する省令（昭和51年厚生省令第36号）第1条の公費負担医療については、「保険医療機関」とあるのは「公費負担医療の担当医療機関」と、「保険医氏名」とあるのは「公費負担医療の担当医氏名」と読み替えるものとすること。

図XIII-41　保険医療機関及び保険医療養担当規則第23条に定める処方箋の様式(様式第2号)

ばならない」と定めている(**図XIII-41**)．麻薬を記載した処方箋(麻薬処方箋)には，通常の処方箋の記載事項に加えて患者の住所および麻薬施用者の免許証番号を記載する必要がある．

薬名：医薬品の名称には，商品名(trade name)，一般名，化学名，薬局方名などがある．処方箋に記載する薬名に商品名を用いると，調剤する医薬品が特定される．同一の商品名で複数の剤形および規格単位をもつ場合があるので，薬名には商品名に加えて剤形，規格に関する情報を必ず記載する．後発医薬品がある場合，処方箋に一般名を記載すると，後発医薬品を調剤することが推奨されている．

分量：内服薬は1日分の投与量を，頓服薬は1回量を記載する．外用薬は投与総量を記載するが，坐剤のように1日分の投与量を特定できる場合は内服薬に準じて1日量を記載する．薬品分量の単位として，散剤ではg，mg，液剤ではmL，drop(gtt.)などを用いる．常用量を著しく超える分量を処方する場合には，確認標(！や〰〰)を付記する．散剤の成分量と製剤量との判別が困難な場合，分量の後に(成分量)，(力価として)などと付記する．なお，2010(平成22)年1月に厚生労働省の検討会から，内服薬処方箋記載の在るべき姿として，分量については最小基本単位である1回量を記載することを基本とし，記載方法の移行期間においては1回量と1日量を併記するとの報告書が出されている．

用法と用量：用法には服用方法，適用方法を記載する．内服薬では，一般に食事の時間を中心に1日3回食前，食後，食間などと指示する．外用薬では，適用回数，時期，部位についても記載する．

用量には投与日数を記載する．現行の保険制度では，内服薬と外用薬の投与日数は予見することができる必要期間とする．ただし，厚生労働大臣の定める内服薬および外用薬については，薬ごとに 1 回 14 日分，30 日分または 90 日分との限度が定められている．

■ 添付文書

添付文書（package insert）には医薬品の作用および取り扱い上の注意等が記載され，薬機法の規定に基づき製薬企業が作成する．2021 年 8 月から医療用医薬品の添付文書は電子化され，製薬企業は製品の容器や被包に添付文書にアクセスするための QR コード等を記載した上で，医薬品医療機器総合機構（PMDA）のホームページに当該製品の添付文書情報を掲載して公開している．電子化された添付文書には，次のような項目が記載されている．

①作成又は改訂年月，日本標準商品分類番号，承認番号，販売開始年月，貯法，有効期間，薬効分類名，規制区分，名称，②警告，③禁忌（次の患者には投与しないこと），④組成・性状，⑤効能又は効果，関連する注意，⑥用法及び用量，関連する注意，⑦重要な基本的注意，⑧特定の背景を有する患者に関する注意，⑨相互作用，⑩副作用，⑪臨床検査結果に及ぼす影響，⑫過量投与，⑬適用上の注意，⑭その他の注意，⑮薬物動態，⑯臨床成績，⑰薬効薬理，⑱有効成分に関する理化学的知見，⑲取扱い上の注意，⑳承認条件，㉑包装，㉒主要文献，㉓文献請求先及び問い合わせ先，㉔保険給付上の注意，㉕製造販売業者等

医療用医薬品の添付文書は，医師，歯科医師，薬剤師が医薬品を適正に使用するための基本情報であり，製薬企業は必要に応じ改訂を加え，その都度厚生労働大臣に届け出なければならない．特に新規医薬品では，警告，禁忌，使用上の注意などの安全性情報を中心に頻繁な改訂が行われることがあり，処方や調剤に際して必須な情報の変更に注意する必要がある．

薬物療法の個人別化——TDM と薬物投与設計

治療薬に良く反応するヒト（**responder**）と反応しないヒト（**non-responder**）が存在し，副作用が起こるヒトと起こらないヒトが存在する．患者は同じ疾患でもその成因が異なることがあり，さらに個人の遺伝的・環境的因子や疾患により，薬の体内動態が著しく異なるので，薬の投与量もその個人の状態にふさわしい（最高の治療効果と最小の副作用の発現）用量を用いなければならない．ここに薬物療法の個人別化（individualization）という問題が起こり，治療薬の選択と **TDM**（**therapeutic drug monitoring**）による科学的な医師の“さじ加減”が重要となる．

個人最適化医療 Personalized medicine

ゲノム科学の進歩により多くの疾患関連遺伝子が見いだされ，新しい治療標的分子を標的とした創薬が発展しつつあり，患者の病態を適切に把握して患者一人ひとりに適した薬の種類の選択（オーダーメイド医療）の必要性が考えられている．しかし，現時点では疾患の成因あるいは修飾因子の個人的な差異が遺伝子または蛋白質レベルで明らかにされているのは，遺伝病を除いては癌疾患以外にほとんどない．エストロゲン受容体が多く発現している乳癌には抗エストロゲン薬

はきわめて有効であり，また ***HER2* 遺伝子**の発現が高くかつ変異のある乳癌に対しては HER2 モノクローナル抗体**トラスツズマブ**が有効である．摘出癌組織の遺伝子発現レベルにより治療薬を選択する方法が開発されつつある（☞ 606 頁）．

薬の代謝は肝，腎疾患をはじめとして多くの疾患により影響されるが，その程度は薬の種類により異なる（☞ 656 頁）．個人の遺伝的背景により薬の代謝に著しい差がみられ，種々の環境因子により著しい影響を受けることが知られている（☞ 632，635 頁）．これら諸因子が複雑にからみ合って薬物反応性の個人差が起きるものと考えられる．さらに，患者により疾患の成り立ちに関与する作用分子の作用機構や関与の割合が異なるので，個々の患者に対して最適の薬を選択することが重要である．

遺伝子検査などにより，個人の基本的な（遺伝的な）薬物代謝能を把握しておくことが重要である．しかし，遺伝子検査によっては現段階では個人の遺伝的情報が明らかにされるのみで，その時点における患者の薬物代謝能まで正しく評価することはできず，実際に薬を投与して，その血中濃度をモニタリングすることが必要である．遺伝子多型（genetic polymorphism）の影響は個々の薬によりかなり異なりかつ，環境により異なるからである．

一方，薬の作用部位の薬物感受性にも遺伝的な差異のあることも次第に明らかにされつつある．このようにして，患者個人の疾患の性状と薬物代謝能により，一番適している薬の種類の選択とその投与量を選択する個人最適化医療が必要となろう．

Therapeutic drug monitoring（TDM）

古くから名医は患者の状態を観察して薬の用量をさじ加減により調節したとされているが，現在ではほとんどの臨床診断は検査データに依存しつつあり，薬の用量のさじ加減にも客観的なデータが求められてきた．薬の代謝の個人差がかなり大きいことが明らかにされ，**TDM**（therapeutic drug monitoring）が導入された．血漿薬物濃度を測定し，生体内半減期，除去速度定数などを計算し，その結果からその個人に適切な投与量・投与方法を設計し，至適な血漿中濃度を維持させることが目的とされた．ここで TDM が目指す薬物血中濃度とは，容認できない毒性を伴わずに期待する効果を発揮する血中濃度範囲（therapeutic window）であり，薬物の最小有効濃度と最小毒性発現濃度の間である．

例えば，腎機能が 1/6 に低下するとそのままの投与量ではその血漿中濃度は急激に上昇し，副作用が発現する可能性がある．これらの場合，薬の投与方法を変更せねばならない．

TDM の必要な薬

血中濃度を必要に応じてモニタリングせねばならない薬とは，①血中濃度が薬効や毒性発現の指標となる薬，②**治療域**（therapeutic range）が明らかで，かつ中毒域と接近しており，いわゆる**安全域**（safety margin）が狭い薬，③他に明瞭な薬効や毒性の指標がなく，かつ簡便な血中濃度の測定法が確立されている薬である．

現在，抗てんかん薬のフェニトイン，フェノバルビタール，カルバマゼピン，バルプロ酸，抗躁薬リチウムや免疫抑制薬のシクロスポリンやタクロリムスなどは TDM が必ず必要とされている．これらの薬は安全域が狭いうえ，患者の症状や検査値を指標として投与量の決定が困難だからである．また，強心薬のジゴキシン，抗不整脈薬のリドカイン，プロカインアミド，気管支拡張薬のテオフィリンそしてアミノグリコシドのゲンタマイシン，トブラマイシンやバンコマイシンなどは TDM を行うこ

表XIII-11　臨床上頻用されている薬の有効血中濃度範囲と副作用発現血中濃度

薬　物　名	有効血中濃度 (μg/mL)	副作用発現血中濃度 (μg/mL)	薬　物　名	有効血中濃度 (μg/mL)	副作用発現血中濃度 (μg/mL)
アセトアミノフェン	10～25	300	デシプラミン	0.59～1.4	—
アプリンジン*	0.25～1.5	2	トブラマイシン*	5～10	12
アミカシン*	15～25	35	トルブタミド	53～96	150
アミトリプチリン	50～200 ng/mL	400 ng/mL	ニフェジピン	30～70 ng/mL	—
イミプラミン	0.1～0.3	0.7	パパベリン	1	8
インドメタシン	0.3～3	5	バルプロ酸*	50～100	150
エタノール	—	1.5 mg/mL	ハロペリドール*	4～15 ng/mL	20 ng/mL
エトスクシミド*	40～100	150	バンコマイシン*	25～40	60
カルバマゼピン*	4	8～10	フェニトイン*	8～15	20
キニジン*	3～6	10	フェノバルビタール*	3～10	40～60
クロナゼパム*	5～50 ng/mL	50 ng/mL	フェンタニル	1 ng/mL	1～2 ng/mL
クロニジン	0.2～2 ng/mL	2 ng/mL	フレカイニド	0.4～0.8	1～2
クロルジアゼポキシド	1～3	5.5	プロカインアミド*	6	12
クロルプロマジン	200 ng/mL	0.5～1.0	プロプラノロール	25～200 ng/mL	500 ng/mL
サリチル酸*（アスピリン）	20～100	150～300	ペンタゾシン	0.14～0.16	2～5
ジアゼパム	0.1～0.5	1～4	メサドン	0.5～0.9	2
ジギトキシン*	3～4 ng/mL	6～8 ng/mL	メトトレキサート*	10^{-8}～10^{-7} M	10^{-6} M
シクロスポリン*	100～400 ng/mL	400 ng/mL	メトプロロール	25 ng/mL	—
ジゴキシン*	0.6～1.3	2～5	ペチジン（メペリジン）	0.4～0.6	5
ジソピラミド*	1.5～3.0	7	モルヒネ	0.1	0.2～2
ゾニサミド*	10～30	35	リチウム*	0.5～1.25 mEq/L	2.0 mEq/L
テオフィリン*	8～20	20	リドカイン*	2	6
デキストロプロキシフェン	50～200 ng/mL	5～10	ワルファリン	1～10	15

* 特定薬剤治療管理料が算定できる薬

とが望ましいとされている．これらの薬は安全域は狭いが，患者の症状や検査所見からおおよその投与量や投与間隔を決めることが可能だからである．**表XIII-11** によく用いられる薬の有効血中濃度範囲と副作用発現血中濃度を示す．

TDM の普及

TDM の普及に必要なことは，①臨床医が TDM の有用性を自覚すること，②患者の負担をかけずに行うことである．②のためにはまず大切なことは多時点の採血ではなく，1 時点もしくは 2，3 時点でもモニタリングできることが必要で，そのためには**母集団ファルマコキネティクス**（population pharmacokinetics, PPK）の手法を用いることが必要である．さらに 1～2 滴の血液でも定量が可能となるような高感度の定量法の開発が望まれる．さらに将来は非観血的な定量法の確立が理想といえよう．

薬の血漿中濃度からの投与方法の調整

腎疾患ではクレアチニンクリアランスを用いるが（☞ 657 頁），それ以外の場合には TDM はその血漿薬物濃度のモニタリングにより行われる．

単回投与の場合

単回投与の場合は本章 2 臨床薬物動態学で示した式および図を用いて，その患者で好ましい血漿薬物濃度が得られるように静注および経口の投与量を計算すればよい．また，持続点滴静注の場合には 625 頁の(22)式

$$C_{ss}=\frac{R_{inf}}{Vd\cdot k}=\frac{R_{inf}}{Cl}$$

から点滴速度(R_{inf})を計算して，調整すればよい．例えば，クリアランス(Cl)，または除去速度定数(k)が 50% 低下または C_{ss}(定常状態における血漿濃度)が 50% 低下している場合には R_{inf} を 2 倍にすればよい．

連続投与の場合

定常レベルの最小血漿薬物濃度は薬効の持続という面で重要な役割を演じていることが多い．最小血漿薬物濃度は 624 頁の(16)式

$$(C_\infty)_{min}=\frac{x_0}{Vd}\left(\frac{1}{1-e^{-kt}}\right)e^{-kt}$$

で得られるので，その薬の患者についての各パラメータを入れて計算し，好ましい$(C_\infty)_{min}$を維持するのに必要な投与量を $x_0=F\cdot D$ から計算して，新しい投与量(D)を求める．

一方，定常レベルの最高血漿薬物濃度は副作用の発現を予防するという意味で，モニタリングすることが大切な場合があり，最高血漿薬物濃度は，次の式から求められる．

$$(C_\infty)_{max}=\frac{x_0}{Vd}\left(\frac{1}{1-e^{-kt}}\right)$$

同様の計算により，好ましい$(C_\infty)_{max}$を維持するのに必要なその患者の投与量が求められる．

例えば，フロセミドのようにその血漿中濃度が 25 μg/mL をこえると耳毒性が多発する薬ではその最高血漿中濃度をコントロールすることが必要となる．

いま，フロセミドの生体利用率(F)を 65%，分布容積(Vd)を 0.115 L/kg，生体内半減期を 90 分，患者の体重を 60 kg とすると，k は 0.693/1.5 hr＝0.467 hr^{-1}

$$(C_\infty)_{max}=25(\mu g/mL)=\frac{0.65\times x_0}{60\times 0.115\ L}\left(\frac{1}{1-e^{-0.467\times 24}}\right)$$

から x_0＝265 mg，この患者では 265 mg/日以下の投与量ならば副作用は起きにくいとされる．

病態時における薬物動態

医薬品の臨床使用に際しては，治療効果の個人差が常に問題となる．個人差の原因として，患者固有の病態が薬物動態および薬物の効果発現に至る各過程にさまざまな影響を及ぼす可能性が考えられる．ここでは，特に影響の大きな代表的な疾患として，腎疾患および肝疾患を中心に考慮すべき薬物動態につき述べる．

腎臓は，尿の生成と排泄により体液の量と組成の調節に直接的な役割を果たしている．血圧調節やエリスロポエチン産生などの内分泌機能も有することから，腎機能の停止や著しい低下時には，生体の内部環境の恒常性の維持が困難となり，種々の異常を呈することになる．腎疾患においては，尿中排泄を受ける薬の体内動態が直接影響を受けるとともに，元来尿中排泄の少ない薬においても体内動態や薬物感受性の変動をきたすことがある．

肝臓は，腎臓とともに薬の体内からの消失に大きく関わっており，循環血流中から肝細胞内に取り込まれた薬は代謝を受け，もしくは未変化体のまま胆汁中へと排泄される．特に肝臓は初回通過効果を示す重要な臓器である．肝障害による肝細胞の機能低下や肝血流，血漿蛋白結合率の変化は薬物動態に影響を及ぼす．また，糖，脂質，蛋白質代謝など肝臓のもつさまざまな

機能の障害が薬の効果発現に影響する可能性も考えられる.

腎疾患とクリアランス

薬の全身クリアランス(Cl_t)は，腎クリアランス(Cl_r)と腎外クリアランス(Cl_{nr})の和で表される.

$$Cl_t = Cl_r + Cl_{nr} \qquad (1)$$

Cl_t を構成する Cl_r と Cl_{nr} の割合により，薬は3群に分類される(**表XIII-12**). 第Ⅰ群は主として Cl_r により体内から消失するもの，第Ⅱ群は主として Cl_{nr} により消失するもの，第Ⅲ群は Cl_r と Cl_{nr} の両者の寄与が認められるものである. Cl_t に占める Cl_r の割合により，腎疾患の影響の程度は異なる. 患者個々の腎機能の指標としてクレアチニンクリアランス(Cl_{cr})を用い，薬物の Cl_r と Cl_{cr} の間に比例関係が成り立つと仮定すると，(1)式は(2)式となる.

$$Cl_t = a \cdot Cl_{cr} + Cl_{nr} \qquad (2)$$

ここで，aは比例定数を表し，腎機能の変動は Cl_{nr} に影響しないことを仮定している. (2)式に従い，Cl_{cr} を横軸にとり，縦軸に各薬の Cl_t を腎機能正常時の Cl_t に対するパーセントでプロットすると，3群の薬は**図XIII-42** のような3種類のパターンとなる. 実際に，ジゴキシン，バンコマイシンなど多くの薬について，多数の患者の薬物血中濃度データと Cl_{cr} 値の間に(2)式の関係が成り立つことが示されている. (2)式の関係を利用すると，Cl_{cr} に基づき薬の投与間隔を定めることができる. **図XIII-43** にバンコマイシンのノモグラムの例を示す. すなわち，Cl_{cr} が低下している患者ほど投与間隔を長くすることが必要とされる. さらに，患者を腎機能により層別化し投与量を調節

表XIII-12　腎クリアランスの寄与率に基づく薬物分類

第Ⅰ群(主に腎クリアランスを受ける薬)*	アシクロビル ガンシクロビル セフタジジム	アミカシン ゲンタマイシン バンコマイシン	アンピシリン セファゾリン フルシトシン	エタンブトール セファレキシン ペニシリンG
第Ⅱ群(主に腎外クリアランスを受ける薬)	アセトアミノフェン イソニアジド タクロリムス	アミオダロン クロラムフェニコール ドキソルビシン	アザチオプリン ジアゼパム プロプラノロール	イブプロフェン シクロスポリン ワルファリン
第Ⅲ群(腎クリアランス，腎外クリアランスともに受ける薬)	アロプリノール ジソピラミド ピンドロール	カプトプリル シメチジン プロカインアミド	ジゴキシン セフォペラゾン メトトレキサート	シスプラチン トリメトプリム リネゾリド

* 未変化体の尿中排泄率が投与量の75%以上の薬をあげた.

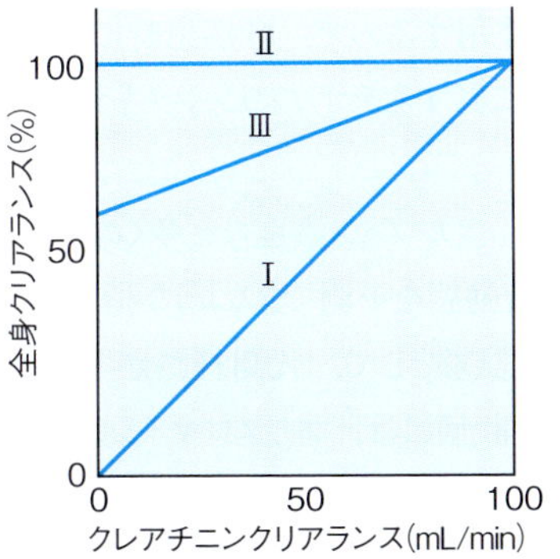

図XIII-42　全身クリアランス(Cl_t)とクレアチニンクリアランス(Cl_{cr})の関係

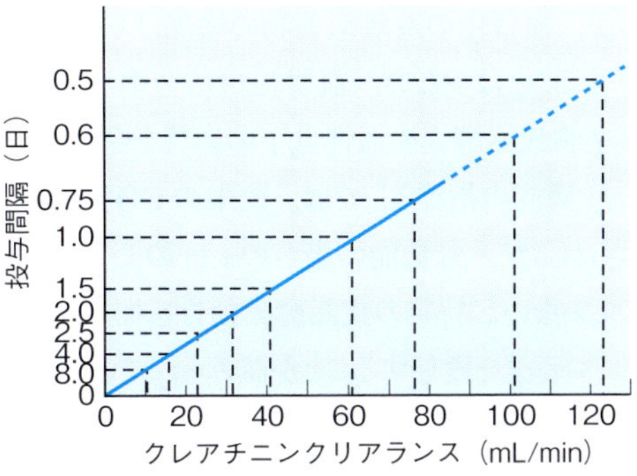

図XIII-43　患者クレアチニンクリアランスに基づきバンコマイシンの投与間隔を設定するためのノモグラム
約1,000 mg/hrで1時間以上にわたり持続注入.
目標ピーク＝50 μg/mL，最低値＝7.5 μg/mL

表XIII-13　肝疾患時の肝細胞酵素活性の低下，肝血流の低下および血漿遊離形薬物の増加が薬の肝クリアランスに及ぼす影響（加藤，1992）

薬　物	肝細胞酵素活性の低下	肝血流量の低下	血漿遊離形薬物の増加
グループⅠ（肝血流量依存性）	↓	↓↓↓	↑
グループⅡ（肝代謝能・蛋白結合依存性）	↓↓	↓～±	↑↑↑～↑↑
グループⅢ（肝代謝能依存性）	↓↓	↓	↑↑～↑

することも行われる．例えば，オセルタミビルを治療に用いる場合，成人における投与量は以下のように定められている．

Cl_{cr}＞30 mL/min　1 回 75 mg　1 日 2 回
10＜Cl_{cr}≦ 30　1 回 75 mg　1 日 1 回
Cl_{cr}≦ 10　推奨用量は確立していない

肝疾患とクリアランス

急性肝疾患では重症な肝炎を除いては，肝臓の薬物代謝能が著しく低下することはない．しかし急性黄疸時の血漿ビリルビン濃度の増加は薬の血漿蛋白結合率に影響を及ぼし，遊離形の薬物濃度が増加することがある．慢性肝疾患では，特に肝硬変を伴う場合は肝臓の薬物代謝能の低下を伴うことが多い．

薬物の肝クリアランス（Cl_h）は，肝臓の組織内が十分撹拌されていて均一であると仮定すると（well-stirred model），肝血流速度（Q），薬の非結合形分率（fu），ならびに肝臓の薬物処理能力を表す肝固有クリアランス（Cl_{int}）の関数として，（3）式で表される．

$$Cl_h = Q \cdot fu \cdot Cl_{int}/(Q + fu \cdot Cl_{int}) \qquad (3)$$

Cl_h の律速過程により薬をグループⅠ：肝血流量（Q）依存性，グループⅡ：肝代謝能・蛋白結合（$Cl_{int} \cdot fu$）依存性，グループⅢ：肝代謝能（Cl_{int}）依存性，の 3 群に分類することができる．これら 3 群の薬に対する肝疾患の影響を**表XIII-13** に示す．プロプラノロールやリドカインのようにグループⅠに属する薬の Cl_h は肝血流の低下する肝疾患時には著しく減少する．フェニトインやトルブタミドのようにグループⅡに属する薬の Cl_h は，肝臓の薬物代謝酵素の活性低下の影響を受けるが，血漿中の遊離形薬物の増加は Cl_h を増加する方向に作用するので，肝疾患時に Cl_h が低下することは少ない．血漿蛋白結合率が高くないグループⅢに属するテオフィリンやメキシレチンでは薬物代謝酵素の活性低下の影響を受けやすい．

肝機能の指標としては，血中の GOT，GPT，ビリルビン，アルブミン濃度など多くのものがあげられるが，腎機能の場合の Cl_{cr} のように，肝疾患時の薬物動態を予測できるような指標は確立していない．特定の代謝酵素活性を推定するための *in vivo* 試験として，代謝経路が明らかとなっている薬を投与することが試みられている．CYP3A の活性評価には，エリスロマイシン，ミダゾラム，リドカインなどが用いられているが，日常診療での利用には至っていない．肝性脳症，腹水，血清ビリルビン濃度，血清アルブミン濃度，プロトロンビン時間延長の 5 項目をスコア化して肝硬変の重症度を評価する Child-Pugh 分類によると，Child-Pugh 分類の A および B の患者では，薬物動態は必ずしも影響されないが，重症度の高い Child-Pugh 分類の C に該当する患者では酸化的代謝や抱合反応による代謝クリアランスの低下を示すことが多い．

■ 病態時におけるクリアランスの肝腎振り分け

薬により主として腎クリアランスを受けるものと主として腎外クリアランス（大部分は肝クリアランス）を受けるものがある．これらの薬のクリアランスの肝腎振り分けは肝・腎疾患時には著しく異なる．**表XIII-12** の第Ⅰ群に属する薬では腎疾患で腎クリアランスが低下する場合には血漿中薬物濃度の増加により肝クリアランスの割合が増加し，反対に第Ⅱ群に属する薬では肝疾患で肝クリアランスが低下する場合には二次的に腎クリアランスが増加する．

肝または腎クリアランスが低下している患者に対してはそれぞれ腎または肝クリアランスの大きい薬を選択すべきである．選択的な肝または腎クリアランスを示す類似作用薬がある場合には，肝疾患時には腎クリアランス薬，腎疾患時には肝クリアランス薬を選ぶことが必要である．

■ その他の疾患における薬物動態の変動

心不全：心不全時には肝血流が減少するので，肝臓における薬物代謝が肝血流依存性の薬（リドカインやプロプラノロールなど）の肝クリアランスが低下する．また，心不全が持続すると肝臓の P450 活性も低下する．それゆえ，肝代謝能依存性の薬の肝クリアランスが減少する．消化管などの吸収部位の血流減少は，薬物吸収の遅延や低下を引き起こす．

心筋梗塞：心筋梗塞直後にはストレスによる胃内容排出速度の低下により，薬の消化管吸収が遅れる．また，梗塞後次第に血漿 **α_1-AG**（α_1-acid glycoprotein）が増加してくるので，α_1-AG に強く結合する薬（ジソピラミドなど）のクリアランスは低下する．

呼吸器疾患：インフルエンザなどの呼吸器疾患においてはテオフィリンなどのクリアランスが低下する．インターフェロン，BCG ワクチン，インフルエンザワクチンやエンドトキシンなどの注射により，テオフィリンのクリアランスが低下することなどが関連していると考えられている．事実，ラットにインターフェロンなどを投与すると肝臓の P450 活性が低下する．また，慢性気管支喘息患者でのステロイド薬などの吸収が低下する．

炎症性疾患：リウマチ等の慢性炎症性疾患や外傷や外科手術後にもリドカインやプロプラノロール等のクリアランスの低下が報告されている．α_1-AG の増加やサイトカインの増加などがその原因と考えられている．

薬の有効性と安全性

生体に何らかの薬理作用を示す薬は，生体にとって好ましくない作用を示すことも多く，薬の有効性と安全性は両刃の剣のような関係にある．すなわち，多くの薬は作用の選択性がそれほど高くないことに原因する．さらに，薬の代謝には大きな個人差が存在するので，個人によりその薬の有効性と安全性に問題が起こることも多い．薬の開発と使用に際しては，安全性を第一に考え，有効性と安全性のバランスによりその有用性を判断すべきであろう．

薬物毒性の発現機序

■ 薬物毒性の分類

薬の毒性（副作用）の発現はその機序によって次のように分類される．

薬効に関連する毒性：これはさらに，薬効の異常な増強により発現したものと，目標以外の組織・器官への作用により発現したものとに分けられる．前者は薬の投与量が多すぎた場合，体内での薬の代謝，排泄，分布などの異常により，作用部位での薬の濃度が過度に高まった場合，あるいは生体の薬に対する感受性が異常に高まった場合にみられ，投与量や投与の適・不適が問題とされる．後者の場合には薬の作用の特異性が低いことに原因していて，抗悪性腫瘍薬による造血器障害や消化管障害のようにその薬を使用する限り避けることはできないものもある．

薬効に無関係な毒性：薬物アレルギーに関連したもの，胎児毒性に関するもの，発癌や生体の防御機構の低下によるものなどが含まれており，予知が難しいものも多い．

■ 薬の副作用

薬の副作用（side effect）とは，薬の主作用以外のものを意味し，量的には一般に最小量またはそれに近い量により現れる作用が主作用であり，それよりも大量で初めて現れるものが副作用である．臨床的には薬の副作用とは目的とした作用以外の作用を指している．多くの場合，薬の“副作用”は生体にとって不必要であり，かつ好ましくないことが多い．一般に薬の“副作用”とは，患者にとって“好ましくない薬の作用”あるいは“**有害作用**”（adverse reaction）という意味に用いられる．現在，**GCP**（good clinical practice）により，薬の投与によって起こる好ましくない事象（有害事象）のうち薬との関連を否定できないものを副作用と定義されている．

副作用が患者にとって好ましい，好ましくないかは患者の状態により，環境により決まる点に注意せねばならない．例えば，かぜ薬中の抗ヒスタミン薬のねむけという副作用は，自動車を運転する人には困った副作用であるが，熟睡を必要とする患者には好ましい作用でもある．

■ 薬の毒性発現の分子機構

薬の薬効に無関係に起こる毒性は，**細胞毒性**（cell toxicity），**薬物アレルギー**（drug allergy），**遺伝毒性**（genotoxicity），**発癌性**（carcinogenecity）などの形で現れることが多い．

代謝的活性化体の生成：細胞に毒性を引き起こす化合物のうち，そのままの形で毒性を引き起こすものは少なく，そのほとんどは生体内で代謝的活性化を受け，不安定な活性中間体（reactive intermediate）となり，DNA や蛋白質などの生体高分子と反応し共有結合体を作ったり，膜リン脂質の過酸化を引き起こすことによりその毒性を発現する．**表XIII-14** に代謝的活性化を受ける化合物の代表例を示す．これら代謝的活性化は主としてチトクロム P450 により行われるが，生成された活性中間体はグルタチオンにより非酵素的にまたはグルタチオン *S*-転移酵素やエポキシドヒドロラーゼにより不活性化されるので，細胞におけるこれら活性中間体の生成能とその解毒能のバランスによって，その毒性発現の程度が規定される（**図XIII-44**）．このバランスは動物種，系統，その遺伝的な背景により，さらに環境因子により変動するので，薬の毒性発現の動物種差，系統差，個人差などの原因になっていることが多い．

胆汁うっ滞性肝障害：本障害はかなりの薬についてみられるが，その一部にはボセンタンの例で明らかにされたように，胆汁酸トランスポーター（BSEP）の阻害の結果起こるものも含まれる．

細胞毒性—細胞死：これら活性中間体のうちその性質によりもっぱら蛋白質やリン脂質などと反応し，共有結合体を作ったり，過酸化反応を引き起こしたりするものは，細胞機能障害を起こし，細胞死（ネクローシスまたはアポトーシス）を引き起こす．

薬物アレルギー，アレルギー性細胞傷害：薬の連続投与中にしばしばアレルギー性細胞傷害が起きたり，または再投与時に薬物アレルギー性反応が起きたりする．この原因として代謝的活性化などにより生成された反応性中間体が蛋白質と共有結合し，異種蛋白となり抗原性を獲得することが考えられている．しかし，ごく限られたヒトのみにアレルギー性傷害が起こるかについては不明である．

遺伝毒性：生成された反応中間体が DNA に傷害を及ぼすことが，遺伝毒性の原因とされている．傷害された DNA の多くは修復されるが，修復エラーが突然変異の原因として重要視されている．

発癌性：多くの化学物質の哺乳動物に対する癌原性は反応性中間体による DNA 傷害が原因とされている．これら癌原性反応中間体は DNA 傷害を引き起こすイニシエーター（initiator）であり，細胞傷害を引き起こし，プロモーター（promotor）としての性質をもつことが多い（完全癌原物質，complete carcino-

表XIII-14　代謝的活性化を受ける化合物の代表例

親化合物	活性代謝物	毒　性
四塩化炭素	フリーラジカル	肝障害
ジメチルニトロソアミン	メチルジアゾニウムカチオン	肝障害，発癌
アフラトキシン	エポキシド	肝障害，発癌
ジメチルアミノアゾベンゼン	*N*-水酸化体	発癌
4-ニトロキノリン-1-オキシド	ヒドロキシルアミン体	発癌，突然変異
アセトアミノフェン	*N*-水酸化体	肝障害
ベンゾピレン	エポキシド	発癌，突然変異
ブロムベンゼン	エポキシド	肝障害

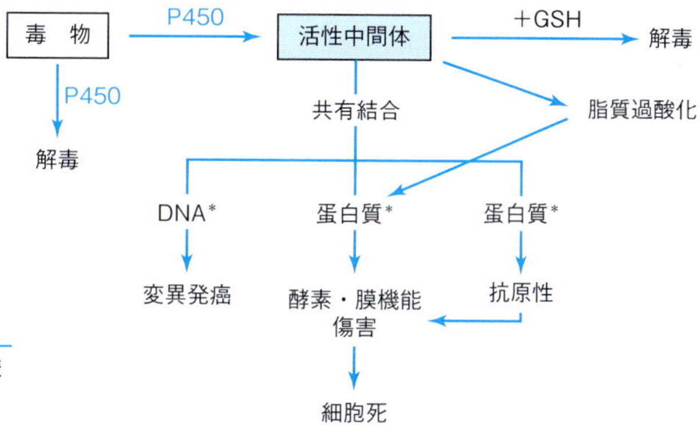

図XIII-44　毒物による細胞毒性発現機構
*傷害を受けた DNA または蛋白質

gen)．一方，イニシエーションのみを起こし，ホルボールエステルなどのプロモーターを必要とするものは不完全癌原物質(incomplete carcinogen)と呼ぶ(発癌の二段階説)．ホルボールエステルのように細胞増殖や炎症を起こすもの，またはフェノバルビタールのように肝細胞の肥大を起こすものなどは，それ自身では癌を生じないが，DNA 傷害を起こす化合物と併用すると腫瘍の発生率を増加させるものでプロモーターと呼ばれている．

臨床薬物中毒学

薬などの化学物質(体外異物，xenobiotics)を大量に摂取したときには中毒症状が発現する．この場合，まず必要なことは胃洗浄や催吐薬(吐根シロップ，アポモルヒネ)により胃内に残存している薬などを排除すること，または活性炭などの胃内投与により薬などを不活性化したり，吸着して吸収ができない状態にすることなどであり，さらに中毒症状に対しては対症療法を行うことである．もし，原因薬がわかっている場合にはそれに対する解毒薬(**表XIII-15**)の投与が必要である．例えば，農薬(有機リン剤)には **PAM**，モルヒネには**ナロルフィン**，睡眠薬中毒やフグ中毒には**呼吸興奮薬**を用いる．

ジメルカプロール(dimercaprol, BAL)は第二次大戦中，ヒ素化合物の毒ガスの解毒のために開発された．分子内に二つの SH 基をもち，ヒ素や水銀などの重金属とキレートを作り，体外排泄を促進する．**デフェロキサミン**(deferoxamine)は鉄イオンとキレートを作り，鉄イオンの体外排泄を促進する．**エデト酸カルシウムニナトリウム**(calcium disodium edetate, $CaNa_2EDTA$)は

表XIII-15　解毒薬の作用機序による分類

分　類	解　毒　薬	原因物質
原因物質と複合体を作るもの	ジメルカプロール(BAL) エデト酸カルシウム二ナトリウム($CaNa_2$ EDTA)，DTPA フェロシアニド，デフェロキサミン ペニシラミン，$CaNa_2$ EDTA プロタミン ボツリヌス抗毒素およびその他の抗毒素 コレスチラミン プラリドキシム(PAM) メトヘモグロビン(亜硝酸塩投与で形成される)	ヒ素，水銀 鉛，プルトニウム，ウラン 鉄 銅 ヘパリン ボツリヌス毒素およびその他の毒素 ジギタリス配糖体，有機塩素系殺虫剤 有機リン剤 シアン化合物
原因物質の代謝的解毒を促進するもの	チオ硫酸塩	シアン化合物
代謝に作用し原因物質の生成を阻止するもの	エタノール 酢酸塩，モノアセチン	メタノール フルオロ酢酸
原因物質の排泄を特異的に促進するもの	塩化物 Ca 塩	臭化物 ストロンチウム，ラジウム
作用点で原因物質と競合するもの	酸素 ネオスチグミン，エドロホニウム ビタミン K ナロキソンおよび関連拮抗薬 アミノ酸	一酸化炭素 クラーレ クマリン系抗凝血薬 モルヒネおよび関連麻薬 アミノ酸類似体(エチオニン，フルオロフェニルアラニン)
毒性効果に関与する受容体を阻止するもの	アトロピン	コリンエステラーゼ阻害薬
毒性効果を修復あるいは回避させるもの	メチレンブルー K 塩，β 遮断薬，プロカインアミド グアニジン 葉酸，ホリナートカルシウム チミジン プリン	メトヘモグロビン血症を起こす物質 ジギタリス配糖体 ボツリヌス毒素 メトトレキサート，その他の葉酸代謝拮抗薬 フルオロウラシル メルカプトプリン

鉛，亜鉛，プルトニウム中毒に有効でキレートを作り体外排泄を促進する．水銀やヒ素中毒には無効である．

体内に入った薬などの体外排除法――吸収されて体内に入った異物・薬には次の方法によりその体外への排除を促進することが必要である．

利尿薬：腎から排泄されやすい薬などの場合にはある程度の効果が期待される．

腹膜透析法：カテーテルによって腹膜腔に透析液を 5～20 分かけて導入して，30～90 分後に排除する方法で，体重 1 kg 当たり 75～100 mL の透析液が導入可能である．

血液透析または血液循環法：血液透析（体外透析）は腹膜透析より有効な方法でしばしば用いられる．最近では血液を活性炭などを詰めたカラムを通過させる血液循環法が用いられ，蛋白結合の強い薬に対しても有効であるが，血小板減少や溶血などの副作用がみられる．

活性炭経口投与法：一般に活性炭は薬物吸着能に優れており，薬物自殺などの急性中毒時には消化管内の未吸収の薬を吸着し，吸収を防ぐ目的で用いられてきたが，近年，経口投与後数時間たちすでに吸収された薬または非経口投与の薬の体外排泄を促進することが見いだされ，半減期の長い薬の過剰投与時の治療法としてその有効性が認められている（**図XIII-45**）．これら活性炭の作用機序としては，かなりの薬が唾液および胃液を通じて胃内に排出されたり，胆汁や腸液を通じて腸内に排泄され，その多くが活性炭により吸着され，再吸収されないことが主な原因と考えられている．

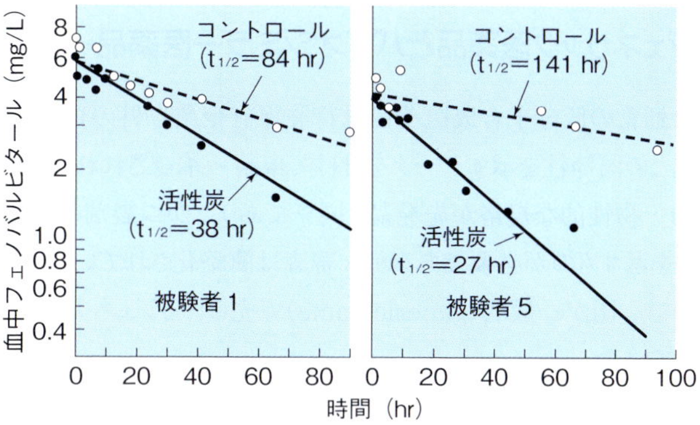

図XIII-45　活性炭経口投与による静注後のフェノバルビタールの血中半減期の短縮（Berg. et al., 1982）
体重 70 kg 当たり 200 mg のフェノバルビタールナトリウムを静注し，同時に 40 g の活性炭を 300 mL の水とともに飲ませ，次いで 20 g の活性炭を 6，12，18，24，30，42，66 時間後に投与．

薬の副作用とその対策

新薬が発売され，一般の患者に用いられるようになると副作用の発生が治験中に比べて多くなる．臨床治験中と異なり，多数の異なる集団の患者にも投与され，多くの薬の併用により薬物相互作用が起きやすくなるからである．認可された投与量は患者集団の平均像に近い集団に適したものであり，個々の患者にとっては投与量が多すぎたり，少な過ぎたりすることもあり，数多くの患者のうちには異常な反応を示すヒトもいる．これら副作用に関する情報は**副作用情報システム**により厚生労働省へ報告することが義務付けられている（副作用報告制度）．

薬の副作用対策としては，薬の投与を中止するとともに投与薬が複数ある場合には原因薬の究明を行い，場合によってはその作用拮抗薬または解毒薬の投与が必要とされる．

薬の副作用の発現には，①投与量がその患者に多すぎた場合，例えば，遺伝的に薬のクリアランスが低下していたり，ある種の疾患または薬物相互作用により薬のクリアランスが低下している場合などにより体内の薬物濃度が異常に増加した場合と，②薬の体内濃度には無関係に組織の遺伝的または疾患による異常反応により起こる場合がある．現時点では後者に対する発現の予防法はほとんどなく，特に免疫反応が関与する副作用の発現の予知はきわめて難しい．同じ効果をもつが副作用の起きないであろう別の薬に変えることが必要とされる．

前者の場合には，TDM（☞ 654 頁）によりその血漿中濃度が平均値（治療域）に近づくように投与量を補正することにより，副作用の発現率を軽減させることが可能である．患者一人ひとりに適した薬の種類と投与量を見いだし，**個人最適化医療**（☞ 653 頁）を実践することが，薬の副作用の発現を減少させるための必要条件である．そのためには，必要に応じて個々の患者につき遺伝子検査の実施導入が将来の課題となり，薬の錠剤化などにより忘れ去られていた“医師のさじ加減”が新しい科学に基づいて復活されねばならない．

ジェネリック医薬品とバイオシミラー医薬品

通常の低分子合成医薬品は特許保有企業以外の企業でも特許期間が切れた後には先発医薬品との同等性を示すデータを付けて申請・承認されれば発売することができる．申請資料は化学的・物性的な規格が先発品と同一であり，かつ製剤の体内動態の同等性（生物学的同等性）などを示すものが必要であるが，審査は簡略化されている．開発経費がきわめて安く，薬価も安いので，国が一般名（generic name）で売られるジェネリック医薬品（後発医薬品）の使用を強く推進している．

ジェネリック医薬品は先発品と体内動態が同等であるので，薬効，副作用の発現も同等と考えられるが，製剤の有効期間中常に同等であるか否かはほとんど検討されていない．

バイオ医薬品（☞ 631 頁）とは「遺伝子組換え，細胞融合，細胞培養などのバイオテクノロジーを応用して製造された蛋白質性医薬品」であり，これら医薬品は蛋白質合成後の二次的修飾（糖鎖など）は細胞培養の微妙な環境などによっても変わることがある．バイオ医薬品の後続品に関しては低分子医薬品の場合のように簡略化したデータでは先行バイオ医薬品との同等性を示すにはまったく不十分であり，これらは**バイオシミラー**（biosimilar）**医薬品**と呼ばれている．基本的には，製造過程と品質の保証および非臨床試験のみならず臨床試験による同等性/同質性の評価が必要とされる．臨床薬物動態（PK）試験，薬力学（PD）試験，または PK/PD 試験により目的とする臨床のエンドポイントにおける同等性/同質性（類似）が保証された場合には有効性に関する臨床試験を省略できる場合もあるが，安全性に関する臨床試験は求められる．

和文索引

あ

け

こ

さ

し

す

せ

そ

た

ち

つ

て

ふ

へ

ほ

ま

み

む

め

も

や

わ

欧文索引

数字，ギリシャ文字

A

B

C

D

E

F

G

W

X

Y

Z

NEW 薬理学（改訂第 8 版）

1989年 2 月 1 日	第 1 版第 1 刷発行	編集者 田中千賀子，加藤隆一，成宮周
2011年 4 月 5 日	第 6 版第 1 刷発行	発行者 小立健太
2017年 3 月30日	第 7 版第 1 刷発行	発行所 株式会社 南 江 堂
2024年 2 月20日	第 7 版第 9 刷発行	〒113-8410 東京都文京区本郷三丁目42番 6 号
2025年 3 月31日	改 訂 第 8 版 発 行	☎(出版)03-3811-7236 (営業)03-3811-7239
		ホームページhttps://www.nankodo.co.jp/
		印刷 三美印刷／製本 ブックアート

NEW Pharmacology

定価はカバーに表示してあります.
落丁･乱丁の場合はお取り替えいたします.
ご意見･お問い合わせはホームページまでお寄せください.

Printed and Bound in Japan
ISBN978-4-524-23377-9

付表 1　直鎖飽和炭化水素の名称

n	直鎖飽和炭化水素	*n*	直鎖飽和炭化水素
1	methane	11	undecane
2	ethane	12	dodecane
3	propane	13	tridecane
4	butane	14	tetradecane
5	pentane	15	pentadecane
6	hexane	16	hexadecane
7	heptane	17	heptadecane
8	octane	18	octadecane
9	nonane	19	nonadecane
10	decane	20	eicosane

これらは主としてギリシャ語またはラテン語の数詞より由来.

付表 2　複素環の環の大きさと水素化の状態を表す語幹

(1)　窒素を含む環

環の員数	最多二重結合	二重結合 1 個	飽　和
3		−irine(イリン)	−iridine(イリジン)
4	−ete(エト)	−etine(エチン)	−etidine(エチジン)
5	−ole(オール)	−oline(オリン)	−olidine(オリジン)
6	−ine(イン)	(a)	(b)
7	−epine(エピン)	(a)	(b)
8	−ocine(オシン)	(a)	(b)
9	−onine(オニン)	(a)	(b)
10	−ecine(エシン)	(a)	(b)

[例]

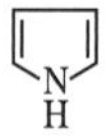
pyrrole

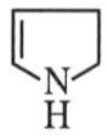
pyrroline

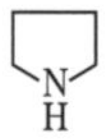
pyrrolidine

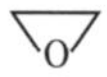
oxirane

(2)　窒素を含まない環

環の員数	最多二重結合	二重結合 1 個	飽　和
3		−irene(イレン)	−irane(イラン)
4	−ete(エト)	−etene(エテン)	−etane(エタン)
5	−ole(オール)	−olene(オレン)	−olane(オラン)
6	−in(イン)	(a)	−ane(アン)
7	−epin(エピン)	(a)	−epane(エパン)
8	−ocin(オシン)	(a)	−ocane(オカン)
9	−onin(オニン)	(a)	−onane(オナン)
10	−ecin(エシン)	(a)	−ecane(エカン)

(a)　最多二重結合をもつ化合物の名称に dihydro−，tetrahydro−などを付けて命名する.
(b)　相当する不飽和化合物の名称に perhydro−(ペルヒドロ)を付けて命名する.

● 薬物の立体異性体

アミノ酸や糖などの生体物質は分子内に不斉炭素(asymmetric carbon)をもち，生理活性をもつ異性体のみが生体内に存在する．一方，不斉炭素をもつ薬物は通常両異性体(ラセミ体)として合成され，以前はほとんどの薬はラセミ体として使用されていた．しかし，活性は一方のみにあり，他は不活性か弱い活性を示すのみであり，しかも代謝速度には著しい差を示すものが多かった．それゆえ，近年開発された薬の多くは不斉合成により，活性体のみが作られ，用いられるようになっている．現在，絶対配置により“*R*”(rectus)および“*S*”(sinister)が用いられているが，絶対配置の明らかでないものには(+)と(−)を用いる．

本書では，構造式には立体表示を用いていないが，薬は立体配置を示し，それらが受容体や生体内酵素・薬物代謝酵素に識別されることを念頭におくべきである．

● 薬理学を学ぶのに必要な化学関連用語

A

α-　①官能基に隣接するCの位置．②steroidなどの立体配置．
ace-　語源はacetic．
acetyl-　CH_3CO-
acyl-　脂肪族有機酸の残基．
aldo-，ald-　aldehydeの．
aliphatic　直鎖状炭素化合物．
alkyl-　$C_nH_{2n+1}-$
allo-　ギリシャ語allos(他，異)由来．近縁の関係を意味．
allyl-　$CH_2=CH-CH_2-$
amido-　R-CO-NH-
amidino-　-C(=NH)-NH_2
anhydride　無水物．
anhydro　ギリシャ語hydro(水)由来，水の無い．
anti-　反の意，オキシムなどの*trans*-異性体．
aromatic　芳香環化合物．
aryl-　芳香族基を示す．
aza-　窒素を含むの意．
azepine　窒素を含む七員環化合物．
azido-　N_3-
aziridine　窒素を含む三員環．
azo-　-N=N-

B

β-　①官能基から2番目のCの位置．②steroidなどの立体配置．
benz-，benzo-　benzeneに関連．
benzoyl-　*ϕ*-CO-
benzyl-　*ϕ*-CH_2-
bi-　ラテン語bi(2)由来，2倍の，2重の，2個の．
bis-　同じ複合置換基が2つあることを示す．例：2,7-bis(phenylazo)-1-naphthol．

C

carbamoyl-　-O-$CONH_2$
carbonyl-　O=C<
carboxy(l)-　有機酸基．
cis-　2個の幾何異性体のうちある特定原子または原子団が平面の同じ側にあるほうを指す．
cyano-，cyanide　-C≡N
cyclo-　ギリシャ語kyklos(輪)由来，環状の．

D

D-　D-glyceraldehydeと同じ立体配置を示す系列．
d-　dextrorotatory(右旋性の)の略．
de-，des-　脱；分子よりのある部分の除去を意味．
deca-　ギリシャ語doka由来，10．
dehydro-　脱水素．
desoxy-，deoxy-　脱酸素．
di-　ギリシャ語dis由来，2．
diazo-，　-N=N-
diazonium　$(-N^+≡N)X^-$
dl-　ラセミ型を意味．
dys-　困難な，悪化，不良の意．
dystomer　異性体のうち活性がないほう．

E

E-　ドイツ語Entgegen由来．化合物
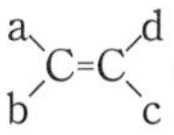
のように上位(原子番号の大きいもの)の置換基a，cが反対側(上，下の)にあるもの(☞*Z*-)．
eicosan　20を意味．
eicosanoid　プロスタグランジンなど炭素20の脂肪酸の誘導体．
endo-　ギリシャ語endon(内部)由来．
-ene, -enyl　二重結合の存在を示す．
epoxy-　酸素原子を含む三員環，
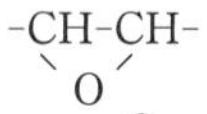
ester　$R^1-C(=O)-O-R^2$
ether　R^1-O-R^2
ethoxy-　C_2H_5O-
ethylene imonium
$R_2N^+-CH_2-CH_2X^-$
ethylidene-　$CH_3-CH=$
ethynyl-　CH≡C-
eu-　ギリシャ語eu(良好)由来．
eutomer　立体異性体のうち活性があるほう．
exo-　ラテン語ex(外へ)由来．

F，G

formyl-　ギ酸の，HCO-
furfuryl-
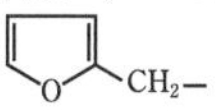
-gen　ギリシャ語由来で生ずるという意味．
gluco-, gluc-　甘味由来．glucoseに関連．
glyceroyl-
HO-CH_2-CH(OH)-CO-
guanidino-
H_2N-C(=NH)-NH-

H，I

hepta-, hept-　7を意味する．
hetero-, heter-　ギリシャ語heteros(異なる)由来．
hexa-, hex-　6を意味する．
homo-　ギリシャ語homas(類似)由来，同族体の．
hydrazide　R-CONH-NH_2
hydrazine　NH_2-NH_2
hydrazone　H_2N-N=
hydro-, hydr-　水素の存在または添加を意味．
hydroxy(l)　-OH
hydroxyamino-　-NHOH
hyper-　上，高，酸化度の高い．
hypo-　下，低，酸化度の低い．

-ic, -oic　酸を示す語尾．
imine, imino-　NH=
iso-　ギリシャ語isos由来，等しい．相似の．

K，L

keto-　C=O　ketoneの．
ketone　R^1-CO-R^2

L-　L-glyceraldehydeの立体構造から誘導される系列(☞D-)．
l-, levo-　ギリシャ語由来，levo(左の)ないしlevorotatory(左旋性)の略．
lactam　-CONH-を含む環状構造．
-lactone　-CO-O-を含む環状構造．

M

m-, meta-　ギリシャ語meta(～の後に)由来．①変化された関係を示す．酸の低度の水添加物．②ベンゼンにおける1位と3位との関係．
meso-　ギリシャ語mesos由来，中央の，中間の意味．
mercapto-　=-thiol，-SH　例：6-mercaptopurine.